第2版

医学检验
项目选择与临床应用

主　编　王兰兰

副主编　江　虹　李贵星　谢　轶

编　者　（以姓氏笔画为序）

马　莹　王　军　王兰兰　代　波　白杨娟　安振梅
江　虹　李冬冬　李贵星　邹远高　应斌武　宋昊岚
陆小军　陈　捷　武永康　周　易　周　静　罗通行
郑　沁　郭　靓　秦　莉　贾成瑶　唐江涛　陶传敏
黄亨建　黄春妍　康　梅　粟　军　谢　轶　蔡　蓓
谭　斌

人民卫生出版社

图书在版编目（CIP）数据

医学检验项目选择与临床应用/王兰兰主编．—2版．
—北京：人民卫生出版社，2013
ISBN 978-7-117-18014-6

Ⅰ.①医⋯　Ⅱ.①王⋯　Ⅲ.①医学检验　Ⅳ.①R446

中国版本图书馆 CIP 数据核字（2013）第 247700 号

人卫智网	www.ipmph.com	医学教育、学术、考试、健康，购书智慧智能综合服务平台
人卫官网	www.pmph.com	人卫官方资讯发布平台

医学检验项目选择与临床应用

第 2 版

主　　编：王兰兰
出版发行：人民卫生出版社（中继线 010-59780011）
地　　址：北京市朝阳区潘家园南里 19 号
邮　　编：100021
E - mail：pmph @ pmph.com
购书热线：010-59787592　010-59787584　010-65264830
印　　刷：北京盛通商印快线网络科技有限公司
经　　销：新华书店
开　　本：787×1092　1/16　印张：38　插页：4
字　　数：925 千字
版　　次：2010 年 3 月第 1 版　2013 年 12 月第 2 版
　　　　　2021 年 9 月第 2 版第 5 次印刷（总第 7 次印刷）
标准书号：ISBN 978-7-117-18014-6
定　　价：88.00 元
打击盗版举报电话：010-59787491　E-mail：WQ @ pmph.com
质量问题联系电话：010-59787234　E-mail：zhiliang @ pmph.com

前　言

　　《医学检验项目选择与临床应用》(第1版)基于现代临床医学技术的快速发展,紧密结合医学检验与临床诊疗的需求,从实验室角度配合临床诊疗路径实施,规范了相关的实验项目选择与诊断路径,在出版后受到广大临床医务人员、临床检验人员和医学检验学生的好评。本书第2版仍以临床检验为主要思路,在疾病类型和检验路径双方知识结构互补的基础上,针对临床常见疾病或症状的诊断需求与治疗后疗效评估,对如何选择各种实验室检查,如何解释实验室结果进行讲述,给出简洁的临床检验初筛实验与确诊实验检查工作路径图。本书紧密结合检验医学的发展,进一步完善和增加了具有较高临床应用价值的临床检验项目内容,包括肿瘤个体化治疗的分子诊断、器官移植的组织配型与监测、人类遗传疾病的分子诊断、急性中毒毒(药)物检测等内容。在每类实验后仍提供典型病例的实验诊断分析,帮助年轻医生与检验技师快速掌握与应用实验室检查结果。

　　本次修订版本增加了与其配套的便携式《医学检验项目选择与临床应用路径手册》,手册以简明、易懂的临床分析流程图方式对医学检验项目选择与临床应用内容进行了归纳,便于临床青年医生、检验技师或医学生在临床实践中对医学检验项目进行快速选择和正确应用。希望通过《医学检验项目选择与临床应用》第2版修订和新出版的路径手册,对知识不断更新和完善,更好地为我们临床工作者在医学检验项目选择和临床应用中提供更多帮助。

　　本书的参编人员均为我科室在临床检验项目应用与结果分析中具有丰富经验的高级检验技师与临床医师,本书的编写内容汇集了集体的智慧与经验。在此,向辛勤工作的全体参编者以及在本书文稿整理、校对过程中做了大量辛苦细致工作的青年教师蔡蓓、唐江涛、黄卓春等一并致以衷心的感谢。由于医学知识与技术的快速发展与更新,在本书的编写过程中难免存在一些不足,真诚地希望各位前辈与同行在应用中提出宝贵意见,以便今后修订时不断完善。

王兰兰

四川大学 华西临床医学院 / 华西医院

2013 年 8 月 1 日

目　录

第一章

红细胞疾病

红细胞疾病是泛指红细胞数量、形态、性能、组分的变化引起的机体各种异常,临床意义上的红细胞疾病可分为红细胞数量减少性疾病(贫血)和红细胞数量增加性疾病(红细胞增多症)。红细胞疾病的诊断包括疾病的确定和疾病病因或性质的明确。血常规、网织红细胞、骨髓涂片等实验室检查对疾病的诊断及病因的明确有重要价值。

第一节 贫 血 概 论

贫血(anemia)是由多种原因引起的外周血单位容积内血红蛋白(hemoglobin,Hb)浓度、红细胞(red blood cell,RBC)计数及血细胞比容(hematocrit,Hct)低于相同年龄、性别及地域的人群的参考范围下限的一种症状。贫血是最常见的临床症状之一,既可为原发于造血器官的疾病也可以是某些系统疾病的表现。由于贫血可影响机体全身器官和组织,其所导致的临床症状和体征可涉及全身各系统。贫血的正确诊断需要综合分析临床症状、体征和各种实验室检查才能获得。而实验室检查在疾病诊断、病因学研究、治疗决策和评价中起重要作用。诊断贫血常应用的实验室检查有血细胞分析检查、红细胞形态观察、网织红细胞计数、骨髓细胞形态学及病理组织学检查等。其诊断应包括三个重要步骤:①确定有无贫血及贫血的严重程度;②贫血的类型;③查明贫血的原因或原发病。

一、实验室分析路径

实验室分析路径见图 1-1。

1. 确定有无贫血及贫血的严重程度　在确定有无贫血时,Hb 和 Hct 为最常用的诊断指标,诊断标准见表 1-1。

表 1-1　贫血的诊断标准(结合我国各地区正常参考值制订)

项目	Hb(g/L)	Hct	RBC($\times 10^{12}$/L)
成年男性	120	0.40	4.0
成年女性	110	0.35	3.5
	(孕妇低于 100)		
1 月内新生儿	145		
1~4 个月新生儿	90		
4~6 个月新生儿	100		
6 个月 ~6 岁儿童	110		
6~14 岁儿童	120		

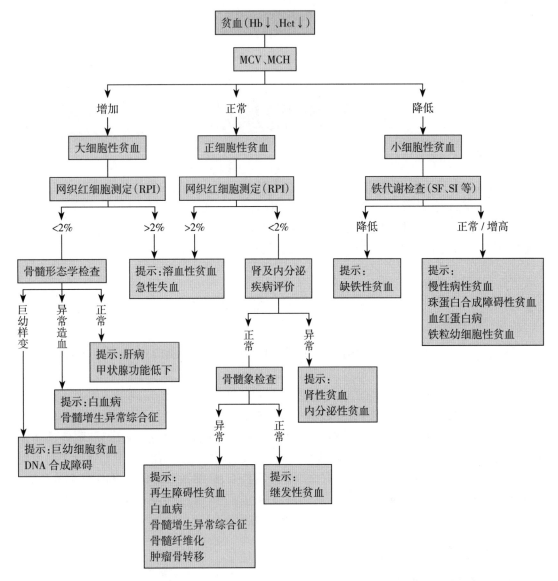

图 1-1 贫血实验室诊断形态学分类及病因诊断路径图
MCV:红细胞平均体积;MCH:红细胞平均血红蛋白量;MCHC:红细胞平均血红蛋白浓度

以上诊断标准的地区以海平面计,海拔每增高 1000m,血红蛋白应增高约 4%。根据血红蛋白浓度,成人贫血的程度可划分为 4 级。轻度为相应组别 Hb 参考值下限至 91g/L,症状轻微;中度为 60~90g/L,体力劳动时心慌气短;重度为 31~60g/L,休息时感心慌气短;极重度为 ≤30g/L,常合并贫血性心脏病。

2. **贫血的类型确定** 贫血基于不同的临床特点有不同的分类,主要有按细胞形态学变化、骨髓增生程度和据病因及发病机制进行的分类(表 1-2)。红细胞形态学分类法对贫血的诊断能提供线索,是最常进行和有实用价值的分类方法;病因及发病机制分类法对贫血的病因和发病机制有所分析,利于对贫血的诊断和治疗。随着实验技术的进展及对贫血发病机制的进一步了解,贫血的分类将更趋完善。

表 1-2 贫血的分类

贫血分类方法	贫血类型	分类依据
按照形态学类型分类	正常细胞性贫血 小细胞低色素性贫血 单纯小细胞性贫血 大细胞性贫血	外周血检测
按照骨髓造血反应的类型分类	增生性贫血 增生不良性贫血 骨髓红系成熟障碍性贫血	网织红细胞计数 骨髓涂片检测
按照贫血的病因及发病机制分类	骨髓生成减少 红细胞破坏过多 红细胞丢失增加	病因及发病机制

根据红细胞形态学指标红细胞平均体积（mean corpuscular volume，MCV）、红细胞平均血红蛋白量（mean corpuscular hemoglobin，MCH）、红细胞平均血红蛋白浓度（mean corpuscular hemoglobin concentration，MCHC）划分的贫血类型是最常用的（表 1-3）分类方法，可对进一步的病因诊断提供准备和诊断方向。Bessman 于 1983 年提出了 MCV 和红细胞体积分布宽度（red blood cell distribution width，RDW）对贫血的形态学分类方法（表 1-4）。

表 1-3 贫血的红细胞形态学分类（MCV、MCH、MCHC 分类法）

贫血形态学类型	MCV(fl)	MCH(pg)	MCHC(g/L)	常见疾病举例
大细胞性贫血	>100	>34	320~360	DNA 合成障碍性贫血，骨髓增生异常综合征
正常细胞性贫血	80~100	27~34	320~360	急性失血，双相性贫血，部分再生障碍性贫血，白血病
单纯小细胞性贫血	<80	<27	320~360	慢性炎症性贫血，尿毒症
小细胞低色素性贫血	<80	<27	<320	缺铁性贫血，慢性失血，地中海贫血

表 1-4 贫血的红细胞形态学分类（MCV、RDW 分类法）

贫血类型	MCV	RDW	常见疾病举例
小细胞均一性贫血	减低	正常	慢性病，轻型地中海贫血
小细胞不均一性贫血	减低	增加	缺铁性贫血，HbS 病
正常细胞均一性贫血	正常	正常	急性失血，某些慢性病，骨髓浸润，部分再生障碍性贫血
正常细胞不均一性贫血	正常	增加	早期缺铁性贫血，双相性贫血，部分铁粒幼细胞性贫血
大细胞均一性贫血	增加	正常	部分再生障碍性贫血，MDS
大细胞不均一性贫血	增加	增加	巨幼细胞性贫血，部分溶血性贫血

3. 查明引起贫血的原因或原发病 贫血的诊断以查明贫血的性质和病因最为重要，在确定贫血存在及其程度之后，贫血的诊断思路为分析各项实验室检查结果，确定贫血的类型。同时，紧密结合临床资料，进行综合分析，确定进一步的检查，寻找贫血病因。表 1-5 为常见贫血的病因分类。

表 1-5 贫血的病因分类

红细胞	引起贫血的原因		常见疾病
红细胞 生成减少	**骨髓造血功能障碍**		
		干细胞增殖分化障碍	骨髓增生异常综合征、再生障碍性贫血、单纯红细胞再生障碍性贫血等
		骨髓被异常组织侵害	骨髓病性贫血(白血病、骨髓瘤、癌转移、骨髓纤维化等)
		骨髓造血功能低下	继发性贫血(肾病、肝病、感染性疾病、内分泌疾病等)
	造血物质缺乏或利用障碍		
		铁缺乏和铁利用障碍	缺铁性贫血、铁粒幼细胞性贫血等
		维生素 B_{12} 或叶酸缺乏	巨幼细胞贫血等
红细胞 破坏过多	**红细胞内在缺陷**		
		膜异常	阵发性睡眠性血红蛋白尿症 遗传性椭圆红细胞增多症 遗传性球形红细胞增多症等
		酶异常	葡萄糖 -6- 磷酸脱氢酶(G6PD)缺乏症、丙酮酸激酶缺乏症等
		Hb 异常	地中海贫血,异常血红蛋白病,不稳定血红蛋白病
	红细胞外在缺陷		
		免疫因素	自身免疫性、药物诱发、新生儿同种免疫性、血型不合输血等
		非免疫因素	微血管病性溶血性贫血、脾功能亢进 化学、物理、生物因素致溶血
		其他	脾功能亢进
红细胞 丢失过多			急性失血性贫血
			慢性失血性贫血

二、相关实验

贫血的诊断过程是在详细了解患者病史和仔细的体格检查的基础上,先进行血液学的一般检查,根据检查结果,分析确定贫血的类型,结合临床资料,得出初步的诊断意见和明确进一步的检查方向,然后有的放矢地选择最直接、最有效、最有价值、最经济的病因检查项目及项目组合和检验步骤。贫血的诊断所涉及的相关实验主要有以下几种。

1. 全血细胞计数(complete blood cell count,CBC) 目前多使用血细胞分析仪对血液中的有形成分(红细胞、白细胞和血小板)的数量和质量进行检测。主要检测的红细胞相关项目有:红细胞计数(RBC)、血红蛋白测定(Hb)、红细胞形态检查、血细胞比容测定(Hct)、红细胞平均指数(MCV、MCH、MCHC)、红细胞体积分布宽度(RBC distribution width,RDW)。

2. 网织红细胞(reticulocyte,Ret) 为外周血内尚未完全成熟的红细胞。即可用网织红细胞数占红细胞的百分率进行相对计数,也可检测网织红细胞的绝对计数。检测网织红细胞荧光强度(fluorescent reticulocyte,FR),其高荧光强度(HFR)、中荧光强度(MFR)和低荧光强度(LMR)的结果可判断其成熟程度。网织红细胞成熟指数(reticulocyte mature index,RMI)是定量表达外周血中网织红细胞相对成熟度,指全部网织红细胞中高 RNA 含量细胞的相对比例。溶血性贫血时网织红细胞明显增多,生成指数多大于 2。

3. 骨髓细胞学检查 骨髓有核细胞的增生程度特别是红系的增生情况,各系统细胞的数量和形态学检测,骨髓铁染色是贫血诊断常用的检查。

三、结果判断与分析

(一)首选实验

血细胞分析检测可进行贫血的确诊;用于贫血的形态学分类;是贫血诊断的初选实验。本实验只能提供临床诊断的线索,需进一步选择相关实验进行疾病确诊。

1. 红细胞计数、血红蛋白浓度和血细胞比容 RBC、HB 和 HCT 是诊断贫血(表 1-1)及判断贫血程度的检测指标。但应注意,海拔在 3500m 的高原地区占我国面积 1/6,其贫血诊断标准应注意另补充规定。同时在贫血的诊断中不可忽视血液浓缩和血液稀释对诊断的影响。

2. 红细胞平均指数(MCV、MCH、MCHC)及红细胞体积分布宽度(RDW-CV、RDW-SD) 可进行贫血的形态学分类。临床据外周血检测结果进行分类:Wintrobe 根据外周血红细胞的 3 个平均指数(MCV、MCH、MCHC)的检测结果对贫血进行了分类。本分类方法可用以推测贫血的病因,特别是对小细胞低色素性贫血和大细胞性贫血的病因可能帮助较大,但使用的均是平均值指标,为进一步进行贫血的分类,提出了 MCV 和 RDW 对贫血的形态学分类方法。

3. 红细胞形态 镜下红细胞形态观察到某类异常形态较多出现时对贫血的疾病诊断有重要提示作用,如出现小细胞低色素性红细胞常见的疾病有缺铁性贫血、地中海贫血;大红细胞常见于巨幼细胞贫血、溶血后贫血、骨髓纤维化;球形红细胞常见于遗传性球形红细胞增多症、自身免疫性溶血性贫血、微血管病性溶血性贫血;靶形红细胞常见于珠蛋白生成障碍性贫血;泪滴形红细胞伴有有核红细胞常见于骨髓纤维化、骨髓病性贫血、巨幼细胞贫血;红细胞缗钱状排列常见于多发性骨髓瘤、巨球蛋白血症、冷凝集素综合征及其他球蛋白增多性疾病。

(二)次选实验

1. 网织红细胞 网织红细胞计数的相对值或绝对值,网织红细胞成熟指数及网织红细胞荧光强度测定是反映骨髓红细胞造血功能的重要指标。在贫血的诊断和鉴别诊断中起重要作用。RMI 增高是红细胞减少的早期指征,贫血早期当网织红细胞计数正常时,RMI 已增高。网织红细胞计数和网织红细胞成熟指数联合可鉴别贫血。

2. 骨髓象检查 对患者进行骨髓涂片检测,根据骨髓有核细胞增生程度及形态学特征可对贫血进行分类:①增生性贫血:多见于溶血性贫血、失血性贫血、缺铁性贫血;②增生不良性贫血:多见于再生障碍性贫血、纯红细胞再生障碍性贫血;③骨髓红系成熟障碍性贫血(红细胞无效性生成):见于巨幼细胞贫血、MDS 和慢性疾病性贫血。本实验可作为某些贫血疾病的确诊性实验,多在诊断困难时,进行骨髓象检测,但其为有创检查,许多贫血诊断可用 Ret 初步进行骨髓增生程度的判断。

(三)各类贫血实验室诊断常用检测

根据骨髓增生程度和临床资料判断患者贫血的可能原因,选择适用的实验室检查(表 1-6),进行最后诊断。

表 1-6 据骨髓增生程度进行贫血诊断的主要实验室检测

贫血的可能原因	选择的实验室检测
骨髓增生不良性贫血	
骨髓再生障碍	血细胞分析检查、骨髓象检查、骨髓活检
骨髓发育不良	骨髓象检查、骨髓活检、骨髓铁染色
急性白血病	骨髓象检查、流式细胞术免疫分型、免疫组化染色
骨髓纤维化	骨髓活检
造血物质缺乏或利用障碍性贫血	
铁缺乏	血清铁、TIBC、铁蛋白、sTfR、骨髓铁染色
叶酸缺乏	红细胞叶酸水平、血清叶酸水平、骨髓象检查
维生素 B_{12} 缺乏	血清维生素 B_{12} 水平、尿甲基丙二酸水平、Schilling 实验
溶血性贫血	
地中海贫血	血红蛋白电泳、珠蛋白 DNA 分析、珠蛋白链合成比例
镰状细胞病	血红蛋白电泳
自身免疫性贫血	抗人球蛋白实验、红细胞表面抗原定量、冷凝集素实验
同种异源免疫性溶血	抗人球蛋白实验、红细胞放散液抗体特异性分析
红细胞酶异常	G6PD 测定、特异性酶(如丙酮酸激酶)测定
血红蛋白病	热变性实验、异丙醇沉淀实验、血红蛋白电泳
阵发性睡眠性血红蛋白尿	酸溶血、糖溶血、CD55 和 CD59 计量分析
遗传性球形 / 椭圆形红细胞症	形态学分析、DNA 序列检测
机械性损伤	病史、体格检查、尿常规、DIC 筛检

可选择针对性的实验室检测项目,进行贫血的筛查、确诊和鉴别诊断。但贫血的病因有时很明显,有时很隐匿。对暂时因实验方法及诊断条件等原因不能明确诊断者,可在保证患者安全的前提下,实施某些诊断性治疗,如疑诊为缺铁性贫血患者给予铁剂治疗,并观察疗效。

第二节　小细胞性贫血

小细胞性贫血分为小细胞低色素性贫血和单纯小细胞性贫血,临床多见且不易鉴别诊断的为小细胞低色素性贫血,其主要包括缺铁性贫血、地中海贫血、铁粒幼细胞性贫血和慢性病贫血。缺铁性贫血是最为常见的小细胞低色素性贫血,根据血清铁、总铁结合力等反映体内铁缺乏的实验室指标可对其进行初步的实验室诊断。血红蛋白电泳等检测异常血红蛋白存在的指标和红细胞的形态分析等可进一步对小细胞低色素性贫血进行鉴别。

一、实验室分析路径

实验室分析路径见图 1-2。

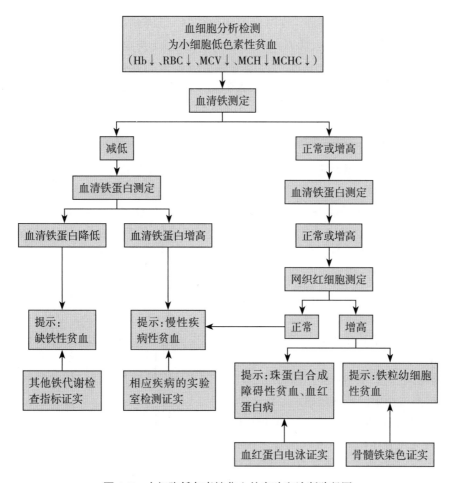

图 1-2 小细胞低色素性贫血的实验室诊断路径图

二、相关实验

小细胞低色素性贫血主要包括缺铁性贫血、地中海贫血、铁粒幼细胞性贫血和慢性病贫血,而缺铁是最常见的病因。疾病的诊断首先应确定是否贫血,贫血性质是否系缺铁性。实验室检测不仅提供贫血的诊断依据还应包括病因的寻找。

1. 血细胞分析 红细胞计数及红细胞形态检查。

2. 网织红细胞检查 网织红细胞绝对及相对计数。

3. 外周血网织红细胞血红蛋白含量(reticulocyte hemoglobin content,CHr) 目前一些血细胞分析仪可以通过直接测定或公式推算检测网织红细胞内血红蛋白的含量。

4. 铁代谢检查 正常人体内约 62% 的铁为血红蛋白铁,31% 为贮存铁(包括铁蛋白和含铁血黄素);转运铁仅占 0.1%,但其是最活跃的部分。进入体内的铁主要在十二指肠和空肠上段的黏膜与转铁蛋白(transferrin,TRF)结合,再与肠黏膜上的受体结合,而进入细胞内,最后穿过细胞膜进入毛细血管网。进入血浆中的铁与转铁蛋白结合后被运输至骨髓及各组织中,结合了 Fe^{3+} 的转铁蛋白在幼红细胞和网织红细胞表面与转铁蛋白受体(transferrin receptor,TfR)结合通过胞饮作用进入细胞内参与血红素的合成。铁以铁蛋白和含铁血黄素的形式贮存于骨髓、肝、脾的单核-吞噬细胞和血浆中。正常情况下,铁的摄入、利用和排泄靠自身进行动态的调节与平衡,任何因素破坏了这个动态平衡就会发生代谢紊乱。

(1) 血清铁蛋白(serum ferritin,SF):血清铁蛋白含量能准确反映体内储存铁的情况,与骨髓铁染色结果有良好的相关性。一般采用免疫测定方法检测铁蛋白值。成年男性15~200μg/L,成年女性12~150μg/L,小儿低于成人;青春期至中年,男性高于女性。

(2) 血清铁(serum iron,SI):血清铁以 Fe^{3+} 形式与转铁蛋白(transferrin,TRF)结合存在,降低介质的 pH 及加入还原剂(如维生素 C、羟胺盐酸盐等)使 Fe^{3+} 还原为 Fe^{2+},则转铁蛋白对铁离子的亲和力减低而解离,解离出的 Fe^{2+} 与显色剂反应生成有色络合物,分光光度计比色,计算出血清铁的含量。成年男性 11.6~31.3μmol/L,女性 9.0~30.4μmol/L。

(3) 总铁结合力(total iron-binding capacity,TIBC)及转铁蛋白饱和度(transferrin saturation,TS):血清总铁结合力是指血清中转铁蛋白能与铁结合的总量。通常情况下,仅有 1/3 的转铁蛋白与铁结合。在血清中加入已知过量的铁标准液,使血清中全部的 TRF 与铁结合达到饱和状态,再用吸附剂(轻质碳酸镁)除去多余的铁。再按上述血清铁测定方法,测得血清铁含量,即为总铁结合力。男性 50~77μmol/L,女性 54~77μmol/L。血浆中铁的运输是要结合到转铁蛋白上才被运输,每个转铁蛋白分子最多可结合 2 个 Fe^{3+},TS 是血清或血浆中铁和转铁蛋白浓度的比值,以百分比表示。应用免疫散射比浊法检测参考范围为28.6~51.9μmol/L。

(4) 血清转铁蛋白(serum transferrin,STRF):利用抗人转铁蛋血清应用免疫散射比浊法的原理可检测血清中的转铁蛋白。

(5) 可溶性转铁蛋白受体(soluble transferrin receptor,sTfR):应用酶免疫测定、定时散射比浊测定等免疫方法检测血清或血浆中转铁蛋白受体。不同的实验室应用方法不同,其结果也无可比性,各实验室应建立不同的参考范围。

5. 血红蛋白电泳 见本章第五节。

6. 骨髓铁染色 骨髓细胞外铁和幼红细胞内铁颗粒与酸性亚铁氰化钾作用,生成亚铁氰化铁,呈蓝色。出现蓝色颗粒为阳性反应,在镜下观察其出现的多少可对细胞外铁分级和对铁粒幼细胞分型。

三、结果判断与分析

(一) 首选实验

1. 血细胞分析检测 根据血红蛋白含量和红细胞数及血细胞比容进行贫血的诊断,据红细胞的相关平均指数下降诊断小细胞低色素性贫血。典型的小细胞低色素贫血,镜下可见红细胞形态以小细胞为主,中心浅染区扩大,甚至呈环形。如为地中海贫血时多见靶形红细胞。

2. 铁代谢检查 在小细胞低色素贫血中铁代谢检查在诊断和鉴别诊断中起重要作用,缺铁性贫血时相关检测结果如下:①骨髓铁染色:缺铁性贫血患者骨髓单核-吞噬细胞系统的储存铁缺乏,即细胞外铁阴性。细胞内铁明显减少或缺如,且颗粒小着色淡。本法是诊断缺铁性贫血的一种直接而可靠的方法。②血清铁蛋白(serum ferritin,SF)、红细胞碱性铁蛋白(erythrocyte alkaline ferritin,EF):血清铁蛋白含量能准确反映体内储存铁的情况,与骨髓铁染色结果有良好的相关性。SF 的减少只发生于铁缺乏症,且在铁缺乏早期就出现异常,是诊断缺铁性贫血敏感的方法。缺铁性贫血时 SF<14μg/L（女性 <10μg/L）。但 SF 为急性时相反应蛋白，在急性炎症、肝病时可反应性增高，影响检测结果的判断。EF 是幼红细胞合成血红蛋白后残留的微量铁蛋白，缺铁性贫血时减低，对缺铁性贫血的敏感性低于 SF，但较少受某些疾病因素的影响。③血清铁（serum iron, SI）、总铁结合力（total iron-binding capacity, TIBC）及转铁蛋白饱和度（transferrin saturation, TS）：缺铁性贫血患者 SI 明显减少，TIBC 增高，TS 减低。SI、TS 受生理、病理因素影响较大，其敏感性和特异性均低于 SF。TIBC 较为稳定，但反映储存铁变化的敏感性低于 SF。④血清可溶性转铁蛋白受体（soluble transferrin receptor, sTfR）：sTfR 是细胞膜上转铁蛋白受体的一个片段，血清中 sTfR 的浓度大致与机体总的转铁蛋白受体的量成比例，所以其浓度增高与红细胞生成所需的铁缺乏一致，是一种可靠的反映红细胞内缺铁的指标。缺铁性红细胞生成时，sTfR 大于 8mg/L。铁粒幼细胞性贫血时铁代谢的各项检测结果与缺铁性贫血明显不同，血清铁（SI）、血清铁蛋白（SF）、转铁蛋白饱和度（TS）均明显增高，TS 甚至达到饱和；血清总铁结合力（TIBC）正常或减低。各项铁代谢指标同时检测，对各类小细胞性贫血的鉴别诊断较有价值，见表 1-7。

表 1-7 小细胞性贫血的实验室特征

疾病	SF	SI	TS	sTfR	骨髓铁	血液学发现
缺铁性贫血	降低	降低/正常	降低	增高	降低	MCV、MCH 降低
地中海贫血	正常/增高	增高/正常	正常/增高	增高	增高/正常	MCV、MCH 降低 Ret 增高、靶形 RBC
慢性感染性贫血	增高	降低/正常	降低/正常	正常	正常/增高	MCV、MCH 正常/降低
铁粒幼细胞性贫血	增高	增高	增高	降低	增高	MCV、MCH 降低 铁粒幼红细胞增高

（二）次选实验

1. 骨髓象 小细胞性贫血多为骨髓增生性贫血，主要以红系增生为主。IDA 时增生的红系细胞以中、晚幼红为主，表现为"核老质幼"的核质发育不平衡改变。铁粒幼细胞性贫血时可见病态造血。骨髓象检查不一定在诊断时需要，但当与其他疾病鉴别（如铁粒幼细胞性贫血与红白血病早期鉴别）和诊断困难时亦需进行。骨髓铁染色对铁粒幼细胞性贫血的诊断和缺铁性贫血的确诊均有重要意义（表 1-7），铁粒幼细胞性贫血时细胞外铁和细胞内铁均明显增加，环形铁粒幼红细胞占 15% 以上，有时可高达 30%~90%，并可见含有铁颗粒的成熟红细胞，缺铁性贫血时细胞外铁和细胞内铁均减少或缺乏。

2. 网织红细胞检测 网织红细胞是反映骨髓红细胞造血功能的重要指标，在仅有铁蛋白、转铁蛋白结果可疑的小细胞贫血时可鉴别慢性炎症性疾病和血红蛋白病引起的溶血性贫血。外周血网织红细胞血红蛋白含量的减低对铁缺乏的诊断敏感性和特异性均较高，对铁缺乏的筛检和缺铁性贫血的诊断的作用均优于传统的血细胞分析检测指标。

3. 血红蛋白电泳 当小细胞性贫血除外铁缺乏时血红蛋白的分析非常重要，临床可进行不同缓冲液、pH 系统和色谱法作血红蛋白电泳，现常使用碱性血红蛋白电泳进行分析，对地中海贫血和血红蛋白病进行诊断和分型（见本章第六节）。

（三）常见疾病的实验室诊断标准

缺铁性贫血（iron deficiency anemia，IDA）是因机体铁的需要量增加和（或）铁吸收减少使体内储存铁耗尽而缺乏，又未得到足够的补充，导致合成血红蛋白的铁不足而引起的贫血。诊断常采用检测指标联合检查，以提高诊断的准确率。

1. 国内诊断标准（"血液病诊断及疗效标准"参考国内文献综合） 缺铁性贫血的诊断标准：①小细胞低色素性贫血，男性 Hb<120g/L，女性 Hb<110g/L，孕妇 <100g/L；MCV<80fl，MCH<27pg，MCHC<0.32；红细胞形态可有明显的低色素表现；②有明确的缺铁病因和临床表现；③血清（血浆）铁 <8.95μmol/L（50μg/dl），总铁结合力 >64.44μmol/L；④转铁蛋白饱和度 <0.15；⑤骨髓铁染色显示骨髓小粒可染铁消失，铁粒幼红细胞 <15%；⑥红细胞游离原卟啉（FEP）>0.9μmol/L（全血），或血液锌原卟啉（ZPP）>0.96μmol/L（全血），或 FEP/Hb>4.5μg/gHb；⑦血清铁蛋白 <12μg/L（国内诊断缺铁的标准有采用 <14μg/L 或 <16μg/L，一般主张将 SF<12μg/L 表示储铁耗尽、SF<20μg/L 表示储铁减少）；⑧血清可溶性转铁蛋白受体浓度 >26.5nmol/L（2.25mg/L）（R & D systems）；⑨铁剂治疗有效。符合第①条和②～⑨条中任何两条以上者可诊断为缺铁性贫血。储铁缺乏的诊断标准：①血清铁蛋白 <12μg/L；②骨髓铁染色显示骨髓小粒可染铁消失。符合以上任何一条即可诊断。缺铁性红细胞生成的诊断标准：符合储铁缺乏的诊断标准，同时有以下任何一条符合者即可诊断。①转铁蛋白饱和度 <0.15；②红细胞游离原卟啉 >0.9μmol/L（50μg/dl）（全血）或血液锌原卟啉 >0.96μmol/L（60μg/dl）（全血），或 FEP/Hb>4.5μg/gHb；③骨髓铁染色显示骨髓小粒可染铁消失，铁粒幼红细胞 <15%；④血清可溶性转铁蛋白受体浓度 >26.5nmol/L（2.25mg/L）（R & D systems）。非单纯性缺铁性贫血的诊断标准：具有并发症的缺铁性贫血，即同时合并有感染、炎症、肿瘤或肝脏疾病等慢性病贫血时，缺铁的诊断指标血清铁、总铁结合力、血清铁蛋白、FEP 及 ZPP 等参数因并发症的存在将受到影响，不能正确反映缺铁。非单纯性缺铁性贫血：除应符合贫血的诊断标准外，尚应符合以下任何一条：①红细胞内碱性铁蛋白 <6.5ag/ 细胞；②血清可溶性转铁蛋白受体浓度 >26.5nmol/L（2.25mg/L）（R & D systems）；③骨髓铁染色显示骨髓小粒可染铁消失；④铁剂治疗有效。

2. WHO 制定的缺铁诊断标准 ①血清铁 <8.95μmol/L（50μg/dl）。②转铁蛋白饱和度 <0.15。③血清铁蛋白 <12μg/L。④红细胞游离原卟啉 >1.26μmol/L（70μg/dl）。

3. 铁粒幼细胞性贫血的诊断依据 小细胞低色素或呈双相性贫血，骨髓红系明显增生，细胞内、外铁明显增多，并伴有大量环形铁粒幼细胞出现；血清铁蛋白、血清铁、转铁蛋白饱和度增高，总铁结合力下降。诊断为铁粒幼细胞贫血后，还需结合患者的病史和临床表现区分其临床类型。

4. 地中海贫血 见本章第五节。

第三节　正细胞性贫血

红细胞形态无明显改变的贫血常见的有再生障碍性贫血、继发性贫血、急性失血等，根据网织红细胞计数、全血细胞分析、骨髓象检测可对各类正细胞正色素性贫血进行初步鉴别，急性失血可有明显的临床表现和体征，网织红细胞明显增加，生成指数大于 2，多为溶血性贫血,除外溶血性贫血的正细胞正色素性贫血的实验室诊断步骤如下。

一、实验室分析路径

实验室分析路径见图 1-3。

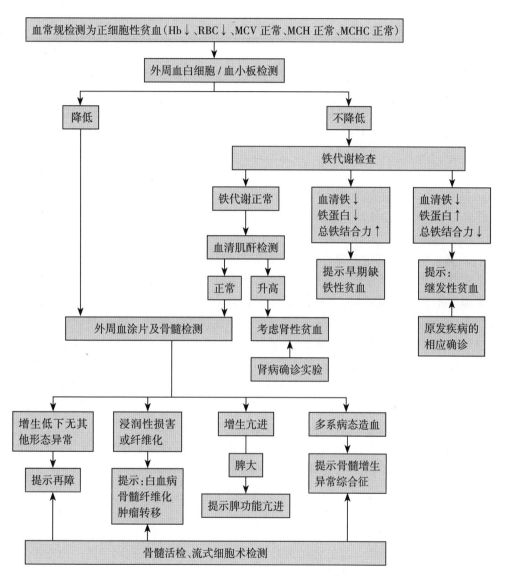

图 1-3 网织红细胞生成指数小于 2 的正细胞正色素性贫血的实验诊断路径图

二、相关实验

正细胞性贫血主要包括各种红细胞的 MCV、MCH、MCHC 正常的各类贫血,故其实验室检测主要应进行血细胞分析以判断其红细胞的数量及形态特征,同时应检测骨髓造血情况,帮助临床进行疾病的诊断。为寻找病因还应进行可能的原发病检测。

1. 血细胞分析 红细胞计数及红细胞形态检查。

2. 网织红细胞检查 网织红细胞绝对及相对计数。

3. 骨髓涂片及骨髓活检 通过骨髓细胞分类计数及骨髓小粒造血细胞增生程度的评估对再生障碍性贫血有确诊意义,结合骨髓活检可提高诊断符合率。骨髓病性贫血进行骨髓涂片和活检可查见异常细胞和某些与原发病有关的骨髓改变。

4. 原发病的相关检测 慢性肾病、肝脏疾病、内分泌疾病、恶性肿瘤、风湿病等均可导致正细胞性贫血,故需进行相关的实验室检查以明确病因。

三、结果判断与分析

(一) 首选实验

1. 血细胞分析检测 再生障碍性贫血以全血细胞减少,网织红细胞绝对减低为特征。各类白细胞减少,其中以中性粒细胞减少尤为明显,而淋巴细胞比例相对增多。血小板不仅数量减少,而且体积小和颗粒减少。其他正细胞性贫血白细胞和血小板的变化不一,多与原发病有关。

2. 网织红细胞 正细胞贫血时网织红细胞增加多为急性出血或溶血,网织红细胞正常或减低多为慢性贫血或骨髓衰竭(Ret 多明显减少)。

(二) 次选实验

1. 骨髓象检查 再生障碍性贫血及骨髓浸润性病变、病态造血等正细胞性贫血骨髓检查是疾病诊断及鉴别诊断的确诊实验。再生障碍性贫血的骨髓象多部位穿刺结果均显示三系增生不良或极度不良,有核细胞明显减少。造血细胞(粒系、红系、巨核系细胞)明显减少,早期幼稚细胞减少或不见,特别是巨核细胞减少。无明显的病态造血。非造血细胞(包括淋巴细胞、浆细胞、肥大细胞等)比例增高,大于 50%。如有骨髓小粒,染色后镜下为空网状结构或为一团纵横交错的纤维网,其中造血细胞极少,大多为非造血细胞或脂肪细胞。白血病、骨髓纤维化、脾功能亢进、骨髓异常增生综合征等骨髓象均有其相应的变化。

2. 骨髓活检 骨髓活检对再生障碍性贫血的诊断比骨髓涂片更有价值。骨髓增生减退,造血组织与脂肪组织容积比减低。造血细胞减少,非造血细胞比例增加,并可见间质水肿、出血甚至液性脂肪坏死。骨髓纤维化、MDS、白血病等骨髓活检有其相应特征,对诊断起决定性的作用。

(三) 常见疾病的实验室诊断标准

再生障碍性贫血(aplastic anemia,AA),简称再障,是因物理、化学、生物及某些不明原因使骨髓造血组织减少导致骨髓造血功能衰竭,引起外周血全血细胞减少的一组造血干细胞疾病。诊断标准(1987 年全国再生障碍性贫血学术会议修订)为:①全血细胞减少,网织红细胞绝对值减少;②一般无肝、脾大;③骨髓至少 1 个部位增生低下或重度低下(如增生活跃,须有巨核细胞明显减少),骨髓小粒非造血细胞增多(有条件者应做骨髓活检等检查);④一般抗贫血药物治疗无效;⑤能除外引起全血细胞减少的其他疾病,如阵发性睡眠性血红蛋白尿、骨髓增生异常综合征、急性造血功能停滞、骨髓纤维化、恶性组织细胞病等。

再障是一组异质性疾病,不同类型的再障治疗原则和预后不同。诊断为再障后,应再根据患者的临床表现,血象,骨髓象综合分析进行分型,见表1-8。

表 1-8 获得性再生障碍性贫血的分型

	急性再障（重型Ⅰ）	慢性再障
临床表现	发病急，贫血呈进行性加剧，常伴严重感染、内脏出血	发病较缓慢，贫血、感染、出血较轻
血象	除血红蛋白下降快外须具备下列中的两条：①网织红细胞 <1.0%；②中性粒细胞 $<0.5 \times 10^9/L$；③血小板 $<20 \times 10^9/L$	血红蛋白下降较慢，网织红细胞、中性粒细胞及血小板减低，但达不到急性再障程度
骨髓象	①多部位增生减低，三系造血细胞明显减少，非造血细胞相对增多；②骨髓小粒中非造血细胞相对增多	①三系或两系减少，至少一个部位增生不良，如增生活跃，则淋巴细胞相对增多，巨核细胞明显减少；②骨髓小粒中非造血细胞增加

注：慢性再障病程中如病情恶化，临床、血象及骨髓象与急性再障相同，则为重型再障Ⅱ型

第四节 大细胞性贫血

大细胞性贫血常见的有巨幼细胞贫血、骨髓增生异常综合征、某些急性失血、某些溶血性贫血、肝病和甲状腺功能低下等。根据网织红细胞计数和骨髓幼红细胞增生的情况，可对大细胞性贫血进行鉴别诊断。除外溶血性贫血的大细胞性贫血的检验步骤如下所示。

一、实验室分析路径

实验室分析路径见图 1-4。

二、相关实验

大细胞性贫血主要为叶酸和维生素 B_{12} 缺乏所引起的 DNA 合成障碍，影响到骨髓造血形成的贫血。故实验室相关检测主要为血细胞分析、骨髓象的形态学诊断和叶酸及维生素 B_{12} 相关检测的病因诊断。

1. 血细胞分析、骨髓象检测　患者骨髓中粒系、红系、巨核系三系细胞出现巨幼样变为其特征，外周血表现为大细胞性贫血并有中性粒细胞的核右移。

2. 叶酸缺乏的检测　进行血清及红细胞的叶酸量的检测或组氨酸负荷实验以反映机体是否缺乏叶酸。

（1）血清和红细胞叶酸测定：常用化学发光免疫法检测，成年人血清叶酸大于 3ng/ml。放射免疫法测定成年男性血清叶酸为 8.6~23.8nmol/L、女性为 7.9~20.4nmol/L。叶酸减少有助于诊断由于叶酸缺乏引起的巨幼细胞贫血，还可见于红细胞过度增生，叶酸利用增加（如溶血性贫血、骨髓增生性疾病）。

（2）组氨酸负荷实验：叶酸缺乏时，组氨酸转变为谷氨酸的过程受阻，代谢中间产物亚氨甲基谷氨酸产生增加，大量从尿中排出。灵敏性较高，阴性结果对排除诊断很有价值。

3. 维生素 B_{12} 缺乏的检测　通过实验判断机体是否缺乏维生素 B_{12}，及缺乏的原因。

（1）血清维生素 B_{12} 测定：多用化学发光免疫法检测血清中的维生素 B_{12}，成人参考范围为 180~914pmol/L。放射免疫法成人为 148~660pmol/L。其检测对巨幼细胞贫血诊断及病因分析有重要价值。

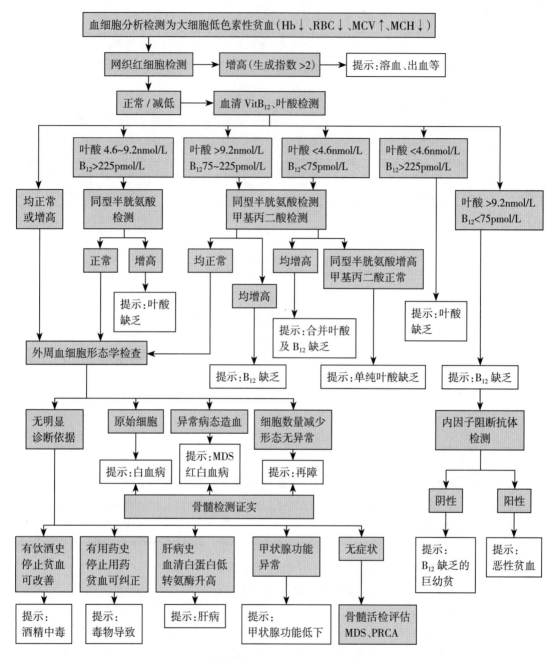

图 1-4 网织红细胞生成指数小于 2 的大细胞性贫血的实验室诊断路径图

(2) 血清维生素 B_{12} 吸收实验:给受检者口服放射性核素 ^{57}Co 标记的维生素 B_{12} 0.5μg,2 小时后肌内注射未标记的维生素 B_{12} 1mg,收集 24 小时尿 ^{57}Co 测定排出量。正常人大于 7%,巨幼细胞贫血 <7%,恶性贫血 <5%。

(3) 血清内因子阻断抗体测定:常用放射免疫法。维生素 B_{12} 要与胃壁细胞分泌的内因子(IF)形成复合物后才能吸收。内因子阻断抗体(intrinsic factor blocking antibody)通过阻断 IF 与维生素 B_{12} 的结合而影响维生素 B_{12} 的吸收。用 ^{57}Co 标记的维生素 B_{12} 与血清中的 IF

结合,形成 ^{57}Co 维生素 B_{12}-IF 复合物;当存在内因子抗体时,形成的复合物量减少。内因子阻断抗体阳性:多见于由维生素 B_{12} 缺乏引起的巨幼细胞贫血、恶性贫血等疾病。在恶性贫血患者血清中的检出率约为 50% 以上,可作为恶性贫血的筛选方法之一。

三、结果判断与分析

(一)首选实验

血细胞分析、骨髓象检查的形态学特征对巨幼细胞贫血有确定诊断的意义。

1. 血细胞分析检测　外周血细胞分析为本类疾病最重要的起始筛选实验,观察血涂片细胞形态对诊断很重要。血细胞分析中红细胞系统的改变与同时存在的中性粒细胞核右移,常可提示巨幼细胞贫血。巨幼细胞贫血血涂片上的红细胞形态大小明显不等,形态不规则,以椭圆形大红细胞多见,着色较深。异形红细胞增多,可见巨红细胞、点彩红细胞、Howell-Jolly 小体及有核红细胞。网织红细胞绝对值减少。白细胞数正常或减低,中性粒细胞胞体偏大,核右移,分叶多者可达 6~9 叶以上,偶见中性巨杆状核和巨晚幼粒细胞。血小板数正常或减低,可见巨大血小板。

2. 骨髓象　骨髓增生明显活跃或活跃。巨幼细胞贫血以三系细胞均出现巨幼变为特征。红细胞系统明显增生,粒红比值减低或倒置。各阶段的巨幼红细胞出现,其比例常大于10%。可见核畸形、碎裂和多核巨幼红细胞。由于发育成熟受阻,原巨幼红细胞和早巨幼红细胞比例增高,有的病例可高达幼红细胞的 50%。核分裂象和 Howell-Jolly 小体易见。胞核的形态和“核幼质老”的改变是识别巨幼样变的两大要点。粒细胞系中性粒细胞自中幼阶段以后可见巨幼变,以巨晚幼粒和巨杆状核细胞多见。骨髓形态学检测对巨幼细胞贫血的诊断起决定性作用,特别是发现粒系细胞巨幼变其对疾病的早期诊断和疑难病例的诊断更有价值。骨髓象检查可用于与其他全血细胞减少性疾病进行鉴别。

(二)次选实验

1. 叶酸缺乏的检验　①叶酸的测定(化学发光法):一般认为血清中叶酸小于 3ng/ml,红细胞叶酸小于 100ng/ml 为叶酸缺乏。因红细胞叶酸不受当时叶酸摄入情况的影响,能反映机体叶酸的总体水平及组织的叶酸水平,诊断价值更大。②脱氧尿嘧啶核苷酸抑制实验:不正常,可被叶酸纠正为叶酸缺乏,可被维生素 B_{12} 纠正为维生素 B_{12} 缺乏。③组氨酸负荷实验:叶酸缺乏时,组氨酸转变为谷氨酸的过程受阻,代谢中间产物亚氨甲基谷氨酸产生增加,大量从尿中排出。④血清同型半胱氨酸测定:血清同型半胱氨酸水平在钴胺缺乏和叶酸缺乏均增高。

2. 维生素 B_{12} 缺乏的检验　①血清维生素 B_{12} 测定(化学发光法):小于 100pg/ml 为缺乏。②甲基丙二酸测定:维生素 B_{12} 患者血清和尿中该物质含量增高(参考范围 70~270nmol/L)。③维生素 B_{12} 吸收实验(Schilling 实验):尿中排出量减少,本实验主要是对钴胺缺乏的病因诊断而不是诊断是否存在钴胺缺乏。如内因子缺乏,加入内因子可使结果正常。

3. 诊断性治疗实验　巨幼细胞贫血对治疗药物的反应很敏感,用药 48 小时左右网织红细胞即开始增多,于 5~10 天达高峰。据此设计的实验简便易行,准确性较高,对不具备进行叶酸和维生素 B_{12} 测定的单位可用以判断叶酸缺乏还是维生素 B_{12} 缺乏。方法是给患者小剂量叶酸或维生素 B_{12} 7~10 天。若 4~6 天后网织红细胞上升,应考虑相应的物质缺乏。

(三) 常见疾病的实验室诊断标准

巨幼细胞贫血(megaloblastic anemia,MgA)是由维生素 B_{12} 和(或)叶酸缺乏,使细胞 DNA 合成障碍,导致细胞核发育障碍所致的骨髓三系细胞核浆发育不平衡及无效造血性贫血,也称脱氧核苷酸合成障碍性贫血。诊断标准目前无全国性会议讨论的诊断标准,现结合文献,总结其实验诊断如下:①大细胞性贫血;②白细胞和血小板可减少,中性分叶核细胞分叶过多;③骨髓呈巨幼细胞贫血形态改变;④血清叶酸和红细胞叶酸减少;⑤血清维生素 B_{12} 测定低于 75pmol/L(放免法),红细胞叶酸低于 227nmol/L(放免法);⑥血清维生素 B_{12} 测定低于 29.6pmol/L(放免法);⑦血清内因子阻断抗体阳性;⑧放射性维生素 B_{12} 吸收实验,24 小时尿中排出量低于 4%,加内因子可恢复正常。具备一般慢性贫血症状和消化道症状及上述①、③或②、④者诊断为叶酸缺乏的巨幼细胞贫血;具备一般慢性贫血症状、消化道症状和神经系统症状,有①、③、⑥、⑦者诊断为维生素 B_{12} 缺乏的巨幼细胞贫血;⑧为恶性贫血确诊实验。

第五节 溶血性贫血

溶血性贫血(hemolytic anemia,HA)是指由于某种原因红细胞病理性破坏增加,寿命缩短,骨髓代偿能力不能补偿所引起的一类贫血。此时骨髓对贫血的刺激有强大的代偿功能,可增加到正常的 6~8 倍,故本病是以红细胞的破坏和活跃的红细胞生成同时并存为特征的一组疾病。按溶血的场所分为红细胞主要在血液循环中破坏的血管内溶血和主要在组织巨噬细胞质中被破坏的血管外溶血;根据病因和发病机制将溶血性贫血分为遗传性和获得性两大类。遗传性溶血性贫血多由红细胞内在的缺陷(包括膜、酶、血红蛋白合成异常)所致,但 G6PD 缺乏症当外因不存在时不发病;获得性溶血性贫血多由红细胞外在缺陷(包括免疫因素、药物因素、生物因素、物理因素等)所致,但阵发性睡眠性血红蛋白尿症(paroxysmal nocturnal hemoglobinuria,PNH)例外,它是获得性的以红细胞内在缺陷为特征的溶血性疾病。由于溶血性贫血是非常复杂的一类综合征,其病种繁多,发病机制和病因各异,对其进行诊断和鉴别诊断都较困难。一定要明确溶血的病种,通过实验室的检查可对不同的溶血性贫血进行诊断和鉴别诊断。免疫相关溶血性贫血(immune hemolytic anemia)的内容见第十七章。

一、实验室分析路径

实验室分析路径见图 1-5、图 1-6。

二、相关实验

溶血性贫血的血液学特征表现为骨髓造血活动的增强以及红细胞破坏的增加,诊断溶血性贫血的病因时应将全血细胞计数和后续的病因诊断实验结果进行分析,尤其是红细胞形态学检查,对溶血性贫血的鉴别诊断具有重要的意义。溶血相关实验主要分为显示溶血的检测、检测红细胞膜、红细胞酶、血红蛋白异常的相关病因诊断实验等。

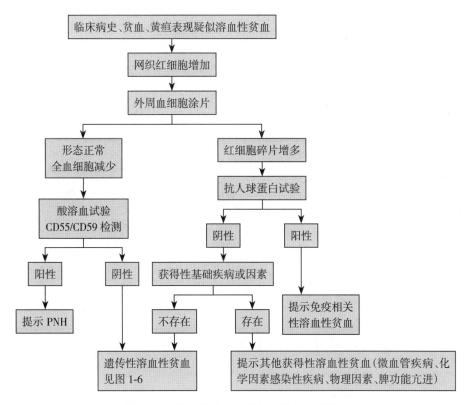

图 1-5 溶血性贫血的实验室诊断路径图

（一）显示溶血的相关检测

1. 血浆游离血红蛋白检测 利用血红蛋白具有类过氧化物酶活性的特点,采用过氧化物酶法检测血浆游离血红蛋白(plasma free hemoglobin)。血红蛋白可催化 H_2O_2 释放新生态氧,使联苯氧化为蓝紫色。根据显色深浅,与同时测定标准血红蛋白液对照,可测出血浆游离血红蛋白的量。正常参考范围为 0~40mg/L。正常情况下,血浆中血红蛋白大部分与结合珠蛋白结合,仅有微量游离血红蛋白。红细胞破坏增加时血浆游离血红蛋白明显增高。

2. 血清结合珠蛋白 血清结合珠蛋白(haptoglobin,Hp)可与血浆中游离的 Hb 结合形成复合物,此复合物在单核 - 吞噬细胞系统和肝内被消除。溶血时血浆中的游离血红蛋白与 Hp 结合增多,使血清中结合珠蛋白减少,测定血清中结合珠蛋白的含量可反映溶血的情况。通过电泳法测定 Hp-Hb 复合物的量或依据 Hp- 高铁血红蛋白复合物具有过氧化酶活性可催化过氧化氢氧化疮木酚生成有色的氧化疮木酚的特点比色测定复合物酶活性,检测血清中结合珠蛋白的含量。正常参考范围为 0.5~1.5g/L。

3. 血浆高铁血红素白蛋白检测 血浆中游离的血红蛋白可被氧化为高铁血红蛋白,再分解为珠蛋白和高铁血红素,后者先与血中的血红蛋白结合,血红蛋白消耗完后,高铁血红素与白蛋白结合形成高铁血红素白蛋白(methemalbumin),后者与硫化铵形成一个易识别的铵血色原,用光谱仪观察结果,于 558nm 处有一最佳吸收区带。正常人呈阴性,血管内溶血时,血浆中游离血红蛋白大量增加,血浆中可检测出高铁血红素白蛋白。

4. 尿含铁血黄素实验 又称 Rous 实验,当血红蛋白通过肾滤过时,部分铁离子以含铁

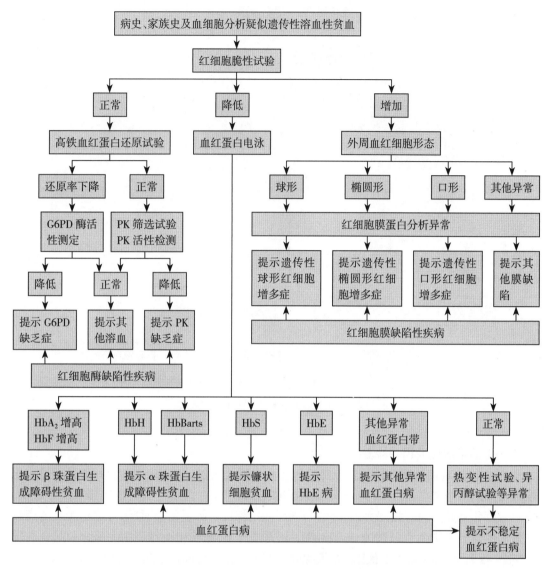

图 1-6　遗传性溶血性贫血的实验室诊断路径图
G6PD：红细胞葡萄糖-6-磷酸脱氢酶；PK：红细胞丙酮酸激酶

血黄素的形式沉积于上皮细胞，并随尿液排出。尿中含铁血黄素是不稳定的铁蛋白聚合体，其中的高铁离子与亚铁氰化钾作用，在酸性环境下产生普鲁士蓝色的亚铁氰化铁沉淀。尿沉渣肾小管细胞内可见直径 $1\sim3\mu m$ 的蓝色颗粒。正常人为阴性。慢性血管内溶血时本实验为阳性。

（二）诊断红细胞膜缺陷的检测

1. 红渗透脆性实验及渗透脆性孵育实验　本实验检测红细胞对不同浓度低渗盐溶液的抵抗力。根据不同浓度的低渗盐溶液中红细胞溶血的情况反映红细胞其表面积与容积的比值，反映对低渗盐溶液的抵抗性。比值愈小，红细胞抵抗力愈小，渗透脆性增加；反之抵抗力增大，渗透脆性减低。而经 24 小时 37℃ 孵育消耗红细胞的 ATP 和能量，再观察红细胞在不同浓度的低渗盐溶液中溶血情况。一般检测应用简易半定量法,正常情况开始溶血:3.8~4.6g/L NaCl 溶液;完全溶血:2.8~3.2g/L NaCl 溶液。遗传性球形红细胞增多症、椭圆形红细胞增多症和部分自身免疫性溶血性贫血时渗透脆性增加,地中海贫血、血红蛋白 C、D、E 病,低色素性贫血、阻塞性黄疸、脾切除术后等渗透脆性减低。

2. 红细胞膜三磷腺苷活性测定　Na^+-K^+-ATP 酶、Ca^{2+}-Mg^{2+}-ATP 酶和 Mg^{2+}-ATP 酶都是红细胞膜上的 ATP 酶。为测定酶活性可分别测定酶作用于 ATP 的水解产物(无机磷)含量,若在基质中只加入 Ca^{2+}、Mg^{2+}、ATP 可测定 Ca^{2+}-Mg^{2+}-ATP 酶的活性,若在基质中加入 Na^+、K^+、Mg^{2+} 和 ATP,测定的为 Na^+-K^+-ATP 酶和 Mg^{2+}-ATP 酶的共同含量,再在基质中加入 Na^+-K^+-ATP 酶的抑制剂,测定结果仅为 Mg^{2+}-ATP 酶活性,两者差为 Na^+-K^+-ATP 酶活性。参考范围为:红细胞膜 Na^+-K^+-ATP 酶:(2.93 ± 0.67) mU/10^9 红细胞;Ca^{2+}-Mg^{2+}-ATP 酶:0.4~2.5μmol/L·mg 膜蛋白$^{-1}$·h^{-1} 遗传性球形红细胞增多症时红细胞膜 Na^+-K^+-ATP 酶活性增加,Ca^{2+}-Mg^{2+}-ATP 酶活性减低。蚕豆病时红细胞膜 Ca^{2+}-Mg^{2+}-ATP 酶活性减低。

3. 酸化甘油溶血实验　当甘油存在于低渗溶液氯化钠磷酸缓冲液时,可阻止低渗溶液中的水快速进入红细胞内,减慢溶血过程。但甘油与膜脂质又有亲和性,可使膜脂质减少。当红细胞膜蛋白及膜脂质有缺陷时,它们在 pH 6.85 的甘油缓冲液中比正常红细胞溶解速度快,导致红细胞悬液的吸光度降至 50% 的时间($AGLT_{50}$)明显缩短。正常人 $AGLT_{50}$>290 秒,遗传性球形红细胞增多症 $AGLT_{50}$ 明显缩短(25~15 秒)。自身免疫性溶血性贫血、肾衰竭、妊娠等 $AGLT_{50}$ 也可缩短。

4. 红细胞膜蛋白电泳分析　将制备的红细胞膜样品进行 SDS-PAGE 电泳,根据样品中各蛋白相对分子质量的不同,分离得到红细胞膜蛋白的电泳图谱,从而可见各膜蛋白组分百分率。红细胞各种膜蛋白组分百分率变化较大,多与正常红细胞膜蛋白电泳图谱作比较。许多溶血性疾病常见红细胞膜蛋白异常。各种膜缺陷疾病如遗传球形红细胞增多症有收缩蛋白等含量减低或结构异常。某些血红蛋白病骨架蛋白等可明显异常。但红细胞膜蛋白电泳一般实验室未开展。

(三)诊断红细胞酶缺陷的检测

1. 高铁血红蛋白还原实验　在血液中加入亚硝酸盐使红细胞中的亚铁血红蛋白转变成高铁血红蛋白,正常红细胞葡萄糖 -6- 磷酸脱氢酶(glucose 6 phosphate dehydrogenase,G6PD)催化戊糖旁路使 NADP(辅酶Ⅱ氧化型)变成 NADPH(辅酶Ⅱ还原型),脱的氢通过加入亚甲蓝的递氢作用而使高铁血红蛋白(Fe^{3+})又还原成亚铁血红蛋白(Fe^{2+})。当 G6PD 缺乏时,高铁血红蛋白还原率下降,甚至不还原。通过比色测定高铁血红蛋白,可观察还原的多少和还原的速度,从而间接反映了 G6PD 的活性。正常人(G6PD 活性正常):外周血高铁血红蛋白还原率大于或等于 75%;脐血大于或等于 77%。G6PD 缺乏时,高铁血红蛋白还原率下降。蚕豆病和伯氨喹啉型药物溶血性贫血等患者,均可出现下降的结果。G6PD 中间缺乏值(杂合子)还原率为 31%~74%,脐血为 41%~76%;G6PD 严重缺乏值(纯合子)还原率小于或等于 30%,脐血小于 40%。其简便易行,可作为 G6PD 缺乏的过筛实验。

2. 变性珠蛋白小体生成实验　可作为 G6PD 缺乏的筛检实验,G6PD 缺乏的患者血样加入乙酰苯肼于 37℃孵育 2~4 小时,乙酰苯肼可使血红蛋白氧化为高铁血红蛋白,高铁血红蛋白解离成高铁血红素和变性珠蛋白,变性珠蛋白聚合成变性珠蛋白小体,附于红细胞膜上。用煌焦油蓝染色观察红细胞中含变性珠蛋白小体的情况。正常人含 5 个及 5 个以上珠蛋白小体的红细胞一般 <30%。阳性细胞百分率大于 30% 有临床意义。G6PD 缺乏症常高于 45%，但含有不稳定性血红蛋白的患者阳性细胞也大于 30%，还原型谷胱甘肽缺乏症也增高。

3. 葡萄糖 -6- 磷酸脱氢酶活性测定　红细胞中的 G6PD 可催化葡萄糖 -6- 磷酸转化成 6- 磷酸葡萄糖酸，同时使反应体系中的 $NADP^+$ 还原成 NADPH，NADPH 在 340nm 波长处有吸收峰，直接测定 340nm 波长处吸光度的变化，通过计算单位时间生成的 NADPH 的量来测定 G6PD 活性。正常人 G6PD 酶活性为(12.1 ± 2.09)U/gHb(Zinkham 法)。G6PD 缺陷见于蚕豆病、服用某些药物(如伯氨喹、磺胺药、抗疟药、砜类药)后药物性溶血性贫血、感染等。利用此试验可对高发区域人群或疑诊的新生儿进行筛查。

4. 丙酮酸激酶活性测定　在二磷酸腺苷(ADP)存在的条件下，丙酮酸激酶(pyruvate kinase，PK)催化磷酸烯醇式丙酮酸(PEP)转化成丙酮酸，后者在乳酸脱氢酶(LD)催化下转化为乳酸，同时使反应体系中还原型辅酶 I (NADH)氧化成 NAD^+，因 NADH 在 340nm 波长处有吸收峰，而 NAD^+ 没有，可通过测定 340nm 波长下吸光度的下降，计算单位时间 NADH 减少量来求得 PK 活性。正常人 PK 酶活性为(15.0 ± 1.99)U/g Hb。红细胞 PK 活性测定是诊断丙酮酸激酶缺乏症直接和可靠的证据，先天性丙酮酸激酶缺乏 PK 活性减低或消失，纯合子患者 PK 值在正常活性的 25% 以下，杂合子患者为正常的 25%~50%。继发性丙酮酸激酶缺陷如白血病、再生障碍性贫血、MDS 等，PK 活性也可减低。

(四) 诊断血红蛋白异常的检测

1. 血红蛋白电泳　血红蛋白电泳(hemoglobin electrophoresis)的目的是检出和确认各种正常和异常的血红蛋白。根据不同的血红蛋白带有不同的电荷，等电点不同，在一定的 pH 缓冲液中，血红蛋白的等电点小于缓冲液的 pH 时带负电荷，电泳时在电场中向阳极泳动，反之，血红蛋白带正电荷向阴极泳动。在一定电压下经过一定时间的电泳，不同的血红蛋白所带电荷不同、分子量不同，其泳动方向和速度不同，可分离出各自的区带，同时对电泳出的各区带进行比色或电泳扫描，可进行各种血红蛋白的定量分析。一般最常用的是 pH 8.6 的碱性血红蛋白电泳，pH 8.6 TEB 缓冲液醋酸纤维膜电泳时正常血红蛋白电泳区带：HbA>95%、HbF<2%、HbA_2 为 1.0%~3.1%。pH 8.6 TEB 缓冲液适合于检出 HbA、HbA_2、HbS、HbC，但 HbF 不易与 HbA 分开，HbH 与 Hb Barts 不能分开和显示。pH 6.5 TEB 缓冲液醋酸纤维膜电泳主要用于 HbH 和 Hb Barts 的检出。血红蛋白电泳为定性试验，可以检测各种正常和异常血红蛋白的存在和相对的含量。大约只有 1/3 的异常血红蛋白可用 pH 8.6 醋酸纤维薄膜电泳分离检出，其余许多异常血红蛋白在常规电泳中不能与 HbA 分离，故 pH 8.6 醋酸纤维薄膜电泳未分离出异常血红蛋白区带不能完全排除异常血红蛋白的存在，应用等电聚焦电泳、高效液相色谱等技术可提高检出率。

2. 抗碱血红蛋白检测　胎儿血红蛋白(HbF)及某些异常血红蛋白具有比 HbA 更强的抗碱作用，将待检的溶血液与一定量的 NaOH 溶液混合，作用 1 分钟后加入半饱和硫酸铵终止碱变性反应。HbF 抗碱变性作用强，没有变性存在于上清液中，而 HbA 变性沉淀，取上清液于 540nm 处测定吸光度，检测出 HbF 的浓度。此实验也称为碱变性实验，其检测的是抗碱血红蛋白，除 HbF 外，Hb Barts 和部分 HbH 也具有抗碱能力，需通过电泳鉴别。成人 <2%，新生儿 <40%。珠蛋白生成性贫血时 HbF 增加，重型者达 30%~90%，中间型常为 5%~30%，轻型小于 5%。遗传性胎儿血红蛋白持续综合征患者，HbF 可高达 100%。HbF 相

对增多可见于骨髓纤维化、白血病、浆细胞瘤等恶性疾病及再生障碍性贫血、PNH、卟啉病等。HbF 生理性增多，见于孕妇及新生儿。

3. 红细胞包涵体实验　不稳定血红蛋白容易氧化变性沉淀。红细胞包涵体实验(heinz-body forming test)是将氧化还原染料——煌焦油蓝染液与新鲜血液一起孵育，不稳定血红蛋白易变性沉淀形成包涵体。血红蛋白包涵体为深蓝色小颗粒，正常人为阴性结果。HbH 病时孵育 1 小时就可出现包涵体，也叫 HbH 包涵体。孵育 3 小时不稳定血红蛋白病多数红细胞内可出现变性珠蛋白肽链沉淀形成的包涵体。不同型的不稳定血红蛋白所需温育时间和形成包涵体的大小、形态、数量、分布可有不同。G6PD 缺乏或红细胞还原酶缺乏及化学物质中毒等红细胞中也可出现包涵体。本实验是不稳定血红蛋白特别是 HbH 诊断的过筛实验。

4. 异丙醇沉淀实验　因不稳定血红蛋白较正常血红蛋白更容易解裂，在异丙醇这种能减低血红蛋白分子内部的氢键的非极性溶剂中，不稳定血红蛋白的稳定性下降，比正常血红蛋白更快地沉淀。当溶血液中含有不稳定血红蛋白时，溶血液在加入异丙醇后很快混浊，并形成绒毛状沉淀。正常人脐血为阳性结果，新生儿出生 1 个月后逐渐开始转为阴性，6 个月后血红蛋白液为阴性。不稳定血红蛋白病的患者实验常于 5 分钟时出现混浊，20 分钟开始出现绒毛状沉淀。在 HbF、HbH、HbE 含量大于 4%、G6PD 缺乏、α 地中海贫血时均可出现阳性结果。实验结果阳性只能说明存在不稳定血红蛋白。本实验易出现假阳性，特异性较差，是不稳定血红蛋白的过筛实验。

5. 热变性实验　也称为热不稳定实验(heat instability test)，其根据不稳定血红蛋白比正常血红蛋白更容易遇热变性的特点，观察血红蛋白液在 50℃ 时是否出现沉淀，对不稳定血红蛋白进行筛检。正常人热沉淀血红蛋白多小于 1%，热沉淀血红蛋白超过 5% 提示不稳定血红蛋白存在。HbF、HbH、HbE 含量增高时，及 G6PD 缺陷和 α 地中海贫血时结果均偏高。

6. 血红蛋白分子生物学技术检测　应用基因探针、DNA 微阵列、限制性内切酶图谱分析、聚合酶链反应(PCR)、扩增不应突变系统技术、多重突变引物延伸扩增技术、反向斑点杂交、特异性寡核苷酸杂交等一系列分子生物学技术，可检测出异常血红蛋白基因的存在，明确基因型及基因的缺陷部位等。通过血红蛋白异常基因的检测，可在分子水平上进行血红蛋白病的诊断和研究，具有重要的临床诊断价值。

(五)阵发性睡眠性血红蛋白尿症的检测

1. 酸化血清溶血实验　阵发性睡眠性血红蛋白尿症(PNH)患者体内存在对补体敏感的红细胞。酸化血清溶血实验(acidified-serum hemolysis test)，也称微量 Ham test，将红细胞在酸性(pH 6.4~6.5)的正常血清中孵育，补体被激活，PNH 红细胞破坏，产生溶血。而正常红细胞不被溶解，无溶血现象出现。正常人为阴性，本实验阳性主要见于 PNH，某些自身免疫性溶血性贫血发作严重时可呈阳性。该检测可协助 PNH 的诊断，是 PNH 确诊最基本的实验。

2. 蔗糖溶血实验(sucrose hemolysis test)　用于检测 PNH 患者的红细胞缺陷。患者的红细胞在低离子强度的蔗糖溶液中对补体敏感性增强，经孵育，补体与红细胞膜结合加强，使补体敏感红细胞的膜造成缺损，结果导致蔗糖溶液通过缺损处进入红细胞内，引起渗透性溶血。而正常人红细胞则不发生溶血。定性试验正常为阴性；定量试验正常溶血率 <5%。蔗糖实验可用于一切诊断不明的溶血性贫血与骨髓再生不良的患者，PNH 患者常呈阳性，AA-PNH 综合征患者亦可阳性。部分自身免疫性溶血性贫血、巨幼细胞贫血、遗传性球形红

细胞增多症患者可呈弱阳性。

3. CD55、CD59 检测　阵发性睡眠性血红蛋白尿(PNH)的发病机制是血液细胞膜表面糖化磷脂酰丝氨酸锚蛋白的缺失,可通过检测 CD55(退变加速因子)和 CD59(反应性溶血膜抑制物)这两种常见的血细胞表面锚蛋白相关抗原的表达情况,辅助诊断 PNH。检测方法是根据免疫学原理,用 CD55 或 CD59 荧光标记的单克隆抗体,通过流式细胞仪检测红细胞和(或)粒细胞 CD55 阴性和 CD59 阴性细胞数,计算其百分率。正常人红细胞 CD55、CD59及粒细胞 CD55、CD59 表现为单一阳性峰,低表达群应小于 3%。若在检测标本中发现有CD55 或 CD59 低表达群的增多,支持 PNH 诊断。本实验是诊断 PNH 特异性高、敏感性强且可定量的检测方法。

4. 蛇毒因子溶血实验(venom hemolysis test)　多采用从眼镜蛇毒中提取的一种蛇毒因子(C3b),可通过旁路途径激活补体,PNH 患者的红细胞补体系统激活后,促使 PNH 补体敏感红细胞破坏、溶血。正常人溶血率 <5%,溶血率增加大于 10% 显示患者有 PNH 的可能。PNH Ⅲ 型红细胞对蛇毒溶血实验敏感性最高,正常红细胞、PNH Ⅰ 型和 PNH Ⅱ 型等的红细胞均不发生溶血。本实验临床上用于检测 PNH,溶血度越高,说明 PNH Ⅲ 型红细胞所占比例越多。

三、结果判断与分析

(一) 首选实验

确定溶血性贫血存在的检验:依据病史,有贫血、黄疸,网织红细胞计数增加,考虑为溶血性贫血的可能。溶血性贫血的诊断主要应寻找的证据有:①红细胞寿命缩短或破坏过多:红细胞寿命测定明显缩短,血红蛋白浓度减低,异形红细胞较多出现,血中游离血红蛋白浓度增加,血清非结合胆红素增加,尿胆原阳性,尿含铁血黄素实验阳性,血清乳酸脱氢酶活性增加等;②骨髓红细胞系统代偿性增生:网织红细胞明显增多,骨髓红系增生明显活跃,粒红比例缩小或倒置。

(二) 次选实验

确定溶血病因明确诊断的检验:依据病史找线索,并结合其临床资料有的放矢地选择筛选实验和确诊实验,对不同类型的溶血性贫血进行确诊。如遗传性溶血性贫血选择红细胞脆性实验,自身溶血实验,红细胞酶缺陷的检出,血红蛋白电泳,异常血红蛋白的检测等;获得性溶血性贫血选择抗人球蛋白实验,冷凝集素实验,冷热溶血素实验,血清蛋白电泳等;药物所致溶血性贫血选择高铁血红蛋白检测,G6PD 筛选实验,包涵体实验和药物依赖性抗体检测等;机械性损伤所致溶血性贫血在血片可检出异常形态红细胞和各种红细胞碎片。

1. 红细胞膜缺陷溶血性贫血的检查　遗传性球形红细胞增多症血红蛋白和红细胞量正常或轻度减低,白细胞和血小板正常。血片中红细胞呈球形,大小比较均一,染色后细胞中央淡染区消失。网织红细胞增加。血涂片和阳性家族史有决定性诊断价值。红细胞渗透脆性增高,常于 5.2~7.2g/L 的低渗盐水开始溶解,4.0g/L 完全溶解,孵育后脆性更高,加葡萄糖或 ATP 能够纠正。80% 的患者红细胞膜电泳分析(SDS-PAGE 电泳)可发现异常。目前应用分子生物学技术如用单链构象多态性分析(SSCP)、聚合酶链反应(PCR)结合核苷酸测序等可检出膜蛋白基因的突变位点。

遗传性椭圆形红细胞增多症有轻重不等的贫血。血片中椭圆形红细胞的比例大于

25%。其形呈椭圆形、卵圆形、棒状或腊肠形,红细胞横径与纵径之比小于 0.78,硬度增加,中心淡染区消失。骨髓红细胞系统增生活跃为增生性贫血骨髓象。红细胞渗透脆性实验和自身溶血实验多增高。红细胞膜蛋白电泳分析及低离子强度非变性凝胶电泳膜收缩蛋白分析出现异常结果有助于膜分子病变的确定。

2. 红细胞酶缺陷性溶血性贫血的检查　红细胞 G6PD 缺陷症除遗传性非球形细胞溶血性贫血外,患者平时无明显异常改变,在诱因的作用下出现急性溶血时,有血管内溶血共同的实验室检测特征,而遗传性非球形细胞溶血性贫血具有慢性血管外溶血的实验室特征,红细胞形态一般无明显异常,可有少数异形或破碎的红细胞。G6PD 缺乏的筛检实验(高铁血红蛋白还原实验、G6PD 荧光斑点实验、硝基四氮唑蓝试纸片法)均为阳性结果,在筛检实验中以荧光斑点实验的特异性最高,高铁血红蛋白还原实验的敏感性最强,但均不能准确检出红细胞 G6PD 缺乏的杂合子。G6PD 活性定量检测能准确反映酶的活性,为 G6PD 缺陷症的确诊实验。通过同时测定 G6PD 和 6PGD 活性并计算 G6PD/6PGD 比值,可提高杂合子的检出率。

红细胞丙酮酸激酶缺陷症时红细胞自溶血实验阳性,加 ATP 可完全纠正,加葡萄糖不能纠正。PK 荧光斑点实验中等缺乏者(杂合子型)25~60 分钟荧光消失,严重缺乏者(纯合子型)60 分钟荧光仍不消失。酶活性定量检测,中等缺乏者(杂合子型)为正常活性的 25%~35%,严重缺乏者(纯合子型)为正常活性的 25% 以下。中间代谢产物测定可见 2,3-二磷酸甘油酸(2,3-DPG)、磷酸烯醇式丙酮酸(PEP)、2- 磷酸甘油酸(2-PG)在 PK 缺乏时较正常增加 2 个标准差以上。

3. 地中海贫血的检查　一般溶血的检查表现为贫血轻重不等,红细胞大小不均,靶形红细胞和异形红细胞增多,多大于 10%。进行溶血相关检测,红细胞脆性减低。地中海贫血多为小细胞性贫血,需与缺铁性贫血鉴别。

(1)血红蛋白电泳:电泳技术无论是对珠蛋白肽链的结构异常还是肽链合成量的异常的诊断均有重要意义,选择适当的血红蛋白电泳可检测出各类异常血红蛋白及各血红蛋白成分的相对含量。地中海贫血时,可通过血红蛋白电泳进行实验室诊断,β 地中海贫血患者 HbF 增加及 HbA₂ 增加,α 地中海贫血患者 HbH 或 Hb Barts 增加。各类地中海贫血电泳结果见表 1-9。

表 1-9　各型地中海贫血的血红蛋白电泳结果

类型	HbA2	HbF	异常 Hb
α 地中海贫血			
HbH 病	正常		HbH 5%~30%
Hb Barts 病	减低	正常	Hb Barts 大于 90%
β 地中海贫血			
β 珠蛋白链生成障碍性贫血			
轻型	3.5%~7%	10%~30%	
重型	1%~5%	60%~98%	
βδ 混合型		100%	
HbE/β		15%~40%	HbE 60%~80%

(2) 基因诊断:地中海贫血均有基因突变,体外珠蛋白比率分析、基因探针及限制性内切酶图谱法、聚合酶链反应(polymerase chain reaction,PCR)、特异性寡核苷酸杂交法等检测进行基因分析可用于疾病的诊断和分型及骨髓移植和基因治疗的研究。通过对外周血或脐血进行基因诊断,可确定是否患病及具体的分子缺陷类型。通过对绒毛细胞或羊水细胞进行DNA诊断,对胚胎脐血进行基因诊断可进行产前诊断以防止纯合子患儿的出生。α 地中海贫血主要是 α 珠蛋白基因缺失或突变所致。通过 Southern 印迹杂交分析和 PCR 方法检测其基因缺失。β 地中海贫血主要为点突变型,是一组高度异质性的遗传性疾病,应用寡核苷酸探针杂交技术和 PCR- 限制性内切酶酶解法可检测出已知的 β 地中海贫血基因的突变。

4. 异常血红蛋白病的检查 镰状细胞贫血(HbS 病):血红蛋白减低(一般为 50~100g/L)。红细胞大小不均,可有小细胞、大细胞、异形细胞、多染性红细胞、有核红细胞、靶形红细胞等,镰状红细胞不多见。网织红细胞增加(常大于 10%)。红细胞镰变实验阳性,红细胞渗透脆性明显下降。血红蛋白电泳可见 HbS 带位于 HbA 和 HbA_2 间,结果显示 HbS 占 80% 以上,HbF 增至 2%~15%,HbA_2 正常,HbA 缺乏。

血红蛋白 E 病:多为小细胞低色素性轻度贫血。红细胞渗透脆性减低。血红蛋白电泳显示 HbE 占 75%~92%,HbE 的电泳特征为在 pH 8.6 或 8.8 时,HbE 移动速度较 HbC 稍快,与 HbA_2 完全相同,不能分开;pH 6.8 酸性凝胶电泳可与 HbC 和 HbA_2 区分。因 HbE 不稳定,异丙醇沉淀实验阳性和热变性实验弱阳性;变性珠蛋白小体检测阳性。

不稳定血红蛋白病:变性珠蛋白小体检查出现阳性结果对疾病诊断有重要意义、热变性实验和异丙醇沉淀实验为阳性,一般用异丙醇实验筛选,再做热变性实验和变性珠蛋白小体检查进行诊断。血红蛋白电泳仅有部分病例可分离出异常血红蛋白区带。通过分辨率高的聚丙烯酰胺凝胶电泳不稳定血红蛋白和潜在异常血红蛋白可清晰分离。

5. 阵发性睡眠性血红蛋白尿症的检查 贫血为几乎所有患者的表现,血细胞分析呈正色素性或低色素性贫血(尿中铁丢失过多时),网织红细胞增高,可见有核红细胞及红细胞破片。白细胞和血小板多减少,半数患者为全血细胞减少。

(1) 骨髓象分析:半数以上的患者三系增生活跃,尤以红系造血旺盛。随病情变化表现不一,不同穿刺部位增生程度可明显差异,故增生低下者应注意穿刺部位,必要时作病理活检。

(2) 特殊溶血实验:尿含铁血黄素实验阳性为溶血存在的依据;热溶血实验、蔗糖溶血实验、酸化血清溶血实验阳性是补体敏感的红细胞存在的依据,蔗糖溶血实验是 PNH 的筛选实验,敏感但特异性较差。酸化血清溶血实验特异性高,多数患者为阳性,其是诊断的重要依据。

(3) 流式细胞术检测:发现 GPI 锚连接蛋白(CD55 或 CD59)低表达的异常细胞群,支持 PNH 诊断。本实验是目前诊断 PNH 特异性和敏感性最高且可定量的检测方法。

(三)常见疾病的实验室诊断标准

1. 遗传性球形红细胞增多症 无特异的临床表现和实验室检查,诊断时应结合病史、临床表现和实验室检查综合分析。血涂片中小球形细胞大于 10%,红细胞渗透脆性增加,有阳性的家族史,本病的诊断可成立。应注意与自身免疫性溶血性贫血所致继发性球形细胞增多相鉴别,可做红细胞膜蛋白分析和组分定量,必要时采用基因序列分析的方法,寻找诊断依据和进行家系调查以鉴别诊断。

2. 红细胞 G6PD 缺陷症 诊断依靠实验室检测红细胞 G6PD 活性的证据,临床表现及阳性家族史对诊断也非常重要。筛选实验中两项中度异常;或一项筛选实验中度异常加上 Heinz 小体生成实验阳性(有 40% 红细胞含 Heinz 小体,每个红细胞有 5 个以上 Heinz 小体)并排除其他溶血病因;或一项筛选实验中度异常,伴有明确的家族史;或一项筛检实验严重异常;或定量测定 G6PD 活性较正常平均值减低 40% 以上,均可确诊。并据不同发病情况对其进行临床分型。

3. 红细胞 PK 缺乏(引自《红细胞疾病基础与临床》) ①PK 荧光斑点实验结果为 PK 活性缺乏;②PK 活性定量测定为纯合子范围;③PK 活性定量测定为杂合子范围,伴有明显家族史和 2,3-DPG 两倍以上增高或中间代谢产物改变。符合以上三项中任何一项,支持 PK 缺乏的实验室诊断。遗传性红细胞 PK 缺乏症的诊断主要通过红细胞 PK 活性的测定进行诊断。在诊断时应注意与继发性 PK 缺乏进行鉴别并应考虑变异型的实验室诊断。

4. 地中海贫血 地中海贫血(thalassemia)是由于基因缺陷导致血红蛋白中至少一种珠蛋白合成缺乏或不足,引起的贫血或病理状态,是一组常染色体不完全显性遗传性疾病。根据缺乏的珠蛋白链的种类及缺乏程度给予命名和分类,地中海贫血可分为 α 地中海贫血、β 地中海贫血、δ 地中海贫血和 γ 地中海贫血等。根据临床表现和实验室检测进行地中海贫血的诊断,而血红蛋白电泳的异常是确诊指标。

5. 血红蛋白 E 病 ①HbE 纯合子:轻度贫血,脾轻度增大,易感染,血涂片中可有 25%~75% 的靶形红细胞。血红蛋白电泳显示 HbE 占 75%~92%,无 HbA,HbF 正常或轻度增加;②血红蛋白 E 特征:是 HbA 和 HbE 基因杂合子,一般无临床症状;血红蛋白电泳,HbE 30%~45%;③HbE/β 地中海贫血:血红蛋白电泳显示 HbE 明显增多并具有地中海贫血的血红蛋白电泳特征。

不稳定血红蛋白病:证明不稳定血红蛋白的存在是诊断本病的主要依据。应用热变性实验、异丙醇实验和变性珠蛋白小体实验可进行不稳定血红蛋白的常规检查,再结合临床表现可进行诊断。做有关珠蛋白链的氨基酸组成分析,可确定不稳定血红蛋白异常的部位。

6. 阵发性睡眠性血红蛋白尿症 PNH 是一种获得性造血干细胞基因突变引起红细胞膜缺陷所致的溶血病。PNH 的诊断标准(结合 1987 年我国制订的诊断标准制订):①临床表现符合 PNH 或上述必须考虑为 PNH 的表现情况;②有肯定的血红蛋白尿发作或血管内溶血的直接、间接证据;③实验室检查证明有补体敏感的红细胞群存在:蔗糖溶血实验、热溶血实验、Rous 实验为 PNH 的筛选实验,标准化的酸溶血实验和检测 CD55 及 CD59 这两种常见的血细胞表面锚蛋白相关抗原的表达情况是确诊实验。PNH 的诊断应注意除外其他溶血病,特别是遗传性球形红细胞增多症、自身免疫性溶血性贫血、G6PD 缺乏症及阵发性冷性血红蛋白尿症。全血细胞减少还应与再生障碍性贫血鉴别。

第六节 红细胞增多症

红细胞增多症(erythrocytosis)是指单位体积外周血液中红细胞数量、比积和血红蛋白异常增高,超过参考范围上限。红细胞浓度的增多,可由多种病因引起,既可是相对性的,也可是绝对性的。相对性红细胞增多是指血浆量少而致红细胞浓缩。绝对性红细胞增多是指体内红细胞总数增多,分为原发性即真性红细胞增多症和继发性红细胞增多症。真性红细胞增多症(polycythemia vera,PV)为原因未明的克隆性多能造血干细胞疾病,是以红细胞异常增生为主的三系异常增生的慢性骨髓增殖性疾病。继发性红细胞增多症(secondary erythrocytosis)指外周血液中红细胞总数绝对性增多,是由已知病因或疾病引起的疾病。缺氧和红细胞生成素分泌增多是引起继发性红细胞增多的主要原因。

一、实验室分析路径

实验室分析路径见图 1-7。

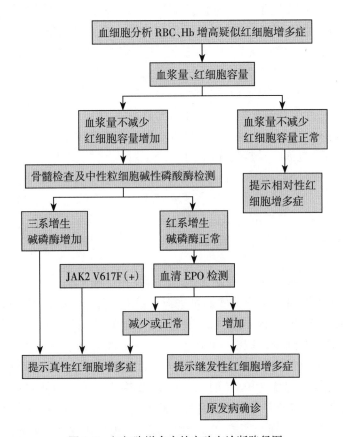

图 1-7 红细胞增多症的实验室诊断路径图

二、相关实验

红细胞增多症的确切诊断主要靠实验室检查,首先要确定是否红细胞增多,其次是确定由什么原因引起的。

1. 全血细胞分析 红细胞增多症是指单位体积外周血液中红细胞数量、比积和血红蛋白异常增高,超过参考范围上限。真性红细胞增多症时外周血三系均增多。

2. 骨髓象检测 真性红细胞增多症为原因未明的克隆性多能造血干细胞疾病,是以红细胞异常增生为主的三系异常增生的慢性骨髓增殖性疾病。继发性红细胞增多症为红系增生的骨髓象。

3. 全血容量、红细胞容量　用于排除相对性红细胞增多症。

4. 红细胞生成素（EPO）　真性红细胞增多症 EPO 浓度下降，因组织缺氧引起的红细胞增多症时 EPO 浓度增高。但 EPO 水平并不是明确区分继发性红细胞增多症和真性红细胞增多症的诊断标准。

5. 其他检测　血液流变学检查显示血黏度明显增高。红细胞沉降率减慢。血小板聚集功能可降低。

三、结果判断与分析

（一）首选实验

1. 血细胞分析　红细胞和血红蛋白、血细胞比容增高，红细胞计数男性 $>6.5 \times 10^{12}$/L，女性 $>6.0 \times 10^{12}$/L；血红蛋白男性 >180g/L，女性 >170g/L；血细胞比容男性 >0.54，女性 >0.50；红细胞形态大致正常。原发性红细胞增多症白细胞计数在 $(11\sim30) \times 10^9$/L，白细胞分类可有核左移现象。血小板增高，常大于 300×10^9/L，可见巨型或畸形血小板。继发性红细胞增多症白细胞和血小板正常。

2. 基因检测　JAK2 V617F 的基因突变是诊断的主要标准之一。WHO 在 2008 年对 PV 诊断标准做出的新修订中，把 JAK2 -V617F 基因突变作为了其中的一条主要标准。JAK2 是 Janus 激酶（JAK）家族成员，其基因的 V617F 假激酶区突变主要发生于造血祖细胞的造血干细胞集落，且在 PV 患者中发生率为 65%~79%，有的报道更是高达 90%。因此，对有条件的实验室，疑诊 PV 患者，建议全部进行 JAK2-V617F 基因检测。

（二）次选实验

1. 骨髓象　骨髓增生明显活跃，原发性红细胞增多症偶有"干抽"现象，各系各阶段有核细胞比值及形态大致正常。

2. 细胞化学染色　中性粒细胞碱性磷酸酶增高，积分大于 100 分。

3. 血流变学检测　全血黏度增高。

（三）鉴别诊断实验

各类红细胞增多症的鉴别见表 1-10。

表 1-10　红细胞增多症鉴别诊断

鉴别要点	真性红细胞增多症	继发性红细胞增多症	相对性红细胞增多症
血红蛋白与红细胞数	增加	增加	增加
血细胞比容	增加	增加	正常
白细胞数、血小板数	增加	正常	正常
骨髓象	三系增生	红系增生	正常
中性粒细胞碱性磷酸酶	增加	正常	正常
脾大	有	无	无
EPO	减少或正常	增加	正常
血清维生素 B_{12} 含量	增加	正常	正常
内源性 CFu-E 生长	生长	不生长	不生长

（四）常见疾病的实验室诊断标准

真性红细胞增多症其临床有多血症和脾大表现,2008 年 WHO 推荐的诊断标准见下表1-11。

表 1-11　WHO 真性红细胞增多症诊断标准（2008 年修订）

主要标准	内容	次要标准	内容
A1	血红蛋白男性 >185g/L,女性 >165g/L,或其他红细胞增多的证据 *	B1	骨髓活检显示全血细胞增高,主要表现为红系、粒系和巨核细胞增生
A2	存在 JAK2 V617F 或其他功能相近的突变如 JAK2 exon 12 突变	B2	血清促红素（EPO）水平低于正常参考值范围
		B3	体外实验证明,有内源性红系克隆形成

诊断条件:2 条主要标准 +1 条次要标准,或第 1 条主要标准 +2 条次要标准

＊血红蛋白或血细胞比容(HCT)大于同种检测方法、相同性别、年龄、居住区域海拔人群参考值范围的 99% 百分位数;或者男性 Hb>170g/L,女性 Hb>150g/L,有证据表明,排除缺铁性治疗的原因后,其血红蛋白浓度超过其个体基线 20g/L;或其红细胞数量超过平均正常值的 25%

第七节　典型病例分析

病例一

一般资料:

男性,18 岁住校学生。进行性面色苍白 4 个月。无特殊既往病史和服药史。

体格检查:

体温正常,贫血貌,舌鲜红平滑,神经系统无异常。无其他异常发现。

实验室检查:

血细胞分析:Hb 83g/L,RBC 2.1×10^{12}/L,Hct 0.24,MCV 109fl,红细胞大小不等。白细胞 8.3×10^9/L,中性分叶细胞 0.69、淋巴细胞 0.27、单核细胞 0.02、嗜酸性粒细胞 0.02,中性粒细胞分叶过多,5 叶以上者大于 5%。血小板 125×10^9/L。

骨髓涂片检查:有核细胞增生活跃,粒红比例下降,以红系增生为主。可见幼红细胞呈老浆幼核改变。各阶段红细胞有巨幼样变,各阶段粒细胞比例正常,可见巨杆状核中性粒细胞。巨核细胞可见巨幼样变。

分析:

该患者最可能的诊断为巨幼细胞贫血,因血细胞分析检测发现有血红蛋白的下降,MCV 增加,中性粒细胞分叶过多的细胞多见。骨髓象为增生性贫血象,可见核浆发育不平衡,"核幼质老"。符合巨幼细胞贫血的形态学特点。

以上病例应进一步做查找贫血病因的相关检测。通过以上分析和实验室诊断应进一步做维生素 B_{12} 和叶酸缺乏的相关检测,并进行病史和生活史的调查,以查找病因。

诊断意见:该患者是因住校时长期饮食缺乏叶酸,造成营养性巨幼细胞贫血。

病例二

一般资料:

女性,23岁,公司职员。出现乏力、头昏近2个月。近一年以素食为主并少吃主食。平时月经经期多为10天左右,每次量多。

体格检查:

体温36.0℃,脉搏118次/分,呼吸频率20次/分,血压12/8.4kPa。贫血貌,巩膜无黄染,浅表淋巴结不大,胸骨无压痛,肝脾未触及,心肺无异常。

实验室检查:

血细胞分析:Hb 62g/L,RBC 2.96×10^{12}/L,Hct 0.20,MCV 68fl,MCH 21pg,MCHC 309g/L,RDW-CV 21%。WBC 4.3×10^9/L,中性分叶细胞0.54、淋巴细胞0.35、单核细胞0.05、嗜酸性粒细胞0.02,中性杆核细胞0.04。PLT 157×10^9/L。

分析:

血细胞分析及临床体征可初诊为小细胞低色素性贫血。由于病史中可见患者有长期慢性失血史,进食含铁量丰富的食物少,可初步判断患者贫血最有可能是由于缺铁所致。进一步检测应包括血清铁、总铁结合力、血清铁蛋白等铁代谢相关检测和骨髓涂片和骨髓铁染色。

诊断意见:由于长期铁丢失过多、摄入不足的体内铁代谢的负平衡所致缺铁性贫血。

病例三

一般资料:

男性,4岁。因感冒发热就诊。

体格检查:

发育较差,面色苍白,皮肤巩膜黄染,体温39.0℃,心率121次/分,脾轻度大,肝未触及,浅表淋巴结不大。

实验室检查:

血细胞分析检测:Hb 94g/L,RBC 3.61×10^{12}/L,红细胞大小不等,以小红细胞为主,可见较多靶形红细胞。WBC 11.6×10^9/L,中性分叶细胞0.49、淋巴细胞0.36、中性杆核细胞0.06、单核细胞0.05、嗜酸性粒细胞0.04。PLT 142×10^9/L,形态未见异常。

溶血相关检测:红细胞渗透脆性减低,变性珠蛋白小体检测阳性,异丙醇沉淀实验阳性,碱性(pH 8.6)血红蛋白电泳结果(见书末彩图1-8),酸性(pH 6.8)血性血红蛋白电泳结果与正常对照比较未见异常。

分析:

该患者血红蛋白减低,白细胞和血小板基本正常(白细胞增高是因有感染存在)。红细胞出现靶形红细胞,红细胞脆性减低,变性珠蛋白小体检测阳性,异丙醇沉淀实验阳性,应考虑血红蛋白病。进行血红蛋白电泳,从血红蛋白电泳结果可见在碱性电泳时HbA区未见有血红蛋白带,在HbA$_2$区有一明显的量非常高的血红蛋白带,在酸性电泳时出现与正常对照相同的电泳带,说明在HbA区有一明显血红蛋白带,结合血红蛋白E的电泳特征(在pH 8.6或8.8时,HbE移动速度较HbC稍快,与HbA$_2$完全相同,不能分开;pH 6.8酸性凝胶电泳可与HbC和HbA$_2$区分)证明患者有异常血红蛋白HbE。

诊断意见:因HbE占75%~92%,无HbA,符合HbE纯合子的实验室诊断。确诊为血红蛋白 E 病的 HbE 纯合子。

（江　虹）

主要参考文献

1. 许文荣,王建中.血液学及血液学检验.第 5 版.北京:人民卫生出版社,2012.
2. 邓家栋,杨崇礼,杨天楹,等.邓家栋临床血液学.上海:上海科学技术出版社.2001.
3. 张之南,沈悌.血液病诊断及疗效标准.第 3 版.北京:科学出版社,2007.
4. Beutler E,Coller B,Lichtman MA,et al. Williames Hematology. 6th ed. New York:McGrew-Hill Publishing Company,2001.
5. Shirlyn B.Mckenzie. Clinical Laboratory Hematology. America:Pearson Education Inc,2004.
6. Lothar Thomas. 临床实验诊断学 - 实验结果的应用和评估.吕元,译.上海:上海科学技术出版社,2004.
7. Steven H.S,Elias C,Nancy LH,et al. WHO Classification of Tumours of Haematopoietic and Lymphoid Tissues. 4th Edition. Lyon:International Agency for Research on Cancer(IARC),2008.
8. Drew Provanm,Charles R. J. Singer,Trevor Baglin. 牛津临床血液病手册.黄晓军,主译.北京:人民卫生出版社,2006.
9. James W. Vardiman,Juergen Thiele,Daniel A. Arber. The 2008 revision of the World Health Organization(WHO) classification of myeloid neoplasms and acute leukemia:rationale and important. BLOOD,2009,114(5): 937-951.

第 二 章

白细胞结果异常相关疾病

白细胞是血液细胞的重要组成成分,包括粒细胞、单核细胞和淋巴细胞。在其增殖、分化、成熟和释放过程中,无论是其数量或质量的异常,都可导致疾病发生。本章所讨论的中性粒细胞增多症、中性粒细胞减少症、血小板增多症、血小板减少症、骨髓增生异常综合征、慢性骨髓增殖性疾病和急性白血病,都有不同程度数量异常和质量异常。

第一节　中性粒细胞增多症

正常人外周血白细胞总数为$(3.5\sim9.5)\times10^9$/L,超过10.0×10^9/L 即为白细胞增多。白细胞包括粒细胞、单核细胞和淋巴细胞,以粒细胞为主,比例可达 50%~70%。成年人外周血中性粒细胞绝对值超过 7.5×10^9/L,称为中性粒细胞增多,临床上以此种类型的粒细胞增多最为常见。生成增多、加速或过早从骨髓中释放入外周血液、边缘池到循环池的迁移增加,是目前比较认同的发病机制。多种因素可以引起中性粒细胞增多,如感染、物理和情绪刺激、炎症及组织坏死、肿瘤、代谢和内分泌紊乱、中毒和变态过敏反应、急性失血和溶血、血液病,其他如手术术后等。因此,确定中性粒细胞增多后,可依据相关实验室检查寻找原因。

一、实验室检查路径

实验室分析路径见图 2-1。

二、相关实验

相关实验主要包括:血细胞分析、血涂片白细胞形态观察、中性粒细胞碱性磷酸酶、骨髓象检查、遗传学染色体检查和基因检测。根据具体病例和诊断需求,选择或逐渐进行。

1. 血细胞分析　包括多项参数数据,由血细胞分析仪得到,与白细胞相关的参数主要有白细胞计数、白细胞分类计数。分类计数一般有百分率和绝对值两种表示方法,正常情况包括中性粒细胞、嗜酸性粒细胞、嗜碱性粒细胞、淋巴细胞和单核细胞。

2. 血涂片形态观察　白细胞形态观察:外周血液经涂片、染色后,由于不同的细胞及其不同成分对酸性和碱性染料结合的多少不一,使得各种细胞呈现出各自的染色特点。在显微镜下观察细胞的大小、细胞核和细胞质特征具有重要的临床意义。异常形态包括:大小不均、中毒颗粒、空泡、Dohle 小体、退行性变、多分叶、巨多分叶、Auer 小体、Pelger-Huet 畸形等。

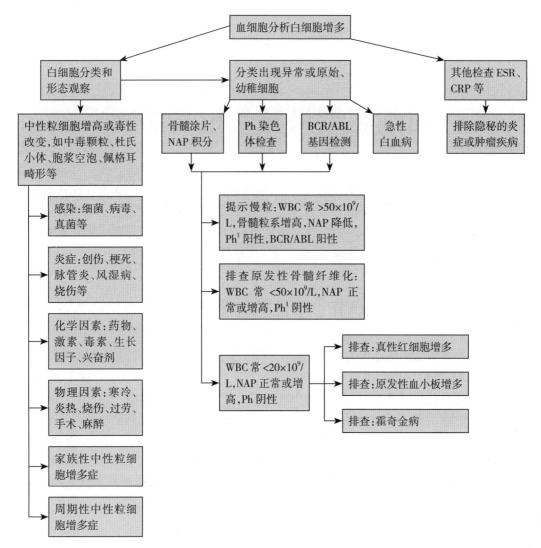

图 2-1　中性粒细胞增多症实验诊断路径图

红细胞形态观察：在显微镜下观察细胞的大小、形状、色素量、内含物特征。异常形态包括：大小不一(小红细胞、大红细胞、巨红细胞)；血红蛋白量改变(正色素、低色素、高色素、多色性、着色不一)；形状改变(球形、椭圆形、靶形、口形、泪滴形、棘形、镰形、缗钱状等)；异常结构(嗜碱性点彩、豪焦小体、卡波环等)。

血小板形态观察：观察血小板的大小、分布、聚集状态。异常形态包括小血小板、大血小板、巨大血小板、畸形血小板(逗点形、畸形等)、聚集状血小板等。

3. 中性粒细胞碱性磷酸酶　中性粒细胞碱性磷酸酶(neutrophilic alkaline phosphatase, NAP)主要存在于中性成熟粒细胞(包括中性杆状核和分叶核粒细胞)中，不同疾病其 NAP 活性有变化。一般使用骨髓涂片进行染色检测，但如果白细胞总数高，也可选用外周血涂片。

4. 骨髓象检查　将经瑞氏染色的骨髓涂片置显微镜下观察。根据有核细胞量的多少判断骨髓增生程度；根据细胞发育特点和形态特征，识别并分类有核细胞，得到各系细胞比例，计算粒红比值。

增生程度分为 5 级:增生极度活跃(有核细胞显著增多);增生明显活跃(有核细胞量增多);增生活跃(有核细胞中等量);增生减低(有核细胞减少);增生极度减低(有核细胞显著减少)。

5. 遗传学检查　骨髓标本在含小牛血清的培养液中于 37℃培养一定时间后,加入秋水仙素"阻留"中期细胞,经染色后观察染色体的数目、结构和形态。某些染色体异常与疾病相关,某些疾病可以出现重现性的染色体异常。本节主要涉及 Ph 染色体。

6. 基因检测　基因存在于染色体上,其基本结构是 DNA 的双螺旋结构,是涉及某种蛋白质或酶的遗传上的基本功能单位。应用聚合酶链反应(polymerase chain reaction,PCR)技术针对不同的融合基因设计不同的引物,PCR 扩增后可以检测到融合基因特异的 PCR 扩增片段,而正常人则显示阴性结果。本节主要涉及 BCR/ABL 基因。

三、结果判断与分析

(一)首选实验

1. 血细胞分析　白细胞计数可确定白细胞是否增高及增高的程度。白细胞分类计数:可确定白细胞中细胞类型构成情况。分析其结果,比例固然重要,但要同时关注绝对值。中性粒细胞百分率增高,重要的是绝对值增高。在某些情况下,仪器显示的白细胞分类计数结果,会提供发现幼稚粒细胞或原始细胞信息与报警。

2. 白细胞形态观察　通过观察中性粒细胞的形态,直接了解白细胞形态变化。大小不均是指细胞体积大小相差悬殊,常见于病程较长的化脓性感染。中毒颗粒是指中性粒细胞的胞质中出现比正常颗粒粗大、大小不等、分布不均的紫黑色颗粒。含中毒颗粒的中性粒细胞越多,表示感染、中毒情况越严重。空泡是细胞发生脂肪变性或颗粒丢失的结果,常见于严重感染、败血症等。Dohle 小体是指在中性粒细胞的胞质边缘呈圆形、梨形或云雾状的蓝色斑块,常见于严重感染。退行性变是指细胞发生胞体肿大、结构模糊、边缘不清、核固缩、核溶解现象,常见于衰老或病变细胞。多分叶是指中性粒细胞核分 5~9 叶或更多,巨多分叶是指细胞体积巨大且分叶数量增多,常与细胞核发育异常相关,多见于巨幼细胞贫血、使用抗代谢药物和恶性血液疾病。Pelger-Huet 畸形是指成熟中性粒细胞的胞核呈杆状、肾形、眼镜形、哑铃形等,常表示核分叶能力减低,见于家族性粒细胞异常,也可继发于严重感染的核分叶能力减退。Auer 小体是指白细胞的胞质内出现的红色细杆状物质,可 1 条、多条或成捆存在,主要见于急性髓系白血病。

(二)次选实验

1. 中性粒细胞碱性磷酸酶　参考范围为:阳性率 <40%,积分值 30~130 分。NAP 积分增加,常见于细菌性感染(包括类白血病反应)、再生障碍性贫血、某些增殖性疾病等。NAP 积分减低,主要见于慢性粒细胞白血病(chronic myelogenous leukemia,CML)慢性期、阵发性睡眠性血红蛋白血症、骨髓增生异常综合征(myelodysplastic syndrome,MDS)等。因此,NAP 对区分类白血病反应(leukemoid reaction)非常重要。

2. 骨髓象检查　通过观察骨髓涂片,了解包括粒细胞、红细胞、巨核细胞、淋巴细胞、浆细胞、单核细胞系统的增生程度,了解各阶段细胞比例及细胞形态,了解有无原始细胞增高或异常细胞出现。

Ph 染色体检查:Ph 染色体是 9 号染色体和 22 号染色体相互易位后形成的一条小于正常 22 号的染色体。经分带技术证明第 9 号染色体长臂末端 3 区 4 带与第 22 号染色体 1

区 1 带相互易位构成,即 t(9;22)(q34;q11),是 CML 患者特征性的细胞遗传学异常,95% 的 CML 初诊时可检出。

3. BCR/ABL 基因检测　9 号染色体和 22 号染色体易位,使 22 号染色体 Bcr 序列与 9 号染色体 abl 基因序列融合,即形成 BCR/ABL 基因。即使 Ph 染色体(−)的 CML 患者,多数 也存在 BCR/ABL 基因,因此它有助于 CML 诊断和与类白血病反应鉴别诊断。

(三) 中性粒细胞增多症常见疾病

多种因素和疾病均可能引起中性粒细胞增多,常见情况和意义评价见表 2-1。

表 2-1　中性粒细胞增多的疾病和状况

疾病 / 症状	意义 / 评价
生理性变化	新生儿增高,白细胞总数达 $(15\sim30)\times10^9/L$,在 3~4 天后降低到 $10\times10^9/L$,以中性粒细胞为主。日间变化可体现在活动和进食后增高,下午增高。剧烈运动、疼痛和情绪激动中性粒细胞亦显著升高,有时可高达 $35\times10^9/L$。妊娠、分娩因产伤、产痛、失血等刺激,可达 $35\times10^9/L$。吸烟者平均总数高于非吸烟者,重度吸烟者可达 $15\times10^9/L$
细菌性感染	最常见的原因是化脓性球菌感染,如金黄色葡萄球菌、溶血性链球菌、肺炎球菌等因中性粒细胞增多而导致白细胞总数增高,常见杆状核和晚幼粒细胞增多中性粒细胞可升至 $(10\sim30)\times10^9/L$,甚至高达 $50\times10^9/L$,出现核左移和中毒颗粒、空泡等。革兰阴性细菌引起的败血症,中性粒细胞可减少急性感染伴脾大,如伤寒早期,中性粒细胞可轻度增高严重感染者可发生类白反应,如败血症、粟粒性结核、严重溶血等,白细胞数 $>25\times10^9/L$,外周血出现中幼粒、早幼粒,甚至原始细胞
真菌、寄生虫和病毒感染	轻度或中度白细胞增多,白细胞计数 $>20\times10^9/L$。病程早期出现中性粒细胞增多,而病毒感染常伴减少
慢性感染性疾病	中性粒细胞可增高 3 倍,如风湿热、风湿性关节炎、支气管炎、结肠炎、肾盂肾炎
代谢性疾病	多见于糖尿病、尿毒症昏迷、肝性脑病、急性痛风发作等
急性失血	出血后中性粒细胞增多,为早期诊断内出血重要指标之一。第 3~5 天可急剧增加达 $25\times10^9/L$,并出现血小板增多和贫血
恶性肿瘤	增多原因与肿瘤邻近组织的炎症反应、某些恶性肿瘤产生集落刺激因子刺激粒细胞增多有关,多数胃癌和肺癌常见增多,癌转移至肺和肝也增多
慢性粒细胞白血病	白细胞增生性增多。总数明显增高可达 $(20\sim50)\times10^9/L$,甚至更高,出现异常核左移(可见原始细胞),嗜酸性和嗜碱性粒细胞增加。血小板多少不一。中性粒细胞碱性磷酸酶(NAP)积分减低,约 90% 患者可检出 Ph 染色体,BCR/ABL 融合基因阳性
骨髓纤维化	白细胞增生性增多。总数明显增高达 $50\times10^9/L$,出现异常核左移(可见原始细胞),血片可见幼红、幼粒细胞(髓外造血)。NAP 积分正常低值或升高
真性红细胞增多症	中性粒细胞增生性增多,平均白细胞计数 $20\times10^9/L$,轻度核左移,NAP 积分可升高。出现特征性红细胞增多和血小板增多
脾切除等手术后	部分患者白细胞计数升高,中性粒细胞不成比例增加

第二节　中性粒细胞减少症

外周血中性粒细胞绝对值成人低于 $2.0\times10^9/L$,儿童低于 $1.5\times10^9/L$ 者称为中性粒细胞减少(neutropenia),是一组由各种原因引起的白细胞持续低于参考值的综合征。中性粒细胞在白细胞中占主要成分,比例为 50%~70%,故中性粒细胞减少常导致白细胞减少。当成人白细胞低于 $3.5×10^9/L$ 称白细胞减少(leukopenia),如果粒细胞严重减少,低于 $0.5×10^9/L$,称粒细胞缺乏(agranulocytosis)。当有严重的中性粒细胞减少时,会发生反复感染征象,如咽喉、口腔的感染、口腔溃疡、败血症等。粒细胞缺乏则易发生严重感染,起病急骤,畏寒高热,乏力不适,肺、泌尿系、口咽部和皮肤是最常见感染部位。

一、实验室检查路径

实验室分析路径见图 2-2。

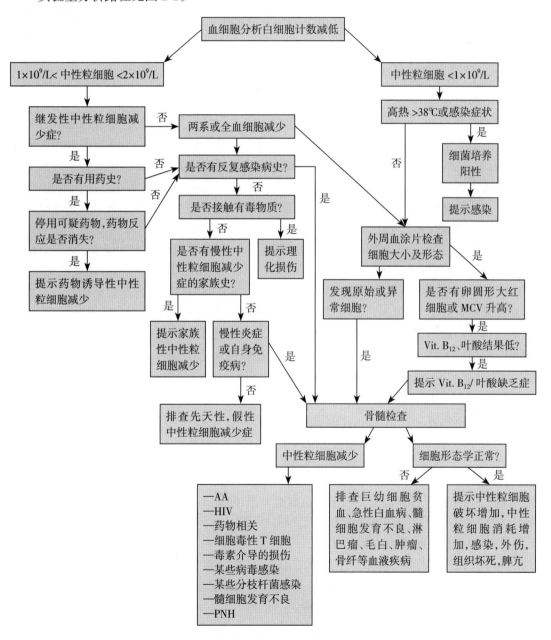

图 2-2 中性粒细胞减少症实验诊断路径图

二、相关实验

血细胞分析是确定中性粒细胞减少最基本、最常用和可靠的实验,细胞形态观察和骨髓涂片检查有助于寻找中性粒细胞减少的病因和监测治疗。

1. 血细胞分析　重点关注白细胞计数结果,尤其中性粒细胞绝对值。

2. 血涂片细胞形态观察　重点观察中性粒细胞形态改变,是否出现固缩、空泡,胞质颗粒有无变化、是否出现幼稚粒细胞等。红细胞及血小板形态大致正常。如果出现细胞形态异常改变或发现原始细胞,需进行骨髓涂片检查。

3. 骨髓涂片检查　如果患者伴有贫血或血小板减少、有明显感染病史或查体发现淋巴结肿大,应进行骨髓检查。

三、结果判断与分析

(一) 首选实验

1. 血细胞分析　白细胞计数可以确定白细胞是否减低及减低的程度。白细胞分类计数有百分率和绝对值两种表示方法,分类计数可以确定中性粒细胞百分率减低和绝对值是否减低。在某些情况下,还可能发现幼稚粒细胞或原始细胞。由于白细胞数的生理性变化和波动较大,提倡多几次血象检查反复确定。同时除白细胞结果外,要注意红细胞、血小板的数量及各项血象参数是否有改变。强调重视进行血涂片镜检的白细胞分类计数和对白细胞及其他血细胞的形态变化观察。

2. 血涂片细胞形态观察　中性粒细胞重度减少时,细胞核常出现固缩,胞质出现空泡,中性颗粒染色不显或颗粒粗大。如果发现中幼粒、晚幼粒细胞出现在外周血液中,则提示疾病处于恢复期。白细胞形态观察,可以发现异常形态的白细胞或原始细胞等。如某些病例骨髓增生低下,白细胞计数结果减低,但原始细胞数量达到了白血病的诊断标准,即低增生性急性白血病。红细胞形态观察:多种原因可作用于红细胞生理进程阶段,引起红细胞相应的病理变化,导致某些类型贫血的红细胞发生形态学变化,包括大小、形状、染色性质、胞质内含物的变化。维生素 B_{12} 或叶酸缺乏引起的巨幼细胞贫血常出现大红细胞或巨幼细胞。

(二) 次选实验

1. 骨髓象检查　如果患者伴有贫血或血小板减少,有显著感染病史或体检发现淋巴结肿大,应进行骨髓检查。另外,如果外周血涂片发现原始细胞或异常细胞,也应进行骨髓检查。通过观察骨髓涂片,了解骨髓增生程度,了解包括粒细胞、红细胞、巨核细胞、淋巴细胞、浆细胞、单核细胞系各阶段细胞的比例及细胞形态,确定原始细胞或异常类型以及比例。

2. 细菌培养　用于高热患者的病因诊断。

(三) 中性粒细胞减少的疾病与评价

对于中性粒细胞减少病例,首先应收集详细的病史资料,全面查体,对以往的实验室检验结果进行动态分析,找出线索再逐步明确诊断。特别注意有无慢性肝病、肺结核等慢性感染和自身免疫性疾病,注意排除环境因素。

1. 感染　病毒是中性粒细胞减少最常见原因,如 EB 病毒、HIV 病毒、细小病毒 B19 等,革兰阴性杆菌(伤寒)及某些原虫感染也是原因之一。这与病毒、细菌内毒素和异体蛋白使大量粒细胞转移至边缘池及抑制骨髓释放粒细胞有关,也与抗感染消耗增多有关。

2. 自身免疫性中性粒细胞减少　其诊断需要检测粒细胞特异抗体。原发性多由造血异常引起中性粒细胞减少,继发性常伴随原发疾病。70% 继发性患者见于成人,常伴自身免疫性疾病,如系统性红斑狼疮,特发性血小板减少性紫癜(idiopathic thrombocytopenic purpura, ITP)、自身免疫性溶血性贫血、淋巴增殖性疾病。此与机体可能存在白细胞的自身抗体导致破坏增多有关。

3. 药物诱导性中性粒细胞减少　某些止痛药和抗炎药、抗生素、抗疟疾药、抗惊厥药、抗抑郁药、H_2- 阻滞剂均可使中性粒细胞减少。临床上最典型的案例是急性再障,见于服用有害药物 2~3 周,中性粒细胞减少、血小板减少(出现瘀点和瘀斑),红细胞由于半衰期长,故不出现贫血。

4. 化疗与理化损伤　采用细胞毒物质化疗可诱导抑制粒细胞造血。理化损伤可见于放射线照射,苯、铅、汞中毒等。由于化疗药物或理化损伤因素可对造血干细胞直接损伤,或抑制骨髓粒细胞有丝分裂,或通过抗原抗体复合物破坏白细胞,从而引起中性粒细胞减少。

5. 脾功能亢进　与粒细胞被脾脏滞留、吞噬,脾脏产生的某些体液因子抑制骨髓造血或加速血细胞破坏有关,多见于脾淋巴瘤、脾血管瘤、肝硬化、门静脉或脾静脉栓塞、心衰、类脂质沉积等疾病。

6. 血液系统疾病　与造血干细胞功能障碍、粒细胞增殖异常或营养缺乏导致骨髓粒细胞生成、成熟障碍或无效造血有关。多见于再障、阵发性睡眠性血红蛋白尿(paroxymal nocturnal hemoglobinuria,PNH)、骨髓转移癌、巨幼细胞性贫血等。

7. 良性家族性中性粒细胞减少　是一种常染色体非性联显性遗传的疾病。早年发病,病程长,延续至儿童直至成年,家族成员中常有同样患者。表现为白细胞正常或轻度减低,但中性粒细胞减低,而单核细胞和淋巴细胞相对增高。

第三节　血小板增多症

血小板增多症的定义为血小板计数大于 450×10^9/L。引起血小板增多的疾病按病因分为两类:一类为骨髓增生性疾病,包括原发性血小板增多症(essential thrombocythemia, ET)、真性红细胞增多症(polycythemia vera,PV)、慢性粒细胞白血病(chronic myelogenous leukemia,CML)、骨髓纤维化(myelofiborosis,MF)。此类疾病本身表现血小板显著增多,可伴有血小板形态或功能异常,易并发出血或血栓形成。另一类是继发于某种疾病或生理因素的血小板增多,如感染、炎症、肿瘤、某种生理因素或其他原因,血小板轻度或中度增多,血小板形态及功能一般正常。骨髓增生性疾病患者如果血小板显著增高,则出血和(或)血栓形成风险增高,其原因是由于无功能性血小板产生过多。继发性血小板增多,血小板轻、中度增高,形态及功能多正常,很少引起出血或血栓形成。

一、实验室检查路径

实验室分析路径见图 2-3。

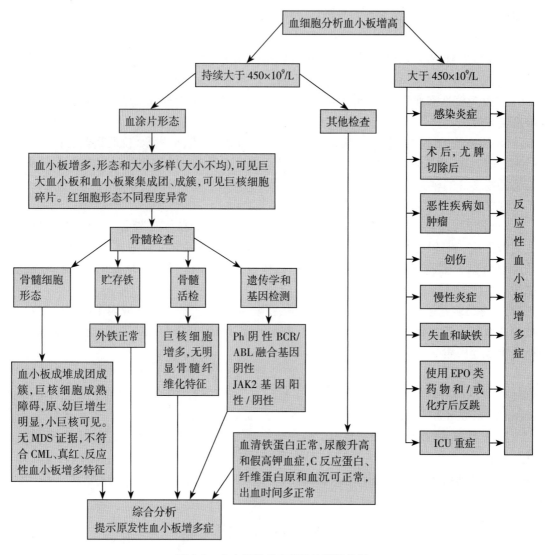

图 2-3 血小板增多症实验诊断路径图

二、相关实验

诊断原发性血小板增多症的阳性标准只有 2 条,但排除性标准却有 5 条,因此,除了血细胞分析和骨髓活检,更多的实验选择是为了满足排除性诊断。

1. 血细胞分析 了解血小板数量及红细胞、白细胞的变化,注意血细胞分析仪信息和报警提示,了解血小板是否凝聚等影响检测结果的情况。

2. 血涂片镜检 重点观察血小板和红细胞形态。

3. 骨髓涂片检查 重点观察和了解骨髓增生程度,巨核细胞增生和发育状态,巨核细胞产血小板状况,血小板聚集、分布状况以及是否出现畸形血小板等。

4. 骨髓活体组织检查(bone marrow biopsy,BMB) 简称骨髓活检,是观察骨髓组织结构和空间定位,补充骨髓涂片检查的有效方法。可以较全面而准确地了解骨髓增生程度,造血组织、脂肪组织或纤维组织所占的容积比例;了解粒红比值及骨髓内铁贮存情况;可以发现骨髓穿刺涂片不易发现的病理变化,当骨髓增生极度活跃或极度低下,纤维组织增多及骨质增生而发生干抽或骨髓稀释时格外重要。对诊断血小板增多症,骨髓活检的目的在于排除其他骨髓增生性疾病,如骨髓纤维化。

5. 细胞遗传学和基因检测　目的在于通过 Ph 和 BCR/ABL 检查,排除 CML。JAK2 是 Janus 激酶(JAK)家族成员,最新 Blood 杂志有报道,JAK2 基因的 V617F 假激酶区突变在 ET 中发生率为 23%~57%,并且这种突变主要发生于造血祖细胞的造血干细胞集落中。其检测方法包括:常规 DNA 测序、等位基因特异 PCR、扩增受阻突变 PCR(AMRS-PCR)等。

6. 血清铁蛋白(serum ferritin,SF)　其含量能准确反映体内储存铁的情况,与骨髓铁染色结果有良好的相关性。一般采用免疫测定方法检测铁蛋白值。成年男性 15~200μg/L,成年女性 12~150μg/L,小儿低于成人;青春期至中年,男性高于女性。

7. 骨髓铁染色　铁在酸性环境下与亚铁氰化钾作用,形成普鲁士蓝的亚铁氰铁沉淀,定位于含铁的部位。健康人骨髓中的贮存铁主要存在于骨髓小粒和幼红细胞中,用细胞外铁和细胞内铁来区分。细胞外铁是存在于骨髓小粒的巨噬细胞中的铁,细胞内铁指存在于中幼红、晚幼红及红细胞中的铁。一般观察 100 个中幼红和晚幼红细胞,出现蓝色铁颗粒的为铁粒幼红细胞,根据铁颗粒多少分 I 型、II 型、III 型、IV 型和环形铁粒幼红细胞。环形铁粒幼红细胞是指幼红细胞胞质内铁颗粒在 6 颗以上,且围绕核周 1/2 周以上。红细胞中出现铁颗粒为铁粒红细胞。参考范围:细胞外铁(+)~(++);细胞内铁,铁粒幼红细胞阳性率 12%~44%,以 I 型为主,少数为 II 型;无环形铁粒幼红细胞及铁粒红细胞。

8. 其他　血清铁、血尿酸、乳酸脱氢酶、溶菌酶、急性期蛋白(c 反应蛋白、纤维蛋白原、血沉)、出血时间等。

三、结果判断与分析

(一)首选实验

1. 血细胞分析　是最基本的实验室检查。原发性血小板增多症,血小板计数持续大于 $450 \times 10^9/L$,多在 $(1000~3000) \times 10^9/L$。血红蛋白多正常,可因慢性失血出现减低,伴平均红细胞体积(MCV)减小。白细胞常正常。血小板分布宽度(platelet distribution width,PDW)增加,平均血小板体积(mean platelet volume,MPV)多正常。继发性血小板增多很少血小板高于 $1000 \times 10^9/L$。

2. 血涂片检查　血小板增多,形态和大小多样(大小不均),易自发聚集成堆,因而可见巨大血小板和血小板聚集成团、成簇,可见巨核细胞碎片。红细胞形态不同程度异常。

3. 骨髓涂片检查　原发性血小板增多症骨髓增生程度明显活跃,巨核细胞系统增生尤为显著,原始及幼稚巨核细胞的比例增高,可见到小巨核或形态异常,如核质发育失衡、颗粒稀疏、空泡形成、核分叶过多及血小板生成增多。根据骨髓象和其他相关检查可以与其他骨髓增生性疾病相鉴别。如真性红细胞增多症以红细胞增多为突出表现;慢性粒细胞白血病主要为粒细胞系改变,血中粒细胞显著增多,碱性磷酸酶积分明显降低,且遗传学检查可有 Ph 阳性或 BCR/ABL 融合基因阳性。

4. 骨髓活检　原发性血小板增多症常有明显细胞增多,并形成集落,伴有多形核或不典型多倍体巨核细胞。网状纤维多正常(25% 患者可增多),无骨髓纤维化表现。

5. 细胞遗传学和基因检查　对于骨髓增生性疾病可进行相关分子生物学检测以进行

疾病的诊断和鉴别诊断。原发性血小板增多症目前没有发现特异的细胞遗传学和分子遗传学异常。无 Ph 染色体和 BCR/ABL 融合基因，5% 有核型异常，如 del(13q22)，+8 和 +9，偶有 20q– 或 21q–。JAK2-V617F 基因突变阳性率在 50% 左右，此类患者外周血中性粒细胞增高，骨髓中粒系增高。

6. 铁染色　贮存铁（外铁）正常，环形铁粒幼细胞不高，低于 15%。此检查可以提供无 MDS-RARS 证据。

（二）次选实验

一些检查对血小板增多症的诊断起着重要的辅助、排除、鉴别作用。ET 患者血尿酸、乳酸脱氢酶及溶菌酶可升高，急性期蛋白可正常，出血时间 20% 患者延长，部分病例因大量钾离子从破坏的血小板释放到血中，引起假性高钾血症。如果血小板增多是继发于缺铁，则血清铁蛋白减低、骨髓铁染色阴性。

患者病史有助于发现继发性血小板增多原因，查体有助于发现提示骨髓增殖性疾病的脾大，脾大并有出血倾向或血栓形成是 ET 诊断的重要依据。

第四节　血小板减少症

血小板（platelet，PLT）减少的定义为血小板计数低于 $50 \times 10^9/L$。其病因主要分为三类：①骨髓中血小板生成减少；②循环中血小板破坏过多；③血小板分布异常。目前没有一个准确的血小板计数可以预示患者出血或者不出血，但大多数血小板高于 $50 \times 10^9/L$ 的患者是没有症状的。当血小板计数低于 $50 \times 10^9/L$ 时，容易出现紫癜、瘀斑、外伤后出血时间延长。当低于 $20 \times 10^9/L$ 出血风险增加，而当低于 $10 \times 10^9/L$ 则出血危险进一步加剧。紫癜是最常见的症状，常常出现在下肢和受压部位，随后会出现牙龈出血、严重鼻出血和（或）危及生命的出血。

一、实验室检查路径

实验室分析路径见图 2-4。

二、相关实验

以下实验的选择，有的反映了血小板数量，有的评价了血小板形态。骨髓涂片检查有助于评价和筛查是否由于骨髓衰竭（再障）、骨髓浸润（如白血病、MDS）、骨髓抑制（药物）、营养缺乏（如巨幼细胞贫血）所引起的血小板减少。

1. 血细胞分析　重点关注血小板计数，平均血小板体积（MPV）。

2. 血涂片形态检查　观察白细胞、红细胞形态的同时，特别注意观察血小板的形态，包括血小板大小、有无巨大或畸形血小板、血小板聚集状态、血小板卫星现象（platelet satellitism）等。血小板卫星现象是指血小板黏附于中性分叶核细胞表面的现象。

3. 骨髓涂片检查　血细胞分析和血涂片检查出现异常的后续检查，主要用于评价和筛查可能引起血小板减少的常见相关血液系统疾病。

4. 其他检查　常规生化检查、免疫学检查、血小板相关抗体检查。

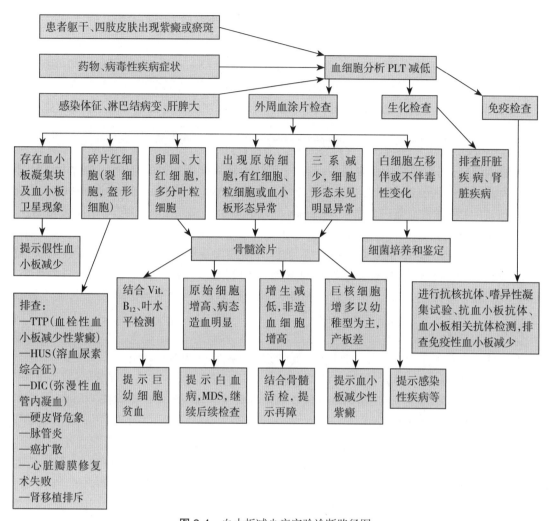

图 2-4 血小板减少症实验诊断路径图

三、结果判断与分析

(一)首选实验

1. 血细胞分析 血细胞分析是最基本和最重要的实验室检查,其重点是关注血小板计数水平和平均血小板体积(mean platelet volume,MPV)。MPV 反映血小板的平均体积,可以了解血小板减少是由于生成减少还是消耗增加引起。消耗增加常常 MPV 升高,提示骨髓反应性血小板产生增加。主要用于:①鉴别 PLT 减低时的病因:MPV 正常或增高,多见于骨髓增生功能良好而外周血 PLT 破坏过多导致的血小板减少性疾病,如特发性血小板减少性紫癜(ITP)、脾功亢进;MPV 减低多见于骨髓病变引起的血小板减低如急性白血病。②评估骨髓造血功能恢复情况:MPV 和 PLT 持续减低,为骨髓造血衰竭征兆,MPV 越小,骨髓受抑制越严重;当骨髓功能恢复时,先 MPV 增高,然后 PLT 才逐步增高。③ MPV 与 PLT 两者呈非线性负相关,随 PLT 增高,MPV 变小。因此,MPV 可作为估计骨髓状态的较好指标。如 ITP,当 PLT 减低时,MPV 增高;当 ITP 缓解时,PLT 增高,MPV 减低;当 PLT 正常时,MPV 也正常。

2. 血涂片形态检查 也是最基本和最重要的实验室检查。对血小板减少的病例,重点关注血小板数量、大小、形态、聚集状态。直径 4~7μm 的血小板称之为大血小板,巨型血小板直径 7~20μm,胞质中嗜天青颗粒细小或融合为大颗粒,主要见于 ITP、粒细胞白血病、血小板无力症、巨大血小板综合征、MDS 等。小血小板直径小于 1.5μm,见于缺铁性贫血和再障。血小板形态异常是指出现杆状、逗点状,蝌蚪状、蛇形或不规则畸形血小板。血细胞计数仪将 2~20fl 的颗粒识别为血小板,当 EDTA 抗凝血中出现血小板凝集或血小板卫星现象,则引起血小板数量减低,通过血涂片观察可以得到证实。另外,冷凝集增高引起血小板聚集所致的假性血小板减低,也可通过血涂片观察发现。血涂片红细胞、白细胞、血小板的形态观察,能发现原始细胞、细胞异常造血表现等,有助于筛检血液系统疾病,如白血病。血涂片中红细胞碎片及畸形红细胞形态观察对诊断血栓性血小板减小性紫癜(thrombotic thrombocytopenic purpura,TTP)、弥散性血管内凝血(disseminated intravascular coagulation,DIC)等有重要帮助。

(二)次选实验

1. 骨髓检查　对中重度血小板减少、血涂片观察发现卵圆、大红细胞,发现红细胞、粒细胞或血小板形态异常,出现原始细胞的患者,应进行骨髓检查。能有效地评价骨髓衰竭、骨髓浸润和骨髓抑制,结合其他检验,提示再生障碍性贫血、巨幼细胞贫血、特发性血小板减少性紫癜、白血病、骨髓增生异常综合征等,尤其是对 ITP 的诊断有重要意义。ITP 患者骨髓中巨核细胞增多,以幼稚型增多为主,胞质颗粒减少,嗜碱性强,出现空泡变性,生成血小板能力减低。血小板少见或难见,且体积增大、形态特殊、嗜碱性强染色深。

2. 其他检查　生化检查主要是检查患者有无肝脏疾病、肾脏疾病。肝脏生成包括维生素 K 依赖的大多数凝血因子,肝脏损伤或疾病可导致这些凝血因子浓度减低,引起凝血障碍并出现与之相关的血小板减少。

3. 免疫学检查　与血小板抗原反应的抗体可加速血小板的破坏而引起血小板减少。血小板减少原因包括:①免疫性因素如 ITP、自身免疫性疾病如系统性红斑狼疮、药物诱发(如肝素、奎尼丁等)、感染(HIV、疟疾、病毒)、输血后紫癜;②非免疫性因素如 DIC、TTP 等;③因大容量输液或血浆置换后稀释性血小板减少等。自身抗体可引起自身免疫性血小板减少症,结合自身血小板的糖蛋白 - 特异自身抗体是诊断的特异性标准。另外,测定血小板抗体可提供新生儿同种异体免疫性血小板减少症、输血后紫癜、药物诱发免疫性血小板减少症和肝素诱发血小板减少症的诊断支持。

第五节　骨髓增生异常综合征

骨髓增生异常综合征(myelodysplastic syndrome,MDS)是一组获得性的、造血功能严重紊乱的造血干细胞克隆性疾病,其特点为髓系中一系或多系血细胞发育异常和由于凋亡增加而导致无效造血,具有转化为急性白血病的危险和趋势。MDS 主要患者群是老年人,肿瘤治疗史、环境毒素、遗传因素是其危险因素。临床特点表现为轻度贫血到重度全血细胞减少,通常是大细胞或正色素贫血,临床症状多有疲乏、气短、反复感染、自发性瘀点瘀斑和牙龈出血。

一、实验室检查路径

实验室分析路径见图 2-5。

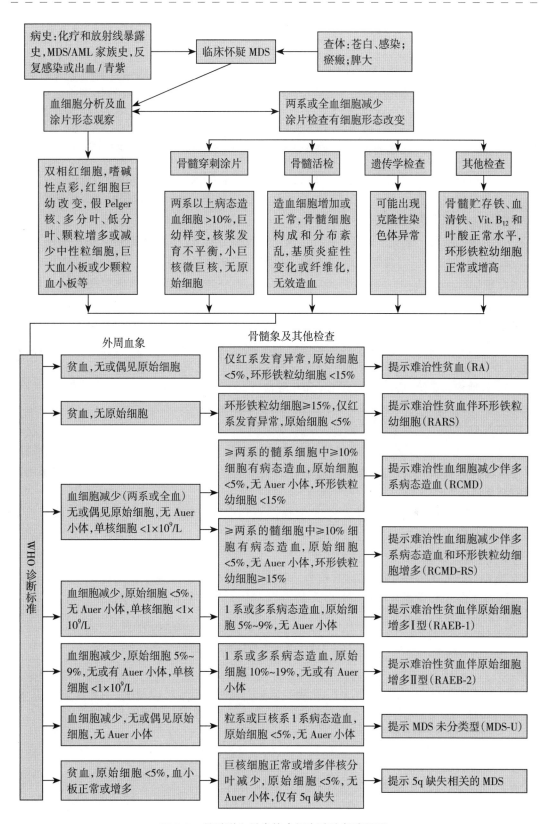

图 2-5 骨髓增生异常综合征实验诊断路径图

二、相关实验

患者发病年龄、有无肿瘤治疗史、环境毒素因素等均是诊断该病需了解的非实验室信息,通过血象、血涂片、骨髓检查,发现各系血细胞发育异常形态学改变和原始细胞多少是确立 MDS 诊断最重要的实验室依据。评价细胞发育异常的程度取决于涂片制备及染色的质量,因此要求高质量的涂片制备和良好的染色。

1. 血细胞分析　主要了解外周血三系或两系减少情况和程度。

2. 血涂片形态检查　主要观察红细胞、白细胞和血小板有无病态造血表现。

3. 骨髓涂片检查　重点观察粒系、红系和巨核系病态造血情况和程度。原始细胞有无和比例是诊断的重要条件之一。

4. 骨髓铁染色　主要了解和计数环形铁粒幼细胞比例,此为诊断 MDS-RARS 的条件之一。

5. 骨髓活检　了解骨髓细胞构成和分布是否出现紊乱。了解是否有未成熟前体细胞异常定位(abnormal localization of immature precursor, ALIP)。ALIP 是指原粒细胞、早幼粒细胞不同于正常情况位于骨内膜表面,而是在位于远离血管及骨小梁的骨髓中央区存在聚集成小簇或片状,且两种细胞数量 5~8 个。每张骨髓切片上有 ≥3 处者称 ALIP 阳性。

6. 骨髓细胞遗传学检查　主要是检查和发现有无染色体核型异常,这对评价 MDS 预后、认识形态学细胞遗传学相互间关系以及确定克隆性有意义。

7. 其他检查　血清铁、维生素 B_{12} 和叶酸检查。

三、结果判断与分析

对于 MDS 实验诊断,除了血细胞分析为最基本最重要的第一步实验检查外,其他的原则上没有首选实验和次选实验之分,有条件的实验室应进行全部的实验检查,综合临床和实验室结果得出结论。

1. 血细胞分析　多数患者贫血,同时血小板和中性粒细胞减少,50% 患者初诊时三系减少。贫血可为正细胞正色素性,也可为大细胞或小细胞性以及双相性贫血。白细胞减低、正常和增高均可见。血小板减低较多见。

2. 血涂片形态检查和骨髓涂片检查　粒系、红系、巨核系及血小板形态是观察的重点,病态造血是血片和骨髓片的重要发现和特点,是 MDS 无效造血的形态学证据。血细胞发育异常的形态学特征见表 2-2。

表 2-2　血细胞发育异常的形态学特征

细胞系	骨髓	血液
红系	幼红细胞巨幼样变,双核,多核,花瓣核,核发芽,核间桥,核碎裂,核型异常,胞质着色不均,嗜碱点彩,核浆发育不平衡,巨大幼红细胞,巨多幼红细胞、巨大红细胞,异常核分裂象	有核红细胞,其他与骨髓观察相似
粒系	幼稚细胞早期嗜天青颗粒缺失或异常粗大,Auer 小体,胞质嗜碱性着色不匀(周边深染而核周缺染),杆状、分叶细胞颗粒减少或缺如,核分叶过少,假 Pelger-Huet 核异常,环杆状,核分叶过多,核分叶异常	同骨髓中所见
巨核系	小巨核,微巨核,单圆巨,多圆巨,核分叶明显,颗粒异常,大血小板,巨血小板,畸形血小板,颗粒减少血小板	巨大血小板,偶见小巨核

3. 骨髓铁染色 常显示细胞外铁丰富,多数病例铁粒幼红细胞增多,环形铁粒幼红细胞是 RCMD-RS 诊断的重要标准之一。血清铁蛋白检测与骨髓贮存铁有良好的相关性。

4. 骨髓活检 观察 MDS 患者骨髓组织切片,会有细胞构成区域性差异和发布紊乱。正常造血红细胞和巨核细胞位于髓窦中央,幼稚粒细胞分布于骨内膜和血管周边。而 MDS 多数病例骨髓造血组织过度增生,表现为成熟粒细胞增多,并且未成熟前体细胞异常定位(ALIP)阳性,多见于 RAEB。骨髓活检还可见到巨核系形态、定位异常和网状纤维增生等改变。

5. 遗传学检查 染色体异常与病态造血、确定克隆性及评价 MDS 预后有关。35%~70% 患者有染色体异常,而 80% 以上的继发性 MDS 患者有核型异常。骨髓细胞克隆性染色体核型改变以 $-5/5q-$,$-7/7q-$,$+8$,$12q-$,$20q-$,$-Y$ 等较常见,此外还有 $11q-$,$13q-$,$17q-$ 等。伴 3 号染色体异常的 MDS 及 AML 可出现较多异常巨核细胞。孤立性 $5q-$ 异常是 MDS 的一个特殊类型,主要见于中老年女性,常见明显的大细胞性贫血,巨核细胞分叶过少。根据细胞遗传学改变将 MDS 分为三个危险组:①低危组:细胞遗传学正常、孤立性 $5q-$、孤立性 $20q-$ 及 $-Y$;②高危组:复杂细胞遗传学异常,即大于 3 个重现性异常,或 7 号染色体异常;③中危组:其他细胞遗传学异常。

6. 其他检查 发育异常的血细胞,也可出现于其他疾病,如巨幼细胞贫血、骨髓增殖性疾病、ITP、PNH、再障好转期等。因此,要诊断 MDS,首先要借助其他相关检查,排除这些相应疾病,如维生素 B_{12} 和叶酸缺乏,则排除了巨幼细胞贫血。

第六节 慢性骨髓增殖性疾病

慢性骨髓增殖性疾病(chronic myeloproliferative diseases,CMPDs)是以骨髓一系或多系(粒、红、巨)细胞增殖为特征的克隆性造血干细胞疾病。增殖的细胞分化成熟相对正常,呈现有效造血,导致外周血粒细胞、红细胞和(或)血小板增多。临床一般起病缓慢。因脾脏或肝脏扣留过多血细胞、髓外造血、白血病细胞浸润等多种因素,常见肝、脾增大,易并发出血和血栓。疾病终末,可出现骨髓纤维化、无效造血、或转化为急性白血病。WHO 慢性骨髓增殖性疾病组织学分类包括以下几种:慢性粒细胞白血病(CML),慢性中性粒细胞白血病(chronic neutrophilic leukemia,CNL),真性红细胞增多症(PV),慢性特发性骨髓纤维化(chronic idiopathic myelofibrosis,CIMF),原发性血小板增多症(ET),慢性嗜酸性粒细胞白血病(chronic eosinophilic leukemia,CEL)(又称高嗜酸性粒细胞综合征),慢性骨髓增殖性疾病无法分类(chronic myeloproliferative disease,unclassifiable,CMPD,U)。本节主要讨论前五种疾病。

一、实验室检查路径

实验室分析路径见图 2-6。

二、相关实验

1. 血细胞分析 主要了解外周血红细胞、血红蛋白、白细胞和血小板的结果与水平。CML 白细胞可异常增高,CNL 中性粒细胞明显增高,血红蛋白、血细胞比容是诊断 PV 的重要条件,ET 血小板异常增高。

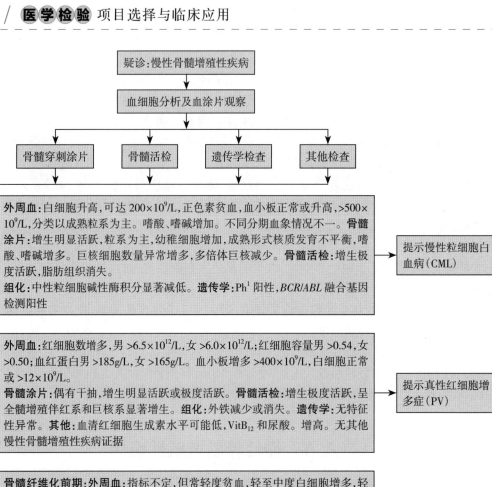

图 2-6　慢性骨髓增殖性疾病检查路径图

2. 血涂片形态检查　CML 可能出现幼稚粒细胞,CIMF 可出现有核红细胞、幼稚粒细胞和泪滴样红细胞。

3. 骨髓象　是诊断 CMPD 的重要检查,可了解骨髓增生程度、细胞形态和比例、原始细胞比例、巨核细胞数量、巨核细胞产板能力、血小板形态和数量等。

4. 中性粒细胞碱性磷酸酶　对 CML 与类白血病反应的鉴别诊断有意义。

5. 骨髓活检　最重要作用是可以证实是否有骨髓纤维化表现。

6. 遗传学检查　寻找有无染色体核型异常。

7. 基因检测　BCR/ABL 是诊断 CML 的特征性标志,JAK2 基因检测 WHO 推荐用于诊断 PV。

8. 其他　红细胞沉降率(ESR)、血清肌酐、乳酸脱氢酶(LDH)、尿酸、肝功能、血清红细胞生成素(Epo)、VitB$_{12}$ 等,有助于 CMPD 的鉴别和排除诊断。

三、结果判断与分析

白细胞增多、血小板增多、巨核细胞过度增生、骨髓纤维化和肝脾增大,是骨髓增殖性疾病的共同特征,临床表现、实验室检查和形态学表现又常有重叠,因此疾病之间的相互鉴别较为困难。慢性粒细胞白血病由于发现了具有特征性标志的 Ph 和 BCR/ABL,其诊断显得毫无争议。对于其他 CMPD,目前还没有找到和发现有重现性、特异性染色体及分子标记。尽管如此,结合临床表现、实验室检查和形态学特点,多数 CMPD 还是可以诊断和分型的。下面按疾病进行简单讨论。

1. 慢性粒细胞白血病(CML)　CML 是起源于骨髓异常多能干细胞并始终伴有 Ph 染色体和(或)BCR/ABL 融合基因的骨髓增殖性疾病。主要表现为中性粒细胞增多,异常融合基因见于所有骨髓系细胞和部分淋巴细胞。临床上分慢性期、加速期和急变期。血细胞分析和血涂片均可提示白细胞升高,一般大于 $25×10^9$/L,经常 $100×10^9$/L~$300×10^9$/L,主要为中性粒细胞,嗜酸、嗜碱性粒细胞可增加,可出现幼稚粒细胞;可有贫血,血小板正常或增高。如果没有继发感染,碱性磷酸酶、ESR 降低,LDH、尿酸升高。骨髓象提示有核细胞增生明显活跃或极度活跃,以髓系细胞为主,原始细胞慢性期 <10%,加速期 >10%,急变期≥20%。骨髓活检有助于评价骨髓纤维化。血液或骨髓细胞遗传学检查 t(9;22)(q34;q11)异常,形成 Ph 染色体,是重要的遗传学特征,占到初诊患者的 95%。BCR/ABL 融合基因检测阳性。

2. 真性红细胞增多症(PV)　真性红细胞增多症是一种起源于克隆性造血干细胞的骨髓增殖性疾病,其特征为红细胞的产生不依赖红细胞造血的正常调节机制,除红系外,通常粒系也过度增生。血细胞分析是最重要和最基本的实验,因为主要诊断标准的第 1 条即为血红蛋白男性 >185g/L,女性 >165g/L。WHO 在 2008 年对 PV 诊断标准做出的新修订中,把JAK2-V617F 基因突变作为了其中的一条主要标准。JAK2 是 Janus 激酶(JAK)家族成员,其基因的 V617F 假激酶区突变主要发生于造血祖细胞的造血干细胞集落,且在 PV 患者中发生率为 65%~79%,有的报道更是高达 90%。因此,对有条件的实验室,疑诊 PV 患者,建议全部进行 JAK2-V617F 基因检测。此外,PV 患者红细胞总数明显增高,血细胞比容持续升高,也为重点关注实验。碱性磷酸酶常增高,但不能单独用于诊断。细胞遗传学分析不作常规检查。血清肌酐、尿酸、肝功能、血清红细胞生成素(EPO)减低、尿常规等均为在诊断和治疗过程中的辅助实验。

3. 慢性特发性骨髓纤维化(CIMF) CIMF 是一种以骨髓巨核细胞和粒系细胞增生为主要特征的克隆性骨髓增殖性疾病,伴有骨髓结缔组织反应性增生和髓外造血。疾病呈阶段性进展,分纤维化前期和纤维化期。前期以骨髓增生极度活跃伴少量网状纤维增生为特点,纤维化期骨髓网状纤维或胶原纤维显著增生,伴骨髓硬化症。血细胞分析提示正细胞正色素贫血,多数病例血红蛋白低于 100g/L。血涂片发现有核红细胞、幼稚粒细胞并出现伴有泪滴形红细胞,此为 CIMF 最重要的形态学特征,同时可见嗜多色红细胞、巨大血小板和巨核细胞碎片。骨髓穿刺常常干抽,也是诊断的一项重要提示。骨髓活检是诊断所必需的检查,典型的表现是:片状分布的造血细胞,不同程度的纤维增生,巨大异常的巨核细胞增多,血窦扩大伴有血管内造血。遗传学检查无特征性异常,但有 75% 的患者会有异常,13q-、20q- 和 1q+ 最常见。其他相关检查可有:凝血分析会有 15% 的患者有 DIC 表现,另可有血小板聚集功能减退,胆红素、尿酸增高等。

4. 原发性血小板增多症(ET) ET 是一种主要累及巨核细胞系统的克隆性骨髓增殖性疾病,其特征为:外周血血小板持续增高,骨髓中体积增大的成熟巨核细胞数量增多,临床上一过性血栓形成和(或)出血。血细胞分析和血涂片检查仍是重要的首选实验。外周血血小板持续性 $>600 \times 10^9/L$,涂片除可见血小板数量增多外,还可见巨大、畸形、聚集成簇血小板。骨髓涂片可见巨核细胞明显增生,原巨、幼巨、小巨核易见,血小板成堆、成团、成片、成簇分布,红系、粒系细胞形态基本正常。骨髓活检常有明显细胞增多,巨核细胞增多,并形成集落,伴多形核或不典型多倍体巨核细胞,无骨髓纤维化表现。其他检查有助于辅助诊断和鉴别诊断,铁染色阳性,无 Ph 及 BCR/ABL 融合基因。

5. 慢性中性粒细胞白血病(CNL) CNL 是一种罕见的 MPD,其特征为外周血中性粒细胞持续增多,因其增殖而骨髓增生极度活跃,肝脾增大。WHO 诊断标准虽有 7 条,但其中 4 条明确说明需要排除其他疾病,如:无生理性中性粒细胞增多原因、无 Ph 染色体或 BCR/ABL 融合基因、无其他骨髓增殖性疾病证据(红细胞容量正常,巨核细胞增生正常,无网状纤维或胶原纤维增生,血小板数量 $<600 \times 10^9/L$)、无骨髓增生异常综合征证据。CNL 中性粒细胞增多不伴核左移、嗜酸性粒细胞或嗜碱性粒细胞增多;常见中度脾大,伴或不伴肝大;中性粒细胞碱性磷酸酶积分常明显增高;骨髓细胞遗传学多正常。

第七节　急性白血病

白血病是一种造血系统恶性肿瘤,是造血干细胞克隆性疾病,是一组高度异质性的恶性血液病,其特点为白血病细胞异常增生、分化成熟障碍,并伴有凋亡减少。细胞成熟障碍阻滞发生在较早阶段称为急性白血病(acute leukemia, AL)。白血病细胞有明显质和量的异常,使正常造血功能受抑制,并在骨髓、肝、脾、淋巴结等各脏器广泛浸润,外周血红细胞和血小板数减少,临床上出现不同程度的贫血、出血、发热、胸骨压痛、感染和浸润等症状,可危及生命。

一、实验室检查路径

实验室分析路径见图 2-7。

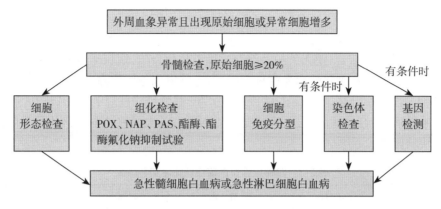

图 2-7　急性白血病实验诊断路径图

二、相关实验

从基本的细胞计数、细胞形态观察,到细胞化学染色,再到遗传学染色体分析、分子水平基因检测,白血病的实验诊断项目多,方法、技术涉及面广,其目的旨在帮助正确的诊断、分型,并有助于治疗和预后判断。

1. 血细胞分析和血涂片镜检　主要了解外周血中红细胞、血红蛋白、白细胞和血小板的结果与水平。如果出现原始细胞或异常细胞,血细胞分析仪会出现提示或报警,此时需用显微镜进行确认和分类。

2. 骨髓检查　重点观察有核细胞增生程度、有无和多少原始细胞,根据形态特征判断细胞属性和分类计数。原始细胞比例是白血病分类的诊断条件之一。

3. 细胞化学染色

(1) 过氧化物酶(peroxidase,POX)染色:血细胞所含的 POX 主要为髓过氧化物酶(myeloperoxidase,MPO),MPO 是人类中性粒细胞含量最多的一种蛋白质。依染料色素原使用的不同,POX 染色方法有多种,ICSH 推荐三种:二氨基联苯胺法、过氧化物酶氨基 - 甲基卡巴唑染色法和二盐酸联苯胺法。其染色基本原理为:血细胞内的 POX,能分解 H_2O_2 而释放出新生氧,后者氧化色素原,形成不溶性的有色沉淀,定位于 POX 酶所在的活性部位。POX 染色是辅助诊断急性白血病细胞类型最重要的、首选的细胞化学染色,见表 2-3。

(2) 氯乙酸 AS-D 萘酚酯酶(naphthol AS-D chloroacetate esterase,NAS-DCE)染色:血细胞中的 NAS-DCE 水解基质氯乙酸 AS-D 萘酚,产生 AS-D 萘酚,进而与基质液中的重氮盐偶联形成不溶性的有色沉淀,定位于细胞质内酶所在的部位。NAS-DCE 是急性白血病的常规细胞化学染色,主要用于辅助鉴别急性白血病细胞类型,急性早幼粒细胞白血病时早幼粒细胞呈强阳性,其他反应见表 2-3。

(3) 醋酸 AS-D 萘酚酯酶(naphthol AS-D acetate esterase,NAS-DAE)染色:NAS-DAE 存在于单核细胞、粒细胞和淋巴细胞中,是一种中性非特异性酯酶。血细胞内的 NAS-DAE 在 pH 中性的条件下水解基质醋酸 AS-D 萘酚,释放出 ASD 萘酚,进而与基质液中的重氮盐偶联形成不溶性的有色沉淀,定位于细胞质内酶活性所在部位。一般情况下,须同时做氟化钠抑制试验。NAS-DAE 染色主要用于辅助鉴别急性白血病细胞类型,急性单核细胞白血病中细胞大多数呈阳性且程度较强,阳性反应能被氟化钠抑制。其他反应见表 2-3。

(4) 过碘酸-雪夫反应(periodic acid-Schiff reaction,PAS):过碘酸是氧化剂,使含有乙二醇基的多糖类物质(糖原、黏多糖、黏蛋白、糖蛋白、糖脂等)氧化,形成双醛基。醛基与雪夫试剂中的无色品红结合,使无色的品红变成紫红色化合物,定位于含有多糖类的细胞内。PAS主要可用于辅助鉴别急性白血病细胞类型,急性淋巴细胞白血病时原始淋巴细胞及幼稚淋巴细胞的阳性率升高,呈粗颗粒状或弥散分布,其他反应见表2-3。另外PAS还用于判断红细胞系统疾病,红血病、红白血病、骨髓增生异常综合征中的有核红细胞可呈阳性,为均匀红色或块状阳性。

表2-3 四种急性白血病细胞化学染色结果

	M₃	M₁、M₂ₐ	M₅	ALL
POX 染色	+++~++++	+* 或 –	– 或 +**	–
NAS-DCE 染色	+++~++++	+* 或 –	–,个别 +**	–
NAS-DAE 染色	+++~++++	– 或 +*	+~++++	– 或 +
NAS-DAE+NaF	不抑制	不抑制	抑制	不抑制
PAS 染色	+,呈弥散状	+,弥散状	+,细颗粒状	+,粗颗粒状

注:* 阳性程度多为 +~++,** 阳性程度多为 ±

4. 细胞免疫学分型　白血病细胞的表面上有大量的蛋白抗原,可以用单克隆抗体来识别。这些抗原和抗体系根据分化群(CD)号码来区别。由于CD抗原表达于特定系列不同发育阶段的细胞上,其在细胞表面上的获得和丢失在一定程度上反映细胞分化程度和功能状态,因此可以利用单克隆抗体检测相应白细胞表面抗原或胞质内的分化抗原进行白血病类型、细胞发育阶段的鉴别,从而有助于白血病诊断与鉴别,并指导治疗和判断预后。目前常采用流式细胞技术来达到识别CD抗原的检测目的。

5. 骨髓细胞遗传学检查和基因检测　其目的是寻找和发现染色体异常、基因异常,对急性白血病的诊断、治疗和预后判断有重要作用。在有条件的实验室,所有急性白血病都应做细胞遗传学分析。

三、结果判断与分析

对于白血病的实验诊断,原则上不应该区分首选实验和次选实验,只是由于某些实验需要较先进仪器设备和特殊试剂,一般基层医院不能开展,因此血细胞分析、血涂片镜检、骨髓象检查和细胞化学检查成为最基本的实验,其他实验根据条件和临床需要尽可能多做。

1. 血细胞分析和血涂片检查　多数患者白细胞增高,可达 $100 \times 10^9/L$ 或更高,部分患者白细胞数正常或减低。贫血,红细胞和血小板进行性减低。血涂片镜检发现较多原始及幼稚细胞,有时也可见有核红细胞。

2. 骨髓检查　是诊断急性白血病的主要依据。骨髓增生明显活跃或极度活跃,原始细胞增高,形态异常。细胞大小不等,圆形或类圆形,胞核大,部分可见形态不规则,呈扭曲、折叠、凹陷、切迹、双核等;核染色质细致或粗糙,核仁明显,数量不等1~4个;胞质量少,可见空泡。如果发现 Auer 小体对 AML 诊断意义重大。正常幼红细胞和巨核细胞比例减低,散在血小板少见或难见。

以细胞分化途径和分化程度为基础的 FAB 分型,目前仍是白血病分型诊断的最主要依据。分型标准见表 2-4。

表 2-4　急性白血病 FAB 分型(来自临床血液学与检验 第 4 版)

分型	分 型 标 准
ALL	
L$_1$	以小细胞为主(直径≤12μm),大小较一致,核染色质较粗,核仁小而清
L$_2$	以小细胞为主(直径>12μm),大小不一,核染色质较疏松,核仁较大,1 至多个
L$_3$	以大细胞为主,大小一致,核染色质细点状均匀,核仁 1 个或多个且明显。胞质嗜碱,深蓝色,有较多空泡
AML	
M$_0$	急性髓细胞白血病微分化型,原始细胞≥30%,无 T、B 淋巴系标记,至少表达一种髓系抗原,免疫细胞化学或电镜 MPO 阳性
M$_1$	急性髓细胞白血病未成熟型,骨髓中原始粒细胞≥90%(NEC)
M$_2$	急性髓细胞白血病部分成熟型,骨髓中原始粒细胞占 30%~89%(NEC),早幼粒细胞及以下阶段粒细胞>10%,单核细胞<20%
M$_3$	急性早幼粒细胞白血病,骨髓及周围血中有粒系及单核细胞增生,骨髓中的原始细胞≥30%(NEC),胞质内有大量密集甚至融合的粗大颗粒,常有成束的棒状小体(Auer)。M$_{3v}$ 为变异型急性早幼粒细胞白血病,胞质内颗粒较小或无
M$_4$	急性粒单核细胞白血病,骨髓及周围血中有粒系及单核细胞增生,骨髓中的原始细胞≥30%(NEC),单核细胞为 20%~80%,其余为粒细胞;外周血单核系细胞≥5×10^9/L,或溶菌酶为正常的三倍和骨髓前体细胞中单核细胞酯酶阳性细胞>20%。M$_{4EO}$ 为伴嗜酸性粒细胞增多的急性粒单核细胞白血病,除 M$_4$ 特征外,骨髓中异常嗜酸性粒细胞增多,常≥5%(NEC),此类细胞除典型的嗜酸性颗粒外,还有大的嗜碱(不成熟)颗粒,还可有不分叶的核
M$_5$	急性单核细胞白血病,依据分化程度分为两型:
M$_{5a}$	原始单核细胞型,骨髓原始单核细胞≥80%(NEC)
M$_{5b}$	单核细胞型,骨髓原始单核细胞<80%(NEC),其余为幼稚及成熟单核细胞等
M$_6$	急性红白血病,骨髓有核红细胞≥50%,骨髓原始细胞≥30%(NEC)或周围血原始细胞≥30%
M$_7$	急性巨核细胞白血病,骨髓原巨核细胞≥30%,电镜 PPO 阳性,血小板膜蛋白Ⅰb、Ⅱb/Ⅲa、Ⅲa 或因子Ⅷ相关抗原(vWF)阳性

注:原始细胞:指不包括原始红细胞及小巨核细胞。原始细胞包括Ⅰ型和Ⅱ型,Ⅰ型为典型原始细胞,Ⅱ型胞质可出现少许细小嗜天青颗粒。核质比例稍低,其他同Ⅰ型原始细胞。

NEC:即非红系细胞计数,是指不包括浆细胞、淋巴细胞、组织嗜碱细胞、巨噬细胞及所有有核红细胞的骨髓有核细胞计数

3. 细胞化学染色　急性白血病 FAB 分型以原始和(或)幼稚细胞增生为主,若仅凭瑞氏染色下的细胞形态做出诊断,容易做出错误的判断,而加做细胞化学染色可以提高诊断正确率。过氧化物酶染色(POX)、过碘酸雪夫反应(PAS)、酯酶染色(如氯乙酸 AS-D 萘酚酯酶,NAS-DCE)、酯酶氟化钠抑制试验等都是辅助诊断急性白血病常做的细胞化学染色项目。其分析诊断思路见图 2-8。

4. 细胞免疫分型　运用流式细胞技术和仪器针对细胞表面抗原的单克隆抗体进行检测,确定白血病细胞的免疫表型。现已广泛用于鉴别急性髓系白血病(acute myeloblastic

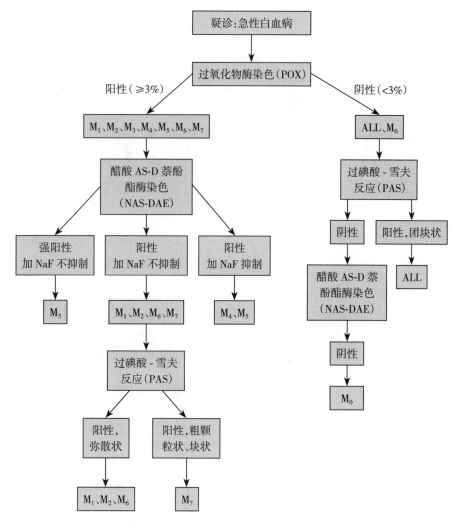

图2-8　常用细胞化学分析诊断路径图

leukemia,AML)和急性淋巴细胞白血病(acute lymphocytic leukemia,ALL),见表2-5单克隆抗体鉴别AML和ALL,同时可以明确诊断M_0、M_6和M_7,见表2-6 AML亚型的免疫表型谱。完全依据细胞表型标记确定原始白血病细胞来源系列几乎不可能,因为有时一种白血病细胞表面会出现表达一种以上细胞系标记的表达异常,这与反映细胞克隆的异常基因表达或一

表2-5　单克隆抗体鉴别 AML 和 ALL

	一线单抗	二线单抗
髓系	CD13、CD117、抗-MPO*	CD33、CD14、CD15、CD11、CD61、CD41、CD42、血型糖蛋白A
B淋巴系	CD22*、CD19、CD10、CD79a	CD20、CD24、Cyμ、SmIg
T淋巴系	CD3*、CD7、CD2	CD1、CD4、CD5、CD8
非系列特异性	TdT**、HLA-DR	CD34

注:* 胞质表达　** 胞核表达

表 2-6　AML 亚型的免疫表型谱

AML 亚型	免疫表型
AML-M0	抗 -MPO;CD13;CD33;CD34;CDw65;CD117;细胞化学阴性、淋巴细胞标记阴性
AML-M1(M2、M3、M4、M5)	抗 -MPO;CD13;CD33;CDw65;CD117
AML-M4、AML-M5	CD11b 和 CD14 强表达
AML-M6	抗糖蛋白 A
AML-M7	CD41;CD61

种早期未定向祖细胞的异常成熟有关。此外,少部分急性白血病在表型上表现为有两种截然不同的白血病细胞群存在,即双克隆白血病。最常见的这些细胞群表达 B 淋巴系和髓系标记,常伴有高频率的 t(9;22)(q34;q11),即 Ph 染色体。

5. 细胞遗传学检查　染色体遗传学分析有助于某些白血病的诊断和分型。常规显带技术可在 50%~80% 的 AML 中发现克隆性染色体异常,约 75% 的急性淋巴细胞白血病发现染色体数目和结构异常。在 AML 中最常见的异常是 +8、-7 和 -5,而染色体易位、缺失、倒位则是常见的结构异常,例如 t(8;21)(q22;q22)常见于 AML-M_2,t(15;17)(q22;q12)目前仅见于 AML-M_3。检测 AML 的染色体易位和缺失,能提供独立的预后信息。"低危"遗传因素包括:①t(8;21)(q22;q22),②t(15;17)(q22;q12),此类患者对治疗反应良好,缓解期较长。"中危"遗传因素包括:①正常染色体组型,②+8,③异常 11q23,④其他,如 del(9q),+6,+21,+22,-Y 等。"高危"遗传因素包括:①-5/del(5q),②-7/del(7q),③复杂染色体组型,④其他如 t(6;9)(p23;q34),t(3;3)(q21;q96),20q,21q 等。FAB 分类在细胞形态学与基因和临床特点的相关性上有一定欠缺,WHO 提出的新分类标准,结合形态学、遗传学和临床特点将 AML 分为不同的有各自特点的临床和生物学亚型。有代表性的特点是:WHO 分类中把诊断 AML 的骨髓原始细胞数从 30% 降为了 20%,同时,如果患者染色体发生了如 t(8;21)(q22;q22)、inv(16)(p13q22)、t(16;16)(p13;q22)、t(15;17)(q22;q12)、11q23 克隆性异常,则无论原始细胞数多少都将其诊断的 AML,并统一归为急性髓系白血病伴重现性遗传学异常(acute myeloid leukemia with recurrent genetic abnormalities)。本组疾病以重现性遗传学异常为特征,主要表现为平衡易位,完全缓解率高,预后较好。

6. 基因检测　血液疾病的基因检测和分析对急性白血病诊断、分型、治疗、判断预后和微小残留灶检测等方面有重要意义,目前应用最广泛的是慢性粒细胞(CML)BCR/ABL 融合基因的检测和急性早幼粒细胞白血病(APL)*PML-RARα* 融合基因的检测。目前临床实验室列于检测项目与急性白血病相关的基因见表 2-7。

表 2-7　急性白血病基因检测

白血病类型	融合基因
急性早幼粒细胞白血病	*PML/RARα*、*NPM/RARα*、*PLZF/RARα*、*NμMA/RARα*、*STAT5/RARα*
急性粒细胞白血病 -M_2b	*AML1/ETO*(见于 90% 患者)
急性粒单细胞白血病 -M_4	*CBFβ/MYH11*(见于所有 M_{4EO} 和少数 M_4 患者)
急性淋巴细胞白血病	*AF4/HRX*、*HRX/ENL*、*HRX/EEN*、*TEL/AML1*(主要见于 ALL 患儿和少数成人)、BCR/ABL(见于 5% 儿童和 25% 成人)

第八节　典型病例分析

病例一

一般资料:

患者男性,72 岁,反复发热 2 个月。

体格检查:

慢性病容,皮肤黏膜无出血,浅表淋巴结不大,心肺(−),肝、脾未扪及。

实验室检查:

1. 血细胞分析　RBC $2.26×10^{12}$/L,HGB 57g/L,Hct 0.19,MCV 91.9fl,MCH 25.2pg,MCHC 308g/L,RDW-CV18.4%,PLT356×10^9/L,WBC61.39×10^9/L。

2. 血涂片镜检　白细胞增多,以中性分叶粒细胞为主,占82%、绝对值54.64×10^9/L,中幼粒3%,晚幼粒4%,杆状8%,杆状、分叶核粒细胞的胞质中可见中毒颗粒。

3. 骨髓象检查　有核细胞增生极度活跃,粒红比例6.2∶1。粒细胞系早幼粒及以下阶段细胞查见,比例增高占77.5%,以杆、分为主,胞质中颗粒增多增粗。红系、巨核细胞系均未见明显异常。

4. 细胞化学染色　NAP 阳性率0.95,积分202分。

5. 染色体检查　核型分析结果为46,XY。

6. 基因检测　BCR/ABL 融合基因定性检测阴性。

分析与诊断:

患者最有可能的诊断是类白血病反应。血象中白细胞增多,以中性分叶核粒细胞为主,血涂片观察发现外周血出现中幼粒和晚幼粒细胞,并可见中毒颗粒。骨髓象也以粒系杆状、分叶细胞增高为主,亦见中毒颗粒。以上结果提示并符合类白血病反应表现。类白血病反应的鉴别诊断主要是CML。本病例血涂片和骨髓涂片均无原始细胞出现,NAP 积分明显升高,无染色体异常,BCR/ABL 融合基因定性检测阴性,无肝脾肿大,据此基本可排除CML。进一步检查发现,患者 X 线片显示左肺上叶包块,包块切除送病理活检诊断为小细胞肺癌。

诊断意见:肺癌引起的类白血病反应。

病例二

一般资料:

患者女性,40 岁,因发热,心慌,腹泻 4 天入院。2 个月前因患甲状腺功能亢进症,开始口服甲巯咪唑 10mg,每天 3 次;美托洛尔 12.5mg,每天 2 次治疗。于 4 天前开始发热,在当地诊所诊断为"感冒",给予中西药物治疗未见好转,继而出现腹泻、腹痛,大便每天十余次,呈稀水样。体温 39℃ $^+$,不思饮食,心慌不宁,浑身乏力,精神萎靡。

体格检查:神志清,精神差,皮肤及黏膜无黄染,突眼征(−),甲状腺Ⅱ°肿大,质韧,无杂音,心肺(−)。腹部平软,Murphy 征(+),脐周压痛(±),肠鸣音(7~10)次/分。

实验室检查:

1. 血细胞分析　RBC $5.27×10^{12}$/L,HGB 130g/L,WBC 0.4×10^9/L,粒细胞 0.1×10^9/L,PLT 141×10^9/L。

2. 血涂片镜检 中性粒细胞显著减少,淋巴细胞增多。

3. 电解质 K$^+$ 2.61mmol/L,Na$^+$ 123.5mmol/L,Ca^{2+} 1.74mmol/L。

分析与诊断:

本病例起病急骤、高热,有甲亢历史和服药史,腹泻并电解质紊乱,为较典型甲亢危象临床表现。粒细胞显著减低仅 0.4×10^9/L,符合粒细胞缺乏诊断。进一步做甲状腺激素检测,T$_3$ 3.25nmol/L,T$_4$ 221.00nmol/L,TSH0.09mIU/L,结果提示 T$_3$、T$_4$ 增高。甲亢危象患者一般会出现白细胞增高,结合患者的甲亢史和服用甲巯咪唑情况,考虑服药引起的粒细胞缺乏症。患者入院 60 小时主诉胸闷,呼吸困难,心跳呼吸先后停止,抢救无效而死亡。

诊断意见:药物引起白细胞减少症、粒细胞缺乏症。

病例三

一般资料:

患者男性,36 岁,轻度头痛、眩晕、乏力,有时自发性齿龈出血和鼻出血。

体格检查:

皮肤黏膜可见散在瘀斑,中度肝脏、脾脏增大。

实验室检查:

1. 血细胞分析 RBC 5.2 2×10^{12}/L,HGB 145g/L,Hct 0.44,MCV 84.7fl,MCH 27.8pg,MCHC 328g/L,RDW-CV14.3%,PLT 1010×10^9/L,WBC 10.56×10^9/L。

2. 血涂片镜检 血小板明显增多,形态和大小各异,可见巨大血小板和血小板聚集成簇。

3. 骨髓检查 有核细胞增生明显活跃,粒红比例 2.09:1。粒细胞系各阶段细胞查见,嗜酸性粒细胞常见占 6%。红细胞系比例 28.5%,形态未见明显异常。巨核细胞数量多,全片 356 个,小巨核细胞和巨核细胞略欠成熟,易见成堆、成团、成片、成簇分布的血小板,大的团块血小板数量成百至千或上万颗。

4. 骨髓活检 明显细胞增多,巨核细胞增多,伴有多形核和不典型多倍体巨核细胞。网状纤维正常,无骨髓纤维化表现。

5. 凝血检查 PT、APTT、FIB 检测正常。

6. 染色体检查 未见异常核型。

7. 基因检测 BCR/ABL 融合基因定性检测阴性。

分析与诊断:

最可能的诊断为血小板增多症,因外周血血小板明显增高,而其他指标基本正常,血涂片、骨髓涂片及骨髓活检均显示血小板、巨核细胞异常增多。BCR/ABL 融合基因定性检测阴性,此为不支持 CML 证据。染色体检查未见异常核型,进一步的检查可行 JAK2-V617F 基因检测,以确证骨髓增生症性质。

诊断意见:血小板增多症。

病例四

一般资料:

患者女性,28 岁,近 2 个月来常发生鼻出血、牙龈出血,月经量增多,划伤后出血不止,多处皮肤青紫色瘀斑。

体格检查:

皮肤、黏膜出血,多处散在瘀点、瘀斑。

实验室检查：

1. 血细胞分析　RBC 3.85×10^{12}/L，HGB 102g/L，Hct 0.315，MCV 81.8fl，MCH 26.5pg，MCHC 324g/L，RDW-CV 22.6%，PLT 4×10^{9}/L，WBC 6.8×10^{9}/L。

2. 血涂片镜检　未见明显红细胞和白细胞异常形态改变，未发现血小板卫星现象和明显的血小板聚集现象，但可见部分较大体积的血小板。

3. 骨髓检查　巨核细胞数量明显增加，约达800个/1.5cm×3cm，发育成熟障碍，如幼稚巨核细胞增加，且多数巨核细胞体积小、胞质颗粒少、血小板生成差，有血小板生成的巨核细胞仅占5%，产血小板数量均只有1~2颗。

4. 凝血检查　PT、APTT、FIB 检测正常。

分析与诊断：

血细胞分析显示血小板明显减低，轻度贫血，其他指标基本正常，血涂片未见血小板聚集和卫星现象等假性血小板减少证据，骨髓涂片中巨核细胞显著增生，但生成血小板能力差，凝血检查表明内源性和外源性凝血途径无异常。结合临床症状和实验室结果，最可能的诊断为特发性血小板减少性紫癜。

诊断意见：倾向考虑ITP，结合临床及相关抗体检查。

病例五

一般资料：

患者男性，60岁，面色苍白，皮肤瘀斑，近年来多次血细胞分析检量示全血细胞减少。

体格检查：

T 39.3℃，R20次/分，P84次/分，Bp14/9kPa，肝、脾及浅表淋巴结无明显增大，皮肤黏膜无黄染。

实验室检查：

1. 血细胞分析　RBC 2.09×10^{12}/L，HGB 57g/L，Hct 0.20，MCV 96.2fl，MCH 27.3pg，MCHC 284g/L，RDW-CV16.9%，PLT 4×52^{9}/L，WBC3.1×10^{9}/L。

2. 血涂片　白细胞分类以中性粒细胞为主占67%，胞质嗜碱有空泡，有核红细胞4个/100WBC；成熟红细胞明显大小不等，血小板散在可见，但偶见巨大血小板。

3. 骨髓检查　有核细胞增生明显活跃，粒红比例0.86:1。粒细胞系统占43%，各阶段细胞均见，其中原始细胞占9.5%，细胞圆形，染色质细致，核仁清楚1~2个。成熟中性粒细胞多数胞质颗粒增多增粗，少数颗粒减少或缺如，可见核粗大、分叶过多、Pelger畸形等。红细胞系统明显增高占50%，可见巨幼样变、核碎裂、核畸形、双核、多核、核浆发育失衡等。成熟红细胞明显大小不等，形态不整。部分巨核细胞核分叶过多，可见小巨核、单圆巨、多圆巨，血小板生成不良。

4. 细胞化学染色　中性粒细胞碱性磷酸酶（NAP）阴性；过碘酸-雪夫试验（PAS）幼红细胞6%阳性。

分析与诊断：

老年患者，外周血长期三系减低，骨髓象三系均出现明显的细胞形态造血异常，粒系原始细胞增高至9.5%，NAP降低，提示最可能的诊断为MDS。进一步检查要点是，排除引起贫血和造血异常的其他疾病并寻找MDS其他佐证依据。VitB$_{12}$、叶酸、MCV正常，不支持巨幼细胞贫血。Coombs（-）、蔗糖水试验（-）、Ham试验（-），不支持自免溶贫和PNH。进一步检查发现,骨髓活检出现骨小梁内未成熟前体细胞异常定位阳性,巨核细胞系形态有病态造血且定位异常,网状纤维增生,染色体检查发现重现性染色体异常(+8),综合考虑明确 MDS 诊断。

诊断意见:骨髓增生异常综合征(MDS-RAEB1)。

病例六

一般资料:

患者男性,56 岁,精神差,乏力易倦 2 个月,自觉体重减轻。

体格检查:

慢性病容,皮肤黏膜无出血点,浅表淋巴结不大,脾肋下可扪及 3 指。

实验室检查:

1. 血细胞分析 RBC 4.39×10^{12}/L,HGB 126g/L,Hct 0.40,MCV 90.0fl,MCH 28.7pg,MCHC 319g/L,RDW-CV16.8%,PLT 92×10^9/L,WBC146.8×10^9/L。

2. 血涂片 白细胞显著增多,以中性分叶粒细胞和中性杆状核细胞为主,分别为50%和21%,绝对值分别为 73.43×10^9/L 和 30.84×10^9/L。镜检可见中幼粒和晚幼粒细胞。

3. 骨髓检查 有核细胞增生明显活跃,粒红比例6.26:1。粒细胞系各阶段细胞均查见,比例显著增高占 91%,形态未见明显异常;红细胞系相对减低仅占 6%;巨核细胞易见,数量多于 500 个/1.5cm×3cm,成簇或散在分布,血小板产板丰富,散在血小板易见。骨髓形态考虑 CML。

4. 细胞化学染色 NAP 阳性率0%,积分 0 分。

5. 骨髓活检 成熟粒细胞增生,骨髓增生程度接近 100%,同时伴有巨核细胞增生。小梁旁幼稚细胞带增宽(5~6 层)。

分析与诊断:

患者脾脏增大,外周血白细胞极度增高,血涂片和骨髓涂片都见粒细胞显著增多,NAP积分减低,骨髓活检有骨髓增生症的表现,均支持 CML。进一步检查,染色体核型分析结果为46,XY,t(9;22)(q34;q11),即发现 Ph 染色体;基因检测 BCR/ABL 融合基因定性检测阳性,此两项为诊断 CML 的特征性标志。

诊断意见:慢性粒细胞白血病。

病例七

一般资料:

患者男性,42 岁,发热 3 天,皮下瘀斑 2 天,牙龈增生。

体格检查:重度贫血貌,双下肢多处瘀斑、瘀点。肝肋下 2cm,脾肋下可扪及 1 指。

实验室检查:

1. 血细胞分析 RBC 1.31×10^{12}/L,HGB 43g/L,Hct 0.13,MCV 101.5fl,MCH 32.8pg,MCHC 323g/L,RDW-CV 16.7%,PLT 6×10^9/L,WBC 67.92×10^9/L。

2. 血涂片 白细胞增多,以形态异常的似单核样原始细胞增多为主占 85%。

3. 骨髓检查 有核细胞增生极度活跃,粒红比例 4.5:1。原始单核细胞增生明显占79.5%,形态异常。细胞胞体大,胞质丰富,染色深蓝,可见伪足及散在分布细胞的嗜天青颗粒和空泡。胞核圆形或有轻度凹陷,核染色质细致、稀疏,核仁大而明显 1~3 个。

4. 细胞化学染色 过氧化物酶(POX)阴性,过碘酸 - 雪夫试验(PAS)阳性,非特异性酯酶（NSE）强阳性，NaF 抑制试验阳性。

5. 骨髓活检　增生活跃，以胞体大、分化差及胞质丰富的原始单核细胞增生为主，核仁明显。

6. 免疫分型　原始细胞约占有核细胞的 85%，表达 CD45、HLA-DR（强阳性）、CD117（部分阳性）、CD13（部分阳性）、CD33、CD14（部分阳性）和 CD64（部分阳性），不表达 CD34，不表达 CD7、CD5 和 CD19。结论：FCM 分析为 AML，考虑 AML-M5/M4。

分析与诊断：

患者表现符合急性白血病临床特点：发热、贫血、出血、肝脾大。血细胞分析示白细胞增高，血涂片提示外周血出现原始细胞，骨髓涂片提示为急性单核细胞白血病。浸润牙龈的临床表现和细胞化学染色符合 AML-M5。急性单核细胞白血病的免疫表型虽然没有明显特异的标记，但常有一些特异的表达模式有助于判断。需注意的是通常免疫分型不易区分急性粒单细胞白血病 M4 和 M5。M4/M5 可表达或不表达 CD34，可表达髓系标记 CD117、CD13、CD33，通常会表达单核细胞标记 CD64、CD14，HLA-DR 常为强阳性。结合骨髓形态学、临床表现和免疫分型，综合考虑为急性单核细胞白血病。进一步检查可做染色体和白血病常见融合基因的筛查，辅助临床治疗方案的选择和预后判断。

诊断意见：急性单核细胞白血病 AML-M5。

（粟　军）

主要参考文献

1. Elaine S. Jaffe, Nancy Lee Harris, Harald Stein. 造血与淋巴组织肿瘤病理学和遗传学. 周小鸽, 陈辉树, 主译. 北京：人民卫生出版社, 2006.

2. Steven H.S, Elias C, Nancy LH, et al. WHO Classification of Tumours of Haematopoietic and Lymphoid Tissues. 4th Edition. Lyon：International Agency for Research on Cancer（IARC）, 2008.

3. Drew Provanm, Charles R. J. Singer, Trevor Baglin. 牛津临床血液病手册. 黄晓军, 主译. 北京：人民卫生出版社, 2006.

4. ERNEST BEUTLER, MARSHALL A. LICHTMAN, BARRY S. COLLER. 威廉姆斯血液学. 北京：人民卫生出版社, 2004.

5. 邓家栋. 临床血液学. 上海：上海科学技术出版社. 2001.

6. Lothar Thomas. 临床实验诊断学——实验结果的应用和评估. 吕元, 译. 上海：上海科学技术出版社, 2004.

7. 许文荣, 王建中. 血液学及血液学检验. 第 4 版. 北京：人民卫生出版社, 2007.

8. 熊立凡, 刘成玉. 临床检验基础. 第 4 版. 北京：人民卫生出版社, 2007.

9. James W. Vardiman, Juergen Thiele, Daniel A. Arber, The 2008 revision of the World Health Organization（WHO）classification of myeloid neoplasms and acute leukemia：rationale and important. BLOOD, 2009, 114（5）：937-951.

第三章

出血性疾病

出血性疾病是指由于各种原因导致机体止血、凝血、纤维蛋白溶解系统功能障碍或失常所引起的,以出血为主要表现的疾病、病理过程或症状。可以是原发性、先天性、遗传性的,也可继发于各种疾病(如肝脏病、尿毒症等),或作为一个病理过程成为并发症(如生理性分娩并发羊水栓塞),以及疾病的发展(如革兰阴性菌败血症、广泛转移性肿瘤)的表现。根据发病机制,出血性疾病可分为六大类:①血管因素引起的出血;②血小板因素引起的出血;③凝血因子异常所引起的出血;④病理性循环抗凝物质所致出血;⑤纤溶过强或亢进所引起的出血;⑥综合因素所致的出血。

第一节 凝血功能障碍性疾病

正常的血管、血小板和凝血因子是保证止、凝血功能的必要条件。正常的抗凝血及纤溶功能是防止血栓形成所必需的。止、凝血功能障碍,或抗凝、纤溶过度是引起出血性疾病的基本原因。凝血功能障碍性疾病是由于先天或获得性原因导致患者止血、凝血及纤溶等机制的缺陷或异常而引起的一组以自发性出血或轻度损伤后过度出血或出血不止为特征的疾病。血小板计数、出血时间测定可用于筛查血管性和血小板性出血性疾病;PT可筛查外源性凝血途径因子的缺陷;APTT可筛查内源性凝血途径因子缺陷;FXⅢ定性试验可筛查 FXⅢ缺陷。

一、实验室分析路径

实验室分析分析路径见图 3-1。

二、相关实验

出血性疾病的诊断,应根据出血的临床表现有目的地选择相关实验检查,选择时应遵循先初筛试验再确诊试验的顺序。一期止血缺陷(血管壁和血小板异常所引起的止血功能的缺陷)常用筛检试验为 TBT、PLT、CRT;二期止血缺陷(凝血障碍和抗凝物质所引起的止血功能缺陷)常用筛检试验为 PT 及 APTT 试验。

1. 血小板(platelet,PLT)数量检测 血细胞分析中包括血小板计数。ICSH 曾经推荐过数种血小板计数的侯选方法,如①以草酸铵稀释 - 相差显微镜法计数血小板;②电阻抗法测定 RBC/PLT 比率。但是,这些方法很难成为准确的、精确的、可靠的血小板计数参考方法,原因有二:①血小板很难与细胞碎片、背景噪音鉴别;②大量红细胞会干扰血小板计数。经

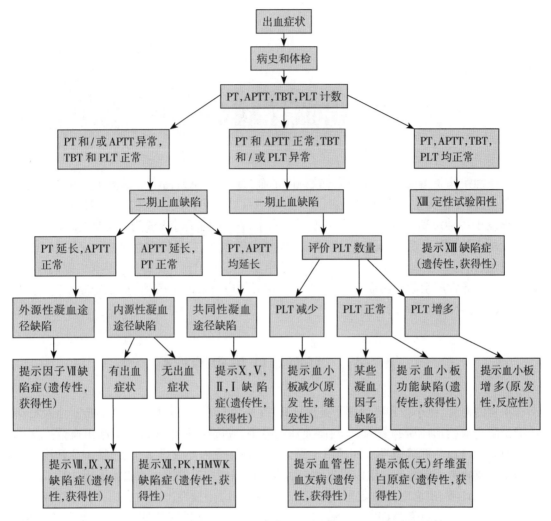

图 3-1 凝血功能障碍性疾病实验室分析路径图

法国、英国、美国、日本等 11 个实验室运用抗 CD41 和抗 CD61 染色方法对血小板计数研究显示,该方法的实验室内精度和实验室间精度很好。该法可以替代原来颗粒计数法,适用于自动血液分析仪的校准,尤其是血小板数减少标本,测定结果的准确性很高。

2. 出血器测定出血时间(template bleeding time,TBT) 用出血时间测定器在前臂皮肤上造成一个标准创口,记录出血自然停止所需时间。此过程反映了皮肤毛细血管与血小板相互作用,包括血小板黏附、激活、释放和聚集等反应。TBT 作为一期止血缺陷的筛检试验,反映血管壁和血小板的功能。TBT 正常参考范围为 6.9 分钟 ±2.1 分钟。注意:操作部位要避开血管、瘢痕、水肿、溃疡等;用滤纸吸取流出的血液时应避免与伤口接触,更不能挤压。

3. 血块收缩试验(clot retraction test,CRT) 血液完全凝固后,在血小板血栓收缩蛋白的作用下纤维蛋白网发生收缩,血清析出,血块缩小。观察血块收缩情况可筛查血小板功能。血块收缩减少见于血小板无力症、重度血小板减少、低(无)纤维蛋白原血症、严重凝血障碍、异常球蛋白血症等;纤维蛋白原增高时血块回缩迟缓。血小板阿司匹林样缺陷、储藏池疾病及巨大血小板综合征血块回缩正常。

4. 血浆凝血酶原时间(prothrombin time,PT)测定　常用光学法、磁珠法进行该项测定。PT 检测是在待检血浆中加入过量的组织凝血活酶浸出液和钙离子,使凝血酶原转变为凝血酶,后者能使纤维蛋白原转变为纤维蛋白而使血浆凝固,凝固时间的长短不仅反映凝血酶原水平,也反映因子 V、VII、X 和纤维蛋白原在血浆中的水平,该试验为外源性凝血系统筛选试验。PT 测定正常参考范围为 11.0~14.8 秒(不同的检测方法及试剂参考范围不同),INR 值在 0.82~1.15。注意:血细胞比容(Hct)大于 55% 时,抗凝剂与血液的比例应按下式调整:抗凝剂量(ml) = (100−Hct)× 血液(ml)×0.00185;室温为 22~24℃时,应在 4 小时内检测完毕;若为 4~8℃,则 PT 可能会缩短。

5. 血浆活化部分凝血活酶时间(activated partial thromboplastin time,APTT/PTT)测定　常用光学法、磁珠法进行该项测定。APTT 检测是在 37℃下以白陶土激活因子XII和XI,以脑磷脂(部分凝血活酶)代替血小板提供凝血的催化表面,在钙离子参与下,观察缺乏血小板血浆凝固所需时间,凝固时间的长短主要反映内源性凝血因子水平如因子VIII、IX、XI、XII,也可反映 V、X 和纤维蛋白原在血浆中的水平,是内源性凝血系统较敏感和常用的筛选实验。APTT 测定正常参考范围为 30.0~45.0 秒(不同的检测方法及试剂参考范围不同)。注意:血细胞比容过高时应对抗凝比例进行相应调整。APTT 可因纤维蛋白聚合副蛋白的干扰而延长,使用光学法观察凝集时,黄疸、脂血、溶血也可使结果延长;而采血时使用玻璃试管,可使凝血因子在分析前被激活,结果缩短。

6. FXIII定性试验　FXIII缺乏时,不能生成不溶性纤维蛋白,只能生成可溶性纤维蛋白聚合体,后者可溶于 5mol/L 的尿素溶液中。正常人血浆凝块放入 5mol/L 的尿素溶液中,24~48 小时内不发生溶解;若溶解则为 FXIII缺乏。

三、结果判断与分析

(一)首选实验

1. PLT　血小板的主要生理作用是参与正常的止血功能,血小板数量减低可引起出血。一期止血缺陷中以血小板数量异常最常见,对临床表现为一期止血缺陷的患者应首先检测血小板数量。再生障碍性贫血、放射病、急性白血病等疾病时血小板的生成减少;弥散性血管内凝血时血小板消耗过多;免疫性血小板减少性紫癜、脾功能亢进时血小板破坏过多;骨髓增生性疾病、感染、脾切除后及急性大出血时血小板反应性增高可影响检测结果的判断。

2. PT　该试验为外源性凝血系统筛选试验,反映因子 II、V、VII、X 和纤维蛋白原在血浆中的水平,因此因子 II、V、VII、X 缺乏症、低或无纤维蛋白原血症、DIC 出血期、原发性纤溶症、维生素 K 缺乏症、严重肝脏疾病、抗凝物质增多等可引起 PT 延长;先天性因子 V 增多症、血栓前状态、DIC 高凝期、口服避孕药时 PT 缩短。

3. APTT　该试验是内源性凝血系统较敏感和常用的筛选实验,反映因子VIII、IX、XI、XII、V、X 和纤维蛋白原在血浆中的水平。因此因子VIII、IX、XI、XII、V、X 缺乏症、低或无纤维蛋白原血症、DIC 出血期、原发性纤溶症、维生素 K 缺乏症、严重肝脏疾病、抗凝物质增多等可引起 APTT 延长;先天性因子 V、VIII增多症、血栓前状态、DIC 高凝期、血浆内混有血小板、口服避孕药时 APTT 缩短。

(二)次选实验

1. TBT　该试验反映血小板数量、质量及毛细血管的止血功能。对临床表现为一期止血缺陷,血小板数量正常的患者应进一步检测血小板质量及毛细血管止血功能和血管性血友病因子。血小板数量异常(如血小板减少和血小板增多症)、血小板质量缺陷(如先天性和获得性血小板病和血小板无力症)、某些凝血因子缺乏(如血管性血友病、低(无)纤维蛋白原血症)、血管疾病(遗传性出血性毛细血管扩张症)可引起 TBT 延长;某些严重的高凝状态和血栓形成时 TBT 缩短可影响检测结果的判断。

2. FXⅢ定性试验 FXⅢ作用下纤维蛋白单体交联形成稳定的纤维蛋白凝块,即不溶性纤维蛋白。因此 FXⅢ缺乏时表现创伤后延迟性渗血。正常人血浆凝块放入 5mol/L 的尿素溶液中,24~48 小时内不发生溶解;若溶解则提示为先天性或获得性 FXⅢ缺乏。

通过筛选试验可对出血性疾病进行初步判断,以便临床进一步确诊试验的选择(见表 3-1)。

表 3-1 常见出血性疾病的筛选试验结果分析

主要疾病	PLT	TBT	PT	APTT
血管性紫癜	正常	正常或延长	正常	正常
血小板减少症(遗传性、获得性)	减少	延长	正常	正常
血小板功能异常性疾病	正常	延长	正常	正常
血管性血友病	正常	延长	正常	延长
内源性途径凝血异常	正常	正常	正常	延长
外源性途径凝血异常	正常	正常	延长	正常
多源或共同途径凝血异常	正常	正常	延长	延长
DIC	减少	延长	延长	延长

第二节 PT 延长 APTT 正常

PT 延长,APTT 正常为遗传性或获得性外源性凝血因子缺陷所致,包括服用抗凝药物、维生素 K 缺乏、肝病、遗传性或获得性Ⅶ缺陷等。口服抗凝药物治疗监测;肝脏疾病的早期诊断;PT 纠正试验可遗传性或获得性外源性凝血因子缺陷的诊断和鉴别诊断等均应进行相关检测。

一、实验室分析路径

实验室分析路径见图 3-2。

二、相关实验

实验室检查 APTT 正常而 PT 延长时,考虑遗传性或获得性外源性凝血因子(FⅦ)缺陷。遗传性 FⅦ缺乏较少见,获得性 FⅦ缺乏原因包括口服抗凝药物、维生素 K 缺乏、肝脏疾病、抗 FⅦ抗体和狼疮抗凝物存在,其鉴别诊断涉及以下实验:

1. PT 和 APTT 测定

2. PT 纠正试验(PT mixing study) 该试验可鉴别延长的 PT 是否为抗凝物质所致,属定

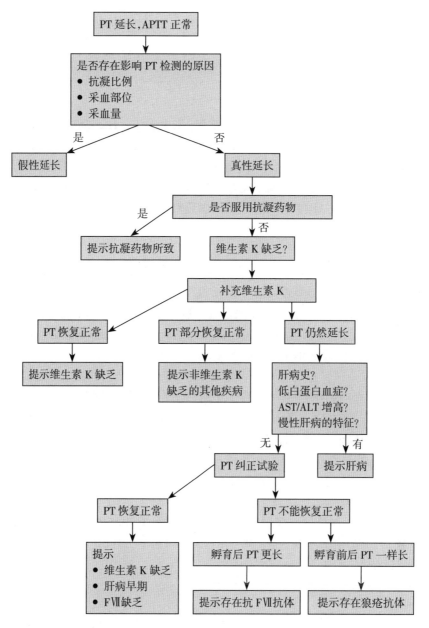

图 3-2 PT 延长 APTT 正常的实验室分析路径图

性试验。受检血浆与正常混合血浆（1∶1）混合后立即和 37℃孵育 1 小时后分别测定该混合血浆 PT。低滴度的抗凝物质可因 1∶1 混合血浆的稀释而使延长的 PT 被纠正，因此应进一步作正常血浆与受检血浆 1∶4 的混合纠正试验，若低滴度的抗凝物质存在，则 1∶4 的混合血浆不能纠正。

3. FⅦ活性检测　该试验用一期法检测凝血因子的促凝活性。除Ⅶ因子外，其他所有因子都稳定且过量存在于所用试剂中，使用 PT 试剂测定凝固时间，凝固时间与待测凝血因子活性成反比。其结果以正常的百分率表示，FⅦ正常参考范围通常在 70%~130%。血栓前状态和血栓性疾病，因子活性增高，可能影响结果的判断。待检标本要及时检测，若不能及时检测,可放在 -20℃保存一个月,不要将血浆在 2~8℃ 保存,因为在此温度范围内 FⅦ会被激肽系统激活。

三、结果判断与分析

(一) 首选实验

PT 及 APTT:排除分析前影响因素(如采血量、采血部位、Hct>55% 等),引起 PT 延长的最常见原因是早期肝脏疾病、口服抗凝药物和早期维生素 K 缺乏。不常见原因有早期 DIC、FⅦ缺乏、抗 FⅦ抗体和狼疮抗凝物存在。通过询问病史可明确是否口服抗凝药物;若无该服药史,应考虑维生素 K 缺乏或肝病早期。肝脏是许多凝血因子合成的场所,肝病早期或轻型肝病可以只有 PT 延长,APTT 对肝脏疾病的敏感性不及 PT。随着肝病的进展,PT、APTT 均延长。

(二) 次选实验

1. 维生素 K 诊断性治疗试验 部分凝血因子(FⅡ、FⅦ、FⅨ、FⅩ)合成时需维生素 K 的参与。维生素 K 缺乏时,这些凝血因子的活性受到影响,其中 FⅦ的半衰期较短,因此 PT 延长较 APTT 延长更早发生。维生素 K 缺乏进一步加重时,PT、APTT 均延长。维生素 K 治疗还可鉴别肝脏疾病与维生素 K 缺乏,值得注意的是肝脏疾病时也可能发生维生素 K 缺乏,此时给予维生素 K 治疗,延长的 PT 可部分纠正。

2. PT 纠正试验 该试验可鉴别患者血浆中有无抗凝物质及抗凝物质的类型。若受检血浆可被正常血浆立即纠正且 37℃孵育 1 小时后测定不延长则提示受检者为凝血因子缺乏;若不能立即纠正,或 37℃孵育 1 小时后测定较立即测定延长则提示受检血浆中有特异性(抗凝血因子)抗体,若不能立即纠正,但 37℃孵育 1 小时后测定较立即测定不延长则提示受检血浆中有非特异性抗凝物质(如狼疮抗凝物或副蛋白)存在。狼疮抗凝物比抗 FⅦ抗体常见,多数狼疮抗凝物引起 APTT 延长,PT 延长或正常,少数狼疮抗凝物只引起 PT 延长,而 APTT 正常。

3. FⅦ活性检测 当受检血浆可被正常血浆立即纠正且 37℃孵育 1 小时后测定 PT 不延长,提示受检者为凝血因子缺乏,应进一步检测 FⅦ活性,以确定 FⅦ减低的程度,为替代治疗及监测提供依据。

第三节　PT 正常 APTT 延长

PT 正常、APTT 延长为遗传性或获得性内源性凝血因子缺陷所致,主要为使用肝素、遗传性或获得性Ⅷ、Ⅸ、Ⅺ、Ⅻ、PK、HMWK 缺乏。肝素治疗的监测,遗传性或获得性内源性凝血因子缺陷等均可出现 PT 正常、APTT 延长的实验结果。

一、实验室分析路径

实验室分析路径见图 3-3。

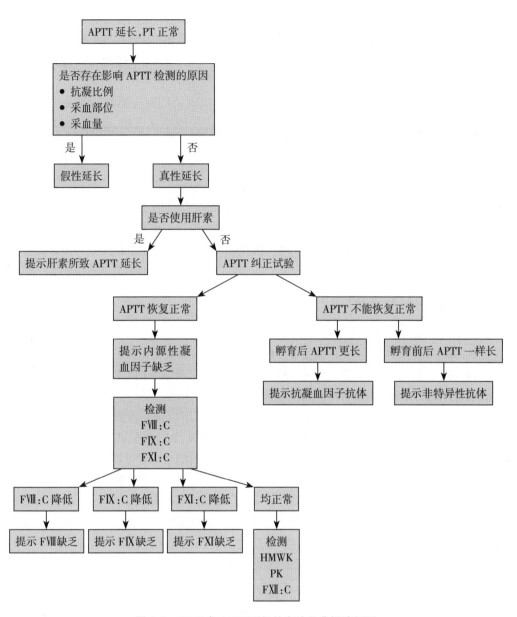

图 3-3 PT 正常 APTT 延长的实验室分析路径图

二、相关实验

实验室检查 APTT 延长而 PT 正常时,考虑遗传性或获得性内源性凝血因子(FⅧ、FⅨ、FⅪ、FⅫ、PK、HMWK)缺陷。最常见的遗传性因子缺陷是血友病 A、血友病 B 和 vWD。获得性内源性因子缺乏原因包括使用抗凝药物、抗因子抗体和狼疮抗凝物存在,其鉴别诊断涉及以下实验。

1. PT 和 APTT 测定

2. APTT 纠正试验(APTT mixing study) 该试验可鉴别患者血浆中有无抗凝物质及抗凝物质的类型。受检血浆与正常混合血浆(1:1)混合后立即和 37℃孵育 1 小时后分别测定该混合血浆 APTT,初步筛选延长的 APTT 是由于凝血因子缺乏或受检血浆中有特异性或非特异性抗凝物质存在所造成。一些少见的抗凝血因子抗体,如抗 V 因子抗体和抗凝血酶原抗体存在时,孵育试验的时间可能不延长。10%~15% 的抗磷脂抗体也可能使孵育试验的时间延长。

3. 凝血因子活性检测　该试验用一期法检测凝血因子的促凝活性。除待测凝血因子外,其他所有因子、脑磷脂及激活剂都稳定且过量存在于所用试剂中,使用 APTT 试剂测定凝固时间,凝固时间与待测凝血因子活性成反比。其结果以正常的百分率表示,凝血因子正常参考范围通常在 60%~140%。血栓前状态和血栓性疾病,如静脉血栓形成、肾病综合征、妊娠高血压综合征和恶性肿瘤时凝血因子活性增高。

4. 血小板中和试验(platelet neutralization procedure)　该试验可间接证实狼疮性抗凝物质的存在。狼疮性抗凝物质系抗磷脂抗体,能阻碍凝血因子与磷脂表面的结合,从而抑制依赖磷脂的凝血因子活性。血小板含有大量磷脂成分,加入冻融的血小板可中和该抗磷脂抗体,使延长的凝血时间得以纠正。

三、结果判断与分析

(一)首选实验

1. APTT　排除影响因素(如采血量、Hct 过高、标本未及时送检、肝素污染等)APTT 延长首先考虑患者是否接受肝素治疗,接受肝素治疗的患者通常 APTT 延长,而 PT 正常,但大剂量肝素使用时,PT 和 APTT 都会延长。

2. APTT 纠正试验　患者未使用肝素,但 APTT 延长时应进一步做 APTT 纠正试验。该试验可鉴别内源性凝血因子(FⅧ、FⅨ、F X、FⅪ、HMWK、PK)缺陷或抗凝物质存在所致的 APTT 延长。当正常血浆与受检血浆 1:1 混合后其延长的 APTT 可以被纠正,提示为内源性凝血因子(FⅧ、FⅨ、F X、FⅪ、HMWK、PK)缺陷。FⅫ、HMWK 和 PK 缺乏时虽有 APTT 的延长,但临床没有出血倾向,而 FⅧ、FⅨ、FⅪ缺乏时临床有明显的出血倾向,由此可进行初步鉴别。低滴度的抗凝物质可因 1:1 混合血浆的稀释而使延长的 APTT 被纠正,因此应进一步作正常血浆与受检血浆 1:4 的混合纠正试验,若低滴度的抗凝物质存在,则 1:4 的混合血浆不能纠正。对于 1:1 不能纠正的抗凝物质,建议作混合血浆的孵育试验,孵育后的 APTT 时间更长,则提示为特异性抗体(抗凝血因子抗体)存在;孵育后的 APTT 时间不变,则提示受检血浆中有非特异性的抗凝物质(如抗磷脂抗体或副蛋白)存在。当有抗因子抗体存在时,临床表现常有出血倾向,但有抗磷脂抗体时,APTT 延长,PT 正常或延长,临床上可无症状或易形成血栓。

(二)次选实验

1. 凝血因子活性检测　经 APTT 纠正试验证实,延长的 APTT 是由凝血因子缺乏所致时,通常先进行 FⅧ活性检测(因为 FⅧ缺乏最常见),FⅧ活性降低应进一步鉴别血友病与血管性血友病(详见本章第六节)。FⅧ活性正常再进行 FⅨ活性检测,FⅨ活性正常则检测 FⅪ。临床没有明显出血倾向和(或)FⅧ、FⅨ、FⅪ活性均正常者,检测 FⅫ、PK、HMWK 活性。

2. 血小板中和试验　APTT 纠正试验提示存在狼疮性抗凝物质时,可用血小板中和试验进一步证实。在患者血浆中加入冻融的血小板后,延长的 APTT 得以纠正,提示血浆中存在狼疮抗凝物质。

（三）常见疾病的诊断标准

1. 狼疮性抗凝物质存在　1983 年国际止血和血栓会议对狼疮性抗凝物质的诊断标准是：①APTT 延长；②患者血浆和正常血浆等量混合检测 APTT，超过参考范围 4 秒以上；③一期法检测 FⅧ、FⅨ、FⅪ、FⅫ活性，至少有两项减低，而二期法结果应正常；④患者血浆稀释后凝血因子活性可以增高，凝固时间明显缩短。按此诊断标准可确诊约 90% 的病例。

2. FⅫ、PK、HMWK 缺乏的诊断　实验检测发现 FⅫ、PK、HMWK 活性降低可明确诊断。若不能进行以上因子活性检测，依据患者无临床出血史、PT 正常 APTT 延长，延长的 APTT 可被正常混合血浆纠正且 FⅧ、FⅨ、FⅪ活性正常，也可提示 FⅫ、PK、HMWK 缺乏。

3. 血友病诊断标准　见本章第五节。

第四节　PT 和 APTT 均延长

PT 和 APTT 均延长常见于弥散性血管内凝血（DIC）、肝病、严重维生素 K 缺乏、血液循环中存在肝素样抗凝物质或共同途径凝血因子（FⅠ、FⅡ、FⅤ、FⅩ）缺乏、大剂量的肝素或口服抗凝药物的使用。

一、实验室分析路径

实验室分析路径图见图 3-4。

二、相关实验

实验室检查 PT、APTT 同时延长时，考虑遗传性或获得性共同途径凝血因子（FⅠ、FⅡ、FⅤ、FⅩ）缺陷。遗传性共同途径凝血因子缺乏较少见，获得性原因包括大剂量抗凝药物的使用、严重维生素 K 缺乏、肝脏疾病、DIC、原发纤溶、异常纤维蛋白血症、抗因子抗体和狼疮抗凝物存在，其鉴别诊断涉及以下实验：

1. PT 和 APTT 测定

2. 肝功能检测　详见第九章

3. 纤维蛋白原（Fibrinogen, FIB）测定　FIB 检测的方法有 Clauss 法、盐析法、热浊度法、免疫法和 PT 衍生法。Clauss 法的精密度、准确度及与参考方法的相关性最好。其检测的原理为凝血酶将可溶性血浆纤维蛋白原转变成不溶性的纤维蛋白，在高浓度凝血酶及低浓度纤维蛋白原的条件下，血浆凝固时间由纤维蛋白原浓度决定，血浆凝血时间与纤维蛋白原浓度呈负相关。通过测定加入凝血酶后血浆凝固的时间可推算出待检测血浆纤维蛋白原的量。FIB 正常参考范围为 2.0g/L~4.0g/L。FIB 是急性时相反应蛋白，在很多疾病状态下都会升高，在结果判定时应综合考虑。DIC 患者血浆纤维蛋白原减低很多见，其发生率约为 70%，但 DIC 早期可呈升高。目前国内多以低于 1.5g/L 或高于 4.0g/L 作为降低或升高的标准。

4. D- 二聚体（D-dimer）检测　D- 二聚体是交联纤维蛋白的降解产物，是体内纤维蛋白形成并有降解发生的特异性分子标记物之一。可用 ELISA 法、快速 ELISA 法、免疫比浊法对其定量检测。免疫比浊法的原理是用抗 D- 二聚体单克隆抗体包被乳胶微粒，其与待检血

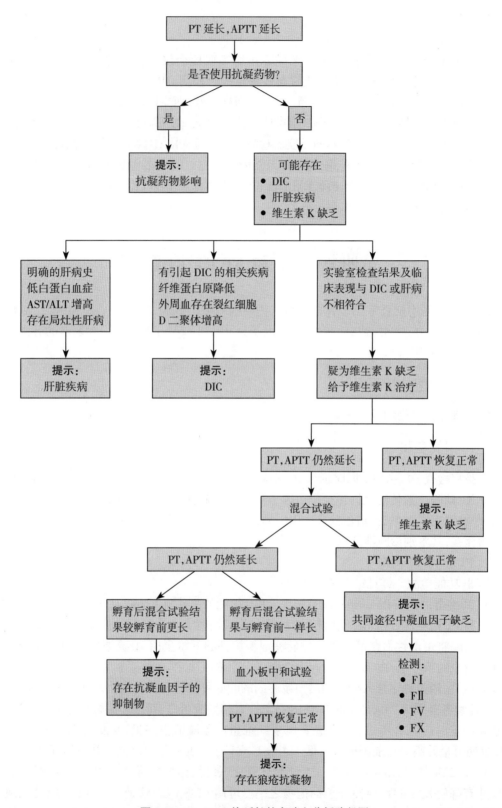

图 3-4 PT、APTT 均延长的实验室分析路径图

浆中的 D- 二聚体特异地结合,发生凝集,从而使得反应体系中的浊度增加,吸光度增加。通过测定吸光度的变化可反映受检血浆中 D- 二聚体的含量。D- 二聚体水平以相当于起始纤维蛋白原单位(FEU)表示。一个 FEU 是指血浆中可检测水平的 D- 二聚体所对应纤维蛋白原的量。实际 D- 二聚体的量为 FEU 值的一半左右。

5. APTT 纠正试验

6. PT 纠正试验

7. 血小板中和试验

8. 凝血因子活性检测

三、结果判断与分析

(一)首选实验

1. PT 和 APTT 测定　排除影响 PT、APTT 检测的因素后,PT、APTT 均延长首先应考虑患者是否正在进行抗凝药物治疗。接受治疗剂量的肝素通常只有 APTT 会延长,接受治疗的口服抗凝药通常仅 PT 延长,但过量的肝素或口服抗凝药物会引起 PT、APTT 都延长。肝脏是绝大多数凝血因子合成的场所,严重的肝炎或肝硬化患者,维生素 K 依赖凝血因子(FⅡ、FⅦ、FⅨ、FⅩ)的合成降低,随着肝病的恶化,FⅤ 的合成也会减少,更进一步恶化纤维蛋白原的合成也减少。因此肝病的早期,只有 PT 会延长,但随着疾病的进展,APTT 也会延长。APTT 对肝脏疾病的敏感性不及 PT,如果两者延长的时间不成比例,提示患者血浆中可能存在抗凝物质,需进一步鉴别。DIC 时由于凝血因子的消耗,PT、APTT 均延长。

2. 维生素 K 诊断性治疗试验　维生素 K 缺乏时,维生素 K 依赖的凝血因子(FⅡ、FⅦ、FⅨ、FⅩ)的活性受到影响,由于 FⅦ的半衰期较短,因此 PT 延长较 APTT 延长更早发生。维生素 K 缺乏进一步加重时,PT、APTT 均延长。维生素 K 治疗可鉴别肝脏疾病与维生素 K 缺乏,值得注意的是肝脏疾病时也可能发生维生素 K 缺乏,此时给予维生素 K 治疗,延长的 PT 可部分纠正。应用维生素 K 治疗后 PT 能恢复正常的,可能是阻塞性黄疸或吸收不良;若维生素 K 不能纠正的,则应考虑肝实质性损害。

3. 肝功能检测　明确有无肝脏疾病。

(二)次选实验

1. DIC 与严重肝病相鉴别的试验　肝病时凝血功能异常包括:PT 延长;APTT 延长;血小板减少(门静脉高压脾功能亢进所致);纤溶增加,FDP 增加(肝脏是抗纤溶酶合成和组织型纤溶酶原激活物清除的场所);出血时间延长;异常纤维蛋白原的产生。严重肝病也会并发 DIC。一般认为血小板计数在 50×10^9/L 以下,纤维蛋白含量低于 1.0g/L、血浆 FDP 含量超过 60mg/L 以上,PT 延长 5 秒,以上四项有两项异常,必须有血浆 FⅧ:C 低于 50% 者,才可诊断肝脏疾病并发 DIC。

2. FⅧ活性检测　由于 FⅧ不在肝脏合成,因此肝病时 FⅧ活性正常甚至因 FⅧ为急性时相反应蛋白而增高,在肝病与 DIC 难以鉴别时,FⅧ活性检测是有用的。DIC 时 FⅧ活性降低,而肝病时正常或增高。

3. 纤维蛋白原测定　DIC 患者血浆纤维蛋白原减低很多见,其发生率约为 70%。但由于纤维蛋白原是急性时相反应蛋白,许多造成 DIC 的疾病均会引起纤维蛋白原的增高,因此单次的纤维蛋白原水平检测的意义不大,应连续检测,纤维蛋白原水平递减对 DIC 的诊断价值较大。

4. D- 二聚体检测　在 DIC 阳性率为 93.7%，非 DIC 仅为 20%，DIC 时 D- 二聚体水平通常在 2000ng/ml 以上。D- 二聚体检测是鉴别 DIC 与严重肝病的指标，DIC 时 D- 二聚体明显增高，严重肝病时 D- 二聚体正常。

5. 外周血涂片查裂红细胞　国内及日本某些学者对此试验甚为重视，认为它是在急诊或实验条件不足的情况下，诊断 DIC 的重要方法之一。查见外周血破碎红细胞可支持 DIC 的诊断，但约 50% 的暴发性 DIC 患者外周血涂片未查见裂红细胞。

6. PT 纠正试验和 APTT 纠正试验　排除抗凝药物、维生素 K 缺乏、肝病和 DIC 后，应考虑延长的 PT 和 APTT 是否为抗凝物质存在的影响。若延长的 PT 和 APTT 可被 1：1 的正常血浆所纠正，提示共同途径凝血因子缺乏；不能纠正则提示抗凝物质存在。混合孵育后的 PT 和 APTT 时间分别较孵育前更长，则提示为特异性抗体（抗凝血因子抗体）存在；孵育后的 PT 和 APTT 时间不变，则提示受检血浆中有非特异性的抗凝物质（如抗磷脂抗体或副蛋白）存在。

7. 血小板中和试验　纠正试验提示存在狼疮性抗凝物质时，可用血小板中和试验进一步证实。患者血浆中加入冻融的血小板后，延长的 PT、APTT 时间得以纠正，可证实血浆中存在狼疮抗凝物质。

8. 凝血因子活性检测　共同途径凝血因子中，FⅠ缺乏最常见，应先检测 FⅠ活性，FⅠ活性若正常再进一步检测 FⅡ、FⅤ、FⅩ活性是否正常。

第五节　血　友　病

血友病是一组遗传性出血性疾病，其中包括血友病 A、血友病 B、FⅪ缺乏症（以往称为血友病丙）。本组疾病是一组遗传性凝血活酶生成障碍所致的出血性疾病，在先天性出血性疾病中最为常见。实验室检查出血时间、血小板计数、PT 均正常，但 APTT 延长。APTT 纠正试验可鉴别遗传性凝血因子缺乏和抗凝物质存在所致的 APTT 延长。凝血因子活性检测可明确因子缺乏的程度以帮助血友病严重程度分型。vWF:Ag 和 vWF:CBA 检测可对血友病和血管性血友病进行鉴别。

一、实验室分析路径

实验室分析路径见图 3-5。

二、相关实验

血友病的实验室诊断及鉴别诊断主要包括筛选试验、确诊试验和鉴别诊断试验。

1. 血浆凝血酶原时间（PT）测定。
2. 血浆活化部分凝血活酶时间（APTT）测定。
3. 出血器测定出血时间（TBT）。
4. 血小板（PLT）数量检测。
5. APTT 纠正试验。
6. 凝血因子活性检测。

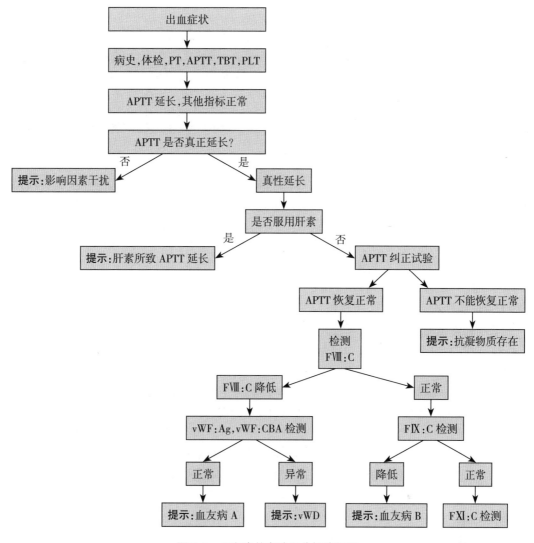

图 3-5　血友病的实验室分析路径图

7. 血友病的基因诊断　利用分子生物学技术可对血友病进行直接基因诊断和间接基因诊断。直接诊断是找到导致疾病的基因缺陷;间接诊断是利用检测相应基因内、外特定位点的多态性,结合遗传连锁分析,确定受检个体是否带有含致病基因的染色体。通过基因诊断,可对患者家系成员中的相关女性及胎儿进行携带者和产前诊断的遗传咨询。

8. vWF 抗原(von Willebrand factor antigen,vWF:Ag) 检测　是对 vWF 数量的检测。vWF:Ag 可用免疫电泳(Laurell 火箭电泳)、酶联免疫吸附试验(ELISA)、免疫放射测定法(IRMA)及免疫浊度法进行测定。免疫浊度法检测的原理是用抗 vWF 的单克隆抗体包被乳胶微粒,其与待检血浆中的 vWF 特异地结合,发生凝集,从而使得反应体系中的浊度增加,吸光度增加,通过测定吸光度的变化可反映受检血浆中的 vWF 的含量。结果用正常对照的百分比表示,正常参考范围为 50%~160%。血浆 vWF 水平在运动、妊娠、月经时可能增高,这些情况可能掩盖中度的 vWF 水平降低。血浆中存在有类风湿因子、抗牛血清白蛋白抗体或抗鼠抗体时,可能使 vWF:Ag 水平假性增高。

9. vWF 胶原结合分析(von Willebrand factor collagen binding assay,vWF:CBA) vWF:CBA 是同时检测 vWF 的数量和质量,反映 vWF 与胶原作用的能力。常用 ELISA 方法检测。其原理为用胶原包板,加入一定量的血浆 vWF 使其与胶原结合,多余的 vWF 洗去,再加入酶标记的抗 vWF 单抗显色测定 vWF 与胶原结合的能力。结果用正常对照的百分比表示,正常参考范围为 50%~400%,影响 vWF:Ag 的因素也会对 vWF:CBA 造成相同的影响。

三、结果判断与分析

(一)筛选试验

1. PT 和 APTT 血友病患者由于缺乏内源性凝血途径中的 FⅧ或 FⅨ或 FⅪ,因而检测通常结果为 APTT 延长,PT 正常。但对于轻型血友病患者,其 FⅧ:C 轻度降低,APTT 可能正常。先天性因子Ⅴ增多症、血栓前状态、DIC 高凝期、血浆内混有血小板、口服避孕药时 APTT 缩短可影响检测结果的判断。

2. 血小板计数 血友病患者在未合并血小板数量异常时血小板通常正常。

3. TBT 血友病患者 TBT 正常,可与血管性血友病(vWD)患者初步鉴别(vWD 时 APTT 也可能延长,但其 TBT 也延长)。

(二)确诊试验

1. APTT 纠正试验 该试验可帮助判断延长的 APTT 是由于内源性凝血因子缺陷或抗凝物质存在所致。当正常血浆与受检血浆 1∶1 混合后其延长的 APTT 可以被纠正,提示为内源性凝血因子缺陷,但低滴度的抗凝物质可因 1∶1 混合血浆的稀释而使延长的 APTT 被纠正,因此应进一步作正常血浆与受检血浆 1∶4 的混合纠正试验,若低滴度的抗凝物质存在,则 1∶4 的混合血浆不能纠正。对于 1∶1 不能纠正的抗凝物质,建议作混合血浆的孵育试验,孵育后的 APTT 时间更长,则提示为特异性抗体(抗凝血因子抗体)存在;孵育后的 APTT 时间不变,则提示受检血浆中有非特异性的抗凝物质(如抗磷脂抗体或副蛋白)存在。当有抗凝物质存在时,临床表现常有出血倾向,但有抗凝磷脂抗体时,临床上表现为无症状或易形成血栓。

2. 凝血因子活性检测 当 APTT 纠正试验证实系内源性凝血因子缺陷所致 APTT 延长时,可进一步检测凝血因子活性以明确何种凝血因子缺陷及缺乏的程度。以血友病 A(FⅧ缺乏)最常见,通常首先进行 FⅧ:C 检测;FⅧ:C 正常再进行 FⅨ:C、FⅪ:C 的检测。如 FⅧ:C 异常,需进一步鉴别血友病 A 与 vWD。

3. 血小板中和试验 纠正试验提示存在狼疮性抗凝物质时,可用血小板中和试验进一步证实。患者血浆中加入冻融的血小板后,延长的 APTT 时间得以纠正,可证实血浆中存在狼疮抗凝物质。

(三)鉴别诊断试验

1. vWF:Ag 检测 该实验是对 vWF 抗原量的检测,不能检测 vWF 活性变化。vWF:Ag 水平降低对 1 型和 2 型 vWD 可诊断,但对 2 型 vWD 不能进行诊断。

2. 胶原结合分析(vWF:CBA) 该项试验可同时检测 vWF 的数量和质量,反映 vWF 与胶原作用的能力。对于三种类型 vWD 的诊断,均能提供很好的信息。

(四)分子生物学检测

1. 血友病 A 的基因诊断 先测 FⅧ内含子 22 倒位和内子 1 倒位,可检出约 50% 重型患者;再进行遗传联锁分析,检测 FⅧ基因内、外 8 个 STR 位点,包括 DXS15、DXS52、DXS9901、G6PD、DXS1073、DXS1108、F8civs22、F8civs13 及性别基因位点等,基本可得到明确诊断,不能诊断者可直接测序明确诊断。

2. 血友病 B 的基因诊断　通过遗传联锁分析,检测 FIX基因外的 6 个 STR 位点,包括 DXS8094、DXS1211、DXS1192、DXS102、DXS8013、DXS1227 及性别基因位点,基本可得到明确诊断,不能诊断者可直接测序明确诊断。

(五)常见疾病的诊断标准

1. 血友病 A 诊断标准　临床表现:男性患者,有或无家族史,女性纯合子型可发生,极少见;关节、肌肉、深部组织出血,可自发。实验室检查:试管法凝血时间重型延长,中型可正常,轻型、亚临床型正常;APTT 重型明显延长,能被正常新鲜及吸附血浆纠正,轻型稍延长或正常,亚临床型正常;血小板计数、出血时间、血块收缩正常;PT 正常;FⅧ活性减少;vWF:Ag 正常,FⅧ:C/vWF:Ag 明显降低。

2. 血友病 B 诊断标准　临床表现同血友病 A。实验室检查:凝血时间、血小板计数、出血时间、血块收缩及 PT 同血友病 A;APTT 延长能被正常血清纠正,但不能被吸附血浆纠正,轻型患者 APTT 可正常,亚临床型正常;FIX活性降低。

3. FXI缺乏症诊断标准　临床表现:不完全性常染色体隐性遗传;纯合子有出血倾向,杂合子可无出血症状;出血一般不严重,表现为鼻出血、月经过多,小手术后出血,关节、肌肉出血少见。实验室检查:凝血时间正常或接近正常;血小板计数、出血时间、PT 正常;APTT 延长能被正常吸附血浆及血清同时纠正;FⅧ、FIX活性正常,vWF:Ag 正常;FXI活性降低。

第六节　血管性血友病

血管性血友病(von Willebrand disease,vWD)是由于血浆中 von Willebrand 因子(vWF)数量和(或)质量异常所致的一种出血性疾病。该病可有 TBT、APTT 延长、FⅧ:C 降低,诊断时应与血友病 A 鉴别。TBT、APTT、血小板计数是 vWD 诊断常用的筛选试验;vWF 抗原(vWF:Ag)、vWF 瑞斯托霉素辅因子(vWF:Rcof)、vWF 胶原结合分析(vWF:CBA)检测是 vWD 诊断的特异性试验;同时检测 vWF:Ag 和 vWF:CBA 有利于 vWD 分型诊断。

一、实验室分析路径

实验室分析路径见图 3-6。

二、相关实验

vWF 在正常生理性止血中的作用一方面是在初期止血中作为桥梁介导血小板黏附于受损血管内皮下的胶原上,另一方面作为 FⅧ的载体,防止蛋白酶对 FⅧ的水解,因此,vWD 患者有初期止血功能障碍,同时也可出现二期止血功能障碍。实验室检测包括筛选试验、特异性试验和鉴别分型试验。分型试验对 vWD 的治疗、预防和基因咨询是必需的。

1. 血浆凝血酶原时间(PT)测定。

2. 血浆活化部分凝血活酶时间(APTT)测定。

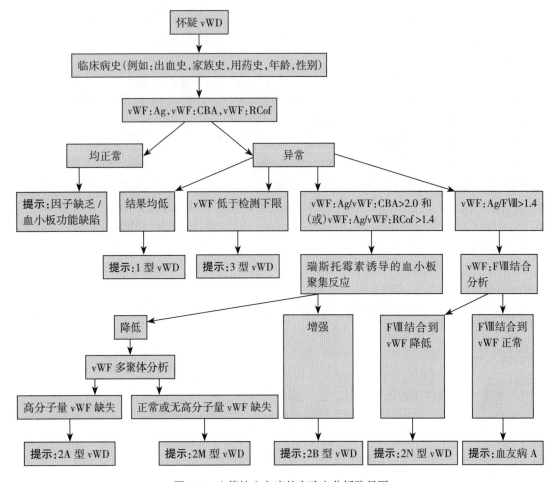

图 3-6 血管性血友病的实验室分析路径图

3. 出血器测定出血时间(TBT)。

4. 血小板(PLT)数量检测。

5. 封闭时间(closure time,CT)检测 PFA-100™检测 CT,是使用一次性反应杯,内有一层有微孔的膜,孔上覆盖着胶原、肾上腺素或 ADP。当抗凝血从膜的小孔中抽吸出来时,血小板在诱导剂作用下发生聚集并将小孔阻塞,所需时间称"封闭时间"。该法可以快速而方便地确定 vWF 依赖的血小板功能,这种使用全血模仿体内高切力的状态能非常敏感地筛选出 vWD。

6. vWF 抗原(vWF:Ag)检测。

7. vWF 胶原结合分析(vWF:CBA)检测。

8. 凝血因子活性检测。

9. 瑞斯托霉素诱导的血小板聚集试验(ristocetin induced platelet aggregation,RIPA) 在特定的搅拌条件下,在待检富血小板血浆中加入瑞斯托霉素,使其血小板发生聚集,悬液的浊度随之下降,光电池将光浊度的信号转换为电讯号,在记录仪上记录下电讯号的变化。根据描记曲线予以计算血小板聚集的程度及速度。采血过程中应避免血小板激活,否则影响结果判定。各实验室根据使用的仪器、诱导剂及浓度建立参考范围。大部分 vWD 患者

RIPA 减低或缺如。

10. vWF 瑞斯托霉素辅因子（vWF Ristocetin cofactor, vWF:Rcof） 检测用新鲜或甲醛固定的正常人血小板加上待检血浆和瑞斯托霉素，其血小板发生聚集，悬液的浊度随之下降，光电池将光浊度的信号转换为电讯号，在记录仪上记录下电讯号的变化。根据描记曲线予以计算血小板聚集的程度可得到 vWF:Rcof 的量。正常范围为 500~1500U/L。大多数 vWD 患者 vWF:Rcof 降低。

11. vWF 多聚体分析 一般采用 SDS- 凝胶电泳分析。将患者血浆标本先进行 SDS 琼脂糖凝胶(1%~1.4%)电泳，然后用 ^{125}I 标记的抗 vWF 单抗进行反应，作放射自显影分析，不同相对分子质量的多聚物区带可明显地分开。本法在 vWD 的分型诊断中有较大的应用价值。

三、结果判断与分析

（一）筛选试验

1. 出血器测定出血时间(TBT) TBT 作为一期止血缺陷的筛检试验，反映血管壁和血小板的功能。vWF 缺陷时影响血小板黏附功能 因而大多数 vWD 的患者，TBT 延长，由于该试验敏感性不高，TBT 正常也不能排除诊断。

2. PT 和 APTT vWF 数量或功能障碍时，FⅧ活性丢失，患者 APTT 延长而 PT 正常，轻型 vWD 患者，APTT 可能正常。

3. 血小板计数和形态 vWF 缺陷影响血小板功能而非数量，因此血小板计数和形态为正常，以此可鉴别 vWD 与血小板减少引起的出血。

4. 封闭时间(CT) 该试验使用全血模仿体内高切力的状态确定 vWF 依赖的血小板功能，可以非常敏感地筛选出 vWD。vWD 时通常 CT 延长。

不同筛选试验对 vWD 筛查效能不尽相同(见表 3-2)

表 3-2 常用筛选试验对 vWD 筛查效能评价

试验名称	PT	APTT	TBT	血小板计数	自动血小板功能检测(PFA100)	血小板功能
检测目标	Ⅰ、Ⅱ、Ⅴ、Ⅶ、Ⅹ缺陷	Ⅰ、Ⅱ、Ⅴ、Ⅷ、Ⅸ、Ⅹ、Ⅺ、Ⅻ缺陷	血小板数量或质量缺陷严重的 vWD	血小板数量减少	血小板功能检测，筛选 vWD	血小板功能检测，筛选严重的 vWD
对 vWD 是否敏感	不	不	不（严重 vWD 时较敏感）	不	敏感	不（严重的或 2B 型 vWD 敏感）
对 vWD 是否特异	不	不	不	不	不	不
试验的繁琐程度	+	+	+++	+	+	+++++
是否推荐用于 vWD 筛查	否	是	否	是	是	否

（二）特异试验

1. vWF:Ag 检测 该试验是 vWF 数量的检测，其水平在 1 型和 3 型 vWD 患者降低；在

2 型 vWD 患者可正常。

2. FⅧ:C 检测 vWF 数量或功能障碍时,其对 FⅧ 的保护功能丧失,FⅧ活性丢失。在大多数严重的 vWD(包括严重的 1 型和 3 型)、2A 型和 2N 型 vWD,FⅧ:C 降低;轻型患者,FⅧ:C 也可以正常。

3. vWF 瑞斯托霉素辅因子(vWF:Rcof)检测 瑞斯托霉素是一种在 vWF 存在时可诱导血小板发生聚集的抗生素,即 vWF 具有瑞斯托霉素辅因子的活性。因此,大多数 vWD 患者 vWF:Rcof 降低(2N 型 vWD 除外)。

(三)鉴别试验

1. vWF 多聚体分析 vWF 是由相同亚单位组成的一系列大小不等的多聚体,多聚化程度对 vWF 生物活性具有重要意义,多聚化程度越高分子量越大,其生物活性越高。vWF 不同多聚体的缺乏表现为不同类型 vWD。

2. RIPA 瑞斯托霉素是一种在 vWF 存在时可诱导血小板发生聚集的抗生素,加入外源性瑞斯托霉素后评价血小板的聚集程度,可判断受检血浆中 vWF 的功能。大多数 vWD 患者 RIPA 降低或缺如,2B 型可增高。

3. 胶原结合分析(vWF:CBA) 该试验检测 vWF 与胶原结合的能力,即同时检测 vWF 的数量和质量。在没有条件开展 vWF 多聚体分析的实验室,使用 vWF:Ag 与 vWF:CBA 比值可对 vWD 进行分型诊断。

不同分型试验对 vWD 诊断的效能不同(见表 3-3)。

表 3-3 vWD 诊断分型试验的效能评价

试验名称	FⅧ:C	vWF:Ag	vWF:RCof	vWF:CBA	Ag/RCof	Ag/CAB	vWF 多聚体分析	血小板聚集功能
对 vWD 是否敏感	不	是	是	是	是	是	是	是
对 vWD 是否特异	不	是	是	是	是	是	是	是
是否功能检测	是	不	是	是	是	是	不	是
与数量是否相关	是	是	是	是	是	是	是	是
是否与检测者主观判断有关	否	否	否	否	否(当 vWF 量很低时有关)	否(当 vWF 量很低时有关)	是	是
试验的繁琐程度	++	++	+++	++	+	+	+++++	++++
是否推荐用于 vWD 诊断	是	是	否	是	是	是	仅推荐在 vWD 分型中使用	仅推荐在 vWD 分型中使用

(四) vWD 的分型诊断

表 3-4　vWD 的分型

	1 型	2A 型	2B 型	2N 型	2M 型	3 型
TBT	延长 / 正常	延长	延长	正常	正常	延长
封闭时间(CT)	延长 / 正常	延长	延长	正常	未有报道	显著延长
APTT	延长 / 正常	延长 / 正常	正常 / 延长	延长 / 正常	正常 / 延长	延长
血小板数量	正常	正常	低 / 正常	正常	正常	正常
FⅧ:C	低 / 正常	低 / 正常	低 / 正常	明显减低	正常 / 低	显著减低(<20%)
vWF:Ag	低	低 / 正常	低 / 正常	正常 / 低	正常 / 低	缺如(<5%)
vWF:Rcof	低(偶尔正常)	低(<30%)	低(偶尔正常)	正常 / 低	低 / 正常	缺如(<5%)
vWF:CBA	低(偶尔正常)	很低(<15%)	低(<40%)	正常 / 低	低 / 正常	缺如(<5%)
vWF:Ag/vWF:Rcof	正常(<2.0)	增高(>2.0)	增高(>1.4)	正常(<2.0)	增高 / 正常	不推荐使用
vWF:Ag/vWF:CBA	正常(<2.0)	增高(>2.0)	增高(>2.0)	正常(<2.0)	增高 / 正常	不推荐使用
vWF:Ag/FⅧ:C	正常(<1.7)	正常(<1.7)	正常(<1.7)	增高(>1.7)	正常(<1.7)	正常(<1.7)
vWF 多聚体	类型正常,但量减少	缺乏大、中多聚体	缺乏大多聚体	正常	多聚体正常分布	缺如
RIPA(0.5mg/ml 瑞斯托霉素)	不聚集	不聚集	聚集	不聚集	不聚集	不聚集
RIPA(1.0mg/ml 瑞斯托霉素)	低 / 正常	显著减低	正常	正常	降低 / 正常	不聚集
RIPA(1.5mg/ml 瑞斯托霉素)	低 / 正常	低 / 正常	增高	正常	降低 / 正常	不聚集

(五) vWD 诊断标准

1. 临床表现特征　①自幼发病,以皮肤、黏膜出血为主,表现为皮肤瘀点瘀斑、鼻出血和齿龈出血,女性月经增多。重者可发生内脏出血。关节、肌肉血肿少见。②多为自发性出血或外伤、手术后过度出血。③在出血程度上有较大的个体差异,部分 1 型 vWD 患者无自发性出血表现。④有或无出血表现家族史,有家族史者符合常染色体显性或隐性遗传规律。

2. 实验室检查

(1) 出血筛选试验:①全血细胞计数;② APTT/PT;③血浆纤维蛋白原测定:筛选检查结果多正常或仅有 APTT 延长且可被正常血浆纠正。

(2) vWD 诊断试验:①血浆 vWF 抗原测定(vWF:Ag);②血浆 vWF 瑞斯托霉素辅因子活性(vWF:RCo);③血浆 FⅧ凝血活性(FⅧ:C)。

(3) vWD 分型诊断试验:①血浆 vWF 多聚体分析;②瑞斯托霉素诱导的血小板聚集(RIPA);③血浆 vWF 胶原结合试验(vWF:CB);④血浆 vWF 与 FⅧ结合活性(vWF:FⅧB)。对有明确出血史或出血性疾病家族史患者,建议分步进行上述实验室检查,以明确 vWD 诊断并排除其他出血相关疾病。

3. 诊断　①有或无家族史,有家族史者符合常染色体显性或隐性遗传规律。②有自发性出血或外伤、手术后出血增多史,并符合 vWD 临床表现特征。③血浆 vWF:Ag<30% 和(或) vWF:RCo<30%,FⅧ:C<30% 见于 2N 型和 3 型 vWD。④排除血友病、获得性 vWD、血小板型 vWD、遗传性血小板病等。

vWD 分型诊断见表 3-5。

表 3-5　血管性血友病特征与分型

特征	1 型	2A 型	2B 型	2M 型	2N 型	3 型
遗传方式	常染色体显性	常染色体显性或隐性	常染色体显性或隐性	常染色体显性或隐性	多为常染色体隐性	常染色体隐性或共显性
出血倾向	轻、中度	多中度,个体差异大	多中度,个体差异大	多中度,个体差异大	多中度,个体差异大	重度
vWF:Ag	减低	减低或正常	减低或正常	减低或正常	多数患者正常	缺如
vWF:RCo	减低	减低	减低	减低	多正常	缺如
FⅧ:C	减低	减低或正常	减低或正常	减低或正常	显著减低	显著减低
vWF:RCo/ vWF:Ag	正常	减低或正常	减低或正常	减低或正常	正常	无参考意义
RIPA	减低或正常	减低	增加	减低	多正常	缺如
vWF 多聚体	正常	异常(缺乏大、中分子多聚物)	异常(缺乏大分子多聚物)	正常	正常	无

注:vWF:血管性血友病因子;vWF:Ag:vWF 抗原(正常参考值:≥30%~200%;缺如指 <3%);vWF:RCo:vWF 瑞斯托霉素辅因子(正常参考值:930%;缺如指 <3%);FⅧ:C:因子Ⅷ活性(正常参考值:60%~160%);vWF:RCo/vWF:Ag:正常参考值:>0.5~0.7;RIPA:瑞斯托霉素诱导的血小板聚集(正常参考值:50%~80%)

第七节　弥散性血管内凝血与高纤溶状态

弥散性血管内凝血(disseminated intravascular coagulation,DIC)是一种发生在多种严重疾病基础上或某些特殊条件下由致病因素激活人体凝血系统,导致微循环弥散性微血栓形成及继发纤溶亢进的综合征。凝血功能异常是 DIC 最常见的病理生理变化,血小板计数、血浆 FIB,PT,APTT、FDP、D- 二聚体检测是 DIC 诊断的基础实验。动态监测血小板数量、凝血功能、纤维蛋白原、抗凝血酶及 D- 二聚体水平对 DIC 的诊断具有重要意义。

一、实验室分析路径

实验室分析路径见图 3-7。

二、相关实验

DIC 实验室检查的基本要求包括:①因多数 DIC 起病急、发展快,故除研究性质外,实验室检查力求简便快速,最好在 2 小时内出具检测报告;②目前大多数 DIC 实验尚不具备诊断

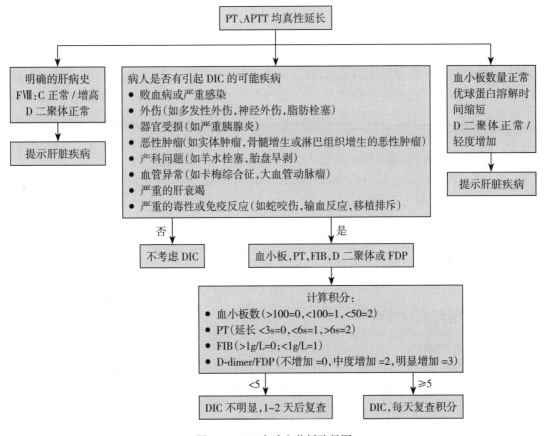

图 3-7 DIC 实验室分析路径图

特异性,检测结果应密切结合临床;③DIC 不同阶段实验结果不同,应动态检测提高其诊断价值。

1. 血浆凝血酶原时间(PT)测定。

2. 血浆活化部分凝血活酶时间(APTT)测定。

3. 血小板数量检测。

4. 凝血酶时间(thrombin time,TT)检测 常用光学法、磁珠法进行该项测定。凝血酶裂解血浆中的纤维蛋白原形成纤维蛋白,血浆凝固。测定在血浆中加入"标准化"的凝血酶溶液后,血液凝固的时间为凝血酶时间。TT 测定参考范围为 16.0~22.0 秒,超过参考范围 3 秒以上为有临床意义的延长。注意:血细胞比容(Hct)小于 29% 或大于 50% 时,抗凝剂与血液的比例应按下式调整:抗凝剂量(ml) = (100−Hct) × 血液(ml) ×0.00185;使用光学法观察凝集时,黄疸、脂血、溶血可影响检测结果的准确性。

5. 纤维蛋白原(FIB)测定。

6. D- 二聚体(D-dimer)检测。

7. 抗凝血酶(antithrombin,AT 或 AT Ⅲ) 常用凝固法和发色底物法检测,发色底物法所受干扰较凝固法少,其原理为样本中 AT 加入肝素后抑制凝血酶,发色底物裂解法测定剩余酶含量,其吸光度变化与 AT 活性成反比。正常参考范围为 80%~120%。

8. 外周血涂片查裂红细胞 微血管病是 DIC 溶血的主要原因,因此 DIC 患者红细胞破坏较为明显,血片中可见大量红细胞碎片和破碎的红细胞,以及呈三角形、盔形、棘状等异形红细胞。在急诊或实验条件不足的情况下,外周血破碎红细胞超过 10% 是 DIC 的重要佐证之一。

9. 优球蛋白溶解时间(euglobulin lysis time,ELT)测定　血浆优球蛋白组分中含纤维蛋白原、纤溶酶原和纤溶酶原激活物等,但不含纤溶酶抑制物。用蒸馏水稀释血浆,降低环境中的离子浓度,在 pH4.5 时优球蛋白沉淀,经离心除去纤溶抑制物,并将此沉淀溶于缓冲液中,再加钙或凝血酶使其凝固。在 37℃ 下观察凝块完全溶解所需时间。加钙法的正常参考范围为 80~280 分钟;加凝血酶法的正常参考范围为 88~336 分钟。

10. 凝血酶 - 抗凝血酶复合物(thrombin antithrombin complex,TAT)检测　常用 ELISA 检测。正常参考范围为 1.0~4.1nmol/L。

11. 凝血酶原片段 1+2(F1+2)　常用 ELISA 检测。其原理是以抗 F1+2 抗体包被酶标板,加入标准品或样品后,再加入带有辣根过氧化物酶的凝血酶抗体,充分作用后,凝血酶抗体上所带的辣根过氧化物酶在过氧化氢溶液存在条件下分解加入的邻苯二胺,使之显色,颜色的深浅与样品 F1+2 的含量成正比。正常参考范围为 0.1~1.1nmol/L。

三、结果判断与分析

(一) 首选实验

1. 血小板计数　血小板减少是 DIC 最常见、最重要的实验室异常。在非血小板增多性疾病患者,如果血小板数超过 $150×10^9$/L,基本上可排除 DIC 诊断。DIC 血小板减少的发生率一般在 90% 左右,而且多为重度减少。

2. 凝血酶原时间(PT)检测　DIC 时凝血因子大量消耗及降解,PT 延长的发生率可高达 85%~100%。通常以较正常对照延长 3 秒以上为异常。DIC 早期,由于血液处于高凝状态,故 PT 缩短亦有一定诊断意义。

3. 凝血酶时间(TT)检测　DIC 时血浆纤维蛋白原含量减少、血中肝素样物质增多及血中纤维蛋白降解产物含量增高均能引起 TT 延长。由于 FDPs 的抑制,使得 TT 延长的程度高于 FIB 减少所产生 TT 延长。DIC 时 TT 延长阳性率可达 62%~85%,一般认为比正常对照延长 3 秒者,有助于 DIC 诊断。

4. 血浆活化部分凝血活酶时间(APTT)检测　DIC 时多种凝血因子消耗及降解,APTT 延长的发生率可高达 60%~70%。一般认为比正常对照延长 10 秒以上可有诊断意义。在 DIC 早期或慢性 DIC,APTT 可正常或由于凝血因子的激活或 FⅧ水平的升高而使得 APTT 缩短。

5. 纤维蛋白原测定(FIB)　DIC 患者血浆纤维蛋白原减低很多见,其发生率约为 70%。但由于纤维蛋白原为急性时相反应蛋白,许多造成 DIC 的疾病均会引起纤维蛋白原的增高,因此单次的纤维蛋白原水平检测的意义不大,应连续检测,纤维蛋白原水平递减对 DIC 的诊断价值较大。

6. D- 二聚体检测　此项检测是诊断 DIC 的最好指标。定量的方法优于半定量方法。在 DIC 阳性率为 93.7%,非 DIC 仅为 20%。

(二) 次选实验

1. 抗凝血酶活性(AT:A)检测　抗凝血酶(AT)是人体内最重要的生理性抗凝物质之

一,具有抗凝血酶、抑制因子Ⅸa、Ⅹa、Ⅻ及纤溶酶的作用。DIC时凝血因子激活,AT大量消耗,致浓度减低,活性下降,异常率为80%左右。肝素与AT的亲和性是其抗凝活性的关键,AT活性与DIC时肝素抗凝疗效密切相关,因此,AT检测不仅对DIC有诊断意义,还有指导治疗的价值。AT活性回升,是监测DIC治疗有效的指标。

2. 外周血涂片查裂红细胞　国内及日本某些学者对此试验甚为重视,认为它是在急诊或实验条件不足的情况下,诊断DIC的重要方法之一。外周血破碎红细胞超过10%是DIC的重要佐证之一。50%的DIC病例可见裂红细胞,查见外周血破碎红细胞可支持DIC的诊断,但约50%的暴发性DIC患者外周血涂片未查见裂红细胞,此时检测血清乳酸脱氢酶增高、结合珠蛋白降低更能反映血管内溶血。

3. F1+2　F1+2是凝血酶原转化为凝血酶过程中的降解产物,其水平直接反映凝血酶激活的水平。DIC时F1+2升高,其异常率为90%~100%。

4. 凝血酶-抗凝血酶复合物(TAT)检测　生理情况下,体内凝血酶原生成极少量凝血酶,很快以被抗凝血酶所中和生成TAT,因此,TAT是人体内凝血和抗凝血相互作用维持生理平衡的产物,是凝血酶生成的标志物之一。TAT增高对DIC的预测有较高的敏感性和特异性,对DIC诊断的敏感性为88%,特异性为63%,阳性诊断率为79%,阴性诊断率为88%。

（三）DIC与其他疾病鉴别的试验

1. FⅧ活性检测　由于FⅧ不在肝脏合成,因此肝病时正常或因FⅧ为急性时相反应蛋白而增高,而DIC时FⅧ因消耗而活性降低。原发纤溶时FⅧ减低不明显。

2. D-二聚体检测　该实验是鉴别DIC与严重肝病的指标,DIC时D-二聚体明显增高,严重肝病和原发纤溶时D-二聚体正常或轻微增加。

3. 血小板计数　原发纤溶时血小板计数通常正常,而DIC时血小板计数常减少。

4. 优球蛋白溶解时间(ELT)　原发纤溶时ELT缩短,DIC时ELT正常。

常见出血性疾病的鉴别见表3-6。

表3-6　常见出血疾病的实验室指标特征

	PT	APTT	TT	FIB	血小板数量	D-二聚体	优球蛋白溶解时间
早期维生素K缺乏	轻微延长	正常	正常	正常	正常	正常	正常
晚期维生素K缺乏	明显延长	延长	正常	正常	正常	正常	正常
早期肝病	轻微延长	正常	正常	正常	正常	正常	正常
晚期肝病	明显延长	延长	延长	降低	减少	轻微增加	缩短
轻度DIC	正常	正常	延长	正常	正常	增高	正常
严重DIC	明显延长	明显延长	明显延长	明显降低	减少	明显增加	正常
轻度原发纤溶	正常	正常	轻度延长	正常	正常	正常	明显缩短
重度原发纤溶	明显延长	明显延长	明显延长	明显降低	正常	正常	更短

（四）常见疾病的诊断标准

1995 年全国第五届血栓与止血会议（武汉）制定的 DIC 诊断标准如下：

1. 临床表现

（1）存在易引起 DIC 的基础疾病。

（2）有下列两项临床表现：①多发性出血倾向；②不易用原发病解释的微循环衰竭或休克；③多发性微血管栓塞的症状、体征，如皮肤、皮下、黏膜栓塞性坏死，以及早期出现的肺、肾、脑等脏器功能不全；④抗凝治疗有效。

2. 实验室指标　同时具备下列 3 项以上异常：①血小板 $<100\times10^9/L$，或进行性下降（肝病、白血病 $<50\times10^9/L$），或有 2 项以上血小板活化产物升高：β-TG，TXB2，PF4，P 选择素；② FIB$<1.5g/L$，或进行性下降，或超过 4.0g/L（白血病、恶性肿瘤低于 1.8g/L，肝病低于 1.0g/L）；③FDP 超过 20μg/L（肝病超过 60μg/L），或 DD 升高或阳性；④PT 缩短或较正常对照延长 3 秒以上，或呈动态变化（肝病超过 5 秒以上）；⑤PLG 含量和活性降低；⑥AT 含量和活性降低（肝病不适用）；⑦ FⅧ:C 低于 50%（肝病必备）。

疑难 DIC 应有以下一项以上异常：① FⅧ:C 降低，vWF:Ag 升高，FⅧ:C 与 vWF:Ag 之比小于 1：1；② F1+2 升高；③ PAP 升高；④血或尿 FPA 升高。

第八节　血小板功能异常性疾病

血小板在正常止血过程发挥着重要作用。血小板黏附、聚集、释放反应以及其促进血液凝固功能是完成正常止血功能的基本因素，由于血小板黏附、聚集、释放、促凝活性缺陷，血小板结构改变或生物化学成分异常，引起血小板功能障碍而出血。此外，结缔组织异常、vWF 异常也可影响血小板功能。根据病因，可将血小板功能缺陷分为遗传性和获得性两种。

一、实验室分析路径

实验室分析路径见图 3-8。

二、相关实验

血小板黏附、聚集、释放、促凝功能涉及以下实验。血小板对不同诱导剂的聚集反应有助于血小板功能异常疾病的鉴别。

1. 血小板数量检测。

2. 出血器测定出血时间（TBT）。

3. 血块收缩试验（CRT）。

4. 血小板聚集试验。

5. 血小板释放功能　常用 ELISA 检测。用血小板释放物质（5-HT/β-TG/PF4/Fg/Fn）的抗体包被酶标板，释放物结合于酶标板上，加 OPD 发色基质液显色，显色的深浅与样品中释放物质含量成正比关系。

6. 纤维蛋白原（FIB）检测。

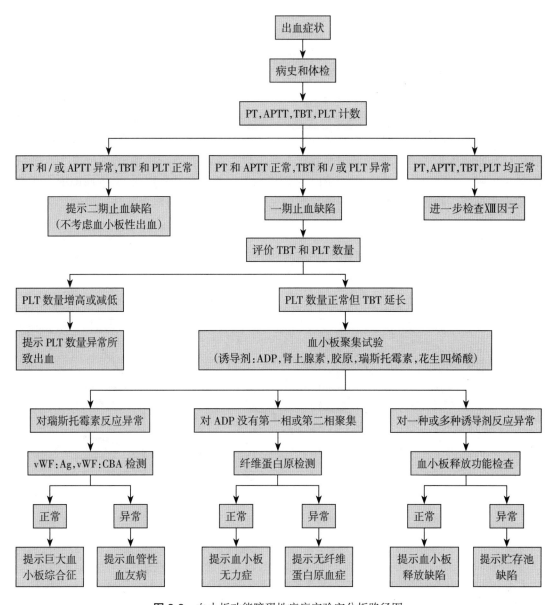

图 3-8　血小板功能障碍性疾病实验室分析路径图

7. vWF 抗原(vWF:Ag)检测。

8. vWF 胶原结合分析(vWF:CBA)检测。

三、结果判断与分析

(一)首选实验

1. 血小板数量检测　血小板数量异常是一期止血缺陷最常见的原因,对临床表现为皮肤、黏膜瘀点、瘀斑的患者应首先检测血小板数量。

2. 出血器测定出血时间(TBT)　该试验反映血小板数量、质量及毛细血管的止血功能。该试验有助于对临床表现为一期止血缺陷,血小板数量正常患者的筛查。

3. 血块收缩试验（CRT） 是血小板功能的初筛试验,其灵敏性较差。血小板无力症时可见血块收缩减少,而血小板阿司匹林样缺陷、储藏池疾病及巨大血小板综合征血块回缩正常。

（二）次选实验

1. 血小板聚集试验 血小板聚集是血小板的主要功能之一。血小板在诱导剂的作用下激活,暴露其 GPⅡb/Ⅲa 的纤维蛋白原受体,血小板通过纤维蛋白相互黏附,即产生了血小板可逆的第一相聚集。血小板活化过程中将其颗粒内容物释放到细胞外称为释放反应,释放反应中释放的物质或形成的物质导致了血小板不可逆的第二相聚集,完成血小板完整的聚集反应。不同诱导剂、同一诱导剂不同浓度对血小板的激活强度不同,因而出现不同类型的聚集曲线。根据血小板对不同诱导剂产生的聚集反应,可对血小板功能障碍性疾病作出诊断见图 3-9。

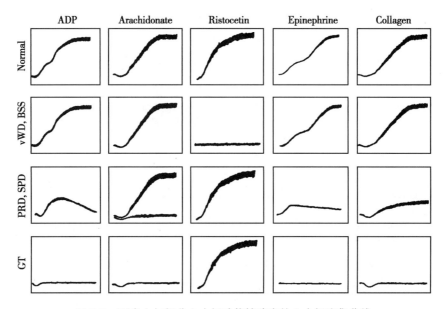

图 3-9 正常人与部分血小板功能缺陷症的血小板聚集曲线

BSS:Bernard-Soulier syndrome,又称巨大血小板综合征;vWD:血管性血友病;SPD:storage pool disease,贮存池疾病;PRD:platelete release disease,血小板释放疾病;GT:Glanzman thromboasthenia 血小板无力症;Epinephrine:肾上腺素;Collagen:胶原;Arachidonate:花生四烯酸;Ristocetin:瑞斯托霉素

2. 血小板释放试验 血小板活化过程中将其颗粒内容物释放到细胞外称为释放反应（releasing reaction）。大部分血小板的功能是通过释放反应时形成或释放的物质所产生的生物效应而得以实现。几乎所有的诱导剂都可以引起释放反应,但不同的诱导剂甚至同一诱导剂不同浓度所引起的释放反应也不同。有的只引起 α 颗粒或致密颗粒释放,有的则可同时引起溶酶体内容物的释放。贮存池缺陷时血小板释放试验正常,血小板释放缺陷时释放试验异常。不同血小板功能异常症的实验检验结果见表 3-7。

3. 纤维蛋白原测定 血小板聚集依赖 GPⅡb/Ⅲa 与纤维蛋白原的相互作用,无纤维蛋白原时血小板聚集功能也表现异常。

4. vWF:Ag 和 vWF:CBA 检测 vWF 缺陷时血小板对瑞斯托霉素诱导的血小板聚集反

表 3-7　血小板功能异常症的实验室检验结果

	血小板 无力症	巨大血小 板综合征	致密颗粒 缺陷症	α 颗粒缺 陷症	PF₃ 缺乏症	血小板释放 缺陷
TBT	延长	延长	延长 / 正常	正常 / 延长	正常 / 延长	延长
CRT	减低	正常	正常	正常	正常	正常
聚集反应（ADP）	无	正常	减低 / 无二相 聚集		正常	减低
聚集反应（肾上 腺素）	无	正常	减低 / 无二相 聚集		正常	减低
聚集反应（花生四 烯酸）	无	正常	减低 / 无二相 聚集		正常	减低 / 正常
聚集反应（胶原）	无	正常	二相聚集减低		正常	减低
聚集反应（瑞斯托 霉素）	正常	减低	正常		正常	正常
聚集反应（凝血酶）	无	正常	正常		正常	减低
释放反应（ATP）	减低	正常	减低	正常	正常	正常
释放反应（5-HT）	正常	正常	减低	正常	正常	正常
释放反应（PF4）	正常	正常	正常	减低	正常	正常
释放反应（β-TG）	正常	正常	正常	减低	正常	正常
释放反应（Fg）	减低	正常	正常	减低	正常	正常
释放反应（Fn）	正常	正常	正常	减低	正常	正常
GPⅡb/Ⅲa	减低或质 的异常	正常	正常	正常	正常	正常
GPⅠb	正常	减低	正常	正常	正常	正常
GPⅤ	正常	减低	正常	正常	正常	正常
GPⅨ	正常	减低	正常	正常	正常	正常

应异常,vWF:Ag 和 vWF:CBA 检测可助于 vWD 的诊断。

第九节　溶栓和抗凝治疗后的实验室检测

溶栓和抗凝过程必须进行监测以达到最佳溶栓和抗凝效果并避免出血并发症的发生,临床常用凝血酶时间、纤维蛋白原和纤维蛋白(原)降解产物检测来监测溶栓效果和调整用药剂量。抗凝药物不同监测实验不同,不同疾病状况抗凝目标也不尽相同。口服抗凝剂时检测 PT,得到其 INR 值作为监测指标;普通肝素最常使用 APTT 检测作为其监测指标;低相对分子质量肝素应采用抗 FⅩa 试验检测抗 FⅩa 活性作为其监测指标。无论何种类型肝素,剂量多少,都应监测血小板数量,以发现肝素诱发的血小板减少症。

一、实验室分析路径

溶栓治疗及抗凝治疗的监测实验室路径见图 3-10、图 3-11 和图 3-12。

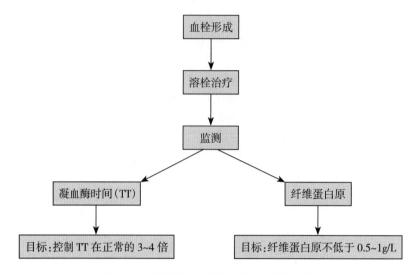

图 3-10　溶栓治疗后的实验室分析路径图

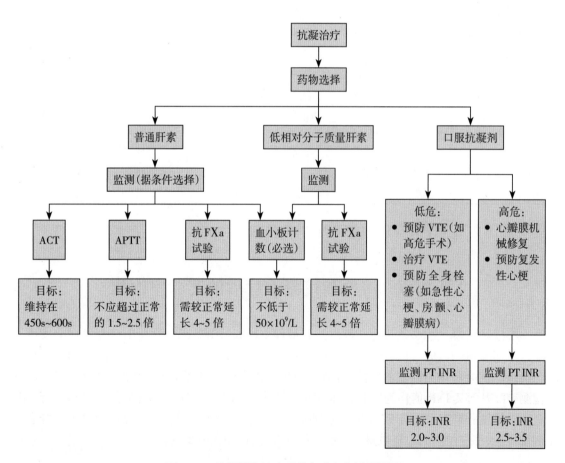

图 3-11　抗凝药物治疗后的实验室分析路径图

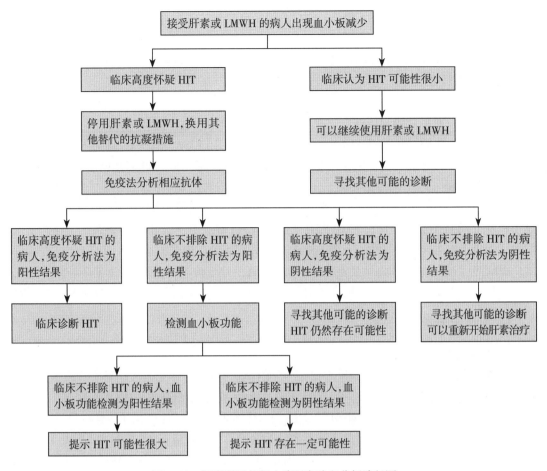

图 3-12 肝素诱导的凝血障碍实验室分析路径图

二、相关试验

不同种类药物的溶栓和抗凝作用点不同,应根据其特点选择不同的检测试验,调整药物剂量以达到最佳目标。

1. 纤维蛋白原(FIB)测定。

2. 凝血酶时间(TT)检测。

3. 纤维蛋白(原)降解产物(FDPs)检测 在经过一定比例稀释的待测血浆或血清中加入 FDPs 抗体包被的胶乳颗粒悬液,胶乳颗粒与 FDPs 结合后发生凝集,凝集强度与样本中 FDPs 含量成正比。通过标准曲线可准确定量样本中 FDPs 含量。

4. 血浆凝血酶原时间国际标准化比值(international normalization ratio,INR)测定 INR=(患者 PT/正常人平均 PT)^{ISI},检测 PT 可由仪器自动计算得到 INR 值。

5. 血浆活化部分凝血活酶时间(APTT)测定。

6. 活化凝血时间(activated clot time,ACT) 在待检全血中加入白陶土部分凝血活酶悬液,可充分激活 FXII、FXI,启动内源性凝血途径,引发血液凝固。该试验是内源性凝血系统敏感的筛选试验之一,常用于监测体外循环肝素用量。

7. 抗 FXa 试验 可用毛细血管血、全血或血浆检测。未组分肝素或低分子量肝素与

AT-Ⅲ形成复合物,加入过量的 Xa 与之中和,用发色底物法测定剩余 Xa,可推算出血中未组分肝素或低分子量肝素的含量。引起血小板 4 因子(肝素有力的抑制剂)释放的因素,均会造成错误结果,如不能使用玻璃容器,血样收集后应在 1 小时内离心,并充分离心。

8. 血小板计数。

9. AT:A 测定。

10. 血小板聚集试验(PAgT) 各实验室应建立不同诱导剂的参考范围。

11. 血小板 4 因子(platelet factor 4)抗体检测 常用 ELISA 法。其原理为用血小板 4 因子包板,待检标本的血小板 4 因子抗体其与结合,再加入酶标记的单抗显色,其吸光度与待检标本的血小板 4 因子抗体量相关。不同的试剂盒其参考范围不同。

12. 5 羟色(5-hydroxy-tryptamine,5-HT)胺释放试验 常用荧光光度法进行检测,其原理是血小板从外周血中摄取 5 羟色胺,并贮存于致密颗粒,血液中 90% 的 5 羟色胺集中在致密颗粒内。当血小板活化时 5 羟色胺从致密颗粒释放到细胞外。血浆或血小板中的 5 羟色胺与邻苯二甲醛进行缩合反应,产生荧光发色团。用荧光光度计进行测定,与同样处理的标准物比较,求得 5 羟色胺含量。5 羟色胺含量血浆中为(54 ± 1.8)ng/L,血小板中为(603 ± 14)ng/10^9 血小板。

三、结果判断与分析

(一)首选实验

1. 凝血酶时间(TT) 该试验反映血浆中纤维蛋白原水平,并受血液循环中纤维蛋白(原)降解产物(FDPs)的影响而延长。溶栓药物激活纤溶系统,使纤维蛋白原水平降低,并产生 FDPs,使 TT 延长。当 TT 小于正常对照的 1.5 倍,提示纤溶活性不足,但 TT 大于正常对照的 3 倍时,其临床出血并发症增加 3 倍。目前多数学者认为溶栓目标一般应将 TT 控制在正常的 1.5 倍。

2. 纤维蛋白原(FIB)测定 溶栓药物激活纤溶系统,使纤维蛋白原降低,直接测定 FIB 可判断溶栓效果。当 FIB 大于 1.5g/L 时,提示纤溶活性不足,但 FIB 小于 1.2,其临床出血并发症增加 3 倍。因此溶栓时 FIB 维持在 1.2~1.5g/L 为最佳。

3. 纤维蛋白(原)降解产物(FDPs)检测 当 FDPs 小于 300ug/L 时,提示纤溶活性不足,但 FDPs 大于 400ug/L 时,其临床出血并发症增加 3 倍。因此溶栓过程中检测 FDPs,使其维持在 300~400ug/L 最为适宜。

4. APTT 肝素与其辅因子抗凝血酶Ⅲ结合后能灭活凝血酶,中和活化的Ⅺa、Xa、和Ⅸa,从而延缓和阻止纤维蛋白形成。小剂量普通肝素(UFH)(5000~10 000U/24 小时),可以不作实验室监测,但在应用中等以上 UFH(>10 000U/24 小时)时,必须进行实验室监测。通常在应用肝素 6 小时后检测,使 APTT 达到正常的 1.5~2.3 倍为宜,在此范围内可获得最佳抗凝效果而出血风险最小。APTT 达到正常对照的 1.5 倍时,定为肝素起效阈值,超过 2.5 倍时,出血几率增加。值得注意的是,在用肝素过程中,如采用静脉滴注者应停止滴注后 2 小时方可做本试验。否则,不易判断是否是由于肝素过量所致的凝血时间延长。

5. 抗因子 Xa 试验 低分子量肝素(LMWH)的药理作用与普通肝素相似,但使用方法简便,效果优于普通肝素,出血发生率为普通肝素的 1/3。因此,每天使用一剂 5000AFXaU 的 LMWH 皮下注射时,可不作监测。使用低分子量肝素治疗时随着其剂量的增加,凝血酶形成受阻,凝血酶生成时间延长,APTT 延长,但这些检测结果与治疗的效果常不一致。监测低分子量肝素治疗较好的方法是抗因子 Xa 试验。该法快速、可靠、重复性好。临床用药安全有效的血浓度范围是 0.5~0.8A FXaU/ml。

6. INR 测定　口服抗凝剂的药理作用主要是维生素 K 拮抗作用,可抑制维生素 K 依赖的凝血因子——F Ⅱ、FⅦ、FⅨ、FⅩ 的活性。由于 FⅦ 的半衰期较短,因此用 PT 监测口服抗凝剂的量比 APTT 更敏感。PT 检测凝血因子,其灵敏度依赖于组织凝血活酶的质量,组织凝血活酶来源不同、制备方法不同,使各实验室间及各批次试剂间 PT 测定结果差异较大,可比性差,对口服抗凝剂疗效的判断影响较大。ISI(international sensitivity index,ISI)是组织凝血活酶试剂国际敏感指数,ISI 越小,组织凝血活酶试剂越敏感。INR=(患者 PT/ 正常人平均 PT)ISI,仪器检测 PT 自动计算报告 INR 值。使用 INR 结果可缩小各实验室 PT 测定技术和试剂的差异,使抗凝治疗监测中,各种 PT 结果具可比性。抗凝剂量应根据患者的个体反应和手术种类依所需达到的效果而调整。口服抗凝药物易受多种药物、食物以及机体代谢水平的影响,产生协同或拮抗作用。

7. 活化凝血时间(ACT)　在体外循环和血液透析过程中,需使用较大剂量 UFH(>5U/ml)作为抗凝剂。此时需选 ACT 作为监测指标。UFH 在 1~5U/ml 范围时,ACT 下肝素浓度有较好的相关性。在体外循环过程中,ACT 维持在 300~400 秒为宜,手术结束后用鱼精蛋白中和肝素后 ACT 应恢复到正常范围(<125 秒)。

8. 血小板计数　肝素抗凝治疗的副作用之一是血小板减少,常发生于肝素使用后 2~14 天。无论肝素类型,剂量多少,建议在治疗前和治疗中作常规血小板计数,以发现肝素诱发的血小板减少症(heparin-induced thrombocytopenia,HIT)。用药前及用药后每周 1~2 次,若低于 50×10^9/L 或血小板减少超过基线的 50% 以上,则需停药。

9. 抗凝血酶活性(AT:A)监测　肝素与 AT 的亲和性是其抗凝活性的关键,AT:A 的正常血浆水平为 80%~120%,此时使用 UFH 有较好的抗凝效果。在较大剂量和持续应用肝素时 AT 消耗性减少,当 AT:A 低于 70%,UFH 的抗凝效果降低;低于 50% 时,UFH 几乎失效;若在 AT 水平尚未恢复时停用肝素,易诱发血栓形成。因此,在使用 UFH 的全程中,均必须定时检测 AT:A,使其维持在参考范围,以判断 UFH 是否有效。若 AT:A 小于 70%,需及时补充血浆或抗凝血酶制剂。

(二)次选实验

1. 血浆肝素水平测定　APTT 和肝素定量测定的结果不总是相关的,作为一个反映患者总体凝固水平的 APTT 试验,其结果常被以下几种情况影响:①肝素的存在(导致 APTT 延长);②可能有炎症存在(FⅧ:C 和 FIB 水平升高,对抗因肝素影响的 APTT 延长)。基于这一原因,血浆肝素水平的测定是对 APTT 结果的一个必要补充。APTT 和血浆肝素水平不一致的情况见于:①肝素水平正常,APTT 轻微延长:如炎症(常见于手术后),AT 缺乏。②低肝素水平,APTT 延长很多:存在止血紊乱(循环中抗凝物、凝血因子缺乏等)。血浆肝素的安全有效剂量范围是 0.3~0.7U/ml。

2. 血小板聚集试验　肝素诱导的血小板减少是由于机体产生了血小板 4 因子抗体,引起血小板激活,形成血小板血栓而导致血小板减少。正常人血小板中加入疑似 HIT 患者血清和肝素后若不能发生正常聚集,则提示患者血清中存在相应抗体。

3. 血小板 4 因子抗体检测　HIT 患者阳性。

4. 血小板中 5 羟色胺含量检测　HIT 患者血小板受到激活,血小板内 5 羟色胺因释放降低可证实 HIT 的诊断。

第十节　典型病例分析

病例一

一般资料:

老年男性,拔牙8小时后出现伤口渗血不止。无皮肤出血点,无血尿,既往无类似表现,亦无类似家族史。患者有风湿性心脏病、房颤病史多年,长期服用多种治疗风湿性心脏病药物,用药品种及剂量均不详。

实验室检查:

PLT $152×10^9$/L,PT 126秒,APTT 84秒,TT 23秒,FIB 2.45g/L,肝功能正常。

分析:

以PT,APTT同时延长为出血原因的疾病状态通常有以下几种:特殊药物的使用(最常见是肝素或华法林的过量使用)、特殊物质的中毒、严重的肝脏功能损害、弥散性血管内凝血。该病员无肝病史,肝功能正常,排除肝病引起的凝血障碍,患者也无诱发DIC的基础疾病,DIC得以排除。患者有心脏病病史,且长期服用多种治疗风湿性心脏病药物(抗凝药物华法林,抗血小板制剂阿司匹林,双嘧达莫等)。

诊断意见:患者过量服用华法林引起凝血功能障碍。

病例二

一般资料:

男性患者,18岁。因拔牙后出血不止入院。既往偶有皮肤瘀斑现象,未就诊。无手术史。幼时曾患"风湿性关节炎",无发热现象,以后曾间断复发,症状较轻,未就诊。未问出阳性家族史,关节无畸形。

实验室检查:

血小板 $125×10^9$/L。TBT 8分钟(正常),PT 12秒(正常),APTT 62秒(延长),TT 14秒(正常)。

进一步实验室检查:

该患者延长的APTT可被正常混合血纠正至正常,FⅧ:C为14%,vWF:Ag,vWF:CBA均正常。

分析:

该患者筛选试验中只有APTT延长,考虑为先天性或获得性内源性凝血因子缺乏,该患者延长的APTT可被正常混合血纠正至正常,考虑该凝血因子的缺乏为先天性。进一步检测,发现FⅧ:C为14%,考虑血友病A或血管性血友病,vWF:Ag,vWF:CBA均正常排除了血管性血友病。

轻型血友病一般关节、肌肉出血很少,也无关节畸形,多在创伤或手术后出血。患者幼时曾有"风湿性关节炎",当时无发热,可能为血友病关节出血,因患者FⅧ:C为14%,故关节出血症状很轻,未遗留关节畸形。

诊断意见:血友病A(轻型)。

病例三

一般资料:

青年女性,胆囊结石术前常规检查发现APTT延长。皮肤无瘀斑,有月经过多史,其母也有月经过多史,均未进行治疗。

实验室检查:

血细胞分析正常,肝功检测正常,多次复查APTT均轻度延长。

进一步检查:

TBT延长,该患者延长的APTT可被正常混合血纠正至正常,RIPA降低,vWF:Ag,vWF:CBA均降低。

分析:术前检查发现APTT延长,患者为女性,临床出血表现为一期止血障碍,且有家簇史,疑诊血管性血友病(vWD)。选择vWD筛选试验TBT发现结果延长,进一步检查该患者延长的APTT可被正常混合血纠正至正常,考虑凝血因子的缺乏为先天性,与其阳性家族史相符。确诊试验发现RIPA、vWF:Ag、vWF:CBA均降低,且vWF:Ag/vWF:CBA约为1。

诊断意见:1型vWD。

病例四

一般资料:

青年男性,以皮肤瘀斑及牙龈出血就诊。

实验室检查:

血红蛋白46g/L,白细胞3×10^9/L,血小板25×10^9/L,;肝功能正常;PT 18秒,APTT 60秒,TT24秒,FIB 0.6g/L。

进一步检查:

D-二聚体明显增高。

分析:

患者PT、APTT、TT均延长,提示凝血因子消耗过多或合成不足,考虑DIC或严重肝病。肝功能检测正常可排除严重肝病;血小板数量减少、D-二聚体明显增高、AT减低、ELT正常、血涂片查见红细胞碎片可确立DIC的诊断,并与原发纤溶相鉴别。

诊断意见:急性早幼粒细胞白血病诱发DIC。

病例五

一般资料:

中年女性,拔牙术前常规检查发现APTT延长。皮肤无瘀斑,无月经过多史,无家族史,确诊SLE 6年,门诊治疗随访。

实验室检查:

血细胞分析正常,肝功检测正常,TBT正常,多次复查PT正常,APTT均延长。

进一步检查:

该患者延长的APTT不能被正常混合血浆纠正,混合血浆孵育后的APTT时间更长。

分析:

该患者筛选试验中只有APTT延长,考虑为先天性或获得性内源性凝血因子缺乏,但由于该患者延长的APTT不能被正常混合血浆纠正,初诊为抗凝物质存在。混合血浆的孵育后APTT时间更长,提示该抗凝物质为抗凝血因子抗体。

诊断意见:SLE引起抗凝血因子抗体产生致凝血功能障碍。

病例六

一般资料：

中年男性，因乏力、腹胀伴皮肤巩膜黄染 1 个月入院，B 超示肝脾增大，中量腹水。20 年前患急性肝炎。

实验室检查：

血细胞分析三系轻度减低，肝功检查示双相性黄疸、白蛋白低、酶学增高，两对半检查为大三阳。PT、APTT、TT 均延长，FIB 减低。

进一步检查：

FⅧ:C 正常，D- 二聚体轻度增加。

分析：该患者有明确的肝炎史，肝功能明显异常，血细胞分析三系轻度减低，符合脾功能亢进；PT、APTT、TT 的延长和 FIB 减低均是由于肝脏合成凝血因子障碍所致，但由于 FⅧ不在肝脏合成，其活性可正常，同时 FⅧ:C 正常，D- 二聚体轻度增加也不支持 DIC。

诊断意见：肝脏病性凝血功能障碍。

（周　静）

主要参考文献

1. John P. Greer, John Foerster, John N. et al. Wintrobe's Clinical Hematology. 12th ed. Philadelphia；London：Lippincott Williams & Wilkins, 2009.

2. Hoffman R, Benz EJ, Shattil SJ et al. Hematology：Basic principles and practice. 5th ed. New York：Churchill Livingstone, 2008.

3. Beutler E, Lichtman MA, Coller BS et al. Williams Hematology. 8th ed. New York：The McGraw-Hill Companies, 2010.

4. Samir P. Desai. Clinician's guide to laboratory medicine. A practical approach. 3rd ed. Canada：LEXI-COMP INC, 2009.

5. Loscalzo J, Schafer AI. Thrombosis and Hemorrhage. 5th ed. Philadelphia；London：Lippincott Williams & Wilkins, 2005.

6. Steine-Martin EA, Lotspeich-Steininger CA, Koepke JA. Clinical Hematology：Principles, Procedures, Correlations. 3rd ed. Philadelphia：Lippincott-Raven Publishers, 1998.

7. Brown BA. Hematology：Principles and Procedures. 6th ed. Philadelphia：Lea & Febiger, 1993.

8. Marcel Levi. Current understanding of disseminated intravascular coagulation. British Journal of Haematology, 2004, 124：567-576.

9. 托马斯 . 临床实验诊断学——实验结果的应用和评估 . 吕元，朱汉民，等译 . 上海：上海科学技术出版社，2004 年 .

10. 邓家栋，杨崇礼，杨天楹，等 . 邓家栋临床血液学 . 上海：上海科学技术出版社，2001 年 .

11. 彭黎明 邓承祺 . 现代血栓与止血的实验室检测及其应用 . 北京：人民卫生出版社，2004 年 .

12. 张之南 . 血液病诊断及疗效标准 . 第 3 版 . 北京：科学出版社，2007.

13. 周静，贾永前，江虹，等 血管性血友病四种指标实验检测意义的比较 . 中华检验医学杂志，2005，28（2）：184-188.

14. 中华医学会血液学分会血栓与止血组 . 血管性血友病诊断与治疗中国专家共识（2012 年版）. 中华血液学杂志，2012，33（11）；980-981.

第四章

肾脏功能检查与肾脏疾病

肾脏是机体最重要的器官之一,其主要功能是通过肾小球的滤过及肾小管的重吸收和分泌生成尿液,排泄代谢产物从而维持机体内水、电解质及酸碱平衡。肾脏具有内分泌功能,参与血压及钙磷代谢调节并促进红细胞生成。大多数早期肾脏疾病临床症状和体征不明显,不同肾功能试验可用于反映不同的肾脏功能,因此合理选择肾脏功能检查有助于相关疾病的早期诊断和治疗效果评价。

第一节　肾脏功能检查

肾脏的基本结构包括肾单位和肾血管。肾脏疾病的实验室检查包括:尿液常规检查、肾功能检查、尿液生化检查、肾脏免疫学检查及尿液微生物学检查等。其中肾功能检查包括肾小球滤过功能和肾小管及集合管的转运功能检查,肾血流量及内分泌功能检查目前临床应用较少。

一、实验室分析路径(图 4-1)

二、相关实验

任何涉及肾脏血流、肾小球的滤过功能、肾小管和集合管的重吸收和分泌功能改变的损伤都可能对肾结构和功能造成不同程度影响。临床医生可根据具体需要选择相应的实验。常规的肾功能检查包括半胱氨酸蛋白酶抑制剂 C、肾小球滤过率、尿素和肌酐等。

(一)肾清除实验

肾清除实验是反映总体肾功能最直接、最敏感、最有用的指标。包括肾清除率实验,血尿素、肌酐、尿酸和半胱氨酸蛋白酶抑制剂 C 检查。

1. 肾清除率　肾小球滤过率(glomerular filtration rate,GFR)是指单位时间内两肾生成的原尿量。现 GFR 多用某些内源性或外源性物质的肾血浆清除率反映,肾清除率表示肾脏在单位时间内(min)将多少量(ml)血浆中的某物质全部清除而由尿排出,临床常用内生肌酐清除率来反映。

内生肌酐清除率(creatinine clearance rate,CCr)指单位时间内把多少毫升血浆中的内生肌酐全部清除而由尿排出。CCr 计算有以下几种方法:

(1)血、尿肌酐计算法

$$Ccr = \frac{Ucr \times V}{Scr} \times \frac{1.73}{A}$$

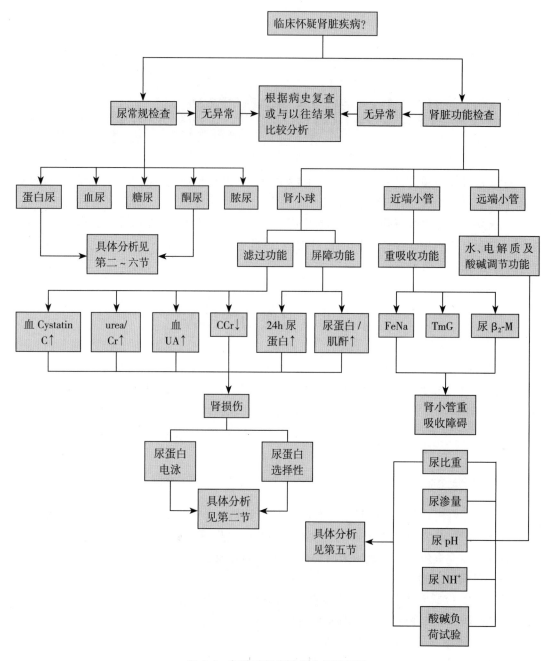

图 4-1 肾脏功能实验室分析路径图

式中 Ucr：尿肌酐浓度（μmol/L）；Scr：血肌酐浓度（μmol/L）；V：尿液体积（ml/min）；A：实际体表面积（m^2）；1.73：75kg 健康成人标准体表面积（m^2）。

参考范围：80ml/min·l.73m^2~120ml/min·l.73m^2

（2）Cockroft-Gault 公式和 MDRD 简化公式：2002 年美国 K/DOQI 临床实践指南推荐肾小球滤过率（GFR）预测公式：

Cockroft-Gault 公式：GFR=CGC1× 体表面积 /1.73m^2

$$CGC1=\left[(140-\text{年龄})\times \text{体重}(kg)\right]\times(0.85,\text{女性})/SCr\times72$$

简化 MDRD 公式：$GFR=186\times(SCr)^{-1.154}\times(\text{年龄})^{-0.203}\times(0.742,\text{女性})$

注：血清肌酐 SCr、Urea 单位 mg/dl。

参考范围：成人 80~120ml/min。

2. 血尿素、血肌酐测定　尿素(urea)是体内蛋白质代谢的终末产物。其浓度取决于机体蛋白摄入量、蛋白质分解代谢及肾脏排泄能力。尿素分子量小(60D)，可自由通过肾小球滤过膜，约 50% 可被肾小管重吸收。在食物摄入及体内分解代谢稳定的情况下，血 Urea 浓度可反映肾小球的滤过功能。尿素测定方法简便，是临床常用的肾功能指标。

血尿素测定标本常采用血清，测定方法常用脲酶法。

参考范围：1.8~6.8mmol/L。

肌酐(creatinine,Cr)是肌肉中磷酸肌酸的代谢产物，主要从肾小球滤过，仅少量由近端小管排泌，不被肾小管重吸收，因此，血浆 Cr 浓度比较稳定，血 Cr 可作为肾滤过功能的指标。

肌酐常用碱性苦味酸法进行检测。该法特异性较差，包括维生素 C、葡萄糖、乙酰乙酸、α- 酮酸、蛋白质在内的多种物质等均能干扰该反应。

参考范围：44~133μmol/L。

3. 血尿酸测定　尿酸(uric acid,UA)是嘌呤类代谢的终末产物，主要从肾脏排泄。尿酸由肾小球滤过，原尿中的尿酸大多数被近端小管重吸收，而远端小管分泌排出尿酸，因此，血尿酸可反映肾小球滤过功能、肾小管重吸收及分泌功能。

常用测定方法为尿酸酶法。

参考范围：女性 89.2~356.9μmol/L；男性 148.7~416.4μmol/L。

4. 血半胱氨酸蛋白酶抑制剂 C 测定　半胱氨酸蛋白酶抑制剂 C(cystatin C)属半胱氨酸蛋白酶抑制物 cystatin C 超家族，是非糖基化的低分子量碱性蛋白质，机体内几乎所有的有核细胞均能产生 cystatin C，且生成率恒定，不受慢性炎症影响，与人体肌肉量、代谢、年龄、性别无关。cystatin C 完全由肾小球滤过并几乎全部被近端小管重吸收分解，因此血中浓度主要由肾小球滤过功能决定。由于其分子量小于肌酐，且带正电荷，能敏感地早期反映肾小球滤过膜通透性。

常用测定方法为乳胶增强免疫透射比浊度法。cystatin C 在血清或血浆中较为稳定，且血清中胆红素、血红蛋白和甘油三酯等物质对测定均无干扰作用，因此适用于在临床上常规应用。

参考范围：血清 0.51~1.09mg/L。

(二)肾血流量测定

放射性核素(同位素)标记双肾动态显像能敏感地反映肾的血流量，由于属于创伤性检测，在临床应用中受到一定的限制。

(三)肾小管和集合管功能检测(见本章第五节　肾脏对水钠代谢及酸碱平衡调节的实验室检查)

三、结果判断与分析

(一)首选实验

1. 半胱氨酸蛋白酶抑制剂 C(cystatin C)测定　血清 cystatin C 是反映肾小球滤过功能

较为理想的内源性指标,其浓度与 GFR 呈良好的线性关系,其敏感性高于血 Cr。有利于肾损害的早期诊断。

2. 肾小球滤过率(glomerular filtration rate,GFR)测定　GFR 用于评估肾小球滤过功能,并可以判断肾损害程度。GFR<80ml/min 时,提示肾功能有损伤。GFR 80~50ml/min 为肾功能不全代偿期;GFR 50~20ml/min 为肾功能不全失代偿期;GFR 20~10ml/min 为肾衰竭期;GFR<10ml/min 为尿毒症终末期(尿毒症期)。

(二) 次选实验

1. 尿素(urea)、肌酐(Cr)及其比值测定　临床意义:

(1) 血 Urea、血 Cr 与 GFR 间的关系呈负相关的关系。当 GFR 下降到正常的 50% 以下时,血 Urea 和血 Cr 开始迅速升高。血 Urea 和血 Cr 明显高于正常时,常表明肾功能已严重损害。

(2) 血 Urea/ 血 Cr 比值:对鉴别肾前性、肾性、肾后性氮质血症有意义。血 Urea/ 血 Cr(mg/dl)正常比值约为 20∶1(毫克浓度)。①肾前性氮质血症其比值升高而血 Cr 水平正常。严重时比值可高达 40∶1;②肾性疾病时,血 Urea 和血 Cr 同时升高且血 Urea 比血 Cr 升高更显著,其比值升高;③肾后性因素因尿路梗阻引起 Urea、Cr 排出受阻,血 Urea 和血 Cr 同时升高,其比值变化不大。

2. 血尿酸(UA)测定　临床意义:血 UA 升高:①肾功能减退时,血 UA 上升。②主要作为痛风诊断指标,嘌呤核苷酸代谢失调,血 UA 可明显升高。③核酸分解代谢增加,血 UA 增加,见于白血病、多发性骨髓瘤、恶性肿瘤等。血 UA 降低与肾功能无关。

第二节　蛋白尿的实验室检查

蛋白尿(proteinuria) 是指尿蛋白定性试验呈阳性,或者定量试验 >100mg/L 或 >150mg/24h 尿。蛋白尿是肾脏疾病最常见表现之一,不少肾脏疾病在早期就可出现蛋白尿,临床上可通过尿蛋白质的含量及种类来了解肾脏病变的部位和程度。尿蛋白分析是一种简单和廉价的辅助诊断肾脏疾病的方法,尿蛋白分析在疾病的预防筛选和随访肾脏疾病中有特殊的价值。

一、实验室分析路径(图 4-2)

二、相关实验

尿中出现蛋白的情况非常复杂。尿蛋白的定性、定量及来源的确定对于临床的诊断和治疗评估有重要的意义。实验室对尿蛋白的检查包括定性、定量及电泳分析等。

(一) 尿蛋白的定性和定量检查

1. 试纸条法(见第四节　尿液镜检与沉渣分析)　正常人尿蛋白定性检查为阴性,当尿液中蛋白质含量 >0.1g/L 时,定性试验可呈阳性。

2. 24 小时尿蛋白定量检查　24 小时尿蛋白比定性试验更准确地反映每日排泄的尿蛋白量。

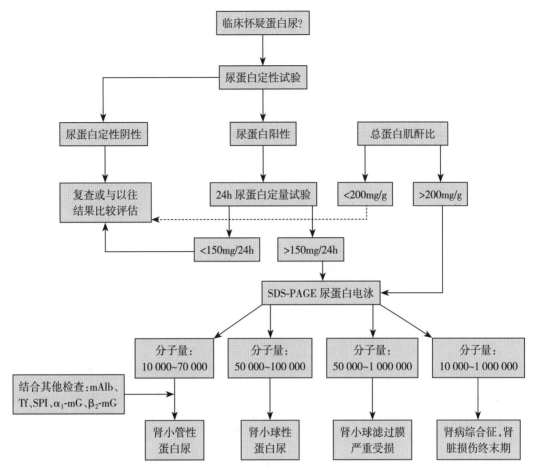

图 4-2 尿蛋白实验室分析路径图

常用的方法为邻苯三酚红钼络合显色法,该法灵敏度高,显色稳定,对白蛋白、球蛋白反应基本一致,但易受表面活性剂及染料质量的影响。

参考范围:<0.15g/24h。

3. 随机尿蛋白 / 肌酐比值测定 若收集 24 小时尿存在困难可用随机尿测定尿蛋白 / 肌酐比值来替代 24 小时尿蛋白定量检查。尿蛋白测定使用邻苯三酚红钼络合显色法,肌酐测定使用碱性苦味酸法。

参考范围:<0.045g/mmolCr（≤200mg/g）。

(二) 尿蛋白电泳

对尿蛋白的成分进行分析,确定尿蛋白的来源,有助于病因的诊断及预后的判断。

常用的电泳方法为醋酸纤维膜电泳、琼脂糖凝胶电泳、尿蛋白 SDS- 聚丙烯酰胺凝胶电泳（SDS-PAGE）。

参考范围:正常人尿液无蛋白区带。

(三) 肾小球标记物

1. 微量白蛋白 正常情况下,尿中微量蛋白 <30mg/24h,常规尿蛋白定性试验为阴性。如尿蛋白排出量增加,尿蛋白定性试验呈阳性反应或尿中蛋白质含量 >150mg/24h 或

>100mg/L 尿时称为蛋白尿(proteinuria),蛋白尿是肾脏疾病最常见的临床表现。肾小球损伤的早期尿中微量白蛋白(microalbumin,mAlb)可表现为阳性(>15mg/L),而尿蛋白定量可表现为正常,因此,在反映早期肾损伤时 mAlb 的敏感优于尿蛋白。

微量 Alb 尿:指尿 Alb 含量介于 30~300mg/24h 或 20~200μg/min 或随机尿 Alb/ Cr 比值 17~250mg/g(男)和 25~355mg/g(女)。

常用检测方法为免疫透射浊度法及散射浊度法等。

参考范围:尿 mAlb 排出量 <30mg/24h;随机尿 mAlb/Cr<3.17mg/mmol Cr。

2. 尿转铁蛋白　转铁蛋白(transferrin,TRF)与 Alb 分子量及直径大小相似(TRF:3.91nm,Alb:3.60nm)。正常情况下,因肾小球滤膜的作用,TRF 和 Alb 很难滤入原尿中,但因 TRF 的负电荷相对比 Alb 少,当肾小球滤膜电荷屏障发生损害时,TRF 比 Alb 更易漏出。

常用检测方法为酶免疫法(EIA)及免疫散射比浊法。

参考范围:24 小时尿排出量 <2.0mg/L(散射比浊法)或 <0.173mg/mmol Cr(透射比浊法)

3. 尿蛋白选择性　尿蛋白选择性(selective proteinuria index,SPI)是指肾小球滤过膜对血浆蛋白能否通过具有一定的选择性。了解 SPI 可判断肾小球滤膜的屏障状况。SPI 即用测定的 IgG(分子量 150 000)肾清除值与转铁蛋白(TRF,分子量 77 000)或清蛋白(Alb,分子量 66 458)肾清除值的比值$\left(\dfrac{\text{尿 }IgG/\text{ 血 }IgG}{\text{尿 }TRF/\text{ 血 }TRF}\text{ 或 }\dfrac{\text{尿 }IgG/\text{ 血 }IgG}{\text{尿 }Alb/\text{ 血 }Alb}\right)$来表示。

参考范围:SPI<0.1 为高选择性,SPI>0.2 为非选择性,介于两者间为中度选择性。

(四) 肾小管性标记物

肾小管性标记物主要包括一些低分子量蛋白,尿低分子量蛋白是一组能自由通过肾小球滤过膜而在肾近曲小管全部被重吸收的低分子量蛋白,可作为肾近曲小管受损的敏感标志性蛋白。肾小管标志蛋白对肾小管间质疾病的早期和定位诊断有较高的临床实用价值。但应注意是某种低分子量蛋白在血清中水平增高,超过了肾小管重吸收能力,尿中可出现溢出性增加。临床常用的低分子量蛋白包括 β_2- 微球蛋白和 α_1- 微球蛋白。

1. β_2- 微球蛋白　β_2- 微球蛋白(β_2-microglobulin,β_2-mG)是一种低分子量(11 800)蛋白质,广泛存在于有核细胞的表面,特别是淋巴细胞和肿瘤细胞,并随细胞代谢而脱落至体液中,经肾小球滤过后在近曲小管几乎全部被重吸收,尿中浓度很低。β_2-mG 在酸性尿中(pH≤5.5)极易分解破坏,收集尿标本后应及时测定。

测定多采用免疫散射比浊法。

参考范围:尿 β_2-mG:<0.2mg/L。

2. α_1- 微球蛋白　α_1- 微球蛋白(α_1-microglobulin,α_1-mG)是肝细胞和淋巴细胞产生的糖蛋白,产生较恒定,可自由通过肾小球滤过膜,约 99% 被肾小管重吸收并分解。

采用免疫散射比浊法定量测定,其测定不受尿 pH 的影响。

参考范围:尿 α_1-mG:<20mg/gCr。

三、结果判断与分析

(一) 首选实验

1. 定性实验(试纸条法)该法简便、快速,对清蛋白敏感,目前广泛用于临床尿蛋白定性的方法。

2. 24 小时尿蛋白定量　增高提示肾小球损伤或其他类型的肾脏疾病。轻微蛋白尿(<0.5g/24h：慢性肾盂肾炎、多囊肾、肾小管病变；中度蛋白尿(0.5~4.0g/24h)：急、慢性肾小球肾炎；重度蛋白尿(>4.0g/24h)：肾病综合征、狼疮性肾炎、淀粉样变性、肾静脉淤血、先兆子痫；无症状直立性蛋白尿约 1.0g/24h。

3. 随机尿蛋白 / 肌酐比值测定　临床意义同 24 小时尿蛋白定量。

4. 尿蛋白电泳　可结合血清蛋白电泳检出单克隆球蛋白疾病，特别是某些 M- 蛋白不出现于血清蛋白电泳的患者；为不同肾病提供鉴别诊断的依据，可作为判断病变严重程度的一种有效方法，并对各种肾病治疗过程中动态病情分析提供参考。

(二) 次选实验

1. 尿微量白蛋白　尿 mAlb 排出量持续超出 30mg/24h，可作为糖尿病性肾病、高血压肾病、红斑狼疮等全身性疾病早期肾损害的敏感指标，与糖尿病肾病的发生发展、脑血管疾病发生密切相关。在尿蛋白一般定性、定量检查阳性前即可出现。运动后尿 mAlb 排出量可增加，采集尿标本时患者应处于安静状态。

2. 尿蛋白选择性　目前临床上多采用 SPI 来推测病理类型、预测治疗反应和估计预后。如 SPI<0.1 为选择性蛋白尿，提示肾小球滤膜受损较轻，治疗反应和预后大多较好，常见于肾病综合征、膜性肾小球肾炎、局灶性肾小球肾炎等原发性肾小球轻微病变以及肾静脉血栓形成和淀粉样变等；SPI 介于 0.1~0.2 之间为中度选择性蛋白尿；SPI>0.2 为非选择性蛋白尿，提示肾小球滤过膜受损严重，预后大多不良，常见于继发性肾小球疾病(如糖尿病肾病、系统性红斑狼疮等)。

3. 尿 α_1- 微球蛋白　尿 α_1-mG 升高与肾小球滤过膜通透性或肾小管重吸收改变有关，且肾小管对 α_1-mG 重吸收障碍先于 β_2-mG，故尿 α_1-mG 比尿 β_2-mG 更能反映早期肾小管损伤。

4. 尿 β_2- 微球蛋白　反映近端肾小管重吸收功能受损的灵敏而特异的指标：①主要用于肾小管损伤的监测：如肾小管间质性肾病、毒物或药物所致早期肾小管损伤，以及肾移植后急性排斥反应早期；②肾前性因素增高：因其合成亢进可使原尿中排出增多，超过肾小管重吸收能力，使尿中 β_2-mG 浓度增高，见于自身免疫病(如 SLE)、恶性肿瘤等。

5. 尿转铁蛋白　尿中 TRF 是反应肾小球滤膜损伤的灵敏指标。特别在肾早期损伤时，尿中 TRF 排出量增加。

尿中 TRF 浓度比 Alb 低，测定值离散度较大，且 TRF 在 pH≤4 的酸性尿中易降解。对糖尿病肾病的早期诊断和监测检查项目仍首选 Alb。

第三节　血尿的实验室检查

血尿包括镜下血尿和肉眼血尿，是泌尿系统疾病最常见的症状之一。约 98% 血尿是由泌尿系统疾病引起，2% 的血尿是由全身性疾病或泌尿系统邻近器官病变所致。血尿是肾脏和泌尿道疾病直接和早期指标。

一、实验室分析路径(图 4-3)

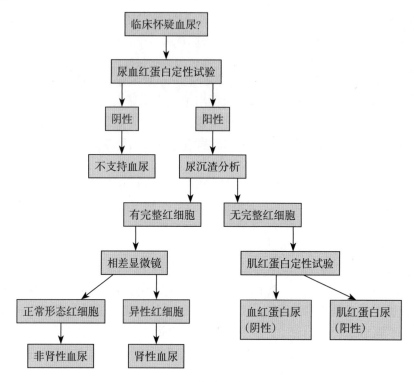

图 4-3　血尿实验室分析路径图

二、相关实验

　　疾病状态下,肾小球基底膜受损,使红细胞进入原尿中形成血尿。血尿是肾小球疾病常见的临床表现,多为持续或间歇发作的无痛性全程肉眼血尿或镜下血尿。如血尿伴有大量蛋白尿和(或)管型(尤其是红细胞管型)多提示为肾小球源性血尿。实验室检查对于血尿的诊断具有重要的意义。

　　1. 尿血红蛋白定性试验(常用干化学试纸法,见第四节　尿液镜检与沉渣分析)。

　　2. 尿显微镜检查(见本章第四节　尿常规检查)。

　　3. 相差显微镜检查　相差显微镜用于鉴别红细胞的来源。

　　4. 肌红蛋白定性实验　根据肌红蛋白可溶于 80% 硫酸铵溶液,而血红蛋白不溶的特性,在尿中加入 80% 硫酸铵,再进行血红蛋白定性试验,仍为阳性者为肌红蛋白尿。

三、结果判断与分析

(一)首选实验

　　尿血红蛋白定性试验:　血红蛋白定性试验用于初筛是确定是否有血尿存在,无论血红蛋白尿、肌红蛋白尿或红细胞尿,该实验呈阳性。

(二)次选实验

　　1. 尿显微镜检查　尿显微镜检查用于判断是否有红细胞存在,从而鉴别是红细胞血尿还是其他血尿。

2. 相差显微镜检查　目前常用相差显微镜来鉴别血尿的来源,若尿中主要为畸形红细胞则提示肾小球源性血尿。尿中红细胞呈正常形态,则多为非肾小球源性血尿。

3. 尿肌红蛋白定性实验　用于鉴别肌红蛋白及血红蛋白尿。

第四节　尿常规检查

尿常规检查作为反映身体健康状况的基本指标,是临床上诊断肾病发生与否的最简便、必不可少的一项初步检查。尿常规检查包括一般性状、干化学分析和镜检。尿液镜检是尿常规检查中最易发现异常的检查手段。

一、实验室分析路径(图4-4)

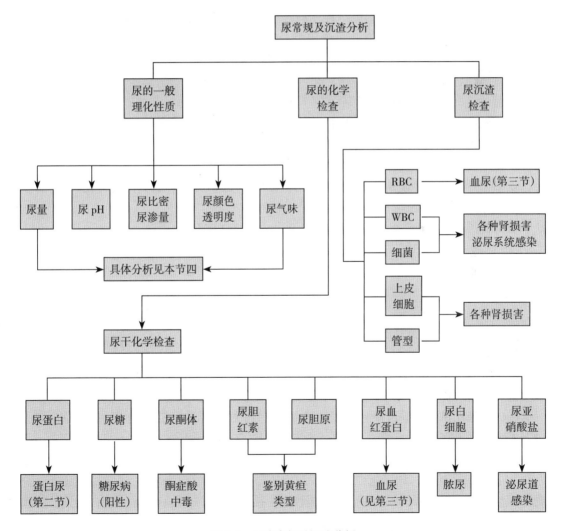

图4-4　尿液常规及沉渣分析

二、相关实验

尿常规检查是临床中常规的一项检查,一般包括以下三项检查内容:尿液一般性状检查、尿化学检查和尿有形成分检查。

(一) 一般性状检查

1. **尿量** 尿量(urine volume)一般指 24 小时排出体外的尿总量,有时也指每小时排出体外的体积。尿量的多少主要取决于肾小球生成原尿的能力以及肾小管的浓缩与稀释功能,所以尿量的检测可以反映肾脏的功能。

参考范围:成年人:1000~1500ml/24h。儿童:按儿童每公斤体重计排尿量,为成年人 3~4 倍。

2. **尿颜色和透明度** 尿颜色和透明度是尿外观的物理性状,临床一般通过肉眼观察判断。当尿液中含有某些生理性或病理性代谢物质时,尿液的颜色和透明度也呈现某些特殊的变化。

参考范围:新鲜尿:淡黄色、清晰透明。

3. **气味** 正常尿的气味由尿中挥发酸及酯类共同产生,具有微弱芳香气味,标本置放过久会导致尿素分解,产生氨臭味。食用葱、蒜、咖喱、韭菜,饮酒过多或服用某些药物可有特殊异味。

某些病理状况下,尿液可有特殊异味。如新鲜排出的尿液具有氨臭味,见于慢性膀胱炎、慢性尿潴留等;烂苹果味见于糖尿病酮症酸中毒;腐臭味见于泌尿道感染或晚期膀胱癌症;大蒜臭味见于有机磷中毒;"老鼠尿"样臭味见于苯丙酮尿症。

4. **尿比密** 比密又称比重(specific gravity,SG),尿比重(uSG)是指尿在 4℃时与同体积纯水重量之比。

现多采用化学试纸法进行测定,原理为多聚电解质离子解离法,其测定简便,不受高浓度葡萄糖、蛋白质等的影响,但精密度差,只用作初筛试验。

参考范围:随机尿成人:1.003~1.040;新生儿:1.002~1.004。

　　　　　晨尿:1.015~1.025。

5. **尿渗量** 尿渗量(urine osmolality)是反映溶解在尿中具有渗透作用的溶质颗粒(分子或离子等)数量的一种指标,表示肾脏排泄到尿中所有溶质颗粒的总数量。其主要与尿中溶质颗粒数量和电荷有关,与颗粒大小无关。尿渗量能较好地反映肾脏对溶质和水的相对排出速度,更确切地评价肾脏浓缩稀释功能。

参考范围:600~1000mOsm/(kg H_2O)。

6. **尿酸碱度** 尿液酸碱度是指尿液中所有能解离的氢离子浓度,通常用 pH 值来表示,是反映肾脏调节机体内环境体液酸碱平衡能力的重要指标之一。

临床常采用试纸法进行检测,原理为酸碱指示剂法,其操作简便,用于肾脏功能的初筛。

参考范围:正常饮食条件下,晨尿:5.5~7.0,平均 6.0;随机尿 4.6~8.0。

(二) 尿化学检查

1. **尿蛋白质检查** 尿液蛋白质检查是临床尿液常规化学检测之一,通常指尿液蛋白质定性试验。临床现多采用尿液干化学分析仪进行检测,原理采用 pH 指示剂蛋白质误差法。

参考范围:阴性。

2. **尿糖检查** 尿糖是指尿液中葡萄糖的含量,正常人尿液几乎不含或仅含微量葡萄糖,尿糖定性试验为阴性。当血糖浓度超过肾糖阈(>8.8mmol/L)或肾小管重吸收能力下降时,尿糖试验呈阳性,成为糖尿。临床现多采用尿液干化学分析仪进行检测,原理采用葡萄糖氧化酶法。

参考范围:阴性。

3. 尿酮体检查　尿酮体是尿液中乙酰乙酸、β-羟丁酸及丙酮的总称。酮体是脂肪氧化代谢的中间产物,当糖代谢障碍、脂肪分解增高时,酮体产生速度超过组织利用,可出现酮血症,一旦酮体血浓度超过肾阈值,尿酮体定性试验呈阳性。临床现多采用尿液干化学分析仪进行检测,原理采用亚硝基铁氰化钠法。

参考范围:阴性。

4. 尿液胆红素检查　血中胆红素主要有结合胆红素、未结合胆红素和 δ-胆红素。由于结合胆红素相对分子量小,溶解度高,可通过肾小球滤过膜进入原尿。血中结合胆红素浓度超过肾阈值时,尿胆红素定性试验可呈阳性。临床现多采用尿液干化学分析仪进行检测,原理采用偶氮反应法。

参考范围:阴性。

5. 尿胆原和尿胆素检测　胆红素在体内进行"肝肠循环",进入肠道的结合胆红素被还原为胆素原后,大部分从肠道重吸收后经肝转化为结合胆红素再进行循环,小部分的胆素原进入血液由尿排出。无色的胆素原经空气氧化或光照后转变成黄色的尿胆素。因临床送检标本多为新鲜尿液,尿胆原尚未转变成尿胆素,所以一般检查胆红素和尿胆原,俗称尿二胆。临床现多采用尿液干化学分析仪进行检测,原理采用醛反应法或重氮反应法。

参考范围:阴性。

6. 尿血红蛋白检查　正常情况下,血液中仅有微量的血红蛋白,与结合珠蛋白形成复合物在单核巨噬细胞系统代谢,尿液中无游离血红蛋白。当血液中游离血红蛋白超过 1000mg/L时,可大量排入尿中,形成茶色或酱油色,隐血试验呈阳性。临床现多采用尿液干化学分析仪进行检测,原理采用血红蛋白类过氧化物酶法。

参考范围:阴性。

7. 白细胞检查　正常情况下,尿液中含有仅少量的白细胞,定性试验为阴性。但在肾脏、泌尿道感染等时,尿液中含有大量的白细胞,定性试验为阳性。临床现多采用尿液干化学分析仪进行检测,原理采用白细胞酯酶法。

参考范围:阴性。

8. 亚硝酸盐检查　当尿液中具有硝酸盐还原酶的细菌增加时,尿液亚硝酸盐试验可呈现阳性。临床现多采用尿液干化学分析仪进行检测,原理为硝酸盐还原法。

参考范围:阴性。

(三) 尿有形成分检查

1. 红细胞　尿液红细胞检查包括形态和定量检查。定量检查临床多采用尿沉渣分析仪,红细胞形态需结合传统沉渣显微镜分析。尿液红细胞形态与尿酸碱度、渗透量有密切关系,因此,必须注意鉴别(形态分析见"结果判断和分析")。

参考范围:<12 个 /μl 或 0~ 偶见 /HP。

2. 白细胞　尿液白细胞检查包括形态和定量检查。定量检查临床多采用尿沉渣分析仪,白细胞形态需结合传统沉渣显微镜分析。白细胞形态也受到尿酸碱度、渗透压及温度的影响,检查时应注意鉴别。闪光白细胞多见于急性肾盂肾炎;脓细胞多见于泌尿系统炎症。

参考范围:<12 个 /μl 或 0~3 个 /HP。脓尿:>5 个 /HP。

3. 上皮细胞　尿上皮细胞主要来源于肾小管、肾盂、肾盏、输尿管、膀胱及尿道等。尿中形态主要包括肾小管上皮细胞、移行上皮细胞和鳞状上皮细胞。移行上皮细胞主要来自于肾盂、输尿管、膀胱和尿道近膀胱段等处;鳞状上皮细胞主要来自输尿管下部、膀胱、尿道和阴道表层。

参考范围:肾小管上皮细胞:无。移行上皮细胞:无或偶见。鳞状上皮细胞:少见。

4. 微生物　尿沉渣分析仪还可对细菌、类酵母样菌进行定量分析。

参考范围:<8000 个 /μl。

5. 结晶　结晶是由某些酸性产物与钙、镁、铵等离子结合生成各种无机盐及有机盐,通过肾小球滤过、肾小管重吸收及分泌,排入尿中形成的。结晶的形成于尿的 pH、温度、结晶物质及其胶体物质浓度与溶解度相关。

参考范围:少见。

6. 管型　尿管型是一些有机物和无机物,如蛋白、细胞或结晶等成分,在肾小管(远端小管)和集合管内凝固聚合而成的圆柱状结构物。其形成与尿蛋白质和 T-H 蛋白浓度、尿浓缩和肾小管内环境酸化及有可供交替使用的肾单位有关。

参考范围:<1 个 /μl 或 0~ 偶见 /HP。

三、结果判断与分析

(一)尿液一般性状检查结果分析

1. 尿量　其临床意义如下:

(1) 多尿:指尿量 >2500/24h。饮水过多、咖啡、输液、精神紧张等可引起生理性多尿。病理性多尿常见于尿崩症、甲状腺功能亢进、原发性醛固酮增多症、糖尿病、慢性肾炎、慢性肾盂肾炎、慢性肾衰竭早期、急性肾衰竭多尿期等。

(2) 少尿:指 24 小时尿量少于 400ml,或每小时尿量持续小于 17ml(儿童 <0.8ml/kg)者。可见于机体缺水或出汗过多等生理性情况或急性肾衰竭、慢性肾病等病理情况。如各种原因造成肾血流量不足,肾小球滤过率减低导致肾前性少尿;尿路梗阻等引起的肾后性少尿;肾实质病变引起的肾性少尿。

(3) 无尿:尿量 <100ml/24h。肾受汞灯毒性物质损害,常引起急性肾小管坏死,可突然引起少尿及尿闭。

2. 尿液 pH　平均 6.0(5.0~7.0),影响尿液 pH 的因素见表 4-1。

表 4-1　常见影响尿液 pH 的因素

碱性尿	酸性尿
素食	高蛋白饮食
药物:碳酸氢钠,噻嗪利尿药	药物:维生素 C,氯化铵
尿路感染	严重失钾
代谢性碱中毒	代谢性酸中毒
急性呼吸性碱中毒	急性呼吸性酸中毒
I 型肾小管性酸中毒	痛风
水利尿	发热,脱水

3. 颜色 正常尿液为黄色。病理因素或药物或食物引起尿液颜色改变,各种尿液颜色变化的原因分析见表 4-2。

表 4-2 病理因素或药物或食物引起尿液颜色改变

颜色	病理因素或药物或食物
橙色尿	胆色素,呋喃妥因,酚噻嗪类,大黄,胡萝卜,番泻叶
黄色尿	胆色素,大黄,胡萝卜,呋喃妥因,非那西汀
绿色尿	胆绿素,亚甲蓝,呋喃类药物,复合维生素 B
青绿色或蓝色尿	呋喃类药物,亚甲蓝
褐色或黑色尿	胆汁的色素,血红蛋白,肌红蛋白,铁盐,呋喃类药物,磺胺类药物
红色尿	红细胞,血红蛋白,肌红蛋白,卟啉,磺溴酞钠,苯妥英,番泻叶,甜菜根

4. 比重 尿比密检查是临床估计肾脏浓缩稀释功能常用的指标。高密度尿见于急性肾小球肾炎、急性肾衰竭少尿期、肾前性少尿疾病(肝病、心功能不全、高热、脱水等)。低密度尿提示肾脏稀释浓缩功能严重受损。见于急性肾小管坏死、急性肾衰竭多尿期、慢性肾衰竭、肾小管间质疾病、尿崩症。

(二)尿化学检查结果分析

1. 蛋白质检查见第二节。

2. 葡萄糖 尿糖检查主要用于糖尿病的筛查和病情判断的检测指标,但尿糖检查需结合血糖检查以提高诊断准确性。血糖升高性糖尿见于糖尿病、摄入性糖尿、应激性糖尿以及库欣综合征等内分泌异常。血糖正常性糖尿见于家族性肾性糖尿、新生儿糖尿或哺乳期糖尿。

3. 酮类 酮尿常见于糖尿病酮症酸中毒;非糖尿病性酮症患者,如应激状态、剧烈运动、禁食过久、感染性疾病等;中毒,如氯仿、乙醚麻醉、磷中毒等。

4. 胆红素 尿液中结合胆红素的出现是肝脏或胆道系统梗阻性损害的有力证据,也可用于黄疸类型的鉴别。尿胆红素阳性常见于梗阻性黄疸、肝细胞性黄疸、先天性高胆红素血症。而溶血性黄疸尿胆红素阴性。

5. 胆素原 尿胆素原检查常结合血清胆红素及尿胆红素用于黄疸的诊断和鉴别诊断。鉴别诊断关系见表 4-3。

表 4-3 不同黄疸类型时尿胆红素、尿胆素原的变化

黄疸类型	胆红素尿	尿胆素原
肝前性黄疸(IB↑)	不出现	↑
肝性黄疸(TB 和 DB↑)	出现	↑或↓
肝后性黄疸(DB↑)	出现	↓

6. 白细胞酯酶 尿白细胞酯酶阳性提示尿中存在 WBC。主要用于肾脏、泌尿道疾病的诊断、治疗等。白细胞高于正常值常见于泌尿系统及邻近组织器官感染或炎症疾病。

7. 亚硝酸盐 尿亚硝酸盐阳性提示尿液中存在具有硝酸盐还原酶的细菌,如大肠埃希菌等。应注意:只有某些特定的细菌有能力进行硝酸盐—亚硝酸盐的转化,故阴性不能排除

尿路感染。

(三)显微镜检查结果分析

1. 血尿　见本章第三节。

2. 白细胞尿　通常在尿路感染中出现。各种泌尿系统器官炎症时均可出现,且可受邻近组织的影响。常见于肾盂肾炎、膀胱炎、女性阴道炎、宫颈炎和附件炎、肾移植后排斥反应等。

3. 上皮细胞　尿液中的上皮细胞应结合其性质和数量确定其临床意义。如肾小管上皮细胞常提示肾小管病变,见于急性肾小管肾炎、肾病综合征、肾小管间质性炎症等;移行上皮细胞增多见于相应部位的炎症或坏死性病变,如膀胱炎可见大量大圆上皮细胞、肾盂肾炎可见尾形上皮细胞;鳞状上皮细胞增多见于尿道炎。

4. 微生物(见本章第八节)

5. 结晶　不同的尿结晶具有不同的临床意义。具体临床意义如下:胱氨酸结晶见于遗传性胱氨酸贮积症;亮氨酸和酪氨酸结晶见于严重肝损害、遗传性代谢紊乱;如磺胺类药物结晶见于药物结晶;尿酸结晶见于酸性尿;磷酸盐和碳酸钙结晶见于碱性尿。

6. 管型　管型是指蛋白质和细胞碎片的集合物。碱性尿中不存在管型,所以宜采集清晨标本做检查。若有细胞管型或较多的颗粒管型与蛋白尿同时出现,则临床意义较大。

第五节　肾脏对水钠代谢及酸碱平衡调节的实验室检查

肾脏在泌尿过程中,肾小球滤过生成的原尿需经肾小管和集合管进行浓缩和稀释,最后形成终尿。浓缩和稀释过程包括重吸收和排泌。重吸收是肾小管上皮细胞将原尿中的水和某些溶质,部分或全部转运回血液的过程。肾小管和集合管的上皮细胞将摄入量超过机体需要的物质,如水、电解质等或血液中的某些物质转运到肾小管腔中排泌,从而精确调节体内水、电解质、酸碱平衡等,维持机体内环境质和量的相对稳定,保证生命活动的正常进行。

一、实验室分析路径(图 4-5)

二、相关实验

肾脏对水钠代谢及酸碱平衡的调节主要涉及肾脏的肾小管和集合管,通过对肾小和集合管的功能进行检查,可以判断肾脏对水钠代谢及酸碱平衡的调节能力。

(一)肾小管重吸收功能检查

包括尿中某物质排出量测定、重吸收率测定、排泄分数测定和最大重吸收量测定四类。

1. 尿钠与滤过钠排泄分数(FeNa)测定　分别检测血清 Na、Cr 和尿 Na、Cr 浓度,按下式计算 FeNa:

$$FeNa(\%) = 尿钠排出量 / 滤过钠总量 = [(尿 Na/ 血 Na)/(尿 Cr/ 血 Cr)] \times 100$$

式中尿 Na 和血 Na 的单位为 mmol/L,尿 Cr 和血 Cr 单位为 μmol/L。

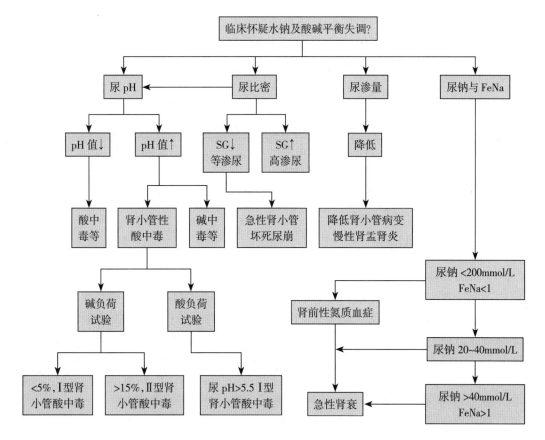

图 4-5 肾脏对水钠代谢及酸碱调节的检测

　　参考范围:尿钠浓度 <20mmol/L;FeNa=1。

　　2. 肾小管葡萄糖最高重吸收率(TmG)　正常人尿糖阴性,当静脉输注葡萄糖直至重吸收极限时,尿糖阳性。

$$TmG= 肾小球滤液中葡萄糖总量 - 尿中葡萄糖总量 =P_GCin-U_GV$$

　　参考范围:成人 300mg/min~440mg/min。

　　(二)肾小管排泌功能检查

　　评价肾小管排泌功能的物质有酚磺酞(PSP)和对氨基马尿酸(PAH)。PAH 可较好地代表肾小管排泌功能,但操作麻烦,不适用于常规检查,仅用于研究性试验。

　　PSP 排泌试验用于判断近端小管排泌功能。因其受肾血流量及其他肾外因素影响较大,对肾小管功能敏感性低。

　　参考范围:15 分钟 >25%,120 分钟 >55%。

　　(三)肾小管和集合管水、电解质调节功能检查

　　尿比重和尿渗量都能反映尿中溶质的含量,尿渗量则反映尿中各种溶质微粒的总数,而与溶质分子相对重量、微粒体积大小无关,因而尿渗量比尿比重更能反映肾浓缩和稀释能力。

　　(四)肾小管和集合管酸碱调节功能检查

　　1. 尿液 pH 值检查　用于反映肾小管排酸能力。

2. 氯化铵负荷试验(酸负荷试验) 给患者用酸性药物氯化铵,使机体产生急性代谢性酸中毒,增加肾小管排泌 H^+ 量,如肾小管泌氢产生氨和重吸收 HCO_3^- 发生障碍,尿液酸化受损,酸性物质不能排出。通过观察尿 pH 值的变化,即可判断有无远端小管酸化功能障碍。

参考范围:服用氯化铵 2 小时后,尿 pH<5.5。

3. HCO_3^- 负荷试验(碱负荷试验) 用一定量的碱性药物碳酸氢盐,使尿液碱化,以增加肾小管重吸收 HCO_3^- 的负担。当近端小管受损时,其重吸收 HCO_3^- 功能减退。通过观察 HCO_3^- 的排泄分数,有助于近端小管酸中毒的诊断。

$$HCO_3^- 的排泄分数 = [(尿 HCO_3^-/ 血 HCO_3^-)/(尿 Cr/ 血 Cr)] \times 100$$

参考范围:正常人≤1%,几乎接近 0。

三、结果判断与分析

(一)首选实验

1. 尿钠与滤过钠排泄分数(FeNa)测定 尿钠和 FeNa 可作为估计肾小管坏死程度的指标,鉴别急性肾衰竭和肾前性氮质血症时有意义。因尿钠浓度受滤过量及肾小管重吸收的影响。在急性肾衰竭时,肾小管功能受损,不能很好地重吸收钠,故尿钠浓度 >40mmol/L,FeNa>1。而肾前性氮质血症的肾小管没有损坏,但血容量不足,钠滤过量减少,并且肾小管最大限度地重吸收钠,以维持血容量,故尿钠浓度 <20mmol/L,FeNa<1;若尿钠在 20mmol/L~40mmol/L 之间,则表明患者正在由肾前性氮质血症向急性肾衰竭发展。

2. 尿比重与尿渗量测定 见本章第四节。

3. 尿 pH 测定 在肾小管酸中毒及某些肾脏疾病时,肾小管排酸能力可出现障碍,血液中磷酸盐、硫酸盐、有机酸滞留,导致肾性代谢性酸中毒,尿 pH 结果升高。

(二)次选实验

1. 肾小管葡萄糖最高重吸收率(TmG) 反映有功能的肾小管的质和量。

2. PSP 排泌试验 120 分钟排出率降低,表明肾小管排泌功能损害;40%~50% 为轻度损害,25%~39% 为中度损害,10%~24% 为重度损害,<10% 为严重损害。

3. 氯化铵负荷试验 尿 pH>5.5 者为Ⅰ型肾小管酸中毒。

4. HCO_3^- 负荷试验 Ⅰ型肾小管酸中毒 <5%;Ⅱ型肾小管酸中毒 >15%。

第六节 肾小球肾炎和肾病综合征的实验室检查

肾小球肾炎(glomerulonephritis)是最常见的肾小球疾病,根据起病急缓可分为急性肾小球肾炎、急进性肾炎以及慢性肾炎。肾小球肾炎临床常表现为不同程度水肿或高血压,实验室检查常伴不同程度的蛋白尿、血尿;急进性肾炎还可根据其免疫病理和电镜表现特点,进一步分型。同时,肾小球肾炎还包括了无特殊临床表现的隐匿性肾炎。

肾病综合征(nephrotic syndrome,NS)是多种病因所致肾小球基底膜通透性增高,从而大量血浆蛋白由尿中丢失而导致的一种综合征,临床具有四大特点:①大量蛋白尿;②低蛋白血症;③高胆固醇血症;④不同程度的水肿。按病因可分为原发性、继发性和先天性三大类。

原发性肾病综合征按病理分型可分为微小病变型肾病、系膜增生性肾小球肾炎、系膜毛细血管性肾炎、膜性肾病和局灶性节段性肾小球硬化 5 种。继发性肾病综合征常见于过敏性紫癜性肾炎、乙肝相关性肾炎、狼疮性肾炎等。

一、实验室分析路径(图 4-6)

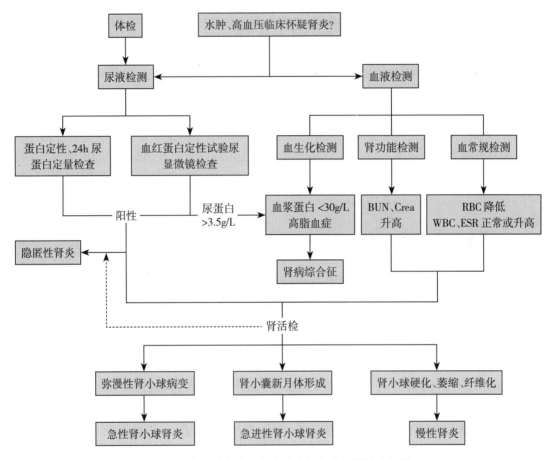

图 4-6 肾小球肾炎及肾病综合征实验室分析路径图
注：……→表示可用于排除诊断

二、相关实验

肾小球肾炎和肾病综合征是肾脏疾病中常见的两种疾病,实验室检查对肾小球肾炎的诊断有一定的辅助价值。对于肾病综合征的诊断,实验室检查是重要的依据。

1. 蛋白定性、24 小时尿蛋白定量检查　详见本章第一节。
2. 血红蛋白定性试验、尿显微镜检查　详见本章第三节。
3. 肾功能检测　详见本章第一节。
4. 血清血脂检测　详见相关章节。
5. 血常规、血沉检测　详见临床基础检验部分。
6. 免疫学补体、抗体检查　详见免疫学章节。

三、结果判断与分析

(一) 首选实验

1. 蛋白定性、24 小时尿蛋白定量检查(详见本章第一节)。

2. 血红蛋白定性试验、尿显微镜检查(详见本章第三节)。

3. 肾功能检测　急性肾小球肾炎多有一过性肾功能下降;急进型肾炎短期内可有肾衰竭;慢性肾炎可有不同程度肾功能下降;隐匿性肾炎多无肾功改变。

(二) 次选实验

1. 血脂检测　肾病综合征表现有高胆固醇血症。

2. 血常规、血沉检测　急慢性肾炎和肾病综合征可有不同程度贫血,急性肾小球肾炎活动期血沉可加快。

3. 免疫学补体、抗体检查　①血清 C3,总补体 CH50 降低,并于 8 周内恢复对急性肾小球肾炎具有很大诊断意义;②抗 O(ASO)滴度升高提示近期有链球菌感染;③抗肾小球基底膜抗体阳性对 I 型急进性肾小球肾炎具有诊断意义;④血液循环免疫复合物阳性,血清 C3 降低对 II 型急进性肾小球肾炎具诊断意义;⑤ANCA 阳性对 III 型急进性肾小球肾炎具诊断意义。

4. 肾活检电镜、免疫病理学检查　用于急性肾小球肾炎和急进性肾小球肾炎的鉴别和分型。

5. 肾活检光镜检查　用于原发性肾病综合征病理分型。

(三) 临床常见肾小球肾炎的临床表现和实验室检查

1. 急性肾小球肾炎　是一种由于感染后变态反应引起的两侧肾脏弥漫性肾小球损害为主的急性疾病,本病的特点是起病较急,在感染后 1~3 周出现血尿、蛋白尿、管型尿、水肿、高血压等系列临床表现;肾功能检查见 Urea、Crea 一过性升高;血常规检查可见 RBC 减少,WBC 和 ESR 不变或升高;免疫学检查可见血 C3,总补体 CH50 降低,抗 O(ASO)滴度升高提示近期链球菌感染。

2. 急进性肾小球肾炎　是指在肾炎综合征(血尿、蛋白尿、水肿和高血压)基础上短期内出现少尿、无尿,肾功能急骤下降,短期内发展成为尿毒症的一组临床综合征。该病病情危重、预后差,病理改变特征为肾小囊广泛的新月体形成;运用电镜和免疫病理手段可对其分成 I 型(抗肾小球基底膜)、II 型(免疫复合物)、III 型(非免疫复合物)。

3. 慢性肾炎　是各种原发性肾小球疾病导致的一组慢性迁延的以蛋白尿、血尿、水肿、高血压为临床表现的疾病。此病见于任何年龄,尤以青壮年男性居多。慢性肾炎后期可发展为肾功能不全以致肾衰竭,患者可出现贫血,心衰等。其主要是与肾实质受损,红细胞生成减少及营养不良有关。贫血和心衰等严重程度与肾脏病变及肾功能减退成正比。

4. 隐匿性肾炎　也称为单纯性蛋白尿或血尿,是一组肾小球疾病的临床诊断。隐匿性肾小球肾炎特点为症状及体征不明显;尿化学检查有(间断或持续性)微量蛋白和(或)血尿,甚至可有反复发作性肉眼血尿;一般无水肿、高血压、血液化学和肾功能改变;隐匿性肾小球肾炎患者病程很长但病理改变较轻,预后较好。由于本病一般无特殊症状及体征,大部分患者是在体检或偶然情况下被发现。

5. 肾病综合征　为一组临床综合征,诊断重点在于对病因的探究。除大量蛋白尿、低蛋白血症、高胆固醇血症和不同程度的水肿外,要明确病因诊断往往需要依赖肾活检明确其肾脏病理改变,光镜下肾单位的病理改变特点是原发性肾病综合征分型的主要依据。

第七节　急性肾衰竭的实验室检查

急性肾功能衰竭(acute renal failure,ARF)简称急性肾衰竭,由各种原因引起肾脏功能在数小时或数天之内急剧下降,肾小球滤过功能(GFR)下降至正常 50% 以下,血 Urea 和血 Cr 进行性升高并引起水、电解质、酸碱平衡失调和急性尿毒症症状的临床综合征。持续升高的血 Urea 和血 Cr 进行性升高是诊断本病的可靠依据,其肾衰竭为可逆性。按病因可分为:肾前性(肾血流灌注不足)、肾性(急性肾实质损伤)和肾后性(急性尿路阻塞)。但以急性肾小管坏死(acute tubular necrosis,ATN)最为常见,即狭义的 ARF。

ATN 临床又以少尿型为主,一般分为少尿期(或无尿期)、多尿期和恢复期 3 个阶段。少尿期是指患者在致病因素作用下,损害后 1~2 天出现少尿,一般持续 5~16 天(平均约 10 天),超过 1 个月以上者肾损害严重,提示有广泛性肾皮质坏死。临床表现多以水、电解质紊乱、尿毒症症状或氮质血症为主;进入多尿期说明肾功能逐渐恢复。1 周后血 Urea、血 Cr 开始下降,尿毒症症状逐渐改善。此期尿量明显增多,可使大量水和电解质随尿排出,出现脱水及低血 K^+、低血 Na^+ 等电解质紊乱情况,应密切观察,及时补充纠正;多尿期后,肾功能显著改善,进入恢复期,GFR 逐渐升高,血 Urea、血 Cr 降至正常范围,肾小管浓缩及酸化功能亦恢复,仅有轻度障碍。

一、实验室分析路径(图 4-7)

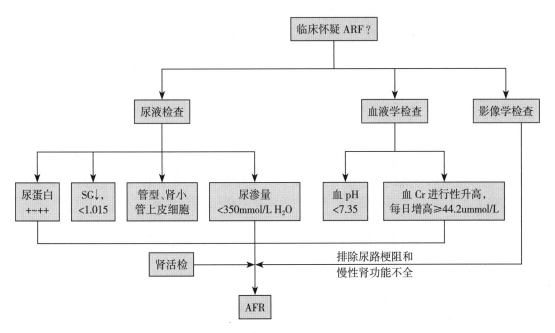

图 4-7　ARF 实验室分析路径图

二、相关实验

实验室检查对于急性肾衰竭的诊断具有重要的价值。实验室检查包括尿液常规检查、血液生化检查以及血气分析等。实验室检查结合病史、影像学检查等,可对急性肾衰竭作出诊断。

1. 血 Cr、血 Urea 等肾功测定　详见本章第一节。

2. 尿液检查　包括尿量、尿蛋白、尿比密、尿渗量、尿沉渣分析等(实验内容见前述)。

3. 电解质检查　对钠、钾、氯、磷、钙等进行检测,监测水、电解质平衡(实验内容见第七章)。

4. 血 pH 值检查　详见第七章。

三、结果判断与分析

(一) 首选实验

1. 血 Cr、Urea　急性肾衰竭一般是根据血 Cr 的绝对值或相对值的变化进行诊断。如血 Cr 绝对值每日平均增加 44.2μmol/L;或在 24~72 小时内相对增加 25%~100%。

2. 尿液检查　尿液理化性质等的变化是急性肾衰竭诊断的重要依据,如尿蛋白 +~++;沉渣分析可见肾小管上皮细胞、上皮细胞管型和颗粒管型;尿比重降低、渗透压下降等;尿钠增高,多在 20mmol/L~60mmol/L。

(二) 次选实验

1. 血电解质检查　血清钾浓度升高,常大于 5.5mmol/L;血钠正常或降低;血磷升高,可 >6.0mmol/L。

2. 血 pH 值检查　急性肾衰竭常伴有代谢性酸中毒,血 pH 值常低于 7.35,血 HCO_3^- 下降。

在鉴别诊断方面,首先应排除慢性肾功能不全基础上的急性肾衰竭;其次应除外肾前性和肾后性的原因。尿路超声可帮助排除尿路梗阻和慢性肾功能不全。确定为肾性后,还应鉴别是肾小球、肾血管或肾间质病变引起。必要时,作肾活检,这是重要的诊断手段。

第八节　慢性肾衰竭的实验室检查

慢性肾功能衰竭(chronic renal failure,CRF)简称慢性肾衰竭,是常见的临床综合征,指发生在各种慢性肾脏疾病(慢性肾小球肾炎最常见、其次为小管间质性肾炎、糖尿病肾病等)基础上,肾功能进行性减退而至衰竭。其主要临床表现为肾功能减退,代谢物潴留,水、电解质和酸碱平衡失调,以及与之相关的各种内分泌功能紊乱,预后严重。

一、实验室分析路径(图 4-8)

二、相关实验

慢性肾衰竭是各种肾脏疾病的最终结果,实验室检查对于慢性肾衰竭的诊断具有重要价值,而慢性肾衰竭的分期取决于实验室检查结果。

1. GFR 测定　GFR 是诊断肾衰竭和评估其程度的最主要检测指标。现临床常用

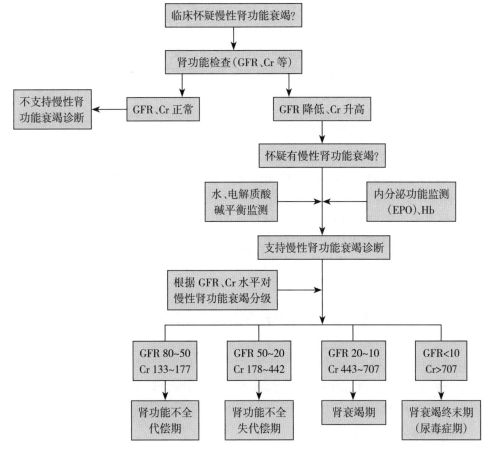

图 4-8　慢性肾功能不全实验室分析路径图
注：GFR（ml/min）表示肾小球滤过率；Cr（μmol/L）表示血肌酐

MDRD 简化公式计算 GFR 反映其水平（见本章第一节）。

2. 血 Cr、血 Urea 检查　见本章第一节。

3. 血 cystatin C 检查　见本章第一节。

4. 电解质、酸碱平衡的检测　见第七章。

三、结果判断与分析

（一）首选实验

1. 血 Cr、血 Urea 检测　对较为严重的晚期肾脏疾病患者宜采用血 Cr、Urea 或 GFR 作为诊断和评估肾功能的指标，特别是 GFR、血 Cr 常作为肾功能损害分级的指标。

2. GFR 检测　GFR 是诊断肾衰竭和评估其程度的最主要检测指标。现临床常用 MDRD 简化公式计算 GFR，见本章第一节。

3. 水、电解质紊乱

（1）水钠平衡：大多数 CRF 患者肾小管保留了重吸收 Na⁺ 的能力，而丧失了重吸收水及浓缩尿的能力。常出现低钠血症。

（2）高钾血症：高钾血症是 CRF 晚期的一个特征。尿毒症酸中毒时，血浆 H⁺ 向细胞内转移,K^+ 进入血浆;同时,远端小管中的 Na^+-H^+ 交换加强而抑制 Na^+-K^+ 交换,泌 K^+ 减少引起钾潴留。

（3）高磷血症和低钙血症:血磷浓度由肠道对磷的吸收及肾的排泄来调节。所以当肾功能减退时,可出现高磷和低钙血症,以及继发性甲状旁腺功能亢进。

（4）高镁血症:肾功能严重受损时,镁排出减少以及治疗用的镁制剂都可引起高镁血症。

4. 酸碱平衡紊乱及代谢性酸中毒 GFR 下降造成酸性代谢物（Urea、Cr 等）在体内蓄积,使血 HCO_3^- 下降,产生高 AG 的代谢性酸中毒。

（二）次选实验

1. 血 cystatin C 对肾功能损害较轻的早期肾脏疾病,临床应选择敏感性较高的血 cystatin C 作为早期监测指标。

2. 血促红细胞生成素（EPO） 尿毒症贫血的原因很多,EPO 的生成显著下降,血 EPO 水平绝对或相对不足是造成 CRF 贫血的主要原因,血 EPO 测定对于了解贫血原因以及指导治疗有较高的临床价值。目前临床上应用的检测方法主要是放射免疫法。

第九节　尿路感染的实验室检查

尿路感染（urinary tract infection,UTI）是指尿道内大量微生物繁殖而引起的尿路炎症。感染非单一疾病,而是一种临床综合征,根据感染部位可分为上尿路感染（如肾盂肾炎）及下尿路感染。诊断尿路感染最常用的方法是进行尿标本的细菌学检查及培养。

一、实验室分析路径（图 4-9）

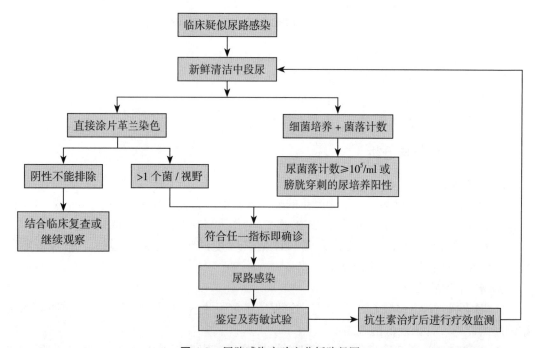

图 4-9　尿路感染实验室分析路径图

二、相关实验

尿路感染的诊断取决于实验室检查,尿培养及药敏试验对于尿路感染的诊断和治疗具有重要的指导意义。

(一) 直接涂片检查

对于临床怀疑淋病奈瑟菌、假丝酵母菌或结核分枝杆菌感染的标本可用无菌吸管吸取尿液 5~10ml 置无菌试管中,3000~4000r/min 离心 30 分,倾弃上清液,取沉渣涂片,革兰染色或抗酸染色后镜检。

(二) 细菌培养

1. 普通培养　将收集标本的容器轻轻旋转混匀,用定量接种环分别取尿液 1μl 涂抹接种血平板和麦康凯平板(或中国蓝平板),35~37℃培养 18~24 小时,观察结果。对从留置导尿管、耻骨上膀胱穿刺、直接导尿和已使用抗生素治疗的患者标本接种量应增加至 10μl。普通培养 18~24 小时无细菌生长时,应将所有的培养基继续培养 24 小时。

2. 特殊培养　对怀疑有厌养菌感染者应采用耻骨上膀胱穿刺采集标本,加种巧克力平板,置 5%CO_2 环境中培养 48 小时。检查淋病奈瑟菌、结核分枝杆菌感染时无需做定量培养,可将标本离心后取尿沉渣进行培养,以提高阳性率。

三、结果判断与分析

(一) 首选实验

细菌培养　其结果观察和评价如下:①菌落计数:计数平板上的菌落数,采用 1μl 接种量者,将菌落数乘以 10^3;采用 10μl 接种量者,将平板菌落数乘以 10^2,即为每 ml 尿液中所含有的细菌数(CFU/ml)。若菌落生长过多无法精确计数时,则报告≥10^5CFU/ml。②结果评价:一般认为,清洁中段尿标本中单种细菌菌落数≥10^5CFU/ml 可能为感染;<5×10^4CFU/ml 则可能为污染,两者之间需要根据具体情况进行评估。③阴性培养结果报告:培养 48 小时无菌落生长,即为阴性。接种 1ul 尿量者,应报告"培养 48 小时,菌落计数 <10^3CFU/ml";接种 10μl 尿量者,应报告"培养 48 小时,菌落计数 <10^2CFU/ml"。④阳性培养结果报告:无意义的阳性培养结果报告:纯培养报告"革兰×性×菌生长,菌落计数:××CFU/ml";混合菌生长报告"革兰×性×菌和革兰×性×菌混合生长"。有意义的阳性培养结果报告:报告菌落计数、细菌种属名称及标准抗菌药物敏感性试验结果。

(二) 次选实验

直接涂片检查法　由于其阳性检出率低,目前临床已较少使用。

第十节　典型病例分析

病例一
一般资料:
女性,50 岁,因乏力,多尿入院。

体格检查:

血压高、贫血貌,下肢水肿。端坐呼吸、颈静脉怒张、肺部干湿性啰音。

实验室检查:

Cr 501μmol/L,Urea 39.2mmol/L,Na$^+$ 129mmol/L,K$^+$ 6.6mmol/L,TCO$_2$ 13.1mmol/L。

讨论:

患者尽管有多尿症状,但血 Urea、Cr 水平均升高 4 倍多,为明显的氮质血症,同时伴高钾血症及代谢性酸中毒,提示肾功能严重损害。慢性肾功能障碍可由多种疾病引起,肾组织不可逆地进行性损害,若不透析或肾移植,其最终结果是相同的:肾脏的所有功能都会受到影响,直至死亡。慢性肾功能障碍涉及的主要临床生化特征有体内代谢终产物排泄障碍、钾代谢紊乱、水盐代谢紊乱、酸碱平衡紊乱以及钙磷代谢紊乱和 EPO 合成减少引起肾性贫血。结合病史支持慢性肾功能障碍诊断。

病例二

一般资料:

男性,44 岁,发热,临床出现脱水和少尿。

体格检查:

脱水貌,血压高,心率缓慢。其他无异常。

实验室检查:

Na$^+$ 142mmol/L,K$^+$ 6.2mmol/L,Cl$^-$ 115mmol/L,HCO$_3^-$ 16.3mmol/L,Urea 26.0mmol/L,Cr 154μmol/L,血渗透压 303mmol/kg,尿渗量 627mmol/kg。

讨论:

血清 Urea 显著增加并伴随血清 Cr 中等程度的升高可能意味着肾前性尿毒症的存在。发热患者分解代谢过度能引起血清 Urea 升高。尿渗量为 627mmol/kg 支持该诊断。若仅仅因脱水引起肾前性尿毒症,则尿渗量将会大大升高。低血清重碳酸盐和高 AG 表明有代谢性酸中毒。酸中毒将引起钾从细胞内向细胞外转移。结合病史支持肾前性肾衰竭伴高钾血症诊断。

病例三

一般资料:

患者,何某,女性,28 岁,入院前一周患上呼吸道感染,继而出现眼睑及双下肢水肿,尿中泡沫较多。入院尿常规:尿蛋白(++++)。

体格检查:

患者全身水肿,腹部重度移动性浊音。

实验室检查:

TP 55.01g/L,Alb 16g/L,总胆固醇 10.4mmol/L,甘油三酯 3.2mmol/L,24 小时尿蛋白定量 6.13g/dL。

讨论:

典型"三高一低"表现支持肾病综合征的诊断。由于肾小球滤过膜通透性改变,蛋白质滤过增加,形成大量蛋白尿;大量蛋白尿导致低蛋白血症,特别是白蛋白下降,使血浆胶体渗透压下降,水和电解质由血管内外渗到组织间隙,加上继发性醛固酮分泌增加,抗利尿激素分泌增加。利钠因子减少等因素作用下,进一步加重水肿。高胆固醇血症的发生,主要的原因是由于肝代偿性合成增加,其次是脂蛋白分解代谢减少。结合病史支持肾病综合征诊断。

病例四

一般资料:

15 岁男孩身体健康,学校体检发现蛋白尿。

体格检查:

无特殊异常。

实验室检查:

Cr 70μmol/L,Urea 4.2mmol/L,Na$^+$140mmol/L,K$^+$4.6mmol/L,尿蛋白 3.5g/24h,Alb 45g/L。

讨论:

初步怀疑无症状性蛋白尿。保持直立或脊柱前凸位置时发生体位性(直立性)蛋白尿机会较多,且男孩发病率高于女孩。该男孩连续 3 天复查 24 小时尿蛋白分别为 2.8g,3.9g,0.8g。但晨尿蛋白为 0.1g/L。卧位尿蛋白阴性证实此诊断。

结合病史支持体位性(直立性)蛋白尿诊断。

病例五

一般资料:

男性,39 岁,主诉腰痛。

实验室检查:

血清 Cr180μmol/L,24 小时尿量为 2880ml,尿 Cr5.4mmol/L。

问题:

1. 计算 Ccr 并评价其结果。

2. 尿量收集时间有错误,收集时间为 15 小时,对结果有何影响,如何解释?

讨论:

Ccr 可用公式计算:U 为尿 Cr 浓度,V 为每分钟尿量,P 为血浆或血清 Cr 浓度。一天有 1440 分钟,每分钟尿量 V=2880/1440=2.0ml/min。尿 Cr 与血清 Cr 单位必须相同,尿 Cr:U=5.4mmol/L=5400μmol/L,血清 Cr:P=180μmol/L。因此:UV/P=5400×2.0/180=60ml/min,低于正常参考值。

尿液收集为 14 小时而非 24 小时,每分钟尿量 V=2880/840=3.4ml/min,重新计算 Ccr=UV/P=5400×3.4/180=103ml/min。在正常参考值范围内。因此尿液的收集时间显著影响 Ccr 的计算。因尿液收集时间不当造成的计算错误是 Ccr 测定中最普通、最严重的错误。

(贾成瑶　李贵星)

主要参考文献

1. 王海燕.肾脏病学.北京:人民卫生出版社,2008.

2. 王吉耀.内科学.北京:人民卫生出版社,2005.

3. 周新.临床生物化学和生物化学检验.北京:人民卫生出版社,2007.

4. Burtis C A,Ashwood E R. Teitz Fundamental of Clinical Chemistry. 5th ed.W.B SAUNDERS COMPANY,2006.

5. Lothar Thomas.临床实验诊断学——实验结果的应用和评估.吕元,朱汉民,沈霞,等译.上海:上海科学技术出版社,2004.

6. 陈灏珠.实用内科学.北京:人民卫生出版社,2005.

7. 涂植光.临床检验生物化学.北京:高等教育出版社,2006.

8. 李艳.生物化学检验——理论与临床.北京:人民卫生出版社,2003.

第五章

内分泌功能与疾病

激素是内分泌细胞释放的高效能有机化学物质,经体液传送后,对其他细胞或器官的功能起兴奋或抑制的调节作用。内分泌学实际上是研究机体内各内分泌腺、组织和细胞所分泌的激素的一门科学。完整的内分泌疾病的诊断应包括功能诊断、病理诊断和病因诊断三个方面。一些典型的病例具有特殊的临床表现,对于疾病诊断可提供一定的线索,但是轻症或不典型病例因缺乏症状和(或)体征,早期识别并非易事,必须配合实验室检查,才能早期诊断、早期防治。

第一节　甲状腺功能的实验室检查

甲状腺是人体最大的内分泌腺体,其分泌的甲状腺激素是人体不可缺少的激素,对人体的各种代谢起着重要调节作用,对维持细胞生命活动至关重要。甲状腺疾病较常见的有甲状腺功能亢进症和甲状腺功能减退症。

一、实验室分析路径

实验室分析路径见图 5-1。

二、相关实验

实验室检查是甲状腺疾病诊断中必不可少的一项。甲状腺功能紊乱的实验室检查包括甲状腺功能状态的检查和病因学检查。制订合理的实验室诊断方案、病因分析方案及治疗监测方案,有效地利用实验室资源,正确解释、应用实验结果对甲状腺疾病早期、正确的诊断和治疗有十分重要的意义。

1. 促甲状腺激素　促甲状腺激素(thyroid stimulating hormone,TSH)由腺垂体分泌,一方面受下丘脑分泌的促甲状腺激素释放激素的促进性影响,另一方面又受到 T_3、T_4 反馈性的抑制性影响,两者互相拮抗,它们组成下丘脑 - 腺垂体 - 甲状腺轴。

检测方法包括放射免疫吸附法(RIA)、酶联免疫吸附法(ELISA)、电化学发光免疫分析法(ECLIA)。

第一代 TSH 测定的功能灵敏度为 1.0~2.0mIU/L,以 RIA 为代表,仅能区分正常甲状腺功能和甲状腺功能减退,但是无法区分甲亢和正常甲状腺功能。第二代 TSH 测定的功能灵敏度 0.1~0.2mIU/L,也称为敏感 TSH(sensitive TSH,s-TSH),以 IRMA 为代表,能区分正常人和轻度甲亢的 TSH 水平,但是不能区分明显的甲状腺功能亢进症患者及经过治疗后患

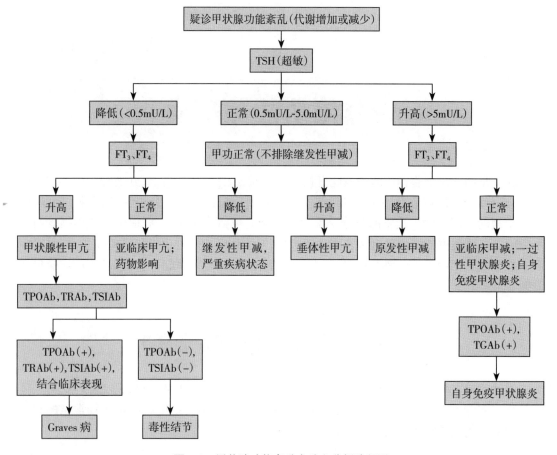

图 5-1 甲状腺功能紊乱实验室分析路径图

注:TPOAb:甲状腺过氧化物酶抗体;TRAb:促甲状腺激素受体抗体;TSIAb:甲状腺刺激性免疫球蛋白;TGAb:甲状腺球蛋白抗体

者 TSH 在其功能灵敏度以下的 TSH 浓度。第三代 TSH 测定也称为超敏 TSH(ultrasensitive TSH,u-TSH),以免疫化学发光法和时间分辨免疫荧光法为代表,u-TSH 的功能灵敏度为 0.01~0.02mIU/L,特异性高。对下丘脑 - 垂体正常者,TSH 的测定可以代替 TRH 兴奋试验以评估垂体被抑制的情况。

参考范围:RIA:0.30~4.40mIU/L;ELISA:0.6~4.0mIU/L;ECLIA:0.3~5.0mIU/L。

2. 甲状腺素和三碘甲状腺原氨酸 血清中的甲状腺素(thyroxine,T_4)全部为甲状腺分泌而来,故 T_4 是反映甲状腺功能状态的较好指标。在正常情况下,血液中 T_4 约 99.98% 与特异的血浆蛋白结合,包括甲状腺结合球蛋白(thyroxine-binding globulin,TBG,占 60%~75%)、前白蛋白(占 15%~30%)以及白蛋白(占 10%),仅 0.02% 为游离状态。

三碘甲状腺原氨酸(triiodothyronine,T_3)是甲状腺激素的活性形式,80% 以上的 T_3 是在外周组织中通过 T_4 脱碘而成的,仅 15%~20% 由甲状腺直接分泌而来。血清中 99.7% 的 T_3 与 TBG 结合,约 0.3% 为游离状态,但 T_3 不与甲状腺激素转运蛋白结合。结合型与游离型之和为总 T_4(TT_4)、总 T_3(TT_3)。

检测方法有放射免疫吸附法(RIA)和电化学发光免疫分析法(ECLIA)。

参考范围:TT_3:RIA:0.8~2.3nmol/L;CLIA:1.34~2.73nmol/L;ECLIA:1.3~3.1nmol/L。TT_4:RIA:40~140nmol/L;CLIA:6.09~12.86nmol/L;ECLIA:68~172nmol/L。

3. 游离甲状腺素、游离三碘甲状腺原氨酸 游离甲状腺素(free thyroxine,FT_4)、游离三碘甲状腺原氨酸(free triiodothyronine,FT_3):不受 TBG 的影响,直接反映甲状腺的功能状态。

检测方法有平衡透析法、放射免疫吸附法、化学发光法和电化学发光免疫分析法。

参考范围:FT_3:RIA:3.54~10.16pmol/L;CLIA:2.63~5.7pmol/L;ECLIA:3.6~7.5nmol/L。FT_4:RIA:9~25pmol/L;CLIA:9.01~19.5pmol/L;ECLIA:13.0~23.0pmol/L。

4. 反 T_3 T_4 在外周组织中,除经 5-脱碘酶作用外环脱碘形成 T_3 外,还有 55% 左右的 T_4 在内环5-脱碘形成反 T_3(reverse T_3,rT_3),血清中测得的 rT_3 主要(95%~98%)由 T_4 脱碘而来,rT_3 无生物活性,血清中 98% 的 rT_3 与 TBG 结合。故凡影响 TBG 的因素均可影响 rT_3 的浓度。

检测方法为放射受体分析法(radioreceptor assay,RRA)。

参考范围:0.46~0.78nmol/L。

5. 促甲状腺素受体抗体 促甲状腺素受体抗体(TSH receptor autoantibody,TRAb)是自身免疫性甲状腺疾病患者体内产生的一种自身抗体,为多克隆抗体,包括甲状腺刺激性抗体(thyroid stimulating antibody,TSAb)、甲状腺功能抑制性抗体(thyroid function inhibitory,TFIAb)和甲状腺生长刺激免疫球蛋白(thyroid growth immunoglobulin,TGI)可与甲状腺受体结合产生不同的生物学效应。

检测方法有 RIA、生物分析法、ELISA 法等。

参考范围:<10IU/L。

6. 抗甲状腺球蛋白抗体和抗甲状腺过氧化物酶抗体 抗甲状腺球蛋白抗体(anti-thyroglobulin antibody,TgAb)、抗甲状腺过氧化物酶抗体(anti-thyroid peroxidase antibody,TPOAb),是两种主要的甲状腺自身免疫抗体,来源于甲状腺内的淋巴细胞,是针对甲状腺球蛋白、甲状腺过氧化物酶等抗原产生的自身免疫抗体。它们多存在于自身免疫性甲状腺疾病(autoimmune thyroid disease,AITD)患者,是机体免疫功能紊乱的标志。

检测方法有放射免疫吸附法、电化学发光免疫分析法等。

参考范围:TPOAb:<34IU/ml。TgAb:RIA:<115IU/ml。

7. 甲状腺球蛋白 甲状腺球蛋白(thyroglobulin,Tg)是甲状腺滤泡上皮分泌的糖蛋白,每个 Tg 约有 2 个 T_4 和 0.5 个 T_3 分子,储存在滤泡腔中。血液循环中的 Tg 被肝脏的巨噬细胞清除。

检测方法有放射免疫法,电化学发光免疫分析法。

1994 年前欧共体基准局制订的 CRM-457 是国际甲状腺球蛋白测定的参考标准。但是由于使用抗体的差异,各个实验室之间的测定结果差异较大。国际临床化学会(NACB)2002年的临床指南指出:各个实验室应当建立各自的参考范围,检测方法的改变应及时通知临床医师。当新旧方法之间的检测误差大于 15% 时,实验室应重新测定。当样本中的 Tg 的浓度过高时会出现钩状效应,测值偏低。TgAb 的存在可能会干扰 Tg 的检测,即使使用单克隆抗体,这种干扰也不能排除。

参考范围:1.0~50.0μg/L。

8. 促甲状腺激素释放激素(thyrotropin releasing hormone,TRH)兴奋试验 ①方法:不必禁食,可活动。测定血 TSH 浓度作为基础浓度,静脉注射 TRH 400~600μg,之后 15 分钟、30

分钟、60 分钟、120 分钟分别抽血测定 TSH 浓度,并绘制出时间 -TSH 浓度曲线。结果:注射 TRH 后 20~30 分钟 TSH 的分泌达峰,峰值为 8.5~27.0mIU/L,若峰值在 60 分钟以后出现为延迟反应。②影响因素:TRH 兴奋试验不受碘剂的影响。雌激素、茶碱、抗甲状腺药物可增强垂体对 TRH 的反应。皮质醇、左旋多巴可减弱垂体对 TRH 的反应。试验前应停用上述药物 2 周。

三、结果判断与分析

(一)首选实验

1. 血清 TSH TSH 是目前评价甲状腺功能最常用、最可靠、最灵敏的检测项目。TSH 是诊断甲减的最灵敏的指标,其使用价值与其他四项甲状腺功能指标相比依次为:$TSH>FT_4>TT_4>FT_3>TT_3$。对早期甲亢诊断和预测复发的符合率依次为:$TSH>FT_3>FT_4>TT_3>TT_4$。目前 TSH 的测定已经基本可取代 TRH 兴奋试验和 T_3 抑制试验。

2. 血清 TT_3、TT_4 测定 TT_3 和 TT_4 可以直接了解甲状腺功能,但是由于两者的水平受血中甲状腺结合球蛋白浓度的影响,限制了其临床应用价值。现在临床上大多情况下应用 FT_3、FT_4 的检测代替 TT_3、TT_4。但是对于 T_3 型或 T_4 型甲亢有其特殊的作用。

3. 血清 FT_3、FT_4 FT_3、FT_4 在血中以游离状态存在,代表组织中甲状腺激素的水平,与机体代谢状态一致,并且不受甲状腺结合球蛋白的影响。用于诊断甲亢、甲减,监测治疗过程中的甲状腺功能。通常情况下 FT_3、FT_4 与 TT_3、TT_4 的变化一致。甲亢时 FT_3、FT_4、TT_3、TT_4 升高,甲减时 FT_3、FT_4、TT_3、TT_4 降低。诊断甲亢时,FT_3、FT_4 的价值高于 TT_3 和 TT_4。FT_4 是诊断甲减的较灵敏的指标,价值优于 FT_3。在甲亢治疗过程中,FT_3 是疗效观察的较好指标,价值优于 FT_4。

(二)次选实验

1. 血清 Tg Tg 是预示肿瘤残留和复发的标志物,测定血清 Tg 的含量有助于预后判断和监测治疗效果。临床上对分化型甲状腺癌患者的随访发现,测定 Tg 含量诊断分化型甲状腺癌复发或转移有着较高的敏感性和特异性。但是由于检测方法灵敏度等原因,Tg 的阴性不能排除复发或转移。亚急性甲状腺炎时,Tg 水平明显升高,炎症控制后,Tg 很快恢复正常。某些无痛性甲状腺炎患者的 Tg 水平可能持续性增高。由于结节性甲状腺肿有 Tg 水平的上升,在良性结节病中不能通过 Tg 的测定来筛查较少见的恶性肿瘤。

2. TgAb 和 TPOAb 流行病学调查显示人群中 TgAb 和 TPOAb 的阳性率分别为 3%~11.5% 和 10%~15%,随着年龄的增加两者的阳性率会增加,30~40 岁分别为 11.9% 和 11.8%,60~70 岁分别为 22.4% 和 20.2%,并且女性显著高于男性,但滴度较低。桥本甲状腺炎患者 TgAb 和 TPOAb 的阳性率分别为 80%~90%、90~100%。Graves 病患者两者分别为 50%~70%、50%~80%。

3. 促甲状腺素受体抗体 见本章第二节。

4. rT_3 rT_3 主要用于观察甲状腺激素的外周代谢情况。甲亢时 TT_4 升高,rT_3 也升高;甲减时 TT_4 降低,rT_3 下降;TT_3 和(或)TT_4 下降,rT_3 异常升高则支持非甲状腺病态综合征的诊断,可能是因为外周 5' 脱碘酶活性下降,造成其功能异常。

5. TRH 兴奋试验 TRH 由下丘脑合成,其作用是促进垂体合成和分泌 TSH。静脉注射 TRH 后,测定血中 TSH 浓度的变化,可以观察垂体对 TSH 的反应性并了解 TSH 的储备能力,本检查是研究下丘脑 - 垂体 - 甲状腺轴功能的重要方法。

（三）常见疾病的实验室诊断标准

1. 甲状腺性甲亢　TSH 降低（一般 <0.1mIU/L），TT_4、FT_4、TT_3、FT_3 增高。T_3 型甲亢时仅有 TT_3、FT_3 升高。Graves 病的 TRAb 滴度常升高。

2. 继发性甲亢　TSH 升高，TT_4、FT_4、TT_3、FT_3 升高。

3. 原发性甲减　血清 TSH 增高，TT_4、FT_4、TT_3、FT_3 降低。

4. 继发性甲减　血清 TSH 降低，TT_4、FT_4、TT_3、FT_3 降低。

第二节　甲状腺功能亢进与实验室检查

甲状腺功能亢进症（hyperthyroidism）简称甲亢，指由于各种原因引起的机体内甲状腺激素分泌过多导致的以代谢亢进和神经、循环、消化等系统兴奋性增高为主要表现的一组综合征。按病因可分为甲状腺性甲亢、垂体性甲亢、其他类型甲亢等。甲状腺性甲亢以 Graves 病（Graves disease, GD）最为常见。

一、实验室分析路径

实验室分析路径见图 5-2。

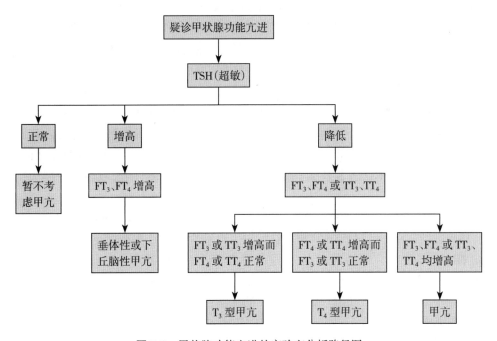

图 5-2　甲状腺功能亢进的实验室分析路径图

二、相关实验

见本章第一节。

三、结果判断与分析

（一）首选检查

1. 促甲状腺激素（TSH） 对早期甲亢诊断和预测复发的符合率依次为：TSH> FT_3 > FT_4 > TT_3 > TT_4。

2. 血清 FT_3、FT_4 在甲亢诊断上，FT_3、FT_4 的价值高于 TT_3 和 TT_4。在甲亢治疗过程中，FT_3 是疗效观察的较好指标，价值优于 FT_4。

3. 血清 TT_3、TT_4 现在临床上大多情况下应用 FT_3、FT_4 的检测代替 TT_3、TT_4。但是对于 T_3 型或 T_4 型甲亢有其特殊的作用。

（二）次选实验

1. 血清 rT_3 rT_3 血中浓度的变化与 TT_3、TT_4 维持一定比例，尤其与 T_4 变化一致，可作为了解甲状腺功能的指标。甲亢初期或复发早期可仅有 rT_3 升高。重症营养不良或某些全身性疾病时，rT_3 明显升高，而 TT_3 明显降低，为诊断非甲状腺病态综合征的重要指标。

2. TRAb ①诊断 GD：未经治疗的 GD 患者，TSAb 检测的灵敏度（85%~100%）高于 TBⅡ检测（75%~96%）。②判定抗甲状腺药物治疗 GD 的疗效、预测复发：甲亢患者使用抗甲状腺药物后，TRAb 的滴度下降，说明治疗有效。目前认为 GD 经抗甲状腺药物治疗后，若 TRAb 大于 10IU/L，对提示复发有较高的预测价值。但是大多患者经过治疗后 TRAb 滴度降低，故对复发的预测作用受到限制。③诊断 Graves 眼病（Graves ophthalmopathy，GO）：GO 与 GD 甲亢密切相关。TSAb 滴度可反映 GO 患者眼部病变程度，GO 患者 TSAb 明显高于非 GO 的 GD 患者，且严重者常有高滴度的 TSAb。④预测新生儿和哺乳儿甲状腺功能紊乱：妊娠妇女患 GD 时，母亲 TRAb 常为阳性，并能通过胎盘进入胎儿，引起新生儿甲亢。TRAb 最好在怀孕 3 个月时测定，妊娠中晚期 TRAb 的阳性率会降低。TRAb 能从乳汁中分泌，甲状腺功能正常，但是 TRAb 阳性的妇女若进行哺乳，也会导致婴幼儿甲亢。新生儿甲亢的 TRAb 来源于母体，非自身产生，随着时间的延长，TRAb 可自行降解，其甲亢症状也将逐渐缓解，所以不经治疗，大多在出生后 1~3 个月自行缓解，无复发。若新生儿有 GD，其 TRAb 可能持续性阳性，症状不能自行缓解。⑤检测 GD 患者亲属 GD 发病的倾向：由于 GD 有遗传倾向，GD 患者亲属中如测得 TRAb 或 TSAb 阳性者，以后有发展为明显的 GD 的可能。

3. TgAb 和 TPOAb 有 50%~90% 的 Graves 眼病患者伴有滴度不等的 TgAb 和 TPOAb，在持续高滴度的 TgAb 和 TPOAb 常预示日后发生自发性甲减的可能性较大。

4. TRH 兴奋试验 ①诊断甲亢：典型的甲亢患者甲状腺激素水平升高，抑制了垂体对 TRH 的反应，故甲亢患者对 TRH 兴奋试验无反应。但随着 sTSH 和 uTSH 的应用，此试验已少用于典型甲亢的诊断。②甲亢缓解和复发的预测：在使用抗甲状腺药物治疗甲亢后，若对 TRH 有反应则提示下丘脑 - 垂体 - 甲状腺轴的功能可恢复，甲亢的复发性较小。

（三）常见疾病的实验室诊断标准

血清中 FT_3、FT_4 增高或 TT_3、TT_4、TSH 降低（≤0.1mIU/L）者符合甲亢，仅 FT_3 或 TT_3 增高而 FT_4 或 TT_4 正常可考虑为 T_3 型甲亢；仅 FT_4 或 TT_4 增高而 FT_3 或 TT_3 正常可考虑为 T_4 型甲亢；血 TSH 降低，FT_3、FT_4 正常，符合亚临床型甲亢的诊断。

轻微的甲状腺激素谱的变化应排除非甲状腺病态综合征的诊断。

第三节　甲状腺功能低下与实验室检查

甲状腺功能减退症(hypothyroidism)简称甲减,指机体甲状腺激素合成、分泌或生物学作用降低导致的全身性低代谢综合征。按病因分为原发性甲状腺功能减退症、继发性甲减和甲状腺激素不敏感综合征等。

一、实验室分析路径

实验室分析路径见图 5-3。

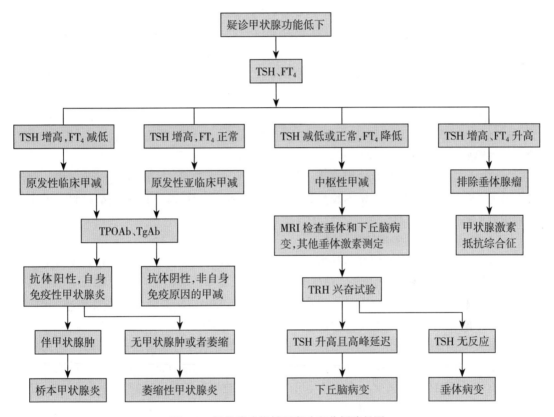

图 5-3　甲状腺功能低下实验室分析路径图

二、相关实验

见本章第一节。

三、结果判断与分析

(一) 首选实验

1. TSH　TSH 是诊断甲减的最灵敏的指标,其使用价值与其他四项甲状腺功能指标相比依次为:TSH>FT₄>TT₄>FT₃>TT₃。当 TSH≥5.0mIU/L,应加测 FT₃、FT₄、TPOAb、TgAb,以早期明确亚临床型甲减或自身免疫性甲状腺疾病(AITD)的诊断。也是新生儿甲减的主要筛查指标。

2. 血清 FT_3、FT_4　甲减患者一般两者均下降,轻型甲减、甲减初期多以 FT_4 下降为主,亚临床甲减 FT_3、FT_4 均正常。

3. TgAb 和 TPOAb　TgAb 和 TPOAb 用于鉴别自身免疫性甲状腺疾病和非自身免疫性甲状腺疾病。化学发光免疫分析(chemiluminescence immunoassay,CLIA)法检测两种抗体的结果显示:抗 TPOAb 水平 >300IU/ml 和(或)抗 TgAb 水平 >90IU/ml 时,诊断为自身免疫性甲状腺疾病(本书指桥本甲状腺炎、GD);抗 TPOAb 水平 >3000IU/ml 和(或)抗 TgAb 水平 >300IU/ml 时,诊断为桥本甲状腺炎。放射免疫吸附法 TPOAb>20% 和(或)TgAb>30% 时,诊断为自身免疫性甲状腺疾病(本书指桥本甲状腺炎、GD);当患者 TPOAb≥50% 和(或)TgAb≥50% 时,诊断为桥本甲状腺炎。不同类型的自身免疫性甲状腺疾病甲状腺受损程度不同,故可以通过 TgAb、TPOAb 滴度的不同加以判断。滴度高低的一般规律:桥本甲状腺炎 >Graves 病 > 非自身免疫性甲状腺疾病。亚临床甲减的患者若存在 TgAb 和 TPOAb,预示着病因为 AITD,进展为临床型甲减的可能性较大。GD 患者若存在较高滴度的此两种抗体,预示发生自发性甲减的可能性较大。

(二)次选实验

1. 血清 TT_3、TT_4　较重甲减患者血 TT_3、TT_4 均降低,而轻型甲减的 TT_3 不一定下降,TT_4 较 TT_3 敏感。

2. TRH 兴奋试验　原发性甲减患者甲状腺激素水平降低,对 TRH 反应性增强。继发性甲减者,若病变在下丘脑呈延迟反应,若病变在垂体,多无反应。TRH 兴奋试验也可用于甲减患者的病情追踪观察。

(三)常见疾病的实验室诊断标准

成年型甲减、亚临床型甲减的诊断标准多采用美国甲状腺病学会(1990)颁布的实验室检查标准。但美国临床内分泌学会和英国皇家内科医师学院及欧洲甲状腺病学会都有自己不同的诊断标准。原则是 TSH 为一线指标。如 TSH>5.0mU/L,要考虑原发性甲减的可能。但单凭一次的血清 TSH 测定不能诊断为甲减,必要时可加做 FT_3、FT_4 等指标,对临界性 TSH 值要注意复查。临床上无甲减表现,但 TSH 升高,伴或不伴 FT_4 下降,一般可诊断为亚临床甲减(原发性)。继发性垂体性甲减的诊断标准是 TSH、TT_3、TT_4 同时下降。而下丘脑性甲减的诊断有赖于 TRH 兴奋试验。筛查新生儿甲减的标准与临床型甲减的诊断标准不同,其血清 TSH 的临界值一般定为 20mIU/L。

轻微的甲状腺激素谱的变化应排除非甲状腺病态综合征的诊断。

第四节　肢端肥大症与实验室检查

肢端肥大症(acromegaly)一般是指由于生长激素(growth hormone,GH)持久过度分泌所引起的一种疾病,过多分泌 GH 发生于骨骺愈合之前及之后分别称为巨人症和肢端肥大症。过量的 GH 多来源于垂体良性的肿瘤。易见的疾病特征性表现为渐进性的骨骼生长,手足增大,皮肤增厚,颜面粗糙等。

一、实验室分析路径

实验室分析路径见图 5-4。

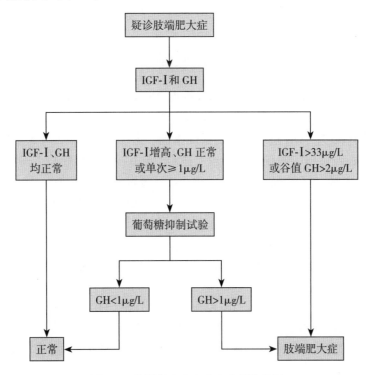

图 5-4 肢端肥大症实验室分析路径图

二、相关实验

肢端肥大症的诊断是在了解临床症状、体征的基础上针对性地选择相关指标进行检查。血清生长激素和胰岛素样生长因子水平是其诊断的依据。

1. 生长激素 促进骨及软骨的生长,从而使躯体增高。一般用血清标本,常用放射免疫吸附法检测,峰值达 2~40μg/L,谷值多 <0.2μg/L。但放射免疫吸附法检测的是 GH 的免疫反应性水平,不是生物活性。GH 要发挥生物效应必须与其特异性受体结合。用免疫放射受体法检测的结果能更好地反映 GH 的生物活性,灵敏度 0.5μg/L。免疫荧光或免疫发光测定的灵敏度达 0.005~0.01μg/L。

2. 胰岛素样生长因子 -I 胰岛素样生长因子 -I(insulin-like growth factor-I,IGF-I)依赖于 GH,可促进体外培养的多种细胞增殖,促进蛋白质和 DNA 合成。机体许多组织细胞均能自分泌和旁分泌 IGF-I。一般用血清标本,常用放射免疫吸附法检测。

3. IGF 结合蛋白 -3 IGF 结合蛋白 -3(insulin-like growth factor binding protein-3,IGFBP-3)常用放射免疫吸附法检测,正常成人血 IGFBP-3 为 2~4mg/L。

4. 24 小时尿 GH 和 IGF-I 检测 24 小时尿标本中 GH 和 IGF-I 的量。

5. 口服葡萄糖抑制试验 口服葡萄糖抑制试验是临床确诊肢端肥大症和巨人症的最常用试验。

三、结果判断与分析

(一) 首选实验

1. 生长激素　人 GH 呈脉冲式分泌,具有昼夜节律分泌特征,每日有 5~10 个分泌峰,GH 在血中半衰期为 20~25 分钟,受进食、睡眠、运动、应激、代谢及生长发育影响,在运动、应激状态时,血 GH 值偏高,其中以女性明显。肢端肥大症患者 GH 分泌丧失昼夜节律,但仍保持脉冲式分泌,脉冲分泌峰频率增多 2~3 倍,但血 GH 基础值比正常人升高数倍至数十倍,多在 1μg/L 以上。但仅一次血 GH 测定不能作为诊断或排除的依据。

2. IGF-I　血 IGF-I 半衰期长,24 小时浓度变化小,不受采血时间、进餐、睾酮、地塞米松等的影响,是反映慢性 GH 过度分泌的最优指标。正常人血清 IGF-I 水平随年龄、性别而变化,测定结果必须与相应的正常值比较。血 GH 与 IGF-I 呈对数关系,对于病情较轻者,血 GH 仅稍升高,但血 IGF-I 多明显增高。血 IGF-I 测定影响因素较多,取血后应及时分离,储存和转运应恰当,测定前应去除 IGF-I 结合蛋白,否则易出现假阳性或假阴性。常见影响因素:①青春期者血 IGF-I 较高,而轻度老年人肢端肥大症患者血 IGF-I 可在正常范围。②控制不良的糖尿病患者,因为肝脏受刺激产生 IGF-I 增多,故血 IGF-I 升高。③营养不良、饥饿及肝病时血 IGF-I 下降。④妊娠妇女血 IGF-I 升高可达正常的 2~3 倍。

(二) 次选实验

1. IGFBP-3　血 IGFBP-3 是由 GH 和血 IGF-I 诱导产生,在肢端肥大症活动期,血 IGFBP-3 升高。葡萄糖抑制试验中,患者虽血 GH 和 IGF-I 被抑制,但 IGFBP-3 仍升高。在判断疾病是否在活动期以及手术疗效方面,血 IGFBP-3 比血 IGF-I 更有价值。肢端肥大症病情活动时血 IGFBP-3 常 >10mg/L。

2. 24 小时尿 GH 和 IGF-I　24 小时尿 GH 能反映一段时间内 GH 分泌量,避免血 GH 脉冲分泌影响,与血 IGF-I 呈正相关。肢端肥大症患者 24 小时尿 GH 和 IGF-I 排泌量明显升高。

3. 口服葡萄糖抑制试验　方法:患者口服 75g(美国临床内分泌协会 AACE 推荐)或 100g(国内常用)葡萄糖,分别于服糖后 0 分钟、30 分钟、60 分钟、90 分钟、120 分钟采血测 GH。正常人服糖 120 分钟后,GH 降至 2μg/L 或以下,男性 <0.05μg/L,女性 <0.5μg/L,男性比女性降低更显著。多数肢端肥大症患者血 GH 对葡萄糖无反应,或仅部分抑制甚至升高,当血 GH 在 1~3μg/L 的活动性肢端肥大症患者不能采用血 GH 降至 2μg/L 或以下的诊断标准。

(三) 常见疾病的实验室诊断标准

1. 血清 GH 谷值 GH>2μg/L 可实验室诊断肢端肥大症。当行口服葡萄糖抑制试验时,当血糖峰值超过空腹的 50%,如果 GH 谷值 >1.0μg/L,判断为肢端肥大症。

2. 血 IGF-I 高于同年龄、同性别正常人水平 2 个标准差,判断为血 IGF-I 升高,一般成年人血 IGF-I 浓度超过 333μg/L 可确诊肢端肥大症。若患者临床上有肢端肥大,但血 IGF-I 正常,应怀疑有 IGF-I 结合蛋白缺乏、GH 分泌瘤栓塞、病情处于非活动期或为类肢端肥大症。

第五节　尿崩症与实验室检查

尿崩症(diabetes insipidus)是指精氨酸加压素(arginine vasopressin,AVP)[又称抗利尿激素(antidiuretic hormone,ADH)]缺乏,或肾脏对 ADH 不敏感导致肾小管吸收水的功能障碍,从而引起多尿、烦渴、多饮与低比重尿和低渗尿为特征的一组综合征。由 ADH 缺乏引起者称为中枢性尿崩症,由肾脏对 ADH 不敏感引起者则称为肾性尿崩症。尿崩症可发生于任何年龄,但以青少年为多见。男性多于女性,男女比例约为 2∶1。

一、实验室分析路径

实验室分析路径见图 5-5。

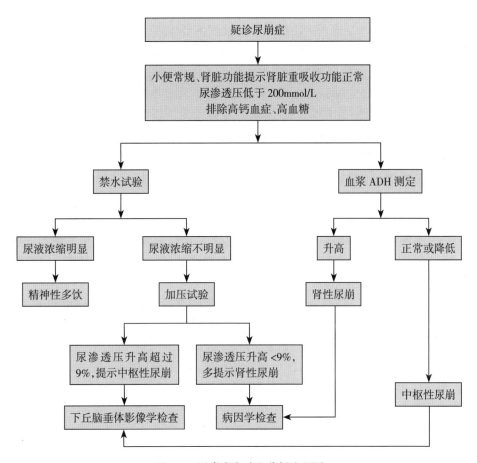

图 5-5 尿崩症实验室分析流程图

二、相关实验

尿崩症的诊断及病因判别需要在了解患者详细的病史、临床症状及体征的基础上进行实验室检查。尿崩症确诊依赖实验室检查。

（一）尿比重 / 渗透压

随意尿，立即检测。

（二）血肌酐、电解质及血渗透压

见第七章和第九章。

（三）抗利尿激素测定

抗利尿激素（ADH）是由下丘脑的室上核和室旁核的神经细胞分泌的 9 肽激素。目前 ADH 测定多采用放射免疫法，标本为空腹静脉血浆或血清。正常人在随意饮水状况下血浆 ADH 基础值为 1.9~5.7pg/ml，禁水后可升高达 3~5 倍。

（四）动态 / 功能试验

1. 禁水试验　正常人禁止饮水一定时间后，体内水分减少，血浆渗透压升高，ADH 分泌增加而导致尿液浓缩，尿比重及尿渗透压升高，而尿崩症患者由于 ADH 缺乏或肾脏对 ADH 不敏感，尿液浓缩无明显变化。

方法：本试验须在严密观察下进行。患者在试验前 24 小时停用抗利尿激素药物，试验当日零时起禁用茶、咖啡及烟酒。在禁水前先检测患者体重、血压、血电解质、血渗透压、尿量及尿比重或尿渗透压。禁水时间 8~12 小时，期间每小时测定体重与血压，每 2 小时排尿测定尿量、尿比重或渗透压，必要时测定血电解质及血渗透压。如患者体重下降 >5%，或体重下降 >3% 且血渗透压 >300mmol/L，则必须立即停止试验并饮水。

2. 加压试验　禁水一定时间待尿液浓缩至最大渗透压而不能再上升后，再注射加压素。观察注射加压素后机体尿液浓缩情况的变化。

方法：当禁水试验中连续两次尿渗透压相差 <30mmol/L，且继续禁水尿渗透压不再增加时（已达到高峰平顶），即测定血浆渗透压，并皮下注射 ADH 5U。分别在注射后 1 小时和 2 小时测定尿渗透压，必要时测定血渗透压及血电解质。

3. 高渗盐水试验　正常人静脉滴注高渗盐水后，血浆渗透压升高，ADH 大量释放，尿量明显减少，尿比重增加。尿崩症患者滴注高渗盐水后尿量不减少，尿比重不增加，但注射加压素后，尿量明显减少，尿比重明显升高。本试验对高血压与心脏病患者有一定危险，需要严密监控，目前已较少应用。

方法：患者于试验日零时后禁水 5~12 小时，同时禁茶、咖啡、烟酒。试验前 1 小时内按 20ml/kg 饮水，并于首次饮水 30 分钟后排空膀胱，此后每 15 分钟留尿一次。如计算尿量 >5ml/min，可继续该试验，否则应终止试验。留尿后以 0.25ml/（kg·min）的速度静脉滴注 2.5% 氯化钠溶液 45 分钟，开始滴注后每 15 分钟留尿一次，共留尿 3 次。如滴注盐水后尿量不减，可静脉注射 ADH0 1U，继续观察尿量及尿比重或尿渗透压。

三、结果判断与分析

（一）首选实验

1. 尿比重 / 渗透压　尿崩症患者尿比重常低于 1.005，尿渗透压一般低于 200mmol/L。

2. 血肌酐、电解质及血渗透压　尿崩症患者的血肌酐、血电解质一般都位于正常范围内，血渗透压通常 <295mmol/L。

（二）次选实验

1. 精氨酸加压素测定　肾性尿崩症患者血浆 ADH 基础值即显著升高，而中枢性尿崩症 ADH 基础值则显著降低,禁水后亦无显著变化。血浆 ADH 测定可以对体内 ADH 进行精确的定量分析。

2. 动态 / 功能试验

(1) 禁水试验:正常人禁水后尿量明显减少,尿比重通常会超过 1.020,尿渗透压超过 800mmol/L,并不出现明显失水。而尿崩症患者禁水后尿量仍多,尿比重通常小于 1.010,尿渗透压不超过血浆渗透压。但部分症状较轻患者可能仍存在一定的 ADH 分泌或对 ADH 的反应性,因此尿比重可大于 1.015,但一般不超过 1.020。本法简单易行,但禁水后尿液最大浓缩能力除受 ADH 影响外,还取决于肾髓质的高渗状态,因此单纯依靠禁水后最大尿比重或尿渗透压来诊断尿崩症是不可靠的。

(2) 加压试验:正常人禁水后体内已有大量 ADH 释放,注射外源性 ADH 不能使尿液进一步浓缩,因此禁水一定时间后注射加压素,非尿崩症患者尿渗透压升高幅度不大,一般不超过 5%。中枢性尿崩症患者因血中 ADH 绝对缺乏,故注射 ADH 后较注射前尿渗透压至少增加 9% 以上,增加程度与 ADH 缺乏程度相关,完全中枢性尿崩症患者尿渗透压一般可升高 50% 以上,部分性中枢性尿崩症患者尿渗透压升高幅度在 9%~50%。但肾性尿崩患者肾脏对 ADH 不敏感,故在禁水后尿液不能浓缩,注射加压素后仍无反应。精神性多饮与部分性尿崩症患者可能存在一定的交叉,需注意鉴别。本法简单可靠,但在禁水过程中患者可能出现严重脱水,因此必须在严密观察下进行。禁水 - 加压素试验结果解释见表 5-1。

表 5-1　禁水 - 加压素试验结果解释

尿渗透压(mmol/L)		诊断
禁水后	注射加压素后	
>750	>750	正常 / 精神性多饮
<300	>750	中枢性尿崩症
<300	<300	肾性尿崩症
300~750	<750	部分性尿崩症 / 精神性多饮

(3) 高渗盐水试验:中枢性尿崩症对高渗盐水反应不明显,但对血管加压素反应良好,肾性尿崩症对两者均无反应。正常人与精神性多饮对高渗盐水反应良好,尿比重及尿渗透压显著升高,尿比重一般大于 1.020,尿渗透压大于 750mmol/L。

(三)常见疾病的实验室诊断标准

尿崩症患者常有尿量大量增加、高钠血症、尿比重和尿渗透压降低;禁水试验后尿量仍多,尿比重通常小于 1.010,尿渗透压不超过血浆渗透压。中枢性尿崩症患者加压试验后较注射前尿渗透压至少增加 9% 以上。完全中枢性尿崩症患者尿渗透压一般可升高 50% 以上,部分性中枢性尿崩症患者尿渗透压升高幅度在 9%~50%;肾性尿崩症加压试验后,尿量、尿渗透压无反应。

第六节　皮质醇增多症与实验室检查

皮质醇增多症又称库欣综合征(Cushing syndrone)是肾上腺皮质疾病中最常见的一种,

由多种原因引起肾上腺皮质分泌过多的糖皮质激素(主要为皮质醇)所致。皮质醇增多症按病因可分为 ACTH 依赖性和非依赖性皮质醇增多症两大类。主要临床表现为满月脸,多血质面容,向心性肥胖,皮肤紫纹,痤疮,高血压和骨质疏松等。肾上腺的病变可为增生、腺瘤或癌。儿童患者癌较多。

一、实验室分析路径

实验室分析路径见图 5-6。

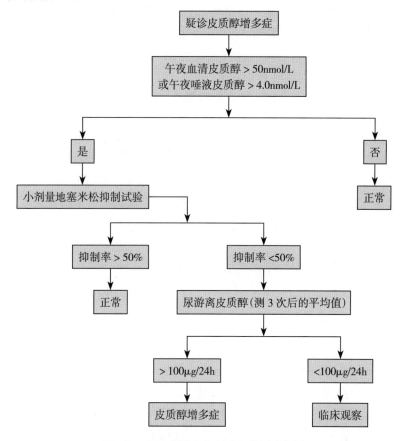

图 5-6 皮质醇增多症实验室分析路径图

二、相关实验

皮质醇增多症的诊断包括功能诊断和病因诊断,尽管部分皮质醇增多症患者有典型的临床症状和体征,但明确的诊断及病因诊断要依靠实验室检查的支持。

1. 血皮质醇 皮质醇是肾上腺皮质分泌的一种类固醇激素,在生理状态下,89% 以上的循环血中的皮质醇与皮质类固醇结合球蛋白(corticosteroid binding globulin,CBG)和白蛋白相结合,其中大部分与 CBG 结合,皮质醇的降解主要在肝脏。

标本要求:血清或肝素、EDTA 或枸橼酸钠抗凝的血浆均可。用枸橼酸钠抗凝的血浆测定结果要比用肝素、EDTA 抗凝的血浆低 10% 左右。标本在室温下放置不宜超过 8 小时,2~8℃下放置不宜超过 48 小时。超过 48 小时不能检测的标本应置 −20℃以下保存,避免反复冻融。

检测方法:放射免疫分析法、发光免疫分析和电化学发光免疫分析。

参考范围(ECLIA):上午8时:147.3~609.3nmol/L;下午4时:64~340nmol/L;午夜12时:≤165.6nmol/L。

2. 尿游离皮质醇　标本要求用24小时尿,加10ml甲苯防腐混匀,量尿液总体积(ml),再取混匀尿液约20ml准备用于萃取提纯。室温下放置不宜超过8小时,2~8℃下放置不宜超过3天,标本禁用叠氮钠防腐。

检测方法为放射免疫分析法和高效液相色谱法等。

参考范围(ECLIA):5~165nmol/24h。

3. 尿17-羟皮质类固醇　检测方法为比色法。标本:24小时尿。参考范围:成年男性13.8~41.4μmol/24h,成年女性11~28μmol/24h。

4. 尿17-酮皮质类固醇　检测方法为化学显色法和气相色谱法。标本:24小时尿。参考范围:成年男性28.5~61.8μmol/24h,成年女性20.8~52.1μmol/24h。

5. 唾液皮质醇(salivary cortisol,SC)　检测方法为放射免疫分析法、酶免疫分析法、电化学发光免疫分析法等。标本收集当天受检者应戒烟,停用甘草制剂和咀嚼烟草;标本收集前3小时不刷牙;禁饮禁食15~20分钟,清水漱口后,静息,弃去第一口唾液,将唾液收集器中的棉棒置于舌下,待唾液自然流入,防止混入水、血及痰,使棉棒饱和。唾液标本在室温下可储存7天,5℃下储存3个月,−20~80℃下储存1年。室温下储存1个月,浓度降低9.2%(95%可信区间3.8%~14.3%),冻融次数在4次以内并不影响其浓度。影响因素:使用皮质激素类药物如抑郁症患者、糖尿病患者、高血压患者及患牙龈炎、口腔溃疡、口腔有伤者。

6. 促肾上腺皮质激素　促肾上腺皮质激素(adreno-cortico-tropic-hormone,ACTH)是维持肾上腺正常形态和功能的重要激素。它的合成和分泌是腺垂体在下丘脑促皮质素释放激素(CRH)的作用下,在腺垂体嗜碱性粒细胞内进行的。标本要求用血浆。血浆用塑料管分装,不应用玻璃试管。冰水送检,送检后立即检测。

检测方法为放射免疫分析法、免疫放射分析法、发光免疫分析和电化学发光免疫分析法等。

参考范围:0~18.9pmol/L。

7. 硫酸脱氢表雄酮测定　硫酸脱氢表雄酮(dehydroepiandrosterone sulfate,DHEA-S)主要来源于肾上腺皮质网状带,女性几乎全部来自肾上腺皮质,男性95%来源于肾上腺。DHEA-S有极微弱的雄激素活性,几乎不显示任何的昼夜节律波动。

检测方法为放射免疫分析法、电化学发光免疫分析法。

参考范围(ECLIA):男性:0.44~13.4μmol/L;女性:0.26~11.0μmol/L;儿童:0.01~16.5μmol/L。

8. 动态/功能试验　小剂量地塞米松抑制试验、大剂量地塞米松抑制试验、美替拉酮试验、CRH兴奋试验。

9. 其他检测　血细胞分析、血电解质及血气分析和糖耐量试验等。

三、结果判断与分析

(一) 首选实验

1. 血皮质醇分析　午夜血皮质醇水平波动在280~740nmol/L,则诊断皮质醇增多症的特异性可达 98%。午夜血皮质醇水平易受各种应激因素影响,波动较大,疾病早期常在正常范围,假阴性多,单次测定意义不可靠。皮质醇增多症患者皮质醇的分泌通常失去正常的昼夜节律,即晨间分泌高于正常,午夜的分泌不低于正常或高于午后的分泌水平。血皮质醇昼夜节律消失为筛选库欣综合征敏感性最强的检测指标,对于血皮质醇节律,三点法(8:00,16:00,24:00)敏感性高于两点法(8:00,16:00 或 8:00,24:00)。影响因素:口服雌激素、避孕药,或妊娠、情绪紧张、疼痛、焦虑、抑郁等情况下血皮质醇水平往往增高。在使用泼尼松龙、甲泼尼龙或泼尼松治疗的患者会出现假性皮质醇升高。美替拉酮试验可导致 11- 脱氧皮质醇升高,由于交叉反应也可出现假性皮质醇升高。患 21- 羟基酶缺损的患者,体内 21-脱氧皮质醇升高,因而可出现皮质醇升高。

2. 小剂量地塞米松抑制试验　①1mg 地塞米松过夜抑制试验:清晨 8 时采血测皮质醇,午夜一次口服地塞米松 1mg,次晨 8 时测皮质醇。②标准小剂量地塞米松抑制试验:第一、二天,收集 24 小时尿测尿游离皮质醇,尿 17- 羟皮质类固醇和肌酐;第三、四天口服地塞米松,每次 0.5mg、每日 4 次,或每次 0.75mg、每日 3 次,同时收集 24 小时尿测定尿游离皮质醇,尿 17- 羟皮质类固醇和肌酐,第四天 16 时取血测皮质醇。

小剂量地塞米松抑制试验是确诊库欣综合征的经典方法,正常人血皮质醇抑制率超过 50%。单纯性肥胖者尿 17- 羟皮质类固醇可偏高,小剂量地塞米松抑制试验后可同正常人。库欣综合征患者垂体 ACTH 对皮质醇的负反馈作用有一定的抵抗性,肾上腺腺瘤患者皮质醇分泌呈自主性,小剂量地塞米松不能受抑,仍高出对照值 50% 以上。在使用放射免疫吸附法检测时,地塞米松与皮质醇一般无交叉反应。1mg 地塞米松过夜抑制试验有较高的假阴性率,2mg 地塞米松相当于 4 倍的皮质醇生理分泌量,故 2mg 地塞米松抑制试验较 1mg 地塞米松过夜抑制试验更为可靠。试验的结果往往与基础皮质醇的水平呈正相关,即基础皮质醇水平越低,抑制试验阴性率越高。

3. 唾液皮质醇　具有生物活性的游离皮质醇经唾液腺腺泡细胞扩散进入唾液,成为唾液皮质醇,能反映大约 70% 的血清游离皮质醇水平。皮质醇在血液和唾液中 5 分钟内就能迅速达到平衡。因其不受血清 CBG 变化的影响,一般认为唾液皮质醇能反映血中具有生物活性的游离皮质醇水平,并且其浓度不受唾液流速的影响。欧洲内分泌学会在 2008 年库欣综合征的诊断指南中推荐将午夜 SC 的检测作为 CS 的筛查指标之一。无论何种病因引起的库欣综合征其唾液皮质醇的高峰及低谷值都是明显升高的,且其昼夜节律往往消失。正常人群午夜唾液皮质醇水平多低于 3.0~4.0nmol/L。单纯性肥胖患者的午夜唾液皮质醇均值为 0.6~3.8nmol/L,而库欣综合征患者的均值为 22.7~89.8nmol/L。

(二)次选实验

1. 尿游离皮质醇分析　血皮质醇大部分与 CGB 结合,不具有生物活性,具有生物活性的血游离皮质醇可随尿排除,即尿游离皮质醇。测定尿液游离皮质醇比测定血中总皮质醇更能准确反映肾上腺皮质的分泌功能,是目前诊断皮质醇增多症最可靠指标,敏感性可达 95%。为提高测定的准确性,可连续测定 2~3 天后取平均值。24 小时尿游离皮质醇正常上限波动范围在 80~120μg/24h。水平高于正常上限支持皮质醇增多症的诊断。异位 ACTH 综合征患者 24 小时尿游离皮质醇水平明显高于其他类型的患者。肾上腺皮质癌表现为皮质醇增多症者,90% 以上尿液游离皮质醇在 200μg/24h 以上,而正常人应低于 100μg/24h。

2. 尿 17- 羟皮质类固醇分析　17- 羟皮质类固醇为皮质醇的主要代谢产物,测定 24 小时尿 17- 羟皮质类固醇排量可间接反映 24 小时皮质醇的分泌情况,理论上优于单次血皮质醇测定。尿 17- 羟皮质类固醇增高主要见于各种原因所致的皮质醇增多症,尤以肾上腺皮质肿瘤增高最为显著,往往大于 70μmol/24h。肾上腺癌或异位 ACTH 综合征患者尿 17- 羟皮质类固醇,尿 17- 酮皮质类固醇往往非常高,尿 17- 羟皮质类固醇常大于 138μmol/24h,甚至高达 267μmol/24h,和(或)尿 17- 酮皮质类固醇大于 174μmol/24h。单纯性肥胖者尿 17- 羟皮质类固醇也会高于正常值。一些肝酶诱导剂可加快可的松的代谢而不形成带有 Porter-Silber 色谱原的衍生物,导致假阴性结果。葡萄糖、果糖、维生素 C、尿酸、胆红素、丙酮以及某些药物如磺胺嘧啶、奎宁、肼屈嗪、司可巴比妥等也会产生 Porter-Silber 反应产物而对结果造成干扰(完成 Porter-Silber 颜色反应的 Porter-Silber 比色法是测定尿 17- 羟皮质类固醇的常用方法)。

3. 尿 17- 酮皮质类固醇分析　尿 17- 酮皮质类固醇是肾上腺皮质激素和雄激素的代谢产物,皮质醇增多症患者尿 17- 酮皮质类固醇增高,但由于受睾丸和卵巢内分泌功能的影响,尿 17- 酮皮质类固醇比尿 17- 羟皮质类固醇特异性差。当肾上腺癌伴或不伴皮质醇增多症时,其值较尿 17- 羟皮质类固醇增高显著,而肾上腺腺瘤却降低或正常。正常人和 ACTH 依赖性皮质醇增多症患者中,尿 17- 酮皮质类固醇排泄量是尿 17- 羟皮质类固醇的 1.5~2.0 倍。

4. ACTH 分析　ACTH 的检测主要用于 ACTH 依赖性和非 ACTH 依赖性皮质醇增多症的鉴别诊断。传统 RIA 可检测 ACTH 的低限为 2.2pmol/L。当 ACTH 高于正常高值时,则支持 ACTH 依赖性皮质醇增多症。如检测不到,则支持非 ACTH 依赖性皮质醇增多症。用 IRMA 法可检测 ACTH 的低限为 1.1pmol/L。此法检查肾上腺腺瘤,自主性双侧肾上腺增生所致的皮质醇增多症的血 ACTH 持续性低于 1.1pmol/L 时,可确诊为 ACTH 依赖性皮质醇增多症。一般库欣综合征患者血 ACTH 升高,通常在 16.5~44pmol/L。异位 ACTH 综合征患者的血 ACTH 明显升高,通常 >44pmol/L。

5. 大剂量地塞米松抑制试验　①经典大剂量地塞米松抑制试验(3 日法):试验第 1 天留 24 小时尿,测定尿游离皮质醇作为对照。第 2 天起口服地塞米松 2.0mg,每 6 小时 1 次,连续 2 天。在服药的第 2 天再留 24 小时尿,测定尿游离皮质醇,若下降到对照值的 50% 以下为经典大剂量地塞米松抑制试验被抑制,反之则为不被抑制。②过夜 8mg 地塞米松抑制试验:过夜 8mg 地塞米松抑制试验为简化的大剂量地塞米松抑制试验,即在午夜零点一次服用 8mg 地塞米松,次日晨血皮质醇降低 50% 以上为被抑制。目前仍作为鉴别 ACTH 依赖性皮质醇增多症病因的重要试验。如用药后相同时间点血皮质醇抑制程度达到或超过基础值的 50% 即可诊断库欣综合征。本试验的特异性为 100%,敏感性约为 92%。肾上腺肿瘤或异位 ACTH 综合征的患者多不能达到满意的抑制。

6. 美替拉酮(甲吡酮)试验　每 4 小时口服美替拉酮 500~750mg,共 24 小时,留服药前一日、服药日及服药次日的 24 小时尿,测尿 17- 羟皮质类固醇,服药次日 8 时测定血浆 11- 去氧皮质醇和皮质醇。美替拉酮为 11-β- 羟化酶的抑制剂,可阻断 11- 去氧皮质醇转化为皮质醇,使皮质醇合成停留在 11- 去氧皮质醇阶段,因而皮质醇合成减少,血中皮质醇降低,对下丘脑 - 垂体的负反馈抑制作用减弱,ACTH 分泌增多,进一步刺激肾上腺皮质,使 11- 去氧皮质醇及其代谢产物明显增加。尿 17- 羟皮质类固醇升高超过基础值 70% 或血 11- 去氧皮质醇较基础值显著升高,常作为诊断库欣综合征的标准,库欣综合征患者约有 70% 出现阳性反应,但异源性 ACTH 患者无阳性反应。因为肾上腺肿瘤为自主性分泌,不受 ACTH 调节,故无反应。

7. CRH 兴奋试验　患者休息 2 小时后,一次性静脉注射 $100\mu g$ 人工合成的羊 CRH_{1-41},分别测定注射前 30 分钟时、注射后 30 分钟、60 分钟、90 分钟、120 分钟 CTH 和皮质醇的水平。正常反应为刺激后 ACTH 和皮质醇峰值≥基础值 100%。绝大部分库欣综合征患者在注射 CRH 后 ACTH 较基础上升 35% 以上,血皮质醇上升 20%,而异位 ACTH 综合征和肾上腺肿瘤者无反应。本试验可提高对 ACTH 依赖性皮质醇增多症的鉴别能力。注射 CRH 后的常见不良反应有短暂轻微的兴奋状态,面部轻微充血、潮红及口腔内金属味,一般均能耐受。

8. DHEA-S 测定　肾上腺皮质腺瘤的特征之一是不分泌雄激素,而腺瘤以外的肾上腺皮质随内源性 ACTH 分泌减少而趋于萎缩,血清 DHEA-S 低于 $1\mu mol/L$ 时支持肾上腺皮质腺瘤的诊断。肾上腺癌往往合并雄激素高于其他类固醇,合成的雄激素以 DHEA-S 为主要代表,与其他肾上腺皮质类固醇相比 DHEA-S 浓度越高,越有理由怀疑肾上腺癌。

9. 血电解质及血气分析　几乎所有的异位 ACTH 综合征患者的血钾都偏低,通常 <3.0mmol/L。一些患者还伴有低钾性代谢性碱中毒。明显的低钾性碱中毒还常见于肾上腺癌。但约 10% 库欣综合征患者也有低钾血症,需结合其他检查加以鉴别。异位 ACTH 综合征患者血中 HCO_3^- 往往大于 30mmol/L。

(三) 常见疾病的实验室诊断标准

皮质醇增多症实验室诊断主要是判断患者血液、唾液皮质醇昼夜节律消失,午夜血皮质醇,唾液皮质醇浓度明显升高,尿游离皮质醇排泄增加,ACTH 升高多支持异位 ACTH 综合征,库欣综合征诊断,ACTH 降低多支持肾上腺腺瘤诊断。

第七节　原发性醛固酮增多症与实验室检查

原发性醛固酮增多症(primary aldosteronism,PA),简称原醛,是由于肾上腺皮质球状带发生病变,分泌过量的醛固酮,引起潴钠排钾,体液容量扩张致使人体内分泌代谢发生一系列紊乱的疾病。醛固酮腺瘤(aldosterone-producing adenoma,APA)和特发性醛固酮增多症(idiopathic hyperaldosteronism,IHA),简称特醛,是最常见的两种亚型,分别占原醛的 70%~80% 及 10%~20%。其他亚型还包括:原发性肾上腺皮质增生(primary adrenal hyperplasia,PAH)、糖皮质激素可抑制性醛固酮增多症(glucocorticoid-remdiable aldosteronism,GRA)、分泌醛固酮的肾上腺皮质癌(aldosterone-secreting adrenocortical carcinoma)、家族性醛固酮增多症(familial hyperaldosteronism,FH)、异位醛固酮分泌腺瘤和癌(ectopic aldosterone-producing adenoma and carcinoma)。主要临床表现有:高血压、低钾血症、肌力改变、心电图异常、肾脏浓缩功能下降。另外还可出现糖耐量减低或糖尿病等。

一、实验室分析路径

实验室分析路径见图 5-7。

二、相关实验

实验室检查对原发性醛固酮增多症的诊断、鉴别诊断、治疗效果的判断都有十分重要的

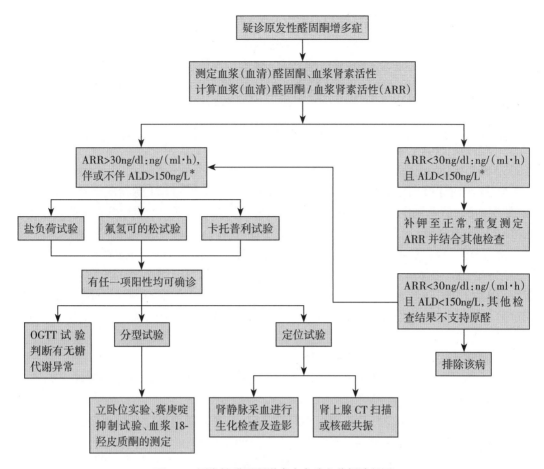

图 5-7　原发性醛固酮增多症实验室分析路径图

注:* 各实验室应根据实际情况建立自己实验室的切点值

作用,下面介绍临床常用的筛查实验、确诊试验、分型及定位试验。

1. 肾素 - 血管紧张素 - 醛固酮系统(renin-angiotensin-aldosterone system,RAAS)的测定及卧立位试验　试验方法:①卧床 8 小时以上,于清晨 8 点采血 5ml,检测血肾素活性、血管紧张素Ⅱ、醛固酮水平。注意:血肾素活性、血管紧张素Ⅱ的采血管需采用 EDTA 抗凝并加盖、预冷。采血后立即置冰浴中,迅速分离血浆并加转化酶抑制剂,−20℃保存。醛固酮检测采用血清、血浆均可;②卧位采血后,站立 2~4 小时,然后静坐 5~15 分钟采血。

参考范围(放射免疫吸附法):

血浆肾素活性:卧位:0.05~0.79μg/(L·h)

立位:1.95~3.99μg/(L·h)

血管紧张素Ⅱ:卧位:28.2~52.2ng/L

立位:55.3~115.3ng/L

血浆醛固酮:卧位:48.5~123.5ng/L

立位:63~233.6ng/L

(醛固酮单位换算:1ng/dl=27.7pmol/L)

注意事项及影响因素:留取血标本前应停用肾上腺盐皮质激素受体拮抗剂(如螺内酯、

依普利酮)和盐酸阿米洛利减量使用(<5mg/d)至少 6 周;β 受体阻滞剂、血管紧张素受体阻滞剂、钙离子通道阻滞剂、血管紧张素转换酶抑制剂等也可影响肾素活性,故在采集标本前也应停用;α 受体拮抗剂对肾素 - 血管紧张素 - 醛固酮系统影响较小,行肾素 - 血管紧张素 - 醛固酮系统检查时可用来控制血压。低钾血症者原则上应在纠正低血钾后留取血样标本。停用上述药物后应密切监测患者血压和血钾变化。在卧位和立位采血时,为便于分析,可同时采血查皮质醇,用以判别 ACTH 或应激对醛固酮的影响。

2. 血钾及 24 小时尿钾的测定　见第七章。

3. 血气分析、尿酸碱度测定　见第七章。

4. 24 小时尿醛固酮的测定　试验方法:留取标本前应停用肾上腺盐皮质激素受体拮抗剂(如螺内酯、依普利酮)和盐酸阿米洛利减量使用(<5mg/d)至少 6 周,患者从前日清晨开始留取 24 小时尿液,记录尿液总量,混匀后取 20ml 送检。

参考范围(放射免疫吸附法):普食:1.0~8.0μg/24h;低钠饮食:7~26μg/24h。

5. 螺内酯(安体舒通)试验　螺内酯可阻滞醛固酮到达肾远曲小管对电解质的作用,从而纠正水盐代谢、降低血压,减轻患者症状。但尿中醛固酮的排出量仍明显升高。试验方法:固定钠(150mmol/d)、钾(50mmol/d)摄入量,饮蒸馏水,不用牙膏刷牙,头三天为对照日。第四天起服螺内酯 300mg/d。

6. 钠负荷试验　包括以下两种实验

(1) 口服高钠实验:尽量纠正低钾血症,高钠饮食(>6g/d 或 200mmol/d)连续 3 天后,测定 24 小时尿钠、醛固酮量。

(2) 静脉盐负荷实验:卧位至少 1 小时,于清晨采集静脉血测定基础血肾素活性、醛固酮、皮质醇、血钾,然后静脉滴注 0.9% NaCl 溶液 500ml/h,4 小时后再次测量血肾素活性、醛固酮、皮质醇、血钾。试验过程中应密切检测血压和心率。

7. 高钠氟氢可的松抑制试验　氟氢可的松有潴钠潴水作用,使血容量显著扩张,在正常情况下抑制肾素 - 血管紧张素系统,进而使醛固酮分泌减少。原醛时,醛固酮分泌呈自主性,不受血容量扩张抑制。对于重度高血压且不能有效控制者或近半年发生过心血管事件者均不宜进行。同时,高钠氟氢可的松抑制试验可加重原醛患者的低钾血症,故要积极补钾。试验方法:停用所有影响检查结果的药物 2 周以上,利尿药则停用 4 周以上,予氟氢可的松 0.1mg,每 6 小时一次,共 4 天,同时予高钠饮食(>200mg/d 或 300mmol/d),使尿钠达 3mmol/kg,适度补钾,使血钾达 4.0mmol/L。清晨 10:00 立位测定血肾素活性、醛固酮。

8. 卡托普利抑制试验　卡托普利是一种血管紧张素转化酶抑制剂,像正常人滴注盐水抑制肾素分泌一样,卡托普利可抑制正常人的血管紧张素 I 向 II 转换,从而减少醛固酮的分泌,降低血压。因此为避免盐水滴注试验时因血容量增加而加重病情的危险,可推荐采用卡托普利试验。试验方法:立位 1 小时以上,清晨空腹采血测定血肾素活性、醛固酮,然后口服卡托普利 25~50mg,保持立位分别于服药后 1 小时、2 小时测定血肾素活性、醛固酮。

9. 体位及呋塞米激发试验　正常人上午 8 时卧位至中午 12 时,血醛固酮水平下降,与血浆皮质醇下降相一致,如取立位则醛固酮水平上升,说明体位作用超过 ACTH 作用。试验方法:患者取仰卧位(至少静卧 2 小时),清晨 8 点采血测定基础血醛固酮,肌内注射呋塞米 40mg 或 0.7mg/kg,取直立位 2 小时或 4 小时后再次采血测定血醛固酮。

10. 赛庚啶抑制试验　赛庚啶为血清素拮抗剂,血清素可刺激醛固酮分泌,特醛的一个

不熟悉人体结构怎敢当医生！

——几代解剖学家集腋成裘，为你揭示人体结构的奥妙

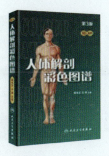

《人体解剖彩色图谱》（第3版/配增值）
——已是 100 万⁺ 读者的选择
读者对象：医学生、临床医师
内容特色：医学、美学与3D/AR技术的完美融合

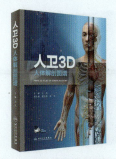

《人卫3D人体解剖图谱》
—— 数字技术应用于解剖学出版的"里程碑"
读者对象：医学生、临床医师
内容特色：通过数字技术精准刻画"系解"和
"局解"所需展现的人体结构

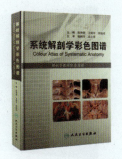 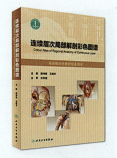

《系统解剖学彩色图谱》 《连续层次局部解剖彩色图谱》
—— "系解"和"局解"淋漓尽致的实物展现
读者对象：医学生、临床医师
内容特色：分别用近800个和600个精雕细刻的标本"图解"
系统解剖学和局部解剖学

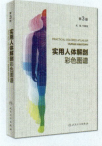

《实用人体解剖彩色图谱》（第3版）
——已是 10 万⁺ 读者的选择
读者对象：医学生、临床医师
内容特色：通过实物展现人体结构，
局解和系解兼顾

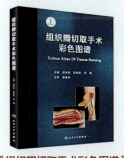

《组织瓣切取手术彩色图谱》
——令读者发出"百闻不如一见"的惊叹
读者对象：外科医师、影像科医师
内容特色：用真实、新鲜的临床素材，展现了
84个组织瓣切取手术入路及线管的解剖结构

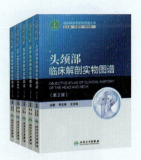

《临床解剖学实物图谱丛书》（第2版）
——帮助手术医师做到"游刃有余"
读者对象：外科医师、影像科医师
内容特色：参照手术入路，针对临床要点和难点，多
方位、多剖面展现手术相关解剖结构

临床诊断的"金标准"

——国内病理学知名专家带你一起探寻疾病的"真相"

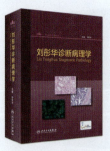

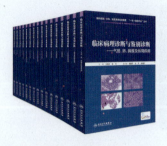

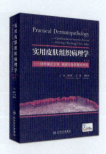

《刘彤华诊断病理学》（第 4 版 / 配增值）

——病理科医师的案头书，二十年打磨的经典品牌，修订后的第 4 版在前一版的基础上吐陈纳新、纸数融合

《临床病理诊断与鉴别诊断丛书》

——国内名院、名科、知名专家对临床病理诊断中能见到的几千种疾病进行了全面、系统的总结，将给病理医师"震撼感"

《实用皮肤组织病理学》（第 2 版 / 配增值）

——5000 余幅图片，近 2000 个二维码，973 种皮肤病有"图"（临床图片）有"真相"（病理图片）

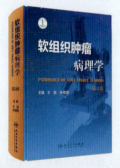

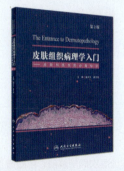

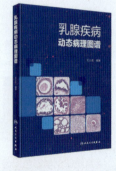

《软组织肿瘤病理学》（第 2 版）

——经过 10 年精心打磨，以 4000 余幅精美图片为基础，系统阐述各种软组织肿瘤的病理学改变

《皮肤组织病理学入门》（第 2 版）

——皮肤科医生的必备知识，皮肤病理学入门之选

《乳腺疾病动态病理图谱》

——通过近千幅高清图片，系统展现乳腺疾病病理的动态变化

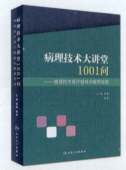

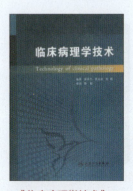

《病理技术大讲堂 1001 问——病理技术操作疑难点解惑答疑》

——以问题为导向，全面解答临床病理技师工作中可能遇到的问题

《临床病理学技术》

——以临床常用病理技术为单元，系统介绍临床病理学的相关技术

第三轮全国高等学校医学研究生"国家级"规划教材

购书请扫二维码

创新的学科体系，全新的编写思路

授之以渔，而不是授之以鱼　　回顾历史，揭示其启示意义
述评结合，而不是述而不评　　剖析现状，展现当前的困惑
启示创新，而不是展示创新　　展望未来，预测其发展方向

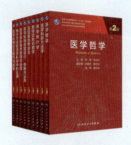

《科研公共学科》

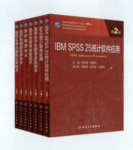

《实验技术与统计软件系列》

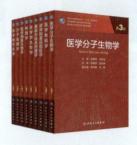

《基础前沿与进展系列》

在研究生科研能力（科研的思维、科研的方法）的培养过程中起到探照灯、导航系统的作用，为学生的创新提供探索、挖掘的工具与技能，特别应注重学生进一步获取知识、挖掘知识、追索文献、提出问题、分析问题、解决问题能力的培养

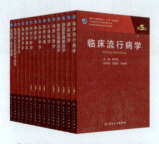

《临床基础与辅助学科系列》

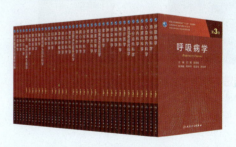

《临床专业学科系列》

在临床型研究生临床技能、临床创新思维培养过程中发挥手电筒、导航系统的作用，注重学生基于临床实践提出问题、分析问题、解决问题能力的培养

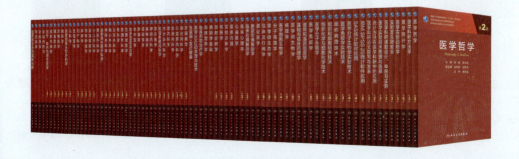

临床医生洞察人体疾病的"第三只眼"

——数百位"观千剑而识器"的影像专家帮你练就识破人体病理变化的火眼金睛

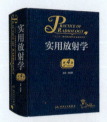

《实用放射学》第 4 版

——放射医师的案头书，内容丰富、翔实，侧重于实用，临床价值高

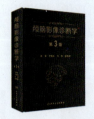

《颅脑影像诊断学》第 3 版

——续写大师经典，聚焦颅脑影像，疾病覆盖全，知识结构新

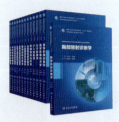

放射诊断与治疗学专业临床型研究生规划教材

专科医师核心能力提升导引丛书

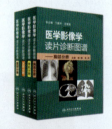

《导图式医学影像鉴别诊断》

——以常见病和多发病为主，采用导图、流程图、示意图及表格式、条目式编写，以影像征象入手，着重传授看片技巧和征象、分析思路

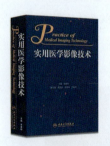

《实用医学影像技术》

——影像技师临床操作的案头必备

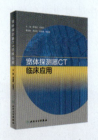

《宽体探测器CT临床应用》

——从讲解技术理论到展示临床病例，详细剖析宽体探测器CT临床应用

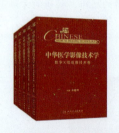

《中华医学影像技术学》

——国内该领域专家理论与实践的全面展现，为中华医学会影像技术分会的倾心之作

《医学影像学读片诊断图谱丛书》

——内容简洁、实用性强，影像学诊断的入门之选

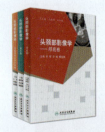

《头颈部影像学丛书》

——头颈部影像诊断的权威之作、代表之作

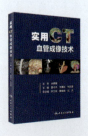

《实用CT血管成像技术》

——全面介绍多层螺旋CT血管成像技术，病例丰富，图片精美

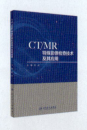

《CT/MR 特殊影像检查技术及其应用》

——图片丰富，使用方便，服务临床。

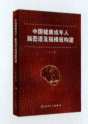

《中国健康成年人脑图谱及脑模板构建》

——建立中国人"标准脑模版"，填补"人类脑计划"空白！

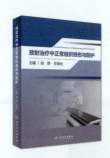
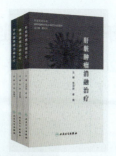
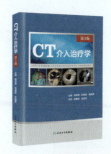
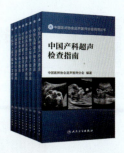

《放射治疗中正常组织损伤与防护》
——迄今为止国内正常组织放射损伤与防护方面较为全面的一本参考书

《中国医师协会肿瘤消融治疗丛书》
——规范、权威、新颖、实用，中国医师协会"肿瘤消融治疗技术专项能力培训项目"指定用书

《CT 介入治疗学》（第 3 版）
——全面介绍 CT 介入治疗在临床中的应用，理论与实践相结合

《中国医师协会超声医师分会指南丛书》
——中国医师协会超声医师分会编著的用于规范临床超声实践的权威指南

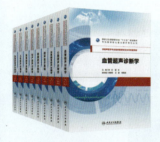
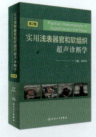
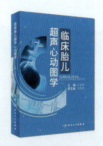
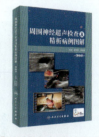

超声医学专业临床型研究生规划教材
专科医师核心能力提升导引丛书

《实用浅表器官和软组织超声诊断学》（第 2 版）
——对浅表器官超声诊断的基础知识和临床应用进行了系统描述

《临床胎儿超声心动图学》
——图像精美，内容丰富；包含大量胎儿心脏及小儿心脏超声解剖示意图、二维超声心动图和彩色多普勒血流图

《周围神经超声检查及精析病例图解》（第 2 版）
——200 余幅经典病例图＋实体解剖图＋手术实景图（病灶一目了然）+100 余段视频＋主编解说（一语道破关键）

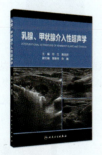
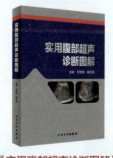
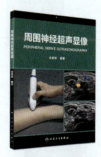

《乳腺、甲状腺介入性超声学》
——乳腺、甲状腺疾病超声引导穿刺活检、治疗的临床指导用书

《实用腹部超声诊断图解》
——完美结合超声影像图和手绘示意图，易会、易懂、易学

《周围神经超声显像》
——强调规范的周围神经超声探测方法，涵盖了以超声诊断为目的显像的几乎所有神经

"治疗－康复－长期护理"服务链的核心

——全面落实《"健康中国2030"规划纲要》所提出的
"早诊断、早治疗、早康复"

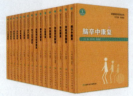

《康复医学系列丛书》
——康复医学的大型系列参考书，突出内容的实用性，强调基础理论的系统与简洁、诊疗实践方面的可操作性

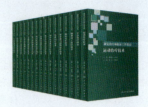

《康复治疗师临床工作指南》
——以临床工作为核心，对操作要点、临床常见问题、治疗注意事项进行重点讲述

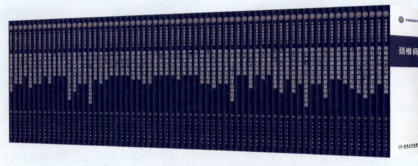

《中国康复医学会"康复医学指南"丛书》
——康复医学领域权威、系统的工作指南

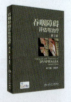

《吞咽障碍评估与治疗》
（第2版/配增值）
——八年酝酿、鸿篇巨制，包含大量吞咽障碍相关新知识、新技术、新理论

《康复科医生手册》
——全国县级医院系列实用手册之一，服务于基层康复医务工作者

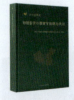

《物理医学与康复学指南与共识》
——中华医学会物理医学与康复学分会推出的首部指南，提供规范系统的康复临床思路以及科学的临床决策指导

《老年医学》
——体现了老年医学"老年综合征和老年综合评估"的核心内涵，始终注重突出老年医学特色，内容系统权威

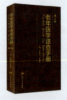

《老年医学速查手册》
（第2版）
——实用口袋书，可方便快捷地获取老年医学的知识和技能

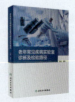

《老年常见疾病实验室诊断及检验路径》
——对老年人群的医学检验进行了严谨的筛查、分析及综合诊断

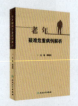

《老年疑难危重病例解析》
——精选老年疑难、复杂、危重病例，为读者提供临床诊治思辨过程以及有益的借鉴

"视触叩听"飞翔的翅膀

——国家行业管理部门和权威专家为你制定的临床检验诊断解决方案

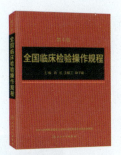

《全国临床检验操作规程》
（第4版）

——原国家卫计委医政司向全国各级医院推荐的临床检验方法

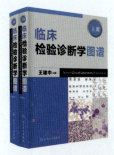

《临床检验诊断学图谱》

——一部国内外罕见的全面、系统、完美、精致的检验诊断学图谱

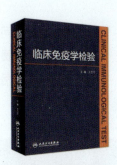

《临床免疫学检验》

——以国内检验专业的著名专家为主要编写成员，兼具权威性和实用性

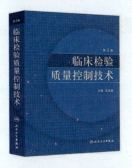

《临床检验质量控制技术》
（第3版）

——让临床检验质量控制有章可循，有据可依

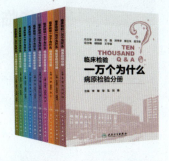

《临床检验一万个为什么丛书》

——囊括了几乎所有临床检验的经典问题

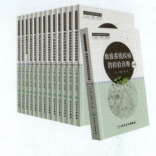

《常见疾病检验诊断丛书》

——临床医师与检验科医师沟通的桥梁

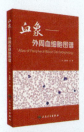

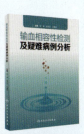

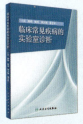

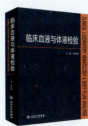

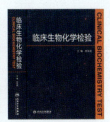

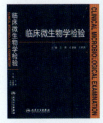

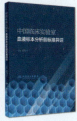

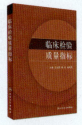

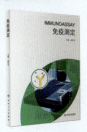

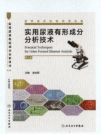

中华影像医学丛书·中华临床影像库

编写委员会

顾　　问　刘玉清　戴建平　郭启勇　冯晓源　徐　克
主任委员　金征宇
副主任委员（按姓氏笔画排序）
　　　　　王振常　卢光明　刘士远　龚启勇

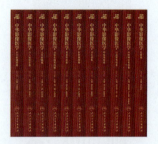
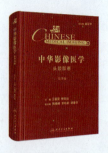
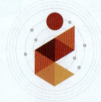
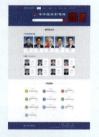

中华临床影像库

分卷	主编	子库	主编
头颈部卷	王振常　鲜军舫	头颈部疾病影像库	王振常　鲜军舫
乳腺卷	周纯武	乳腺疾病影像库	周纯武
中枢神经系统卷	龚启勇　卢光明　程敬亮	中枢神经系统疾病影像库	龚启勇　卢光明　程敬亮
心血管系统卷	金征宇　吕滨	心血管系统疾病影像库	金征宇　吕滨
呼吸系统卷	刘士远　郭佑民	呼吸系统疾病影像库	刘士远　郭佑民
消化道卷	梁长虹　胡道予	消化道疾病影像库	梁长虹　胡道予
肝胆胰脾卷	宋彬　严福华	肝胆胰脾疾病影像库	宋彬　严福华
骨肌系统卷	徐文坚　袁慧书	骨肌系统疾病影像库	徐文坚　袁慧书
泌尿生殖系统卷	陈敏　王霄英	泌尿生殖系统疾病影像库	陈敏　王霄英
儿科卷	李欣　邵剑波	儿科疾病影像库	李欣　邵剑波
介入放射学卷	郑传胜　程英升		
分子影像学卷	王培军		

了解更多图书
请关注我们的公众号

关注公众号
开启影像库 7 天免费体验

可能机制就是血清素能神经元活性增高。试验方法:患者取仰卧位(至少静卧 2 小时),清晨 8 点采血测定基础血醛固酮,口服赛庚啶 8mg,分别在服药后 30 分钟、60 分钟、90 分钟、120 分钟多次采血测定血醛固酮。

三、结果判断与分析

(一) 首选实验

1. 肾素 - 血管紧张素 - 醛固酮系统测定及卧立位试验　原醛的特征为低肾素、高醛固酮。2003 年欧洲高血压指南推荐:血醛固酮 / 血浆肾素活性值大于 50 应高度怀疑原醛。ARR 在原醛诊断的应用已越来越广泛,但对 ARR 在原醛筛查中的切点尚缺乏一致的意见。2008 年欧洲内分泌学会、欧洲高血压学会、世界内分泌学会、世界高血压学会以及日本高血压学会共同推出了原醛指南,指南中明确提出用 ARR 来筛查原醛,强调由于实验室间差异,切点值的选择应依照各自条件确定。

2. 血钾及 24 小时尿钾的测定　普食,停用影响血钾的药物,采血时避免溶血。另外,因疾病早期低钾可为间歇性,且血钾易受饮食、运动等因素影响,故须多次检测。当血钾 <3.5mmol/L,尿钾 >25mmol/24h 或血钾 <3.0mmol/L,尿钾 >20mmol/24h 提示尿钾排泄增多。患者可呈持续性低钾血症,也可表现为波动性。一般在 1.4~3.2mmol/L,也有一部分早期患者血钾在正常范围。低钾血症、高尿钾是原醛的一个重要诊断线索。

3. 血气分析、尿酸碱度测定　动脉血气分析示血 pH 呈碱性,二氧化碳结合力正常或高于正常,提示代谢性碱中毒,但当病程长伴有肾功能损害时也常常被代偿。尿 pH 一般多呈中性或碱性。

4. 24 小时尿醛固酮的测定　尿液中有约 5% 为游离醛固酮,10% 为醛固酮 -18- 葡萄糖醛酸苷代谢物,约 45% 为 3α,5β- 四氢醛固酮代谢物。原醛患者尿醛固酮水平多大于 $11\mu g/24h$,在盐负荷下测定 24 小时尿醛固酮水平,仅 7% 的原醛患者尿醛固酮测定值与原发性高血压组重叠。24 小时尿醛固酮可避免由于体位因素导致的醛固酮的波动。

(二) 次选实验

1. 钠负荷试验　钠负荷时,肾远曲小管钠离子浓度增加,对钠的重吸收随之增多,钠钾交换进一步加强,尿钾排泄增多,血钾降低。因此高钠试验可使原醛的症状和生化改变加重。由于盐负荷试验过程中会明显增加血管容量及心脏负荷,因此,试验过程中需严密监测血压、心率、呼吸等变化情况,禁止应用于合并心力衰竭患者,对于血钾已明显降低、肾功能不全、未控制的严重高血压患者不宜行此试验。该实验可分成以下两种方法。

(1) 口服高钠实验:尿醛固酮 >12μg/24h 并且尿钠量 > 200mmol/24h 可诊断为原醛,敏感性和特异性可达 96% 和 93%。如果患者在试验前已经是高盐(12g/d)饮食,则没必要进行该试验。

(2) 静脉盐负荷试验:静脉滴注氯化钠后,血醛固酮水平仍在 10ng/dl 以上者,可诊断为原醛,5~10ng/dl 者为可疑,5ng/dl 以下者基本可排除原醛。注意:静脉盐负荷试验应在晨间进行,因为在肾素瘤和糖皮质激素可治性醛固酮增多症患者,ACTH 的昼夜分泌节律可能会影响醛固酮水平,从而导致假阴性结果;同时要求患者每次立位 10~15 分钟后取血。

2. 高钠氟氢可的松抑制试验　高钠氟氢可的松抑制试验是原醛的确诊手段,已被列入 2003 年欧洲高血压指南。该检查可靠,不需要重复。原醛患者立位血浆醛固酮 >6ng/dl 可确诊为原醛,需确保立位血浆肾素活性 >1μg/(L·h),皮质醇 10:00 浓度低于 7:30 浓度,以排除 ACTH 的影响。

3. 卡托普利抑制试验　在正常人及原发性高血压患者,血醛固酮可下降 30% 以上;原醛患者则不被抑制,并且血醛固酮 / 肾素活性 >50ng/dl:ng/(ml·h),对原醛诊断的敏感性为 71%~100%,特异性为 91%~100%。

4. 体位及呋塞米激发试验　一般认为腺瘤患者醛固酮分泌有一定的自主性,不受肾素 - 血管紧张素的影响,取站立位后血醛固酮不上升;而特醛患者醛固酮分泌呈非自主性,且对肾素 - 血管紧张素的反应增强,在站立位时,血肾素的轻微升高即可使血醛固酮增多,血醛固酮水平较基础值上升 30% 以上。然而近来研究发现,部分腺瘤患者体位激发后醛固酮亦明显升高,因此目前认为体位激发后血醛固酮升高者不能排除腺瘤,而血醛固酮下降者可确诊腺瘤。

5. 赛庚啶抑制试验　特醛患者血浆醛固酮下降 110pmol/L(4ng/dl)以上,或较基础值下降 30%,90 分钟下降最明显,平均下降约 50%。醛固酮瘤患者血浆醛固酮无变化。

6. 螺内酯(安体舒通)试验　原醛患者,一般服药一周后,血钾上升,尿钾减少,血浆 CO_2 结合力下降,肌无力、麻木症状改善,夜尿减少,约半数患者血压有下降趋势。继续服药 2~3 周,多数患者血压可以下降,血钾基本恢复正常,碱中毒纠正,但对合并严重肾脏损害的原醛患者,血压下降可不明显。本试验可作为门诊原醛患者的筛选,但不能鉴别出原发性还是继发性醛固酮增多症。此外,因该药还拮抗其他盐皮质激素包括去氧皮质酮、皮质酮、氟氧皮质酮和皮质醇等,对失钾性肾病(肾炎或肾盂肾炎)患者,服螺内酯后不受影响,可作为与醛固酮增多症的鉴别依据之一。

7. 肾上腺静脉采血及造影　多数人认为肾上腺静脉采血生化检查比肾上腺静脉造影更具有优越性。肾上腺静脉造影的定位率为 78%,而肾上腺静脉采血的定位率为 95%,肾上腺静脉造影和采血结合起来,诊断定位率是 100%。肾上腺静脉采血测定醛固酮联合肾上腺静脉造影是原醛定位诊断最有效的方法。在其他检查方法难于明确诊断时,可采用该法。

（三）常见疾病的实验室诊断标准

原醛的特征为低肾素、高醛固酮。2008 年欧洲内分泌学会、欧洲高血压学会、世界内分泌学会、世界高血压学会以及日本高血压学会共同推出了原醛指南,指南中提出用 ARR 来筛查原醛,强调由于实验室间差异,切点值的选择应依照各自条件确定。再结合钠负荷、体位及呋塞米激发试验等确诊、分型与定位试验来判断。

第八节　嗜铬细胞瘤与实验室检查

嗜铬细胞瘤(pheochromocytoma)是由神经嵴起源的嗜铬细胞肿瘤,大多来源于肾上腺髓质的嗜铬细胞。嗜铬细胞瘤可发生在任何年龄,其发病高峰为 20~50 岁,在初诊的高血压病患者中所占比例为 0.1%~0.5%。嗜铬细胞主要合成和分泌儿茶酚胺(catecholamine,CA),包括肾上腺素(epinephrine)、去甲肾上腺素(norepinephrine)和多巴胺(dopamine,DA)。主要临床表现有高血压,其中阵发性占 45%,持续性占 50%,血压正常占 5%,可有头痛、心悸、多汗三联症。

一、实验室分析路径

实验室分析路径见图 5-8。

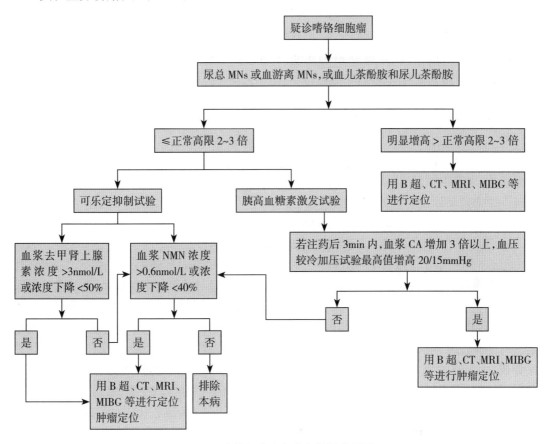

图 5-8　嗜铬细胞瘤实验室分析路径图

二、相关实验

由于部分嗜铬细胞瘤的发病具有"间歇性发作性"的特点。因此嗜铬细胞瘤的实验室检查强调时效性,症状发作时进行采样可增加检出的阳性率。

1. 总甲基肾上腺素类物质测定　总甲基肾上腺素类物质(metanephrines,MNs)包括甲氧基肾上腺素(metanephrine,MN)和去甲氧基肾上腺素(normetanephrine,NMN)分别是肾上腺素和去甲肾上腺素的中间代谢产物,与 CA 相比,MNs 对嗜铬细胞瘤有更大的诊断价值。在血压增高,尤其是症状发作时采集更有意义。与 MNs 有关的检测指标主要有血 MNs 和尿总 MNs。

(1) 血浆游离甲氧基肾上腺素(MN)和去甲氧基肾上腺素(NMN):清晨,空腹,平卧 20 分钟后采血,用肝素或 EDTA 抗凝,用 4℃低温离心机离心,尽快分离血浆,-20℃以下保存。

参考范围(HPLC 法):MN:12~61pg/ml,NMN:18~112pg/ml。

(2) 尿 MN 和 NMN 及尿总 MNs:在清洁的尿液收集容器中添加 37% 浓盐酸 5ml,患者从前日清晨开始留取 24 小时尿液,记录尿液总量,混匀后取 20ml,保存于 -20℃待测。

　　参考范围:尿总 NMs(分光光度计测定):0~1.2mg/24h

　　　　　　尿 MN(HPLC):26~230μg/24h;

　　　　　　尿 NMN(HPLC):44~540μg/24h。

　　影响因素:MN 和 NMN 在外源性和内源性 CA 增多或在使用单胺氧化酶(MAO)抑制剂治疗时可明显增加,普萘洛尔(心得安)的代谢产物也可以增加尿 MN 排出量。

　　2. 血 CA 测定　　方法:基础值测量可在清晨,空腹,平卧 20 分钟后采血,用肝素或 EDTA 抗凝,尽快在 4℃分离血浆,–20℃以下保存。血压增高,尤其是症状发作时采集更有意义,必要时可测量基础值。

　　参考范围(HPLC 法):血肾上腺素:0.05~1.39nmol/L;

　　　　　　　　　　　　血去甲肾上腺素:0.51~3.26nmol/L。

　　3. 尿 CA 测定　　方法:在清洁的尿液收集容器中添加 37% 浓盐酸 5ml,患者从前日清晨开始留取 24 小时尿液,记录尿液总量,混匀后留取 20ml,保存于 –20℃待测。同时应测定肌酐清除率来评估尿量是否足够。

　　参考范围(HPLC):尿总 CA:519~890nmol/24h(100~150μg/24h)

　　　　　　　　　　尿肾上腺素:0~103.8nmol/24h(0~20μg/24h)

　　　　　　　　　　尿去甲肾上腺素:77.85~415.2nmol/24h(15~80μg/24h)

　　注意事项:①正确收集 24 小时尿至关重要,因为尿量对结果的影响很大,为能考核留尿是否正确,建议同时测定尿肌酐,留尿的容器应为深色,且应加一定的酸以便酸化使 pH 维持在 1.0~3.0,最好将容器置于冰箱内。如果在非发作期,由于没有 CA 的过度分泌,因而测定值可能在正常范围内;阵发性高血压发作时,可测定发作后 3 小时尿 CA 及其代谢产物并换算成 24 小时的量,以提高阳性率。②食物和药物的影响:进食有荧光反应的食物和药物会影响尿 CA 测定,包括香蕉、巧克力、香草类食品、四环素、氯丙嗪、奎宁、水杨酸、B 族维生素等,可使尿 CA 增加;许多药物及可致血尿的药物也可使 CA 及其代谢产物的测定出现假阳性结果,如拟交感神经药物、L- 多巴、甲基多巴、吗啡、可乐定、柳氨苄心定、三环类抗忧郁药、乙醇、苯丙胺、含苯二氮䓬的镇静药及含对乙酰氨基酚的解热镇痛剂等。③各种病理和生理因素的影响:运动、过度刺激、精神紧张、低血压、低血容量、低血糖可致交感神经和肾上腺髓质分泌 CA 增加而出现假阳性结果。充血性心力衰竭、肾性高血压、高去甲肾上腺素性高血压、脑卒中、颅内压增高、脓毒血症、倾倒综合征、睡眠呼吸暂停综合征、神经性厌食、肝功能不全、癌肿转移等也可致血或尿 CA 及其代谢产物的测定出现假阳性结果。 重度肾功能不全患者因尿的收集和尿量的不准确而致尿 CA 及其代谢产物测定的结果出现误差。

　　4. 尿 3- 甲氧基 -4 羟基苦杏仁酸测定　　尿 3- 甲氧基 -4 羟基苦杏仁酸(vanillylmandelic acid,VMA)是 CA 的终末代谢产物,嗜铬细胞瘤时 CA 产生增多,进一步代谢为 VMA,最终经尿排出。

　　标本采集:在清洁的尿液收集容器中添加 37% 浓盐酸 5ml,患者从前日清晨开始留取 24 小时尿液,记录尿液总量,混匀后留取 20ml,保存于 –20℃待测。

　　参考范围(柱色谱法:单波长 360nm 比色):1.9~9.8mg/24h 或 9.6~49.5μmol/24h。

　　5. 动态 / 功能试验　　即激发试验和抑制试验,激发试验适用于疑为嗜铬细胞瘤的阵发性高血压病患者发作间歇期血压正常时,对持续性高血压(血压 >170/110mmHg)、已有血和尿 CA 及其代谢产物测定值大于正常 1~3 倍以上者禁作激发试验;抑制试验适用于持续性高血压、阵发性高血压发作期,或激发试验阳性的患者,当 BP>170/110mmHg 时执行。在此介绍几种临床上常用的方法。

(1) 冷加压试验:试验前停服降压药一周,停服镇静剂 48 小时,患者安静卧床 30 分钟,血压稳定后左手腕关节以下浸入 4℃ 的冷水中,1 分钟后取出;自入水开始计时,分别于 30 秒、60 秒、90 秒、120 秒及 3 分钟、5 分钟、10 分钟、20 分钟各测右臂血压一次。

(2) 胰高血糖素试验:试验前空腹 10 小时以上,停服所有药物,先做冷加压试验,待血压下降到基础值时,静脉滴注生理盐水保持静脉通路,血压稳定后,快速静脉推注胰高血糖素 1mg,注射前及注射后 3 分钟分别抽血,并于注射后开始每分钟测一次血压、心率,直到第 10 分钟。

组胺试验:试验前空腹 10 小时以上,停服所有药物,组胺 0.05mg 快速静推,注射后 3 分钟内每 30 秒测一次血压、心率,以后每分钟监测直至第 10 分钟。发作时立即采血或留尿查 CA。

(3) 酚妥拉明试验:试验前应停用所有降压、镇静、安眠药物至少 48 小时,试验时患者安静平卧 20~30 分钟,每 2~5 分钟测一次血压、心率,待其稳定后方可开始试验。首先静脉滴注生理盐水,如血压平稳并 >170/110mmHg 时,快速静脉注射酚妥拉明 5mg,注药后 3 分钟内每 30 秒测血压、心率一次,以后每 1 分钟测一次至 10 分钟,于 15 分钟、20 分钟时再各测一次血压及心率。发作时立即采血或留尿查 CA 及代谢产物。

(4) 可乐定试验:患者过夜空腹 10 小时,外周静脉插管,卧床休息 30 分钟后取血测定 CA;口服可乐定 0.3mg 后 1 小时、2 小时、3 小时取血测 CA。

三、结果判断与分析

(一)首选实验

1. 血浆游离甲氧基肾上腺素和去甲氧基肾上腺素　嗜铬细胞瘤患者血浆游离 MNs 排出量可达正常人的 2 倍或 2 倍以上。

2. 尿 MN 和 NMN 及尿总 MNs　嗜铬细胞瘤患者尿 MN>530μg/24h 或尿 NMN>1200μg/24h 或尿总 NMs>2.4mg/24h,应高度怀疑嗜铬细胞瘤,测定尿 MN 和 NMN 的敏感性和特异性较尿 CA 高。

3. 血 CA 测定　嗜铬细胞瘤时血浆 CA 较正常增加 3~5 倍,但血浆 CA 只代表采血时的水平,结果受环境、活动等因素影响大。根据血肾上腺素浓度来判别肿瘤部位的价值不大。注意事项:体位是 CA 释放的重要决定因素,立位时去甲肾上腺素水平是卧位的 3 倍,至少卧位 20 分钟然后采血。

4. 尿 CA 测定　正常人尿 CA 排泄率呈昼夜周期性变化,尿 CA>1150nmol/24h(250μg/24h)即有诊断意义,CA 超过 270nmol/24h(50μg/24h)可提示肿瘤位于肾上腺内。

(二)次选实验

1. 尿 3-甲氧基-4 羟基苦杏仁酸测定　①嗜铬细胞瘤时,VMA 多大于 55μmol/24h,VMA 有较好的特异性,但敏感性较差,较小的肿瘤(50g 以下)主要释放没有代谢的儿茶酚胺,导致相对低的 VMA 水平,较大的肿瘤(50g 以上)主要释放代谢产物入血,尿中有较高的 VMA 水平。②部分肿瘤缺少儿茶酚胺代谢的酶,VMA 可在正常范围内。在相同的敏感性水平,血 FMNs 的特异性高于血尿 CA、尿 FMNs、尿 VMA;在相同的特异性水平,血 FMNs 的敏感性也高于血尿 CA、尿 FMNs、尿 VMA。③单胺氧化酶抑制剂或单胺氧化酶缺陷可致 VMA 下降,但尿 MNs 和血浆游离 MNs 相应增加。

2. 动态 / 功能试验

(1) 冷加压试验:正常人和原发性高血压患者浸冷水后,血压平均较对照值增高 12/11mmHg 左右,嗜铬细胞瘤患者可增高 30/15mmHg 以上。此试验虽假阳性和假阴性皆高,但常作为药物激发试验的对比值进行。

(2) 胰高血糖素试验:若注射药物后 3 分钟内,血浆 CA 增加 3 倍以上,血压较冷加压试验最高值增高 20/15mmHg,此试验敏感性为 83%,特异性为 96%,但阴性结果不能排除本病的诊断。试验时,应预先准备 5mg 酚妥拉明,以便静脉注射来解除可能发生的高血压危象。它是目前国外主要采用的激发试验。

(3) 组胺试验:注射组胺后 30 秒内,血压先下降,而后急剧上升,如血压升高 >60/40mmHg,或较冷加压试验的最大值高 20/10mmHg,并伴有典型症状发作,提示嗜铬细胞瘤可能,其阳性率为 80% 以上。此时除立即抽血或留尿以外,应迅速静脉推注酚妥拉明 5mg。因组胺试验有较大危险性,可引起严重高血压,导致心、脑血管并发症的发生,甚至死亡,因此在试验时必须密切观察,备好抢救物品。老年患者不宜做此试验。

(4) 酚妥拉明试验:如注射酚妥拉明后 2~3 分钟内血压较用药前降低 35/25mmHg 且持续 3~5 分钟或更长,提示嗜铬细胞瘤,其阳性率约 80%,同时测定血或尿中的 CA 水平,有助于明确诊断。由于有的嗜铬细胞瘤患者在注射大剂量酚妥拉明后可出现低血压反应,因此可先注射 1mg 观察血压变化,如无明显下降再按上述剂量使用。此试验易受药物及多种生理、病理因素的影响而出现假阳性或假阴性结果,如肾衰竭或服用血管扩张剂治疗的患者可有假阳性反应,降压、镇静、安眠的使用可能有假阴性。如注射酚妥拉明后患者出现低血压休克时,首先应加快输液速度,尽快增加血容量,如仍有严重低血压则立即静脉滴注去甲肾上腺素或去氧肾上腺素,必要时可用肾上腺皮质激素治疗。

(5) 可乐定试验:可乐定为肾上腺素能 α 受体兴奋剂,可抑制神经源性高血压引起的去甲肾上腺素及去甲氧基肾上腺素释放,非嗜铬细胞瘤患者其水平较服药前下降 50% 以上,但对嗜铬细胞瘤患者则不能抑制,嗜铬细胞瘤患者血浆去甲肾上腺素 >3nmol/L 或下降 <50%,阳性及阴性预测值分别为 97% 和 75%;血浆去甲氧基肾上腺素 >0.6nmol/L 或下降 <40%,阳性及阴性预测分别达到 100% 和 96%。该实验是目前常用的抑制试验。

(三) 常见疾病的实验室诊断标准

总 MNs、血游离 MNs,或血儿茶酚胺和尿儿茶酚明显增高,大于正常高限 2~3 倍应考虑嗜铬细胞瘤的诊断;如以上指标≤正常高限 2~3 倍,可行胰高血糖素激发试验或可乐定抑制试验。

第九节 肾上腺皮质功能减退症与实验室检查

肾上腺皮质功能减退症按照病因可分为原发性和继发性两大类。原发性肾上腺皮质功能减退症中最常见的是 Addison 病,是由于结核、肿瘤、自身免疫等原因破坏了双侧肾上腺皮质绝大部分而引起皮质激素分泌不足所致的疾病,临床上大多同时有肾上腺糖皮质激素

(皮质醇)和盐皮质激素(醛固酮)分泌不足的表现。继发性是由于下丘脑或垂体等病变引起 ACTH 分泌不足所致。本病起病隐匿,初期症状轻、不典型,临床表现有虚弱无力、食欲减退、消瘦、低血压、直立性晕厥、女性腋毛和阴毛稀少或脱落等。

一、实验室分析路径

实验室分析路径见图 5-9。

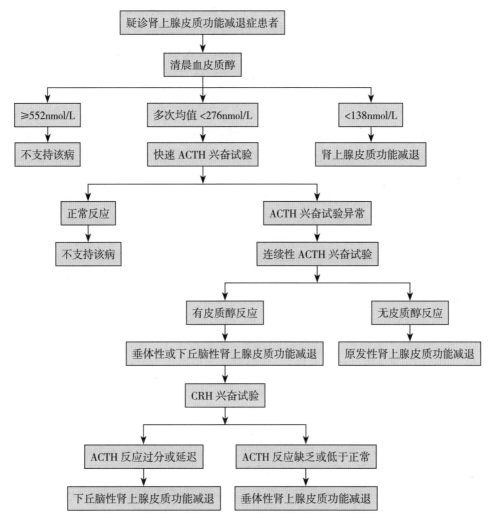

图 5-9　肾上腺皮质功能减退症实验室分析路径图

二、相关实验

见本章第六节。

三、结果判断与分析

(一) 首选实验

1. 皮质醇　清晨血皮质醇值 <138nmol/L 为肾上腺皮质功能减退症的诊断依据,而多次

测定清晨血皮质醇其均值 <276nmol/L 则应进一步检查证实诊断;清晨血皮质醇≥552nmol/L 可排除本症,但目前尚无绝对可靠的鉴别分界值。但对于急性危重患者,基础血皮质醇值在正常范围则不能排除肾上腺皮质功能减退症。一次测定结果出现清晨血皮质醇值 <138nmol/L,可能是峰值提前所致,也可能是疾病、药物或异常睡眠类型引起昼夜节律改变所致,故通常需要重复测定。

2. ACTH 兴奋试验

(1) 快速 ACTH 兴奋试验:①方法:于晨 8 时采血测定血浆皮质醇基础浓度,并立即肌内注射或静脉注射 ACTH 0.25mg,30 分钟和 60 分钟后重复测定血浆皮质醇浓度。②临床诊断价值和评价:此试验为检查肾上腺皮质的储备功能。正常人注射 ACTH 30 分钟或 60 分钟后,血浆或血清皮质醇峰值高于 500nmol /L,注射 ACTH 60 分钟后血皮质醇的水平要高于 30 分钟后。原发性肾上腺皮质功能减退症患者,由于内源性 ACTH 已经最大程度地兴奋肾上腺分泌皮质醇,因此外源性 ACTH 不能进一步刺激皮质醇的分泌。而刺激后血浆或血清皮质醇峰值低于 500nmol/L,则支持肾上腺皮质功能减退症的诊断。血皮质醇基础值受昼夜周期节律的影响,而兴奋后的峰值却是趋于一致的,所以兴奋后血皮质醇的升高反应随基础水平不同而有所不同。

(2) 连续性 ACTH 兴奋试验:①方法:第 1~2 天,收集 24 小时尿测定 24 小时尿游离皮质醇或尿 17- 羟皮质类固醇含量作为基础值,第 3~4 天每天以 ACTH 0.25mg 加入 5% 葡萄糖液 500ml 缓慢静脉滴注,持续 8 小时,同时每天收集 24 小时尿测定 24 小时尿游离皮质醇或 17- 羟皮质类固醇含量。②临床诊断价值和评价:原发性慢性肾上腺皮质功能减退症对任何浓度及任何方式的 ACTH 刺激均无反应或反应很低。如连续刺激后尿游离皮质醇或 17- 羟皮质类固醇反应低下,分别 <200μg/24h 或 <27.6μmol/24h,则支持原发性慢性肾上腺皮质功能减退症。因为继发性肾上腺皮质功能减退时,肾上腺的可兴奋性下降,ACTH 兴奋数天后,肾上腺的可兴奋性才重新开始增高,故尿游离皮质醇或尿 17- 羟皮质类固醇呈低反应或延迟反应。ACTH 兴奋试验已被广泛运用,逐渐用于初次检查以鉴别原发性或继发性肾上腺皮质功能减退症。

(二) 次选实验

1. 尿游离皮质醇　肾上腺皮质功能减退症尿游离皮质醇常降低,但是也可接近正常,因此,比较 ACTH 兴奋试验前后尿游离皮质醇的变化,对本病的诊断更有价值。

2. 尿 17- 羟皮质类固醇和尿 17- 酮皮质类固醇　尿 17- 羟皮质类固醇测定是评价肾上腺皮质功能的常用指标之一。原发性慢性肾上腺皮质功能减退症患者尿 17- 羟和尿 17- 酮水平多低于正常。少数患者可在正常范围内,应考虑部分性 Addison 病的可能。另外,部分病态的肾上腺皮质在 ACTH 的刺激下,尚能分泌接近于正常的类固醇激素。

3. ACTH　测定血浆 ACTH 可鉴别原发性和继发性肾上腺皮质功能减退症。原发性肾上腺皮质功能减退症患者肾上腺皮质分泌皮质激素不足,其对下丘脑 - 垂体的负反馈抑制作用减弱,因而垂体分泌 ACTH 增加,多超过 55pmol/L。有的甚至高达 4000pg/ml(880pmol/L)。继发性肾上腺皮质功能减退症患者血浆 ACTH 浓度常低于正常低限。检测 ACTH 必须在糖皮质激素治疗之前或短效糖皮质激素治疗至少 24 小时之后,因为糖皮质激素会负反馈抑制 ACTH 的分泌。

4. 胰岛素低血糖试验　患者空腹过夜,上午 8:00 采血测 ACTH、皮质醇后立即静脉注射胰岛素(RI)0.1U/kg,注射后 30 分钟、60 分钟和 90 分钟采血测定 ACTH、皮质醇和血糖。

正常人注射胰岛素后血糖降至 2.8mmol/L 以下,ACTH 升高达 30pmol/L 以上,皮质醇比对照值上升 0.8 倍以上,至少 >600nmol/L。继发性肾上腺皮质醇减退者血 ACTH 和皮质醇不上升。

5. CRH 兴奋试验 患者休息 2 小时后,一次性静脉注射 100μg 人工合成的羊 CRH_{1-41},分别测定注射前 30 分钟、注射时、及注射后 30 分钟、60 分钟、90 分钟、120 分钟血 ACTH 和皮质醇的水平。正常反应为刺激后 ACTH 和皮质醇峰值≥原基础值 100%,继发性肾上腺皮质功能减退症刺激后 ACTH 和皮质醇上升不足。

(三)常见疾病的实验室诊断标准

实验室诊断肾上腺皮质功能减退症主要通过清晨血皮质醇值 <138nmol/L 为诊断依据,而多次测定清晨血皮质醇其均值 <276nmol/L 则应进一步检查证实诊断;清晨血皮质醇 ≥552nmol/L 可排除本症,但目前尚无绝对可靠的鉴别分界值。ACTH 升高多支持原发性肾上腺皮质功能减退症的诊断,ACTH 降低多支持继发性肾上腺皮质功能减退症的诊断。

第十节 典型病例分析

病例一

一般资料:

患者,女性,48 岁。因"心悸、多汗、体重下降 6 个月,畏光、流泪 1 个月"入院。6 个月前无明显诱因出现心悸、多汗,体重在半个月左右下降约 15kg,1 个月前出现畏光、流泪、复视。

体格检查:

血压 138/80mmHg,心率 90 次 / 分。双眼上睑挛缩,双眼球结膜充血、水肿,双眼球前突,不能完全闭合,向内活动障碍,向上、下、外活动良好。双侧甲状腺Ⅱ度肿大,质软,无压痛,未扪及结节,双侧甲状腺上极能闻及嗡鸣音。心肺腹无阳性体征,双下肢无黏液性水肿。

辅助检查:

甲状腺功能:TSH:0.02mIU/L,FT_3:10.5pmol/L,FT_4:50pmol/L,rT_3:1.0nmol/L,TGAb:80IU/L,TPOAb:20IU/ml;TRAb:65IU/L。

甲状腺彩超:甲状腺呈弥漫性、对称性、均匀性肿大。

双眼眶 CT:双眼前突,多个眼外肌增粗,余未见异常。

分析:

该病员为中年女性,有典型的甲状腺功能亢进的临床表现,明显眼征,双侧甲状腺Ⅱ度肿大,并可闻及血管杂音。甲状腺 B 超提示"甲状腺弥漫肿大",FT_3、FT_4、rT_3 升高提示甲亢,因为 TSH 受到抑制,故为原发(甲状腺)性甲亢。双眼眶 CT 符合 Graves 眼病的改变。TRAb 滴度升高支持 Graves 病。

诊断意见:甲状腺功能亢进症,Graves 病,Graves 眼病Ⅳ级。

病例二

一般资料:

患者,女性,40 岁。因"颈部增粗、怕冷、脱发、乏力 1 年,加重伴双下肢水肿半年"入院。1 年前无明显诱因出现颈部增粗、怕冷、乏力、脱发,半年前上述症状加重伴双下肢水肿,睡眠增加,腹胀,大便干燥,声音也变低沉。

体格检查：

血压 120/80mmHg,心率 70 次 / 分。甲减面容,语音低沉。甲状腺Ⅲ度肿大,质韧,无触痛,未触及结节。心肺腹无阳性体征,双下肢非凹陷性水肿。

辅助检查：

甲状腺功能:TSH:>100mIU/L,FT$_3$:2pmol/L,FT$_4$:5.1pmol/L,rT$_3$:0.2nmol/L,TGAb:1080IU/L,TPOAb:3240IU/ml。

血脂:TG 3.2mmol/L,CHOL 11.3mmol/L。

甲状腺 B 超:双侧甲状腺回声欠均匀,腺体内无血流信号。

甲状腺针刺活检:大量淋巴细胞浸润,少量滤泡上皮细胞。

分析：

该患者为中年女性,病程 1 年。有较典型的甲状腺功能减退的临床表现如怕冷、乏力、甲状腺功能减退面容等。因为 TSH 升高,FT$_3$、FT$_4$ 降低故为原发性甲减。TGAb 及 TPOAb 明显升高、甲状腺 B 超及甲状腺病理检查均支持病因为桥本甲状腺炎。

诊断意见:原发性甲状腺功能减退症,桥本甲状腺炎。

病例三

一般资料：

患者,男性,28 岁。因"体重增加伴面容改变 3$^+$ 年,发现血糖升高 6 天"入院。入院前 3$^+$ 年患者无明显原因出现体重增加,3 年内增加 15kg,无食欲亢进,四肢瘦小,伴有面容改变,自觉头围增大(具体不详),眉弓、颧骨突出,舌宽大,且手掌、脚掌变厚,手指、足趾变粗,鞋子由原来的 41 码增至 43 码,无头痛、视野缺损、视物模糊等,未重视。6 天前,因"鼻窦炎"住中江县医院拟行手术,发现血糖高,空腹和三餐后 2 小时血糖分别为 13.07mmol/L、23.21mmol/L、20.92mmol/L、20.21mmol/L,尿常规:Glu(+),CT:右侧上颌窦及双侧筛窦见大量软组织密度影,垂体窝突向蝶窦。

体格检查：

血压 140/84mmHg,身高:164cm,体重:83kg,BMI:30.86kg/m^2,额部、颧骨突出,唇厚,舌宽大,心、肺、腹无阳性体征,双手粗厚,双足肥大。

辅助检查：

血浆 GH 葡萄糖抑制试验:0 分钟、30 分钟、60 分钟、120 分钟 GH 分别为:29.66ng/ml,23.64ng/ml,17.32ng/ml,10.23ng/ml,IGF-1:76.5μg/L。

OGTT:空腹血糖为 10.21mmol/L,餐后血糖为 20.32mmol/L。

腺垂体其他激素均正常。

头部 MRI:垂体窝内结节影 0.8cm×0.8cm,垂体瘤。

患者转入脑外科行 γ 刀治疗。

分析：

本例患者有典型的肢端肥大症面容:头围增大、眉弓、颧骨突出,舌宽大,且手掌、脚掌变厚,手指、足趾变粗,并且伴有糖代谢的异常,血糖明显升高,血浆 IGF-I 明显高于正常水平,高糖抑制试验中,GH 最低值 10.23ng/ml,未被抑制。头颅 MRI:垂体窝内结节影 0.8cm×0.8cm,垂体瘤。

诊断意见:肢端肥大症,垂体瘤,糖尿病。

病例四

一般资料：

患者，男性，27 岁。因"多饮、多尿 3⁺ 个月"入院。入院前 3⁺ 个月，患者无明显诱因口干、多饮、多尿，每天饮入量约为 70 000ml，喜冷饮，小便量与饮入量相当，饮水少时即感心慌、烦躁，饮水后缓解，无多食、易饥、消瘦，无头昏、头痛、视野缺损，无性欲减退等，查血糖正常。

体格检查：

脉搏 75 次/分，血压 100/70mmHg，发育正常。心、肺、腹均未见阳性体征。

辅助检查：

尿常规：尿比重：1.002。

血电解质：Na^+:145.2mmol/L，K^+:4.3mmol/L，Ca^{2+}:2.58mmol/L，Cl^-:95.2mmol/L，Mg^{2+}:1.12mmol/L。

禁水-加压试验见表 5-2。甲状腺功能，性激素检查均正常。

表 5-2　禁水-加压试验

时间	尿量 (ml)	尿渗透压 (Osm/kgH₂O)	血渗透压 (Osm/kgH₂O)	血 Na^+ (mmol/L)	体重 (kg)	血压 (mmHg)	脉搏 (次/分)
6AM	720	30	285	143.9	46.0	100/65	68
7AM	700	33			45.5	90/60	64
8AM	700	50	288	144.3	44.5	110/70	68
9AM	610				44	94/66	68
10AM	640	130	299	145.6	43.5	88/50	67
11AM	300				43	88/50	72
12AM	350	198	303	146.4	43	90/70	66
1PM	280				43	88/70	68
2PM	300	186	301	147.5	43	70/58	72
3PM	250				43	80/60	68
4PM	200	291	317	148.9	42.5	70/40	80
5PM	50				42	60/40	62
6PM	50	483		149.7	42	90/60	89

注：4PM 给予加压素 5U，皮下注射

头颅 MRI：鞍内 T1 加权高信号块影，鞍内型颅咽管瘤？

分析：

本例患者以烦渴、多饮、多尿，24 小时尿量达到 70 000ml 为主要临床表现，查血糖正常，尿比重 1.002，明显低于正常，血 Na^+ 145.2mmol/L，偏高。禁水-加压试验结果显示：禁水后患者血渗透压可达 317Osm/(kg·H₂O)，大于 300Osm/(kg·H₂O)，给予加压素后，尿渗透压由原来的 300Osm/(kg·H₂O)增加到 483Osm/(kg·H₂O)，远远大于 50%，故诊断中枢性完全性尿崩症。头颅 MRI：鞍内型颅咽管瘤？术后病理：鞍内颅咽管瘤。

诊断意见：鞍内颅咽管瘤，完全性中枢性尿崩症。

病例五

一般资料:

患者,女性,20 岁。因"月经紊乱 6$^+$ 年,闭经 2 年,体重增加 2$^+$ 年"入院。6$^+$ 年前,患者无明显原因出现月经周期紊乱,2$^+$ 年前出现闭经,且发现面部变圆,发际变低,躯干部肥胖,体重增加 8kg,伴乏力。

体格检查:

查体:血压 104/84mmHg,身高 156cm,体重 63kg,BMI 25.89kg/m^2,满月脸,发际低,肩背部有脂肪垫,双大腿内侧见粗大紫纹,心、肺、腹均未见阳性体征,双下肢不肿。

辅助检查:

24 小时尿游离皮质醇:482.7μg/24h,皮质醇生理波动及 1mg 地塞米松过夜抑制试验:PTC(8:00AM)321.9nmol/L,PTC(4:00PM)228.2nmol/L,PTC(12:00PM)326.7nmol/L,PTC(次晨 8:00AM)186.4nmol/L。ACTH:87.70mmol/L。8mg 地塞米松过夜抑制试验:PTC(8:00)263.9nmol/L,PTC(次晨 8:00)40.94nmol/L。睾酮:1.23ng/ml。

OGTT:空腹血糖:7.8mmol/L,餐后血糖:12.3mmol/L。

血气:pH 7.415,二氧化碳分压:5.09kPa,全血碱剩余:4.2mmol/L,碳酸氢根浓度:26.4mmol/L,总二氧化碳:27.9mmol/L。血 K$^+$ 3.8mmol/L。

尿常规:pH 7.00,比重:1.015,尿糖(-),尿蛋白(-),酮体(-)。

头颅 MRI:垂体左侧见大小约 0.8cm×0.6cm 的相对强化较低结节影,系垂体腺瘤可能,垂体柄增粗,稍偏右。

分析:

患者有向心性肥胖、满月脸、肩背部脂肪垫、紫纹、月经紊乱、失眠、糖代谢异常等库欣综合征的典型临床表现,筛查 24 小时尿游离皮质醇大于正常值,皮质醇生理节律消失,1mg 地塞米松过夜抑制试验中,次日血皮质醇为 186.4nmol/L,大于前一日基础值的 50%,且大于 140nmol/L,显然未被抑制,库欣综合征诊断成立。进一步分型,查血浆 ACTH 在正常范围内,但是在高皮质醇血症的情况下,由于负反馈作用,ACTH 应当被抑制,低于正常值或处于正常低限,但此患者 ACTH 为 87.6ng/L,未被抑制;且 8mg 地塞米松过夜抑制试验中,次晨皮质醇为 40.94nmol/L,小于前一日基础值的 50%,说明被抑制,由此推测该患者病变位于垂体;头部 MRI:垂体左侧见大小约 0.8cm×0.6cm 的相对强化较低的结节影,系垂体微腺瘤可能,垂体柄增粗,稍偏右。病理:垂体微腺瘤,免疫组化:ACTH(+)。该患者 OGTT 结果支持糖尿病诊断。

诊断意见:库欣综合征,垂体微腺瘤,糖尿病。

病例六

一般资料:

患者,女性,46 岁。因"反复头昏、头痛,发现血压增高 4$^+$ 年,复发加重伴口唇麻木 8$^+$ 天"入院。患者于 4$^+$ 年无明显诱因反复出现头昏、头痛、四肢无力,检查发现血压高,为 210/120mmHg,先后给予多种降压药联合使用控制血压,血压仍然未达标。8$^+$ 天前,头昏、头痛、四肢无力再次加重,伴有口唇麻木,到当地医院测量血压为 180/120mmHg,血 K$^+$:2.39mmol/L。

体格检查:

血压 155/95mmHg,脉搏 80 次 / 分,心、肺、腹均未见阳性体征,双下肢不肿,肌力 V 级。

辅助检查：

血：K^+：3.23mmol/L，Na^+：142mmol/L。

24小时同步尿：K^+：48.89mmol/24h，Na^+：184.5mmol/24h。

血气：pH 7.44，二氧化碳分压：4.7kPa，全血碱剩余：0.20mmol/L，碳酸氢根浓度：23.8mmol/L，总二氧化碳：24.9mmol/L。

醛固酮立卧位试验：血浆肾素活性（卧位）：0.41ng/（ml·h），血浆肾素活性（立位）：0.95ng/（ml·h），血管紧张素Ⅱ（卧位）：46.59ng/L，血管紧张素Ⅱ（立位）：50.76ng/L，醛固酮（卧位）：228.25ng/L，醛固酮（立位）：241.84ng/L，醛固酮/肾素活性（卧位）：55.67ng/dl：ng/（ml·h），醛固酮/肾素活性（立位）：25.46ng/dl：ng/（ml·h）。血压为180/110mmHg时，肾素和去甲肾上腺素分别为61ng/L、325ng/L，24小时尿游离皮质醇、24小时尿多巴胺、去甲肾上腺素和肾上腺素正常，尿pH 7.00。

双肾上腺增强CT：右肾上腺区约2cm×1.5cm类圆形低密度实性占位。术后病理：右肾上腺皮质腺瘤。

分析：

原发性醛固酮增多症是继发性高血压最常见的原因，以往认为其发病率约为1%。但随着对此病认识及检查手段的提高，目前认为其在普通人群的发病率大于2%，在一般高血压人群及抵抗性高血压人群的发病率分别为13%和20%，其中43%为肾上腺腺瘤，57%为特发性醛固酮增多。原发性醛固酮增多症是以高血压、低钾血症、代谢性碱中毒、低血浆肾素活性和高血醛固酮为特征的疾病。有赖于临床与实验室检查来结合判断，原发性醛固酮增多症的进一步分型和治疗则有赖于肾上腺影像学检查CT或者MRI，其诊断的敏感性和特异性均大于80%，CT的敏感性可能更高。

诊断意见：原发性醛固酮增多症，右肾上腺皮质腺瘤。

病例七

一般资料：

患者，男性，20岁。因"左眼视物模糊2^+天，发现血压升高5^+小时"入院。2^+天前患者无诱因突然出现左眼视物模糊，无头痛、头昏心悸、恶心、呕吐等。5^+小时前于门诊发现血压高，测血压为180/150mmHg，眼科检查发现"双侧眼底出血"。

体格检查：

血压180/139mmHg，脉搏76次/分，双肺呼吸音清，心律齐，心音有力，各瓣膜听诊区未闻及病理性杂音，腹部（–），双下肢不肿。

辅助检查：

两次血压高时（210/120mmHg、180/130mmHg）检测去甲肾上腺素分别为3340ng/L、4976ng/L，均明显增高，肾上腺素均<50ng/L。血压波动于210/120mmHg~150/90mmHg时，24小时尿多巴胺为602.99μg/24h，去甲肾上腺素为>2228.6μg/24h，亦均明显增高，肾上腺素为4.73μg/24h。醛固酮立卧位试验正常。心脏彩超：左室肥厚，左室收缩功能正常，舒张功能降低。双侧肾上腺强化CT以及肾动脉成像检查：左肾上腺约4.0cm×5.0cm大小的实性占位，非均匀强化，考虑为左肾上腺腺瘤？其他？右肾上腺大小、形态未见异常，双肾动脉未见狭窄。术后病理示：左肾上腺嗜铬细胞瘤。

分析：

嗜铬细胞瘤的诊断则需依据临床表现,结合生化及影像学的检查而得出。生化证据即肿瘤产生过多的儿茶酚胺,包括肾上腺素、去甲肾上腺素和多巴胺及其代谢产物。由于有时候嗜铬细胞瘤并没有分泌足够多的儿茶酚胺,没有造成高儿茶酚胺血症及产生典型临床症状,而且有时候肿瘤组织呈间歇性释放儿茶酚胺,其间歇期儿茶酚胺水平是正常的。

本例患者具有阵发性高血压发作,尚没有头痛、心悸、大汗等表现,血压高时检查到血、尿去甲肾上腺素均明显增高,肾上腺强化 CT 示:左肾上腺腺瘤?术后病理证实:左肾上腺嗜铬细胞瘤。

诊断意见:左肾上腺嗜铬细胞瘤。

病例八

一般资料:

患者,男性,26 岁。因"乏力、食欲减退,皮肤变黑 2$^+$ 年,加重伴呕吐 1 天"入院。患者于 2$^+$ 年前无明显诱因反复出现乏力、食欲减退,进食少、消瘦,时有恶心、呕吐及腹泻等,并发现皮肤逐渐变黑,毛发脱落、稀疏。易感冒,偶有盗汗,无发热、咳嗽、咯血等。1 天前,患者受凉后,乏力、食欲减退加重,伴有呕吐,呕吐物为胃内容物,非喷射性。既往史:6$^+$ 年前患肺结核,已经治愈。

体格检查:

体温 37.3℃,脉搏 69 次 / 分,血压 95/60mmHg,身高 171cm,体重 56kg,BMI 19.15kg/m^2,体型消瘦,发育正常,全身皮肤色素加深,尤以掌纹、乳晕明显,牙龈和口唇、舌缘见数个点状棕黑色色素沉着,眉毛、腋毛、阴毛稀疏。余查体未见异常。

辅助检查:

血细胞分析、肝肾功能正常,血 K$^+$ 5.2mmol/L,Na$^+$ 121.4mmol/L,Cl$^-$ 98.4mmol/L,血皮质醇(8:00):46.3nmol/L,ACTH:1039.2ng/L,甲状腺功能、OGTT 均正常。

血气:pH 7.35,二氧化碳分压:5.7kPa,全血碱剩余:−1.20mmol/L,碳酸氢根浓度:25.8mmol/L,总二氧化碳:24.6mmol/L。

血浆肾素活性(卧位):1.2ng/(ml·h),血管紧张素Ⅱ(卧位):50.9ng/L,醛固酮(卧位):37.25ng/L。

血清结核抗体试验(+),PPD 皮试(+)。

胸片:左肺上叶陈旧性肺结核。

双肾上腺 CT:左肾上腺可见等密度类圆形阴影,约 7cm×12cm 大小,密度均匀,边缘清楚,相同层面右侧肾上腺显示不清。增强扫描后,左侧肾上腺区肿块不均匀强化,其外后方可见低密度影,相同层面右肾上腺区可见点状不均匀强化,边缘模糊阴影,腹腔内未见肿大淋巴结,考虑肾上腺结核。为明确病因,试验性抗结核治疗 2 周后,行后腹腔镜左肾上腺切除术,术中见左肾上腺与周围组织明显粘连,肿物无法完整切除,遂切除部分肿物送病理。

病理检查:未见正常肾上腺组织,见干酪样坏死及见数个肉芽肿,并于肉芽组织内见类上皮细胞,考虑结核病。

分析:

本例患者以乏力、食欲减退、皮肤发黑为主要临床表现,伴有恶心、呕吐、体重减轻。既往有肺结核病史。查体:血压 95 /60mmHg,体型消瘦,有典型原发性肾上腺皮质功能减退表现。查血 K$^+$ 5.2mmol/L 偏高,Na$^+$ 121.4mmol/L 低于正常,血浆皮质醇(8:00AM):46.3nmol/L

明显降低,ACTH:1039.2ng/L 远高于正常范围,考虑原发性肾上腺皮质功能减退症。肾素 - 醛固酮结果显示醛固酮低于正常,肾素活性增高,提示肾上腺球状带有受累。患者青年男性,有结核病史。胸片:左肺上叶陈旧性肺结核,血清结核抗体试验(+),PPD 皮试(+)等,均较支持肾上腺病变与结核有关。肾上腺 CT:考虑肾上腺结核。肾上腺组织病理考虑"结核病"。

诊断意见:原发性肾上腺皮质功能减退症,双肾上腺结核,左肺陈旧性肺结核。

（安振梅）

主要参考文献

1. Demers LM,Spencer CA. Laboratory medicine practice guidelines:laboratory support for the diagnosis and monitoring of thyroid disease. Clin Endocrinol(Oxf),2003,58(2):138-140.

2. 史轶蘩. 协和内分泌和代谢学. 北京:科学出版社,1999.

3. 廖二元. 内分泌学. 第 2 版. 北京:人民卫生出版社,2007.

4. 托马斯. 临床实验诊断学——实验结果的应用和评估. 吕元,朱汉民,译. 上海:上海科学技术出版社, 2004.

5. 中华医学会内分泌学分会,中华医学会神经外科学分会. 中国肢端肥大症诊治规范(草案). 中国实用内科杂志,2006,22:1771-1772.

6. Gilbert R,Lim EM. The Diagnosis of Cushing's Syndrome:An Endocrine Society Clinical Practice Guideline. Clin Biochem Rev,2008,29(3):103-106.

7. Funder JW,Carey RM,Fardella C,et al. Case detection,diagnosis,and treatment of patients with primary aldosteronism:an endocrine society clinical practice guideline. J Clin Endocrinol Metab,2008,93(9):3266-3281.

8. Lenders JW,Pacak K,Walther MM,et al. Biochemical diagnosis of pheochromocytoma:which test is best. JAMA,2002,287:1427-1434.

第六章

心肌标志物与心脏疾病

心血管系统疾病是现代发达国家的主要疾病和死亡的主要原因之一。当急性或慢性心血管系统疾病时均可出现心脏功能的明显改变,参与维持心脏生理功能的心肌细胞可因急性或慢性损伤而发生坏死,当心肌细胞坏死时,心肌组织内的某些蛋白分子或心肌酶会释放入血液循环,临床上将这些物质称为血清心肌标志物。在心脏疾病的不同阶段,释放入血的心肌标志物类型和水平不尽相同,心肌标志物释放量与心肌损伤的严重程度密切相关。随着实验室检测能力与水平的提高,用于诊断心肌损伤和评价心脏功能的新的心肌标志物已被临床医学认可和用于临床诊断、疗效评价和预后评估。检测患者血清心肌标志物类型与浓度,在诊断急性或慢性心血管系统疾病及评估危险度分层中发挥了重要作用,动态分析心肌标志物的变化,可提示临床治疗效果并可作为判断患者预后的实验室辅助指标。如何正确选择和应用这些实验室指标,为临床诊断及评估提供咨询是本章的重点。

第一节　急性冠脉综合征的实验室检查

急性冠状动脉综合征(acute coronary syndrome,ACS)患者由于冠状动脉粥样硬化斑块破裂或血栓形成等,导致冠状动脉血流受阻并可急剧加重,根据阻塞的部位、程度和持续时间不同,临床上可表现为不稳定型心绞痛、急性心肌梗死或猝死。多数 ACS 患者在发病早期会出现急性胸前区疼痛,或以胃部不适作为主要临床表现,多数 ACS 患者有典型的心电图改变,约有 1/3 的 ACS 患者无明显胸痛症状,约有 40% 的患者心电图无明显缺血异常表现,此时实验室检查对于急性冠脉综合征患者的诊断和治疗效果监测有着重要意义。

一、实验室分析路径(图 6-1)

二、相关实验

1. 缺血修饰性白蛋白检测　缺血修饰性白蛋白(ischemia modified albumin,IMA)首次发现于 20 世纪 90 年代,缺氧的心脏组织释放缺血性应急物质诱导循环中白蛋白发生变化所致。当 IMA 异常高表达,且患者伴有心前区不适等症状,可高度提示患者存在心肌缺血,预示 ACS 的发生。IMA 在心脏缺血后 6~10 分钟出现阳性,直至恢复血供 6 小时后。IMA 可在几小时内(12~24 小时)快速转变为正常白蛋白,或被机体加速清除。IMA 的生物变异较大,排除 ACS 的 IMA 临界值为 85KU/L(Roche Cobas Mira),一般认为 IMA>100KU/L 提示为 ACS 高度危险因素。另外,健康者高负荷运动时,由于机体出现需求性缺血,可形成 IMA

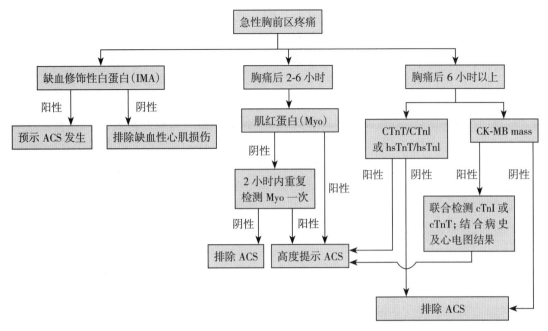

图 6-1　急性冠脉综合征的实验室检查

先升高,随后恢复正常的动态变化模式;在 PCI(经皮冠脉介入治疗)过程中 IMA 可进一步反映心肌缺血的范围和时间。

2. 肌红蛋白检测　肌红蛋白(myoglobin,Myo)存在于横纹肌(心肌和骨骼肌)中,分子量为 17 800,血液中肌红蛋白含量增加提示有横纹肌损伤,大量骨骼肌损伤时在尿液中可检测出肌红蛋白。肌红蛋白属非心肌特异性,但因其分子量小,在心肌损伤早期在外周血中出现(开始升高于 1~4 小时,6~12 小时达峰值),是敏感的心肌损伤早期标志物,其窗口期较短(1 天),不能用于心肌损伤的回顾性诊断,但可用于心肌再梗死的诊断。由于肌红蛋白大量存在于骨骼肌中,当挤压综合征,甲状腺功能减退和电解质紊乱等疾病时,横纹肌细胞受损,肌红蛋白释放入血致其浓度升高。肌红蛋白经肾脏代谢清除,在肾衰竭患者也可见 Myo 升高。

3. 肌酸激酶同工酶质量检测　肌酸激酶同工酶质量(CK-MB mass)主要存在于心肌细胞中,骨骼肌细胞中含量低。CK-MB 的分子量为 86 000,在心肌损伤早期即可出现于血中,于心肌损伤后 2~6 小时开始升高,12~24 小时达到峰值,窗口期较 Myo 长,约为 3 天。CK-MB mass 测定较 CK-MB 活性检测具有更高的敏感性和特异性,CK-MB mass 优于 CK-MB 活性;目前发达国家在急性心肌损伤检测中直接采用 CK-MB mass 检测。未开展 cTnI 或 cTnT 检测时,CK-MB mass 测定用于诊断 ACS 的敏感性和特异性接近肌钙蛋白。

4. 心肌钙蛋白 I/ 心肌钙蛋白 T 检测　肌钙蛋白主要存在于心肌肌原纤维细胞中,其主要包括三个亚基:心肌钙蛋白 I(cardiac troponin I,cTnI),心肌钙蛋白 T(cardiac troponin T,cTnT)和肌钙蛋白 C,是维持心肌纤维收缩与舒张的重要功能蛋白。正常情况下,外周血中几乎没有肌钙蛋白,当心肌细胞因缺氧或其他因素引起细胞破损时而释放入血,肌钙蛋白 I 和肌钙蛋白 T 均具有相同的心肌特异性。cTnT 和 cTnI 的分子量分别为 37 000 和 22 500,在心肌损伤 3~8 小时后其含量均开始升高,达峰时间为 12~24 小时,cTnT 的窗口期(7~14 天)较 cTnI(7~10 天)长。两者的检测敏感性无差异,由于他们仅受心肌损伤影响,不受肾脏或骨骼肌影响，因此，他们是伴肌病或肾病时诊断心肌坏死的首选标志物。目前认为 cTnI 和 cTnT 对急性心肌梗死、不稳定型心绞痛、围术期心肌损伤等疾病的诊断、病情监测、疗效观察及预后评估都有较高的价值，特别是对微小的、小灶性心肌梗死的诊断具有重要价值。

超敏肌钙蛋白 I/ 超敏肌钙蛋白 T（high-sensitivity Troponin I/high-sensitivity Troponin T，hsTnI/hsTnT），其实质为肌钙蛋白 I 或肌钙蛋白 T，即检测更低浓度的肌钙蛋白 I 或肌钙蛋白 T。hsTnI 或 hsTnT 可有效检测微小心肌损伤所致的肌钙蛋白的微量改变，不仅可辅助诊断急性冠脉综合征，同时可用于评估患者预后。hsTnI 或 hsTnT 也可见于非 ACS 患者，如脓毒血症或严重感染、肾衰竭、心肌炎、心律不齐、急性或慢性心衰、肥大型心肌病、冠状动脉血管炎、冠状动脉痉挛、严重低血压或高血压、主动脉瓣疾病、急性或慢性呼吸道疾病、严重肺栓塞、肺动脉高压、心肌挫伤或心脏手术、心肌毒性药物、严重急性神经系统疾病、浸润性疾病等患者或健康者过度运动后均可出现 hsTnT 增加。

三、结果判断与分析

诊断急性冠脉综合征检验项目的理想目标，能对胸痛发生 6 小时内而又无明显 ECG 变化的急性心肌损伤进行诊断，能早期判断对 AMI 患者进行溶栓治疗的再灌注效果，能用心肌标志物尽早判断每一位 AMI 患者的梗死程度与进展，监测有无再梗阻，能确定不稳定心绞痛患者的高危险性。

有临床数据显示 AMI 后 <60 分钟内得到治疗，死亡率为 1%；AMI 后 6 小时才得到治疗，死亡率为 10%~20%；假定此呈线性关系，以此推论，AMI 后得到治疗的时间每延长 30 分钟，死亡率将增加 1%；因此，早期快速诊断是减少死亡率的关键。

（一）首选实验

1. IMA　临床可使用酶联免疫吸附法（ELISA）或电化学发光法检测。IMA 与吸烟、年龄、种族、性别无关，但研究发现，低白蛋白和乳酸酸中毒可影响分析结果。临床疑似心肌缺血的患者，当 IMA>85KU/L（ELISA 法），排除肝硬化、急性感染、肿瘤进展期、脑缺血、终末期肾病和宫内缺血、肺栓塞等疾病，结合患者临床症状可提示患者出现心肌缺血，预示 ACS 的发生。

IMA 在心肌缺血后数分钟内即迅速升高，cTn 在心肌坏死后 3~4 小时释放入血，因此，IMA 是心肌缺血发生后到发生细胞坏死之前的一个非常早期的指标。CK-MB、Myo 和 cTn 的检测是回顾性的，即他们异常表达均发生在心肌坏死后。缺血为"一过性"，非实时的 ECG 检测不能有效发现心肌缺血变化，此时早期的 CK-MB、Myo 和 cTn 检测可能并呈现假阴性，因此，为增强 ACS 早期发现，建议 ECG，cTnT 和 IMA 联合检测。研究发现，ECG，cTnT 和 IMA 联合检测可鉴别 95% 发展为缺血性心肌病的胸痛患者，ECG 和 cTn 阴性时，IMA 的检测可有助于临床医生确定对患者的决策。IMA 最大意义在于排除缺血的高阴性预测值；单用 IMA 指标对急诊患者排除 ACS 的阴性预测值为 91%，而阴性 cTnT 和正常的 ECG 结果的联合分析可将 ACS 的阴性预测值提高到 97%。IMA 不仅可以用于急性冠状动脉综合征患者的早期诊断，还可用于经皮冠脉介入治疗术后的预后判断。无侧支循环患者的 IMA 值明显高于有侧支循环者，IMA 值升高与病变严重程度相关。

2. Myo　临床通常使用化学发光免疫分析法检测血清或血浆中 Myo 含量。患者在胸痛 2~4 小时血清或血浆中 Myo 升高，提示患者很有可能发生急性心肌梗死（Acute Myocardial

Infarction, AMI)。目前认为在胸痛后 2~12 小时内检测 Myo 较 CK-MB mass 和 cTnT 均具有较高的阴性预测值(negative predictive value, NPV),即 Myo 阴性可排除急性心肌梗死。由于 Myo 的心肌特异性不高,最好联合检测血清或血浆 cTnT 或 cTnI 含量评价患者是否发生心肌损伤。用于早期诊断 AMI(发病 1.5~6 小时内),胸痛后 2 小时内连续 2 次动态检测 Myo 含量变化≥20ng/ml,可高度提示患者发生急性心肌梗死。胸痛发作 6 小时内血中 Myo 水平升高具阳性预报价值。动态检测两次测定值无差异,具有 100% 阴性预报价值。无 ECG 改变的肌红蛋白增高提示心肌梗死发生的可能性极大。

3. cTnI/cTnT 或 hsTnT/hsTnI 临床对血清或血浆 cTn 的检测常采用化学发光法,临床怀疑急性心肌损伤患者,当 cTnI 或 cTnT:>0.15μg/L(微粒子化学发光法),高度提示存在心肌损伤。hsTnT 或 hsTnI 为高敏感性的心肌损伤指标,对微小面积心肌损伤能有效的检测。当 hsTnT 或 hsTnI>14ng/L(电化学发光法),预示 ACS 风险,其测定值越高,预示发生 ACS 风险越大。

胸痛发生 6 小时后的患者,直接选用 cTnI/cTnT 或 hsTnI/hsTnT 检测。血浆 / 血清中肌钙蛋白水平升高具有诊断特异性,其含量的增加高度提示急性心肌梗死的发生,hsTnI/hsTnT 较 cTnI/cTnT 检测敏感性更高,能及时发现微小面积心肌坏死,更及时治疗患者。但肌钙蛋白在胸痛后 6 小时内评价心肌损伤时,其敏感度较低;胸痛 6 小时内若 hsTnT/hsTnI 检测结果为阴性,此时不能排除心肌损伤的发生,需在 3 小时后再次测定 hsTnT/hsTnI,若结果阴性,提示心肌损伤可能性很小,结合患者症状等可进行临床的鉴别诊断。cTn 还是诊断不稳定心绞痛,心脏创伤和心外科手术后伴有小面积心肌梗死最可靠的标志物,持续增高表明存在不可逆的心肌坏死。心肌梗死后第 3~4 天的 cTnT 测定值可用于辅助估计梗死面积,其水平高低与心肌梗死面积正相关。若患者表现为自身 hsTnT/hsTnI 基线水平升高,提示患者的心血管致死性和 5 年后心衰的发生率增加,但并不增加心肌梗死的发生;在非 ST 段抬高的心肌梗死患者,hsTnT 可较传统 TnT 更敏感的预测患者死亡率;在急性胸痛患者,hsTnI 浓度越高提示患者的 10 年死亡率和心肌梗死发生率越高。

(二)次选实验

1. CK-MB mass 临床通常采用化学发光免疫分析法检测血清或血浆 CK-MB mass 水平。当患者 CK-MB mass 含量增加时,由于非心肌特异性,因此需要根据 CK-MB mass 升高水平结合患者心电图的变化及胸痛病史,或结合血清或血浆 cTnI 或 cTnT 检测结果,综合判断患者是否发生心肌损伤。有骨骼肌损伤时 CK-MB mass 水平升高不能作为判断急性心肌损伤的指标。CK-Mb mass(蛋白浓度)在胸痛发作早期 6~7 小时内的诊断敏感性同肌红蛋白。伴有 CK-Mb mass 水平增加的不稳定心绞痛患者数月后心肌梗死的发生率和死亡率都明显高于 CK-Mb mass 正常的不稳定心绞痛患者。

2. 炎性标志物 炎性反应在动脉粥样硬化过程中具有重要作用,血清炎性标志物水平增高,提示体内粥样硬化病灶的炎性活动增强,炎性标志物在预测心血管疾病的危险性及发生严重心血管事件等具有重要价值。主要的炎性标志物包括高敏 C 反应蛋白(high-sensitivity C-reactive protein)、肿瘤坏死因子 a、白介素 -10 和细胞黏附分子等。

AMI 发生时,心肌标志物水平随着时间进程呈现出特有的时相变化,在 AMI 时的标志物浓度时相变化(见书末彩图 6-2),而心肌缺血和心肌坏死的标志物时相变化(见书末彩图 6-3 和彩图 6-4)。

总结心肌标志物的特点，IMA 是心肌缺血的早期标志物，其表达早于 Myo、CK-MB mass 和 cTnT 或 cTnI 等急性心肌坏死标志物。在急性冠脉综合征(ACS)的诊断中，IMA 的升高提示早期心肌缺血，可预示心肌梗死的发生；Myo 是 ACS 心肌坏死早期诊断指标，但是由于其非心肌特异性，因此胸痛早期的连续监测及监测结果的动态增加对 ACS 的诊断具有一定价值。由于 Myo 在胸痛 2~12 小时内检测具有较高的阴性预测值，因此，Myo 阴性可排除 ACS。同时，Myo 由于其窗口期短，可有效用于判断心肌再梗死的发生。CK-MB mass 也用于 ACS 的晚期诊断，但其心肌特异性低于肌钙蛋白，需要明确患者是否存在骨骼肌损伤，或与肌钙蛋白联合检测提高诊断特异性。cTnT 或 cTnI 具有心肌特异性，是急性心肌损伤中最理想的标志物，cTn 测定用于确定临床诊断心肌损伤的准确性和程度，区别同时有骨骼肌和心肌损伤时的心肌损伤程度，由于其窗口期较长，可用于 ACS 未及时就诊患者后期回顾性诊断。hsTnT 或 hsTnI 的检测可增强对心肌微小损伤的检测出率，同时提高 ACS 诊断的敏感性。

治疗效果评估中，Myo、CK-MB mass 和 cTnT 或 cTnI 等均能有效评价溶栓治疗效果，溶栓治疗有效时心肌可出现心肌梗死后的再灌注，再灌注可致血清或血浆中的心肌标志物水平陡然增加。肌钙蛋白也可在一定程度上反映心脏移植后的排斥反应状况，未发生排斥反应的心脏移植患者中，血中 cTnI 可较 cTnT 更快地恢复至参考范围(cTnI 为 2~3 周，cTnT 为 2~3 个月)。

ACS 发生后，心肌标志物水平变化及临床意义见图 6-5。

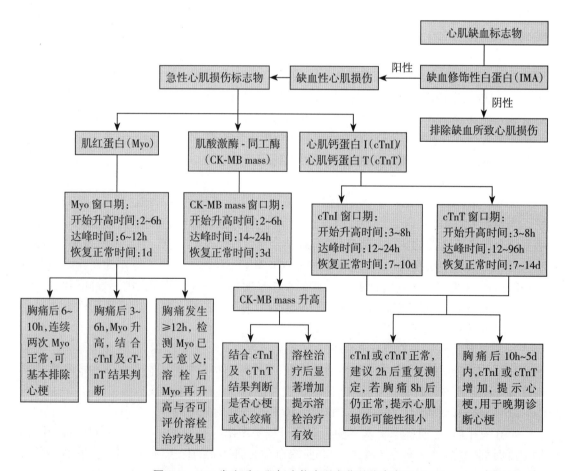

图 6-5　ACS 发生后心肌标志物水平变化及临床意义

第二节　溶栓治疗的实验室评价

心血管疾病大多数发病急、死亡率高,特别是发生急性心肌梗死后,其中大约有一半的患者死亡发生在到达医院之前。溶栓治疗是临床治疗急性心肌梗死患者常用的方法,发病12小时内溶栓,每治疗1000例患者可减少21例死亡。平均每提前一小时溶栓,可多挽救1.6人的生命,超过12小时溶栓,不降低死亡率。溶栓治疗越早,其远期预后越好。美国心脏病学会(AHA)关于急性心肌梗死治疗指南提示,溶栓治疗应争取在患者进入医院急诊科后30分钟内开始。主要采用链激酶类药物溶解血栓,恢复冠状动脉内血流,减少心肌细胞缺血损伤降低AMI病死率。检测血清或血浆中心肌损伤标志物肌红蛋白,肌酸激酶同工酶质量和肌钙蛋白均是评价溶栓治疗效果的最佳实验室指标,溶栓治疗效果的实验室评估对AMI患者的预后有良好的提示意义。

一、实验室分析路径(图6-6)

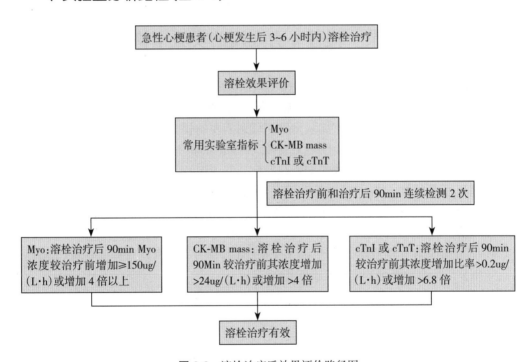

图6-6　溶栓治疗后效果评价路径图

二、相关实验

具体内容见本章第一节。

三、结果判断与分析

溶栓治疗后,血清或血浆标志物肌红蛋白、CK-MB mass和cTnI或cTnT浓度可在短时间内由于心肌再灌注出现迅速增加。肌红蛋白、CK-MB mass 和 cTnI 或 cTnT 均是溶栓治疗效果评价的有效指标,其中 Myo 由于分子量最小入血最快,其溶栓治疗阴性预测值高于其他标志物,最适于鉴定溶栓治疗是否失败,评价所选择的治疗方案是否成功。

(一)首选实验

1. Myo 由于 Myo 生物半衰期短,其血中浓度变化迅速,因此该指标可用于监测急性心肌梗死治疗后是否发生再栓塞。溶栓治疗后 Myo 出现快速陡峭的峰大于或等于 $150\mu g/(L·h)$,或溶栓治疗 90 分钟后增高 4 倍以上,提示再灌注成功。溶栓治疗有效时,梗死的血管可发生再灌注,患者血中 Myo 可较早的出现陡峭的增高峰,反之,若无 Myo 的增高峰,则可能提示溶栓治疗失败。

2. CK-MB mass 溶栓治疗 90 分钟后测血清或血浆 CK-MB mass 水平,若 CK-Mb mass 增加大于 $24\mu g/(L·h)$ 或测定值大于 4 倍,提示心肌再灌注,溶栓治疗有效。

(二)次选实验

cTn 溶栓后再灌注损伤可致 cTn 增加,溶栓治疗 90 分钟后肌钙蛋白的增加比率大于 $0.2\mu g/(L·h)$ 或溶栓治疗后肌钙蛋白增高 6~8 倍以上,提示治疗有效,再灌注成功。

第三节 慢性心力衰竭的实验室检查

心力衰竭(heart failure)是一种复杂的临床综合征,因各种原因的初始心肌损伤引起心脏结构和功能的改变,逐渐导致心室泵血功能低下,心脏不能泵出足够的血液满足组织代谢的需要,或者在提高充盈压力后才能泵出组织代谢需要的相应血液。按照心力衰竭发展的速度可将心衰分为急性与慢性,慢性心力衰竭(chronic heart failure)是临床极为常见的危重症,是各种不同病因器质性心脏病的主要并发症。我国慢性心衰住院率占同期心血管疾病的 20%,而死亡率占 40%,随年龄增长发病率与死亡率显著增加。心钠素(cardiac natriuretic peptides,cNP)是心肌细胞产生的一种神经激素,其主要功能是增加尿/钠排泄,降低血管紧张素-醛固酮引起的血管收缩及血压升高。cNP 主要分为 ANP(大量储存于心房)、B- 型尿钠肽(BNP,主要储存和释放部位在心室)和 CNP(主要储存在血管)三种。其中以 BNP 最稳定,近年来被作为心力衰竭的实验室诊断指标。

一、实验室分析路径(图 6-7)

二、相关实验

多项实验室常规检查有助于对心衰的诱因、诊断与鉴别诊断提供依据,指导治疗。血清或血浆 B- 型尿钠肽或 N 末端前脑型尿钠肽与左室功能不全的程度呈正相关,是目前作为判定心衰严重程度的最新检测指标。对于临床疑似心衰患者通常进行血浆或血清 B- 型尿钠肽或 N 末端前脑型尿钠肽的定量检测。

1. 血清或血浆 B- 型尿钠肽和 N 末端前脑型尿钠肽检测 B- 型尿钠肽(B-type natriuretic peptide,BNP)和 N 末端前脑型尿钠肽(N terminal pro-Brain Natriuretic Peptide,NT-proBNP)是由心室肌细胞合成,右心室容量负荷增加,室壁压力增加,心肌细胞损伤等因素是导致 BNP

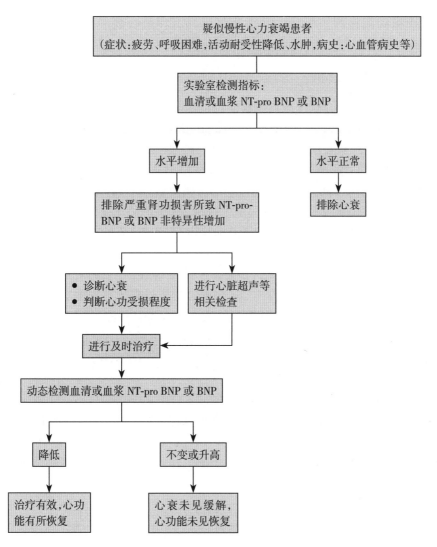

图 6-7 慢性心力衰竭实验室分析路径图

代偿性分泌增加的主要原因。BNP 和 NT-proBNP 是 pre-proBNP 的酶解产物,两者以等量的方式释放入血,并以 BNP 发挥生物学作用,主要参与扩张血管,维持血压动态平衡,促进尿钠排泄和利尿,拮抗肾素 - 血管紧张素 - 醛固酮系统等作用。NT-proBNP 和 BNP 的代谢方式不完全一致,分别以肾脏排泄或受体 - 配体途径代谢,NT-proBNP 的生物半衰期较 BNP 更长,因此其检测敏感性更高。

血清或血浆 NT-proBNP 的检测主要采用电化学发光免疫法、双抗体免疫荧光法、化学发光免疫法和微粒体增强酶联免疫荧光法等。体内 BNP 和 NT-proBNP 水平基本不受体位改变和日常活动的影响,且不存在日内波动和日间波动,因此其采血无需固定体位,没有时间要求。但血清或血浆 NT-proBNP 水平受测试者年龄和性别影响,因此其参考值范围具有年龄和性别差异。BNP>100pg/ml 即可诊断心功能不全或心衰。

2. 血细胞分析 心衰患者常伴有贫血,贫血是加重心衰的因素之一,如果白细胞增加及有核左移提示有感染,也为心衰发生常见诱因。

3. 甲状腺功能检测 甲状腺功能亢进或减退均是心衰的病因和诱发加重的重要原因。

三、结果判断与分析

正常情况下 BNP 在心肌细胞内以前体（pro-BNP）形式存在，当心肌损伤或心功能不全时，心室压力增高，容积增大时，心肌细胞内的 pro-BNP 分子水解为活性形式的 BNP 和非活性形式的 NT-proBNP，从心肌细胞内大量释放入血，血液中 BNP 或 NT-proBNP 的浓度升高提示心衰时心室压力升高及容积的增加，其含量均能反映心力衰竭的程度，且与心功能评价指标（NYHA 分级）有很好的相关性，随纽约心脏病协会（NYHA）心功分级增加而呈现指数性增加。2001 年和 2004 年欧洲心脏病协会（ESC）和美国临床生化科学院（NACB）均已将 BNP/NT-proBNP 的检测列入了"心衰诊断及治疗指南"和"心肌标志物的应用指南"。

（一）心衰诊断

BNP 或 NT-proBNP 的检测可提高心衰诊断的准确性，心衰患者无论有无临床症状，其 BNP 或 NT-proBNP 水平均有明显升高，升高幅度与心衰严重程度成正比。BNP 或 NT-proBNP 水平在心衰早期即可升高，因此 BNP 或 NT-proBNP 检测可用于无症状性心衰诊断和心衰早期诊断的筛选指标。由于 BNP 或 NT-proBNP 检测的灵敏度（97%）和阴性预测值（96%）都非常高，当 BNP 或 NT-proBNP 检测水平不高的疑似心衰患者基本上可排除心衰诊断。

（二）心衰分级

由于 BNP 或 NT-proBNP 升高幅度与心衰严重程度成正比，结合临床症状可根据 BNP 或 NT-proBNP 水平对心衰进行分级。美国 NYHA 关于心衰分级与对应的 BNP 与 NT-proBNP 水平见表 6-1，原则上 BNP 或 NT-proBNP 可作为预测慢性心力衰竭及严重程度的独立指标，但是在诊断心衰时必须结合临床。

表 6-1　NYHA 心衰分级与 BNP/NT-proBNP 水平相关性

NYHA 分级	临床表现	BNP（ng/L）	NT-proBNP*（nmol/L）
NYHA Ⅰ	正常运动时无症状	244 ± 286	0.265~1.219（0.725）
NYHA Ⅱ	体力活动轻度受限	389 ± 374	0.343~9.000（1.527）
NYHA Ⅲ	体力活动明显受限	640 ± 447	0.351~9.000（1.705）
NYHA Ⅳ	不能进行任何体力活动	817 ± 435	2.417~7.730（5.172）

注：* 为对数转换数据

（三）呼吸困难鉴别诊断

NT-proBNP 或 BNP 可用于鉴别诊断心源性或肺源性所致的急性呼吸困难，血清或血浆 NT-proBNP 或 BNP 的异常增高则高度提示呼吸困难可能为心衰所致，肺源性呼吸困难时 NT-proBNP 或 BNP 水平不会增高。

（四）心肌梗死后心功能监测与预后判断

在急性心肌梗死患者，发病早期血清/血浆 BNP/NT-Pro-BNP 的水平均会显著升高，一周后达高峰，但此时患者不一定出现心衰表现，但连续监测患者血清或血浆 NT-proBNP 或 BNP 水平可协助监测心肌梗死患者的心功能状况和判断预后。

第四节　心脏外科手术治疗后的实验室评价

心脏外科手术所致的心肌损伤以及术后并发的微小心肌梗死均可影响手术患者的治疗效果、疾病的恢复或预后。为更好监测心脏外科手术治疗后患者的治疗效果,疾病情况和预后,临床通常可使用血清或血浆的心肌损伤标志物的监测对患者术前心功能状态、术后心肌损伤及其恢复状况进行评价。

一、实验室分析路径(图 6-8)

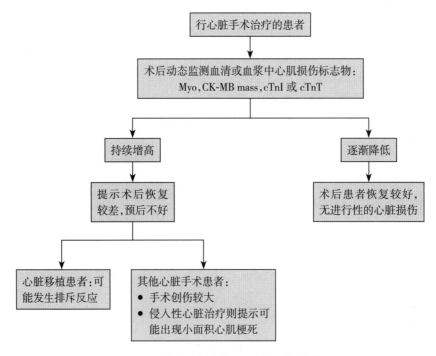

图 6-8　心脏外科手术治疗后的实验室评价路径图

二、相关实验

具体内容见本章第一节。

三、结果判断与分析

心脏疾病进行外科手术治疗后,在观察到患者自主症状改善的同时,实验室指标的变化可客观地评价疗效。各种心肌损伤标志物的持续增高提示患者存在心肌损伤,手术治疗预后较差,对于心脏移植患者可能进一步提示排斥反应的发生,在侵入性心脏治疗中则可能提示小面积心肌梗死的发生。

肌红蛋白、CK-MB mass 和 cTnI 或 cTnT 检测方法同前,在评价心脏直视手术时心肌保护的效果和心肌损伤的严重程度时,cTnI 或 cTnT 对诊断心肌损伤的特异、敏感性都明显优于

CK-MB mass、Myoglobin;cTnI 或 cTnT 测定用于比较不同心肌保护方法的效果,具有客观性,cTnI 或 cTnT 测定有助于判断手术中心肌损伤的严重程度,评价治疗干预的有效性。cTnI 或 cTnT 可特异性地升高于心脏术后,且其血清或血浆表达量与心脏损伤大小密切相关,创伤越大其含量越高。在微创冠脉搭桥术后 cTnI 基本没有升高,而在心脏换瓣术后可见其明显增加。在常温不停跳心内直视术后,若术后 12 小时的 cTnI>10.00μg/L,可提示患者预后不佳。而 CK-MB mass 和肌红蛋白不具有心脏损伤特异性,在胸外科手术后仍会增加,且其表达含量与心脏创伤大小无关。cTnI 或 cTnT 测定还能有助于决定心室辅助循环的应用指征。

第五节　典型病例分析

病例一

一般资料:

患者,男性,68 岁,既往健康,因上腹持续性隐痛 7 小时就诊。伴恶心,无呕吐、腹胀、腹泻等。无胸闷、胸痛、气短,无肩背疼痛。曾就诊于当地卫生所,未查心电图,诊断为"急性胃炎",给予肌注山莨菪碱 10mg,无缓解。

体格检查:

心肺听诊未见异常,腹平软,上腹轻度压痛,无反跳痛,肌紧张。

实验室检查:

CK 2300IU/L,LDH 3210IU/L,肌钙蛋白 19.3ng/ml。

分析:

该患者最可能的诊断为急性心肌梗死,因为心肌酶结果和肌钙蛋白结果提示,进一步做心电图示:急性下壁心肌梗死。

诊断意见:急性心肌梗死。

病例二

一般资料:

患者,男性,53 岁,因心悸胸闷 7 天入院。活动后气短,并有下肢水肿。

体格检查:

T36.8℃,P110 次 / 分,R28 次 / 分,BP100/60mmHg,急性痛苦病容。

实验室检查:

心肌酶谱示 CK-MB 160u/L,心电图示Ⅱ、Ⅲ、aVF 导联出现坏死性 Q 波、ST 段呈弓背向上抬高。肌钙蛋白 22.8ng/ml,NT-proBNP 1620pg/ml。

分析:

该患者最可能的诊断为急性心肌梗死,因为心肌酶结果和肌钙蛋白结果提示,心电图结果也支持,BNP 结果反映出患者由于心肌梗死,表现出的心衰。

诊断意见:表现为心衰的急性心肌梗死。

病例三

一般资料:

患者男性,22 岁,因胸痛 13 天入院。13 天前患者在跑步中突发心前区压榨性疼痛,向双上肢放射,伴有胸闷、气短、大汗淋漓,恶心、呕吐胃内容物,四肢无力,面色苍白,休息后症状持续2小时不缓解。1年前有脑出血史。

体格检查:

体温36.5℃,脉搏80次/分,血压110/80mmHg,颈静脉无怒张,双侧颈动脉未闻及杂音;双肺呼吸音清,未闻及啰音;心界不大,心律齐,心尖部闻及2/6级全收缩期杂音,无震颤及传导;腹软,剑突下轻压痛,肝脾不大,肠鸣音正常;双下肢无水肿,神经系统查体无异常发现。

实验室检查:

血细胞分析:白细胞(WBC)4.67×10^9/L,中性粒细胞(Neu)69.1%,血红蛋白(Hb)138g/L,血小板(Plt)239×10^9/L;尿常规(-);肝肾功:丙氨酸转氨酶(ALT)41U/L,钾(K$^+$)3.3mmol/L,肌酐、尿素氮正常;血脂:总胆固醇(CHO)3.5mmol/L,甘油三酯(TG)1.31mmol/L,高密度脂蛋白胆固醇(HDL-C)0.69mmol/L,低密度脂蛋白胆固醇(LDL-C)2.34mmol/L,心肌酶正常,C反应蛋白(CRP)正常,腹部B超(-)ECG:Ⅱ、Ⅲ、aVF ST段弓背向上抬高0.1mv,V$_1$~V$_3$呈QS型。

分析:

该患者最可能的诊断为急性心肌梗死,因其胸痛特点和心电图表现符合,以上病例由于不是发作早期入院,故检测心肌酶学意义不大,肌红蛋白也无意义,应进一步检测肌钙蛋白,肌钙蛋白I(cTnI)17ng/ml,诊断急性心肌梗死。冠状动脉粥样硬化性心脏病(冠心病)是急性心肌梗死最常见原因,但并非所有心肌梗死都由冠心病所致,患者没有任何冠心病危险因素,血脂正常排除了原发性家族性高脂血症。

诊断意见:结合脑出血病史,病因上要考虑冠状动脉畸形或冠状动脉栓塞。

病例四

一般资料:

男性,55岁,胸骨后压榨性痛,伴恶心、呕吐2小时。患者于2小时前搬重物时突然感到胸骨后疼痛,压榨性,有濒死感,休息与口含硝酸甘油均不能缓解,伴大汗、恶心,呕吐过两次,为胃内容物,二便正常。既往无高血压和心绞痛病史,无药物过敏史,吸烟20余年,每天1包。

体格检查:

T36.8℃,P100次/分,R20次/分,BP100/60mmHg,急性痛苦病容,平卧位,无皮疹和发绀,浅表淋巴结未触及,巩膜不黄,颈软,颈静脉无怒张,心界不大,心率100次/分,有期前收缩5~6次/分,心尖部有S$_4$,肺无啰音,腹平软,肝脾未触及,下肢不肿。

实验室检查:

CK 1500IU/L,LDH 1980IU/L,肌红蛋白285ng/ml。

分析:

该患者最可能的诊断为急性心肌梗死,因为心肌酶结果和肌红蛋白结果提示,进一步做心电图示:ST段V$_1$~V$_5$升高,QRS波群V$_1$~V$_5$呈Qr型,T波倒置和室性期前收缩。

诊断意见:急性心肌梗死。

病例五

一般资料:

某男性患者于2小时前搬重物时突然感到胸骨后出现压榨性疼痛,休息与口含硝酸甘油均不能缓解,伴大汗、恶心、呕吐过两次,为胃内容物,二便正常。既往无高血压和心绞痛病史,无药物过敏史。

体格检查:

基本体征正常,急性痛苦病容,平卧位,无皮疹和发绀,浅表淋巴结未触及,巩膜不黄,颈软,颈静脉无怒张,心界不大,有期前收缩 5~6 次 / 分,心尖部有 S_4,肺无啰音,下肢不肿。心电图示:ST 段 V_1~V_5 升高,QRS 波群 V_1~V_5 呈 Qr 型,T 波倒置和室性期前收缩。

实验室检查:

Myo:80μg/L,CK-MB mass:10μg/L,cTnI:0.2μg/L;行溶栓治疗后,Myo:323μg/L,CK-MB mass:69μg/L,cTnI:2.1μg/L。

分析:

根据症状和心电图结果可主要诊断为急性前壁心肌梗死。考虑溶栓治疗,根据溶栓治疗标准:①胸痛发作时间在 <6 小时;②年龄 <80 岁;③血压≤160/100mmHg,血压超标者经降压后溶栓;④无溶栓禁忌证。此患者符合溶栓标准。随行溶栓治疗。检测实验室相关指标进行溶栓效果评价,溶栓治疗后 90 分钟其血清或血浆心肌损伤标志物较治疗前明显增加:Myo:增加≥150μg/(L·h)或增加 4 倍以上;CK-MB mass:增加 >24μg/(L·h)或增加 >4 倍;cTnI 或 cTnT:增加比率 >0.2μg/(L·h)或增加 >6.8 倍,可判断心肌梗死溶栓治疗后心肌标记物升高。

诊断意见:急性前壁心肌梗死,行溶栓治疗有效。

病例六

一般资料:

患者,男性,74 岁,感冒数日,数小时前静卧休息时突然出现严重的呼吸困难,咳嗽,患者自吸支气管扩张剂给予治疗,但未见明显好转,迅速送医院急诊处理。患者既往有高血压、冠心病史及慢性阻塞性肺病史。

体格检查:

患者呈急性痛苦病容,口唇轻度发绀,浅表淋巴结未触及,巩膜不黄,颈软,颈静脉无怒张,平静呼吸时未闻及干性啰音。心界稍有增大,心音低钝,腹软,无压痛,肝脾肋下未及,双下肢无水肿。检查结果:心电图示:STV_1~V_5 升高,QRS V_1~V_5 呈 Qr 型,T 波倒置。

实验室检查:

血清 NT-proBNP:1210pg/ml(血清 NT-proBNP 参考值(≥51 岁男性):≤227pg/ml)。肌钙蛋白 I(cTnI):0.34ng/ml(参考值:≤0.15ng/ml)。

分析:

根据患者的症状和体征,提示需要鉴别诊断患者是慢性阻塞性肺病急发所致的呼吸困难,还是由于心源性问题导致的呼吸困难。因此,我们将按流程为患者进一步确诊。

诊断意见:心肌梗死后所致左心衰,应即时行溶栓和抗心衰治疗。

病例七

一般资料:

患者,男性,65 岁。风湿性心脏病病史 20 年。近日感冒后出现胸闷、气促、夜间不能平卧,腹胀,双下肢水肿。查体:颈静脉怒张,肝颈静脉回流征阳性。双肺可闻及湿性啰音。心界向两侧扩大,心音低钝,心尖部可闻及Ⅲ级舒张期隆隆样杂音。肝大,肋下三指。

超声心动图检查：

二尖瓣口面积 <0.1cm^2；三尖瓣相对关闭不全，致其反流最大速度 >3.0m/s。

实验室检查：

NT-proBNP：2100pg/ml（参考值（≥51 岁男性）：≤227pg/ml）。

分析：

根据患者症状和体征高度怀疑心脏疾病，行超声心动图检查后诊断为心脏瓣膜病，结合症状提示可能为右心衰。检测心衰标志物 NT-proBNP 远高于正常值，应判断为心衰。

诊断意见：风湿性心瓣膜病所致右心衰。

病例八

一般资料：

患者，男性，56 岁，高血压史 5 年，糖尿病病史 2 年，近 1 年来发现血脂增高，当天因心前区不适于急诊科就诊。

体格检查：

T36.8℃，P 98 次 / 分，R24 次 / 分，BP190/100mmHg。

实验室检查：

胸痛 5 小时后，心电图正常，心肌酶谱示 Myo，CK-MB mass 和 hsTnT 均正常。IMA 150KU/L。胸痛 8 小时后，再次复查心肌酶谱各指标，Myo 和 CK-MB mass 均正常，hsTnT 为 40ng/L。

分析：

该患者最可能为心肌缺血期，尚未出现大面积的心肌坏死，但是略有增加的 hsTnT 提示医生注意患者发生心肌坏死，而敏感性较低的 Myo 和心肌坏死晚期指标 CK-MB mass 尚未出现异常。此结果提示医生需对患者及时进行治疗，防止进一步出现大面积心肌坏死。

诊断意见：心肌缺血，尚无大面积心肌坏死。

病例九

一般资料：

患者，女性，47 岁，因"胸闷，心慌 6$^+$ 个月"就诊入院。

体格检查：

T 36.4℃；P 69 次 / 分；R 18 次 / 分；BP 120/90mmHg；心前区可听见心脏杂音。

实验室检查：

心脏彩超显示：风湿性心脏病联合瓣膜损害，主动脉瓣狭窄（轻度），反流（中 - 重度），二尖瓣狭窄（轻度）反流（轻度），三尖瓣反流（轻度），肺动脉瓣高压（轻度），左室收缩功能测值正常。

分析：

诊断为风湿性心脏病联合瓣膜损伤，建议行瓣膜置换术。围术期中对患者血清 hsTnT 检测分析。结果显示：

	7 月 18 日	7 月 21 日 0:15	7 月 21 日 8:04	7 月 21 日 20:48	7 月 24 日	7 月 26 日	7 月 28 日
hsTnT（ng/l）	<3	280	171.6	147.4	91.6	53.4	22.2

诊断意见：心瓣膜置换术后患者心功能不断恢复，hsTnT 能很好地反映心脏手术后恢复情况。

(蔡 蓓 王兰兰)

主要参考文献

1. 托马斯主编. 朱汉民, 译. 临床实验诊断学. 上海：上海科学技术出版社.2004.

2. Sbarouni E, Georgiadou P, Kremastinos DT, et al. Ischemia modified albumin：is this marker of ischemia ready for prime time use? Hellenic J Cardiol. 2008 Jul-Aug；49(4)：260-266.

3. Chawla R., Navendu Goyal, Rajneesh Calton, et al. Ischemia modified albumin：a novel marker for acute coronary syndrome. Indian Journal of Clinical Biochemistry, 2006, 21(1)77-82.

4. Sinha MK, Roy D, Gaze DC, et al. Role of ischemia modified albumin a new biochemical marker of myocardial ischemia, in the early diagnosis of acute coronary syndromes. Emerg Med J. 2004, 21：29-34.

5. Peacock F, Morris DL, Anwaruddin S, et al. Meta-analysis of ischemia-modified albumin to rule out acute coronary syndromes in the emergency department. Am Heart J. 2006, 152：253-262.

6. Hochholzer W, Reichlin T, Twerenbold R, et al. Incremental value of high-sensitivity cardiac troponin T for risk prediction in patients with suspected acute myocardial infarction. Clin Chem. 2011 Sep；57(9)：1318-1326.

7. S. Sallach, R. Nowak, M. Hudson, G.et al. A change in serum myoglobin to detect acute myocardial infarction in patients with normal troponin I levels. *The American Journal of Cardiology*. 2004, 94(7)：864-867.

8. Klug G, Mayr A, Mair J, et al. Role of biomarkers in assessment of early infarct size after successful p-PCI for STEMI. Clin Res Cardiol. 2011 Jun；100(6)：501-510.

9. Kavsak PA, Wang X, Ko DT, et al. Short-and long-term risk stratification using a next-generation, high-sensitivity research cardiac troponin I(hs-cTnI) assay in an emergency department chest pain population. Clin Chem. 2009 Oct；55(10)：1809-1815.

10. George J, Jack D, Mackle G, et al. High sensitivity troponin T provides useful prognostic information in non-acute chest pain. QJM. 2012 Feb；105(2)：159-166.

11. Nageh T, Sherwood RA, Harris BM, et al. Cardiac troponin T and I and creatine kinase-MB as markers of myocardial injury and predictors of outcome following percutaneous coronary intervention. Int J Cardiol. 2003, 92(2-3)：285-293.

12. Scirica BM, Morrow DA. Troponins in acute coronary syndromes. Prog Cardiovasc Dis. 2004, 47(3)：177-188.

13. Eisenman A. Troponin assays for the diagnosis of myocardial infarction and acute coronary syndrome：where do we stand? Expert Rev Cardiovasc Ther. 2006, 4(4)：509-514.

14. Potter LR, Yoder AR, Flora DR, et al. Natriuretic peptides：their structures, receptors, physiologic functions and therapeutic applications. *Handb Exp Pharmacol* 2009, 191(191)：341-366.

15. 王鸿利. 实验诊断学. 北京：人民卫生出版社, 2005.

16. 王吉耀. 内科学. 北京：人民卫生出版社, 2005.

17. Richar A. McPherson, Matthew R. Pincus. Henry's Clinical Diagnosis and Management by Laboratory Methods. USA：SAUNDERS ELSEVIER, 2007.

第七章

水、电解质与酸碱平衡紊乱

水、钠代谢紊乱表现为体液的容量和渗透压改变。钾是细胞内主要的阳离子,细胞内的离子浓度是细胞外的 20 倍以上,在血浆中循环的钾仅仅是人体内钾总量的 2%。正常的钾浓度对维持神经肌肉兴奋性、心脏收缩性和节律性、细胞外液渗透压和酸碱平衡非常重要。钠是细胞外液中主要的阳离子,发挥维持细胞内外水平衡作用。临床常见的电解质平衡紊乱类型为低钠血症(hyponatremia)、高钠血症(hypernatremia)、低钾血症(hypokalemia)及高钾血症(hyperkalemia)。而酸碱平衡紊乱是指体内酸性或碱性的物质产生过多,超出机体的代偿能力,或者肺和(或)肾功能障碍使调节酸碱平衡的能力障碍,均可使血浆中 HCO_3^- 与 H_2CO_3 的浓度及其比值的变化超出正常范围。酸碱平衡紊乱是临床常见的一种疾病,根据产生的原因和临床表现,酸碱平衡紊乱可以分为代谢性酸中毒(metabolic acidosis)、呼吸性酸中毒(respiratory acidosis)、代谢性碱中毒(metabolic alkalosis)、呼吸性碱中毒(respiratory alkalosis)及混合性酸碱平衡紊乱多种类型。

第一节 低 钠 血 症

低钠血症(hyponatremia)是指血清钠离子浓度 <135mmol/L 的一种常见的水、钠代谢紊乱。1%~2% 的住院患者都有低钠血症。根据细胞外液容量的改变,低钠血症可分为:低容量性低钠血症(hypovolemic hyponatremia),其特点是以失钠为主,血清钠离子浓度 <135mmol/L,伴细胞外液量减少;高容量性低钠血症(hypervolemic hyponatremia),其特点为细胞外液量明显增多,血钠下降,血清钠离子浓度 <135mmol/L,但体钠总量正常或增多;等容量性低钠血症,其特点为失水与失钠成比例,细胞外液呈等渗状态,血清钠离子为 130~150mmol/L,血浆渗透压为 280~310mOsm/kg。

一、实验室分析路径(图 7-1)

二、相关实验

低钠血症的血清钠离子浓度 <135mmol/L,常伴有低渗,血浆渗透压 <280mOsm/kg。尿钠测定有助于鉴别肾性和肾外性失钠。实验室的相关实验为血清(尿液)Na^+ 浓度测定、血浆(尿液)渗透压测定。

1. 血清(尿液)Na^+ 浓度测定 体液的主要成分是水,其次是无机电解质和一些有机化合物。细胞外液与细胞内液的电解质浓度有较大的差异,细胞外液中阳离子以 Na^+ 为主,

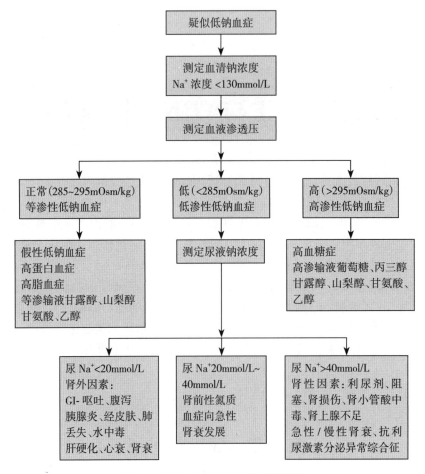

图 7-1 低钠血症实验室分析路径图

其次为 Ca^{2+}。阴离子以 Cl^- 最多,其次为 HCO_3^-。细胞内液阳离子主要是 K^+,阴离子主要是 HPO_4^{2-} 和蛋白质离子。因此,细胞外钠和细胞内钾的浓度决定体内水分在细胞内外的分布。当钠和水的得失比例基本相当,只表现为细胞外液过量或不足,而细胞内液容量变化很小。当细胞内、外渗透压保持一致,水就不会在细胞内外发生转移。Na^+ 排出的主要途径是肾脏、皮肤及消化道。皮肤对 Na^+ 的排泄主要是通过汗液的排出,当大量出汗时,通过皮肤排出的 Na^+ 则大大增加。少量的 Na^+ 随粪便排出。一般情况下肾脏是 Na^+ 的主要排泄器官。肾脏根据身体钠含量的情况调节尿中排钠量。肾小管过滤的 Na^+ 有 95% 经肾小管再吸收:近端肾小管吸收约 65%,亨利管吸收 25%,其余 10% 在远端肾小管与 K^+、H^+ 分泌相交换。

测定方法:离子选择电极法(ISE 法)是用离子选择电极对特定离子具有选择性响应的敏感膜,将离子活度转换成电位信号,在一定范围内,其电位与溶液中特定离子活度的对数呈线性关系,通过与已知离子浓度的溶液比较可求得未知溶液的离子活度,按其测定过程又分为直接测定法和间接测定法,目前大部分采用间接测定法,由于间接测定法将待测样本稀释后测定,所测离子活度更接近离子浓度。ISE 法具有标本用量少,快速准确,操作简便等优点,是目前所有方法中最为简便准确的方法。

参考范围:血清 Na^+ 135~145mmol/L;尿液 Na^+ 130~260mmol/24h。

2. 血浆(尿液)渗透压测定　渗透压是度量各种体液,包括细胞内外体液中所含电解质和非电解质溶质总的颗粒(包括分子和离子)浓度——渗克分子浓度(osmolality)变化的定量指标。在正常生理条件下,体液渗透压在神经、内分泌的调节下,与体温、pH 等因素一起构成人体维持组织细胞正常生命活动不可缺少的相对恒定的"内环境"。在病理状态下,体液渗透压的恒定将随着水电解质代谢紊乱的发生而改变,体液渗透压的异常是水电解质代谢紊乱的标志之一。渗透压平衡紊乱主要影响细胞内液,Na^+ 是细胞外液中最重要的渗透活性颗粒,所以血 Na^+ 浓度的高低与渗透压的改变密切相关。渗透压平衡紊乱通常表现为高钠血症或低钠血症。细胞外液 Na^+ 浓度减小,细胞外液渗透压降低,水就会从细胞外液向渗透压正常但相对于细胞外液高渗的细胞内液转移,导致细胞水肿;反之,水则从细胞内液向细胞外液转移,导致细胞脱水。

测定方法:渗透压测定已成为研究水电解质代谢平衡与紊乱机制的一项重要手段。渗透压的测定,一般有沸点升高法、蒸汽压降低法、冰点下降法和半透膜法四种,其中,冰点下降法在临床上得到广泛应用。

参考范围:血浆渗透压 280~310mOsm/kg;尿液渗透压 50~1050mOsm/kg。

三、结果判断与分析

(一) 首选实验

血清(尿液)Na^+ 浓度测定。

血清 Na^+ 降低于 135mmol/L 为低钠血症,临床上常见于:

胃肠道失钠:见于幽门梗阻、呕吐、腹泻、胃肠道、胆道、胰腺手术后造瘘、引流等都可丢失大量消化液而发生缺钠。

尿 Na^+ 排出增多:见于严重肾盂肾炎、肾小管严重损害、肾上腺皮质功能不全、糖尿病、应用利尿剂治疗等。

皮肤失 Na^+:大量出汗时,只补充水分而不补充食盐;大面积烧伤和创伤时,体液和钠从创口大量丢失,亦可引起低钠血症。

抗利尿激素(ADH)过多:肾病综合征的低蛋白血症、肝硬化腹水、右心衰竭时有效血容量减低等均可引起抗利尿激素增多,血 Na^+ 被稀释。

(二) 次选实验

血浆(尿液)渗透压测定。

降低:表示体内水量的增加或溶质的减少。多见于有心衰、低蛋白血症、低钠血症、肾衰竭少尿期、低渗性脱水等。

第二节　高 钠 血 症

高钠血症(hypernatremia)是指血清钠离子浓度 >150mmol/L 的一种水、钠代谢紊乱。0.2%~0.3% 的住院患者有高钠血症。同样可根据细胞外液量的变化分为:低容量性高钠血症(hypovolemic hypernatremia),其特征是以失水为主,血清钠离子浓度 >150mmol/L,同时伴细胞内、外液容量减少;高容量性高钠血症(hypervolemic hypernatremia)其特征是血钠升高,伴血容量增多,常见盐摄入过多,原发性钠潴留;等容量性高钠血症(isovolemic hypernatremia)又称原发性高钠血症,其特征是血钠升高,不伴血容量的改变,见于有中枢神经系统损害的病史者。

一、实验室分析路径(图7-2)

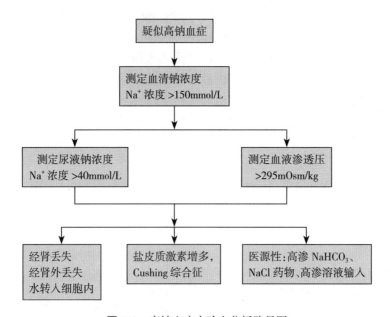

图7-2 高钠血症实验室分析路径图

二、相关实验

高钠血症的血清钠离子浓度 >150mmol/L,常伴有血浆渗透压增高 >310mOsm/kg。实验室的相关实验为血清(尿液)Na⁺浓度测定、血浆(尿液)渗透压测定。

1. 血清(尿液)Na⁺浓度测定 见本章第一节。
2. 血浆(尿液)渗透压测定 见本章第一节。

三、结果判断与分析

(一)首选实验

血清(尿液)Na⁺浓度测定

血清 Na⁺浓度大于 150mmol/L 为高钠血症,临床上常见于:

水摄入不足:昏迷、拒食、消化道病变引起。饮水困难,脑外伤、脑血管意外等导致渴感中枢迟钝或渗透压感受器不敏感,原发性饮水过少症等均可引起水摄入不足导致高钠血症。

水丢失过多:

1. 经肾外丢失 高热、高温环境剧烈运动导致的大量出汗可引起水从皮肤大量丧失;喘息状态、过度换气、气管切开等可使水从呼吸道丢失过多;胃肠道渗透性水样腹泻也可造成本症,如果同时合并饮食障碍,情况可以严重恶化。

2. 经肾丢失 主要由中枢性尿崩症及肾性尿崩症或应用大量渗透性利尿药引起。使用高渗葡萄糖溶液、甘露醇、山梨醇、尿素等脱水疗法致溶质性利尿。

水转入细胞内：可见于剧烈运动、抽搐等后使由于上述原因造成细胞内小分子增多，渗透压增加，促使水进入细胞内，一般持续不长。乳酸性酸中毒时，糖原大量分解为小分子的乳酸，使细胞内渗透压过高，水转移到细胞内，也造成高钠血症。

Na^+ 输入过多：常见于注射 $NaHCO_3$、过多输入高渗性 NaCl 等，患者多伴有严重血容量过多。

肾排 Na^+ 减少：见于右心衰竭、肾病综合征、肝硬化腹水等肾前性少尿；急、慢性肾衰竭等肾性少尿；代谢性酸中毒、心肺复苏等补碱过多；老人或婴幼儿肾功能不良；库欣综合征、原发性醛固酮增多症等排钾保钠性疾病；使用去氧皮质酮、甘草类排钾保钠类药物等。

（二）次选实验

血浆（尿液）渗透压测定。

增加：表示体内水分的减少或溶质量的增加。

第三节　低 钾 血 症

低钾血症（hypokalemia）是指血清钾离子浓度低于 3.5mmol/L。血清钾降低，并不一定表示体内缺钾，只能表示细胞外液中钾的浓度，而全身缺钾时，是指细胞内钾的缺失或体内钾的总量减少，血清钾不一定降低。在临床上缺钾应结合病史和临床表现分析判断。

一、实验室分析路径（图 7-3）

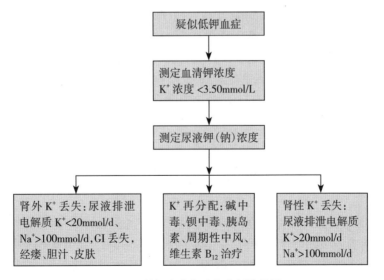

图 7-3　低钾血症实验室分析路径图

二、相关实验

通常以血清钾离子浓度 <3.5mmol/L 时称低钾血症。尿钾测定有助于鉴别肾和肾外性失钾。实验室诊断的相关实验为血清（尿液）钾浓度测定。

血清(尿液)K$^+$浓度测定　人体钾全靠外界摄入,每日从食物中摄入钾 50~100mmol,90% 由小肠吸收。肾脏是排钾和调节钾平衡的主要器官,肾小球滤液中的钾先在近曲肾小管内被完全吸收,远曲肾小管细胞和集合管细胞再将过剩的钾分泌出来,从尿排出,使钾在体内维持平衡。

测定方法:见本章第一节。

参考范围:血清 K$^+$3.50~5.50mmol/L;尿液 K$^+$25~100mmol/24h。

三、结果判断与分析

(一)首选实验

血清 K$^+$ 浓度测定。

血清 K$^+$ 浓度低于 3.50mmol/L 为低钾血症,临床上常见于:

钾摄入量减少:如严重感染、慢性消耗疾病等长期食欲减退以及手术后禁食时间过长而又未注意补钾者;

排泄增多:肾上腺皮质功能亢进或长期大量使用肾上腺皮质激素、肾小管泌钾增多、许多利尿剂的长期使用、急性肾衰竭由尿闭期转入多尿期时都可导致钾的丢失;

碱中毒:由于 K$^+$ 向细胞内转移,同时肾小管泌钾增多;糖尿病患者使用胰岛素治疗时或以胰岛素加葡萄糖作为能量合剂使用时,K$^+$ 向细胞内转移;

血浆稀释:大量输入无 K$^+$ 液体致使血清 K$^+$ 降低。

(二)次选实验

尿液 K$^+$ 浓度测定

尿中排泄减少:①摄取:摄取不足、呕吐、腹泻、绒毛腺瘤、低钠饮食。②肾损害:急、慢性肾功能不全。③激素异常:低醛固酮症(艾迪生病、低肾素性低醛固酮症、21- 羟化酶缺乏症)。④药物及其他:螺内酯、氨苯蝶啶、酸中毒。

尿中排泄增多:①摄取:摄取过多、高钠饮食。②肾损害:Bartter 综合征、肾小管性酸中毒,liddle 综合征(家族性低醛固酮血症)。③激素异常:肾上腺高值(原发性醛固酮症、肾性高血压)、肿瘤产生、肾上腺癌、17α,11β- 羟化酶缺乏症。④药物及其他:利尿药、甘草(肾上腺样作用)、碱中毒。

第四节　高 钾 血 症

高钾血症(hyperkalemia)是指血清钾离子浓度高于 5.5mmol/L。确诊时应排除因静脉穿刺不当或标本溶血所致的假性高钾血症(pseudohyperkalemia)。高钾血症会降低细胞内钾离子向细胞外转运的速率,改变神经肌肉内的传导,从而导致肌肉软弱无力,但是肌肉无力并不常见。高钾血症患者中,由肾衰竭引起的约占 2/3,高糖血症是仅次的发病原因,药物治疗导致高钾血症占 63%。

当钾离子浓度在 6~7mmol/L 时,心电图会发生改变;当钾离子浓度 >8mmol/L 时,心脏传导障碍,从而导致心律失常;当钾离子浓度 >10mmol/L 时,可能导致心搏骤停。

一、实验室分析路径(图 7-4)

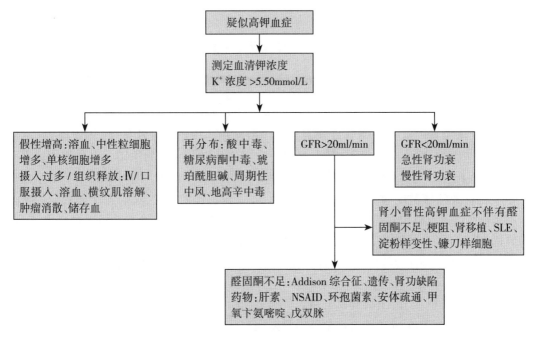

图 7-4　高钾血症实验室分析路径图

二、相关实验

通常以血清钾离子浓度 5.5mmol/L 时称高钾血症。实验室诊的相关实验为血清钾浓度测定。

1. 血清 K^+ 浓度测定　见本章第三节。
2. 肾小滤过率(GFR)见第四章第一节。

三、结果判断与分析

(一) 首选实验

血清 K^+ 浓度测定

血清 K^+ 浓度高于 5.50mmol/L 为高钾血症,临床上常见于:

排出障碍:急性肾衰竭、尿中毒症时 K^+ 排出障碍;肾上腺皮质功能减退时,由于醛固酮减少分泌而长期使用螺内酯,醛固酮受拮抗,肾小管泌 K^+ 作用减弱;各种原因引起的呼吸性酸中毒和代谢性酸中毒时,由于 K^+ 向细胞外转移,同时肾小管泌 K^+ 减少。

血细胞破坏:重度溶血、输入大量库存血、挤压综合征、灼伤、创伤性抽血、采血针过细、蝶形采血针/过高的灌注压、将注射器中血液直接灌注到试管中、容器被含钾物质污染、使用含钾抗凝剂的采血管(含 K_3EDTA 超过 15mmol/L),标本长时间放置:4℃比 25℃增加更快;纤溶凝块产生。细胞内的 K^+ 向细胞外释放;

药物及其他:使用大量含钾药物;高渗性脱水时,由于血浆浓缩,血 K^+ 浓度也可升高。

(二)次选实验

肾小滤过率(GFR)见第四章第一节。

第五节 酸碱平衡紊乱

正常人血液的酸碱度(pH值)始终维持在一个狭窄的范围即7.35~7.45。机体每天在代谢过程中,均会产生一定量的酸性或碱性物质并不断地进入血液,都可能影响到血液的酸碱度,机体通过酸碱平衡调节机制调节体内酸碱物质含量及其比例,维持血液pH在正常范围内的过程,称为酸碱平衡,其中起首要作用的是血液的缓冲作用。血液缓冲体系很多,以血浆中[HCO_3^-]/[H_2CO_3]体系最为重要,[HCO_3^-]/[H_2CO_3]缓冲体系维持一定比例对于维持血液的酸碱度起着至关重要的作用,而这种比例的恒定,又有赖于肺和肾的调节作用,即将过剩的酸和碱排出体外,使体内酸碱度保持相对平衡状态。肺通过对PCO_2的调节而调节H_2CO_3的浓度,换气增加使CO_2排出增多而降低PCO_2,换气减少则使CO_2排出减少而升高PCO_2。肾对酸碱平衡的调节主要通过对H^+的排泄和对HCO_3^-的重吸收机制完成。

根据pH、PCO_2及HCO_3^-的异常与否即可确定诊断单纯的酸碱平衡失调。pH代表酸碱度,正常范围为7.35~7.45。pH超过这个范围只能代表有酸血症或碱血症。酸中毒或碱中毒时,pH可以正常也可以异常。pH在正常范围可能有三种情况:①正常的酸碱平衡;②代偿性的酸或碱中毒;③混合性的酸或碱中毒。

一、实验室分析路径(图7-5、图7-6、图7-7、图7-8)

二、相关实验

血气一般是指血液中所含的O_2和CO_2气体。血气分析是评价患者呼吸、氧化及酸碱平衡状态的必要指标,已普遍应用于临床,对急、重症患者的监护和抢救尤为重要。目前,多采用血气分析仪测定pH及其他相关指标。利用血气分析仪可直接测出pH、PO_2、PCO_2三项指标,再由此计算出其他酸碱平衡指标。

1. 血液的酸碱度(pH)测定 HCO_3^-与H_2CO_3的比值是决定血液pH值的主要因素,必须维持在一定范围内,才能维持细胞的正常代谢。两者任何一方改变均能影响pH值,而且互相间可进行代偿性增高或减低。如同时按比例增高或下降,其pH值不变。但pH值应用有它的局限性:①pH值只能决定是否有酸血症或碱血症,pH值正常不能排除有无酸碱失衡;②单凭pH不能区别是代谢性还是呼吸性酸碱平衡失调。

测定方法:测定血气的仪器主要由专门的气敏电极分别测出PO_2、PCO_2和pH(pH测定电极非气敏电极)三个数据,并推算出一系列参数。包括电极(pH、PO_2、PCO_2)、进样室、CO_2空气混合器、放大器元件、数字运算显示屏和打印机等部件,进行自动化分析,其所需样品少,检测速度快而准确。采样前患者应处于稳定状态,保持患者平静呼吸状态,并且通风状态也应稳定。告知患者采样步骤以避免引起不必要的紧张,患者的紧张可引起过度呼吸,通气过度是血气误差的一个主要原因,可使肺泡通气量增加,造成PCO_2降低、pH增加、PO_2增

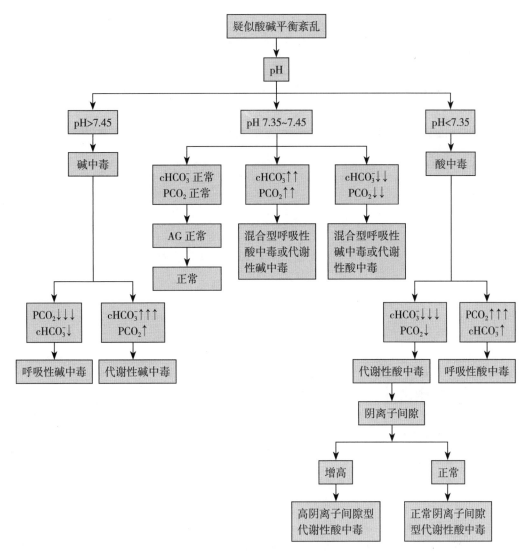

图 7-5　酸碱平衡紊乱实验室分析路径图

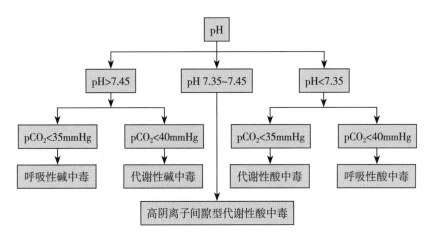

图 7-6　动脉血 pH 和 PCO_2 为基础的主要酸 - 碱失衡的分类实验室分析路径图

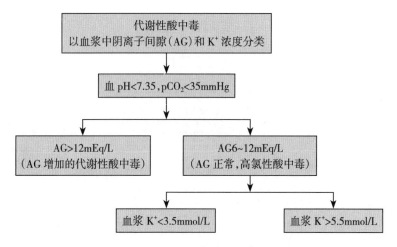

图 7-7　血浆中阴离子间隙和钾浓度分类实验室分析路径图

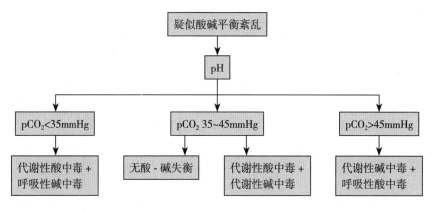

图 7-8　混合型酸 - 碱失衡根据动脉血 pH 和 CO_2 分压分类实验室分析路径图

加。动脉血样本采集以桡动脉最为常用,采样前先进行改良的 Allen's 测试以确定侧支循环是否充足。肝素抗凝动脉血 2ml,抽血后要求严加密封,不能接触空气,立即送检,天热可放冰箱中,并记录当时患者体温样本。

参考范围:动脉血 pH 7.35~7.45,静脉血 pH 7.32~7.42。

2. 二氧化碳分压测定　二氧化碳分压(PCO_2)指血浆中物理溶解 CO_2 的压力。CO_2 的弥散能力较大,约为氧的 25 倍,血液 PCO_2 基本反映了肺泡 PCO_2 的平均值。PCO_2 代表酸碱平衡失调中的呼吸因素,它的改变可直接影响血液 pH 的改变。PCO_2 的升高或降低,有原发性和继发性两种原因所致。PCO_2 与 CO_2 的产生成正比关系,它与肺泡通气量成反比关系。

测定方法:见血液的酸碱度(pH)测定方法。

参考范围:动脉血 PCO_2 4.67~6.00kPa(35~45mmHg)。

3. 标准碳酸氢盐和实际碳酸氢盐　血浆标准碳酸氢盐(SB)指在标准条件下[37℃,PCO_2 5.32kPa(40mmHg),Hb 充分氧合]测得的血浆[HCO_3^-],即呼吸功能完全正常条件下的[HCO_3^-],通常根据 pH 与 PCO_2 数据求得。血浆实际碳酸氢盐(AB)指血浆实际[HCO_3^-],即指"真正"血浆(未接触空气的血液在 37℃ 分离的血浆)所含[HCO_3^-]。

参考范围:SB 21.3~24.8mmol/L,AB 21.4~27.3mmol/L。

4. 二氧化碳总量　二氧化碳总量(total CO_2,TCO_2)指存在于血浆中各种形式的 CO_2 的总和。其中大部分(95%)是 HCO_3^- 结合形式,少量为物理溶解。还有少量是以碳酸、蛋白质氨基甲酸酯及 CO_3^{2-} 等形式存在。TCO_2 在体内受呼吸及代谢两方面因素影响,但主要受代谢因素影响,是判断代谢性酸、碱中毒的指标之一。

参考范围:动脉血 TCO_2 24~32mmol/L。

5. 缓冲碱　缓冲碱(buffer base,BB)指 1 升全血或血浆中所有结合 H^+ 的碱的总和,包括 HCO_3^-、Pr^-、Hb^- 和少量 HPO_4^{2-}。

参考范围:血浆 BBp 40~44mmol/L;全血 BBb46~52mmol/L。

6. 碱剩余　碱剩余(base excess,BE)指在标准条件下,即 37℃时,一个标准大气压,PCO_2 为 5.32kPa(40mmHg),血红蛋白完全氧合,用酸或碱将一升血液的 pH 调整至 7.40,所需加入之酸碱量就是 BE。正常人 BE 值在 0 附近波动。

参考范围:BE　-3~+3mmol/L。

7. 阴离子间隙　阴离子间隙(anion gap,AG)指血清中所测定的阳离子总数与阴离子总数之差。其计算公式为 $AG(mmol/L) = Na^+ - [Cl^- + HCO_3^-]$

参考范围:8~12mmol/L。

三、结果判断与分析

(一)首选实验

1. 血液的酸碱度(pH)测定　pH 测定结果可表现为以下三种情况。

pH 值正常:①正常人;②存在轻度酸碱平衡紊乱,但机体可以自动调节到正常水平,临床上称为代偿型酸、碱中毒;③存在强度相等的酸中毒和碱中毒,作用互相抵消,pH 值正常。

pH 值升高:提示体内碱性物质过多,有超出机体调节能力的失代偿型碱中毒。

pH 值降低:提示体内酸性物质过多,有超出机体调节能力的失代偿型酸中毒。

2. 二氧化碳分压(PCO_2)测定　PCO_2 测定主要用于分析肺的通气功能和酸碱失衡的原因。

(1) 判断肺泡通气状态:PCO_2 升高表示肺泡通气量降低,PCO_2 降低则表示肺泡通气量增加,为肺泡通气过度。

(2) 判断呼吸性酸碱失衡的性质:PCO_2<4.65kPa(35mmHg)提示通气过度,有呼吸性碱中毒存在。PCO_2 上升至 6.65kPa(50mmHg)以上提示正常的呼吸机制已不健全,体内有 CO_2 的滞留。

(3) 判断代谢性酸碱失衡的代偿情况:在代谢性酸中毒时,若 PCO_2 下降,提示已通过呼吸进行代偿;代谢性碱中毒时,若 PCO_2 上升,亦提示已有代偿。

(4) 判断呼吸衰竭类型。

3. 实际碳酸氢盐和标准碳酸氢盐(AB、SB)　其临床意义如下:

(1) [HCO_3^-]在正常范围:除正常的酸碱平衡外,急性呼吸性酸碱中毒早期,混合性酸碱中毒,如代偿性呼吸性酸中毒,代偿性呼吸性碱中毒 + 代谢性碱中毒。

(2) [HCO_3^-]减少:代谢性酸中毒、呼吸性碱中毒代偿期。呼吸性碱中毒 + 代谢性酸中毒时明显下降。

(3)[HCO_3^-]增高:代谢性碱中毒,呼吸性酸中毒代偿期。代谢性碱中毒合并呼吸性酸中毒时明显升高。

(4)[HCO_3^-]异常患者:AB与SB这两个指标结合起来分析,在酸碱平衡鉴别诊断上有一定价值,但也受呼吸因素的影响而继发改变。

1) AB=SB,且同时升高:表示代谢性碱中毒,一般无呼吸性因素存在。

2) AB=SB,且同时降低:表示代谢性酸中毒,一般无呼吸性因素存在。

3) AB>SB:提示 CO_2 潴留,多见于通气功能不足所致呼吸性酸中毒。

4) AB<SB:提示 CO_2 排出过多,多见于通气过度所致呼吸性碱中毒。

(二)次选实验

1. 碱剩余(BE) BE 为正值增加时,说明缓冲碱增加,为代谢性碱中毒;BE 为负值增加时,说明缓冲碱减少,为代谢性酸中毒。呼吸性酸碱中毒时,由于肾脏的代偿,也可使 BE 发生相应改变。由于在测定时排除了呼吸性因素的影响,只反映代谢因素的改变,与 SB 的意义大致相同,但因系反映总的缓冲碱的变化,故较 SB 更全面。

2. 阴离子间隙(AG) 指血液中未测定的阴离子量,通常以(Na^+-CL^--HCO_3^-)表示。这是判断代谢性酸中毒的重要指标,对许多潜在的致命性疾病的诊断可提供重要线索。AG 是早期发现代谢性酸中毒合并代谢性碱中毒、慢性呼吸性酸中毒合并代谢性酸中毒、呼吸性碱中毒合并代谢性酸中毒、混合性代谢性酸中毒及三重性酸碱失衡的有用指标。应用 AG 指标时,应精确的测定血清电解质,排除实验误差对 AG 的影响。AG 增高提示有代谢性酸中毒存在,在混合性酸碱紊乱的患者,代谢性酸中毒可以被其他现象掩盖,通过 AG 值可以发现许多潜在的有价值的线索。

3. 缓冲碱(BB) 代谢性酸中毒时 BB 减少,代谢性碱中毒时 BB 增加。由于同时受呼吸因素、血浆蛋白及血红蛋白的影响,因此不能确切反映代谢变化,但 BB 比[HCO_3^-]值能更全面地反映体内中和酸的能力。

4. 二氧化碳总量(TCO_2) TCO_2 的临床意义如下:

(1)病理性增高:①代谢性碱中毒时,由于碱性物质产生过多或肾功能紊乱,使肾脏排出 HCO_3^- 减少,重吸收 HCO_3^- 增加,导致 TCO_2 升高,这是 TCO_2 升高的主要原因;②呼吸性酸中毒时,由于 CO_2 排出减少,也可使 TCO_2 增加;③代谢性碱中毒合并呼吸性酸中毒时,TCO_2 显著升高。

(2)病理性降低:①代谢性酸中毒时,由于酸性物质产生过多或肾功能紊乱,使肾脏排出 HCO_3^- 增加,重吸收 HCO_3^- 减少,导致 TCO_2 减低,这是 TCO_2 减低的主要原因;②呼吸性碱中毒时,由于 CO_2 排出过多,也可使 TCO_2 减低;③代谢性酸中毒合并呼吸性碱中毒时,TCO_2 明显减低。

第六节　典型病例分析

病例一

一般资料:

72 岁妇女,昏迷在家。

体格检查：

医院检查血压为 18.6/11.97kPa(140/90mmHg)，脉搏为每分钟 82 次，中度脱水，身体左侧麻痹(可能与脑血管病变有关)。由于高血压过去 8 个月服氯噻嗪治疗(500mg，3 次 / 日)。

实验室检查：

血清生化结果：血清 Na^+128mmol/、K^+2.4mmol/L、Cl^- 83mmol/L、HCO_3^- 36mmol/L、Urea 11.6mmol/L、Crea 120μmol/L、渗透压 265mOsm/kg；尿液生化结果：Na^+ 46mmol/L、K^+ 54mmol/L、Crea 140μmol/L、渗透压 638mOsm/kg。

分析：

生化结果与抗利尿激素分泌异常综合征(SIADH)吻合，限制水摄入 500ml/24 小时，以 80~100mmol/L 静脉给钾，之后口服给钾。限水和补钾 48 小时后患者血浆生化结果如下：Na^+ 129mmol/L、K^+ 3.3mmol/L、Cl^- 86mmol/L、HCO_3^- 33mmol/L、Urea 17.4mmol/L、Crea 140μmol/L、渗透压 268mOsm/kg。患者皮肤、黏膜干燥，血压 18.6/11.3kPa(140/85mmHg)，脉搏 90 次 /min。此症状及尿素、肌酐水平的升高表明患者处于脱水状态。

诊断意见：结合病史考虑为继发于利尿治疗的低钠血症伴脱水。

病例二

一般资料：

78 岁，男性。三周前开始感到口渴和多尿，入院时已处于昏迷状态。

体格检查：

临床检查中度到高度脱水，卧位血压 15.3/8.65kPa(115/65mmHg)，脉率每分钟 110 次。对疼痛刺激没有反应，张力减退，腱反射降低。

实验室检查：

血清生化结果：Na^+ 156mmol/L、K^+ 4.6mmol/L、Cl^- 116mmol/L、HCO_3^- 25mmol/L、Urea 18.0mmol/L、Crea 170μmol/L、Glu 45mmol/L。

分析：

8%~10% 脱水，脑干出血。高钠血症伴多尿可能由于：尿崩症，高血糖(糖尿病)或尿素血症(肾衰竭)所致的渗透性利尿。输液前生化结果为：血浆渗透压 385mOsm/kg；尿液渗透压 448mOsm/kg；尿液 Na^+25mmol/L。血浆钠浓度反映高渗性脱水。尿液渗透压略高于血浆渗透压表明存在渗透性利尿。由于高血糖导致高渗透间隙。

诊断意见：结合病史考虑为高渗性糖尿病所致的高渗性脱水。严重脱水可能出现脑干出血的症状。

病例三

一般资料：

56 岁，男性，车祸导致颅脑损伤急诊入院。

体格检查：无。

实验室检查：

血清生化结果：第一天 Na^+ 138mmol/L、K^+ 3.7mmol/L、Cl^- 104mmol/L、HCO_3^- 26mmol/L、Crea 120μmol/L；第二天 Na^+ 165mmol/L、K^+ 3.5mmol/L、Cl^- 126mmol/L、HCO_3^- 23mmol/L、Crea 140μmol/L、渗透压 354mOsm/kg；尿液生化结果：Na^+<5mmol/L、渗透压 124mOsm/kg。

分析：

该患者生化结果有三个特征：

负水平衡。

血浆高渗透压及高钠血症。

尿液渗透压下降。

诊断意见：结合病史考虑为典型的创伤性尿崩症。

病例四

一般资料：

一位有 15 年糖尿病病史的 50 岁男性，因昏迷状态入院。

体格检查：

体检血压 12/5.3kPa，脉搏 101 次 / 分，呼吸 28 次 / 分。

实验室检查：

血清生化结果：Glu10.1mmol/l、Urea8.0mmol/L、K^+ 5.0mmol/L、Na^+ 160mmol/L、Cl^- 104mmol/L；pH7.136、PCO_2 4.06kPa、PO_2 9.91kPa、BE −18.0mmol/L、HCO_3^- 9.9mmol/L、AG35mmol/L；尿：酮体（+++），糖（+++）。

分析：

患者因患糖尿病所致脂代谢障碍，酮体大量堆积或酮血症、酮尿症，血中大量乙酰乙酸及 β- 羟丁酸经血中 $[HCO_3^-]/[H_2CO_3]$ 缓冲，使 HCO_3^- 减少致使 $[HCO_3^-]/[H_2CO_3]$ 比值为 <20/1，血 pH<7.35。机体通过肺加快呼吸，多排出缓冲酮体酸所产生的 CO_2，肾脏加快排出酮体酸盐，增加 HCO_3^- 的重吸收，尽管如此，患者仍出现失代偿型代谢性酸中毒，并因血糖未能及时进入细胞而堆积于血中，形成细胞外液的高渗状态，引起细胞内脱水尤以脑细胞脱水为重，外加 PO_2 偏低，从而造成神经症状乃致昏迷。

诊断意见：结合病史考虑为代谢性酸中毒。

病例五

一般资料：

男性，56 岁，因小肠克罗恩病入院，后于硬膜外麻醉作肠切除术。

体格检查：

术中患者紧张、呼吸加快，出现手足轻度发麻现象。

实验室检查：

血清生化结果：pH 7.52、PCO_2 4.0kPa、PO_2 7.6kPa、BE −1.2mmol/L、HCO_3^- 23.3mmol/L，K^+ 4.5mmol/L、Na^+ 134mmol/L、Cl^- 96mmol/L、AG19.3mmol/L，尿素及肾的肌酐清除率均在正常范围。

分析：

患者因呼吸过快，排出过多的 CO_2，使血中 CO_2 减少。此时肾的代偿性调节起重要作用。肾小管产生 H^+ 减少，H^+-Na^+ 交换减弱，HCO_3^- 的回吸收减少而排出增多，肾保留较多的 Cl^-，以填充较少的 HCO_3^- 在阴离子平衡中的位置；氨排泌减少，尿酸度降低，代偿结果使 CO_2 保留于体内，血 HCO_3^- 相应减少，使 $[HCO_3^-]/[H_2CO_3]$ 的比值尽量接近保持在 20/1，使血 pH 值也接近正常。尽管如此，患者血 pH 值仍是 7.51，表明其为失代偿型代谢性碱中毒，血 HCO_3^- 降低属继发性的代偿的结果。手术完毕，患者情绪稳定，呼吸功能恢复到正常，有关血气分析指标已完全恢复正常。神志清楚,手脚麻木的感觉消失。

诊断意见:结合病史考虑为呼吸性碱中毒。

病例六

一般资料:

一位 70 岁男性,5 天持续性呕吐,有肾功能障碍。

体格检查:

严重充血性心力衰竭。

实验室检查:

血清生化结果 NA^+ 127mmol/L、K^+ 5.2mmol/L、Cl^- 79mmol/L、HCO_3^- 20mmol/L、Crea 380μmol/L、AG 33mmol/L。血气分析结果 pH 7.58、PCO_2 2.76kPa、PO_2 20.91kPa、HCO_3^- 19.9mmol/L。

分析:

呕吐所致的代谢性碱中毒;乳酸酸中毒(高 PO_2 是由于吸氧所致)和肾功能障碍导致的代谢性酸中毒;充血性心力衰竭所致的呼吸性碱中毒。

诊断意见:结合病史考虑为混合型酸碱平衡紊乱。

(黄亨建)

主要参考文献

1. 巫向前.临床检验结果的评价.北京:人民卫生出版社,2000.
2. 周新,府伟灵.临床生物化学与检验.第 4 版.北京:人民卫生出版社,2007.
3. 钱士匀.临床生物化学与检验实验指导.第 3 版.北京:人民卫生出版社,2007.
4. 王吉耀.内科学(下册).北京:人民卫生出版社,2005.
5. Lothar Thomas.临床实验诊断学——实验结果的应用和评估.吕元,朱汉民,沈霞,等译.上海:上海科学技术出版社,2004.
6. 李萍.临床生物化学检验诊断.北京:人民卫生出版社,2000.
7. 彭黎明,王兰兰.检验医学自动化及临床应用.北京:人民卫生出版社,2003.

第八章

代谢性疾病

新陈代谢是人体生命活动的基本形式,包括物质的合成代谢和分解代谢两个过程。通过新陈代谢,机体同环境之间不断进行物质交换和转化,同时体内物质又不断进行分解、利用与更新,为个体的生存、劳动、生长、发育、生殖和维持内环境恒定提供物质与能量。中间代谢是指营养物质进入机体后在体内合成和分解代谢过程中的一系列化学反应,如某一环节出现障碍,则引起代谢性疾病。

第一节 糖 尿 病

糖尿病是由于胰岛素绝对或相对不足,而引起的以高血糖为特征,伴有脂肪、蛋白质等代谢紊乱的代谢性疾病,分为 1 型糖尿病(tpye 1 diabetes mellitus,T1DM)、2 型糖尿病(tpye 2 diabetes mellitus,T2DM)、妊娠糖尿病(gestational diabetes mellitus,GDM)和特殊类型糖尿病。

一、实验室分析路径

实验室分析路径见图 8-1。

二、相关实验

糖尿病以高血糖为特征,但糖尿病患者往往会有多个代谢指标的紊乱,因此实验室检查贯穿于糖尿病诊断、分型、并发症的判别及治疗效果评价等方面。

1. 血糖 血糖的来源有:①食物中的糖类物质经消化吸收进入血中,这是血糖的主要来源;②肝贮存的糖原分解成葡萄糖入血,这是空腹时血糖的直接来源;③在禁食情况下,以甘油、某些有机酸及生糖氨基酸为主的非糖物质,通过糖异生作用转变成葡萄糖,以补充血糖。血糖的去路有:①葡萄糖在各组织细胞中氧化分解供能,这是血糖的主要去路;②餐后肝、肌肉等组织可将葡萄糖合成糖原,糖原是糖的贮存形式;③转变为非糖物质,如脂肪、非必需氨基酸等;④转变成其他糖及糖衍生物,如核糖、脱氧核糖、氨基多糖、糖醛酸等。

标本要求:血浆、血清、全血。

检测方法:血糖测定方法按检测原理可以分为三类:①无机化学法;②有机化学法;③酶法。酶法包括葡萄糖氧化酶法(glucose oxidase,GOD),己糖激酶法(hexokinase,HK)和葡萄糖脱氢酶法。

方法学评价:无机化学法因其特异性较差,现已逐步淘汰。GOD 法特异性较好,适合于自动化检测,轻度脂血、黄疸、氟化钠、肝素、EDTA 和草酸盐等不干扰此检测方法。HK 法为

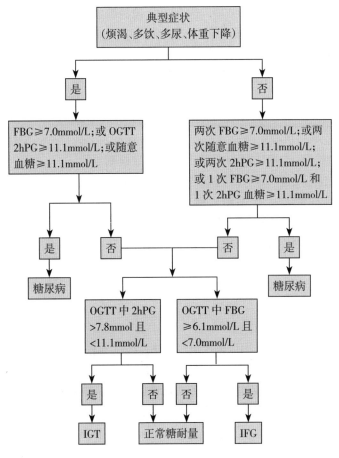

图 8-1　糖尿病实验室分析路径图

血糖测定的参考方法,准确性、特异性均高。美国临床生化学会(NACB)推荐检测血糖的常规方法是葡萄糖氧化酶法。

参考范围:空腹血浆血糖(GOD 法):3.9~6.1mmol/L。

注意事项:血标本中的葡萄糖在未添加糖酵解抑制剂时以每小时 5%~7% 的速度酵解,故应在试管内加入糖酵解抑制剂如氟化钠或碘化锂。若未添加抑制剂,则应在采集标本后 1 小时内分离出血清并进行葡萄糖检测。分离后的血清葡萄糖 25℃可稳定 4 小时,4℃可稳定 72 小时。加用氟化钠的血浆葡萄糖室温可稳定 24 小时,4~8℃可稳定 48 小时。血浆血糖比全血血糖高 11%。这种差异与血细胞比容有关,当血细胞比容为 0.55 时,这种差异增加到 15%,当血细胞比容为 0.3 时,差异下降到 8%。由于在血清的形成过程中会有少量的葡萄糖降解,血清血糖低于血浆血糖;但由于抗凝剂对血浆中多种酶有抑制作用,因此不适合大型生化仪多项目同时检测。毛细血管全血相当于末梢动脉血,空腹与静脉相同,餐后高于静脉血糖。

2. 口服葡萄糖耐量试验(oral glucose tolerance test,OGTT)　方法:试验当天空腹取静脉血 2ml,口服无水葡萄糖 75g(溶于 200~300ml 水中,5~10 分钟喝完)。儿童以 1.75g/kg 体重计算,总量不超过 75g 葡萄糖。从喝第一口糖水计时,服糖后 30 分钟、60 分钟、120 分钟、180 分钟取血测血浆血糖。

3. 馒头餐试验 方法及注意事项同服用 75g 葡萄糖胰岛素释放试验,不同之处在于患者进食 100g 标准面粉制作的馒头。

4. 静脉葡萄糖耐量试验 将葡萄糖按 0.5g/kg 体重,配成 50% 的溶液,2~4 分钟内静脉注射完毕。注射前采血,然后从注射开始计时,每 30 分钟取血一次,共 2~3 小时,或分别于 3 分钟,5 分钟,10 分钟,20 分钟,30 分钟,45 分钟,60 分钟,90 分钟采血检测血浆血糖。采血前注意事项同 OGTT。

5. 自我血糖监测 自我血糖监测(self-monitoring of blood glucose,SMBG)是指采用便携式血糖仪进行血糖检测,是糖尿病治疗过程中常用的检测手段。

6. 动态血糖监测系统 动态血糖监测系统(continuous glucose monitoring system,CGMS)是近年推出的血糖监测系统,此系统监测的是组织间液的葡萄糖。CGMS 可间隔几分钟测定一次血糖,每天记录 288 个时间点的血糖值,可连续观察数日血糖的波动情况,如血糖的波动趋势、漂移幅度、频率、血糖曲线下面积、平均血糖、日间血糖变异等。

7. 尿糖 正常人尿中糖极微量,在尿糖定性为(−)时,24 小时尿中排出的葡萄糖少于 0.5g。当血糖水平 >8.82~9.92mmol/L(160~180mg/dl)时,肾小管不能完全把滤过的葡萄糖回吸收,因而可在尿中测出糖。

标本收集:新鲜晨尿或随意尿。

检测方法:自动化检测多采用尿液干化学分析仪,自测尿糖的方法是使用尿糖试纸。

影响因素:尿液中含有还原性物质如维生素 C、水杨酸盐等时,可使结果偏低。尿液存放时间过长,尿糖会被细菌分解,浓度下降。肾糖阈会影响尿糖的结果,肾糖阈增加会使尿糖出现假阴性,肾糖阈降低会使尿糖出现假阳性。

8. 糖化血红蛋白 糖化血红蛋白(glycosylated hemoglobin,HbA1c)是血中葡萄糖和红细胞内的血红蛋白结合产物。

标本采集:EDTA 或肝素抗凝的全血。

检测方法:高效液相色谱分析法(HPLC)、凝胶电泳法、亲和色谱法等。

参考范围:HPLC:4.5%~6.1%;亲和色谱法:4.4%~6.4%;凝胶电泳法:3.3%~5.6%。

方法学评价:由于方法的不同,检测结果的可比性较差,美国糖尿病协会(ADA)建议检验部门只能采用被证实为可溯源到糖尿病控制和并发症临床试验(DCCT)所采用的方法;测定结果应以 HbA1c 的形式报告。糖化血红蛋白的结果以 HbA1c 占总的血红蛋白的百分比表示。

影响因素:贫血、HbC、HbS、维生素 C、E 等可使测定结果降低。尿毒症患者尿素水平升高可使 HbA1c 假性升高。

9. 糖化血清白蛋白 糖化血清白蛋白(Glycated Albumin,GA)是葡萄糖与血清白蛋白发生非酶糖化反应的产物。

检测方法:酶法。

参考范围:9%~14%(不同实验室应建立自己的参考范围)。

影响因素:严重影响白蛋白代谢的疾病,如肾病综合征、甲亢,在应用类固醇激素时可使 GA 降低;肝硬化、甲状腺功能减退患者可使 GA 增高。

10. 胰岛自身抗体

(1) 谷氨酸脱羧酶抗体(glutamic acid decarboxylase autoantibodies,GAD-A):GAD 是抑制

性神经递质γ氨基丁酸的合成酶,GAD除了在脑内表达外,在胰岛细胞表达丰富,是1型糖尿病的关键始动靶抗原。GAD-A的检测方法有ELISA法,放射配体分析法、免疫印记等方法。ELISA法在包被过程中掩盖了部分抗原表位,敏感性较低。GAD-A检测的参考方法为放射配体分析法。

(2) 胰岛细胞抗体(islet cell antibody,ICA):ICA是针对胰岛细胞内多种抗原的一组抗体,可引起胰岛β细胞功能的进行性减退。ICA的检测方法有免疫荧光、免疫组化和ELISA法。间接免疫荧光法的荧光容易猝灭,切片背景不清晰,不能长期保存,而且结果判断比较困难。免疫酶标法与免疫荧光法相比,免疫酶标法的特异性强,灵敏度高,而且重复性好,背景清晰,检查结果可用普通显微镜观察并可长期保存。但该技术操作比较复杂。ELISA法操作简单,可成批进行检测,但它的准确性及重复性尚需进一步验证。免疫组化比ELISA检测ICA有更高的准确性及重复性。

(3) 蛋白酪氨酸磷酸酶蛋白抗体(protein tyrosine phosphatase autoantibodies,IA-2A):IA-2A的抗原为ICA512的一个片段,主要存在于胰岛β细胞中。国际上检测IA-2A的方法主要有ELISA法和放射配体分析法,放射配体分析法检测IA-2A具有高灵敏度和特异性,ELISA由于在包被过程中掩蔽了部分抗原表位,使其不能充分与抗体反应,而灵敏度较低。

(4) 胰岛素自身抗体(insulin autoantibodies,IAA):胰岛素抗体有两种:一种在糖尿病的发病前就存在,是抗胰岛素自身抗体。另一种是因使用外源性胰岛素后产生。IAA不是糖尿病特异抗体,未治疗的糖尿病患者单纯IAA阳性不能作为T1DM的标志,仅表明有进展为糖尿病的免疫倾向。目前检测IAA的方法主要有ELISA和放射免疫分析法(RIA),均不能有效区分胰岛素自身抗体和使用胰岛素治疗后产生的胰岛素抗体。RIA法测得的IAA与ELISA法相比与T1DM有更好的相关性,敏感性也高于ELISA法。

11. 胰岛素 胰岛素(insulin)是由胰岛β细胞受内源性或外源性物质如葡萄糖、乳糖、核糖、精氨酸、胰高血糖素等的刺激而分泌的一种蛋白质激素。胰岛素半衰期为5~15分钟。在肝脏,先将胰岛素分子中的二硫键还原,产生游离的AB链,再在胰岛素酶作用下水解成为氨基酸而灭活。检测方法:胰岛素的测定常采用放射免疫法,时间分辨,电化学发光免疫分析等方法。空腹胰岛素参考范围:5~20μU/ml(放免法);1.5~15μU/ml(电化学发光免疫分析法)。影响因素:红细胞内存在胰岛素降解酶,溶血使检测结果降低。

12. C肽 C肽(C-peptide,C-P)由胰岛β细胞分泌,C肽与胰岛素以等分子数共存于分泌颗粒并同时释放至毛细血管循环中,且C肽不被肝脏破坏,半寿期较胰岛素明显为长,故测定血液循环中C肽水平能反映β细胞合成与释放胰岛素功能。检测方法:C肽的测定常采用放射免疫法,时间分辨,电化学发光免疫分析等方法。参考范围:空腹C肽:5~20μU/ml(放免法);1.5~15μU/ml(电化学发光免疫分析法)。

13. 胰岛素原 胰岛素原(proinsulin,PI),人胰岛素原是C肽和胰岛素的前身。正常人血液循环中的PI只占胰岛素的4%以下,PI的生物活性很低,为胰岛素的1%~10%。人体内存在(32,33)PI,和(64,65)PI。检测方法:放射免疫分析法(RIA)、免疫放射分析法(immunoradiometric assay,IRMA)、酶联免疫分析法(ELISA)、化学发光免疫分析法(ILMA)。

14. 尿白蛋白 人体代谢正常情况下,尿中的白蛋白极少,每升尿白蛋白不超过20mg。
标本收集:随机尿、24小时尿液、8小时或4小时时段尿或过夜尿。
检测方法:放射免疫分析法、酶联免疫法等。

影响因素:运动、感染、发热、慢性心功能不全、显著高血糖以及高血压均可使尿白蛋白排泄高于正常值。

方法学评价:目前国际上尚无检测尿白蛋白的参考方法。ADA 推荐使用随意尿,同时测定尿白蛋白和肌酐。美国国立肾脏病基金(National Kidney Foundation)推荐晨尿为最佳检测标本。美国临床生化科学院(National Academy of Clinical Biochemistry,NACB)专家提出,尿白蛋白检测的变异系数应 <15%;采用半定量或定性方法筛查阳性标本(尿白蛋白 30~50mg/L)时敏感性必须 >95% 才有实用价值;半定量或定性方法的阳性结果应经检验部门定量检测确认。

三、结果判断与分析

(一)首选实验

1. 血糖　美国糖尿病协会(American Diabetes Association,ADA)、国际糖尿病联盟(International Diabetes Federation,IDF)、中华医学会糖尿病学分会(Chinese Diabetes Society,CDS)均推荐使用静脉血浆血糖诊断糖尿病。

2. 口服葡萄糖耐量试验　注意事项:①试验前一天晚餐后禁食,禁食时间大于 8 小时,不超过 16 小时。试验前 3 日每日碳水化合物摄入量不少于 150g,试验前停用影响 OGTT 的药物如避孕药、利尿剂、β 肾上腺能阻滞剂、苯妥英钠、烟酸 3~7 天;服用糖皮质激素者不宜做 OGTT;②急性感染、创伤或其他应激情况下可出现暂时性的高血糖,不能一次诊断糖尿病,应在应激过后复查。③空腹血糖检测值为 5.6~6.9mmol/L,或随机血糖 6.5~11.0mmol/L 时必须重复检测,并进行 OGTT 试验。

临床应用:用于糖尿病的诊断:有典型糖尿病症状(多饮、多食、多尿、体重下降),并且一天当中任意时候血浆葡萄糖浓度≥11.1mmol/L,或者空腹血糖≥7.0mmol/L,或者 OGTT 2 小时血浆葡萄糖浓度≥11.1mmol/L,即可诊断糖尿病。症状不典型者,应在另一日重复测定上述三个标准之一进行核实,若未达到糖尿病诊断标准,需要进行随访复查。6.1mmol/L≤空腹血糖 <7.0mmol/L,并且 OGTT 2 小时血糖 <7.8mmol/L 为空腹血糖受损(impaired fasting glucose,IFG);空腹血糖 <7.0mmol/L,7.8mmol/L≤OGTT 2 小时血糖 <11.1mmol/L 为糖耐量受损(impaired glucose tolerance,IGT)。2003 年 ADA 提出空腹糖耐量受损(IFG)的新诊断标准,推荐 5.6mmol/L< 空腹血糖 <7.0mmol/L,OGTT 的 2 小时血糖 <7.8mmol/L,即为 IFG。

3. 糖化血红蛋白　HbA1c 反映近 6~8 周的血糖水平,是监测糖尿病血糖控制的金标准。ADA 建议糖尿病的治疗目标是 HbA1c<7%。亚太地区糖尿病政策组建议 HbA1c 控制目标为 <6.5%,国际糖尿病联盟(IDF)建议 HbA1c <6.5%。中华医学会糖尿病分会(CDS)建议 HbA1c<7%。ADA 建议所有糖尿病患者均应常规测定 HbA1c,血糖控制稳定达标者每年至少测定 2 次,治疗方案变动或血糖未达标者,至少需要季度检测。

(二)次选实验

1. 馒头餐试验　用于评估确诊的糖尿病患者胰岛细胞功能,在血糖稳定后可进行馒头餐试验。馒头餐试验可减少高糖对胰岛细胞造成的糖毒性损伤。

2. 静脉葡萄糖耐量试验　对于胃肠功能吸收异常不适合做 OGTT 者,可应用静脉葡萄糖耐量试验。正常人血糖高峰出现在注射完毕时,2 小时内降至正常。2 小时血糖 >7.8mmol/L 为异常。但该试验不作为糖尿病诊断的方法。

3. 自我血糖监测 因其取血量少,检测快速、便携,得到了广泛的应用。使用指末全血血糖,国际临床化学家联盟(International Federation of Clinical Chemistry,IFCC)的专家提出,血糖仪的测定结果应统一以血浆葡萄糖浓度表示。

4. 动态血糖监测系统 CGMS 监测范围为 2.2~22.2mmol/L,不能显示血糖漂移超出此范围的数据。患者在日常生活状况下检测指末血糖并可记录到 CGMS 系统,对 CGMS 测定结果进行校正。

5. 尿糖 尿糖反映的是尿液在膀胱中蓄积的这段时间内的平均水平。目前尿糖只能提供糖尿病的诊断线索,结果阴性不能排除糖尿病。

6. 糖化血清白蛋白 反映最近 2~3 周的血糖控制情况。可用于糖尿病的筛查,疗效判断及并发症的预测。测定结果不受血红蛋白病、镰状细胞贫血和年龄的影响。

7. 胰岛自身抗体 ①在糖尿病中的阳性率及与病程的关系 GAD 抗体可以在 1 型糖尿病发病前 10 年检出,在诊断后的 10~20 年仍可检出,滴度下降较慢。在新发 T1DM 中 GAD 抗体阳性率为 74%~84%。T1DM 一级亲属阳性率为 15%。据报道 GADA 在 T2DM 中的阳性率为 1.7%~9.8%,正常人中有 2% 阳性率。新发生 1 型糖尿病中 ICA 阳性率为 80%~90%,1 型糖尿病一级亲属中为 2%~5%;正常人中为 0.5%。随着病程的延长,ICA 的阳性率逐渐降低,诊断后 2~5 年阳性率降至 20%。在新发 T1DM 儿童中 IAA 阳性率达 50%~70%,而在新发成年 T1DM 患者中阳性率仅为 20%~30%。②LADA 早期的临床表现类似 T2DM,患者血清中的胰岛自身抗体阳性对 LADA 的诊断具有重要价值。③预测 β 细胞功能不论糖尿病分型如何,GADA 阳性则预示内源性的胰岛素的不足。高滴度的 GADA 预示胰岛细胞功能下降速度较快。UKPDS 研究发现 GADA 滴度 >60IU/L 时的预测性最好,20~60IU/L 次之,<20IU/L 时最差。

8. 胰岛素 在进行 OGTT 或馒头餐试验的同时取血测定胰岛素,称为胰岛素释放试验,可了解胰岛细胞的功能,静脉葡萄糖耐量试验可观察胰岛细胞的一相分泌和二相分泌。胰岛素释放曲线对糖尿病的分型有一定的价值,T2DM 患者的胰岛素释放曲线高峰较正常人延迟,T1DM 患者胰岛素释放曲线低平。胰岛素的检测还有助于判断胰岛素抵抗。

9. C 肽 在进行 OGTT 试验或馒头餐试验时采血检测 C 肽,称为 C 肽释放试验。C 肽与胰岛素等分子释放入血,但 C 肽的测定不受溶血、胰岛素抗体及外源性胰岛素的影响。因此测定血清 C 肽对于接受胰岛素治疗的患者更能精确地判断 β 细胞的分泌功能,对于糖尿病的分型、治疗和预后估计均有重要意义。

10. 尿白蛋白 检测尿白蛋白,有利于早期发现糖尿病肾病以及高血压等造成的肾脏损害,及时早期干预治疗,以延缓糖尿病肾病等的发生和发展。ADA 对糖尿病肾病的诊断标准见表 8-1。由于尿白蛋白排泄存在变异,3~6 个月内 3 次尿样本检查有两次异常,才考虑患者存在异常。

表 8-1 糖尿病肾病的诊断标准(ADA)

分类	Alb/Cr(μg/mg)	尿白蛋白排泄率(μg/min)	尿白蛋白排泄率(mg/24h)
正常	<30	<20	<30
微量白蛋白尿	30~300	20~200	30~300
大量白蛋白尿	≥300	≥200	≥300

(三) 常见疾病的实验室诊断标准

1. 糖尿病诊断标准　见血浆血糖结果判断与分析。

2. GDM 的诊断标准(ADA)　诊断 GDM 标准见表 8-2。

表 8-2　GDM 的诊断标准(ADA)

时间点	血糖(mmol/L)
空腹	5.1
1h	10.0
2h	8.5

注:在妊娠 24~28 周用 75g 葡萄糖 OGTT 筛查妊娠糖尿病,3 个不同时间血糖中满足任何 1 点血糖值即可诊断妊娠糖尿病

(安振梅)

第二节　糖尿病急症的检查

糖尿病患者常发生的糖尿病急性并发症,主要包括糖尿病酮症酸中毒、高渗性非酮症高血糖昏迷和糖尿病乳酸性酸中毒。糖尿病酮症酸中毒(diabetic ketoacidosis,DKA)是在胰岛素绝对或相对缺乏的情况下,伴或不伴有诱发因素引起的糖尿病急性并发症,在 T1DM 患者较为常见。在胰岛素缺乏的情况下,血糖升高,脂肪和蛋白质的分解加速,导致血中的游离脂肪酸增加,大量的游离脂肪酸氧化受阻而转化为酮体。当酮体在体内堆积不能被机体的缓冲系统中和时,则出现酸中毒。高渗性非酮症高血糖昏迷(nonketotic hyperglycosemia-hyperosmolar coma,NKHHC)是糖尿病的严重并发症之一,以严重高血糖、高血浆渗透压、严重失水、中枢神经系统症状、无酮症酸中毒为特征。在老年 T2DM 患者多见。约 1/3 患者病前无糖尿病病史,或只有糖耐量异常。糖尿病乳酸性酸中毒(diabetic lactic acidosis,DLA)各种原因引起血乳酸升高,导致机体出现代谢性酸中毒,称为乳酸性酸中毒。在糖尿病的基础上发生的乳酸性酸中毒称为糖尿病乳酸性酸中毒。

一、实验室分析路径

实验室分析路径见图 8-2。

二、相关实验

糖尿病急症一旦发生,应立即治疗,因此选择最直接、最有价值的检查对于糖尿病急症的及时处理有重要意义。

1. 血糖测定　见本章第一节。

2. 酮体分析　体内的游离脂肪酸经过 β 氧化生成 β- 羟丁酸(D-β-hydroxybutyrate)、乙酰乙酸(acetoacetate)和丙酮(acetone),统称为酮体。糖尿病酮症酸中毒时以 β- 羟丁酸升高为主,可由正常时的 β- 羟丁酸:乙酰乙酸 =1:1,上升至 10:1,甚至更高。

标本:尿液,血清。

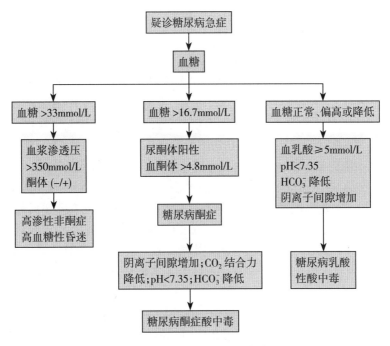

图 8-2 糖尿病急症实验室诊断路径图

检测方法:硝酸盐半定量试验测定总酮体,也可使用 β- 羟丁酸脱氢酶法测定血中的 β-羟丁酸。

参考范围:尿液:阴性;血清:阴性。

注意事项:丙酮和乙酰乙酸都具有挥发性,且乙酰乙酸极易分解成丙酮,因此检查时要尽量用新鲜尿液,最好在留尿后 2 小时内送检,以提高检出率。正常人血清中也存在微量酮体,禁食和长时间活动后升高;新生儿和孕妇体内的酮体也稍升高;神经性厌食患者拒食以及孕妇呕吐均可出现饥饿性酮血症。

3. 血渗透压分析　见第七章。

4. 乳酸(lactic acid)测定　乳酸是糖无氧氧化(糖酵解)的代谢产物。乳酸产生于骨骼、肌肉、脑和红细胞。经肝脏代谢后由肾分泌排泄。血乳酸测定可反映组织氧供和代谢状态以及灌注量不足。

标本:血浆。

检测方法:化学法、酶法、气相色谱法等。

参考范围:0.5~2.0mmol/L。

5. 血肌酐、尿素氮测定　见第四章。

6. 血气分析　见第七章。

7. 血电解质分析　见第七章。

三、结果判断与分析

(一) 首选实验

1. 血糖　糖尿病酮症酸中毒的患者血糖水平常在 16.7~33.3mmol/L(300~600mg/dl),有时可达 55.5mmol/L(1000mg/dl)以上。NKHHC 患者的血糖水平常 >33.3mmol/L(600mg/dl)。糖尿病乳酸性酸中毒患者血糖可升高、正常或降低,多数患者血糖升高,但常在 13.9mmo/L 以下。

2. 酮体 为糖尿病酮症酸中毒的首选实验。目前大多尿酮体检测仅检测乙酰乙酸和丙酮。可能导致测定结果与病情不相符合,即当患者最初有酮症酸中毒时,测定酮体可能仅有弱阳性;当治疗后,β- 羟丁酸转变为乙酰乙酸,临床症状好转,但尿酮体阳性较治疗前明显。如果酮体的分析方法不包括检测 β- 羟丁酸,可能会因低估总酮体浓度而误导临床。目前国内外许多检验部门检测尿酮体时使用的硝基盐法不能检测 β- 羟丁酸,因此不适宜用于 DKA 的治疗监测。对于糖尿病酮症酸中毒,血中酮体的半定量比检测尿中酮体更为准确。虽然尿酮体排泄并不总是与血中酮体浓度成比例,但由于尿酮体检测的方便性,仍广泛用于糖尿病的病情监测。

3. 血渗透压 高渗性非酮症高血糖性昏迷患者的血浆总渗透压水平常超过 350mmol/L,血浆有效渗透压常超过 320mmol/L,前者是把能自由通过细胞、不能构成细胞外液的有效渗透压的尿素也算在内。血渗透压可直接测定也可经过计算获得,计算公式如下:

$$血浆渗透压(mmol/L) = 2 \times [血钠(mmol/L) + 血钾(mmol/L)] + 血糖(mmol/L) + 血浆尿素氮(mmol/L)$$

$$血浆有效渗透压(mmol/L) = 2 \times [血钠(mmol/L) + 血钾(mmol/L)] + 血糖(mmol/L)$$

4. 血乳酸 剧烈运动时乳酸浓度可在短时间内明显升高,因此,标本应在空腹和安静状态下采集。标本中含有羟乙酸盐类物质时可使血乳酸假性升高。用来检测使用双胍类药物治疗的患者体内乳酸浓度,及诊断乳酸性酸中毒。乳酸酸中毒患者血乳酸浓度超过 5mmol/L,有时可达 35mmol/L,大于 25mmol/L 者大多预后不佳。

5. 血气 为糖尿病乳酸酸中毒首选实验。乳酸性酸中毒患者 CO_2 结合力常低于 10mmol/L,血 pH 明显降低,HCO_3^- 常 <10mmol/L,阴离子间隙扩大(可达 20~40mmol/L)。

(二)次选实验

1. 糖尿病酮症酸中毒

(1)血气:代偿期 pH 及 CO_2 结合率可在常范围内,碱剩余负值增大,缓冲碱(BB)明显减低。标准碳酸氢盐(SB)及实际碳酸氢盐(AB)亦减低,失代偿期,pH 及 CO_2 结合率均可明显降低,HCO_3^- 降至 15~10mmol/L 以下,阴离子间隙增大。

(2)血电解质:血钠多数降至 135mmol/L 以下,少数可正常。偶可升高到 145mmol/L 以上。血钾在疾病初期正常或降低,少尿、失水、酸中毒可致血钾增高,补液、胰岛素治疗后又可降至 3mmol/L 以下,在治疗过程中,需注意监测。

2. 高渗性非酮症高血糖性昏迷

(1)血尿素氮(BUN)与肌酐(Cr):常显著升高,反映严重的脱水和肾功能不全。BUN 可达 21~36mmol/L(60~100mg/dl),Cr 可达 123~660mmol/L(1.4~7.5mg/dl),BUN/Cr 比值可达 30:1 以上(正常人多在 10:1~20:1)。BUN 与 Cr 进行性升高的患者预后不佳。NKHHC 患者在接受有效的治疗后,血 BUN 与 Cr 多有显著的下降,但有些患者仍未能恢复到正常范围,说明他们在发生 NKHHC 前即已有肾功能不全。

(2)酸碱平衡:约半数患者有代谢性酸中毒,表现为阴离子间隙扩大,血清碳酸氢根水平及 pH 下降。增高的阴离子主要是乳酸及酮酸等有机酸根,也包括少量的硫酸及磷酸根。

3. 糖尿病乳酸性酸中毒 血糖:糖尿病乳酸性酸中毒患者血糖可升高、正常或降低,多数患者血糖升高,但常在 13.9mmo/L 以下。

（三）常见疾病的实验室诊断标准

1. 糖尿病酮症酸中毒 ①血糖增高，多在 16.7~33.3mmol/L，血渗透压不升高。②尿酮体阳性或者强阳性，血酮体 >4.8mmol/L，这是酮症酸中毒的重要诊断依据之一。③酸中毒：较重的酮症酸中毒往往伴有代偿或失代偿性酸中毒，而且可以排除其他原因引起的酸中毒。

2. 高渗性非酮症高血糖性昏迷 ①血糖 >33.3mmol/L（600mg/dl）。②血浆渗透压 >350mmol/L 或有效渗透压 >320mmol/L。

3. 糖尿病乳酸性酸中毒 ①血乳酸≥5mmol/L。②酸中毒：如 pH<7.35、HCO_3^- 降低、阴离子间隙增加。排除酮症酸中毒、肾衰竭等诊断。

（安振梅）

第三节　脂代谢紊乱

血脂包括甘油三酯（triacylglycerol/triglyceride，TG）、游离胆固醇（free cholesterol，FC）、胆固醇酯（cholesterol ester，CE）、磷脂（phospholipid，PL）、游离脂肪酸（free fatty acid，FFA）等，通常主要指血浆总胆固醇（TC，包括游离胆固醇和胆固醇酯）和 TG。由于脂类不溶或微溶于水，在血液中与载脂蛋白（apolipoprotein/apoprotein，Apo）结合，以脂蛋白形式存在，因此脂代谢紊乱实际是异常的脂蛋白代谢紊乱，包括其含量或组分的异常。

血脂代谢紊乱按临床可分为原发性与继发性血脂异常两类。因遗传所致载脂蛋白、脂蛋白代谢酶及有关受体的结构和功能缺陷者为原发性血脂异常症。系统性疾病所致的脂代谢紊乱称为继发性血脂异常症，糖尿病、肾病综合征、库欣综合征等可导致高 TC 血症；糖尿病未控制时、肥胖症、慢性乙醇中毒等可继发高 TG 血症。

脂代谢紊乱与动脉粥样硬化、代谢综合征、胰腺炎等密切相关，因此受到人们高度关注，而血脂检测可反映全身脂类代谢的状态，既可作为血脂代谢紊乱及相关疾病的诊断与治疗评估参考指标，也可协助其他一些疾病的诊断。

一、实验室分析路径（见图 8-3）

按 WHO 分型法可将原发性脂代谢紊乱分为 6 型，见表 8-3。

表 8-3　原发性脂代谢紊乱分型（WHO）

分型	异常脂蛋白	血浆静置实验	病因
I	乳糜微粒（CM）	奶油上层、下层澄清	LPL 或 apoC 缺乏或缺陷
IIa	β 脂蛋白（LDL）	澄清	LDL 受体缺乏或缺陷、ApoB 变异
IIb	β 脂蛋白（LDL） 前 β 脂蛋白（VLDL）	澄清 / 轻微浑浊	ApoB 或 LDL 与 VLDL 合成增多
III	β 脂蛋白（VLDL）	奶油上层、下层浑浊	ApoE 基因变异
IV	前 β 脂蛋白（VLDL）	浑浊	VLDL 合成与清除异常 LPL 活性降低
V	CM 前 β 脂蛋白（VLDL）	奶油上层，下层浑浊	ApoCⅢ增多而 ApoCⅡ缺陷 LPL 活性降低

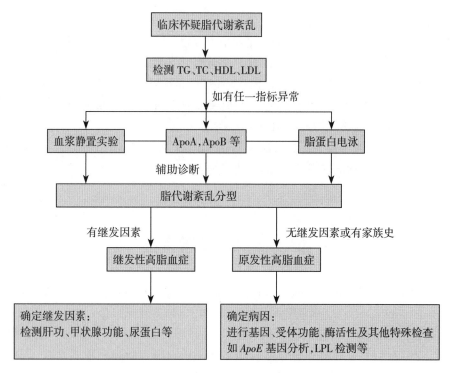

图 8-3　脂代谢紊乱实验室分析路径图

二、相关实验

血脂是临床常规开展的检测项目之一,既可作为血脂代谢紊乱诊断与治疗评估的参考指标,又可协助相关疾病的诊断。

(一) 甘油三酯测定

血 TG 占总脂的 25%,是乳糜微粒(chylomicron,CM)和极低密度脂蛋白(very low density lipoprotein,VLDL)的主要成分。

TG 测定方法通常为酶法。影响因素:①血清中甘油导致 TG 结果偏高;②高胆红素或高维生素 C 时出现负干扰;③标本溶血对 TG 测定存在双向干扰。

参考值:<1.70mmol/L。

(二) 总胆固醇测定

血清中 TC 包括 CE 和 FC 两部分,主要存在于低密度脂蛋白(low density lipoprotein,LDL)中,其次为高密度脂蛋白(high density lipoprotein,HDL)和 VLDL 中。

目前临床常用的 TC 测定酶法为胆固醇氧化酶法。影响因素:血红蛋白 >2g/L、胆红素 >0.1g/L 可分别引起正干扰和负干扰;维生素 C 和某些药物如甲基多巴浓度高于治疗水平时可使结果偏低。

参考值:<5.18mmol/L

(三) 血浆脂蛋白测定

脂蛋白中含有蛋白质、胆固醇、磷脂等,较难定量,因其中胆固醇含量较为固定,因此目前以测定脂蛋白中胆固醇含量为脂蛋白的定量依据。

1. 高密度脂蛋白胆固醇测定　HDL 是一种很小的颗粒,由 50% 的脂质(其中 25% 的磷脂,15% 的胆固醇酯,5% 的游离胆固醇和 5% 的甘油三酯)和 50% 的蛋白质构成,主要蛋白质为 ApoA I (65%)和 ApoA II (25%)及少量的 ApoC 和 ApoE。

HDL 在肝脏和小肠合成,代谢的主要部位是肝脏和肾脏,HDL 能摄取外周组织的 FC,并将其运输到肝脏,是具有抗动脉粥样硬化功能的脂蛋白。

目前临床常用均相法测定高密度脂蛋白胆固醇(high density lipoprotein cholesterol, HDL-C)以评估 HDL 含量。

参考值:1.04~1.55mmol/L。

2. 低密度脂蛋白胆固醇测定　LDL 由 75% 的脂质(其中 35% 的胆固醇酯,10% 的游离胆固醇,10% 的甘油三酯和 20% 的磷脂)和 25% 的蛋白质构成,其蛋白质多为 ApoB100,及少量的 ApoE。LDL 由血浆中 VLDL 转变而来,合成部位主要在血管内。LDL 是正常空腹血浆的主要脂蛋白,是运输胆固醇到肝外组织的主要运载工具。

目前临床测定低密度脂蛋白胆固醇(low density lipoprotein-cholesterol,LDL-C)的方法可分为 2 种:① Friedewald 公式计算法:是目前应用较广的方法,简便、直接、快速。计算公式:

$$LDL\text{-}C=TC-\left[HDL\text{-}C+\left(TG\times\frac{1}{5}\right)\right]\text{(以 mg/dl 计)} \quad \text{或} \quad LDL\text{-}C=TC-HDL\text{-}C-TG/2.2\text{(以 mmol/L 计)}。$$

运用公式常要求:空腹血清不含 CM;TG 浓度在 4.60mmol/L 以下;Ⅲ型高脂血症除外。②均相测定法:用于自动分析,准确度、精密度均较好。

参考值:<3.37mmol/L(计算、均相测定法)。

3. 脂蛋白电泳　利用不同脂蛋白的蛋白质含量及所带电荷的不同,其迁移率不同,可用电泳方法进行分离鉴别。电泳后分离的脂蛋白用脂溶性染料使脂质部分着色,可观察分带情况,用光密度计扫描可获得各区带百分含量。电泳支持物一般为:醋酸纤维薄膜、琼脂糖凝胶或聚丙烯酰胺凝胶。醋酸纤维薄膜要预处理且电泳时间过长,现较少使用;临床主要使用琼脂糖凝胶电泳。

参考范围:琼脂糖电泳 α 脂蛋白为 26%~45%,前 β 脂蛋白为 6%~22%,β 脂蛋白为 43%~58%,乳糜微粒(−)。

4. 血浆静置实验　血浆于 4℃静置 16~24h,观察血浆浑浊程度,称为血浆静置实验。若出现奶油样上层,即 CM 增加;若下层为浑浊即 VLDL 增加;如 LDL 增加,血浆仍呈透明状态。此实验是粗略判断脂蛋白是否异常的建议方法。

参考范围:健康人为阴性。

(四) 载脂蛋白 A I 、载脂蛋白 B100 测定

载脂蛋白是脂蛋白中的蛋白质成分,在脂蛋白的结构、功能与代谢等方面具有非常重要的功能。目前已发现的载脂蛋白有 20 种。其中载脂蛋白 A I (apolipoproteinA1, ApoA I)在肝、肠合成,是 HDL 的结构蛋白,是卵磷脂胆固醇酰基转移酶(lecithin cholesterol acyltransferase, LCAT)的辅酶及 HDL 受体的配体。

载脂蛋白 B100 (apoapolipoproteinB100,ApoB100)在肝脏合成,是 VLDL,LDL 的结构蛋白及 LDL 受体的配体。

临床常用检测方法为免疫浊度法。

参考范围:ApoA I :1.20~1.60g/L;

ApoB100:0.8~1.10g/L。

(五) Lp(a)测定

Lp(a)是一种独立的脂蛋白的成分,主要在肝脏合成。由 36% 胆固醇酯,9% 游离胆固醇、3% 甘油三酯、18% 磷脂、34% 蛋白质及 5% 蛋白结合糖组成,载脂蛋白为 apo(a) 和 apoB100,其中 apo(a) 是 Lp(a) 的抗原性蛋白,仅存在于 Lp(a) 中。

临床常用检测方法为免疫透射比浊法。

参考范围:<300mg/L。

(六) 脂蛋白脂肪酶测定

脂蛋白脂肪酶(lipoprotein lipase,LPL)由脂肪细胞、骨骼肌细胞、心肌细胞和巨噬细胞合成分泌后被转运到毛细血管内皮细胞表面,参与 CM 和 VLDL 得分解代谢,调节 TG 水解,释放出游离脂肪酸供组织利用。LPL 是一种酯化酶,具有甘油三酯水解酶活性及少部分磷脂酶活性。

血液中仅存微量的无活性型的 LPL 存在,LPL 主要存在于脂肪组织,因此需静脉注射肝素,LPL 从血管由皮细胞表面释放至血浆中,再测定血浆 LPL 活性。测定方法为酶法或单克隆抗体的 EIA 法。

参考范围:健康人:>150mg/L;

LPL 纯合子缺乏者:<40mg/L;

LPL 杂合子缺乏者:40~150mg/L。

三、结果判断与分析

(一) 首选检验

1. 甘油三酯 血清中甘油三酯受生活习惯、饮食条件、年龄等影响,甘油三酯在个体内和个体间的波动均较大,人群中血清甘油三酯水平呈明显正偏态分布。成年人一般随年龄增加而升高,体重超标者甘油三酯常偏高。进食可引起血清中外源性甘油三酯升高,一般在餐后 2~4 小时达高峰,8 小时后基本恢复至空腹水平。长时间不进食者也可因体脂被动员而使内源性 TG 上升。

通常将 TG 高于 1.7mmol/L 称为高甘油三酯血症,常见高甘油三酯血症见表 8-4。

表 8-4 常见脂代谢紊乱类型

	脂代谢紊乱类型	
	原发性	继发性
TC 升高	家族性高胆固醇血症 家族性载脂蛋白 B100 缺陷症	甲减、肾病综合征、糖尿病、Cushing 综合征
TG 升高	家族性高甘油三酯血症 脂蛋白脂酶缺乏症 家族性载脂蛋白 CⅡ缺乏症 特发性高甘油三酯血症	糖尿病(未控制时)、慢性乙醇中毒,雌激素治疗、原发性肥胖、肾病综合征等
TC,TG 均升高	家族性混合型高脂血症 Ⅲ型高脂蛋白血症	甲状腺功能减退症、糖尿病 肾病综合征

TG 减少见于甲状腺功能亢进、肾上腺功能减退症、严重肝脏疾病、恶性肿瘤晚期、低 β-脂蛋白血症或无 β- 脂蛋白血症等。

TG 常与血清 TC,HDL-C,LDL-C 同时检测,以提高诊断价值。

2. 总胆固醇 血清 TC 水平受年龄、种族、性别、遗传、饮食、饮酒、吸烟等因素影响。TC 水平往往随年龄增加而上升,但到 70 岁后有所下降;中青年期女性低于男性,50 岁以后女性高于男性;体力劳动较脑力劳动为低;长期高 TC 饮食习惯也能使血清胆固醇上升;素食者低于非素食者。

通常将 TC 高于 5.2mmol/L 称为高胆固醇症,常见高胆固醇血症见表 8-4。

血清高 TC 与动脉粥样硬化有关,降低和控制血清 TC 可降低冠心病发病率。

TC 降低见于甲状腺功能亢进、严重肝病、消耗性疾病、溶血性贫血、感染和营养不良等。

TC 常与血清 TG,HDL-C,LDL-C 同时检测,以提高诊断价值。

3. 高密度脂蛋白胆固醇 年龄、性别、种族、饮食、肥胖、运动等因素对血清 HDL-C 水平有影响。成年男性 HDL-C 水平低于女性;女性绝经后与男性接近。高饱和脂肪膳食通常不影响 HDL-C 水平;肥胖者,TG 常升高,同时伴有 HDL-C 降低;饮酒使 HDL-C 升高,而吸烟使 HDL-C 减低。长期足够量的运动使 HDL-C 升高。

HDL-C 主要作用是将肝脏以外组织中的胆固醇转运到肝脏进行分解代谢,HDL-C 与冠心病呈负相关,HDL-C 低于 0.91mmol/L(35mg/dl)是冠心病危险因素,HDL-C 增高,大于 1.55mmol/L,被认为是冠心病负危险因素。

HDL-C 降低见于吸烟、急性或慢性肝病、心肌梗死、糖尿病、严重营养不良等疾病。

HDL-C 异常升高也是一种高脂蛋白血症。通常将血中 HDL-C 水平 >2.6mmol/L 称为高 HDL-C 血症,分为原发性和继发性,原发性高 HDL-C 血症见于胆固醇酯转移蛋白(CETP)缺损、肝脂酶(HTGL)活性降低或其他不明原因;继发性高 HDL-C 血症原因有:原发性胆汁性肝硬化、过量饮酒、运动失调等。

HDL-C 常与血清 TG,TC,LDL-C 同时检测,以提高诊断价值。

4. 低密度脂蛋白胆固醇 血中 LDL-C 富含胆固醇,是胆固醇的主要携带者,LDL-C 升高主要反映胆固醇增加。LDL-C 水平与年龄有关,青年与中年男性高于女性,老年前期与老年期女性高于男性。

LDL-C 增高是动脉粥样硬化与冠心病发生发展的主要危险因素,由于 TC 水平同时受 HDL-C 水平影响,所以 LDL-C 在冠心病发生发展的评估方面具有重要意义。

LDL-C 升高:多表现为Ⅱ型高脂血症,可见于甲状腺功能减退、肾病综合征、慢性肾衰竭、肝脏疾病等。

LDL-C 降低:见于营养不良、慢性贫血、创伤、严重肝脏疾病等。

LDL-C 常与血清 TG,TC,HDL-C 同时检测,以提高诊断价值。

(二) 次选检验

1. 脂蛋白电泳 血浆脂蛋白通过电泳后,CM 滞留在原位,而 α、β、前 β 带分别相当于 HDL、LDL、VLDL。用于原发性脂代谢紊乱的分型。

2. 血浆静置实验 用于协助原发性脂代谢紊乱的分型。

3. 载脂蛋白 ApoAⅠ、ApoB100 ApoAⅠ是 HDL 的主要结构蛋白,ApoA 增加见于:运动、饮酒、原发性高 HDL 血症等;ApoA 减低见于肥胖、Ⅰ、Ⅱb 或Ⅳ型高脂血症、糖尿病等。ApoA

减低是心脑血管疾病的危险因素。

90%的 ApoB100 存在于 LDL 中,ApoB 的水平直接反映 LDL 水平。增高见于 II 型高脂血症、动脉粥样硬化、肥胖、胆汁淤滞、肾病、甲状腺功能低下等;ApoB 减低见于无 β- 脂蛋白血症、某些肝脏疾病和甲状腺功能亢进等。ApoB 增高是心脑血管疾病的危险因素。

4. LP(a) LP(a) 主要受遗传因素控制,相对稳定,不受年龄、性别、体重、血压等影响。高 LP(a) 被普遍认为是动脉粥样硬化性心、脑血管疾病重要的独立危险因素;对冠心病的转归有预后价值。

LP(a) 增高还可见于急性心肌梗死、脑血管疾病、家族性高胆固醇血症、糖尿病等。

LP(a) 降低见于肝脏疾病、嗜酒过度、应用新霉素、烟酸等。

5. LPL LPL 缺陷可引起 I 型高脂蛋白血症。LPL 由 ApoC II 和 ApoC I 所激活,对水解 CM 作用强。IV 和 V 型高脂血症时,LPL 活性降低。测定 LPL 有助于对原发性脂代谢紊乱的病因诊断。

ApoE$_2$ 的纯合子和 ApoE/ApoB 比值用于诊断 III 型高脂血症。

(三)血脂测定的分析前影响因素及处理

血脂测定的影响因素较多,根据中华医学会检验分会"关于临床血脂测定的建议"血脂测定的分析前影响因素及处理,临床试验室在对患者进行血脂测定时,要注意控制、减少来自血脂测定分析前的影响因素,结果分析中要考虑其影响所致变异。血脂测定前应采取的措施包括:①血脂分析前受试者应处于稳定代谢状态,至少 2 周内保持一般饮食习惯和体重稳定;②测定前 24 小时内不应进行剧烈体育运动。采血前最好停止应用影响血脂的药物(如血脂调节药、避孕药、某些降血压药、激素等)数天或数周;③由于血脂的个体内变动较大,如血脂检测异常,在进一步处理前,应在 2 个月内进行再次或多次测定,但至少要相隔 1 周,取平均值;④注意饱餐后 TC 会有所下降;对于 TG 和其他脂蛋白检测则需至少禁食 12 小时采血;⑤除卧床不起者外,采血时一般取坐位,抽血前受试者至少应坐位休息 5 分钟;⑥血清或血浆标本均适用于血脂、脂蛋白测定,但现在主张一律用血清。如用 EDTA 作抗凝剂,分离血浆后应立即置于 2~8℃保存,以防组分改变;⑦血清标本应及时测定,如 24 小时内不能完成测定,可密封置于 4℃保存 1 周,-20℃可保存数月,-70℃至少可保存半年,应避免标本反复冻融。

(罗通行 宋昊兰)

第四节 高 钙 血 症

血清钙浓度高于 2.75mmol/L 即为高钙血症(hypercalcemia)。常见原因为原发性甲状旁腺功能亢进及恶性肿瘤,其次为继发性甲状旁腺功能亢进症、维生素 D 或维生素 A 中毒、应用噻嗪类利尿剂、肾上腺皮质功能减退、甲状腺功能亢进、畸形性骨突、结节病、肾衰竭等。本节主要介绍甲状旁腺功能亢进症。

甲状旁腺功能亢进症(hyperparathyroidism),是由于甲状旁腺分泌过多的甲状旁腺激素(parathyroid hormone,PTH)所导致的临床综合征。PTH 自主性分泌过多为原发性甲状旁腺功能亢进症(primary hyperparathyroidism,pHPT),其典型的临床表现为骨痛、肾结石、腹部不适、淡漠、抑郁、疲乏和高钙血症等。各种原因所致长期的低钙血症对甲状旁腺的慢性刺激引起甲状旁腺增生、肥大,分泌过多的 PTH 称为继发性甲状旁腺功能亢进症(secondary hyperparathyroidism,sHPT)。三发性甲状旁腺功能亢进症(tertiary hyperparathyroidism,tHPT)即在长期的 sHPT 的基础上引起了甲状旁腺自主分泌过多 PTH。实验室检查在甲状旁腺功能亢进症的诊断和鉴别诊断中有重要作用。

一、实验室分析路径

实验室分析路径见图 8-4。

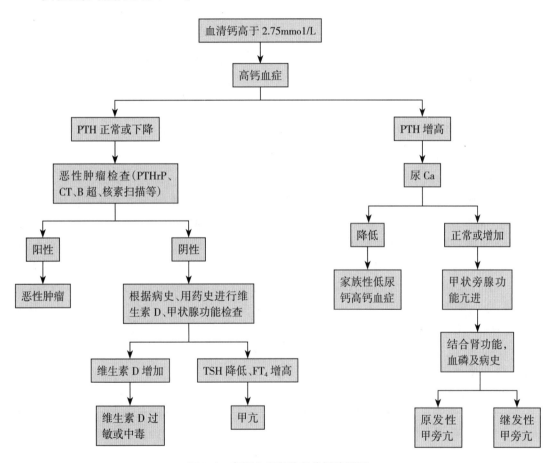

图 8-4　高钙血症实验室分析路径图

二、相关实验

高钙血症的诊断较为简单,重要的是对高钙血症产生的病因进行判别,实验室检查对引起高钙血症疾病的鉴别诊断具有重要的意义。

1. 血清钙(总钙、游离钙)、尿钙、血磷和碱性磷酸酶　见相关生化检查。

2. 甲状腺功能检查　见第五章第一节。

3. 甲状旁腺激素　甲状旁腺激素(parathyroid hormone,PTH)在外周血中同时存在完整的 PTH(1-84)及其分解产生的多种肽段,这些肽段的浓度是完整 PTH(1-84)的几倍,它们有些是 PTH(1-84) 在组织中的代谢产物,主要是肝脏;另一些则直接从甲状旁腺中释放出来,反映的是甲状旁腺细胞内 PTH(1-84) 的降解。卵巢肿瘤、小细胞肺癌和胸腺瘤等也可能分泌完整 PTH 而致其在血浆的水平升高。

血浆中存在完整的 PTH 及多种 PTH 相关肽段,包括 N- 末端 PTH、中间段 PTH 及没有生物活性的 C- 末端 PTH。早期 PTH 的放射免疫分析检测(RIA)是应用抗血清结合不具备生物活性的中间段 PTH 和 C- 末端 PTH 抗原决定簇,这种方法不仅检测到有活性的 PTH,同时检测到了 C- 末端 PTH,使得检测结果高于实际水平,在肾功能不全的患者中尤为明显。免疫放射分析方法(IRMA)克服了 RIA 的上述缺点。第二代 PTH 检测亦称作完整 PTH 检测,它通过抗 C- 末端和 N- 末端的双抗体来检测有生物活性的完整 PTH,排除了 C- 末端的干扰。然而,后来发现事实上其还是存在与 PTH(7-84) 的交叉反应,在检测完整 PTH 的同时,同样检测到了大量非 PTH(1-84)。目前 PTH 检测已经发展到了第三代检测方法,包括环化酶活化 PTH 免疫放射分析和化学发光检测具有生物活性完整 PTH。这些检测方法不存在与 C- 末端 PTH 片段 PTH(7-84) 的交叉反应。

三、结果判断与分析

(一) 首选实验

1. 血清钙　高钙血症是 pHPT 诊断的重要线索。sHPT 的血钙水平通常是正常的或者轻微降低的。10%~20% 甲状旁腺功能亢进患者的血钙水平正常,血钙往往在正常血钙参考范围的上限。血清钙受到血清蛋白、钠离子和氢离子的影响。

(1) 总钙:总钙反映了血浆游离钙和结合钙的总和。最好在空腹状态下采血检测,并且最低限度的闭塞静脉。溶血和非空腹状态导致血清总钙水平升高,高脂肪酸使其浓度降低。使用噻嗪类利尿剂的患者应该停用两周再进行血清钙的检测。所有的血清钙均应该用主要人血白蛋白来校正。当人血白蛋白低于 4g/dl(40g/L)时,白蛋白每低 1.0g/dl(10g/L),血清总钙应该加 0.8mg/dl(0.20mmol/L)。pHPT 常常有明显的高钙血症,多在 10.1~14.0mg/dl。

(2) 游离钙:游离钙是具有生物活性的钙存在形式,建议在缺氧状态下采血,来使 pH 对钙离子的影响最小化。静脉淤滞引起的乳酸水平增高而降低 pH,会使钙离子的测定值升高。钙离子水平不受人血白蛋白的影响。游离钙的测定对于有症状的而总钙水平正常或轻度升高的 pHPT 患者的诊断非常重要。但是游离钙在 HPT 的诊断中的价值仍有争议。

2. 甲状旁腺激素　在高钙基础上检测到未被抑制的 PTH 水平则提示 pHPT。血钙和血PTH 的升高是原发性甲状旁腺功能亢进症诊断的主要依据。

(二) 次选实验

1. 尿钙　尿钙排泄量反映了钙摄入、钙吸收、血清钙和骨钙丢失的综合作用。尿钙的测量最好是收集 24 小时尿液,用测定血清钙的方法来同样测定。虽然一些 pHPT 患者的尿钙是正常的甚至降低的,但大约 75% 的 pHPT 有高钙血症。在未限制饮食的情况下,女性尿钙 >250mg/24h,男性尿钙 >300mg/24h 或 >4mg/kg 都被认为是高钙血症。当最初评估甲状旁腺功能亢进症时合并血钙显著升高(>400mg)提示有甲状旁腺手术指征,包括无症状性甲状旁腺功能亢进,以保护其肾脏免受损害。尿钙是无症状性甲状旁腺功能亢进监测的重要部分,也是与家族性低尿钙高钙血症鉴别的重要检测指标。

2. 血磷　由于 PTH 抑制了肾脏对磷的重吸收,因此低磷血症(<2.5mg/dl)是 pHPT 常见的生化改变。高钙血症合并低磷血症常常提示 pHPT 或者恶性肿瘤相关的高钙血症。大概有 50% 的 pHPT 患者的血磷低于 <2.5mg/dl,还有 30% 的患者处于正常低限。任何原因导致重度高钙血症,都能通过抑制肾脏对磷的重吸收而导致低磷血症。当肾功能不全时,肾小球滤过率的降低可引起血磷水平的升高,通常还伴有低钙血症,继发 PTH 分泌增多。

3. 碱性磷酸酶　血清碱性磷酸酶的升高源于严重甲状旁腺亢进骨病患者破骨细胞活动的增强,而且可能和术后低钙血症的程度相关联。大约 10% 的 pHPT 患者和多数 sHPT 患者的血浆碱性磷酸酶升高。高钙血症、碱性磷酸酶升高与骨膜下吸收同时存在会进一步证实 pHPT 的诊断,若不存在骨膜下吸收则需考虑恶性肿瘤相关的高钙血症。

(三)常见疾病的实验室诊断标准

血清钙浓度高于 2.75mmol/L 即为高钙血症。

原发性甲状旁腺功能亢进症血钙和血 PTH 升高,血磷常降低;血钙降低,血 PTH 升高支持继发性甲状旁腺亢进,血磷常升高。

（安振梅）

第五节　低钙血症

低钙血症是指血清钙低于正常值(血清钙 <2.2mmol/L)引起的钙代谢紊乱。是新生儿惊厥原因之一,日久可导致佝偻病或骨软化病。原因有低蛋白血症、甲状旁腺功能减退、食物中含钙不足、维生素 D 代谢障碍引起 1,25(OH)$_2$D$_3$ 缺乏、高磷酸盐血症、低镁血症等。低钙血症可引起神经肌肉的应激性增强,出现手足抽搐、惊厥、谵妄。

一、实验室分析路径

实验室分析路径见图 8-5。

二、相关实验

低钙血症的诊断并不困难,但由于引起低钙血症的病因较多,因此实验室检查的重点是协助临床医师对低钙血症的病因进行判别。

1. 血钙、血磷、血镁、肌酐、尿素氮、碱性磷酸酶、24 小时尿钙和磷排量　见相关生化检查。

2. 甲状旁腺激素　见本章第四节。

3. 25- 羟基维生素 D(25(OH)VD)及 1,25- 二羟基维生素 D(1,25(OH)$_2$VD)　维生素 D 在肝脏,经 25- 羟化酶的作用形成 25(OH)VD,再经肾脏 1-α 羟化酶的作用,转化成生物活性很强的 1,25(OH)$_2$VD。

标本要求:空腹静脉血,血清或血浆均可,避免强光照射,应尽快转运标本。

参考范围:HPLC:25(OH)VD:(15.8 ± 6.0)ng/ml;1,25(OH)$_2$VD:(29 ± 10.0)ng/ml;RIA:25(OH)VD:8.9~46.7pg/ml;1,25(OH)$_2$VD:25.1~66.1pg/ml;ELISA:25(OH)VD:47.7~144nmol/L;1,25(OH)$_2$VD:39~193pmol/L。

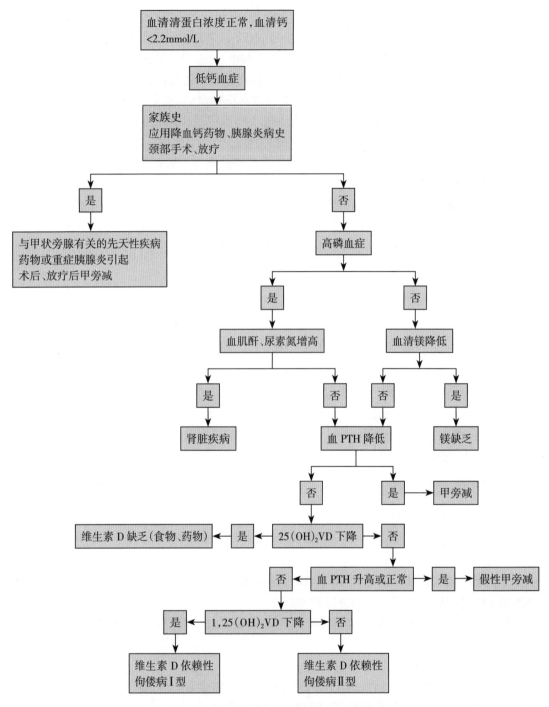

图 8-5 低钙血症实验室诊断路径图

影响因素：①维生素 D 水平受季节和日照时间的影响。血清 25（OH）VD 浓度夏季明显高于冬季，而 1,25（OH）$_2$VD 的浓度却不受季节影响。日照时间和照射面积与血清中 25（OH）VD 的水平呈正相关。②抗癫痫药物如利福平及抗结核药物如异烟肼等可导致维生素 D$_3$ 水平降低，因此在检测前需停药至少 2 周。

三、结果判断与分析

(一) 首选实验

1. 血钙　血清蛋白浓度正常时,血清钙低于 2.2mmol/L(8.5mg/dl) 为低钙血症,在甲状旁腺激素减退症中,血总钙水平≤2.13mmol/L(8.5mg/dl)。有明显症状者,血总钙值一般≤1.88mmol/L(7.5mg/dl),血游离钙≤0.95mmol/L(3.8mg/dl)。血总钙浓度的白蛋白校正计算公式如下:校正的总钙浓度 = 检测的总钙浓度 + 0.8(4.0− 人血白蛋白水平),其中检测的钙浓度单位为 mg/dl;检测的白蛋白浓度单位为 g/dl。

2. 甲状旁腺激素　多数低于正常,也可以在正常范围,因低钙血症对甲状旁腺是一强烈刺激,当血总钙值≤1.88mmol/L(7.5mg/dl) 时,血 PTH 值应有 5~10 倍的增加,所以低钙血症时,如血 PTH 水平在正常范围,仍属甲状旁腺功能减退,因此测血 PTH 时,应同时测血钙,两者一并分析。如患者的 PTH 正常或不相称的低,并且人血白蛋白校正钙或离子钙水平低于正常,在排除低镁血症后可考虑诊断甲状旁腺功能减退。假性甲旁减血清 PTH 增高。

3. 25- 羟基维生素 D 及 1,25- 二羟基维生素 D　25(OH)VD 是维生素 D 在人体血液循环中的主要形式,常作为评估个体维生素 D 营养状况的检测指标;1,25(OH)$_2$VD 是人体内维生素 D 的活性形式。

(1) 维生素 D 缺乏的分级:见表 8-5。

表 8-5　维生素 D 缺乏的分级建议

分级	25(OH)VD(nmol/L)
维生素 D 不足或轻度缺乏	25~50
维生素 D 中度缺乏	12.5~25
维生素重度缺乏	<12.5

(2) 维生素 D 与骨质疏松症:骨密度是目前诊断骨质疏松、预测骨质疏松骨折风险以及评价药物干预疗效的最佳定量指标。

(3) 维生素 D 与佝偻病:营养不良性佝偻病由于缺乏维生素 D,使钙、磷的吸收和利用受到影响,引起骨骼发育障碍,25(OH)VD 的值很低,而 1,25(OH)$_2$VD 则测不到。

(4) 维生素 D 依赖性佝偻病:是一种常染色体隐性遗传,分为两型。Ⅰ型是由于肾脏 1-羟化酶缺陷。Ⅱ型有:①靶器官 1,25(OH)$_2$VD 受体缺陷;②低钙血症、低磷血症、碱性磷酸酶明显升高;③继发性甲状旁腺功能亢进。同时测定 25(OH)VD 和 1,25(OH)$_2$VD 对Ⅰ型、Ⅱ型维生素依赖型佝偻病的鉴别有特别重要的价值。Ⅰ型 1,25(OH)$_2$VD 降低,25(OH)VD 正常;Ⅱ型 1,25(OH)$_2$VD 增高 25(OH)VD 正常或增高。

(5) 25(OH)VD 和 1,25(OH)$_2$VD 的检测还可用于糖尿病、类风湿关节炎、多发性硬化等疾病的评估。

(二) 次选实验

1. 24 小时尿钙和磷排量　24 小时尿钙排量减少,当血清钙 <1.75mmol/L 时,尿钙 5~7.5mmol/24h 或 <0.5mmol/d(正常 2.5 ~7.49mmol/d)。因肾小管重吸收磷增加,尿磷排量减少,部分患者可正常。

2. 血磷和碱性磷酸酶　　血碱性磷酸酶正常或稍低,没有骨质疏松者多数正常。多数患者血磷增高,部分正常。

（三）常见疾病的实验室诊断标准

1. 低钙血症　　血清蛋白浓度正常时,血清钙低于 2.2mmol/L(8.5mg/dl)。

2. 甲状旁腺功能减退症　　血钙水平多≤2.13mmol/L(8.5mg/dl)。有明显症状者,血总钙值一般≤1.88mmol/L(7.5mg/dl),血游离钙≤0.95mmol/L(3.8mg/dl)。多数患者血磷增高,部分患者正常。尿钙、尿磷排量减少,部分患者正常。血碱性磷酸酶多正常。血 PTH 值多数低于正常。

（安振梅）

第六节　典型病例分析

病例一

一般资料:

患者,男性,60 岁,因"多饮、多食半年,发现血糖、血压升高 1 周"入院。半年前无明显诱因出现多饮、多食,每日饮水量约 3000ml,主食 400g,较前明显增加。体重下降不明显。1 周前发现血压高达 160/90mmHg,血糖升高,查 OGTT 及胰岛素释放试验:0 小时、1/2 小时、1 小时、2 小时血浆血糖分别为 8.3mmol/L、9.2mmol/L、11.4mmol/L、12.5mmol/L;0 小时、1/2 小时、1 小时、2 小时胰岛素分别为,20μU/ml、134μU/ml、158μU/ml、210μU/ml,HbA1c 8.5%。

体格检查:

血压 150/85mmHg,脉搏 70 次 / 分。身高 1.7m,体重 80kg,BMI 27.68 kg/m^2,腰围 110cm,臀围 105cm。均匀肥胖,皮肤无紫纹,心肺腹无阳性体征。

实验室检查:

GAD-A、ICA、IAA 均阴性,肝肾功能正常。甘油三酯(TG):2.45mmol/L,胆固醇(TC):6.15mmol/L,高密度脂蛋白胆固醇(HDL-C):0.23mmol/L,低密度脂蛋白胆固醇(LDL-C):5.0mmol/L。血及尿液皮质醇正常。

分析:

该患者为老年男性,无典型糖尿病症状,但其空腹血糖 >7.0mmol/L,OGTT 餐后 2 小时血糖 >11.1mmol/L,达到糖尿病诊断标准。HbA1c 为 8%,可以得出该患者近 2~3 个月的平均血糖较高。BMI 27.68kg/m^2,腰围:臀围比例失调,血液及尿液皮质醇正常,提示单纯性肥胖。胰岛素释放试验中胰岛素分泌延迟,并且胰岛素水平高于正常人,符合 2 型糖尿病胰岛素分泌变化。该患者还合并有高血压和血脂紊乱等,呈现较典型的代谢综合征表现。

诊断意见:2 型糖尿病,单纯性肥胖,血脂紊乱,高血压。

病例二

一般资料:

患者,男性,15 岁,因"多饮、多食、多尿、体重减轻 1 个月"入院。1 个月前无明显诱因出现多饮、多尿、多食,体重在 1 个月内下降约 5kg,随意血浆血糖 18.4mmol/L。给予胰岛素治疗,血糖下降。

体格检查：

BP 120/70mmHg，HR 70 次 / 分。BMI 17.5kg/m²。心肺腹无阳性体征。

实验室检查：

尿常规：酮体(+)，血气分析正常，随意血浆血糖：14.3mmol/L；HbA1c：11.0%；GADA、ICA、IAA 均为阳性。血糖控制后行馒头餐测定 C 肽释放试验示：0 小时、1/2 小时、1 小时、2 小时血糖分别为 7.8mmol/L、10.2mmol/L、11.4mmol/L、12.8mmol/L，C 肽分别为 0.1nmol/L、0.15nmol/L、0.2nmol/L、0.3nmol/L。肝肾功能、血脂正常。

分析：

该患者具有多食、多饮、多尿、体重减轻等典型的糖尿病症状，随意血浆血糖 18.4mmol/L，支持糖尿病的诊断。该患者为青少年男性，病程短，有酮症倾向，GAD-A 阳性、ICA 阳性等，C 肽释放试验示 C 肽分泌曲线低平，支持 1 型糖尿病诊断。

诊断意见：1 型糖尿病，糖尿病酮症。

病例三

一般资料：

患者，男性，20 岁，因"多食、多饮、多尿、体重减轻半年，发热、乏力 5 天，昏迷 1 天"入院。半年前无明显诱因出现多食、多饮、多尿，体重在 1 个月内下降约 10kg，多次空腹血浆血糖在 9~12mmol/L，未治疗。5 天前感冒后出现乏力、食欲减退伴饮水增加，每天 4000~5000ml。1 天前出现昏迷。

体格检查：

血压 95/65mmHg，体温 37℃；呼吸频率 25 次 / 分。浅昏迷，皮肤弹性差，双肺呼吸音粗，无干湿性啰音。心率 100 次 / 分，律齐，未闻及病理性杂音、腹部无阳性体征。双下肢无水肿，足背动脉搏动良好。生理反射存在，病理征阴性。

实验室检查：

随意血浆血糖：24.1mmol/L；尿常规：尿酮体(++++)，血气：pH：7.25，阴离子间隙：20mmol/L，CO_2 结合力：12mmol/L，CO_2 分压：30mmHg，HCO_3^-：18mmol/L，全血碱剩余：-4；血清电解质：K^+：3.0mmol/L；Na^+：140mmol/L，HbA1c：10%；Cr：150μmol/L，BUN：10mmol/L，肝功能、血脂正常。血细胞分析：WBC 11.0×10⁹/L，N 75%，RBC 4.0×10¹²/L。治疗后复查血 Cr 及 BUN 正常。

分析：

该患者为青年男性，起病急，具有典型的糖尿病症状，多次血浆血糖明显升高，糖尿病诊断明确。此次发病有明显的感冒诱因，症状加重，出现昏迷。患者脱水严重，血压低，HbA1c 10%，说明平时血糖较高。本次入院随意血糖 24.1mmol/L，尿酮体(++++)，支持糖尿病酮症。血气分析：pH 7.25，阴离子间隙：20mmol/L，HCO_3^-：20mmol/L，全血碱剩余：-4，支持代谢性酸中毒的诊断。

诊断意见：糖尿病，糖尿病酮症酸中毒。

病例四

一般资料：

女性患者，67 岁，体格检查发现高脂血症(TC：8.6mmol/L，TG：6.6mmol/L)，无脂代谢、心血管或内分泌紊乱家族史。

体格检查:

眼眶水肿,皮肤和头发干燥。

实验室检查见表8-6:

表8-6 病例四实验室检查结果

项目	结果	项目	结果
TC	8.5mmol/L	BiLi	15ummol/L
TG	2.1mmol/L	T_4	16mmol/L
TP	76g/L	TSH	>40U/L
Alb	42g/L	抗微球蛋白抗体	阳性
ALT	16U/L	抗甲状腺球蛋白抗体	阳性
ALP	90U/L	尿蛋白	<0.1g/24h

分析:

高胆固醇血症无家族史,可初步诊断为继发性高胆固醇血症。进一步检测肝功能、甲状腺功能等,结合临床表现可诊断为继发于甲状腺功能低下的高胆固醇血症。

诊断意见:继发于甲状腺功能低下的高胆固醇血症。

病例五

一般情况:

男性,26岁,其父在39岁时因缺血性心脏病做过冠状动脉分流术,其姐29岁,高脂血症。

体格检查:

血压16.0 /9.3kPa,未见角膜弓和黄斑瘤,但有腱黄瘤,不吸烟,有适量饮酒。

实验室检查见表8-7:

表8-7 病例五实验室检查结果

检测项目	测定结果	检测项目	测定结果
血浆标本外观	透明	HDL-C	1.27mmol/L
TC	9.0mmol/L	LDL-C	6.9mmol/L
TG	1.7mmol/L		

分析:

(1) TC,LDL-C升高,TG,LDL正常,结合其家族史,可初步诊断为家族性高胆固醇血症。

(2) 应进一步检测肝功能、甲状腺功能、尿蛋白排除继发因素;如要进行病因诊断,可进行有关基因、受体功能、酶活性等检测方可确诊。

诊断意见:IIa型脂代谢紊乱。

病例六

一般资料:

患者,女性,59岁,因"恶心、呕吐伴乏力、食欲减退1个月"入院。入院前1个月,受凉后出现恶心、呕吐,呈非喷射性,呕吐物为胃内容物,伴有反酸、嗳气、便秘,无呕血,黑便。自觉口干、多饮、多尿,每日尿量大于2000ml,伴有嗜睡。

体格检查：

体温 36.3℃，脉搏 96 次 / 分，呼吸频率 20 次 / 分，血压 120/90mmHg，神清，心肺无异常体征，腹平软，无压痛、反跳痛，双下肢不肿，腱反射减弱。

实验室检查：

血细胞分析：白细胞 12.49×10⁹，中性分类 84%，生化：血钾 2.9mmol/L，血钙 4.43mmol/L，血磷 1.83mmol/L，血镁 1.05mmol/L，肌酐 142.4μmol/L，血 PTH：172.5pmol/L，骨碱性磷酸酶：48.31μg/L，抗酒石酸酸性磷酸酶 6.7U/L（1.03 ~4.15U/L），24 小时尿量：3700ml，尿钙：14.17mmol/24h，尿磷 5.18mmol/24h，同步血钙磷分别为 4.21mmol/L 和 1.79mmol/L。彩超：左侧颈根部实性占位:淋巴结长大？双肾实质损害声像图。甲状旁腺显像：考虑左颈部甲状旁腺瘤可能性大。骨扫描：全身骨骼显示清晰，可见颅顶有带状放射性摄取增高，四肢长骨放射性异常增高，双肺弥漫性显影，未发现其余骨骼有异常征象。双肾及膀胱生理性显影，符合代谢性骨病的改变。X 线片：腰椎轻度骨质增生，胸椎、左右肱骨、股骨、胫、腓骨骨质未见明显异常，腹部未见确切结石影。行"左侧甲状旁腺腺瘤切除术"。术后病理：甲状旁腺腺瘤。

分析：

本例患者以恶心、呕吐、食欲低下的胃肠道症状为主要表现，伴有乏力、多尿。多次实验室生化检查示血钙明显增高，尿钙增多，而 PTH 增高，表明血钙增高与高 PTH 有关，故考虑原发性甲状旁腺功能亢进。而颈部彩色超声以及甲状旁腺显像均考虑左颈部甲状旁腺瘤可能性大。"左侧甲状旁腺腺瘤切除术"后病理诊断为"甲状旁腺腺瘤"。

诊断意见：原发性甲状旁腺功能亢进症，左侧甲状旁腺瘤。

病例七

一般资料：

患者，女性，15 岁，因"手足抽搐、癫痫发作半年"入院。半年前无明显诱因出现癫痫样抽搐，用抗癫痫药治疗效果欠佳，并自觉记忆力逐渐下降。因为双眼视力减退在眼科检查，诊为"白内障"。

体格检查：

血压 120/90mmHg，体温 37℃；呼吸频率 25 次 / 分，心率 100 次 / 分，律齐，未闻及病理性杂音、双肺及腹部无阳性体征。生理反射存在，Chvostek 征和 Trousseau 征阳性。双下肢无水肿，足背动脉搏动良好，腱反射减弱。

实验室检查：

血钙:1.53mmol/L，血磷:1.98mmol/L，血镁:1.02mmol/L，血清蛋白:3.9g/dl，肌酐:102.4μmol/L，血 PTH:0.5pmol/L，碱性磷酸酶:98IU/L，24 小时尿钙:1.71mmol/24h，24 小时尿磷:17.8mmol/24h，同步血钙磷分别为 1.51mmol/L 和 1.89mmol/L。肝功能及血脂正常。血细胞分析:WBC 11.8×10⁹/L，N 77%，RBC 4.0×10¹²/L。脑电图左侧额叶、顶叶和枕叶见多棘慢波、棘慢波。头部磁共振发现钙化点。

分析：

本例中该患者为青年女性，具有典型的低血钙症状，多次血钙检测明显降低，并伴 24 小时尿钙、尿磷排量减少，血 PTH 降低，血镁正常。Chvostek 征和 Trousseau 征阳性。因为长期低钙，脑部出现钙化点，从而诱发癫痫，脑电图出现异常。患者同时合并有低钙性白内障。

诊断意见：甲状旁腺功能减退症。

（安振梅　宋昊岚　罗通行）

主要参考文献

1. American Diabetes Association. Tests of glycemia. Diabetes Care, 2000, 23 (Suppl 1)：S80-82.
2. 廖二元. 内分泌学. 第2版. 北京：人民卫生出版社, 2007.
3. 巫向前, 临床检验结果的评价. 北京：人民卫生出版社, 2000.
4. 周新, 府伟灵. 临床生物化学与检验. 第4版. 北京：人民卫生出版社, 2007.
5. 钱士匀, 临床生物化学与检验实验指导. 第3版. 北京：人民卫生出版社, 2007.
6. 王吉耀, 内科学(下册). 北京：人民卫生出版社, 2005.
7. Lothar Thomas. 临床实验诊断学——实验结果的应用和评估. 吕元, 朱汉民, 沈霞, 等译. 上海：上海科学技术出版社, 2004.
8. Goldman and Benntt. 西氏内科学(7分册). 王贤才, 冯世良, 译. 西安：世界图书出版公司, 2002.
9. 李萍, 临床生物化学检验诊断. 北京：人民卫生出版社, 2000.
10. 廖二元, 超楚生. 内分泌学(下册). 北京：人民卫生出版社, 2001.
11. Glendenning P. Diagnosis of primary hyperparathyroidism：controversies, practical issues and the need for Australian guidelines. Int J Med, 2003, 33：598-603.
12. Munns C, Zacharin MR, Rodda CP, et al. Prevention and treatment of infant and childhood vitamin D deficiency in Australia and New Zealand：a consensus statement. MJA, 2006, 185 (5)：268-272.

第九章

肝脏功能异常与疾病

肝脏是人体内最大的实质性器官,成人肝重 1.2~1.5kg,占体重的 2%;青少年肝脏占体重的 5%。肝脏有独特的结构、双重血液供应和重要的生理、生化和免疫功能。肝脏的功能多种多样,几乎参与体内一切物质的代谢,不仅在糖类、脂类、蛋白质、维生素和激素等物质代谢发挥重要作用,还具有分泌、排泄和生物转化等重要功能。当肝脏受到体内外各种致病因子侵犯时,其结构和功能将受到不同程度的损害,从而引起相应物质代谢紊乱。通过对肝脏物质代谢功能、生物转化和解毒功能、内分泌与排泄功能的实验室检查,帮助了解是否有肝脏病变、肝的受损情况及肝脏功能状态。肝脏功能紊乱检查主要依据实验室检查,通过对蛋白质代谢、糖代谢、脂质代谢、胆红素代谢、胆汁酸代谢等功能检查、肝酶学检查、肝纤维化及肝硬化标志物的检查、酒精性肝病的标志物检查、肝脏摄取与排泄功能检查等,可直接或间接评估肝脏的功能状态。生化指标的检测对肝胆疾病的诊断、鉴别诊断、预后判断、病程监测及疗效观察等都具有重要意义。

第一节　肝实质性病变与实验室检查

肝实质性病变是指由各种原因导致肝脏的实质细胞损伤,从而引起肝脏的合成、生物转化、分泌和排泄功能等受损的病理过程。肝实质性病变主要是由于病毒感染、乙醇损伤、药物所致。其诊断主要依靠肝功能检查、病原学分析及病史来进行。

一、实验室分析路径(图 9-1)

二、相关实验

肝实质病变可通过实验室检查进行确定。当肝脏在各种病因(如病毒)破坏下,肝脏多种功能会受到损伤。胆红素代谢涉及肝脏的摄取、转化和分泌等多种生物转化功能,因此肝实质病变时,血清胆红素明显升高。蛋白质代谢涉及肝脏的合成功能,在肝实质病变时,肝脏的合成功能降低,因此,血清蛋白质水平明显降低。转氨酶存在于肝细胞内,当肝细胞受到损伤时,大量肝细胞内酶释放入血,因此,血清转氨酶明显升高。当肝实质病变时,尿二胆(尿胆红素和尿胆素)表现为阳性反应。其他实验室检查,如凝血酶原时间、纤维蛋白等检查也会表现为异常。

用于反映肝脏实质细胞损伤的指标有血清胆红素、血清蛋白、血清转氨酶等。

1. 胆红素测定　血清胆红素分为总胆红素(total bilirubin,TB)和结合胆红素(direct

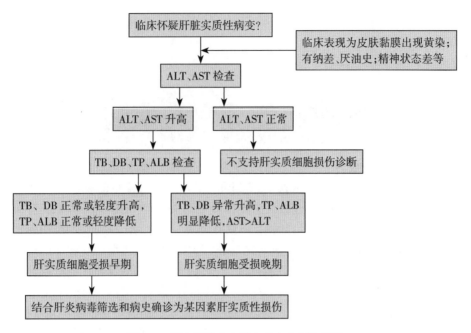

图 9-1 肝实质性病变的实验室分析路径图

bilirubin,DB)两种。血清总胆红素主要来源于衰老的红细胞。衰老的红细胞经单核 - 吞噬细胞系统破坏和分解后,形成不溶于水的胆红素,称为非结合胆红素(unconnect bilirubin,UB),又称为间接胆红素(indirect bilirubin,IB)。该胆红素在血液中和清蛋白结合输送,胆红素被肝细胞摄取,经肝细胞表面受体识别转移到膜内,同时和清蛋白分离,在胞内由胞质载体蛋白 Y 和 Z 携带至肝细胞微粒体内,胆红素经葡萄糖醛酸转移酶的催化,形成结合胆红素(connect bilirubin,CB),又称为直接胆红素(direct bilirubin,DB)。结合胆红素由肝细胞排泌入毛细胆管,排入肠道。在肠道经细菌分解成胆素原,其中大部分随粪便排出,称为粪胆原。小部分经回肠下段或结肠重吸收,通过门静脉回到肝脏,转变为胆红素,再随胆汁排入肠道,这一过程称为胆红素的肠肝循环。被吸收回肝的小部分胆素原经肾脏排出。

胆红素测定用空腹血清,测定方法采用氧化酶法。溶血及脂血标本对实验结果产生影响,标本采集和标本处理时尽量避免溶血。另外,胆红素不稳定,遇光易分解,血清标本应及时分析,避免长期存放。

参考范围:TB:5.1~19.0μmol/L;DB:1.71~6.8μmol/L。

2. 丙氨酸氨基转移酶测定 丙氨酸氨基转移酶(alanine aminotransferase,ALT)大量存在于肝脏细胞中,其次为肾、心、骨骼肌等。血清 ALT 活性升高,通常表示肝脏损伤。肝脏中此酶含量最高,所以当肝脏受到损伤时,大量的胞内酶释放入血液,血中该酶的含量升高。ALT 是目前临床中反映肝实质细胞受损最主要的酶。

ALT 测定使用空腹血清标本,测定方法为连续监测法。溶血及脂血标本对实验结果产生影响,标本采集及处理时尽量避免溶血。

参考范围:<40U/L。

3. 门冬氨酸氨基转移酶(AST)测定 门冬氨酸氨基转移酶(aspartate transaminase,AST)

广泛存在于多种器官中,按含量多少顺序为心、肝、骨骼肌和肾等,肝中 70% 存在于肝细胞线粒体中。AST 有两种同工酶 ASTs 和 ASTm,分别存在于可溶性的细胞质和线粒体。细胞轻度损伤时 ASTs 显著升高,而严重损伤时,则 ASTm 大量出现于血清中。正常血清中所含 AST 的同工酶主要为 ASTs,但在病理状态下,如细胞坏死,则血清中以 ASTm 为主。血清 AST 活性升高,多来自心肌或肝脏损伤;肾脏或胰腺细胞损伤时,也可出现很高的 AST 活性。

AST 也是反映肝实质细胞受损的细胞酶,但其特异性不如 ALT。AST 测定使用空腹血清标本,测定方法为连续监测法。由于红细胞内 AST 活性约为血清中的 10 倍,故溶血标本可使测定结果偏高。标本采集及处理时尽量避免溶血。剧烈的体力劳动,因骨骼肌细胞通透性增加,酶活力也增加。血清中 AST 活性相当稳定,在低温条件下可保存一周。

参考范围:<40U/L。

4. 血清总蛋白测定　血清总蛋白(total protein,TP)是血清中除水分外含量最高的一类大分子化合物。肝脏是血浆蛋白合成的重要部位。合成蛋白质的质与量可反映肝功能受损程度。当蛋白质合成降低时,血液循环中前清蛋白、清蛋白、α- 抗胰蛋白酶、纤维蛋白原、铜蓝蛋白、转铁蛋白、凝血酶等低分子量的蛋白质水平下降。肝脏对损伤、炎症的反应表现为急性时相反应蛋白合成上升。血浆蛋白的改变与肝细胞受损的方式、严重程度、时间长短有关。

TP 测定使用空腹血清标本,测定方法常用双缩脲法。

参考范围:成人 60.0~80.0g/L,长期卧床者低(3.0~5.0g/L)。新生儿含量较低,大约 1 年后达到正常成人水平。60 岁以上者约低于 2.0g/L。

5. 血清清蛋白测定　清蛋白(albumin,ALB)由肝实质细胞合成,在血浆中其半寿期 15~19 天,是血浆中含量最多的蛋白质,占血浆总蛋白的 57%~68%。其合成率主要由血浆中清蛋白水平调节,并受食物中蛋白质含量的影响。各种细胞外液中均含微量的清蛋白,正常情况下清蛋白在肾小球中滤过量很少,约为血浆中清蛋白量的 0.04%,每天从肾小球滤过液中排出的清蛋白达 3.6g,但几乎被肾小管全部重吸收。

清蛋白测定使用空腹血清标本,测定方法常用溴甲酚绿法。

参考范围:35.0~55.0g/L。

三、结果判断与分析

(一)首选实验

1. 血清丙氨酸氨基转移酶测定　ALT 在肝细胞中含量较多,且主要存在于肝细胞的胞质中。当肝脏受损时,此酶可释放入血,致血中该酶活性浓度增加。临床应用主要有:①肝细胞损伤的灵敏指标:急性病毒性肝炎 ALT 阳性率为 80%~100%,肝炎恢复期,ALT 转入正常,但如果在 100U/L 左右波动或再度上升,为慢性活动性肝炎;重症肝炎或亚急性肝坏死时,再度上升的 ALT 在症状恶化的同时,酶活性反而降低,表明肝细胞坏死后增生不良,预后不佳。因此,监测 ALT 可以观察病情的发展,并作为预后判断的依据。②慢性活动性肝炎或脂肪肝:ALT 轻度增高(100~200U/L),或属正常范围,且 AST>ALT。肝硬化、肝癌时,ALT 有轻度或中度增高,提示可能并发肝细胞坏死,预后严重。其他原因引起的肝脏损害,如心功能不全时,肝淤血导致肝小叶中央带细胞的萎缩或坏死,可使 ALT、AST 明显升高;某些化学药物如异烟肼、氯丙嗪、苯巴比妥、四氯化碳、砷剂等可不同程度损害肝细胞,引起 ALT 升高。

应当注意的是,重症肝炎时由于大量肝细胞坏死,血中 ALT 逐渐下降,而胆红素却进行性升高,出现所谓"酶胆分离"现象,常是肝坏死的前兆。

心脏、骨骼肌等组织受损及其他肝胆疾病如胆石症、胆囊炎、肝癌和肝淤血时血清 ALT 水平也可升高。

2. 门冬氨酸氨基转移酶测定　临床 AST 测定主要用于诊断急性心肌梗死(AMI)、肝细胞及骨骼肌疾病。肝炎发病早期,由于肝 AST 含量高,血清 AST/ALT>1,中晚期由于 ALT 清除较慢,所以不久血清 ALT>AST。恢复期一般也是 ALT 恢复较慢。ALT 和 AST 持续升高,往往是反映慢性肝炎的指标。

(二)次选实验

1. 血清胆红素测定　胆红素测定是肝功能检测的常规项目,在所有的肝脏疾病情况下都会升高,肝实质细胞受损时 TB 和 DB 都会明显升高。但是,胆红素在肝前性和肝后性疾病情况下也会升高,因此,对黄疸的鉴别尤为重要。

临床意义:正常人血清胆红素浓度低于 20.4μmol/L。当总胆红素在 20.4~38.7μmol/L 时,无肉眼可见的黄疸,为隐性黄疸。当超过 38.7μmol/L 时,肉眼可见巩膜变黄。黄疸按病因可分为溶血性、肝实质细胞性和梗阻性黄疸;按病变部位可分为肝前性、肝细胞性和肝后性黄疸;按血中升高的胆红素的类型分为高未结合胆红素性黄疸及高结合胆红素性黄疸两类。

黄疸的类型及形成机制见表 9-1。

表 9-1　黄疸的类型及机制

黄疸类型	病因及机制
高未结合胆红素血症	
胆红素生成过多	溶血性因素
	先天性:红细胞膜、酶或血红蛋白的遗传性缺陷等
	后天性:血型不合输血、脾功能亢进、疟疾及其他理化因素等
	非溶血性因素　恶性贫血、珠蛋白生成障碍等引起的无效造血
胆红素转运障碍	右心充血性心力衰竭,门体分流等
肝细胞摄取障碍	药物竞争性抑制,脓毒症,Gilbert 综合征等
肝细胞储存障碍	载体蛋白被竞争性抑制,发热等
肝细胞结合障碍	新生儿生理性黄疸,药物,Grigler-Najjar 综合征等
高结合胆红素血症	
分泌受阻	肝细胞病变:肝炎、胆汁淤积(肝内)等
	Dubin-Johnson 综合征和 Rotor 综合征等
	药物(雌二醇)
排泄障碍	肝外梗阻:结石、癌肿、寄生虫、狭窄或闭锁等
	坏死性胆管炎
	肝内梗阻:药物、原发性胆汁性肝硬化、肿瘤、肉芽肿等

2. 血清总蛋白测定　血清总蛋白浓度降低反映蛋白合成减少或蛋白质丢失过多,如各种肝脏实质性疾病、肾病综合征、胃肠道疾病致吸收不良、严重烧伤、大出血等使蛋白质大量丢失;长期营养不良及消耗增加,如肿瘤、结核、甲亢等。血清总蛋白升高见于多发性骨髓瘤、巨球蛋白血症、冷沉淀球蛋白血症等多克隆性或单克隆性免疫球蛋白病。多发性骨髓瘤患者血浆球蛋白超过 50.0g/L,总蛋白超过 100.0g/L。各种原因引起机体明显失水时,血液浓缩,总蛋白含量相对增高,临床称假性蛋白增多症。

3. 血清清蛋白测定　血清清蛋白浓度增高常见于机体严重失水血液浓缩而出现的假性清蛋白增多症,或者因治疗需要输入了过多的清蛋白,迄今尚未发现真性血清清蛋白浓度增高的疾病。

血清清蛋白浓度降低的原因与血清总蛋白浓度降低的原因相同,肝脏实质细胞受损时清蛋白合成减少、严重的吸收不良、消耗性疾病、腹水形成、肠道肿瘤及多种其他全身性疾病(如严重感染、多发性癌症、胶原病等),肾病时清蛋白可从尿中丢失。血清清蛋白如< 20g/L,临床可出现水肿。妊娠期血清清蛋白可降低,但分娩后迅速恢复正常。血清清蛋白含量降低还见于罕见的先天性清蛋白缺乏病,由于清蛋白合成障碍,患者血清中几乎没有清蛋白,但不出现水肿。

第二节　急性病毒性肝炎与实验室检查

急性病毒性肝炎是一种病毒感染全身,但主要侵犯肝脏的疾病。该病主要由肝炎病毒引起(甲、乙、丙、丁、戊型肝炎)。其他病毒感染(巨细胞病毒、疱疹病毒、柯萨奇病毒、腺病毒等)也可累及肝脏。甲型肝炎和戊型肝炎是自限性疾病,而丙型肝炎及乙型肝炎则主要转变成慢性感染。急性病毒性肝炎分为急性黄疸型肝炎和急性无黄疸型肝炎。急性黄疸型肝炎多见于甲型肝炎和戊型肝炎,病程的阶段性较为明显。急性无黄疸型肝炎是一种轻型肝炎,可发生于任一型病毒性肝炎中,由于无黄疸不易被发现,因而成为重要的传染源。急性病毒性肝炎可能通过血液生化和病毒免疫学检查确诊。

一、实验室分析路径(图 9-2)

二、相关实验

急性病毒性肝炎确诊主要依靠实验室检查。实验室检查主要包括肝功能检查和免疫学检查。肝功能检查的指标有胆红素、蛋白质、肝酶等。对于急性病毒性肝炎而言,由于肝炎病毒处于高度活跃期,对肝细胞损伤严重,实验室检查结果往往表现出异常变化。

1. 血清前白蛋白测定　前白蛋白(pre-albumin,PAB)分子量 54kD,由肝细胞合成,在电泳中显示在白蛋白前方,其半寿期很短,仅约 12 小时。PAB 的生理功能是作为组织修补材料和运载蛋白,可结合大约 10% 的 T_4 和 T_3,对 T_3 亲和力更大,还具有运载维生素 A 的作用。

PAB 测定使用空腹血清标本,测定方法常用免疫透射比浊法。

参考范围:170~420mg/L。

2. HAV、HBV、HCV、HDV 测定　见第十二章《病毒性肝炎与实验室诊断》。

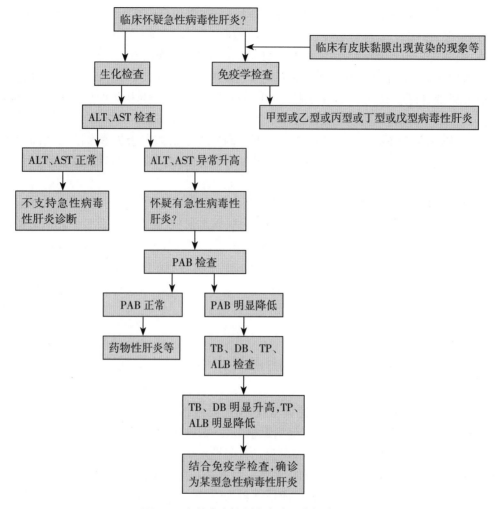

图 9-2　急性病毒性肝炎实验室分析路径图

3. 其他实验室指标测定　见前述。

三、结果判断与分析

(一) 首选实验

1. 血清酶　在众多的急性病毒性肝炎诊断指标中,以 ALT 最为常用。各型急性病毒性肝炎在黄疸出现前 3 周 ALT 即开始升高,直至黄疸消退后 2~4 周才恢复正常。重型肝炎患者若黄疸迅速加深而 ALT 反而下降,说明肝细胞大量坏死。AST 的意义与 ALT 相同,但特异性较 ALT 低。

2. 血清前白蛋白测定　前白蛋白分子量 54kD,由肝细胞合成,其半寿期很短,仅约 12 小时,因此,PAB 测定可敏感反映肝脏一天内的合成功能状态。

临床意义:①作为肝功能受损的敏感指标,在急性病毒性肝炎时其血清水平极度降低。②作为营养不良的指标,其评价标准是:PAB 水平 200~400mg/L 为正常,100~150mg/L 轻度缺乏,50~100mg/L 中度缺乏,低于 50mg/L 严重缺乏。③在急性炎症、恶性肿瘤、创伤等任何急需合成蛋白质的情况下,血清 PAB 均迅速下降,PAB 是负性急性时相反应蛋白。

3. 肝炎病毒标记物的检测 用 ELISA 法或免疫定量方法检测血清病毒感染的类型。免疫学检查可确定病毒性肝炎的类型,对于医生的用药选择有帮助。判断肝脏受损程度和治疗效果主要依靠肝功能检查。

(二)次选实验

1. 血清胆红素测定和尿胆色素检查 急性病毒性肝炎早期尿中尿胆原增加,黄疸期尿胆红素和尿胆原均增加,淤胆型病毒性肝炎时尿胆红素呈强阳性而尿胆原可阴性。黄疸型病毒性肝炎血清 TB 和 DB 均升高,但前者幅度高于后者。

2. 血清蛋白质测定 由于病毒的损害处于急性期,短期内肝细胞合成功能下降,但是 ALB 的半寿期较长,因此,血清 TP 和 ALB 表现为轻度降低。

3. 凝血酶原时间测定 凝血酶原主要由肝脏合成,急性病毒性肝炎时凝血酶原时间长短与肝损害程度呈正相关。当凝血酶原活动度 <40% 或凝血酶原时间比正常对照延长 1 倍以上时提示肝损害严重。

第三节 慢性活动性肝炎与实验室检查

慢性活动性肝炎,简称"慢活肝"。其特点为病毒性肝炎病程持续在一年以上者即为慢性肝炎。其中乙型肝炎占绝大多数(80%),近年也有丙型肝炎。按病程、肝功能情况、免疫状态及病变等的不同将慢性肝炎分为持续性和活动性两种。慢性持续性肝炎:病程半年以上,肝功能正常或轻度损害。病理检查示肝小叶结构完整,肝细胞有点状或零星坏死,炎症局限于汇管区,纤维化程度轻。预后良好,很少发展成肝硬化。慢性活动性肝炎:病程一年以上,病理检查示肝小叶结构破坏、肝细胞呈碎屑状坏死;严重时呈桥状坏死,炎症细胞浸润除汇管区外并侵入肝实质,纤维化程度重。预后差,易发展成肝硬化。

一、实验室分析路径(图 9-3)

二、相关实验

慢性活动性肝炎表现为肝炎病毒对肝脏的慢性损伤。该病的确诊包括患者有长期的病毒感染史、体质虚弱、严重者可出现水肿和腹水。实验室检查包括肝功能检查和免疫学检查。肝功能检查的指标有 TB、DB、PAB、TP、ALB、ALT、AST。对于慢性病毒性肝炎而言,此时肝炎病毒处于低度活跃状态,慢性活动性肝炎对肝脏的损伤表现为慢性长期损伤过程。

1. 谷氨酰转肽酶测定 谷氨酰转肽酶(glutamyltranspetidase,GGT),是一种含巯基的线粒体酶。组织分布以肾脏含量最多,其次为胰、肺、肝等。血清中的 GGT 则主要来自肝胆系统,红细胞中几乎无 GGT,因此溶血对其测定影响不大。GGT 催化 γ- 谷氨酰基从谷胱甘肽或其他含 γ- 谷氨酰基物质中转移到另一肽或氨基酸分子上。

GGT 测定方法为连续监测法。标本要求:溶血标本血红蛋白在 500mg/L 以上可使 GGT 活性减低,黄疸及脂血不干扰测定结果。血清中 GGT 的活力在室温或 4℃可稳定 7 天,在冷

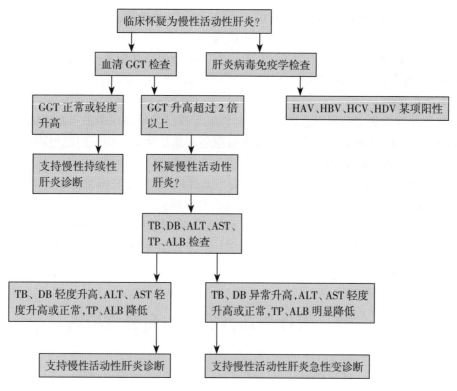

图 9-3　慢性活动性肝炎的实验室分析路径图

冻状态下可稳定 2 个月。

参考范围:男性:11~50U/L;女性:7~32U/L。

2. 其他相关实验室指标检查　见前述。

三、结果判断与分析

(一)首选检验

谷氨酰转肽酶测定　GGT 在反映慢性肝细胞损伤及其病变活动时较转氨酶敏感。GGT 存在于肝细胞微粒体中,当慢性肝病有活动性病变时,诱导微粒体 GGT 合成增加。在急性肝炎恢复期 ALT 活性已正常,如发现 GGT 活性持续升高,提示肝炎慢性化;慢性肝炎即使 ALT 正常,如 GGT 持续不降,在排除胆道疾病情况下,提示病变仍在活动;慢性持续性肝炎 GGT 轻度增高;慢性活动性肝炎 GGT 明显增高;肝细胞严重损伤,微粒体破坏时,GGT 合成减少,故重症肝炎晚期或肝硬化时 GGT 反而降低。

(二)次选检验

1. 血清胆红素测定　血清胆红素(TB、DB)轻度升高。当慢性活动性肝炎转变为急性时,血清胆红素水平升高。

2. 血清转氨酶测定　由于长期慢性损伤,肝细胞被大量破坏,纤维增生,血清 ALT 和 AST 活性因肝细胞数量减少表现为轻度升高或正常。

3. 血清蛋白质测定　在慢性肝炎时,白蛋白降低明显、A/G 比值倒置,这是慢性肝炎的重要特性。血清蛋白可反映肝脏合成功能,代表肝的储备功能。γ- 球蛋白增高的程度可评价慢性肝病的演变及预后,慢性持续性肝炎的 γ- 球蛋白正常或基本正常,慢性活动性肝炎及早期肝硬化时 γ- 球蛋白呈轻、中度升高,若 γ- 球蛋白增高达 40% 时提示预后不佳。γ- 球蛋白增高的机制是库普弗细胞功能减退,不能清除血液循环中内源性或肠源性抗原物质,后者刺激 B 细胞产生大量抗体,以致 γ- 球蛋白增高。

4. 其他实验检查　用 ELISA 法或电化学发光法检测血清病毒感染的类型。

确诊一个慢性活动性肝炎,实验室检查为必需条件,其他如病史、症状、体征三项只需二项即可,或肝活体组织检查符合慢性活动性肝炎的组织学改变者,皆可诊断为慢性活动性肝炎。

(三) 慢性活动性肝炎分型

由于慢性活动性肝炎临床表现多样复杂,慢性活动性肝炎可分为以下几种类型:

1. 隐匿型　有 5%~10% 急性乙型肝炎可转变为慢性活动性肝炎;约 90% 的慢性活动性肝炎患者可长期无症状。有部分出现明显症状时,通过肝功能检查发现异常及 HBsAg 阳性。

2. 反复发作型　病情稳定期与活动期波动较大,有症状与无症状交替出现,黄疸与转氨酶升高同无黄疸与转氨酶正常交替出现。经数次或反复恶化后病情或趋向静止、或向肝硬化发展。

3. 肝汁淤积型　少数慢活肝患者以高胆红素血症为突出的临床表现。自觉乏力、食欲减退、腹胀、皮肤瘙痒、大便颜色变浅等。血清 TB 达 171μmol/L 以上,ALT 中度升高,ALP 和 GGT 升高。

4. 肝功能衰竭型　患者持续性明显厌食、厌油、恶心、呕吐。肝功能急剧恶化,黄疸迅速上升达 171μmol/L 以上,凝血酶原活动度降低至小于 40%。血清清蛋白减少,总蛋白减少、白 / 球蛋白比倒置。出现腹水、皮肤黏膜或腔道出血如呕血、便血,终因肝性脑病、肝肾综合征等肝功能衰竭而死亡。

第四节　急性肝坏死与实验室检查

急性肝坏死是由多种化学或生物学因素引起的以肝脏炎症和坏死病变为主的一组疾病。病因为化学毒物、某些化学药物以及甲型或戊型肝炎病毒引起。一般表现为低热、食欲减退、恶心、呕吐、腹胀、便秘或腹泻。急性肝坏死可引起肾功能、消化器官功能、呼吸功能等下降,水电解质代谢紊乱。严重时,可因肝功能衰竭而死亡。

一、实验室分析路径(图 9-4)

二、相关实验

急性肝坏死是由于各种原因引起的急性黄疸性肝炎。主要表现为起病急,肝功能迅速显著减退。常规肝功能检查的指标有 TB、DB、TP、ALB、ALT、AST。实验室检查对于急性肝坏死的诊断有重要价值。

相关实验室检查项目见前述,血清胆固醇和凝血酶原时间检查见相关章节。

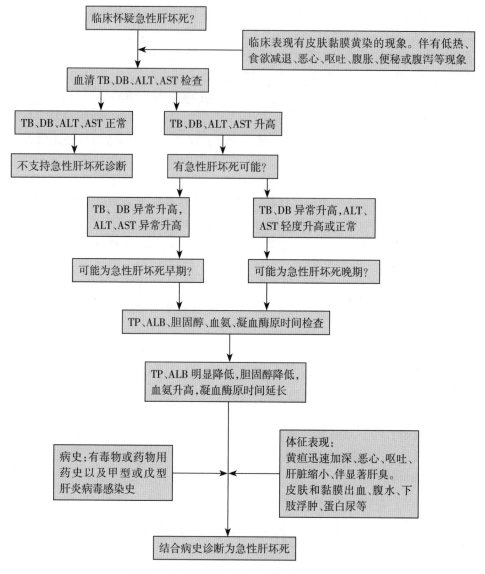

图 9-4　急性肝坏死的实验室分析路径图

三、结果判断与分析

(一) 首选实验

1. 血清胆红素测定　在急性肝坏死的早期和中晚期,胆红素都表现会升高。因此,血清胆红素(TB、DB)迅速异常升高,而且表现为进行性升高,这是急性肝坏死的最大特点。

2. 血清转氨酶测定　对于急性肝坏死而言,血清转氨酶(ALT、AST)的异常变化是其另一个特点。在急性肝坏死的早期,由于肝细胞的大量破坏,胞质和胞内的酶释放进入血液,血中转氨酶浓度升高数十倍,有些患者可达上百倍。但是,随着急性肝坏死的进一步发展,大量的肝细胞已经被破坏,因此,血清中转氨酶浓度表现为急剧降低。血清转氨酶迅速异常升高随后急剧降低是急性肝坏死的又一特点。

(二) 次选实验

1. 血清蛋白质测定　血清蛋白质(TP、ALB)在急性肝坏死表现为降低,其降低程度和肝坏死程度一致。

2. 其他指标测定　由于肝合成和转化功能受损,急性肝坏死患者可表现为血清胆固醇水平降低,血氨水平升高。严重者可因血氨水平升高引起肝性脑病。

第五节　酒精性中毒性肝炎与实验室检查

酒精性中毒性肝炎由于长期持续过量饮酒引起的肝脏损害性病变。最初表现为肝细胞脂肪变性,进而可发展为肝炎、肝纤维化,最终导致肝硬化。其临床症状为:呕吐、腹痛、呕血、黑便等。少部分患者可发生黄疸、肝功能衰竭和猝死。本病多见于男性,主要在于男性饮酒明显多于女性。对孕妇而言,饮酒量过多可影响胎儿的生长发育。乙醇的饮用量与肝硬化的发病率密切相关,通常饮酒量越高,肝硬化的发病率也越高。

一、实验室分析路径(图 9-5)

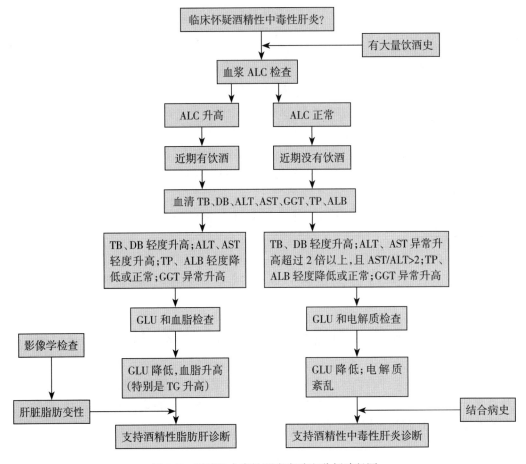

图 9-5　酒精性中毒性肝炎实验室分析路径图

二、相关实验

酒精性中毒性肝炎的发病在于乙醇对肝脏的慢性损伤,乙醇在体内代谢生成乙醛,乙醛活跃而且毒性大,损伤细胞膜并最终损伤细胞。乙醇是最常见的毒性物质,在诊断和治疗酒精中毒时对血液中乙醇浓度进行检测。急性乙醇中毒时,血液中乙醇浓度明显升高,肝功能表现为正常。长期嗜酒引起慢性酒精性中毒性肝炎,实验室检查表现为乙醇浓度轻度或中度升高。肝脏功能表现为血清 TB、DB 轻度升高;PAB 降低;TP、ALB 降低或明显降低;ALT、AST 增高或明显升高;GGT、ALP 中度升高或异常升高。

目前尚无对乙醇性肝病既高度敏感又特异的诊断标志物。许多指标可用于乙醇性肝病的检测,结合长期酗酒史及临床表现可以诊断乙醇性肝病。

血浆乙醇浓度检查 血浆乙醇(alcohol,ALC)检测方法有酶法、呼气法和气相层析法。血液乙醇浓度测定适用于自动化分析仪检测。呼气法属于乙醇测试筛选法,主要用于交通违规者。气相层析法:气相层析法是利用气相层析原理,测定血清或全血乙醇含量的方法,准确可靠,属于标准参考方法。

乙醇测定使用加盖的肝素抗凝血,测定方法常用酶法。

参考范围:<10mg/L。

相关实验室检查见前述。

三、结果判断与分析

(一) 首选实验

1. 血浆乙醇测定 乙醇是最常见的毒性物质,对于酒精性中毒性肝炎的诊断和治疗酒精中毒时要对血液中酒精浓度进行检测。酒精性中毒性肝炎患者血浆 ALC 表现为高水平。有长期嗜酒史,已停止饮酒的患者 ALC 水平可能不升高。

2. 血清谷氨酰转肽酶测定 GGT 与乙醇的摄取量有关,饮酒时,由于乙醇对肝细胞线粒体的诱导导致 GGT 活性升高,故对乙醇性中毒的判定有相当的价值。

(二) 次选实验

1. 血清转氨酶测定 乙醇性脂肪肝,AST 及 ALT 轻度升高,乙醇性肝炎时 AST 升高更明显,AST/ALT >2。

2. 其他 90% 酒精性中毒性肝炎患者血中出现转铁蛋白异质体(一种无糖基结合的转铁蛋白)。非特异性的检查有:高尿酸血症、高乳酸血症、高甘油三酯血症和低血糖等。

第六节 胆道梗阻性黄疸与实验室检查

胆道梗阻性黄疸是外科临床上常见的一种症状,临床主要表现为皮肤黏膜黄染的现象,涉及许多病因(如胆道结石等),是多种疾病的共同临床表现。胆道梗阻性黄疸的诊断主要依靠实验室检查、B 超和影像学检查。

一、实验室分析路径(图 9-6)

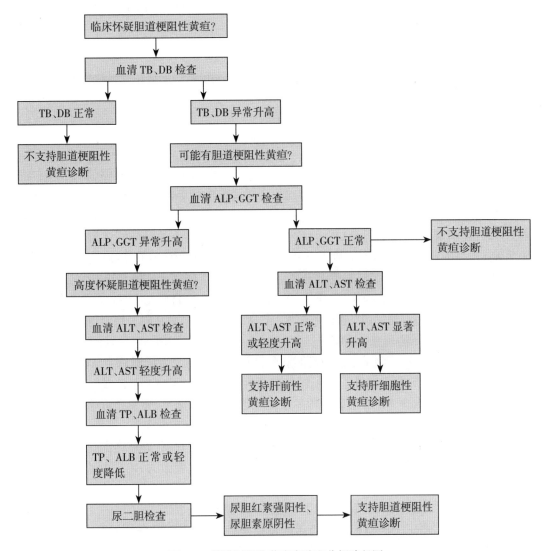

图 9-6　胆道梗阻性黄疸实验室分析路径图

二、相关实验

　　胆道梗阻性黄疸的主要病因是胆道结石,患者表现为严重黄疸,通过 B 超检查发现胆道梗阻可确诊。实验室检查对于梗阻性黄疸的诊断具有重要的意义。实验室检查主要包括肝功能检测。

　　碱性磷酸酶测定　碱性磷酸酶(alkaline phosphatase,ALP)是一种含锌的糖蛋白。在碱性环境中可以水解各种天然及人工合成的磷酸单酯化合物底物。ALP 广泛存在于各器官组织中,其含量以肝脏为最多,其次为肾脏、胎盘、小肠、骨骼等。血清中 ALP 主要来自肝脏和骨骼。生长期儿童血清内 ALP 大多数来自成骨母细胞和生长中的骨软骨细胞,少量来自肝。

ALP 测定使用空腹血清,测定方法采用连续监测法。要求血清标本新鲜,25℃测定时,ALP 活性约增高 1%,若冰冻保存,标本复溶后 ALP 活性升高可达 30%。血清与肝素抗凝血浆测定结果一致,但 EDTA、草酸盐、枸橼酸盐等因能络合 Mg^{2+} 而抑制 ALP 活性,故不能使用。

参考范围:连续监测法:1~12 岁 <500U/L;12~15 岁 <750U/L;>15 岁 40~150U/L;>25 岁 40~150U/L。

其他相关实验室检查见前述。

三、结果判断与分析

(一)首选实验

1. 血清碱性磷酸酶测定 ALP 广泛分布于身体各器官,尤以肝脏、骨骼、肠上皮、白细胞含量较高。临床上测定 ALP 主要用于骨骼、肝胆系统疾病等的诊断和鉴别诊断,尤其是黄疸的鉴别诊断。急性肝炎包括病毒性肝炎和中毒性肝炎,ALP 增高达 2~5 倍,而肝硬化、胆石症和肿瘤引起的胆汁淤积,ALP 增高达 5~20 倍。90% 以上的肝外胆道阻塞患者血清 ALP 升高,升高的程度常和阻塞程度及病程成正比。如果血清中 ALP 持续低值,则阻塞性黄疸的可能性很小。若血清胆红素逐渐升高,而 ALP 不断下降表示病情恶化。

甲状腺功能亢进、恶性骨损伤、佝偻病、Pagets 病、骨折、肢端肥大症所致骨损伤等,均引起 ALP 活性升高,尤其是骨 ALP 同工酶增高。骨 ALP、高分子 ALP 同工酶对恶性肿瘤骨转移或肝转移的阳性预示值较总 ALP 高。

在临床应用中,ALP 主要用于诊断肝胆和骨骼疾病。黄疸患者同时测定 ALP 与氨基转移酶活性有利于黄疸的鉴别诊断。氨基转移酶活性明显增高而 ALP 正常或轻度升高说明是肝性黄疸。ALP 明显升高,胆红素不高多为肝内局部性胆道阻塞,常见于肝癌。毛细胆管性肝炎,ALP 和氨基转移酶活力都明显升高。溶血性黄疸时 ALP 正常。

2. 血清谷氨酰转肽酶测定 GGT 在多种肝脏疾病时都会升高,如前述提到的慢性活动性肝炎等,在胆道梗阻时,反流的胆汁将存在于胆管上皮细胞表面的 GGT 洗脱下来进入血清,从而在血清中浓度升高。

在胆道梗阻时,GGT 和 ALP 同时异常升高是一个显著的标志。

3. 血清胆红素测定 胆道梗阻时显著的体征是黄疸,但是引起黄疸的原因很多,一方面要对黄疸加以鉴别,同时利用相关的实验室检查作出诊断。

黄疸的鉴别可通过实验室检查,通过比较血、尿、粪中胆红素及其代谢产物异常改变,可对溶血性、肝细胞性和梗阻性黄疸三种类型加以鉴别诊断(表 9-2)。

表 9-2 三种类型黄疸的实验室鉴别诊断

类型	血液		尿液		粪便颜色
	未结合胆红素	结合胆红素	胆红素	胆素原	
正常	有	无或极微	阴性	阳性	棕黄色
溶血性黄疸	高度增加	正常或微增	阴性	显著增加	加深
肝细胞性黄疸	增加	增加	阳性	不定	变浅
梗阻性黄疸	不变或微增	高度增加	强阳性	减少或消失	变浅或白陶土色

对于引起高结合胆红素血症的肝细胞性黄疸和梗阻性黄疸,可联合应用反映胆道梗阻及肝细胞损伤的其他有关肝功能检验指标进一步加以鉴别(表 9-3)。

表 9-3　肝细胞性黄疸和梗阻性黄疸的鉴别

项目	肝细胞性黄疸	梗阻性黄疸
血清蛋白电泳图谱	Alb 减少,γ- 球蛋白↑	球蛋白明显↑
脂蛋白 -X	多为阴性	明显↑
血清酶学		
ALT	肝炎急性期↑	正常或增高
ALP	正常或轻度增高	明显升高
LAP	可增高	明显升高
γ-GT	可增高	明显升高
其他方面		
凝血酶原时间	延长,Vit K 不能纠正	延长,Vit K 可以纠正
胆固醇	降低,尤其 CHE 明显降低	增高
CA/CDCA	<1	>1

注:↑升高

(二) 次选实验

包括肝功能的其他指标,如血清蛋白和转氨酶的检查。这些实验指标在同一病种不同患者表现不一。

第七节　肝硬化与实验室检查

肝硬化(cirrhosis of the liver)是各种原因所致的肝脏慢性、进行性、弥漫性改变。其特点是一种病因或数种病因反复、长期损伤肝细胞,导致肝细胞广泛变性和坏死。广泛的肝细胞变性坏死后,肝内结缔组织再生,出现纤维组织弥漫性增生。同时肝内肝细胞再生,形成再生结节,正常肝小叶结构和血管形成遭到破坏,形成假小叶。经过一个相当长的时期,肝脏逐渐发生变形,质地变硬而变成肝硬化。肝硬化是我国常见的消化系统疾病。

肝硬化的发病原因主要有:病毒性肝炎(乙型、丙型、丁型)可以发展成肝硬化;乙醇中间代谢产物乙醛对肝脏的直接损害导致的肝硬化;遗传性和代谢性疾病导致肝脏病变逐渐发展而成的肝硬化,如血色病(hemochromatosis)、肝豆状核变性(hepato-lenticular degeneration)或称 Wilson 病等;肝脏淤血、慢性充血性心力衰竭、慢性缩窄性心包炎和各种病因引起的肝静脉阻塞,可使肝内长期淤血、缺氧,导致肝小叶中心区肝细胞坏死、萎缩和消失,网状支架塌陷和星芒状纤维化;化学毒物或长期服用某些药物(如双醋酚酊、甲基多巴)或长期反复接触某些化学毒物如磷、砷、四氯化碳等,均可引起中毒性肝炎,演变为肝硬化等。

一、实验室分析路径(图 9-7)

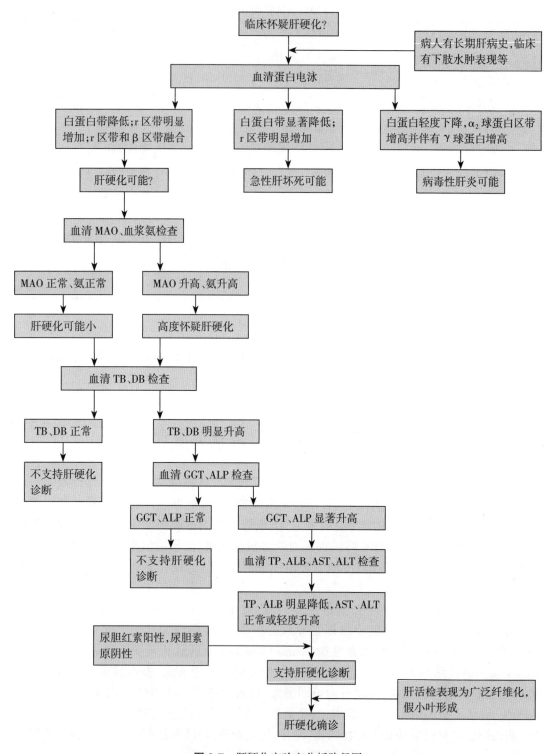

图 9-7 肝硬化实验室分析路径图

二、相关实验

目前临床上对肝硬化的确诊及疗效观察仍依靠穿刺肝组织活检,但由于该方法具有一定的损伤性及受穿刺部位的影响,使该方法应用大大受限。目前常用的诊断依靠病史和实验室检查。肝功能实验检查,肝硬化患者表现为血清的清蛋白减低,球蛋白增高,A/G 比值降低或倒置;血清胆红素明显升高;ALT 和 AST 轻度升高,当肝细胞坏死严重时,AST 活力常高于 ALT;单胺氧化酶活性升高;血氨浓度升高。

1. 血清蛋白电泳　血清蛋白电泳分析采用空腹血清标本,测定方法常用醋酸纤维薄膜电泳。

参考范围:白蛋白:54.0%~65.0%;α_1 球蛋白:1.4%~3.3%;α_2 球蛋白:7.3%~12.0%;β 球蛋白:8.2%~13.8%;γ 球蛋白:10.5%~23.5%。

2. 单胺氧化酶检查　单胺氧化酶(monoamine oxidase,MAO)是一种主要作用于 -CH$_2$-NH$_2$ 基团,催化各种单胺类物质氧化脱氢的含铜酶。位于线粒体膜外表面的 MAO 与膜紧密结合,并以 FAD 为辅酶。位于结缔组织中的 MAO 以磷酸吡哆醛为辅酶。MAO 测定用空腹血清标本,临床测定方法为速率法。

参考范围:12~40U/ml。

3. 血氨测定　血氨是临床用于评价肝硬化程度和肝性脑病发生的重要实验室指标。血氨分析采用血浆标本。随着标本放置时间延长,结果升高。因此,血氨分析要求在30 分钟完成。另外,血液在收缩过程中会产生氨,因此,标本采用肝素抗凝血而不用血清标本。

临床常用测定方法为谷氨酸脱氢酶速率法。

参考范围:18.0~72.0μmol/L。

三、结果判断与分析

(一)首选实验

1. 血清蛋白电泳　血清蛋白电泳是临床上广泛用于肝硬化辅助诊断的指标之一。

临床意义:不同类型的疾病其血清蛋白电泳结果如下:

(1)肝脏疾病　①肝硬化:有典型的蛋白电泳图形,γ 球蛋白明显增加,γ 和 β 球蛋白连成一片不易分开,同时白蛋白降低;②急性肝坏死:白蛋白明显下降,球蛋白显著升高;③传染性肝炎:患者血清白蛋白轻度下降,α_2 球蛋白增高并伴有 γ 球蛋白增高。

(2)骨髓瘤　呈现特异的电泳图形,大多在 γ 球蛋白区(个别在 β 蛋白区)出现一个尖峰,称为 M 蛋白。

(3)肾脏疾病　①肾病综合征:有特异的电泳图形,α 球蛋白明显增加,β 球蛋白轻度增高,白蛋白降低,γ 球蛋白可能下降;②肾炎:急性肾炎时 α_2 球蛋白可增高,有时合并 γ 球蛋白轻度增高;慢性肾炎时常可见到 γ 球蛋白中度增高。

(4)炎症、感染　在急性感染的发病初期,可见 α_1 或 α_2 球蛋白增加;在慢性炎症或感染后期,可见 γ 球蛋白增加。

(5)低 γ 球蛋白血症或无 γ 球蛋白血症　血清 γ 球蛋白极度下降或缺乏。

2. 单胺氧化酶检查　临床意义:肝硬化时,肝纤维化现象十分活跃,MAO 活性明显升高。而在急性肝病时由于肝细胞坏死少,纤维化现象不明显,MAO 活性正常或轻度上升;急性肝坏死时由于肝细胞中线粒体破坏,其中 MAO 进入血清,血清中 MAO 活性明显升高。糖尿病可因合并脂肪肝、充血性心力衰竭,继发肝纤维化,使血清 MAO 活性升高。甲亢、肢端肥大时,血清 MAO 活性也可出现程度不同的升高。老年性痴呆、帕金森氏病和抑郁症患者血清和脑内 MAO 活性可明显升高。

3. 血氨测定　人体内氨的来源是蛋白质代谢过程中由氨基酸脱氨生成,肾脏谷氨酰氨分解和肠道内细菌的作用也是体内氨的来源。大部分氨在肝内通过鸟氨酸循环合成尿素,一部分用于酮酸的氨基化、合成谷氨酰铵和在肾内形成铵盐从尿中排出。肝硬化、肝性脑病、重型肝炎、尿素症都可引起血氨升高,血氨升高也是肝性脑病诊断的重要依据。另外,大量食入蛋白质,食管静脉曲张造成的上消化道大量出血也可导致血氨升高。血氨测定在诊断治疗肝性脑病中占有重要作用。

(二) 次选实验

1. 血清蛋白测定　肝硬化患者早期 TP、ALB 可正常,中晚期出现降低,严重肝硬化患者出现 ALB 明显降低,并表现为白蛋白 / 球蛋白倒置。

2. 血清转氨酶测定　肝硬化患者早期 ALT、AST 升高,中晚期时由于肝细胞大量被破坏,纤维组织增生,其结果表现为正常。

3. 血清胆红素测定　对于肝硬化患者,高胆红素血症是一个典型的特征。肝硬化患者一直有高胆红素血症存在。如前述,需要同其他引起高胆红素血症的疾病相鉴别。

4. 其他指标测定　其他可用于诊断肝硬化的指标有:①透明质酸(HA)检查,肝硬化患者其肝间质母细胞增生,合成 HA 明显增多,同时肝细胞受损,对血中的 HA 摄取及降解障碍,因而表现血中 HA 升高。②层黏蛋白(LN)检查,LN 是细胞外间质中基底膜的主要成分。肝纤维化倾向时,LN 合成和沉积大大增加。肝硬化患者血中水平升高。③Ⅲ型胶原前肽测定,反映肝纤维化的程度和活动性。正常参考值为 41ng/ml~163ng/ml 。④Ⅳ型胶原测定,肝纤维化倾向时,血中Ⅳ型胶原明显增多,可导致肝血窦 "毛细血管化",使肝细胞的损伤和功能障碍进一步加重。

第八节　急性胰腺炎的相关酶学检查

急性胰腺炎(acute pancreatitis)是多种原因造成胰酶激活所致的胰腺组织的局部炎症反应,同时伴有其他器官功能改变。临床症状轻重不一,轻者有胰腺水肿,表现为腹痛、恶心、呕吐等。重者胰腺发生坏死或出血,可出现休克和腹膜炎,病情凶险,死亡率高。本病好发年龄为 20~50 岁,女性较男性多见。病因最常见的有胆石症,胆道蛔虫,手术后遗症和外伤,高脂血症,病毒感染以及暴饮暴食,酗酒和中毒等,均可致病。临床上分水肿型和坏死型,后者发病急剧,死亡率很高。

一、实验室分析路径(图 9-8)

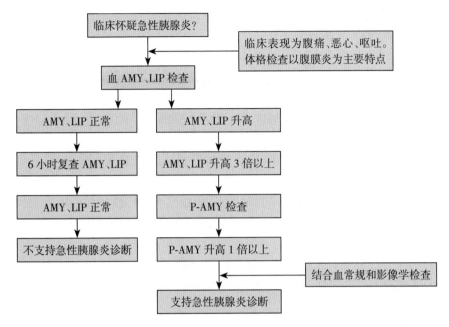

图 9-8　急性胰腺炎实验室分析路径图

二、相关实验

急性胰腺炎患者胰淀粉酶溢出胰腺外,迅速吸收入血,由尿排出,故血、尿 AMY 大为增加,是诊断本病的重要实验室检查项目。

1. 血清淀粉酶 / 胰淀粉酶测定　淀粉酶(amylase,AMY)是能将多种糖化物,如淀粉、肝糖原等水解成糊精、麦芽糖和少量葡萄糖等产物的一组酶。人和动物只含 α-AMY。人 AMY 同工酶有两种,根据脏器来源的不同可以分为胰型同工酶(pancreatic amylase,P-AMY)和唾液型同工酶。人体中胰腺含 AMY 最多,由胰泡细胞合成后通过胰管分泌入小肠,少量可进入血液循环;另外唾液腺也分泌 AMY 入口腔消化多糖。AMY 分子量较小,易由肾脏排出,半寿期很短,约 2 小时,所以病变时血清 AMY 增高持续时间很短。

测定方法:淀粉酶和胰型同工酶的测定选用血清标本,临床多采用酶法进行测定。

参考范围:AMY:25~125U/L;P-AMY:20~100U/L。

2. 血清脂肪酶(LIP)测定　脂肪酶(Lipase,LIP)又称甘油脂酰水解酶或甘油三酯酶,是胰腺外分泌酶。LIP 可被巯基化合物、胆汁酸、Ca^{2+} 及辅脂肪酶等激活剂激活,而被重金属、丝氨酸所抑制。血清中 LIP 主要来自胰腺,少量来自胃肠黏膜。

测定方法:脂肪酶的测定选用血清标本,临床多采用酶法进行测定。

参考范围:13~60U/L。

三、结果判断与分析

1. 血清淀粉酶测定　长时间以来,AMY 水平一直作为评价胰腺外分泌功能的一种辅助诊断指标。引起血清 AMY 活性增高有两个方面的原因:胰腺或腮腺组织损伤。由胰腺引起血清 AMY 增高可因:①胰腺组织的炎症损伤使酶释放增加;②分泌过多;③胰腺等组织排泄受阻。

急性胰腺炎发病后,一般在临床症状出现 2~3 小时即出现血清淀粉酶升高,(也有延迟至 12 小时后升高者),多在 12~24 小时可达高峰,2~5 天恢复到正常。所以血清淀粉酶活性测定是诊断急性胰腺炎的较好方法。由于急性胰腺炎血清淀粉酶活性增高是一过性的,所以怀疑急性胰腺炎应及时抽血检查,否则易得出假阴性结果。有并发症或复发时血清淀粉酶活性增高的时间延长。而测定 P-AMY 在诊断急性胰腺炎更有价值,因 P-AMY 是人淀粉酶同工酶的一种,具有组织特异性。

2. 血清脂肪酶测定　正常人血清 LIP 含量极少,但在急性胰腺炎时,2~12 小时血清 LIP 显著升高,24 小时至峰值,48~72 小时可能恢复正常,但随后又可持续升高 8~15 天。由于血清 LIP 在急性胰腺炎时,活性升高的时间早,上升的幅度大,持续时间长,故其诊断价值优于 AMY。临床观察发现,凡血清 AMY 升高的病例,其 LIP 均升高;而 LIP 升高者 AMY 不一定升高。

因各种酶在急性胰腺炎发病时升高达峰值的时间和持续时间均不一致,所以根据患者腹痛发生的不同时间可以选择不同的实验。一般就诊较晚的患者推荐血清 LIP。

第九节　药物性肝病与相关实验室检查

药物性肝病(drug-induced liver disease)是指在使用一种或几种药物后,由药物本身或代谢产物所致的不同程度的肝脏损害。临床可表现为急性肝损伤或慢性肝损伤。

当药物以各种剂型和给药途径进入机体后,在靶细胞发挥药理作用,或其中一部分被代谢转化,最终经肾脏从尿中或经肝胆从粪便中排出。药物的生物转化主要在肝脏进行,以肝细胞微粒体为主,其次是细胞可溶性部分,也有少数在线粒体内进行。另外,也有少数在肝外进行。经过生物转化后,有的失去活性,有的药理活性不变,有的则变成了毒性较强的物质:例如对乙酰氨基酚经 N- 羟化,还原后可与核酸结合引起蛋白质等生物高分子相结合,引起肝细胞坏死。药物性肝损害是指药物在治疗过程中,肝脏由于药物的毒性损害或对药物的过敏反应所致的疾病,也称为药物性肝炎。从药物方面看,中毒性肝损伤是由于药物本身或其代谢产物对肝脏的毒性作用所引起。药物通过细胞色素酶系作用产生有活性甚至是潜在细胞毒性的成分,进而引发肝脏损害;另一种情况则是患者过敏反应和遗传性药物代谢异常而引起肝脏损伤。

一、实验室分析路径(图 9-9)

二、相关实验

药物性肝损害也称药源性肝病,由于药物的直接或间接作用,导致肝脏功能或结构的损害。临床上分为急性和慢性两类,其共同特点是炎症对肝细胞的破坏。临床上用于评价药物性肝炎的实验除常规的肝功能检查,首选要进行胆碱酯酶的检查。通过实验室的检查,结

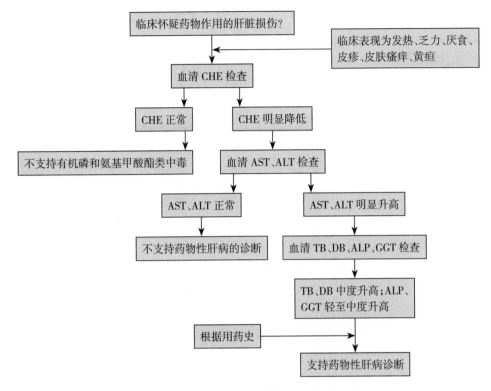

图 9-9　药物作用的肝脏损害实验室分析路径图

合患者的用药史,药物性的肝损伤则不难判断。

血清胆碱酯酶测定　胆碱酯酶(cholinesterase,CHE)是一类催化酰基胆碱水解的酶类。人体主要有两种,即乙酰胆碱酯酶(ACHE)又称真性胆碱酯酶或胆碱酯酶Ⅰ、丁酰胆碱酯酶(BuCHE)又称假性胆碱酯酶或称拟乙酰胆碱酯酶(PCHE)或胆碱酯酶Ⅱ。临床常规检查的胆碱酯酶即后者,主要在肝脏合成后立即释放到血浆中。测定方法:目前选用血清标本,丁酰硫代胆碱法进行测定。

参考范围:4900~11 900U/L。

其他实验室指标检查如前述。

三、结果判断与分析

(一) 首选实验

胆碱酯酶测定　血浆或血清中 CHE 的含量甚微。由于 CHE 在肝脏合成后立即释放入血,故能反映肝脏合成速度,和清蛋白生成有密切关系。故测定血清 CHE 一般用作肝功能试验。有机磷和氨基甲酸酯类杀虫剂中毒时,血清 CHE 活性明显降低,并与临床症状一致。各种慢性肝病,如肝炎,肝脓肿和肝硬化患者,约有 50% 患者 CHE 活性降低。各种肝病时,病情越差,血清 CHE 活性越低,持续降低无回升者多预后不良。CHE 增高主要见于甲亢、糖尿病、肾病综合征及脂肪肝等。

(二) 次选实验

1. 血清转氨酶测定　ALT、AST 都会表现为升高,但是不同的药物以及不同的患者,血清转氨酶的表现都不一致,有些患者轻度升高,有些患者升高数十倍至上百倍。而且同一患者随着病情的变化,其血清转氨酶水平也会发生变化。值得注意的是,当药物对肝脏的损害停止后,血清转氨酶恢复正常也需要数天至数月。

2. 血清胆红素测定 药物性肝损伤时,血清胆红素也会升高,以结合胆红素(DB)升高为主,患者出现黄疸。

结合实验室的检查和患者的用药史,药物性的肝损伤则不难判断。

第十节 典型病例分析

病例一

一般资料:

某成年女性,因黄疸、弥散性上腹痛和全身性瘙痒 2 周入院。尿液为暗褐色,粪便为灰白色并有恶臭。

体格检查:

表现为黄疸,右肋部有触痛,肝大。

实验室检查:

血浆胆红素:145μmol/L;ALP:216U/L;AST:292U/L。

尿胆原(−);尿胆红素(++)。

肝炎病毒分析:血 HAV-IgM 为阳性。

讨论:

该患者明显表现为肝脏功能障碍,因此 AST 活性增加是因为肝细胞损伤引起。胆红素升高表明有黄疸存在。血浆 ALP 活性增加表明有肝内胆汁淤积存在。尿二胆的不同表现说明为肝性黄疸,结合 HAV-IgM 阳性,结合病史该病例诊为传染性甲型肝炎。

病例二

一般资料:

某成年女性,黄疸,恶心,尤其是进食脂肪餐后,常有腹胀和不适。排泄恶臭而淡色的粪便和深褐色尿液。无既往病史,其男友是一个乙肝病毒携带者。

体格检查:

患者有黄疸、肝大,有触痛,中等度腹水。

实验室检查:

血浆 Tbil:625μmol/L;TP:48.3g/L;Alb:28.4g/L;ALP:222U/L;AST:1837U/L;PT:16.9s;KPTT:51.7s。

尿液 Bil:(+++);Uro:++。

讨论:

(1) 血浆 AST 活性和胆红素浓度明显增加,血浆 ALP 活性则为轻度增加,这提示肝细胞功能不良继发中度胆汁淤积。总蛋白水平降低主要是由于肝脏合成蛋白质减少,使白蛋白浓度降低所致。凝血时间延长与肝脏合成凝血因子减少有关。

(2) 尿中出现胆红素表明存在高结合胆红素血症。尿胆原水平增加与肝功能低下有关。

结合病史该病例诊断为急性传染性乙型肝炎。

病例三

一般资料：

某成年男性，因皮肤、巩膜黄染 10 年，加重伴右上腹痛 15 天入院。

体格检查：

患者有黄疸、肝不大、无腹水。

实验室检查：

血浆 Tbil：625μmol/L；TP：72.5g/L；Alb：42.5g/L；ALT：64U/L；AST：55U/L；PT：16.9s；KPTT：34s。

尿液 Bil：(－)；Uro：(＋＋＋)。

讨论：

该患者有明显的黄疸存在，但从实验室检查结果分析发现：该患者总蛋白和白蛋白水平正常，PT 和 APTT 正常，ALT 和 AST 在参考范围上限，表明该人肝功能正常，黄疸不是肝功能受损引起的。从尿二胆分析可以看出，该患者增高的胆红素为尿胆原，表明黄疸的来源是肝前性引起的。其可能原因是溶血引起的。结合病史该病例诊断为溶血性黄疸。

病例四

一般资料：

某老年女性，2 周前出现皮肤黄染、瘙痒，伴食欲减退、乏力，小便黄。有胆囊结石 15 年，胆囊炎 2 年。

体格检查：

全身皮肤、巩膜黄染，皮肤瘙痒。B 超检查发现胆总管结石，胆囊萎缩。

实验室检查：

血浆 Tbil：625μmol/L；TP：62.5g/L；Alb：34.2g/L；ALT：126U/L；AST：98U/L；ALP：873U/L；GGT：457U/L。

尿液 Bil：(＋＋＋)；Uro：(－)。

讨论：

该患者有明显的黄疸。从实验室检查结果发现：该患者总蛋白和白蛋白水平正常，ALT 和 AST 轻度升高，ALP 和 GGT 异常升高，从尿二胆分析可以发现尿胆红素明显升高，B 超检查发现胆囊结石，结合病史该病例诊断为肝后性黄疸。

病例五

一般资料：

某患儿，女性，出生 6 天。3 天前发现巩膜黄染，颜面、躯干也逐渐出现黄染。无发热，无咳嗽，无呕吐，无抽搐，尿便颜色较深，食欲尚好。

体格检查：

T：36℃，P：120 次 / 分，R：42 次 / 分。发育良好，营养中等，哭声响亮，神志清楚。巩膜、颜面明显黄染，躯干及四肢可见黄染，颜色鲜亮，皮肤无水肿，无出血点及瘀斑。顶枕部有一隆起包块，5cm×7cm 大小，边界清楚，未跨越颅缝，有弹性。前囟 1.5cm×1.5cm，张力不高。双肺呼吸音正常。心率 120 次 / 分，节律规则。腹略饱满，脐部清洁干燥，肝脏于肋下可触及 2cm，质软，缘锐，脾脏未触及。四肢肌力及肌张力正常。觅食反射、拥抱反射、握持反射存在。

实验室检查：

（1）血常规：白细胞总数：$2.0 \times 10^9/L$，中性粒细胞：55%，淋巴细胞：45%，血红蛋白质：150g/L，网织红细胞：1%，血型"O"。

（2）尿液分析：尿胆原阳性，尿胆红素阴性。

（3）生化检查：血清总胆红素 205μmol/L；结合胆红素 22μmol/L。肝功能检查无异常。

（4）B超示：肝、脾、胆囊无异常。

讨论：

高度怀疑新生儿生理性黄疸。新生儿生理性黄疸具有以下特点：①黄疸出现时间：在生后 2~3 天出现。②黄疸程度：属轻度到中度黄染，呈浅杏黄色或黄红色带有光泽，进展缓慢。③黄疸高峰时间：在生后 4~5 天。④血清总胆红素值：足月儿一般不超过 205.2μmol/L 早产儿一般不超过 256.5μmol/L。⑤黄疸消退时间：一般在生后 7~10 天左右，足月儿最长不超过 2 周；早产儿不超过 4 周。⑥伴随症状：除黄疸外，无贫血或肝脾增大等症状，婴儿一般情况良好。早产儿的黄疸出现时间可能迟一些，程度可重一点，消退时间也会晚一些。新生儿生理性黄疸的胆红素值可因民族、地区、围生期产妇的情况以及新生儿个体情况而不同。

而具有下列条件之一者，应考虑为病理性黄疸：①黄疸在生后 24 小时内出现。②总胆红素一般足月儿 >205.2μmol/L，早产儿 >256.5μmol/L。③黄疸进展迅速，总胆红素每 24 小时升高的速度超过 86μmol/L。④结合胆红素 >26μmol/L。⑤黄疸持续时间延长（足月儿超过 2 周；早产儿超过 4 周），或生理性黄疸消退后又复出现，或进行性加重。

新生儿病理性黄疸分类：①溶血性、肝前性黄疸：如先天性红细胞缺陷和获得性红细胞缺陷。②肝细胞性、肝性黄疸：如新生儿肝脏酶系统的缺乏。常见的疾病有：各种感染（如脐炎、肺炎、败血症，还有脓疱疮、真菌感染、肠炎及其他呼吸道感染、新生儿肝炎综合征），母乳性黄疸。③阻塞性、肝后性黄疸：如新生儿期常见胆道阻塞及新生儿肝炎综合征。

结合病史本病例诊断为：新生儿生理性黄疸。

病例六

一般资料：

某中年女性，患原发胆汁性肝硬化，因逐渐恶化，精神错乱和嗜睡一周入院，主诉小便失禁和排尿困难，未服药。

体格检查：

患者嗜睡，定向力消失，当她伸出手臂时，可见典型的"肝掌"，有肝红斑，指杵状变和蜘蛛痣，但未见临床型黄疸。

实验室检查：

血浆 Urea：4.0mmol/L；Na^+：139.4mmol/L；K^+：1.72mmol/L；Cl^-：113.2mmol/L；TCO_2：12.3mmol/L；Tbil：30.3μmol/L；ALP：880U/L；AST：74U/L。

血液 Hb：136g/L（115~165g/L）；WBC：$15.2 \times 10^9/L$（$4.0 \times 10^9/L \sim 11.0 \times 10^9/L$）。

尿液：白细胞 >100/ml；红细胞 0；细菌培养 10^5 个 /ml，革兰阴性杆菌。

血气分析：pH：7.27；PCO_2：2.2kPa；PO_2：11.5kPa；HCO_3：8.0mmol/L。

讨论：

（1）患者血浆 ALP 活性明显增加和轻度高胆红素血症是原发胆汁性肝硬化的典型生化

表现,并反映肝内胆汁淤积。肝细胞合成和释放 ALP 量的增加反映了胆汁流的局限性梗阻,血浆胆红素浓度增加是由于胆红素排入胆小管时受阻,使结合胆红素反流进入血液循环所致。在原发胆汁性肝硬化中,胆管树的分布通常是不协调的,残存的正常肝脏功能能维持胆红素基本正常排泄,因此血浆胆红素浓度通常仅轻微升高。

(2) 血浆 AST 活性也轻微升高:存在于肝细胞胞质和线粒体中的 AST,当肝细胞坏死时可释放入血浆,在原发胆汁性肝硬化时通常是中度升高。

(3) 其他生化指标显示:本病例的生化检验结果提示明显的低钾血症、低 TCO_2 和高氯血症。造成低钾血症的原因很多,慢性低钾血症的最主要原因与代谢性中毒有关。本例患者同时存在血浆 TCO_2 浓度降低则提示是代谢性酸中毒,TCO_2 浓度太低则是由于代偿性呼吸性碱中毒。

结合病史和血气结果诊断为原发胆汁性肝硬化伴部分代偿的代谢性酸中毒。

病例七

一般资料:

某成年女性,患剥脱性皮疹约 4 年。

临床症状:查体见临床轻度黄疸,肝不大。

实验室检查:

血浆 Tbil:54μmol/L;ALT:36U/L;ALP:613U/L。

尿液 Bil:(++);Uro:(-)。

讨论:

患者实验室检查结果中尿液胆红素阳性提示血浆结合胆红素浓度升高,联系到 ALP 的升高,说明这是由肝胆管疾病引起,而不是肝炎或溶血引起的肝前性高胆红素血症。可能的诊断包括:逆行胆管炎;胆结石;原发胆汁性肝硬化;胰头癌。

结合病史支持本病例诊断为原发胆汁性肝硬化。

病例八

一般资料:

某中年未婚男子,被送到急诊室已处于半昏迷,他是酗酒者。

临床症状:有黄疸、腹部肿胀、肝大和腹水的证据,踝关节水肿。

实验室检查:

血浆 Cr:84μmol/L;Urea:10.0mmol/L;Na^+:111mmol/L;K^+:4.6mmol/L;Tbil:166μmol/L;ALP:175U/L;AST:371U/L;Alb:24g/L;Glo:48g/L;TP:72g/L。

讨论:

(1) 该患者的血浆钠离子浓度明显降低,血浆尿素轻度增加而肌酐浓度正常,提示是肾前性尿素血症。血浆 AST 活性和胆红素明显增加,而 ALP 活性增加较少,提示存在肝内胆汁淤积的肝细胞损伤。

(2) 患者有水肿和腹水,血浆钠明显降低,低白蛋白血症使血浆胶体渗透压下降,从而使水从组织间向血管内的回流减少。这种回流减少一方面在组织形成水肿和腹水,另一方面则使血管内容量降低引起肾血流量减少,引发肾前性尿素血症。血管内容量不足还直接刺激 ADH 分泌以增强纯水的重吸收,因而引起稀释性低钠血症。低钠血症和血容量不足可刺激肾素和醛固酮的分泌,醛固酮促进钠从远曲小管的重吸收。

(3) 低白蛋白血症:可能是由于肝脏的合成减少,血浆球蛋白浓度增加很可能是由常见于肝脏疾病的多克隆 γ-球蛋白的增加所致。肝硬化时,通常可见血浆 IgG 和 IgA 浓度增加。由于血浆 IgA 浓度增加,在血清蛋白电泳时可出现 β-γ 融接的特征性表现,即所谓宽 γ-球蛋白带。

结合病史诊断为:失代偿性乙醇性肝病。

病例九

一般资料:

某中年男性,在劳动中突发呕血,被送往医院。

临床症状:消瘦,略有脱水,有许多龋齿,呼出气恶臭;肝脏触感坚硬和肿大,腹部膨胀,足部轻度水肿。有酗酒的既往史。

实验室检查:

血浆 ALT:145U/L;AST:198U/L;Tbil:55.6μmol/L;D bil:17.4μmol/L;ALP:412U/L;GGT:283U/L;TP:55.8g/L;Alb:27.1g/L;Na^+:150.0mmol/L;K^+:3.10mmol/L;Cl^-:93.1mmol/L;TCO_2:29mmol/L。

大便隐血(定性):(++)。

讨论:

在本病例中,呕血显然是由于体力劳动引起的。估计是由于劳动致血压升高时,膨胀和薄弱的食管静脉破裂所引起。食管静脉曲张常与肝病有关。体检发现肝大而坚硬,且腹部膨胀。实验室检查发现患者血转氨酶活性升高,蛋白质浓度低下,胆红素浓度升高,伴有电解质代谢紊乱,且有酗酒史。

结合病史诊断为:酒精性肝硬化。

(李贵星)

主要参考文献

1. Burtis C A, Ashwood E R.Teitz Fundamental of Clinical Chemistry.Fifth ed.W.B SAUNDERS COMPANY,2006.
2. 陈灏珠.实用内科学.第 12 版.北京:人民卫生出版社,2005.
3. http://www.hepat.cn/-美国肝脏病学会(America College of Hepatology).
4. http://www.chinese hepatology.net.cn 中华肝病网.
5. 涂植光.临床检验生物化学.北京:高等教育出版社,2006.
6. 周新,府伟灵.临床生物化学与检验.第 4 版.北京:人民卫生出版社,2008.
7. 王吉耀.内科学(上册).北京:人民卫生出版社,2008.
8. 王鸿利.实验诊断学.北京:人民卫生出版社,2008.
9. 姚光弼.临床肝脏病学.上海:上海科学技术出版社,2004.
10. 周晓军,张丽华.肝脏诊断病理学.江苏:江苏科学技术出版社,2006.

第十章

自身免疫性疾病与实验室诊断

自身免疫(autoimmunity)泛指机体免疫系统受某些内因、外因或遗传等因素作用产生针对自身正常或变性的组织、器官、细胞、蛋白质或酶类等自身抗原发生的免疫应答反应,出现自身抗体或自身致敏淋巴细胞的现象。因自身免疫导致组织器官损伤或功能障碍所致疾病称自身免疫性疾病。自身免疫性疾病患者体内针对自身组织器官、细胞及细胞成分的自身抗体是疾病诊断的重要标志。已有40余种疾病被认定为自身免疫性疾病,按累及的系统和器官可分为非器官特异性自身免疫病和器官特异性自身免疫病两大类(见表10-1)。大多数自身免疫性疾病具有相对特异性的自身抗体,通过检测自身抗体可对自身免疫性疾病进行诊断或鉴别诊断,检测炎性标志物评价免疫炎症的活动状态。大多数自身免疫性疾病随病程时间延长可致肾脏损伤,终末期肾衰竭是致自身免疫性疾病患者死亡的重要病因之一。

表 10-1　按器官特异性和非特异性区分自身免疫性疾病

疾病种类	疾病名称	疾病种类	疾病名称
器官非特异性		器官特异性	
	系统性红斑狼疮		恶性贫血
	干燥综合征		原发性肾上腺皮质萎缩
	类风湿关节炎		青少年糖尿病
	多发性肌炎		重症肌无力
	硬皮病		肺—肾综合征
器官特异性			类天疱疮
	慢性甲状腺炎		交感性眼病
	原发性黏液水肿		原发性胆汁性肝硬化
	毒性甲状腺肿		溃疡性结肠炎

第一节　炎性标志物检测

当机体的免疫自稳受到破坏后,自身的抗体和(或)自身致敏淋巴细胞攻击自身靶抗原细胞和组织,产生免疫病理损伤和功能障碍引起自身免疫性疾病时,该类免疫损伤主要表现为慢性免疫炎性损伤。受损组织在发生炎症反应的过程中常会产生大量的炎性产物,主要包括急性时相反应蛋白和补体成分等,通称为炎性标志物。检测炎性标志物可有效评估疾病活动性、监控疗效和判断预后。

一、实验室分析路径(图 10-1)

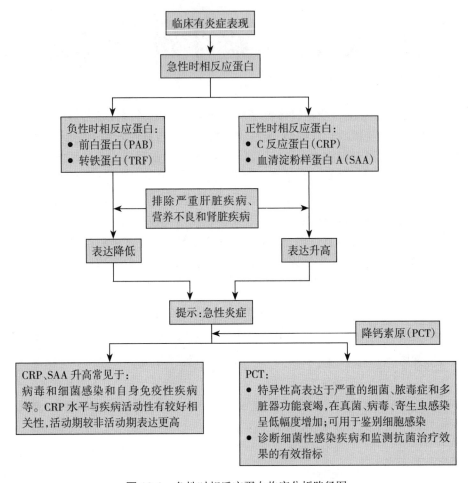

图 10-1　急性时相反应蛋白临床分析路径图

二、相关实验

炎症反应是机体免疫防御的重要手段,但炎症反应过强可造成机体的病理损伤。目前临床主要检测 C 反应蛋白(C reactive protein,CRP)、血清淀粉样蛋白 A(serum amyloid A,SAA)、铁蛋白(Ferritin,Fer)、前白蛋白(pre-albumin,PAB)、转铁蛋白(transferrin,TRF)和降钙素原(procalcitonin,PCT)等急性时相反应蛋白的水平与动态变化并结合临床症状来评价机体的炎症状态。

1. CRP　CRP 是经典的急性时相反应蛋白,主要由肝脏合成。CRP 水平的增高程度与疾病的活动度、炎症范围和程度密切相关。临床上通常采用免疫散射分析法或免疫浊度分析法检测血清或血浆中 CRP 含量,参考范围:<5.0mg/L,严重脂血、溶血和黄疸样本可影响检测结果。

2. SAA　SAA 属载脂蛋白族中异质类蛋白质,在急性时相反应过程中经 TNF-a、IL-1 和

IL-6 刺激后由肝脏中的活化巨噬细胞与成纤维细胞合成。炎性反应 8 小时后 SAA 水平开始升高,浓度增加可达 100 倍~1000 倍。在有些自身免疫性疾病如类风湿关节炎活动期时 SAA 的水平增加。临床上通常采用免疫散射分析法或免疫浊度分析法检测血清或血浆中 SAA 含量,参考范围:<6.8mg/L,严重脂血、溶血和黄疸样本可影响检测结果。

3. PCT　PCT 是分子量约 13 000 的蛋白质,其体内半衰期为 20~24 小时,正常情况下主要由甲状腺 C 细胞分泌,在体内迅速降解为降钙素,因此 PCT 的血清含量较低。在细菌感染或脓毒血症时,在炎性因子和 LPS 作用下促进机体全身多器官、多细胞释放 PCT,因此,在严重的细菌感染及脓毒症和多脏器功能衰竭时可见血浆或血清 PCT 水平增高,其表达水平可反映全身炎症反应的活跃程度。但自身免疫、过敏、真菌和病毒感染,局部的细菌感染、轻微感染及慢性炎症均不会致 PCT 明显升高。故 PCT 可用于辅助诊断细菌感染或脓毒血症。临床通常采用免疫金标记法或发光免疫分析法检测其含量,参考范围:<0.05ng/ml(电化学发光法)。

4. PAB　PAB 由肝细胞合成,属于负急性时相反应蛋白。在急性炎症反应时,PAB 表达降低,PAB 水平恢复到正常时常提示炎症趋于缓解。在自身免疫性疾病的炎性反应中 PAB 水平变化一般不大,可作为鉴别诊断指标。临床上通常采用免疫散射分析法或免疫浊度分析法检测血清或血浆中 PAB 含量,参考范围:180~450mg/L。严重脂血、溶血和黄疸可影响检测结果。

5. TRF　TRF 由肝细胞合成,在急性炎症时表达降低,属负性时相反应蛋白。由于 TRF 是体内铁转运蛋白,受体内铁状态影响,缺铁时表达增加,同时由于代谢受肾脏影响,肾病综合征时,TRF 表达降低。因此使用该指标评价炎症损伤时,需考虑以上多种影响因素,综合分析其在炎症损伤中的评价意义。在自身免疫性疾病的炎性反应中 TRF 水平变化一般不大,可作为鉴别诊断指标。临床上通常采用免疫浊度分析法检测血清或血浆中 TRF 含量,参考范围:2.5~4.3g/L。严重脂血、溶血和黄疸样本会影响检测结果。

三、结果判断与分析

急性时相反应蛋白能快速有效地反映机体炎症状况,CRP、SAA 和 PCT 是临床最常用的炎性标志物。CRP 和 SAA 均能快速、特异地反映机体的炎症状态,但针对微小炎症反应判断,SAA 的敏感性更高,针对相同的炎症反应 SAA 增加幅度较 CRP 更明显。

在感染性炎症中,通过 CRP 水平升高程度可区分病毒和细菌感染,病毒感染时 CRP 通常不超过 50mg/L,提示轻度炎症;细菌感染则可高达 100mg/L 以上,提示疾病较重。在许多自身免疫性疾病的活跃期 CRP 水平高于健康人,提示机体有免疫炎性反应发生。由于白细胞介素 6(interleukin 6,IL-6)可诱导 CRP 的合成,因此某些浆细胞疾病(如霍奇金病和肾癌等恶性肿瘤)可导致 IL-6 水平增加,CRP 水平也可同时升高。急性损伤时,CRP 在 6 小时后升高,48 小时达到高峰,72 小时后下降,因此血清或血浆 CRP 检测适用于评估急性炎性损伤 3 天内的炎症状态。临床上 CRP 浓度监测还可用于指导用药、治疗监测和评价预后,如持续升高的 CRP 提示炎症无好转,治疗失败或预后差;抗菌治疗时 CRP 浓度降至正常,提示可停止使用抗生素;外科手术后 24~48 小时患者血清中的 CRP 下降一半,提示炎症好转。

SAA 水平的升高最常见于感染性疾病,也可见于肿瘤和移植排斥反应患者。当肿瘤转移时,SAA 水平较非肿瘤转移时明显增加;移植排异时 SAA 水平明显增高,可作为预示患者发生排斥反应指标,且不可逆转的移植排斥反应患者的 SAA 浓度明显高于可逆转移植排斥反应患者;SAA 水平的增加受 IL-6 等细胞因子的调节,在一些慢性炎性自身免疫性疾病患者中 SAA 水平增加与免疫炎性损伤有密切的关系,但是 SAA 在该反应中担任何种角色还有待研究。

PCT 对细菌感染有较高的灵敏度和特异性,因此,可用于辅助判断感染类型。临床研究发现 PCT 浓度高低与机体细菌感染严重程度密切相关,局部细菌感染时,PCT 为低幅度增加(<0.5ng/ml);PCT>0.5ng/ml 时提示脓毒血症;PCT>2.0ng/ml 则提示严重脓毒血症;当 PCT>10ng/ml 则提示患者可能出现脓毒血症休克,所以 PCT 在监控严重细菌感染时比 CRP 和 SAA 更加敏感和特异。PCT 的检测不仅是鉴别细菌感染实验室指标,而且是评估抗菌治疗效果的有效指标。当抗感染治疗有效时,PCT 在短期内迅速降低;若 PCT 浓度持续不降或升高,提示抗感染治疗无效,应尽快更换治疗方案。在自身免疫性疾病、病毒感染患者中 PCT 水平轻度增高,是鉴别感染性炎症与免疫炎性反应的辅助指标(见书末彩图 10-2)。

除了以上的实验,铁蛋白、α1-酸性糖蛋白、补体 3(complement 3,C3)和补体 4(complement 4,C4)等也属于正性时相反应蛋白,在机体有炎症时其水平也有升高,α1-酸性糖蛋白升高主要见于风湿病、恶性肿瘤及心肌梗死,组织损伤 24~48 小时后升高,增加程度与组织损伤严重程度密切相关。C3 和 C4 在炎症发生后 48~72 小时升高,增加幅度 <2 倍,可见于全身感染、非感染性慢性炎症和妊娠等多种情况,但其特异性和敏感性均不如 CRP、SAA 和 PCT,因此在炎症评价中意义有限。

(蔡蓓 王兰兰)

第二节 自身抗体检测

自身抗体是机体针对自身组织器官、细胞及细胞内成分的抗体。自身抗体分为生理性自身抗体和病理性自身抗体,前者是指针对衰老或死亡的自身细胞产生少量的抗体,生理性自身抗体有助于单核细胞及巨噬细胞吞噬衰老或死亡细胞,以维持机体生理环境的稳定。而后者是指由于机体免疫系统紊乱,出现自身免疫应答,产生与自身组织抗原发生反应的抗体,造成机体组织器官的损伤,引起自身免疫性疾病。多数自身免疫性疾病都伴有特征性的自身抗体谱,因此,自身抗体检测是诊断自身免疫性疾病的重要手段之一。

一、实验室分析路径

实验室分析路径见图 10-3。

二、相关实验

自身抗体检测对于自身免疫性疾病的诊断具有重要意义,通常在疾病初期即可查及,并可伴随整个疾病过程,目前常规应用于临床检测的自身抗体主要分为四类,即抗核抗体谱(antinuclear antibody spectrum,ANAs)、类风湿因子(rheumatoid factor,RF)、抗中性粒细胞胞浆抗体(anti-neutrophil cytoplasmic antibody,ANCA)、抗磷脂抗体(antiphospholipid antibodies)。

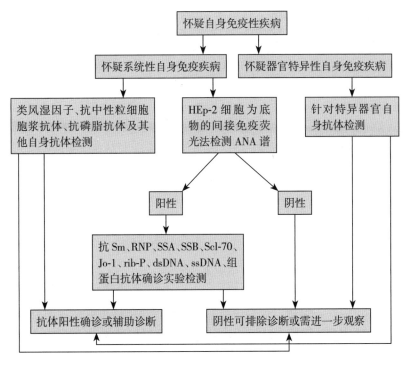

图 10-3　自身抗体检测实验室分析路径图

（一）抗核抗体谱（ANAs）

ANAs 是一组对细胞核内的 DNA、RNA、蛋白或这些物质的分子复合物的多种自身抗体的总称,临床上通常称为抗核抗体（antinuclear antibody, ANA）,ANA 与 ANAs 是相同的概念。目前 ANA 所包括的范围有所扩大,广义的 ANA 除了包括针对细胞核抗原的抗体外,还包括针对细胞胞质成分的抗体。目前通常采用以 HEp-2 细胞为底物的间接免疫荧光法（indirect immunofluorescent assay, IFA）进行检测。正常人 ANA 检测结果为阴性,若 ANA 结果阴性,可基本排除自身免疫性疾病。若 ANA 结果阳性,提示存在自身抗体,在荧光显微镜下可见特异的荧光模型,阳性标本需进一步做类型分析并进行滴度测定,以确定自身抗体类型与含量。有些自身抗体与疾病的诊断密切相关。抗核抗体可与 HEp-2 细胞很多基质发生反应,对应不同的细胞器抗原,细胞显示不同的特异性荧光,主要荧光模型见表 10-2。

ANAs 作为筛选性实验其包括的自身抗体主要有以下 10 种。

1. 抗双链 DNA（double strain DNA, dsDNA）抗体　脱氧核糖核酸（DNA）作为抗原可以是 dsDNA 或单链 DNA（single strain DNA, ssDNA）。1957 年首次报道,SLE 患者血清中存在与 DNA 反应的成分。DNA 作为自身抗原有若干决定簇,但目前研究认为只有抗 dsDNA 抗体对 SLE 具有重要诊断价值。目前推荐采用以绿蝇短膜虫为底物的 IFA 法检测抗 dsDNA 抗体,抗体阳性时绿蝇短膜虫动基体显示荧光,阴性时动基体不显示荧光。正常人检测结果为阴性。

2. 抗组蛋白抗体（anti-histone antibody, AHA）　AHA 是针对组蛋白的一类复杂的自身抗体。组蛋白是一种与 DNA 结合的富含赖氨酸与精氨酸的碱性蛋白,由 H1、H2A、H2B、

表 10-2　各种荧光模型对应的靶抗原

荧光模型	靶抗原
核均质型	ssDNA、dsDNA、H1、H2A、H2B、H3、H4、H2A-H2B 复合物
部分核均质型	RNA
核粗斑点型、核仁阴性	U1-RNP
核粗斑点型、部分核仁阴性	SSA、SSB
核仁颗粒型	U3-RNP/ 原纤维蛋白、RNA 多聚糖 I
核仁均质型	PM-Scl（PM-1）、7-2-RNP、4-6-S-RNA
着丝点型	着丝点蛋白
核均质型、核仁阳性	Scl-70
核斑点型、50% 细胞荧光增强 10 倍	增殖性细胞核抗原（PCNA）
核点型	核点
周边型	核层素

H3、H4 五种亚单位构成。组蛋白是染色质基本结构核小体的重要组成部分。H1 在双螺旋之外，H2A、H2B、H3、H4 被双螺旋包绕。抗组蛋白抗体可以使用 ELISA 法进行检测，正常人检测结果为阴性。

3. 抗 RNP 抗体（anti-ribonucleoprotein antibody，anti-RNP）　抗 RNP 抗体的靶抗原位于小核糖核酸蛋白颗粒（snRNPs）上。临床上通常检测的抗 RNP 抗体主要为识别 U1 类 snRNPs，又称为抗 U1-RNP 抗体。抗 RNP 抗体通常采用 Westernblot 或纯化抗原的免疫印迹法进行检测。采用纯化或重组抗原检测抗 RNP 抗体可以获得更加准确的检测结果，正常人检测结果为阴性。

4. 抗 Sm 抗体　Sm 为患者 Smith 的简称。抗 Sm 的靶抗原与抗 RNP 抗体的靶抗原一样均为小核糖核酸蛋白颗粒，由于抗 Sm 和抗 RNP 抗体的靶抗原具有交叉成分，因此在临床检测过程中可能出现交叉反应而影响结果判断。抗 Sm 抗体阳性均伴有抗 RNP 抗体阳性，但抗 RNP 抗体则可以单独存在。临床常采用纯化或重组抗原的免疫印迹法进行检测，正常人检测结果为阴性。

5. 抗 SSA 抗体　抗 SSA 抗体是在干燥综合征（Sjogren's syndrome，SS）中发现的第一个抗原，故命名为 SSA，即 SS 综合征的 Antigen。已证明 SSA 抗原与 Ro 抗原是同一种物质。故命名为 SSA/Ro 抗原，抗 SSA 抗体又称为抗 Ro 抗体。抗 SSA 抗体针对的抗原表位位于细胞内与小核糖核酸形成复合物的两种蛋白质（60kD 和 52kD）上。患者血清中的自身抗体可能针对其中一种或者同时针对两种蛋白复合物，后者更为常见，两种自身抗体间无相关关系。临床常采用纯化或重组抗原的免疫印迹法进行检测，正常人检测结果为阴性。

6. 抗 SSB 抗体　抗 SSB 抗体是与干燥综合征相关的另一重要自身抗体，由于该抗体首先在患者 La 血清中检测获得，因此又称为抗 La 抗体。抗 SSB 抗体的靶抗原是 RNA 多聚酶转录中的小 RNA 磷酸蛋白质。其分子量有 48kD、47kD、45kD 三种，其中针对 48kD 的抗 SSB 抗体特异性更强。由于 SSB 靶抗原中的核糖核酸蛋白颗粒与 SSA 靶抗原的成分部分相同，故抗 SSB 抗体阳性几乎总伴有抗 SSA 抗体阳性。临床常采用纯化或重组抗原的免疫印迹法进行检测,正常人检测结果为阴性。

7. 抗 Scl-70 抗体 Scl-70 靶抗原为 DNA 拓扑异构酶Ⅰ,ANA 荧光模型表现为核仁型。抗体可与鼠肝中分离的分子量为 70kD 的抗原成分反应,该抗体也因此而得名。临床常采用纯化或重组抗原的免疫印迹法进行检测,抗 Scl-70 抗体主要见于硬皮病(scleroderma),正常人检测结果为阴性。

8. 抗 Jo-1 抗体 其靶抗原是一种氨酰 tRNA 合成酶,其在胞质中以小分子核糖核蛋白(scRNPs)形式出现,分子量为 50kD。临床常采用纯化或重组抗原的免疫印迹法进行检测,抗 Jo-1 抗体主要见于多发性肌炎或皮肌炎,正常人检测结果为阴性。

9. 抗 rib-P 抗体(anti-ribosome P-proteins antibody,anti-rib-P) 其靶抗原是胞质中核糖体大亚基上的 3 条分子量为 38kD、16.5kD 和 15kD 的磷酸化蛋白,抗 rib-P 抗体可在天然原位与 P 蛋白结合。有研究表明,抗 rib-P 抗体可渗入活细胞中导致蛋白合成受阻,提示这些抗体可能与致病机制有关。临床常采用纯化或重组抗原的免疫印迹法进行检测,正常人检测结果为阴性。

10. 抗着丝点抗体(anti-centromere antibody,ACA) 其靶抗原是位于染色体着丝粒区域的三种蛋白质,分别为 CENP-A、CENP-B 和 CENP-C。大多数 ACA 阳性血清至少与其中两种抗原发生反应,并且总是与 CENP-B 反应。临床上可采用以 HEp-2 细胞为底物的 IFA 法进行检测,阳性在间期细胞上出现大小均一的(46~92 个)荧光颗粒。也可采用纯化三种抗原蛋白的 ELISA 法或免疫印迹法进行检测,正常人检测结果为阴性。

(二)类风湿因子(rheumatoid factor,RF)

通常讲的 RF 主要是针对变性 IgG 为抗原的 IgM 抗体。RF 除 IgM 型外、还有 IgG 型、IgA 型和 IgE 型。由于 IgM 型 RF 具有高凝集、易于沉淀的特点,临床上主要测定 IgM 型 RF,测定方法常采用乳胶凝集法或速率散射比浊法,正常人检测结果为阴性(乳胶凝集法)或 <20IU/ml(速率散射比浊法)。

(三)抗中性粒细胞胞浆抗体(anti-neutrophil cytoplasmic antibody,ANCA)

ANCA 通常采用以乙醇固定的中性粒细胞为底物的 IFA 法进行检测,依据荧光模型表现不同主要分为两种:一种是胞浆型 ANCA(cytoplasm ANCA,cANCA),该型荧光模型表现为均匀分布在整个中性粒细胞胞质的颗粒荧光,细胞核无荧光。抗原主要为蛋白酶 3(proteinase 3,PR3),位于中性粒细胞嗜苯胺蓝颗粒中。另一种是核周型 ANCA(peripheral ANCA,pANCA),该型荧光模型表现为围绕中性粒细胞胞核的带状、平滑的核周荧光,可由多种不同的特异性抗体引起。目前发现的靶抗原主要有乳铁蛋白(lactoferrin)、髓过氧化物酶(myeloperoxidase,MPO)、白细胞弹性蛋白酶(Elastase)、组织蛋白酶 G(cathepsin G)、杀菌 / 通透性增高蛋白(bactericidal / permeability-increasing protein,BPI)。核周型荧光模型的形成原因可能是:与自身抗体温育过程中,因为抗原与核膜有高亲和性,所以抗原从颗粒中扩散至核周围。临床上通常采用以中性粒细胞为底物的 IFA 法作为 ANCA 的筛选方法,该方法为一种定性或半定量方法,要求操作者具有丰富的操作和读片经验。ELISA 法可检测抗纯化中性粒细胞胞质抗原的 ANCA,从而确诊 ANCA 的具体种类,为临床疾病的诊断提供确切的实验结果。正常人检测结果为阴性。

(四)抗磷脂抗体

抗磷脂抗体包括多种特异性不同的自身抗体。靶抗原为带负电荷的阴离子磷脂。抗磷脂抗体在自身免疫性疾病患者血清中的反应需辅助因子 β_2 糖蛋白 1 的参与,因此,抗 β_2 糖蛋白抗体也是抗磷脂抗体的一种。抗磷脂抗体可引起狼疮抗凝现象,导致 APTT 延长。临床常采用 ELISA 法检测不同种类的抗磷脂抗体,正常人检测结果为阴性。

三、结果判断与分析

IFA 法检测 ANA 可提供荧光模型信息,其对于相应的特异性抗体具有提示作用,但由于 HEp-2 细胞抗原成分复杂,不同的自身抗体可以呈现相同或相似的荧光模型,仅凭荧光模型就判定特异性抗体种类可导致错误结果,因此采用纯化抗原检测自身抗体进行确诊实验,可为临床医师提供确切的自身抗体报告。

(一) 筛选实验

抗核抗体谱(ANAs)检测 抗核抗体谱筛选实验通常采用以 HEp-2 细胞为底物的 IFA 法进行检测。ANAs 可在许多自身免疫性疾病患者的血清中检出,也可以在健康老年人、感染性疾病、慢性肝病、原发性肺纤维化、肿瘤等患者中出现,甚至在服用某些药物如普鲁卡因胺、肼屈嗪、苯妥英钠、异烟肼等的患者中也可出现 ANA 阳性。约 99% 的活动期 SLE 患者 ANA 阳性,在非狼疮性结缔组织病中,ANA 阳性率达 50%,即使在健康献血者中,偶尔也可检出 ANA,所以 ANA 阳性本身不能确诊任何疾病,但 ANA 阳性且伴有特征性狼疮症状则支持狼疮诊断。一般认为 ANA 在狼疮活动期阳性率和滴度均增高,在缓解期阳性率和滴度均减低。ANA 阴性几乎可排除 SLE 的诊断。ANA 对多种自身免疫性疾病具有诊断价值(表 10-3)。

表 10-3　ANA 在多种自身免疫性疾病的阳性检出率

自身免疫性疾病	阳性率(%)	自身免疫性疾病	阳性率(%)
系统性红斑狼疮(SLE)	80~100	进行性系统性硬化症(PSS)	85~95
药物诱导的红斑狼疮(DIL)	100	多发性肌炎和皮肌炎(PM/DM)	30~50
混合性结缔组织病(MCTD)	100	干燥综合征(SS)	70~80
类风湿关节炎(RA)	20~40	溃疡性结肠炎	26

(二) 确诊实验

1. 抗 dsDNA 抗体　抗 dsDNA 抗体作为美国风湿病学会 SLE 的 11 项诊断标准之一,可区分 SLE 与其他风湿性疾病,其诊断特异性可达 85%,但抗 dsDNA 抗体阴性不能排除 SLE。抗体阳性率和滴度取决于疾病活动性,缓解期阳性率可下降到 40% 或以下。高滴度、高亲和力的抗 dsDNA 抗体主要见于 SLE 活动期或肾脏受累患者,抗 dsDNA 抗体免疫复合物的形成和沉积可引起肾脏组织损伤,其与狼疮性肾炎的相关关系已十分明确。

2. 抗组蛋白抗体　抗组蛋白抗体可在多种自身免疫性疾病中出现,如:药物性狼疮(drug-induced lupus,DIL)、SLE、RA、系统性硬化症(systemic sclerosis,SSc)等,不具疾病诊断特异性。SLE 阳性率为 50%,DIL 阳性率达 95%。AHA 阳性并不能区分 SLE 和 DIL,但筛查阴性者基本可排除 DIL。研究表明,AHA 水平和疾病活动性之间没有明确的关系。

3. 抗 RNP 抗体　抗 RNP 抗体阳性的患者通常抗 dsDNA 抗体阴性,肾脏受累较少。1972 年已将其作为诊断混合性结缔组织病(mixed connective tissue disease,MCTD)的重要血清学依据。抗 RNP 抗体在 MCTD 患者中均为阳性,且滴度很高。该抗体也可低滴度水平在多种自身免疫性疾病中出现,其不具疾病诊断的特异性,但有助于鉴别结缔组织病和非结缔组织病。近 32% 的 SLE 患者抗 RNP 抗体可为阳性,如该抗体与抗 Sm 抗体同时存在,则疑诊为 SLE 的可能性较大。

4. 抗 Sm 抗体　抗 Sm 抗体在 SLE 中阳性率为 30.2%。虽然敏感性较低,但特异性较高。有研究表明,在全部抗 Sm 阳性的病例中,92.2% 患者确诊为 SLE。因此抗 Sm 抗体可认为是 SLE 的标记性抗体。有研究显示 SLE 患者由活动期转为缓解期后,ANA、抗 dsDNA 抗体滴度均可降低,但抗 Sm 抗体可长期存在。抗 Sm 抗体对早期、不典型的 SLE 或经治疗缓解后的 SLE 患者进行回顾性诊断具有重要意义。

5. 抗 SSA 抗体　原发性 SS 患者体内抗 SSA 阳性率可达到 70%~100%,而在 SLE 中为 24%~60%。抗 SSA 阳性的 SLE 患者常伴有 SS 或光敏感性疾病,尤其当抗体为高滴度时。SS 患者通常伴抗 SSB 抗体阳性,抗 SSA 和抗 SSB 抗体均阳性的原发性 SS 患者通常表现出更多的腺体外症状,如脉管炎、淋巴结病等。此外,抗 SSA 抗体与亚急性皮肤性红斑狼疮关系密切。

抗 SSA 抗体阳性在新生儿红斑狼疮发生率几乎为 100%,该抗体通过胎盘传递给胎儿可引起炎症反应,并可引起先天性新生儿心脏传导阻滞。因此,抗 SSA 抗体可作为预防先天性心脏病或狼疮性新生儿的产前监测指标。

6. 抗 SSB 抗体　抗 SSB 抗体阳性几乎总伴随抗 SSA 抗体阳性出现,对 SS 的诊断,抗 SSB 抗体较抗 SSA 抗体更特异,是 SS 的血清标志抗体。原发性 SS 阳性率达 40%,其他自身免疫性疾病中如有抗 SSB 抗体,常伴有继发性 SS。临床检测发现与抗 SSA 阳性和抗 SSB 阴性患者相比,抗 SSA 和抗 SSB 均为阳性的 SLE 患者较少累及肾脏损伤,抗 dsDNA 抗体也较少阳性,这种抗体模式常在迟发性 SLE 患者中出现。

7. 抗 Scl-70 抗体　抗 Scl-70 抗体主要见于硬皮病,仅 20% 的 SSc 患者可出现阳性,但有较高特异性。抗 Scl-70 抗体阳性患者皮肤病变往往弥散广泛,且易发生肺间质纤维化。进行性系统性硬化症(PSS)患者抗 Scl-70 抗体阳性率高达 75%。雷诺症患者存在抗 Scl-70 抗体,提示可能发展为 PSS。有文献报道,抗 Scl-70 抗体与恶性肿瘤特别是肺癌具有明显关系。

8. 抗 Jo-1 抗体　抗 Jo-1 抗体是目前公认的多发性肌炎和皮肌炎(PM/DM)的血清标志抗体。在 PM/DM 中阳性率达 25% 左右。在合并肺间质病变的 PM/DM 患者,阳性率可高达 60%。

9. 抗 rib-P 抗体　抗 rib-P 抗体滴度升高主要见于 SLE 患者,在其他自身免疫病如:系统性硬化症、SS、皮肌炎、RA、未分化结缔组织病和原发性抗磷脂综合征等患者中很少出现(<5%)。有研究显示,抗 rib-P 抗体滴度升高出现在 SLE 发病前 6 年,提示该抗体对 SLE 的发生有预测价值。另有证据显示该抗体与 SLE 相关的精神疾病有关。抗 rib-P 抗体与抗 dsDNA 抗体的消长相平行,但与抗 dsDNA 抗体不同的是,抗 rib-P 抗体不会随病情好转很快消失,可持续 1~2 年后才转阴。

10. 抗着丝点抗体　抗着丝点抗体是硬皮病的另一血清特异性抗体。其在硬皮病中的良性变异型 CREST 综合征阳性率可达 80%。抗着丝点抗体在不同疾病中的阳性率分别为:CREST 为 17%~96%,弥散型硬皮病为 8%~12%,雷诺症为 20%~29%,MCTD 为 7%,SLE 为

<5%。抗着丝点抗体的临床意义可概括为下列几点：①在 CREST 综合征中检出率高；②有着丝点抗体的患者，肾、心、肺及胃肠受累较少（<5%）；③有该抗体且有雷诺症的患者可能是 CREST 的早期变异型或顿挫型，因为其中有些患者在数年后发展为完全的 CREST 综合征；④抗着丝点抗体与抗 Scl-70 是互相排斥的，两者同时出现者少见。由于 HEp-2 细胞胞核和胞质中包括多种自身抗体的靶抗原，因此，以 HEp-2 细胞为底物的 IFA 法检测 ANA 可作为检测上述自身抗体的筛选实验，若 ANA 检测结果为阴性，可基本上排除上述自身抗体阳性的可能性，从而节约检测时间和医疗成本。若为阳性则需进行抗体确诊性实验，根据确诊抗体类型结合临床表现进行诊断。通常采用纯化或重组抗原进行抗可提取性核抗原（extractable nuclear antigen，ENA）抗体谱的免疫印迹法进行抗体确诊实验。

11. 类风湿因子（RF） RF 是抗人 IgG 分子 Fc 片段上抗原决定簇的特异抗体。可分为 IgM-RF、IgG-RF 和 IgA-RF 等。如同时存在两种类型 RF，一般仅见于 RA。高滴度的 IgA-RF 常与关节外表现有关。凡是存在变性 IgG，并能产生抗变性 IgG 自身抗体的人，在其血清或病变中均能测出 RF，提示 RF 并不是 RA 的特异性自身抗体。虽然 RF 的测定对诊断 RA 具有一定的价值，但并没有特异性。

12. 抗中性粒细胞胞浆抗体（ANCA） ANCA 不同荧光模型与疾病种类和疾病活动性相关。cANCA 抗原主要是蛋白酶 -3（proteinase 3，PR3）。cANCA 主要见于韦格纳肉芽肿（WG），阳性率占 80%，且与病程、严重性和活动性有关。也可见于少数显微镜下多动脉炎（MPA）、Churg-Strauss 综合征（CSS）、结节性多动脉炎（PAN）、少数巨细胞动脉炎、过敏性紫癜、白细胞破碎性皮肤性血管炎和白塞病。pANCA 抗原主要为髓过氧化物酶（MPO）。相对于 cANCA 而言，pANCA 的诊断特异性欠佳。pANCA 阳性主要见于坏死性新月体性肾小球肾炎（NCGN）、MPA，也可见于 CSS、PAN、SLE、RA、SS、SSc。在 NCGN、MPA 中 pANCA 和 cANCA 阳性率几乎相同，但 pANCA 患者的血管炎病变程度较重，常有多系统损害。另外一种较少出现的是非典型 ANCA（xANCA），它代表了 pANCA 和 cANCA 的混合物。阳性主要见于溃疡性结肠炎、自身免疫性肝炎和慢性炎症疾病。

溃疡性结肠炎、原发性硬化性胆管炎和其他疾病有时也可出现 pANCA，主要为髓过氧化物酶以外的其他抗原的抗体，其中部分抗原尚不明确。

在 ELISA 分型检测结果中，PR3 与韦格纳肉芽肿密切相关。cANCA 诊断 WG 的特异性大于 90%，联合 PR3 可超过 95%，活动期 PR3 几乎 100% 阳性。髓过氧化物酶（MPO）：与 MPA、NCGN、过敏性肉芽肿性血管炎相关。杀菌 / 通透性增高蛋白（BPI）：主要见于肺部炎症性疾病，并与长期慢性铜绿假单胞菌感染有一定关系。组织蛋白酶 G（Cath-G）：可见于 SLE、炎症性肠病（IBD）、原发性胆汁性肝硬化（PBC）等；白细胞弹性蛋白酶（HLE）：可见于 SLE、IBD、PBC 等。

13. 抗磷脂抗体 抗磷脂抗体在 SLE 中的阳性率可达 15%~70%，该抗体阳性的 SLE 患者，与动脉及静脉血栓、习惯性流产、血小板减少、Coombs 阳性的溶血性贫血和某些罕见症状相关。若患者出现血栓、习惯性流产、血小板减少，溶血性贫血、网状青斑、各种神经症状以及抗磷脂抗体阳性，且不符合 SLE 或其他疾病的诊断标准，则可诊断为原发性抗磷脂综合征（APS），其中小部分患者可转归为 SLE。须指出的是，抗磷脂抗体并不是 SLE 或 APS 的特异性抗体，其也可在多种结缔组织疾病和非结缔组织疾病患者中出现。此外，约有 5% 健康人也可出现抗磷脂抗体阳性，且随年龄增高阳性率逐渐上升。

第三节　类风湿关节炎与自身抗体检测

类风湿关节炎（rheumatoid arthritis,RA）是一种致残性自身免疫性疾病,患者在发病第二年即有可能出现不可逆的骨关节破坏。现行的美国风湿病学会（ACR）对 RA 的诊断标准主要依靠临床表现、X 线以及 RF 检测。但并不是所有的 RA 患者均可检测到 RF。近年研究发现抗角蛋白抗体和抗环瓜氨酸多肽抗体（anti-cyclic citrullinated peptide,anti-CCP）可在 RA 患者的临床前期出现,这些新发现的针对 RA 疾病的血清标志物可使人们对 RA 的早期诊断和早期治疗有了新的帮助。

一、实验室分析路径

实验室分析路径见图 10-4。

二、相关实验

经典的 RF 检测是最常用的诊断 RA 的实验室辅助指标,但其特异性与敏感性均不高。抗 CCP 抗体、抗角蛋白抗体、抗核周因子（antiperinuclear factor,APF）和抗角蛋白丝聚集素（原）抗体（anti-filaggrin antibody,AFA）等与 RA 相关自身抗体检测的出现,提高了 RA 早期诊断的特异性与敏感性。

1. 类风湿因子（RF）　RF 检测作为 RA 的诊断标准之一,是 RA 患者的重要检测指标。RF 在 RA 中的阳性率是 80% 左右,但有 5% 的健康老年人也可出现阳性,75 岁以上老年人 RF 阳性率为 2%~25%。临床最常采用乳胶凝集实验、免疫散射分析检测血清/血浆 RF 水平。参考范围:乳胶凝集实验 <1∶20,免疫速率散射分析 <20IU/ml。

2. 抗 CCP 抗体　人工合成的以瓜氨酸代替精氨酸的 20 个左右氨基酸残基的肽链是 RA 特异的抗中间丝相关蛋白（filaggrin）抗体识别表位的必需组成部分。试验显示瓜氨酸是 RA 患者血清中抗角蛋白丝聚集素（原）相关抗体识别的主要组成性抗原决定簇成分。参考范围:ELISA<5RU/ml,电化学发光法 <17U/ml。

3. 抗角蛋白抗体（anti-keratin antibody,AKA）　AKA 是一种能与大鼠角质层成分起反应的抗体,故称之为抗角蛋白抗体。AKA 主要为 IgG 型抗体,RA 患者血清中 AKA 的阳性率和特异性均较高,但在 SLE、SS、PSS 及丙型肝炎（HCV）患者中也可查到这种抗体。

目前有许多实验室采用以大鼠食管角蛋白作为底物的 IFA 法检测 AKA,其对 RA 的诊断特异性较高,但敏感性低,故多数实验室建议与其他 RA 相关抗体联合应用,以提高检测敏感度和特异性。临床检测 AKA 通常采用大鼠食管组织为底物的 IFA 法进行检测,正常人检测结果为阴性。

4. 抗核周因子（antiperinuclear factor,APF）　抗核周因子是将颊黏膜细胞作为底物检测 ANA 时,偶然发现细胞核周围有均质型的 4~7μm 荧光颗粒,称之为抗核周因子（APF）。抗核周因子的靶抗原存在于颊黏膜上皮细胞核周胞质内,是上皮细胞的中等纤维或其前体的一种不溶性蛋白质。临床上通常用 ELISA 法检测该抗体。正常人检测结果阴性。

5. 抗角蛋白丝聚集素（原）抗体（anti-filaggrin antibody,AFA）　AFA 是指能够识别人表

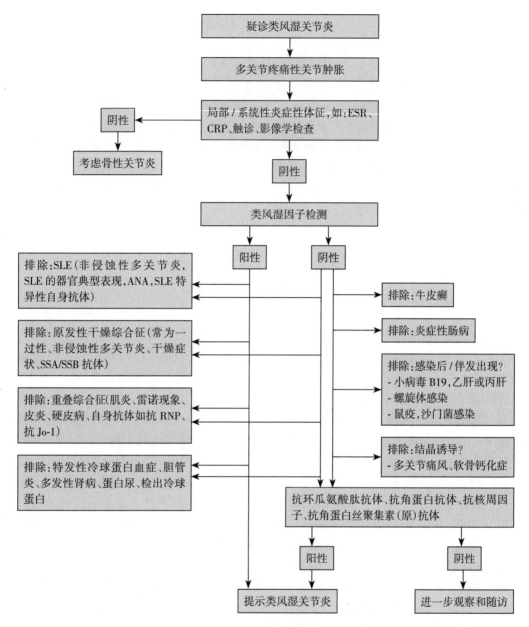

图 10-4　类风湿关节炎实验室分析路径图

皮角质蛋白聚集素(原)和各种上皮组织的其他角质蛋白丝相关蛋白的一类抗体的总称,该类抗体为 RA 较特异的标记抗体。目前已可提取和纯化丝聚集素,临床上多采用 ELISA 法进行检测,正常人检测结果为阴性。

三、结果判断与分析

RA 的实验室诊断过去仅靠 RF,由于特异性较差,给临床诊断特别是 RA 的早期诊断带来困难。近年来抗 CCP 抗体检测方法已成熟与普及,其他几种相关自身抗体的检测也逐渐普及,RA 的实验室诊断特别是早期诊断成为可能。多项实验联合检测可大大提高 RA 的早期诊断准确率,对预后判断也有很好的帮助。

（一）首选实验

1. 类风湿因子　RF 在 RA 患者中常呈现阳性,持续高滴度 RF 常提示 RA 疾病活动,且骨侵蚀发生率高,常可伴有皮下结节或血管炎等全身并发症,提示预后不佳。随着 RF 滴度的增高,其对 RA 的诊断特异性增强,高滴度说明患者处于活动期,但滴度高低与疾病严重程度并不呈比例关系。RF 阴性不能排除 RA,必须结合其他实验室检测指标及临床体征进行综合分析。在其他自身免疫性疾病中也可出现 RF 阳性,正常人群也可出现低阳性率,且随年龄增大阳性率逐渐增加。RF 阳性可见于:SLE（30%）、SS（70%~90%）、SSc（20%~30%）、PM/DM（5%~10%）、MCTD（50%~60%）、IgA 肾病（25%~40%）,感染性疾病,如细菌性心内膜炎、结核、麻风、传染性肝炎、血吸虫病等和非感染性疾病,如弥漫性肺间质纤维化、肝硬化、慢性活动性肝炎、结节病、巨球蛋白血症等。由于 RF 测定是 RA 诊断标准之一,因此怀疑 RA 的患者联合检测 RF、抗 CCP 抗体和抗角蛋白抗体对 RA 的早期诊断和提高阳性检出率具有临床价值。

2. 抗 CCP 抗体　抗 CCP 抗体是近年来发现对 RA 具有高度特异性的抗体（约 96%）。抗 CCP 抗体主要为 IgG 类抗体,在 RA 的早期阶段即可出现阳性,在已确诊的 RA 患者中,抗 CCP 抗体阳性者较阴性者更易发展为多关节损伤,提示抗 CCP 抗体的含量与 RA 病情严重程度及发展相关。抗 CCP 抗体的特异性高于 RF,敏感性略低于 RF,抗 CCP 抗体阳性通常早于 RF 出现,甚至在亚临床阶段即可呈阳性,提示其在协助早期诊断 RA 的特异性可大大提高。有研究报告 RA 患者抗 CCP 抗体长期高水平阳性,提示患者的关节损伤将更重。抗 CCP 抗体检测在 RA 的早期诊断、早期治疗和预后判断中具有重要的临床意义。

3. 抗角蛋白抗体（AKA）　AKA 对于诊断 RA 的特异性较高（90% 左右）但敏感性较低（25% 左右）,研究发现 AKA 与 RA 的病情严重程度相关,它的出现提示预后不良。特别是在 RA 发病早期和出现临床症状前都可检出该抗体,它可作为 RA 早期诊断的指标,AKA 阳性的健康人几乎均发展成典型的 RA。

（二）次选实验

1. 抗核周因子（APF）　APF 主要出现在 RA 患者血清中,而少见于 SLE 等非类风湿关节炎的风湿性疾病患者。APF 是一种以 IgG 型为主的 RA 特异性的免疫球蛋白。APF 对 RA 诊断的特异性高达 90% 以上,是早期诊断 RA 的有效指标之一。APF 对 RA 的诊断特异性随血清滴度的增加而增加。APF 在 RA 的阳性率为 41.3%,特异性为 97.8%。APF 可出现在 RA 早期,甚至在发病之前。在早期 RF 阴性的 RA 患者中有 53.3% 的患者 APF 呈阳性,且这种 RA 患者往往预后较差,这不仅有助于早期诊断,也有助于判断预后。APF 与 RA 的多关节痛、晨僵及 X 线骨破坏之间呈明显相关性,而与发病年龄、病程长短、性别和疾病亚型无关。APF 在幼年类风湿患者中的阳性率显著高于 SLE 和正常人,故对幼年 RA 有一定的诊断价值。APF 与 RF 无相关性,因而可弥补检测 RF 的不足,特别是对 RF 阴性 RA 具有补充诊断意义。

2. 抗角蛋白丝聚集素（原）抗体（AFA）　IgG 型 AFA 是目前发现的针对 RA 的最具特异的血清学标记,该抗体可出现在疾病的早期甚至出现在临床症状之前,它们的存在和滴度与疾病的活动性和严重性相关。RA 患者滑膜组织移植培养后可检测到高浓度的 AFA,由此证明分泌 AFA 的浆细胞存在于 RA 患者滑膜组织中,对 RA 发病机制有很大意义。

（陈　捷　武永康　王兰兰）

第四节 系统性红斑狼疮与自身抗体检测

系统性红斑狼疮(SLE)是一种累及多器官、多系统的小血管和结缔组织的疾病,该病易发于育龄期女性,患者血清中通常可检测到以 ANA 为代表的多种自身抗体,且同一患者体内常可检测到多种自身抗体。这些自身抗体与相应抗原结合形成的免疫复合物可沉积在心血管结缔组织、肾小球基底膜、浆膜和多种脏器小血管壁上并激活补体,吸引中性粒细胞和淋巴细胞造成局部组织的慢性炎性损伤。SLE 的实验室检测指标主要包括:ANA 检测、免疫学检测、血液系统和肾脏系统实验室检测。其中高滴度 ANA 和免疫学异常最具有诊断价值,一旦患者 ANA 阳性和免疫学异常,即使临床上尚达不到诊断 SLE 的标准,也应密切随访以便尽早做出诊断并及早治疗。

一、实验室分析路径

实验室分析路径见图 10-5。

二、相关实验

自身抗体对于 SLE 的诊断和治疗效果监测具有重要意义,ANA 作为 SLE 最重要的实验室诊断筛查指标,大约 95% 以上的 SLE 患者 ANA 呈阳性,阴性可基本排除 SLE。由于 ANA 的敏感性高而特异性较差,ANA 并非 SLE 的特异性抗体,当 ANA 阳性时,还需进一步进行确诊实验以明确抗体类型,才能对疾病做出正确的诊断。

1. ANA 是诊断 SLE 的筛选性实验,ANA 作为 SLE 的诊断标准之一。对于疑诊 SLE 的患者,ANA 是实验室检测的首选指标。通常采用以 HEp-2 细胞为底物的间接免疫荧光法(IFA)进行血清或血浆检测,如为阳性,还需做抗体滴度检测,正常人参考值为阴性。

2. 抗 dsDNA 抗体 抗 dsDNA 抗体也是 SLE 的诊断标准之一,且与疾病活动度相关,其在评估病情活动及肾脏损害方面有较高的应用价值。通常采用以绿绳短膜虫或马尾锥虫为底物的 IFA 法进行血清或血浆检测,如为阳性需做抗体滴度检测,正常人参考值为阴性。也可采用纯化抗原包被的 ELISA 法进行检测,但这一方法检测敏感度较高,疾病诊断特异性降低,临床上应结合检测方法对检测结果进行合理解释和应用。

3. 抗 Sm 抗体 抗 Sm 抗体是 SLE 的标记性抗体之一,特异性高达 99%,但灵敏度仅为 20%~30%,阴性并不能排除 SLE 的可能性。通常采用纯化抗原的免疫印迹法或 ELISA 法进行血清或血浆检测,如为阳性提示患者体内有抗 Sm 抗体存在,正常人参考值为阴性。

4. 抗组蛋白抗体(AHA) AHA 在 SLE 及药物性狼疮(DIL)患者中均可出现阳性,但 DIL 患者抗 dsDNA 抗体和抗 Sm 抗体通常均为阴性,因此多种抗体结合试验可作为 SLE 及 DIL 的鉴别实验。

5. 抗 rib-P 蛋白抗体 抗 rib-P 蛋白抗体为近年发现的另一 SLE 标记性抗体,在其他自身免疫性疾病患者中少见。通常采用纯化抗原的免疫印迹法或 ELISA 法进行血清或血浆检测,如为阳性提示有抗 rib-P 蛋白抗体存在,正常人参考值为阴性。

6. 抗核小体抗体(anti-nucleosome antibodies,AnuA) 抗核小体抗体是诊断 SLE 较好的

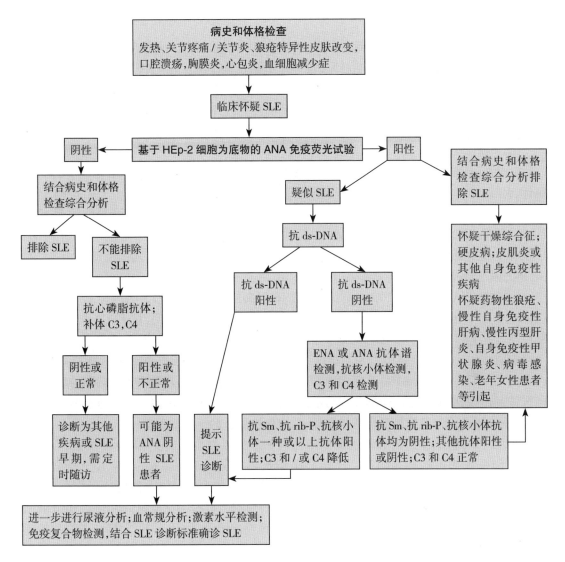

图 10-5　系统性红斑狼疮实验室分析路径

另一个实验诊断指标。临床通常使用纯化抗原的 ELISA 法或免疫印迹法进行血清或血浆检测，正常人检测结果为阴性。

7. 抗磷脂抗体　抗磷脂抗体包括抗心磷脂抗体、抗 β_2 糖原体 1 抗体及狼疮抗凝物。临床常用纯化抗原的 ELISA 法进行血清或血浆检测，ELISA 法进行检测还可分别检测出血清中 IgG、IgM 型抗磷脂抗体，正常人检测结果为阴性。

三、结果判断与分析

自身抗体是自身免疫性疾病诊断的重要标志，几乎每种自身免疫性疾病都伴有具特征性抗体的自身抗体谱。IFA 法进行 ANA 检测是 SLE 临床诊断与鉴别诊断最为重要的筛选试验，ANA 阳性者需进一步检测各亚类 ANA 抗体，即对 ANA 抗体谱的检测对于明确疾病诊断、临床分型、病情观测、预后及治疗评价都具有重要意义。

（一）筛选实验

ANA 是诊断 SLE 的首选筛选性实验,95% 以上未经治疗的 SLE 患者均可检出 ANA,但 ANA 不是 SLE 的特异性自身抗体,ANA 也可见于 DIL、MCTD、RA 和 SSc 等其他风湿性疾病,在感染、肿瘤及少数正常人中也可出现低滴度的 ANA。 ANA 阳性需进一步做确诊试验,以确定自身抗体的种类及含量,通常低滴度水平的自身抗体不具有临床意义。另有约 5% 的 SLE 患者 ANA 可为阴性,临床诊断时应结合其他诊断指标和临床症状进行综合分析。

（二）确诊实验

1. 抗 dsDNA 抗体、抗 Sm 抗体、抗 rip-P 抗体　三种自身抗体均为 SLE 的特异性标记抗体,怀疑 SLE 患者,ANA 筛选结果为阳性患者需进一步检测这三种抗体,三种自身抗体中的一种或以上阳性时,则支持 SLE 的诊断。抗体阳性种类越多,其诊断预示价值越大,但阴性不能排除 SLE 的诊断。其中抗 dsDNA 抗体与 SLE 疾病的活动程度相平行,冲击治疗时,该抗体滴度会显著降低,甚至转为阴性。抗 Sm 抗体水平不与 SLE 疾病的活动度相关。抗 rib-P 抗体与精神症状的中枢神经损伤型 SLE 相关。

2. 抗 PCNA 抗体　抗 PCNA 抗体对 SLE 有很高的特异性,为 SLE 另一标志性抗体,该抗体很少见于其他疾病,但其检测灵敏度仅为 3%~6%。有研究表明,抗 PNCA 抗体可能与 SLE 患者发生弥漫性增殖性肾小球肾炎相关。

3. AnuA　AnuA 检测用于 SLE 诊断的特异性 >98%,在 SLE 中的阳性率为 70%~90%。在非活动期的检出率为 62%,其阳性率均高于抗 dsDNA 抗体,尤其对于非活动期的患者,且该抗体的出现比 dsDNA 抗体早,因此,不但有助于提高 SLE 的诊断率,还有助于早期诊断。此外,该抗体还是 SLE 病情恶化的早期标志,定期检测有助于病情观察。

4. 抗心磷脂抗体　抗心磷脂抗体阳性的 SLE 患者发生血管炎、溶血性贫血、心脏及中枢神经系统损害的几率明显高于抗心磷脂抗体（anticardiolipin antibody,ACA）阴性者。抗 β_2 糖原体 1 抗体是针对心磷脂的辅助因子 β_2 糖原体 1 的抗体。狼疮抗凝物质（lupus anticoagulant,LAC）是一种磷脂依赖性的病理性循环抗凝物质,为免疫球蛋白 IgG、IgM 或两者混合型的抗磷脂抗体,主要存在于 SLE 等自身免疫性疾病、肿瘤,也可见于动、静脉血栓形成及习惯性流产患者,抗磷脂抗体是 SLE 实验室诊断的指标之一,其阳性对于 SLE 的诊断与病程发展具有重要提示价值。

（三）鉴别实验

1. 抗组蛋白抗体（AHA）　SLE 患者中 AHA 的阳性率为 30%~80%,并且常伴有抗 dsDNA 抗体阳性,在 SLE 患者中主要以抗 H2A、抗 H2A-2B 和抗 H1 的 IgG 型抗体为主。95% 以上的 DIL 可出现 AHA,不同的药物可诱导出针对不同组蛋白的抗体,其中最主要的是针对靶抗原 H2A-2B 的抗体。AHA 主要用于区分 DIL 与 SLE,DIL 患者抗组蛋白抗体阳性,抗 dsDNA 抗体通常为阴性,而 SLE 抗组蛋白抗体为阳性,抗 dsDNA 抗体可为阳性或阴性,部分患者可通过该实验进行鉴别诊断。

2. 梅毒血清假阳性实验　SLE 患者由于血清存在抗磷脂抗体,抗磷脂抗体与梅毒血清反应易造成假阳性而导致梅毒实验假阳性反应,这是因磷脂抗原与梅毒血清抗原都有磷脂成分之故造成。该实验属于 SLE 诊断标准之一,主要用于对患者抗磷脂抗体的鉴别检测。但在临床实践中,梅毒假阳性血清反应在 SLE 中的阳性率明显低于抗磷脂抗体的阳性检出率。

第五节　混合型结缔组织病与自身抗体检测

混合型结缔组织病(MCTD)是指临床上有类似系统性红斑狼疮(SLE)、系统性硬化症(SSc)、多发性肌炎(PM)、皮肌炎(DM)和类风湿关节炎(RA)的混合表现,而不能确定其为哪一种疾病,并伴血清中有高滴度的颗粒型抗核抗体(ANA)和抗 RNP 抗体的自身免疫性疾病,肾脏受累少,对皮质激素效果好,预后佳。该病病因及发病机制尚不明确。MCTD 的发病与遗传素质,尤其是 HLA-DR4、DR5 有关。氯乙烯和二氧化硅是目前认为与 MCTD 有关的环境因素。关于 MCTD 是否为一独立疾病,目前尚存在不同见解。近年来主要采用 Sharp 于 1986 年提出的诊断标准,因此,MCTD 又称为 Sharp 综合征。在其诊断标准中高滴度的抗 RNP 抗体是实验室诊断的一项最重要指标。

一、实验室分析路径

实验室分析路径见图 10-6。

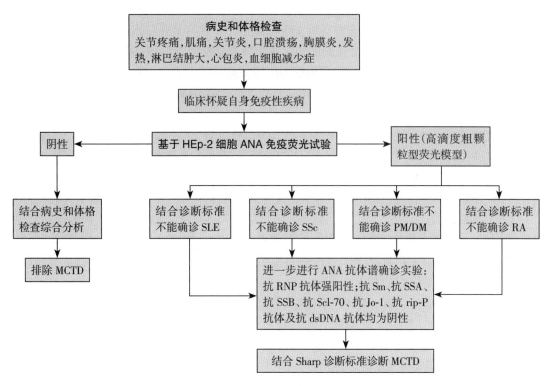

图 10-6　混合型结缔组织病实验室分析路径

二、相关实验

MCTD 是一种以高滴度 ANA 和抗 RNP 抗体为典型血清学特征的自身免疫性疾病,但由于本病诊断需要排除 SLE、PSS、PM、DM 及 RA。临床上常需进行 MCTD 的筛选实验和鉴别实验以明确诊断。

1. ANA 由于抗 RNP 抗体是 ANA 的一种,依据 MCTD 的诊断标准,所有的 MCTD 患者抗 RNP 抗体均为强阳性,因此所有 MCTD 患者 ANA 均应为阳性,荧光模型为抗 RNP 抗体对应的颗粒型。

2. 抗 RNP 抗体 鉴于抗 RNP 抗体阳性是 MCTD 的诊断标准之一,因此该自身抗体检测是疑诊 MCTD 的必查项目。

3. 抗 Sm 抗体、抗 dsDNA 抗体 是诊断 SLE 较为特异的自身抗体,由于 MCTD 患者易与 SLE 混淆,检测抗 Sm 抗体、抗 dsDNA 抗体可对 MCTD 进行鉴别诊断。

4. 类风湿因子、抗 CCP 抗体、AKA 是诊断 RA 的临床常规检测指标,为了鉴别 MCTD 与 RA 患者,检测上述抗体以排除 RA 患者,协助确诊 MCTD。

5. 抗 Scl-70 抗体和抗 Jo-1 抗体 分别是诊断 SSc 和 PM/DM 较为特异的自身抗体。由于 MCTD 患者须与 SSc 和 PM/DM 进行鉴别,检测抗 Scl-70 抗体和抗 Jo-1 抗体有助于对 MCTD 进行鉴别诊断。

三、结果判断与分析

(一)筛选实验

ANA 作为抗 RNP 抗体的筛选性实验,HEp-2 细胞中已含有 RNP(70KD)抗原,抗 RNP 抗体阳性时 ANA 荧光检测结果表现为高滴度的粗颗粒型荧光模型,但除抗 RNP 抗体外,还会有多种自身抗体如抗 Sm、抗 SSc 抗体等均会出现类似的荧光模型,因此,须进一步进行确诊实验,以确定抗体种类。而 ANA 阴性可排除抗 RNP 阳性可能性,因此 ANA 阴性可排除 MCTD 的诊断。

(二)确诊实验

抗 RNP 抗体是 MCTD 的实验室诊断标准,因此,抗 RNP 抗体被认为是 MCTD 的必备诊断标志,阴性可排除 MCTD 的诊断。但该抗体并不特异,其他自身免疫性疾病如 SLE 等也会出现阳性结果,阳性时也应结合其他诊断指标综合分析。抗 RNP 可以在患者体内持续多年,其滴度可根据疾病活动程度的变动而变化,但在长期缓解的患者,该抗体水平可显著下降或转阴。

(三)鉴别实验

1. 抗 Sm 抗体 抗 Sm 抗体几乎仅见于 SLE 患者体内,MCTD 患者无抗 Sm 抗体,而有高滴度的抗 RNP 抗体,因此在 MCTD 诊断过程中,需同时检测抗 RNP 抗体和抗 Sm 抗体,若抗 Sm 抗体阳性可排除 MCTD。

2. 抗 dsDNA 抗体 抗 dsDNA 抗体也与抗 Sm 抗体一样是 SLE 的标志性抗体,其与抗 RNP 抗体同时检测对 MCTD 和其他自身免疫性疾病的鉴别诊断具有重要意义。

3. RF 75%MCTD 患者有炎症性关节炎,RF 常增高,但 RF 过高在 RA 诊断特异性增高,因此,诊断 MCTD 应排除 RA 的可能。

4. AKA 和抗 CCP 抗体 由于 AKA 和抗 CCP 抗体对于 RA 的诊断具有较高的诊断特异性,其阳性对排除 MCTD 具有重要的提示价值。

5. 抗 Scl-70 抗体和抗 Jo-1 抗体 鉴于 MCTD 须排除与其易混淆的 SSc 和 PM/DM,因此检测针对上述两类疾病较特异的抗 Scl-70 抗体和抗 Jo-1 抗体有助于对 MCTD 进行诊断和鉴别诊断。

(武永康　王兰兰)

第六节　强直性脊柱炎与自身抗体检测

强直性脊柱炎(ankylosing spondylitis, AS)是以骶髂关节炎及中轴关节病变为特征的慢性炎性脊柱关节病。AS 的诊断主要依赖于详细的病史和细致的体格检查,常规血液学检查没有特异性改变。血沉或 CRP 正常并不能代表疾病不活动,部分患者血沉和 CRP 有不同程度的升高,但这些指标均不能较好地评价疾病的活动性。由于 AS 通常为类风湿因子阴性,该病也属于血清阴性的脊柱关节病。此病病因不明,可能与遗传和种族有关。我国 AS 患者 HLA-B27 阳性率达 90%。多数成年患者根据临床资料就可以诊断 AS;对于有慢性炎性背痛的青少年,特别是缺乏足够的骶髂关节炎影像学证据时,HLA-B27 检测有助于 AS 诊断。

一、实验室分析路径

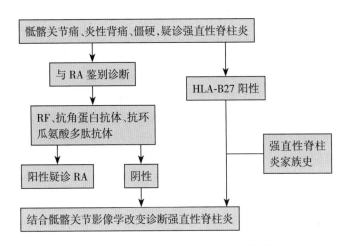

图 10-7　强直性脊柱炎实验室分析路径图

二、相关实验

HLA-B27 的检测方法较多,包括微量淋巴细胞毒试验(microlymphoctotoxicity, MLCT)、玫瑰花法、ELISA 法、流式细胞仪法和特异性寡核苷酸聚合酶链反应(PCR-SSP)法。微量淋巴细胞毒试验是最经典的方法,但由于实验条件难以控制和 HLA 高度多态性等因素,容易出现误判和错判。ELISA 法操作简单、快速,不需要特殊仪器,适合在基层医院推广使用。流式细胞仪法和 PCR-SSP 法是新近发展起来的技术,实验效果均优于淋巴细胞毒试验,具有较好的临床适用性,但实验技术要求高、需要昂贵的设备。其中流式细胞仪法只限于测定淋巴细胞上的 HLA-B27 表达,排除了其他细胞的干扰,结果分析客观、重复性高、标本用量少,已成为国际上检测 HLA-B27 的常规方法。

目前诊断 AS 尚未找到敏感且特异的血清学指标,但研究表明,大部分 AS 患者与 HLA-B27 密切相关,提示 AS 是由遗传决定的易感人群对环境因素的免疫反应所致。有实验证明,HLA-B27 转基因小鼠可自发发生脊柱关节病,进一步证明了 HLA-B27 参与了 AS 的发病。

HLA-B27 的检测方法较多,目前临床上通常采用流式细胞法检测淋巴细胞上的 HLA-B27 表达,正常人检测结果为阴性。

三、结果判断与分析

AS 的诊断主要依靠临床表现和 X 线证据,一般不单独依靠 HLA-B27 来诊断 AS,但据流行病学调查,AS 患者 HLA-B27 阳性率高达 90%~96%,而普通人群 HLA-B27 阳性率仅 4%~9%,表明 HLA-B27 与 AS 具有明显的相关性,可作为 AS 诊断的重要参考指标。

HLA-B27 是一项遗传学检查,在大于 90% 确诊的强直性脊柱炎患者中,HLA-B27 检测结果为阳性,但反之不然。HLA-B27 也可能在其他相关疾病(如银屑病性关节炎、反应性关节炎和肠性关节炎)中出现阳性。由于 RA 临床症状与 AS 相似,易造成误诊,因此临床上常需检测针对 RA 较为特异的 RF、AKA 和抗 CCP 抗体等实验室指标与 AS 进行鉴别诊断。AS 患者三项检测指标常为阴性,若三项检测指标中的一项甚至三项出现阳性时,则应考虑 RA 或两种疾病重叠的可能性。

第七节   多发性肌炎 / 皮肌炎与自身抗体检测

多发性肌炎(polymyositis,PM)和皮肌炎(dermatomyositis,DM)是指一组以对称性近端肌无力和骨骼肌特发性炎症为主要临床表现的炎性肌病。PM 表现为近端肌无力、骨骼肌源性的肌酶增高、肌电图(EMG)示肌源性改变和肌活检有炎性表现,再加上皮疹可诊断为 DM。病理上以横纹肌肌纤维变性和间质炎症为特点。作为系统性疾病,PM/DM 常累及多脏器和其他结缔组织病。目前认为 PM/DM 是由免疫介导的,在特定的遗传背景下,由环境因素触发,以横纹肌为主要靶组织的自身免疫性疾病。

一、实验室分析路径(图 10-8)

二、相关实验

PM 和 DM 临床诊断主要依据病理活检,但由于这种有创检查手段患者较难接受。研究发现某些特发性炎性肌病患者存在较为特异的自身抗体,这些特定自身抗体的检测对 PM/DM 的诊断、分型和预后具有重要意义。

1. 抗核抗体(ANA)   目前 ANA 包括抗 HEp-2 细胞核和细胞质成分的自身抗体,而针对 PM/DM 较为特异性的抗 Jo-1 抗体和抗 Mi-2 抗体的靶抗原分别存在于细胞质和细胞核中,因此以 HEp-2 细胞为底物的 IFA 法检测 ANA 是检测抗 Jo-1 抗体的筛选性实验,抗 Jo-1 抗体 ANA 荧光模型为胞质型,抗 Mi-2 抗体 ANA 荧光模型为核质细颗粒型。

2. 抗 Jo-1 抗体   抗 Jo-1 抗体是目前常规检测的针对 PM/DM 的自身抗体。抗 Jo-1 抗体的靶抗原是组氨酰 -tRNA 合成酶。可使用免疫沉淀法(免疫双扩散、反相免疫电泳)、免疫印记法(如 ENA)和 ELISA 法进行测定。正常人检测结果为阴性。

3. 其他抗氨基酸 -tRNA 合成酶抗体   其他抗氨基酸 -tRNA 合成酶抗体,如苏氨酰合成酶(PI-7)、丙氨酰(PI-12)、异亮氨酰(OJ)、甘氨酰(EJ),他们也与抗合成酶综合征相关,但比抗

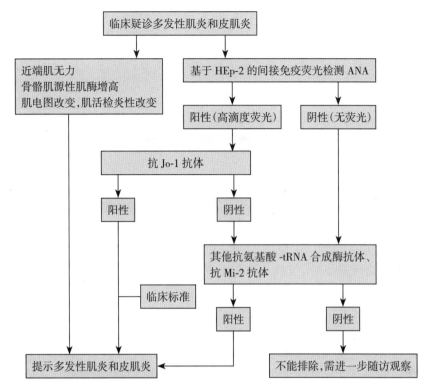

图 10-8　多发性肌炎 / 皮肌炎实验室分析路径图

Jo-1 抗体更罕见。正常人检测结果为阴性。

4. 抗信号识别颗粒（SRP）抗体　抗 SRP 抗体的抗原为信号识别核糖核酸蛋白中的一种分子量为 $54×10^3$ 的蛋白质。SRP 参与介导新合成蛋白质（具有隐蔽或膜结合功能）向内质网运输。可以使用免疫沉淀法和免疫印迹法进行检测。正常人检测结果为阴性。

5. 抗 Mi-2 抗体　抗 Mi-2 抗体的靶抗原是分子量为 $218×10^3$ 的核内蛋白质，具有锌指和解链酶的功能。可以胸腺提取物为基质，用免疫沉淀法（如免疫扩散法、反相免疫电泳）进行检测，也可利用重组抗原建立 ELISA 或免疫印迹法进行检测。正常人检测结果为阴性。

三、结果判断与分析

ANA 在皮肌炎和多发性皮肌炎中的阳性率为 40%~80%，显著低于 SLE 和系统性硬化症。肌炎特异性抗体和肌炎相关性抗体对皮肌炎和多发性皮肌炎有一定的诊断价值。在皮肌炎和多发性皮肌炎中可能产生抗肌抗原抗体，但由于其特异性低，诊断价值不大。

（一）筛选实验

ANA 检测是实验室诊断 PM/DM 的筛选实验。目前临床诊断 PM/DM 应符合 4 条诊断标准，且主要依据临床表现和病理活检进行诊断，其中一条实验室检查指标为血清肌酶增高，但这一指标并不特异，各种肌病（如进行性肌营养不良发作期、病毒性心肌炎、挤压综合征等严重肌肉损伤）及心肌梗死均可引起肌酶升高。自身抗体检测对 PM/DM 的诊断具有辅助诊断价值。ANA 在 PM/DM 中的阳性率为 30%~50%，显著低于 SLE 和 PSS。此外由于

ANA 会在很多自身免疫疾病患者血清中出现,其对 PM/DM 的诊断特异性较低,但本实验是诊断 PM/DM 另外两种特异抗体(抗 Jo-1 抗体和抗 Mi-2 抗体)的筛选实验,ANA 阴性没必要检测上述两种抗体。

（二）确诊实验

1. 抗 Jo-1 抗体　　抗 Jo-1 抗体在 PM/DM 中的阳性率约 25%。抗 Jo-1 抗体阳性的典型患者可出现多发性肌炎、多关节滑膜炎、关节痛、非侵袭性变性关节炎、腱鞘炎和肺泡 / 肺纤维化等症状,临床常将上述综合征称之为 Jo-1 综合征或抗合成酶综合征。抗 Jo-1 抗体的产生可先于症状的出现。

2. 其他抗氨基酸 -tRNA 合成酶抗体　　患者体内一般只有一种这类抗体出现。当怀疑为多发性肌炎或皮肌炎以及抗合成酶综合征而抗 Jo-1 抗体为阴性时,这些抗体的检测就很有意义。但目前只有少数实验室开展此项目,由于疾病发病率低,暂时还没有商品化检测试剂盒。某些特异反应性应予以注意,如抗 PI-7 抗体无法用免疫印迹法检测。

3. 抗信号识别颗粒(SRP)抗体　　抗 SRP 抗体在多发性肌炎和皮肌炎患者中的阳性率为 4%,抗 SRP 抗体阳性的患者多为黑人妇女。抗 SRP 抗体被认为是多发性肌炎的特异性抗体。抗 SRP 阳性的患者临床多表现为急性或亚急性多发性肌炎,大多数不涉及皮肤、关节或肺损伤。这些患者通常病情严重,治疗效果差。

4. 抗 Mi-2 抗体　　抗 Mi-2 抗体在 PM 患者中阳性率为 20%,DM 患者阳性率为 10%,该抗体对 PM/DM 的敏感性较低,但特异性大于 90%。抗 Mi-2 抗体阳性的患者偶见合并有抗合成酶综合征。抗 Mi-2 抗体阳性的患者相对属于良性,对治疗反应好,但病程较长。

5. 肌炎重叠综合征中的其他自身抗体　　其他一些抗体也与肌炎有着不同程度的相关性。10%~70% 抗 U1-RNP 的阳性患者有骨骼肌肉损伤,50%~90%PM-Scl 抗体阳性,40% 抗 Ku 抗体阳性。抗 SS-A(Ro)抗体也可以在多发性肌炎和皮肌炎患者中查及,并常合并有其他肌炎相关抗体。

第八节　硬皮病与自身抗体检测

硬皮病是一种全身性结缔组织病,临床上以皮肤增厚和纤维化以及内脏器官受累(包括心脏、肺、肾和消化道等)为特征。硬皮病可分为弥漫皮肤型、局限皮肤型、sine 硬皮病、重叠发生型和未分化结缔组织病。硬皮病可与其他结缔组织病重叠发生,最常见的是与 SLE 和 PM,此外还有 RA、SS 和器官特异性自身免疫性疾病(如桥本甲状腺炎和原发性胆汁性肝硬化)。

一、实验室分析路径(图 10-9)

二、相关实验

硬皮病患者可检测出多种自身抗体如 ANA、抗 Scl-70 抗体、抗着丝点抗体、抗原纤维蛋白抗体、抗 PM-Scl 抗体、抗 Ku 抗体等,这些自身抗体对于硬皮病的诊断和分型具有重要临床价值。

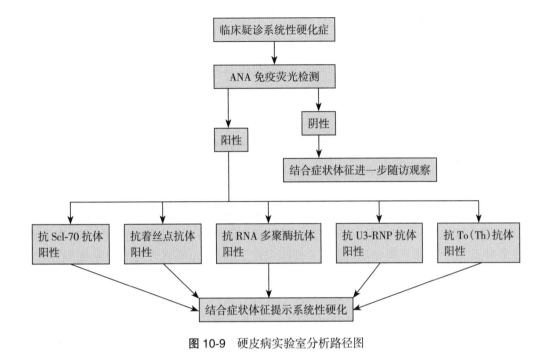

图 10-9 硬皮病实验室分析路径图

1. 抗核抗体（ANA） 见本章第二节相关内容。

2. 抗 DNA 拓扑异构酶 I 抗体（抗 Scl-70 抗体） 抗 Scl-70 抗体因能与鼠肝中分离的一种分子量为 $70×10^3$ 的抗原反应而得名，该抗原就是 DNA 拓扑异构酶 I。对怀疑为系统性硬化症的患者或 ANA 荧光模式为核质细颗粒着染且染色体阳性的患者，可检测血清中的抗 Scl-70 抗体，以帮助明确诊断和判断预后。可使用免疫双扩散、反相免疫电泳法，以胸腺提取物为抗原检测抗 Scl-70 抗体。也可使用免疫印迹法检测，抗原通常为人培养细胞提取物。还可使用纯化或重组抗原构建 ELISA 法检测抗 Scl-70 抗体。抗 Scl-70 抗体阳性患者血清 ANA 荧光模式呈现为核质细颗粒着染且核仁着染，因此 ANA 抗体谱检测可作为抗 Scl-70 抗体检测的筛选性实验。正常人检测结果为阴性。

3. 抗着丝点抗体（ACA） ACA 的靶抗原是位于染色体着丝点区域的三种蛋白质，其分子量分别为 $17×10^3$（CENP-A）、$80×10^3$（CENP-B）和 $140×10^3$（CENP-C）。大多数 ACA 阳性血清至少与其中两种抗原发生反应，并且总会和 CENP-B 反应。ACA 的检测方法包括以 Hep-2 或 Hela 细胞为基质的 IFA 法、以细胞提取物或重组抗原为基质的免疫印迹法和以重组抗原（主要是 CENP-B）建立的 ELISA 法。正常人检测结果为阴性。

4. 抗原纤维蛋白抗体（抗 U3-RNP 抗体） 原纤维蛋白是定位于核仁纤维蛋白的一种分子量为 $34×10^3$ 的碱性蛋白。抗原纤维蛋白抗体阳性时 ANA 荧光模式为核仁块状着染，因此 ANA 抗体谱检测也可作为该抗体的筛选性实验。也可从培养细胞提取核仁蛋白或用重组抗原建立免疫印迹法检测抗原纤维蛋白抗体。正常人检测结果为阴性。

5. 抗 RNA 多聚酶抗体 细胞核内含有 3 种 RNA 多聚酶复合体（RNA 多聚酶 I，II 和 III），均各自存在相应的自身抗体，这些抗体常在同一患者血清中一起出现。怀疑为系统性硬化症或 Hep-2 细胞荧光模式为核仁或胞质荧光着染的患者可以检测血清中的抗 RNA 多聚酶抗体以帮助明确诊断。正常人检测结果为阴性。

6. 抗 To(Th)抗体　抗 To 抗体和抗 Th 抗体分别由不同的实验室发现,后来被证明其抗原决定簇都位于具有 RNAs1 活性的小核糖核酸蛋白颗粒上。怀疑为系统性硬化或 ANA 荧光模式为核仁着染的患者可检测血清中的抗 To 抗体以帮助诊断。正常人检测结果为阴性。

7. 抗 PM-Scl 抗体　抗 PM-Scl 抗体(旧称抗 PM-1 抗体)的靶抗原为由 11~16 个多肽组成的核仁复合物。抗原决定簇位于分子量分别为 100×10^3 和 75×10^3 的非相关蛋白质上。抗 PM-Scl 抗体阳性时 ANA 荧光模式表现为核仁均匀着染。ANA 抗体谱检测也可作为该抗体的筛选性实验。临床上可以通过重组或纯化抗原的 ELISA 或免疫印迹法进行检测,正常人检测结果为阴性。

8. 抗 Ku 抗体　Ku 抗原是由分子量为 70×10^3 和 80×10^3 的两个多肽组成的异二聚体,与双链 DNA 的特定结构特征性结合,介导 DNA 依赖的蛋白激酶的酶促反应,在细胞核内的多种反应中发挥重要作用。抗 Ku 抗体阳性 ANA 荧光模式表现为核质细颗粒着染。ANA 抗体谱检测也可作为该抗体的筛选性实验。抗 Ku 抗体也可以通过重组或纯化抗原的 ELISA 或免疫印迹法进行检测,正常人检测结果为阴性。

9. 抗 NOR-90 抗体　抗 NOR-90 抗体的靶抗原为染色体核仁组织区分子量为 90×10^3 的蛋白质。ANA 荧光模式为核仁着染的患者可进一步检测血清中的抗 NOR-90 抗体以帮助诊断。可用培养细胞提取物建立免疫印迹法检测抗 NOR-90 抗体,阳性带为分子量 90×10^3 大小的蛋白带。以 Hep-2 细胞为基质的 IFA 法中,抗 NOR-90 的荧光模式也具有特征性。

三、结果判断与分析

1. 筛选实验　ANA 检测是实验室诊断硬皮病的筛选实验。85%~95% 的 PSS 患者在疾病早期就可以用 IFA(HEp-2 细胞为基质)查及 ANA,多呈现均质型、斑点型或核仁型免疫荧光染色。ANA 阴性不能排除硬皮病。由于实验室诊断硬皮病相对特异的自身抗体均属于 ANA,因此 ANA 检测是其他相关实验的筛选性实验。ANA 阳性需进一步的确诊实验以明确特异性抗体种类,以明确诊断。

2. 确诊实验

(1) 抗 Scl-70 抗体:该抗体对 PSS 临床特异性几乎达 100%。大多数抗 Scl-70 抗体阳性的 PSS 患者病情较重,涉及广泛的皮肤和内脏器官严重迅速的损伤。疾病早期抗 Scl-70 抗体即可出现,因此可以用于早期诊断,并且提示预后不良。

(2) 抗着丝点抗体:抗着丝点抗体是局限性硬化症的标志性抗体。局限性硬化症患者中,抗着丝点抗体阳性率可达到 40%~80%,而在弥漫性系统性硬化症患者中阳性率少于 10%。抗着丝点抗体与局限性硬化症平行存在,抗 Scl-70 与 PSS 相关,而抗 Scl-70 抗体在局限性硬化症患者中罕见。因此与抗 Scl-70 抗体比较,血清抗着丝点抗体阳性表明预后良好。

(3) 抗原纤维蛋白抗体(抗 U3-RNP):PSS 患者抗原纤维蛋白抗体的阳性率为 3%~6%,该抗体对 PSS 的特异性较高,但也可在其他系统性风湿性疾病中查及,而且抗体阳性的大部分患者仅有很弱的 PSS 相关症状。抗原纤维蛋白抗体阳性的系统性硬化症患者,常与肺高压、扩散性皮肤损伤、毛细血管扩张症、关节炎相关。

(4) 抗 PM-Scl 抗体:抗 PM-Scl 抗体在 PSS 患者中的阳性率为 1%~16%,但是 90% 该抗体阳性的患者存在局限性硬皮病或至少有硬皮病相关症状。抗 PM-Scl 抗体阳性可能还与关节炎、伴皲裂的手部湿疹和角化病相关。抗 PM-Scl 抗体阳性的患者预后较好。

(5) 抗 Ku 抗体：抗 Ku 抗体常见于硬皮病、PM/DM，特别是硬皮病多发性肌炎重叠症；也与原发性干燥综合征及原发性肺高压有较高相关性。由于以 HEp-2 细胞为基质 IFA 法检测 ANA 是该抗体的筛选性实验，因此，若 ANA 为阴性，可排除抗 Ku 抗体阳性的可能性。

第九节　干燥综合征与自身抗体检测

干燥综合征(SS)是一种以侵犯泪腺和唾液腺等外分泌腺、具有高度淋巴细胞浸润为特征的弥漫性结缔组织病。SS 最常见的症状是口、眼干燥。临床上常伴有内脏损害而出现多种临床表现。该病可分为原发性 SS 和继发性 SS。后者是指除了口眼干燥症外还伴有其他自身免疫性疾病。本文主要介绍原发性 SS。SS 患者异常的自身抗体反应和腺体的生发中心样结构提示免疫应答的紊乱，进一步通过细胞因子和炎症介质造成组织损伤。SS 患病率为 0.5%~5%，随年龄增高，患病率可高达 3%~4%。

一、实验室分析路径(图 10-10)

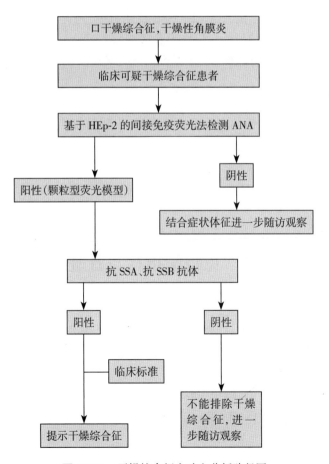

图 10-10　干燥综合征实验室分析路径图

二、相关实验

SS患者血清中可以检测到多种自身抗体,其中以抗SSA和SSB的抗体出现阳性率最高,前者敏感性高,但特异性差,而后者特异性较高,但敏感性有限,两者同时阳性对SS的诊断起重要提示作用。

1. 抗核抗体(ANA) 见本章第二节相关内容。

2. 抗SS-A(Ro)抗体 疑似原发性或继发性干燥综合征、SLE、亚急性皮肤性LE、先天性心脏病或新生儿狼疮的患者可检测血清中抗SS-A抗体以帮助诊断。目前最常用的检测抗SS-A抗体的方法为酶免疫斑点法。正常人结果为阴性。

3. 抗SS-B(La)抗体 抗SS-B抗体对原发性干燥综合征具有较高的诊断特异性,疑似SS患者可检测血清中抗SS-B抗体以帮助诊断。目前最常用的检测抗SS-B抗体的方法为酶免疫斑点法。正常人结果为阴性。

三、结果判断与分析

(一)筛选实验

ANA检测是实验室诊断SS的首选实验。原发性SS患者血清中可检测到多种自身抗体。ANA的阳性率为70%~80%,以抗SSA和抗SSB抗体为主,两者阳性率分别为70%和40%,尤其是后者具有较高的诊断特异性,其ANA荧光模型表现为颗粒型。ANA阴性可基本排除抗SSA和抗SSB抗体阳性可能性,ANA阳性需进行确诊实验确定特异性抗体种类以明确诊断。

(二)确诊实验

对于诊断SS尚未发现较好的实验室确诊指标,依据2002年修订的SS诊断标准,SS诊断除了依据临床症状和病理学检查外,抗SSA或抗SSB抗体阳性是重要的实验室诊断标准之一。抗SSA和抗SSB抗体是干燥综合征患者最常见的自身抗体,两个抗体同时检测可提高对SS的诊断率。

(白杨娟　王兰兰　武永康)

第十节　免疫学指标与肾脏损伤

免疫功能的异常不仅是自身免疫性疾病的重要原因,同时也是致肾脏损伤的重要因素之一。免疫学指标对于诊断肾脏早期损伤、评价肾损伤类型及分析肾损伤病因等都有重要意义。与肾脏损伤密切相关的免疫学指标包括:肾损伤早期诊断指标——尿微量蛋白(尿微量白蛋白,尿 α_1 微球蛋白,尿转铁蛋白,尿免疫球蛋白G,尿 β_2 微球蛋白),胱抑素C(cystatin C);直接致肾损伤的免疫学因素——血清免疫球蛋白、补体、抗肾小球基底膜抗体、抗中性粒细胞胞浆抗体、抗核抗体、抗双链DNA抗体、可提取核抗体谱和尿轻链等。

一、实验室分析路径(图 10-11, 图 10-12)

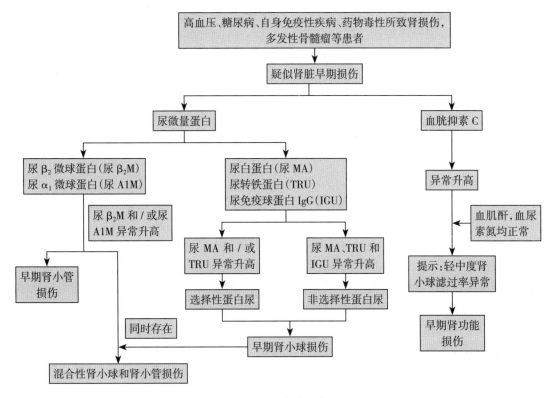

图 10-11　肾脏损伤早期诊断

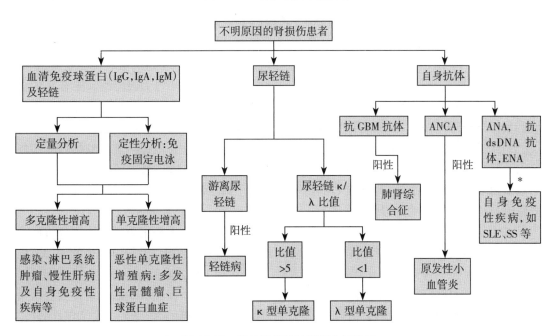

图 10-12　常见肾损伤的病因分析路径
(＊具体诊断路径参见自身免疫性疾病的实验室诊断路径)

二、相关实验

免疫相关肾脏损伤主要发生在自身免疫性疾病患者,是系统性自身免疫性疾病最严重的并发症之一,依据肾小球滤过蛋白分子量的大小及肾小管重吸收蛋白的种类评价肾损伤的严重程度,以及鉴别肾脏损伤的部位。

1. 尿 α_1 微球蛋白(urine α_1 microglobulin,A1M) α_1-微球蛋白是一种低分子量糖蛋白,主要合成于肝脏及淋巴组织,广泛分布于体液及淋巴细胞膜表面。血液中的 A1M 基本恒定,A1M 可通过肾小球后在肾小管重吸收,故其尿中浓度的变化可反映肾小球和(或)肾小管功能的损伤。目前临床上通常采用乳胶增强的免疫比浊法分析尿液中 A1M 水平,其检测不受尿液 pH 值影响。

2. 尿微量白蛋白(urine microalbumin,MA) 即检测尿液中的微量白蛋白,临床上通常采用乳胶增强的免疫比浊法分析其含量。正常情况下,血中白蛋白主要受肾脏的电荷屏障作用,仅有很少的滤过肾小球,而当肾小球损伤时,其滤过量增加,MA 水平增加,因此在肾损伤早期,MA 的增加可以提示肾小球损伤,而晚期由于肾小球滤过率降低,其水平往往降低。

3. 尿转铁蛋白(urine transferrin,TRU)和尿免疫球蛋白 G(urine immunoglobulin G,IgU) 即检测尿液中的转铁蛋白或免疫球蛋白 G 含量,临床上多采用乳胶增强的免疫比浊法分析。由于转铁蛋白和免疫球蛋白的分子量较大,分别是 80KD,150KD,正常情况下,血中的转铁蛋白和 IgG 无法通过肾小球滤过膜,在尿液中为阴性,当肾小球损伤时,肾小球分子筛作用降低,导致尿液中出现转铁蛋白和 IgG。因此,TRU 和 IgU 表达超过参考范围时,均提示肾小球功能受损,当仅表现为 MA 与 TRU 异常时,提示为选择性蛋白尿,一旦出现 IgU 则提示为非选择性蛋白尿。

4. 尿 β_2 微球蛋白(urine β_2 microglobulin,β_2M) β_2M 为低分子量(11.8KD)蛋白质,属 MHC I 类分子,表达于所有有核细胞膜上,其合成主要来自于淋巴细胞。正常情况下,β_2M 会被释放入血,经肾小球滤过后由肾小管重吸收降解,尿中 β_2M 含量很低,且血液中为合成与清除的动态平衡。目前该指标检测通常采用乳胶增强的免疫比浊法,其检测主要受尿 pH 值等影响,在酸性条件下,β_2M 可自行降解,因此酸性尿液中 β_2M 可为假阴性。尿 β_2M 的异常升高可提示肾小管损伤或存在淋巴细胞异常增殖性疾病,如多发性骨髓瘤、非霍奇金淋巴瘤和慢性淋巴细胞白血病、恶性肿瘤、某些自身免疫性疾病、移植排斥反应等。

5. 胱抑素 C 分子量为 13KD 的非糖基化小分子碱性蛋白,也称半胱氨酸蛋白酶抑制剂 C。其可在大多数组织中稳定表达,无组织特异性,其生成速度稳定、不受炎症、饮食、体重以及肝功能变化的影响,胱抑素 C 的排泄只受肾小球滤过率的影响,因此,血胱抑素 C 的异常升高提示肾小球功能损伤。

6. 血清免疫球蛋白及血/尿轻链检测 ①定量分析:临床常采用免疫比浊法分析血清中免疫球蛋白(IgG,IgA 和 IgM)和(或)轻链(κ,λ)含量。免疫球蛋白及轻链表达的增加可见于多克隆增生疾病或单克隆增生疾病,若定量结果表现为 IgG,IgA 和 IgM 中某一成分的单一性异常增加,而其他免疫球蛋白表达受抑,且轻链 κ/λ 比值异常增高或降低时,可高度提示患者存在恶性单克隆性增殖疾病,但需进一步进行血清蛋白免疫固定电泳确诊。②定性分析:免疫球蛋白及轻链的克隆类型确定多采用免疫固定电泳(immunofixation electrophoresis,IFE)分析。若相应的 IgG、IgA、IgM 和 κ 链、λ 链电泳区带中出现致密条带,提示为相应的免疫球蛋白或轻链为单克隆性,若为弥散条带,提示其为多克隆性(见书末彩图10-13)。一般情况下,多克隆性免疫球蛋白为免疫球蛋白的良性增殖病,可见于感染,自身免疫病,肿瘤等,而单克隆性免疫球蛋白多提示患者可能存在恶性单克隆增殖性疾病,如多发性骨髓瘤、巨球蛋白血症和轻链病等。③尿轻链也可进行定量和定性分析:定量分析时,尿中 κ/λ 比值异常增高(比值 >5)时,提示为 κ 型单克隆;κ/λ 比值异常降低(比值 <1)时,提示为 λ 型单克隆。定性分析时,可通过对尿蛋白进行免疫固定电泳,通过电泳条带致密程度判定其克隆特征(判定方法同血清免疫固定电泳)。一旦尿液中出现游离轻链也可提示患者可能为轻链病。

7. 抗肾小球基底膜抗体(anti-glomerular basement membrane antibodies,anti-GBM Ab) 该抗体的靶抗原位于肾小球基底膜,主要为 α3(Ⅳ)链。目前可采用间接免疫荧光分析法或 ELISA 检测血清中的抗 GBM 抗体。抗 GBM 抗体阳性则提示患者可能患有肺肾综合征(Goodpasture 病)或 RPGN Ⅰ型。因此,监测血清抗 GBM 抗体水平可用于评价患者的疗效——该抗体水平会随着患者症状的好转而下降。

8. 抗中性粒细胞胞浆抗体(anti-neutrophil cytoplasmic antibody,ANCA) 采用间接免疫荧光法或 ELISA 法可检测血清中 ANCA 的表达,并对 ANCA 的特异性抗体分类,为临床疾病的诊断提供确切的实验结果。正常人检测结果为阴性。ANCA 不同荧光模型与疾病种类和疾病活动性相关。cANCA 抗原主要是蛋白酶 -3(proteinase 3,PR3),常见于韦格纳肉芽肿(WG),也可见于少数显微镜下多动脉炎(MPA)、Churg-Strauss 综合征(CSS)、结节性多动脉炎(PAN)、少数巨细胞动脉炎、过敏性紫癜、白细胞破碎性皮肤性血管炎和白塞病。pANCA 抗原主要为髓过氧化物酶(MPO),主要见于坏死性新月体性肾小球肾炎(NCGN)、MPA,也可见于 CSS、PAN、SLE、RA、SS、SSc。

9. ANA 与可提取核抗原(ENA)抗体谱 ANA 和(或)ENA 分别是自身免疫性疾病的筛查和确诊试验,因此对于出现了肾脏损伤的患者通过该实验可以评价肾脏损伤是否源于自身免疫病。如当肾损伤患者出现 ANA 阳性,抗 dsDNA 阳性,抗 Sm 抗体阳性时,可以明确该患者肾损伤继发于 SLE。

三、结果判断与分析

1. 尿微量蛋白与胱抑素 C 均是肾损伤早期诊断的有效指标。他们可早于肌酐、尿素氮等指标早期发现肾脏损伤,同时可以进一步分析肾损伤部位。尿 β_2M 和尿 α_1M 异常增高,均可提示肾小管损伤,但由于 α_1M 不受 pH 影响,因此一般而言尿 α_1M 检测优于尿 β_2M。但在肾小球滤过率降低时,尿 α_1M 和 β_2M 会受肾小球功能影响,血清 cystatin C 升高。肾小球损伤时,可表现为 MA、TRU 和(或)IgU 的异常增加。但对于晚期肾损伤患者这些指标的意义已不大。因此建议这类指标主要用于评价高血压、糖尿病等所致的早期肾损伤。

2. 血清免疫固定电泳及尿轻链分析 可用于确定肾损伤是否源于克隆增殖性疾病。对于区分骨髓瘤疾病的免疫球蛋白和轻链类型有助于疾病的治疗和预后的判断。不同的尿轻链类型对于其肾损伤程度也不同,λ 轻链所致肾损伤较 κ 轻链的预后更差。

3. 自身免疫性疾病是导致肾脏损伤的重要病因之一,常见的 SLE,原发性小血管炎和肺肾综合征通常都伴有肾脏损伤。通过自身抗体检查明确肾损伤原发病有助于疾病的治疗,预后的评价。

(蔡 蓓　王兰兰)

第十一节　典型病例分析

病例一

一般资料：

女性,15 岁,主诉"乏力,发热 3$^+$ 个月,伴颧部红斑 1$^+$ 个月"。患者 3$^+$ 个月前无明显诱因出现乏力,发热,体温 37~38℃,1$^+$ 个月前出现颧部红斑,日光照射后出现皮疹。患病以来,精神饮食差,体重下降 5kg。

体格检查：

体温 37.8℃,脉搏 100 次 / 分,呼吸频率 20 次 / 分,血压 120/90mmHg,面部蝶形红斑,口腔溃疡,余无特殊。

实验室检查：

血清 IgG 25.3g/L,IgA 3380mg/L,IgM 2960mg/L,C3 0.53g/L,C4 0.08g/L,RF<20IU/ml,ANA 1：3200 均质型颗粒型,Anti dsDNA +1：10,Anti Sm（++++）,Anti RNP（++++）。

分析：

该患者最可能的诊断是活动期 SLE,因为血清免疫学检查显示高免疫球蛋白,低补体,并且抗核抗体和双链 DNA 抗体阳性,支持活动期 SLE 诊断。进一步检查尿微量蛋白了解肾脏情况,尿 MA 18mg/L,TRF<2mg/L,IgG<20mg/L,α_1M 10.0mg/L,尿微量蛋白处于正常范围内。

诊断意见：活动期 SLE,尚未有肾脏损害。

病例二

一般资料：

女性,29 岁,主诉"发热,乏力 5$^+$ 个月"。患者 5$^+$ 个月前无明显诱因出现发热,体温在 37~38℃。四肢无力,下蹲、起立、举臂、翻身、吞咽出现困难,并伴有关节痛。患病以来,精神饮食差,体重明显减轻。

体格检查：

体温 37.3℃,脉搏 98 次 / 分,呼吸频率 21 次 / 分,血压 105/75mmHg。头颈部无特殊,四肢肌肉压痛,余无明显异常。

实验室检查：

肌酶谱升高,肌电图示肌原性损害,肌活检异常。免疫学检查：IgG 27.5g/L,IgA 935mg/L,IgM 870mg/L,C3 0.915g/L,C4 0.173g/L,CIC 0.17OD,RF<20IU/ml,ANA +1：320 胞质型,Anti dsDNA–,Anti Sm–,Anti RNP–,Anti SSA–,Anti SSB –,Anti Scl-70 –,Anti Jo-1+++,Anti rib –。

分析：

该患者最可能的诊断是多发性肌炎,因为血清免疫学检查结果支持该诊断,尤其是抗 Jo-1 抗体阳性结果进一步明确诊断。

诊断意见：提示多发性肌炎。

病例三

一般资料：

女性,23 岁,主诉"晨僵 3$^+$ 个月,伴腕掌关节痛 2$^+$ 个月"。患者 3$^+$ 个月前无明显诱因出现晨僵,每次持续时间在 2 小时左右,后自行缓解。2⁺ 个月前出现腕、掌指关节痛。

体格检查:

腕关节,近端指关节压痛,双侧指关节对称性关节肿,右手掌指关节处见皮下结节,余无特殊。

实验室检查:

血清 IgG 15.3g/L,IgA4470mg/L,IgM3640mg/L,C3 0.98g/L,C4 0.24g/L,RF360IU/ml,ANA-,Anti dsDNA -,ENA -,AKA +,抗 CCP 抗体 110RU/ml,CRP 116mg/L。

分析:

该患者最可能的诊断是活动期 RA,因为血清免疫学检查显示高免疫球蛋白,低补体,并且 RF、AKA、CCP 这三个与 RA 相关的抗体均阳性,炎性指标均显著升高,支持活动期 RA 诊断。

诊断意见:提示活动期 RA。

病例四

一般资料:

女性,46 岁,主诉"晨僵,双侧手指关节痛 2⁺ 个月"。患者 2⁺ 个月前无明显诱因出现晨僵,每次持续约 1 小时,后自行缓解。同时伴双侧手指关节痛,未做特殊处理,无明显缓解。

体格检查:

生命体征平稳,头颈部无异常,双侧手指关节压痛,未见关节肿及皮下结节,余无特殊。

实验室检查:

IgG 33.10g/L,IgA 2850mg/L,IgM 1430mg/L,C3 0.9930g/L,C4 0.1980g/L,CIC 0.18OD,RF 105IU/ml,ANA +1∶320 斑点型,Anti dsDNA -,ENA -,AKA +,抗 CCP 抗体 102RU/ml。

分析:

该患者最可能的诊断是 RA,因为血清免疫学检查结果支持诊断,尤其是 RF、AKA、CCP 抗体阳性结果进一步明确诊断,另有必要检测 CRP 及 SAA 等炎性标志物,以判断其疾病活动程度。

诊断意见:RA。

病例五

一般资料:

程某,女性,28 岁,主诉"发热,面部红斑 2⁺ 个月,口腔溃疡 2⁺ 周"。患者 2⁺ 个月前无明显诱因出现发热。自服"感冒药"无缓解。无特殊既往病史和服药史。

体格检查:

体温 37.8℃,脉搏 102 次/分,呼吸 22 次/分,血压 110/80mmHg。颧部蝶形红斑,口腔见多个溃疡及脓点,余无特殊。

实验室检查:

IgG 38.4g/L,IgA 2970mg/L,IgM 1420mg/L,IgE 228.4IU/ml,C3 0.6610g/L,C4 0.1250g/L,CIC 0.14OD,RF 41.10IU/ml,ANA++1∶1000 均质斑点型,Anti dsDNA +1∶10,Anti Sm++++。

分析:

因患者具有面部红斑和口腔溃疡表现,免疫学指标检查 ANA++1∶1000 均质斑点型,该患者最可能的诊断为 SLE,结合 Anti dsDNA 和 Anti Sm 阳性检测结果进一步确诊。

诊断意见:SLE,同时应监测肾脏功能如尿微量蛋白检测,以便监测其累及肾脏情况。

病例六

一般资料:

李某,女,25 岁,主诉"肌痛,手指肿胀 1$^+$ 个月"。患者 3$^+$ 个月前无明显诱因出现胸闷、脱发,患病以来,精神饮食差,体重下降 5kg。

体格检查:

体温 37.8℃,脉搏 100 次 / 分,呼吸 20 次 / 分,血压 120/90mmHg,关节压痛,余无特殊。

实验室检查:

血细胞分析:血红蛋白 83g/L,红细胞 $2.1×10^{12}$/L,Hct 0.24,MCV 109fl,红细胞大小不等。白细胞 $3.3×10^9$/L,中性分叶细胞 0.69、淋巴细胞 0.27、单核细胞 0.02、嗜酸性粒细胞 0.02,血小板 $125×10^9$/L。

免疫学检查:

IgG25.3g/L,IgA3380mg/L,IgM2960mg/L,C3 0.73g/L,C4 0.18g/L,RF<20IU/ml,ANA 1∶3200 斑点型,Anti RNP(++++)。

分析:

该患者最可能的诊断是自身免疫性疾病,结合患者临床表现,可能为 SLE、SSc、PM、DM 和 RA,但上述疾病尚不能确诊,结合 Anti RNP 检验结果可进一步明确诊断。

诊断意见:MCTD。

病例七

一般资料:

赵某,男,25 岁。主诉"腰痛 5$^+$ 个月,背痛 1$^+$ 个月"。患者 5$^+$ 个月前无明显诱因出现腰痛,牵涉至臀部,为持续钝痛,无明显缓解。1$^+$ 个月前出现背痛,静止后加重,活动后减轻。

体格检查:

生命体征平稳,头颈部无特殊,腰部前弯、后仰、侧弯三向活动受限。右侧膝关节肿胀,有压痛。

实验室检查:

IgG 18.3g/L,IgA 970mg/L,IgM 1540mg/L,C3 1.25g/L,C4 0.27g/L,CIC 0.13OD,RF<20IU/ml,ANA(-),AntidsDNA(-),ENA(-),HLA-B27 97.3%(+)。

分析:

根据患者主诉的临床症状和查体分析,该患者为年轻男性,出现腰背部疼痛,并为活动后减轻,同时腰部活动受限,提示患者可能为强直性脊柱炎(AS),选择相关的实验室检查指标显示,患者免疫球蛋白 IgG 略高,且具有 AS 诊断较高特异性的指标 HLA-B27 阳性,提示该患者可诊断为强直性脊柱炎(AS)。CRP 异常升高,结合患者临床症状,提示患者处于炎症活跃期。如能结合影像学检查,可进一步帮助确诊。

诊断意见:AS,如能结合影像学检查,可进一步帮助确诊。

病例八

一般资料:

徐某,女性,29 岁。主诉"发热,乏力 5$^+$ 个月"。患者 5$^+$ 个月前无明显诱因出现发热,体温在 37~38℃。四肢无力,下蹲、起立、举臂、翻身、吞咽出现困难,并伴有关节痛。患病以来,精神饮食差,体重明显减轻。

体格检查:

体温 37.3℃,脉搏 98 次 / 分,呼吸 21 次 / 分,血压 105/75mmHg。头颈部无特殊,四肢肌肉压痛,余无明显异常。

实验室检查:

肌酶谱升高,肌电图示肌原性损害,肌活检异常。

免疫学检查:

IgG 27.5g/L,IgA 935mg/L,IgM 870mg/L,C3 0.915g/L,C4 0.173g/L,CIC 0.17OD,RF<20IU/ml,ANA +1∶320 斑点型胞质型,Anti dsDNA(−),Anti Sm(−),Anti RNP(−),Anti SSA(−),Anti SSB(−),Anti Scl-70(−),Anti Jo-1(+++),Anti rib(−)。

分析:

根据患者主诉的临床症状和查体分析,该患者为育龄女性,出现肌肉疼痛,四肢无力等症状,怀疑患者可能患有免疫疫系统疾病,选择相关的实验室检查指标显示,血清 IgG、CIC 异常升高,符合自身免疫性疾病高 γ 血症的指征,ANA 阳性,对诊断多发性肌炎有高度特异性的 Anti Jo-1 强阳性,提示患者为多发性肌炎,另外肌电图示肌源性损害,肌活检异常,肌酶谱升高,所有临床体征及检查指标均提示患者为多发性肌炎。

诊断意见:PM。

病例九

一般资料:

张某,女,35 岁。主诉“手指僵硬 3⁺ 个月,面部皮肤色素沉着 1⁺ 个月”。患者 3⁺ 个月前无明显诱因出现手指僵硬,皮肤变硬,未作特殊处理。1⁺ 个月前出现面部、肢体的广泛硬皮,色素沉着间以脱色白斑。

体格检查:

生命体征平稳,面部皮肤受损,面纹消失,面容刻板,张口困难。肢体及躯干部见广泛皮肤受损,色素沉着及脱色白斑。余无特殊。

实验室检查:

IgG 28.5g/L,IgA 3050mg/L,IgM 1980mg/L,C3 0.9g/L,C4 0.195g/L,CIC 0.132OD,RF 215IU/ml,ANA ++1∶1000 均质核仁型,Anti dsDNA(−),Anti Sm(−),Anti RNP(−),Anti SSA(−),Anti SSB(−),Anti Scl-70(+++),Anti Jo-1(−),Anti rib(−)。

分析:

根据患者主诉的临床症状和查体分析,该患者为育龄女性,出现面部、肢体皮肤广泛变硬,怀疑患者为硬化症,选择相关的实验室检查指标显示,IgG 及 IgA 异常增高,符合自身免疫性疾病高 γ 血症的指征,ANA 阳性,对诊断弥漫型系统性硬化症有高度特异性的 Anti Scl-70 强阳性,提示患者为弥漫型系统性硬化症,如能结合病理学检查结果可进一步确诊。

诊断意见:PSS,如能结合病理学检查结果可进一步确诊。

病例十

一般资料:

蒋某,女,28 岁。主诉“进食困难伴皮疹 3⁺ 个月”。患者 3⁺ 个月前无明显诱因出现进食困难,唇舌干燥,大量饮水,无缓解。肢体及躯干出现皮疹,为红色,局部瘙痒。

体格检查：

生命体征平稳，头颈部无特殊，见四肢及躯干散在红色皮疹，余无明显异常。

实验室检查：

IgG 78.5g/L，IgA 3980mg/L，IgM 3590mg/L，IgE 187.3IU/ml，C3 1.56g/L，C4 0.263g/L，CIC 0.45OD，RF 200IU/ml，ANA ++1：1000 斑点型，Anti dsDNA（-），Anti SSA（++），Anti SSB（++），余（-）；CD3 54.5%，CD4 17.7%，CD8 32.1%，CD4/CD8 0.6。

分析：

根据患者主诉的临床症状和查体分析，该患者为育龄女性，出现唇舌干燥，伴有皮肤异常，患者可能患有免疫系统疾病，选择相关的实验室检测显示，患者免疫球蛋白异常增加，符合自身免疫性疾病高 γ 血症的指征，CIC 异常升高，ANA 呈阳性、且与诊断干燥综合征有高度相关性的 Anti- SSA 和 Anti- SSB 均阳性，实验室结果提示该患者与患干燥综合征密切相关，如能进行腺体活检可进一步帮助确诊。

诊断意见：提示 SS，如能进行腺体活检可进一步帮助确诊。

病例十一

一般资料：

患者，男性，68 岁，因慢性阻塞性肺病急性发作（AECOPD）10 月 7 日被送入急诊科时，有发热、头痛、咳嗽咳痰等症状，经初诊后收入呼吸内科治疗。入院后，给予应用足量抗菌药物后感染未能控制，全身毒血症表现不重，但精神萎靡，日益衰竭。

体格检查：

血压 115/70mmHg，呼吸频率 25 次 / 分，心率 110 次 / 分，体温 37℃，颈静脉无怒张，双侧颈动脉未闻及杂音；双肺呼吸下部闻及湿啰音；心界不大，心律齐，心音正常，无震颤及传导；腹软，肝脾不大，肠鸣音正常；双下肢无水肿，神经系统查体无异常发现。

实验室检查：

血细胞分析：白细胞（WBC）15.34 ×10⁹/L，中性粒细胞（Neu）14.64×10⁹/L，淋巴细胞（Lympho）0.37×10⁹/L，血红蛋白（Hb）80g/L，血小板（Plt）142×10⁹/L；尿常规（-）；肝肾功：丙氨酸转氨酶（ALT）48 U/L，钾（K+）4.6mmol/L，肌酐、尿素氮正常；血脂：总胆固醇（CHO）3.5mmol/L，甘油三酯（TG）1.31mmol/L；腹部 B 超（-）；心电图（ECG）正常。

入院当日及连续四天实验室数据及相关检查结果如下：

检验日期	CRP (mg/l)	IL-6 (pg/ml)	PCT (ng/ml)	SAA (mg/l)	WBC (10⁹/L)	中 (10⁹/L)	淋 (10⁹/L)	体温 (℃)	血培养结果
10.7	160.00	287.20	1.27	331.00	15.34	14.64	0.37	37.0	血培养阴性
10.8	197.00	91.30	1.21	461.00	14.78	14.06	0.38	37.5	血培养阴性
10.9	200.00	195.40	1.19	425.00	20.66	19.46	0.56	37.0	血培养 + 真菌培养：白念
10.10	228.00	307.90	1.20	470.00	13.27	11.67	0.76	37.8	血培养 + 真菌培养：白念

CRP：正常参考范围 <5mg/l

SAA：正常参考范围 0~6.8mg/l

IL-6：正常参考范围 0~7pg/ml

PCT：正常参考范围 <0.046ng/ml

分析：

根据入院时症状、体格检查和实验室指标，提示患者为肺部感染，高表达的中性粒细胞提示可能为细菌感染，但早期抗菌治疗无效，实验室检测结果 PCT 为低浓度增加，进一步结合血培养结果，提示患者为真菌引起肺部感染。结合实验室指标分析可知，真菌感染的患者血细胞表现为中性粒细胞增加为主，非特异性的血清炎性指标 CRP、IL-6 和 SAA 等均明显增加，而具有细菌特异性的 PCT 仅轻度升高，提示 PCT 可辅助临床医生判断患者的感染类型。

诊断意见：真菌性肺部感染，建议采用抗真菌治疗。

病例十二

一般资料：

患者男性，44 岁，因"重症胰腺炎"于 1 月 10 日入住医院 ICU，当日使用呼吸机治疗，1 月 14 日患者咳较多黄痰。

体格检查及实验室检查：

1 月 14 日体温升高达 38.4℃，心率 110 次 / 分，呼吸 30 次 / 分。当日做血常规、血培养、痰培养及 PCT 检测：白细胞（WBC）：13.98×10^9/L；白细胞介素 6（IL-6）：780pg/ml；C 反应蛋白（CRP）：350mg/L；血清淀粉样蛋白 A（SAA）：890mg/L；降钙素原（PCT）：8.64ng/ml。

当日根据医嘱，为患者输注美平（即美罗培南，碳青霉烯类抗生素）1.0，8 小时一次。

1 月 15 日患者体温仍然为 38.2℃，咳黄痰，心率 108 次 / 分，呼吸 31 次 / 分，WBC 11.62×10^9/L，PCT 7.6ng/ml；SAA 920mg/L；IL-6 880pg/ml；CRP 341.8mg/L。

1 月 16 日患者痰培养结果为鲍曼不动杆菌，为泛耐药株，对美平耐药，药敏结果仅对舒普深敏感。血培养结果阴性。立即更换治疗方案，将美平改为舒普深（即头孢哌酮 + 舒巴坦，复方制剂），当日傍晚患者体温降低为 37.5℃；血清 PCT 降为 1.59ng/ml；CRP：123mg/L，SAA：550mg/L，IL-6：342pg/ml。

1 月 25 日患者体温正常，PCT<0.046ng/ml；CRP：34mg/L，SAA：78mg/L，IL-6：23pg/ml。

CRP：正常参考范围 <5mg/l

SAA：正常参考范围 0~6.8mg/l

IL-6：正常参考范围 0~7pg/ml

PCT：正常参考范围 <0.046ng/ml

分析：

患者入 ICU 后体征和实验室白细胞和炎性指标等均提示存在感染，高表达的 PCT 提示患者可能为细菌感染，因此立即采取抗菌治疗，但是效果不佳，仍表现为高表达的白细胞和炎性指标；根据细菌培养和药敏结果，发现感染菌为泛耐药株，进一步更换治疗方案，患者体温和相关实验室指标均降低，且细菌特异性指标 PCT 在治疗有效后明显降低，提示细菌感染后若治疗有效，高表达的 PCT 迅速降低，而其他炎性指标变化较慢。

诊断意见：患者为继发性院内感染，根据药敏结果采取适当的抗菌治疗。

（蔡蓓　武永康　陈捷　白杨娟　王兰兰）

主要参考文献

1. 王吉耀. 内科学. 北京：人民卫生出版社，2005.
2. Edward D.Harris. 凯利风湿病学. 第 7 版. 左晓霞，陶立坚，高洁生主译. 北京：人民卫生出版社，2006.
3. Lothar Thomas. 临床实验诊断学. 吕元，朱汉民，沈霞，等译. 上海：上海科学技术出版社，2004.
4. 王兰兰. 临床免疫学与检验. 第 4 版. 北京：人民卫生出版社，2007.
5. 林向阳，朱小春. 风湿免疫性疾病的检验诊断. 北京：人民卫生出版社，2006.
6. Levesque MC. Translational Mini-Review Series on B Cell-Directed Therapies：Recent advances in B cell-directed biological therapies for autoimmune disorders. Clin Exp Immunol. 2009，157（2）：198-208.
7. Qing YF，Zhang QB，Zhou JG，et al. The detecting and clinical value of anti-cyclic citrullinated peptide antibodies in patients with systemic lupus erythematosus. Lupus. 2009，18（8）：713-717.
8. Rosenau BJ，Schur PH. Autoantibodies to tumor necrosis factor in patients with rheumatoid arthritis and systemic lupus erythematosus. J Rheumatol. 2009，36（4）：753-756.
9. Caccavo D，Afeltra A，Rigon A，et al. Antibodies to carbonic anhydrase in patients with connective tissue diseases：relationship with lung involvement. Int J Immunopathol Pharmacol. 2008，21（3）：659-667.

第 十 一 章

神经系统疾病与实验室诊断

　　神经系统疾病由于其发病部位的特殊性和疾病种类的多样性导致临床诊断十分困难，许多神经系统疾病如多发性硬化、脑膜肿瘤等疾病如不早期诊断和治疗，其致死率和致残率非常高，严重威胁人们的生命健康。因此快速、准确地诊断神经系统疾病以便临床及时治疗显得格外重要。神经系统疾病的诊断除了根据患者的临床症状以外，实验室检查更必不可少，神经系统疾病的实验室检查最常用的项目是对脑脊液的性状和成分进行分析。中枢神经系统任何部位发生器质性病变时，如感染、炎症、肿瘤、外伤、水肿和阻塞等都可引起脑脊液的改变。通过对脑脊液压力、一般性状、显微镜、化学成分、微生物以及免疫学的检查，以期达到对神经系统疾病的鉴别诊断、疗效监测和预后判断的目的。

第一节　脑脊液诊断的分析程序

　　脑脊液（cerebrospinal fluid, CSF）是存在于脑室及蛛网膜下隙内的一种无色透明液体。大约 70% 的脑脊液是在脑室的脉络丛通过主动分泌和超滤的联合过程形成；约 30% 的脑脊液是在大脑和脊髓的细胞间隙形成。形成的脑脊液经第三、第四脑室进入小脑延髓池，然后分布于蛛网膜下隙内。脑脊液通过蛛网膜绒毛重吸收而返回静脉，形成脑脊液循环。脑脊液具有调节颅内压，供给脑、神经系统细胞营养物质，并转运代谢产物，调节神经系统碱贮量，维持脑脊液 pH 在 7.31~7.34 之间等生理学作用。此外脑脊液还通过转运生物胺类物质影响垂体功能，参与神经内分泌调节。病理情况下，中枢神经系统任何器质性病变都可能引起脑脊液发生改变，因此脑脊液的实验室检测是诊断和鉴别诊断中枢神经系统疾病的最重要手段。通常脑脊液诊断的分析程序包括：急诊程序、基本程序和扩展分析程序。急诊程序要求在 2 小时内完成，准确及时的脑脊液急诊分析结果可迅速为临床医生提供有价值的疾病诊断信息。脑脊液诊断的基本程序和扩展分析程序主要是在急诊程序的基础上增加的一些免疫、化学以及血清学方面的检测项目，从而对神经系统疾病进行更为全面的鉴别诊断和疗效观察以及预后判断。

一、急诊时实验室分析路径

急诊时实验室分析路径见图 11-1。

二、相关实验

为了临床诊断的需要脑脊液急诊检测结果必须在 2 小时内完成，因此脑脊液急诊检测

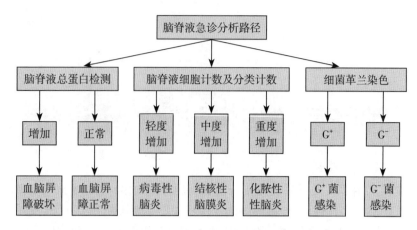

图 11-1　脑脊液急诊实验室分析路径图

的相关实验是一些简便、快速并且可以对临床提供有价值诊断依据的实验。

1. 蛋白质检测　①定性试验:潘氏(Pandy)实验:脑脊液中的蛋白质与苯酚结合形成不溶性蛋白盐而出现白色浑浊或沉淀。Pandy 实验所需标本量少,灵敏度高,操作简便,结果易于观察,其沉淀多少与蛋白质含量成正比。Pandy 实验出现白色云雾状混浊,即为阳性反应,否则为阴性反应。正常人脑脊液为阴性反应;②定量比浊法:蛋白质定量检测参考范围因年龄和标本来源不同而有差异。成人腰池的蛋白质含量参考范围为 200~400mg/L,脑池内蛋白质含量参考范围为 100~250mg/L,脑室内的蛋白质含量参考范围为 50~150mg/L。新生儿由于血 - 脑脊液屏障尚不完善,因此脑脊液蛋白质含量相对高些,6 个月后小儿脑脊液中蛋白质相当于成人水平。

2. CSF 细胞计数　采用直接显微镜计数法或血细胞分析仪法进行 CSF 红细胞和白细胞计数。正常脑脊液细胞数极少,低于 5 个 /μl,主要为淋巴细胞。在中枢神经系统感染性病变时,脑脊液中白细胞总数增多。

3. CSF 白胞染色分类计数　白细胞直接分类计数简单快速,但准确性差,尤其是陈旧标本,细胞变形,误差较大。涂片染色分类结果准确可靠,尤其是可以发现异常细胞如肿瘤细胞。

4. 革兰染色　革兰染色主要用于神经系统感染性疾病快速病原体筛查,提示是否有细菌感染以及细菌感染的类型。革兰染色后除可以看到细菌形态外,还可将细菌分为革兰阳性菌(G^+)和革兰阴性菌(G^-)两大类,可为进一步的细菌类型鉴定提供有价值的临床信息。正常脑脊液涂片革兰染色检查为阴性反应。

三、结果判断与分析

1. 蛋白质检测　脑脊液蛋白质含量增加,提示患者血 - 脑脊液屏障受到破坏,常见于脑、脊髓及脑膜的炎症、肿瘤、出血、脑软化、脑退化性疾病、神经根病变以及引起脑脊液循环梗阻的疾病等。当脑脊液中蛋白质含量在 10g/L 以上时,流出后呈黄色胶冻状凝固,而且还有蛋白 - 细胞分离现象,临床上称为 Froin 综合征,是蛛网膜下腔梗阻所致梗阻性脑脊液的特征。如穿刺时损伤而脑脊液中混有血液时,蛋白质也可增高,但无临床诊断意义,应加以区别。

2. 脑脊液细胞计数及细胞分类计数 病毒性脑炎时细胞数常轻度增加 [(0.01~0.2)× 10^9/L],其中以淋巴细胞为主;结核性脑膜炎时常中度增加 [(0.1~1.0)× 10^9/L],主要是淋巴细胞增多;细菌性化脓性脑膜炎时细胞数明显增加 [(1.0~5.0)× 10^9/L],主要是中性粒细胞。正常脑脊液中无红细胞,脑脊液红细胞增高提示可能为蛛网膜下腔出血或脑出血,或由于穿刺时损伤所致。

3. 革兰染色检查 用于检查脑脊液中的肺炎球菌、流感嗜血杆菌、葡萄球菌、铜绿假单胞菌、大肠埃希菌等。脑脊液革兰染色镜检操作简便,结果快速准确,是临床急诊筛查中枢神经系统感染病原菌的首选实验,如在脑脊液涂片检查中发现某种病原菌,则提示相应病原菌感染。

四、常规实验室分析路径

常规实验室分析路径见图 11-2。

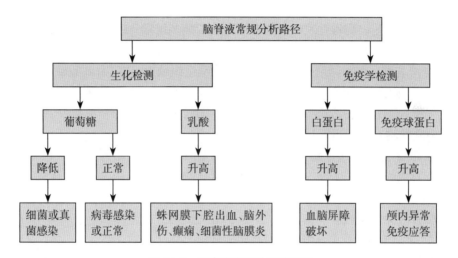

图 11-2 脑脊液常规检测路径图

五、常规实验室分析相关实验

脑脊液常规检测一般包括生化检测以及免疫学检测,这些检测均为实验室常规开展的项目,方法成熟稳定,可为临床提供有价值的诊断和鉴别诊断信息。

（一）生化检测

1. 脑脊液葡萄糖（CSF glucose） 检测方法通常采用己糖激酶法,脑脊液中葡萄糖和血糖有着密切的关系,脑脊液葡萄糖约为血糖的60%。正常脑脊液参考范围为2.5~4.4mmol/L。

2. 脑脊液乳酸（CSF lactate） 检测方法通常采用干化学方法,正常脑脊液中乳酸参考范围为 1.55±0.42mmol/L。

3. 脑脊液氯化物（CSF chloride） 检测方法通常采用离子选择电极法,正常脑脊液中氯化物参考范围为 120~130mmol/L。

（二）免疫学检测

1. 脑脊液白蛋白（CSF albumin） 检测方法通常采用速率散射比浊方法,正常脑脊液中白蛋白含量参考范围为 134~337mg/L。

2. 脑脊液免疫球蛋白(CSF immunoglobulin) 检测方法通常采用速率散射比浊方法,正常脑脊液中 IgG 含量参考范围为 10~40mg/L,IgA 参考范围为 0~6mg/L,IgM 参考范围为 0~13mg/L。

3. 蛋白质电泳 蛋白质区带电泳是蛋白的经典分析方法,脑脊液标本中不同性质的蛋白质可明显分开形成不同的区带,通过正常的电泳图谱进行比较分析,很容易发现异常的区带。

六、常规实验室分析结果判断与分析

(一)脑脊液生化检测

1. 脑脊液葡萄糖 当中枢神经系统受细菌或真菌感染时,病原体或被破坏的细胞释放出葡萄糖分解酶使葡萄糖被消耗,致脑脊液中葡萄糖降低,尤以化脓性脑膜炎早期降低最为明显(<1.0mmol/L)。结核性、隐球菌脑膜炎的脑脊液中葡萄糖降低多发生在中、晚期,且葡萄糖含量越低预后越差。病毒性脑炎时脑脊液中葡萄糖多正常。糖尿病或注射葡萄糖液使血糖升高后脑脊液中葡萄糖也可以升高。

2. 脑脊液乳酸 脑脊液乳酸来源有三:①大脑组织缺血、缺氧时乳酸堆积;②蛛网膜下腔出血时红细胞无氧酵解产生的乳酸或化脓性脑膜炎时细菌酵解葡萄糖均可使乳酸增加;③过度换气引起脑脊液中乳酸升高。因此当蛛网膜下腔出血、脑外伤、癫痫、细菌性脑膜炎时脑脊液中乳酸均有不同程度升高。

3. 脑脊液氯化物 通常脑脊液中氯化物与血液中呈相应比例(1.25∶1),化脓性或结核性脑膜炎时炎性渗出和粘连较明显,一部分氯化物附着于脑膜,因此脑脊液氯化物含量减低。

(二)脑脊液免疫学检测

1. 白蛋白 详见本章第三节。

2. 免疫球蛋白 脑脊液 IgG 增高常见于 90% 的多发性硬化症患者中,部分亚急性硬化性全脑炎,慢性 HIV 脑炎患者脑脊液 IgG 也可升高。脑脊液 IgA 合成增加常见于化脓性脑膜炎和结核性脑膜炎等。脑脊液 IgM 合成增加常见于神经疏螺旋体病。

3. 蛋白质电泳 前白蛋白增加见于脑萎缩、脑积水及中枢神经变性疾病。白蛋白增加见于引起血 - 脑脊液屏障破坏的疾病,如脑血管病变、椎管阻塞等。α 球蛋白增加见于脑膜炎、脑肿瘤。β 球蛋白增加可见于动脉硬化,脑血栓等脂肪代谢障碍性疾病。γ 球蛋白明显增加见于脑肿瘤。

七、必要时扩展分析路径

必要时扩展分析路径见图 11-3。

八、扩展分析相关实验

脑脊液扩展检测是在常规检测基础上增加的一些特殊化学和血清学检测项目,这些检测可进一步帮助临床医生对神经系统疾病进行鉴别诊断和疗效监测以及预后判断。

1. 脑脊液神经元特异性烯醇化酶(neuron specific enolase,NSE)检测 临床常用检测方

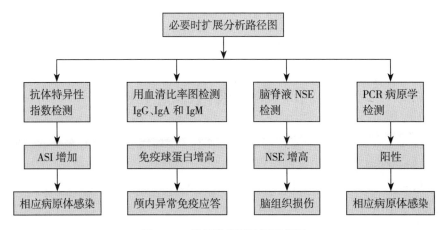

图 11-3　脑脊液扩展检测流程图

法为电化学发光分析法。烯醇化酶是细胞代谢过程中参与糖酵解过程的关键酶,由 α、β、γ 3 种亚基组成 αα、ββ、αβ、γγ、αγ 5 种同工酶,其中 γγ 型烯醇化酶称为神经元特异性烯醇化酶。正常情况下位于神经元细胞质中,在血清和脑脊液中含量极低。颅脑损伤后脑实质受损,引起神经脱髓鞘改变,神经元受损崩解以及血 - 脑脊液屏障的破坏,存在于神经元和神经内分泌细胞胞质中的大量 NSE 被释放入脑脊液,再通过血 - 脑脊液屏障进入血液。

2. 抗体特异性指数(antibody specific index,ASI)检测　抗体特异性指数检测可诊断中枢神经系统微生物特异性抗体合成,ASI＝species specific Q Ig /Q total Ig,ASI 表示脑脊液中病毒特异性抗体占脑脊液总 IgG 比例与血清中病毒特异性抗体占血清总 IgG 比例之间的比值。

3. 血清比率图检测 IgG、IgA、IgM　详见本章第五节。

九、扩展分析结果判断与分析

1. 脑脊液 NSE 检测　脑脊液 NSE 检测临床意义主要包括以下三个方面:①脑脊液和血清 NSE 浓度用于评价脑损伤严重程度。目前临床评价患者脑损伤程度主要依靠格拉斯哥昏迷评分(GCS),患者得分越低颅脑损伤越严重。研究发现,脑脊液和血清 NSE 浓度与 CT 扫描结果和 GCS 评分结果呈显著相关性,因此脑脊液和血清 NSE 浓度可用于术前评价脑损伤程度,术后评价手术效果以及监测药物对脑组织保护效应。②评价脑损伤患者术后认知功能。脑外伤者随访 6 个月后仍有 2/3 的患者有认知功能障碍,这些患者中,血清 NSE 的浓度呈相应增高。简易精神状态检查(MMSE)量表是目前广泛应用的认知功能评价量表之一,可以了解患者受伤后的认知能力和智力障碍程度,评价手术及术后的康复疗效。血清 NSE 浓度与 MMSE 量表评分呈显著负相关。血清 NSE 浓度能够很好地预示认知功能障碍的发生,可用来评价各种脑保护措施的效果,从而为判断病情的发展变化,采用合理的治疗和康复手段提供了依据。③NSE 敏感性高,在轻度外伤性脑损伤患者中 NSE 都有不同程度的升高,甚至早于 CT 和 MRI 结果。

2. 抗体特异性指数　ASI 正常参考值为 0.5~1.5,ASI 大于 1.5 表示局部特异性抗体合成。临床常见神经系统感染病原体包括:①病毒:麻疹、风疹、水痘带状疱疹病毒、人单纯疱疹病毒 I/Ⅱ、EB 病毒、巨细胞病毒;②细菌:结核分枝杆菌、白念珠菌、梅毒螺旋体、李斯特杆菌、伯氏疏螺旋菌;③其他:弓形虫、衣原体、肺炎支原体。

3. 血清比率图检测 IgG、IgA、IgM   详见本章第五节。

第二节   脑脊液内细胞学检测

正常脑脊液细胞数量少,主要包括单个核细胞。病理情况下,脑脊液细胞数增多,但一些特殊细胞如肿瘤细胞的检出率仍然很低,多次穿刺可提高阳性检出率,但增加患者痛苦。自 1954 年 Syak 发明细胞沉淀法以来,这方面工作有了飞跃发展,并由此创立了一门新学科——脑脊液细胞学(cerebrospinal fluid cytology)。

一、实验室分析路径

实验室分析路径见图 11-4。

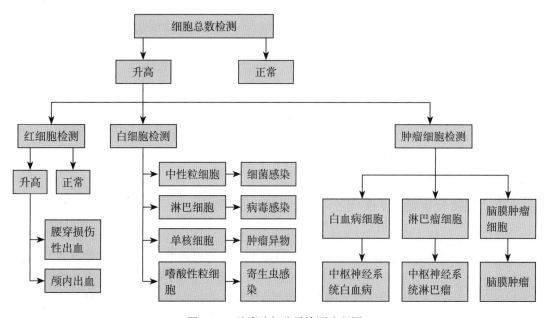

图 11-4   脑脊液细胞学检测流程图

二、相关实验

正常脑脊液主要为单个核细胞,并且数量少于 4 个 /μL,异常情况下脑脊液细胞总数增多。脑脊液细胞学检测主要包括红细胞计数,白细胞计数以及分类计数和肿瘤细胞检测。为了尽可能多收集细胞,红细胞和白细胞总数计数现已普遍采用血细胞计数法。白细胞分类计数以及肿瘤细胞检测一般用脑脊液细胞沉淀法,目前常用染色方法为 May-Gnimwald-Giemsa 染色法。其他特殊染色法包括吖啶橙荧光染色(肿瘤细胞),非特异性酯酶染色法(T 淋巴细胞辨认),高碘酸 - 雪夫染色(腺癌细胞、原始淋巴细胞)以及硝基四氮唑染色法(鉴别成熟和幼稚中性粒细胞)。

三、结果判断和分析

1. 红细胞　脑脊液红细胞增多提示颅内出血,少量出血时,镜下可见红细胞;出血量多时脑脊液可呈红色(新鲜出血,出血时间小于 4 小时)或黄色(陈旧出血,出血时间大于 4 小时)。但如腰穿过程中操作不当可造成损伤性出血,容易与颅内出血混淆,因此需要对两者进行鉴别:①腰穿损伤性出血在留取 3 管标本时,第一管镜下有大量红细胞,以后两管红细胞计数结果依次减少。当颅内出血时 3 管红细胞一样多,离心后上清液显淡红色或黄色。②颅内出血在镜下可见含有红细胞的吞噬细胞,或可见含铁血黄素吞噬细胞,穿刺性损伤无吞噬细胞。

2. 淋巴细胞　①小淋巴细胞:体积较小(8~12μm),胞体圆形,核大呈圆形或蚕豆形,核位置居中,占胞体的大部分或全部,是正常脑脊液中的主要细胞,占总数的 60%~70%。增高见于中枢神经系统慢性感染,病毒感染以及非特异性脑膜刺激反应。②大淋巴细胞:即免疫母细胞,由小淋巴细胞激活转化而成,偶见于正常脑脊液中。细胞质多,内含少许嗜天青颗粒,胞核着色较浅。其增多的临床意义同小淋巴细胞。③激活淋巴细胞:主要见于病理情况,细胞体积和细胞核比大淋巴细胞更大,且数量明显增多,胞质较多,色浅。多见于细菌性脑膜炎恢复期,病毒性脑膜炎、结核性脑脓肿,多发性硬化以及脑梗死。

3. 单核细胞　属于脑脊液中不活跃的细胞,形态与血液中相似,存在于正常脑脊液中,占正常脑脊液细胞总数的 30%~40%。异常情况下,转化为激活单核细胞,核变大,外形不规则,胞质色蓝,有大小不等的空泡,胞质边缘有磨损和各类突起。其增多主要见于中枢神经系统变性、炎症疾病、肿瘤和各种异物刺激。

4. 巨噬细胞　由单核细胞吞噬异物(脂肪、色素、红细胞、细菌)后转变而来。常见于中枢神经系统炎症、出血、外伤等疾病中。通过巨噬细胞有无和数量多少,以及吞噬物为红细胞还是含铁血黄素,可为出血时间的估计和穿刺损伤出血鉴别提供佐证。

5. 中性粒细胞　与血液中形态类似,胞质中颗粒多,分 3~4 叶核。增多提示粒细胞反应,脑及脑膜细菌、病毒感染、脑外伤、脑血管疾病。其中以细菌感染的急性炎症渗出期最为显著。

6. 嗜酸性粒细胞　正常成人脑脊液中占细胞总数的 1%,婴幼儿达 4%,增多主要见于中枢神经系统寄生虫病,其次见于结核性脑膜炎、病毒性脑膜炎以及极少数脑肿瘤。

7. 嗜碱性粒细胞　正常脑脊液中极少见,增多见于炎症、异物反应、慢性粒细胞白血病。

8. 肿瘤细胞　脑脊液肿瘤细胞形态多变,且检出低,因此检测存在一定困难。但其对中枢神经系统肿瘤的性质和恶性程度可提供可靠依据,故为脑脊液细胞学检测的主要内容。

(1) 脑膜肿瘤细胞:细胞核大,形态多变,染色质多,结构与着色不尽相同,偏碱,核仁数目增多,体积增大,胞质蓝色,核浆比大,根据肿瘤恶性程度不同可见有丝分裂。该肿瘤细胞一旦在脑脊液中发现,是脑膜肿瘤确诊的依据,其诊断价值大于其他检测。

(2) 白血病细胞:形态与血液和骨髓中大致相同,是诊断中枢神经系统白血病的重要依据,特别是对那些临床上尚未出现中枢神经系统症状的患者更有诊断价值。

(3) 淋巴瘤细胞:形态与外周血和淋巴结中大致相同,分霍奇金和非霍奇金瘤两种细胞,脑脊液中检测出淋巴瘤细胞是中枢神经系统淋巴瘤确诊的重要依据。

第三节 血-脑脊液屏障功能障碍的检测

血-脑脊液屏障是由无窗孔的毛细血管内皮细胞及细胞间紧密连接、基膜、星形胶质细胞足突和极狭小的细胞外隙共同组成的一个细胞复合体,是存在于脑和脊髓内的毛细血管与神经组织之间的一个动态的调节界面。其主要功能是延缓和调节血液、脑脊液物质交换,使脑脊液成分改变减少到最低限度,使脑细胞外液成分保持在更恒定的水平,从而决定了脑内营养物质的水平,影响着中枢神经系统的活动、生长和发育。影响血-脑脊液屏障功能的因素主要有:高渗溶液、高温、外伤以及冷冻。越来越多的研究者认为 CSF 流速可以调节 CSF 中蛋白质分子的浓度,从而引起血-脑脊液屏障功能的改变。研究表明 CSF 的蛋白分子流的增加正是 CSF 流速影响血-脑脊液屏障功能的主要原因,这种影响是非线性的,CSF流速减慢引起的血-脑脊液屏障功能破坏并没有形态学上结构的破坏,这些理论已经被影像学所证实,磁共振成像发现在某些血-脑脊液屏障破坏的神经系统疾病(肿瘤、脑膜炎)中确实有脑脊液流速的减慢。因此脑脊液流速的减慢已被认为是病理情况下 CSF 蛋白浓度增加的主要原因。

一、实验室分析路径

实验室分析路径见图 11-5。

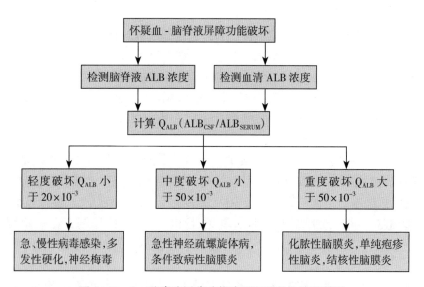

图 11-5 血-脑脊液屏障功能障碍实验室分析路径图

二、相关实验

白蛋白商值 Q_{ALB}(ALB_{CSF}/ALB_{SERUM})已被公认为可以评价血-脑脊液屏障功能的指标,包括评价脑脊液流速。这是由于 ALB 只在肝脏合成,脑脊液中的白蛋白都是从血中扩散而来,因此 CSF 中 ALB 浓度的增加提示血-脑脊液屏障通透性的改变。如果血和脑脊液的

ALB 浓度采用同一种方法检测,那么 Q_{ALB} 的结果将更加精确,并且结果的准确性与检测方法无关。目前临床常用的检测血清和脑脊液 ALB 的方法是散射比浊的方法。

三、结果判断与分析

引起 Q_{ALB} 变化主要有生理上和病理上两方面的原因。生理原因:随着年龄的增大,脑脊液流速减慢,从而导致 Q_{ALB} 随着年龄的增加不断增加。因此不同年龄人群 Q_{ALB} 正常参考值有所不同。Reiber 等根据不同年龄段给出了 3 组 Q_{ALB} 正常参考范围:$Q_{ALB}<5.0×10^{-3}$(0~15 岁);$Q_{ALB}<6.5×10^{-3}$(16~40 岁);$Q_{ALB}<8.0×10^{-3}$(>40 岁)。病理原因:临床上可以导致血 - 脑脊液屏障破坏的疾病很多,如脑肿瘤、脑梗死以及急性细菌性脑膜炎等,因此 Q_{ALB} 的检测不具有疾病特异性,一般要与其他实验室检测和临床症状相结合才能对疾病的类型及严重程度得出正确的判断。临床上检测 Q_{ALB} 不仅可以监测血 - 脑脊液屏障损伤的程度,判断病情的严重程度,还可以提示神经系统疾病的类型。一般来说:Q_{ALB} 轻度升高,此时 Q_{ALB} 小于 $20×10^{-3}$,常见于急、慢性病毒感染、多发性硬化、神经梅毒(neurosyphilis)、带状疱疹性神经节炎、脑萎缩(brain atrophy)等神经系统疾病;Q_{ALB} 中度升高,此时 Q_{ALB} 小于 $50×10^{-3}$,常见于急性神经疏螺旋体病(acute neuro-borreliosis)、条件致病性脑膜炎(opportunistic meningo-encephalitis)、吉兰 - 巴雷综合征(Guillain Barré syndrome)等;Q_{ALB} 重度升高,此时 Q_{ALB} 大于 $50×10^{-3}$,常见于化脓性脑膜炎(purulent meningitis)、单纯疱疹性脑炎(herpes simplex encephalitis)、结核性脑膜炎(tuberculous meningitis)等严重细菌感染性疾病。

第四节　鞘内免疫球蛋白合成检测

由于免疫球蛋白不仅可以在鞘内局部合成,也可以通过血 - 脑脊液屏障进入鞘内,因此区分鞘内免疫球蛋白的来源在神经系统疾病的实验室诊断中有着重要的临床意义。局部合成的免疫球蛋白检测基于和血清免疫球蛋白的比较。正常血清和脑脊液的免疫球蛋白是多克隆的,反映出各抗体的异质性,即一个患者具有为数众多的免疫应答终产物。与此形成对照的是鞘内抗体的合成没有一个明显的由 IgM 抗体向 IgG 抗体转化的过程,中枢神经系统免疫应答最初产生的抗体类型取决于疾病的种类和病理过程,即鞘内合成的免疫球蛋白是寡克隆免疫球蛋白,因此检测鞘内免疫球蛋白的方法主要利用其寡克隆特性。

一、实验室分析路径

实验室分析路径见图 11-6。

二、相关实验

由于免疫球蛋白不仅可以在鞘内局部合成,也可以通过血 - 脑脊液屏障进入鞘内,因此检测鞘内合成免疫球蛋白的方法主要利用其寡克隆特性。经典的检测鞘内免疫球蛋白合成的方法是脑脊液寡克隆区带电泳,临床常用的定量检测方法是 IgG 生成指数(IgG index)和 24 小时 IgG 合成率(IgG synthesis rate),目前国外最新的检测鞘内免疫球蛋白合成的方法是 Reibergram 直方图。

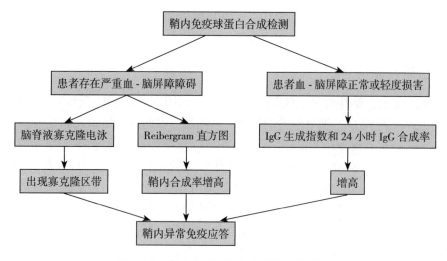

图 11-6 鞘内免疫球蛋白合成检测流程图

1. 脑脊液寡克隆区带电泳(oligoclonal band electrophoresis,OBE) 检测鞘内免疫球蛋白合成最经典的方法是脑脊液寡克隆区带电泳。通常需要同时检测患者的脑脊液和血清标本。典型的鞘内 Ig 合成的结果模式是:脑脊液图谱中出现一条或多条单克隆带,而血清中没有相应的条带(图 11-7)。

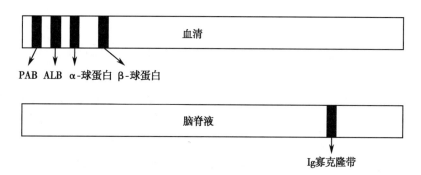

图 11-7 寡克隆区带模式图

由于脑脊液局部合成的免疫球蛋白具有寡克隆特性,而血清中合成的免疫球蛋白是多克隆的,因此图 11-7 形象地显示出 Ig 在脑脊液局部的合成,而不是从血清中扩散进入脑脊液的。脑脊液寡克隆区带电泳是检测鞘内免疫球蛋白合成最重要的实验室指标,其结果判断形象、直观,是判断脑脊液鞘内免疫球蛋白合成的金标准。但由于电泳检测操作繁琐,耗时长,且价格比较昂贵,因此不利于广泛开展。

2. IgG 生成指数(IgG index)和 24 小时 IgG 合成率(IgG synthesis rate) Dlepech 等学者经过长期的研究设计出传统的计算鞘内免疫球蛋白合成的方法:IgG 生成指数和 24 小时 IgG 合成率。早期的研究发现,IgG 生成指数和 24 小时 IgG 合成率在多发性硬化的实验室诊断中有着重要的价值,不仅可以判断是否有 IgG 的鞘内合成,并且可以精确计算出鞘内每天可以合成多少 IgG。公式如下:

$$IgG\ index = Q_{IgG}/Q_{ALB}\ (Q_{IgG} = IgG_{CSF}/IgG_{S}, Q_{ALB} = Alb_{CSF}/Alb_{S});$$

IgG rate = $\left[\left(\text{IgG}_{\text{CSF}}-\text{IgG}_{\text{S}}/541\right)-\left(\text{Alb}_{\text{CSF}}-\text{Alb}_{\text{S}}/243\right)\times\left(\text{IgG}_{\text{S}}/\text{Alb}_{\text{S}}\right)\times0.43\right]\times500$。

IgG 指数公式中 Q_{IgG} 为 IgG 商值,表示鞘内 IgG 浓度与血清 IgG 浓度的比值,由于鞘内 IgG 可以由血清扩散进入脑脊液内,也可以在鞘内合成,因此影响 Q_{IgG} 的因素有两个,即:IgG 在鞘内合成的多少和血 - 脑脊液屏障的通透性。Q_{ALB} 为 ALB 商值,ALB 商值是公认的评价血 - 脑脊液屏障通透性的有效指标。在 IgG index 公式中 $Q_{\text{IgG}}/Q_{\text{ALB}}$,排除了血 - 脑脊液屏障的通透性对鞘内 IgG 浓度与血清 IgG 浓度的比值的影响,因此 IgG index 可以反映 IgG 在鞘内合成的情况。同样 IgG rate 公式的设计也排除了血 - 脑脊液屏障通透性对鞘内 IgG 合成计算的影响,并且该公式假定脑脊液的产生速率为 500ml/d,因此 IgG rate 公式可以计算出每 24 小时鞘内 IgG 合成的量。传统的 IgG index 和 IgG rate 公式只需要检测患者血和脑脊液中的 IgG 以及 ALB 浓度,就可以判断患者有无鞘内免疫球蛋白的合成以及合成量的多少,因此 IgG index 和 IgG rate 公式在神经系统疾病的实验室诊断中得到了广泛的应用,特别是应用于多发性硬化患者鞘内免疫球蛋白的合成的计算。

3. Reibergram 直方图　由于 IgG 生成指数和 24 小时 IgG 合成率在设计时均假定 ALB 和 IgG 两种蛋白通过血 - 脑脊液屏障的能力与血 - 脑脊液屏障功能的破坏程度无关,即认为 ALB 和 IgG 两种蛋白浓度的变化是线性的,这就决定了 IgG 生成指数和 24 小时 IgG 合成率公式只适用于无或轻微血 - 脑脊液屏障功能障碍的患者。而当患者存在严重的血 - 脑脊液屏障功能障碍时,由于此时 ALB 和 IgG 扩散进入 CSF 的程度变化不同,并且变化趋势是非线性的,如再采用 IgG 生成指数和 24 小时 IgG 合成率公式来计算鞘内 IgG 的生成情况就容易得到错误的结果。通过对脑脊液生成的研究和血 - 脑脊液屏障的动力学分析,以及对 CSF 中免疫球蛋白合成的动态分析,Reiber H 计算出鞘内免疫球蛋白合成率公式为 IgIF=IgLoc/IgCSF×100,其中 IgIF 为鞘内免疫球蛋白合成率,IgLoc 为鞘内合成的 Ig 浓度,IgCSF 为鞘内总的 Ig 浓度,因此 IgIF 实质为鞘内合成的免疫球蛋白占 CSF 中总免疫球蛋白的比例。Reiber H 还确定了三种免疫球蛋白从血液扩散进入脑脊液商值的上限公式:

$$Q_{\text{Lim}}(\text{IgG})=0.93\sqrt{(Q_{\text{Alb}})^2+6\times10^{-6}}-1.7\times10^3$$

$$Q_{\text{Lim}}(\text{IgA})=0.77\sqrt{(Q_{\text{Alb}})^2+23\times10^{-6}}-3.1\times10^3$$

$$Q_{\text{Lim}}(\text{IgM})=0.67\sqrt{(Q_{\text{Alb}})^2+120\times10^{-6}}-7.1\times10^3$$

因此 IgLoc = $\left[Q\text{Ig}-Q_{\text{Lim}}(\text{Ig})\right]\times\text{Igserum}$,综合上面的公式,最后得到 IgIF = $\left[1-Q_{\text{Lim}}(\text{Ig})/Q\text{Ig}\right]\times100$。与 IgG 生成指数和 24 小时 IgG 合成率不同的是,鞘内免疫球蛋白合成率 IgIF 不受血 - 脑脊液屏障功能的影响。根据以上研究 Reiber H 制作出 Reibergram 直方图用以分析鞘内免疫球蛋白的合成和血 - 脑脊液屏障功能的改变。图 11-8 就是一个 IgG 的 Reibergram 直方图,横坐标是白蛋白商值(Q_{Alb}),纵坐标是 IgG 商值(Q_{IgG})。Reiber H 通过 Q_{Lim} 的计算公式在直方图上模拟出一条与横坐标成一定角度的斜线称 Q_{Lim} 线,其本质为是否有免疫球蛋白的鞘内合成的分界线,在这条线以上代表有免疫球蛋白的鞘内合成,以下表示无鞘内合成;同时在垂直于横坐标的方向还有一条虚

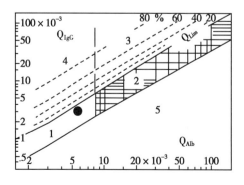

图 11-8　Reibergram 直方图

线,称白蛋白商值(Q_{Alb})线,在该线左边表示血-脑脊液屏障功能正常,在线右边表示血-脑屏障功能破坏。Q_{Alb} 线和 Q_{Lim} 线把整个 Reibergram 直方图分成 5 个区域,因此只要分别检测患者血和脑脊液中 ALB 和 Ig 的浓度,计算出 Q_{Alb} 和 Q_{IgG} 就能在 Reibergram 直方图上评价鞘内免疫球蛋白的合成和血-脑脊液屏障受损情况。如图所示 1 区:表示正常(无鞘内免疫球蛋白合成,血-脑脊液屏障功能正常);2 区:仅有血-脑脊液屏障功能破坏,无鞘内免疫球蛋白合成;3 区:既有血-脑脊液屏障功能破坏,也有鞘内免疫球蛋白合成;4 区:仅有内免疫球蛋白合成,血-脑脊液屏障功能正常;5 区:表示不可能出现的区域。Q_{Lim} 线的上方平行于 Q_{Lim} 线的虚线表示不同的鞘内免疫球蛋白合成率,越靠上方,合成率越大。

三、结果判断与分析

1. 脑脊液寡克隆区带电泳　如图 11-7 所示,表示鞘内有免疫球蛋白合成。

2. IgG 生成指数和 24 小时 IgG 合成率　参考值 IgG 生成指数:0.3~0.7;24 小时 IgG 合成率:1.84~5.85mg/d。IgG 生成指数大于 0.7 和 24 小时 IgG 合成率大于 5.85mg/dy 表示鞘内有 IgG 合成。

3. Reibergram 直方图　如图 11-8 所示,Q_{Lim} 线以上区域代表鞘内有免疫球蛋白合成,并且根据计算机模拟公式给出具体合成率数值。

4. 鞘内免疫球蛋白合成的临床意义　外周血管来源的 B 淋巴细胞在鞘内成熟增殖,在局部合成免疫球蛋白。与血液中免疫球蛋白的合成不同的是鞘内免疫球蛋白的合成没有一个明显的由 IgM 向 IgG 转化的过程(Nossal 开关)。中枢神经系统免疫应答最初产生的免疫球蛋白类型取决于疾病的种类和病理过程。脑脊液鞘内免疫球蛋白合成的类型主要有 IgG、IgA 以及 IgM 三种。不同类型的神经系统疾病鞘内合成的免疫球蛋白也不同。常见的神经系统疾病与其主要产生的免疫球蛋白见表 11-1。

表 11-1　常见神经系统疾病的鞘内免疫球蛋白合成模式表

类型	神经系统疾病种类
IgG 为主(IgA<20%,IgM<50%)	多发性硬化、神经梅毒、慢性 HIV 脑炎、单纯性疱疹脑炎
两种类型 Ig(IgG+IgA)	化脓性脑膜炎、神经系统结核,进行性麻痹
IgM 为主(伴 IgG 和 IgA)	流行性腮腺炎脑炎,神经疏螺旋体病,机会感染(巨细胞病毒,弓形虫)

第五节　CSF/ 血清比率图

用图解定值法定量局部合成免疫球蛋白的原理发展起来的 CSF/ 血清比率图已广泛用于鞘内局部合成免疫球蛋白和血-脑脊液屏障功能障碍的检测。该法只需检测血清和脑脊液中白蛋白以及免疫球蛋白浓度,通过特定的 CSF/ 血清比率图便可检测出患者鞘内免疫球蛋白的合成以及血-脑脊液屏障功能的障碍。

一、实验室分析路径

实验室分析路径见图 11-9。

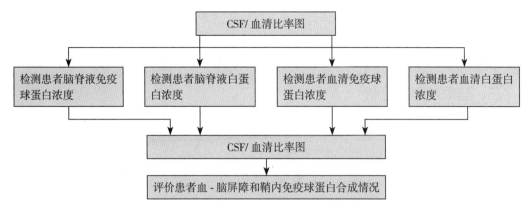

图 11-9　CSF/ 血清比率图实验室分析路径

二、不同疾病相关图谱解读

　　将检测的血液和脑脊液免疫球蛋白以及白蛋白结果表示在脑脊液 / 血清比率图上(图 11-10~ 图 11-13),实心原点在图上的位置可清楚提示血 - 脑脊液屏障障碍和鞘内 Ig 合成状况,如下所示:

　　脑脊液 / 血清比率图有助于更加准确地反映出患者的鞘内免疫球蛋白合成的真实状态,

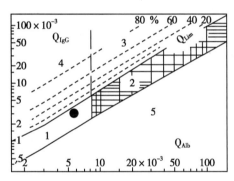

图 11-10　Reibergrams(正常)
注:实心圆点落在 1 区,提示患者无血 - 脑屏障功能障碍和鞘内合成增加

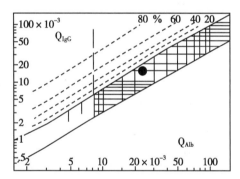

图 11-11　Reibergrams(单纯血脑屏障破坏)
注:实心圆点落在 2 区,提示患者仅有血 - 脑屏障功能障碍,无鞘内合成增加

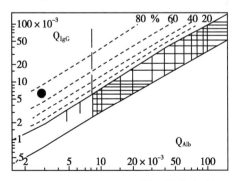

图 11-12　Reibergrams(单纯鞘内合成)
注:实心圆点落在 4 区,提示患者仅有鞘内合成增加,无血 - 脑屏障功能障碍

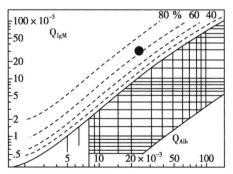

图 11-13　Reibergrams(屏障功能破坏伴鞘内合成)
注:实心圆点落在 3 区,提示患者既有鞘内合成增加又伴有血 - 脑屏障功能障碍

同时在脑脊液/血清比率图上可以同时进行不同年龄患者血-脑脊液屏障功能与鞘内免疫球蛋白合成水平的分析,更加客观、科学地为临床医生提供患者血-脑脊液屏障功能损伤程度和鞘内免疫球蛋白合成的水平,在神经系统疾病的实验室诊断中更加具有科学性和实用性。

三、结果判断与分析

详见本章第三节和第四节。

第六节　神经系统感染性疾病的 CSF 诊断

神经系统感染性疾病是由各种病毒、细菌、真菌及寄生虫等致病微生物感染引起的,脑炎、脑膜炎、脊髓炎为常见。这些疾病往往起病急,可有发热及各种神经系统症状,症状呈进行性,进展速度较快,正确诊断、及时治疗后一般无运动障碍。若治疗不及时,往往留下严重后遗症,并且不同类型感染其治疗方式和预后都有很大不同,因此依靠快速准确的实验室检测方法来判断诊断神经系统感染的类型和寻找相应病原微生物显得极为重要。

一、实验室分析路径

实验室分析路径见图 11-14。

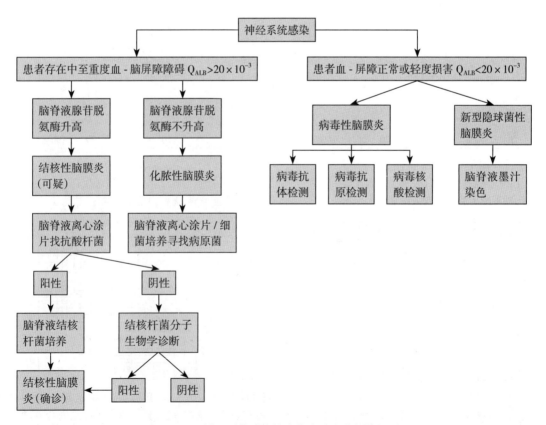

图 11-14　神经系统感染性疾病实验室分析路径图

二、相关实验

神经系统感染性疾病检测的相关实验主要包括一般检测项目和特殊检测项目,一般检测项目主要用于疾病的病程监测和疗效观察,特殊检测项目特异性较强,主要用于疾病的诊断和鉴别诊断。

(一) 一般检测项目

1. 血 - 脑脊液屏障功能检测 详见本章第三节。

2. 鞘内免疫球蛋白合成检测 详见本章第四节。

3. 脑脊液葡萄糖检测 详见本章第一节。

4. 脑脊液乳酸检测 详见本章第一节。

5. 脑脊液腺苷脱氨酶(adenosine deaminase,ADA)检测 现临床上多用自动化仪器酶法连续监测法测定。ADA 来自 T 淋巴细胞,结核性脑膜炎患者脑脊液中 ADA 增高程度明显高于其他性质的脑膜炎,因此测定脑脊液中 ADA 可用于结核性脑膜炎的诊断及鉴别诊断。

6. 脑脊液溶菌酶检测 常用平板法、比浊法以及电泳法检测。溶菌酶升高常见于细菌性脑膜炎,如化脓性脑膜炎和结核性脑膜炎,特别是在结核性脑膜炎中增高更为明显,且随病情变化而增减。因此测定脑脊液中溶菌酶含量可用于结核性脑膜炎的鉴别诊断及预后判断。

(二) 特殊检测项目

1. 脑脊液涂片抗酸染色 萋 - 纳抗酸染色法,显微镜下抗酸杆菌染成红色,常呈 Y 形,有分叉,非抗酸杆菌为蓝色。若镜检找到抗酸杆菌,可能是结核分枝杆菌,需进一步分离培养鉴定。涂片抗酸染色法操作简便、快捷,但敏感性不高,容易漏诊,因此临床上高度怀疑结脑的病例应多次脑脊液涂片检测以提高检测阳性率。

2. 脑脊液墨汁染色 通常采用印度墨汁染色法。若在黑色背景下发现圆形或卵圆形,外有一透明荚膜的细胞即为新型隐球菌。该方法简便快速,但阳性率低,多次离心沉淀检测有助于提高检测阳性率。

3. 细菌及真菌培养 包括各种细菌如结核分枝杆菌、脑膜炎球菌及新型隐球菌培养。采用各自专用的培养基,细菌培养结果阳性是诊断脑膜炎病原菌的金标准。

4. 脑脊液特异性抗体检测 包括脑脊液结核抗体检测、病毒特异性抗体检测等。特异性抗体检测通常采用 ELISA 法,具有简单快速、特异性高的特点,常用于流行病学调查。

5. 分子生物学方法 PCR 方法检测病毒和细菌核酸,敏感性及特异性都较高,可用于早期和快速诊断,也可用于检测不易分离培养的慢性感染、潜伏感染、整合感染患者标本中的病毒 DNA。

6. 病毒培养 包括病毒的细胞培养、动物实验、鸡胚培养等方法,脑脊液中培养出病毒可确诊病毒性脑膜炎,但病毒培养费时、费力、要求技术条件高,临床实验室很少开展。

三、结果分析与判断

1. 化脓性脑膜炎 浑浊或化脓性脑脊液,脑脊液中性粒细胞增多至每微升数千个细胞,严重血 - 脑脊液屏障障碍($Q_{ALB} > 50 \times 10^{-3}$),鞘内免疫球蛋白合成以 IgG 和 IgA 为主,溶菌酶升高 >1mg/L,乳酸 >3.5mmol/L。脑脊液涂片染色检测常可见革兰阴性球菌。分离培养一般采用巧克力平板或选择性培养基,进一步细菌鉴定可确诊感染病原菌种类。

2. 病毒性脑膜炎 脑脊液外观清亮或微浑浊,脑脊液细胞以淋巴细胞明显增多为主,一般为 $(0.1～1.0)×10^9/L$。中度血 - 脑脊液屏障破坏 ($Q_{ALB}<50×10^{-3}$),鞘内免疫球蛋白合成以 IgM 为主,乳酸和葡萄糖水平一般正常。病毒性脑膜炎首选实验项目为病毒特异性抗体检测,确诊实验为病原学检测,脑脊液细菌学检查阳性可排除病毒性脑膜炎。脑脊液病毒抗原、病毒核酸检测均可用于疾病的早期诊断。

3. 结核性脑膜炎 结核性脑膜炎临床上属亚急性发作而且通常被忽略。脑脊液淋巴细胞增多,偶尔不同的淋巴细胞形态和相对大的中性粒细胞及嗜酸性粒细胞会形成混合细胞群,伴有 $Q_{ALB}>50×10^{-3}$ 的严重屏障功能障碍。鞘内免疫球蛋白合成以 IgA 为主,很少出现 IgM 和 IgG 的合成。脑脊液 ADA 值升高,葡萄糖通常低于血清值的 50%,乳酸显著高于血清值。疑似结核脑膜炎首选实验组合:脑脊液离心涂片找抗酸杆菌和结核分枝杆菌培养,阳性即可确诊。次选实验项目:结核分枝杆菌的分子生物学诊断,并可用于快速诊断,但假阳性率较高。

4. 新型隐球菌脑膜炎 诊断新型隐球菌脑膜炎应首选脑脊液墨汁染色,若阳性,再结合临床表现即可确诊。辅助检查中,脑脊液淋巴细胞升高,血 - 脑脊液屏障以轻中度破坏为主,脑脊液葡萄糖含量下降,另外新型隐球菌荚膜抗原检测和新型隐球菌抗体检测也是较好的辅助诊断项目组合。

第七节 颅内圆形损害的脑脊液诊断

临床上常见的圆形损害主要由炎症或肿瘤引起,随着高效抗生素的广泛应用,临床表现不典型的脑脓肿在脑脓肿中所占比率有逐渐增加之趋势,少数患者的临床表现与脑肿瘤极为相似,直至在术中见到脓液才得以确诊,甚至连 CT 和 MRI 也难以鉴别。脑组织病理活检虽然是"金标准",但由于其给患者造成的创伤较大而不利于广泛开展。因此脑脊液实验室检测对颅内圆形损害的诊断和鉴别诊断有着极为重要的临床价值。脑脓肿存在于任何圆形损害的鉴别诊断中。早期只能见到有限的炎症浸润,只有出现由于液化作用引起组织破坏时才能见到带有浓厚边缘的环状结组织。一开始形成的脓肿可引起纯的不仅是多形核而且是天然单核细胞的反应,至第二周可引起局部免疫球蛋白产生,如果已经出现鞘内抗体合成的证据不管是否有急性发作的症状,应推测细菌已经侵入实质并导致浆细胞反应。特别是 IgA 偶尔以异常高的速率合成时,尤其与结核瘤有联系。而脑肿瘤一般只引起单纯血 - 脑脊液屏障功能障碍。如果脑脊液细胞计数升高,并检测出活性 B 淋巴细胞时,应排除脑肿瘤的可能。

一、实验室分析路径

实验室分析路径见图 11-15。

二、相关实验

鉴别颅内圆形损害性质最重要的实验室检测是脑脊液细胞学检测,辅助检测为血 - 脑

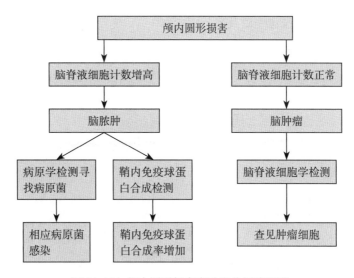

图 11-15　颅内圆形损害实验室分析路径图

脊液屏障功能检测以及鞘内免疫球蛋白检测。

1. 血 - 脑脊液屏障功能检测　详见本章第三节。
2. 鞘内免疫球蛋白检测　详见本章第四节。
3. 脑脊液细胞学检测　详见本章第二节。

三、结果判断与分析

1. 脑脊液细胞学检测　是鉴别颅内圆形损害性质最重要的实验室检测。脑脓肿患者由于存在中枢神经系统感染,因此脑脊液白细胞总数增加,依据感染种类不同白细胞分类结果也不同,可以是中性粒细胞增多,淋巴细胞增多,也可能是单核细胞和嗜酸性粒细胞增多。而脑肿瘤患者脑脊液白细胞总数正常或略高于正常,脑脊液细胞学检测可发现肿瘤细胞。

2. 血 - 脑脊液屏障功能障碍　由于脑脓肿和脑肿瘤同属颅内占位性病变,都可引起脑室堵塞,从而导致脑脊液流速变慢,进而引起血 - 脑脊液屏障的破坏,但一般来说两者破坏的程度不同,脑脓肿引起重度血 - 脑脊液屏障破坏,而脑肿瘤一般只引起中度血 - 脑脊液屏障破坏。

3. 鞘内免疫球蛋白合成　脑脓肿由于存在严重的颅内细菌感染,可引起鞘内免疫球蛋白合成增加。而脑肿瘤一般只引起颅内占位性病变,不引起局部免疫应答反应,因此脑肿瘤患者无鞘内免疫球蛋白合成。

第八节　多发性神经病变的脑脊液诊断

多发性神经病变又称末梢神经病,以往也称周围神经炎,是多种原因引起的多发性周围神经损害。其主要病理改变是周围神经的节段性脱髓鞘。临床以急性、亚急性、慢性或复发性起病,以四肢远端对称性的运动,感觉以及自主神经功能障碍为主要表现,任何年龄均可发生,无性别差异。引起多发性神经病变的原因很多,包括感染、代谢及内分泌障碍、营养障碍、药物及重金属中毒、自身免疫以及遗传因素。

一、实验室分析路径

实验室分析路径见图 11-16。

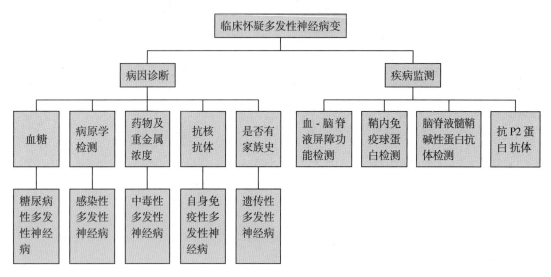

图 11-16 多发性神经病变的实验室分析路径图

二、相关实验

根据临床表现、神经电生理检查及神经活检,可进行多发性神经病的诊断。但多发性神经病的病因诊断很大程度上依赖于实验室检查,这些检查包括血细胞分析、血糖、肾功能、维生素 B_{12}、叶酸以及体液免疫检测,这里只重点介绍与脑脊液检测相关的实验室项目:

1. 血-脑脊液屏障功能检测   详见本章第三节。

2. 鞘内免疫球蛋白检测   由于多发性神经病变的患者一般都存在中度血-脑脊液屏障功能障碍,因此推荐此类患者进行鞘内免疫球蛋白检测采用寡克隆区带电泳或 Reibergrams 直方图的方法。具体见本章第四节。

3. 脑脊液细胞学检测   具体见本章第二节。

4. 脑脊液髓鞘碱性蛋白(CSF myelinbasicprotein,MBP)检测   检测方法主要有放射免疫法和 ELISA 法。髓鞘碱性蛋白为神经组织的一种标志性蛋白,是判断中枢神经系统组织髓鞘及外周神经组织髓鞘的异常改变和修复的指标。

5. 抗 P2 蛋白抗体   检测方法为 ELISA 法。周围神经中 70% 由髓鞘素组成,按其分子量大小主要可分为 P0、P1 和 P2 三种。其中 P1 为周围和中枢神经系统所共有,P0 和 P2 为周围神经所特有。

三、结果判断与分析

1. 血-脑脊液屏障功能检测   多发性神经病变患者一般出现中度血-脑脊液屏障功能破坏,从而导致脑脊液蛋白含量增高,而多发性神经病患者脑脊液细胞数正常或略高(一般

$<10 \times 10^6/L$），因此该类患者可呈现出典型的脑脊液蛋白 - 细胞分离现象，即脑脊液蛋白和细胞含量增加不平行。研究表明，患者血 - 脑脊液屏障破坏的程度与病情无平行关系。

2. 鞘内免疫球蛋白检测 多发性神经病变患者可出现脑脊液免疫球蛋白含量升高，脑脊液电泳可发现寡克隆区带，在 Reibergrams 直方图上也可检测出鞘内免疫球蛋白的合成。鞘内免疫球蛋白合成表明多发性神经病变患者鞘内存在异常免疫应答，其不是多发性神经病变的特异性指标，但鞘内合成免疫球蛋白的含量与疾病程度有相关性，因此其可作为一个良好的监测疾病活动性的指标。

3. 脑脊液细胞学检测 多发性神经病变患者脑脊液细胞数正常或略高（一般$<10 \times 10^6/L$），少数病例脑脊液细胞数可达$(20 \sim 30) \times 10^6/L$，分类计数以淋巴细胞和单核细胞为主，并且可出现大量吞噬细胞。

4. 脑脊液髓鞘碱性蛋白抗体检测 多发性神经病变急性期脑脊液髓鞘碱性蛋白增高，而且增高的程度与疾病的严重程度相关，因此脑脊液髓鞘碱性蛋白检测对该疾病的诊断及预后判断有重要临床价值。但由于任何可破坏髓鞘的疾病，均可能使脑脊液髓鞘碱性蛋白增高，尤其是脑血管疾病的急性期和脱髓鞘类疾病的活动期，应用时应结合其他实验室指标和临床表现进行鉴别诊断。

5. 抗 P2 蛋白抗体 脑脊液抗 P2 蛋白抗体增高程度与神经根损害程度相关，反映疾病的严重程度，对多发性神经病变治疗效果及预后判断有一定的价值。

第九节 脑脊液中特殊标志物检测

在本章其他节内容中未涉及的脑脊液中一些特殊标记物包括多发性硬化患者脑脊液中的炎性标记物，脑膜转移肿瘤标记物，神经系统胶质细胞瘤标志物，老年性痴呆标记物，这些检测项目有的是疾病特异性标记物，有的是监测疾病过程的重要实验室指标，在疾病的诊断、监测以及预后评价中有着极为重要的临床应用价值。

一、实验室分析路径

实验室分析路径见图 11-17。

二、相关实验

（一）免疫应答指标

包括 β_2 微球蛋白和新蝶呤、肿瘤坏死因子 α（TNFα）、细胞间黏附分子 -1（ICAM-1）、白介素 -10（IL-10）、肿瘤坏死因子受体（TNF-R）检测，常用检测方法为 ELISA 法。在健康人群中，脑脊液中新蝶呤浓度 $<5\mu mol/L$，β_2 微球蛋白浓度 $<2mg/L$。

（二）脑膜转移肿瘤标记物

脑脊液癌胚抗原（CEA）检测，常用的检测方法为电化学发光的方法。

（三）神经系统胶质细胞瘤标志物

1. 神经外胚层胶质瘤相关抗原（G-22）。

2. 神经 - 红细胞生成素相关抗原。

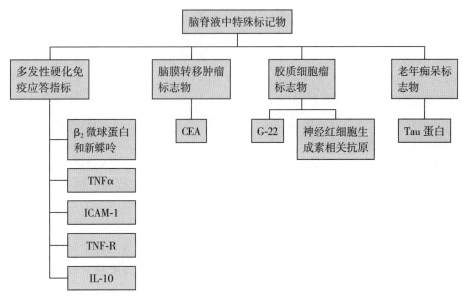

图 11-17　脑脊液中特殊标记物分析路径图

（四）老年痴呆标记物

Tau 蛋白检测。

三、结果判断与分析

（一）免疫应答指标

1. β₂ 微球蛋白和新蝶呤　β_2 微球蛋白水平反映 T 细胞的活性而新蝶呤代表巨噬细胞的活性。脑脊液浓度可用于提示小神经胶质细胞 / 巨噬细胞系统的功能活性。不足 1% 的脑脊液 β_2 微球蛋白来源于血浆，99% 以上来源于鞘内。新蝶呤分别有 2.5% 和 97.5% 来源于血浆和鞘内。在中枢神经系统慢性炎症过程中，新蝶呤和 β_2 微球蛋白的浓度可能反映小神经胶质细胞的活性和皮质内巨噬细胞的活性程度。因此有研究报道，不伴有临床神经症状的 HIV 患者表现为脑脊液 β_2 微球蛋白和新蝶呤升高，并且 HIV 脑病的患者比无症状患者的数值更高。

2. TNFα　在炎性前期由单核细胞 / 巨噬细胞和血管内皮细胞合成，可引起炎性反应的活化。它的合成最主要由单核细胞中的 TNF-α-mRNA 决定。

3. ICAM-1　是血管内皮细胞的一种粘连蛋白。TNFα 的刺激作用可促进它的合成。它以"可溶的"ICMA-1 形式释放入血液和脑脊液中。脑毛细血管有丰富的 ICAM-1，即使是在 MRI 成像中可见的单个损害也会引起血液中浓度升高。

4. IL-10　又名细胞因子抑制因子，由代表 CD4⁺ 细胞、巨噬细胞和 B 细胞组成的细胞群的 Th-2 细胞合成。IL-10 抑制炎性细胞因子的形成，它的合成主要由单核中的 IL-10-mRNA 决定。

5. TNF-R　TNFα 的作用通过受体介导，这些受体在 TNFα 刺激作用下合成明显增加，合成后随即释放入血液和脑脊液中成为可溶性 TNF-R。

在多发性硬化症中，以上提到的四种参数是疾病过程中间歇性缓解和加重的指标。可溶性 ICAM-1 反映假定排除大脑外内皮细胞活性时由多发性硬化引起的损害大小,随后的血清浓度在相当长时间内表示炎性过程的活性。

(二)脑膜转移肿瘤标记物

癌胚抗原是 1965 年 Gold 和 Freedman 首先从胎儿及结肠癌组织中发现的多糖蛋白复合物。由胎儿胃肠道上皮组织、胰和肝细胞所合成。CEA 属于非器官特异性肿瘤相关抗原,分泌 CEA 的肿瘤大多位于空腔脏器,胃肠道、呼吸道、泌尿道等。肺癌、结肠癌、直肠癌、胃癌 CEA 升高。脑膜肿瘤(meningeal carcinomatosis,MC)是恶性肿瘤细胞广泛转移浸润脑膜、蛛网膜下隙的一类疾病,约 5% 的实体肿瘤患者可出现,其最常见的原发转移源为肺癌、乳腺癌和胃肠道癌等。既往 MC 的诊断主要依靠脑脊液细胞学检测,寻找肿瘤细胞,但在疾病早期,由于多种原因,常规脑脊液细胞学检查发现肿瘤细胞的阳性率低(45%),多次腰穿虽然可提高阳性率,但易延误诊治,也易增加患者的不适。影像学检查,尤其是增强磁共振检查对诊断有一定的价值,但 1/3 的 MC 患者可无任何特征性改变;而 MC 患者的生存期长短主要取决于早期诊断和早期治疗。脑脊液 CEA 检测对诊断脑膜肿瘤有以下特点:①敏感性高:脑膜常见的转移癌,包括肺癌(40%)、胃癌(25%)、乳腺癌(15%),这些肿瘤细胞都可产生 CEA,因此脑脊液 CEA 检测在诊断脑膜肿瘤中的敏感性可达到 80% 以上。②特异性好:CEA 分子量大(200kD),不能自由通过正常的血 - 脑脊液屏障。如脑脊液中 CEA 升高提示有肿瘤转移到脑部。

(三)神经系统胶质细胞瘤标志物

神经外胚层胶质瘤相关抗原(G-22)和神经 - 红细胞生成素相关抗原。前者表达见于肿瘤细胞及来源于神经嵴的正常细胞,后者存在于脑及红细胞。G-22 抗原水平与肿瘤大小及组织学类型均高度相关,因此监测脑脊液中 G-22 抗原水平可预示恶性胶质瘤的进展与消失。

(四)老年痴呆标记物

痴呆是老年期常见的一种临床综合征,由于人类寿命的延长,老年性痴呆的发病率将显著增加。阿尔茨海默病(AD)和血管性痴呆作为痴呆最主要的病因已被公认,其中 AD 约占痴呆患者的 2/3,且随着年龄的增长发病率显著升高,65~80 岁人群发病率为 5%,80 岁以上发病率可达 20%。AD 是一种以进行性智能衰退为主要表现的中枢神经系统退行性变性疾病,迄今为止,AD 的生前诊断仍是困扰临床医生的难题,临床上只能做出可能 AD 的诊断,确定诊断需行脑组织病理检查。由于 AD 患者生前很难进行脑组织活检,因此国内外学者在进行了大量的研究后提出 CSF Tau 蛋白含量的检测可能成为 AD 早期诊断的一个重要生化指标。tau 蛋白是神经细胞主要的微管相关蛋白。从正常成人脑中分离的 tau 蛋白在聚丙烯酰胺凝胶电泳中至少有 5~6 种同工异构体,表观分子量为 48~60kD。tau 蛋白是微管结合蛋白家族的成员之一,具有稳定微管系统,调控神经细胞生长发育的功能,并在神经系统形成和轴突通讯传导中起重要的作用。tau 蛋白的生物学活性是维持其功能的基础。正常 tau 的生物学活性主要体现在与管蛋白结合形成微管,以及与已经形成的微管结合以维持其稳定性。异常磷酸化使 tau 蛋白上述生物学活性丧失而容易聚积成神经纤维缠结,形成 AD 的主要病理改变。因此 CSF Tau 蛋白含量的检测可能成为 AD 早期诊断的一个重要生化指标。

第十节　典型病例分析

病例一

一般资料:

患者,男性,46 岁,农民,因头昏 6 个月,持续性头痛 1 个月入院。两年前经胃镜检查和病理诊断为胃腺癌。做胃大部切除术后,每年定时放疗。2 个月前复查,残余胃部未见癌变,肝、肾、肺 CT 检查未见异常。

实验室检查:

血清 CEA 5.6μg/L(<5.0μg/L)。脑脊液检测未见恶性肿瘤细胞。脑脊液 CEA 78.6μg/L(<0.6μg/L)。颅内 MRI 检测显示脑膜周围模糊,未见占位性病变。

分析:

患者有胃腺癌病史,并且出现头痛、头昏症状,考虑肿瘤脑转移可能,但脑脊液细胞学检测未查见肿瘤细胞,而脑脊液 CEA 检测结果升高,结合 MRI 结果提示脑转移肿瘤。

诊断意见:胃癌脑转移。

病例二

一般资料:

患者,女性,65 岁,因反复发作的头痛、感觉迟钝伴运动功能障碍入院。

实验室检查:

CSF 白细胞计数正常,Q_{ALB} 在正常范围内,鞘内存在 Ig 合成,以 IgG 为主(51%),同时伴有 IgM 的合成,见图 11-18,进一步特异性抗体检测发现麻疹、风疹和水痘带状疱疹病毒抗体指数(AI)增加。

分析:

多发性硬化患者鞘内主要存在慢性炎症反应,引起鞘内免疫应答,从而引起中枢神经系统髓鞘破坏。该患者 CSF 细胞计数和 Q_{ALB} 在正常范围内,提示鞘内无急性炎症反应,无血 - 脑脊液屏障功能破坏,而 Reibergrams 直方图显示鞘内 IgG 合成,同时伴有 IgM 的合成,而无 IgA 合成,并且 CSF 电泳有寡克隆区带出现,提示鞘内免疫应答出现,进一步特异性抗体检测发现麻疹、风疹和水痘带状疱疹病毒抗体指数(AI)增加,基本符合多发性硬化脑脊液检测特点,结合临床反复发作的病史和中枢神经系统损害症状可确诊为多发性硬化。

诊断意见:多发性硬化。

病例三

一般资料:

患者,男性,35 岁,因发热头痛入院。

实验室检查:

第 1 天:脑脊液细胞计数:57 个 /μl,Q_{ALB} 增加,无鞘内 Ig 合成,HSV(单纯疱疹病毒)/IgG-AI(抗体指数):0.7;HSV(单纯疱疹病毒)-PCR:阳性,VZV 带状疱疹病毒 /IgG-AI(抗体指数):1.0。

CSF Assessment Report

protis

Submitter:	C:\Program Files\Protis\etc\Labheader. bmp
	256 × 96 Pix
Tel.:	

Patient Information
Name moumou, zeng ID 2 Age(Y) 65 Sex F Date of Birth

Sample Information
CSF 220071112C 11/12/2007 12:00:00,
Serum 220071112S 11/12/2007 12:00:00,

Diagnostic Question:

| Place of Puncture | | | Visual Inspection | Hemoglobin | Pandy | Volume |
LP	CP	VP				ml

Cells
Erythrocytes
Erythrophages   Leucophages
Lymphocytes   Monocytes

Proteins

	CSF		Serum		$Q_{CSF/Serum}$	local
Total Protein					E-3	Synthesis
Albumin	259	mg/L	44600	mg/L	5.8	
IgG	68	mg/L	8100	mg/L	8.3	50.4%
IgA	2.25	mg/L	1500	mg/L	1.5	0%
IgM	1	mg/L	500	mg/L	2.0	39.6%

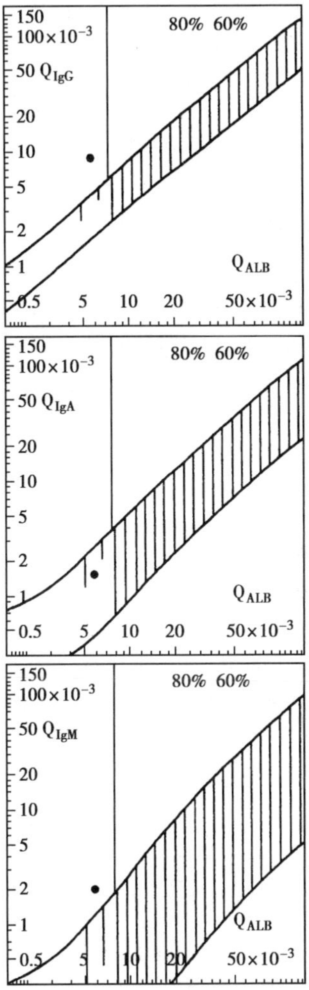

Oligoclonal Bands

Chemical, CNS Parameter

	CSF	Serum	$Q_{CSF/Serum}$
Glucose			
Lactic Acid			
S-100b			
NSE			
Ferritin			
Tau Protein			
β-Amyloid (1.42)			
β-Trace Protein			

Antibody Indices

Interpretation
Normal albumin quotient, no barrier disorder.
Intrathecal IgG synthesis detected in the quotient scheme.
No intrathecal IgA synthesis detected in the quotient scheme.
Intrathecal IgM synthesis detected in the quotient scheme.

11/12/2007

_____
Signature

The result interpretation provided by protis is not intended as a substitute for a physician's diagnosis.   moumou, zeng   Page 1/1
DADE BEHRING assumes no responsibility for the result interpretation provided by the protis program. 2

图 11-18　Reibergrams 直方图

第7天:细胞计数280/μl,Q_{Alb} 增加,Q_{IgG}、Q_{IgA}、Q_{IgM} 增加,但仍无鞘内 Ig 合成;HSV/IgG-AI:10.5;HSV-PCR positive,VZV/IgG-AI:1.6。

第30天:细胞计数30/μl,Q_{ALB} 降低,鞘内 IgG、IgM、IgA 合成均增加,HSV/IgG-AI:97;HSV-PCR positive,VZV/IgG-AI:65。

分析:

病例3反映了单纯疱疹性脑炎的脑脊液检查结果动态变化特点:在疾病早期细胞计数结果增加,Q_{Alb} 增加,反映急性感染状态,血 - 脑脊液屏障破坏,PCR 检测 HSV(单纯疱疹病毒)阳性,提示 HSV 急性感染,但此时,鞘内 Ig 无合成;随着疾病发展急性炎症反应更加剧烈,细胞计数结果增加更为明显,血 - 脑脊液屏障破坏更严重,在图 11-19 上可以看到,随着箭头指向,黑点向右移动,提示血 - 脑脊液屏障破坏增加;向上移动,Q_{IgG}、Q_{IgA}、Q_{IgM} 增加,但仍然无鞘内 Ig 合成;到了疾病后期,急性炎症反应减弱,血 - 脑脊液屏障破坏减轻,但慢性免疫应答开始建立,出现鞘内 Ig 合成,反映在图 11-19 上,黑点向左移动,并移动到鞘内合成区域,此时单纯疱疹特异性抗体检测也出现阳性。

诊断意见:单纯疱疹性脑炎。

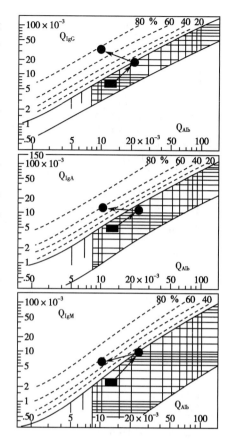

图 11-19　CSF/ 血清比率图

(唐江涛　王兰兰)

主要参考文献

1. 许贤豪. 神经免疫学. 北京:北京医科大学、中国协和医科大学联合出版社,1993:55-56.
2. Lina Duo,Binwu Ying,Xingbo Song,et al. Molecular Profile of Drug Resistance in Tuberculous Meningitis From Southwest China. Clinical Infectious Diseases 2011,21:11-17.
3. JiangTao Tang,LanLan Wang,LiXin Li et al. The clinical application of Protis system in the evaluation of intrathecal IgG synthesis and BBB lesion in patients with neurological diseases. Chinese Journal of Laboratory Medicine,2009,25(1):55-60.
4. Zhang L,Ye Y,Duo L,et al. Application of genotype MTBDRplus in rapid detection of the Mycobacterium tuberculosis complex as well as its resistance to isoniazid and rifampin in a high volume laboratory in Southern China. Mol Biol Rep 2011,38:2185-2192.
5. Reiber H. Proteins in cerebrospinal fluid and blood:barriers,CSF flow rate and source-related dynamics. Restor Neurol Neurosci,2007,21(34):79-96.
6. Andersson M,Alvarez-Cermeno J,Bernardi G,et al. Cerebrospinal fluid in the diagnosis of multiple sclerosis:A consensus report. J Neurol Neurosurg Psychiatry,2004,57:897-902.
7. Reiber H. External quality assessment in clinical neurochemistry:survey of analysis for cerebrospinal fluid(CSF) proteins based on CSF/serum quotients. Clin Chem,2005,41:256-263.
8. Peter JB,Bowman RL. Intra-blood-brain-barrier synthesis of IgG:comparison of IgG synthesis formulae in a computer model and in 1,629 consecutive specimens. Neurology,2003,42:510-515.

第十二章

病毒性肝炎与实验室诊断

病毒性肝炎是肝病中的常见病,是由几种肝炎病毒引起的,以肝脏炎症和坏死病变为主的一组全身性感染性疾病;按病原学分类有甲型肝炎(hepatitis A)、乙型肝炎(hepatitis B)、丙型肝炎(hepatitis C)、丁型肝炎(hepatitis D)和戊型肝炎(hepatitis E);病毒性肝炎是国家的法定乙类传染病,发病人数居法定传染病的首位,其感染率和发病率很高,具有传染性较强、传播途径复杂、流行面广泛、发病率高等特点,已成为全球严重的公共卫生问题。

引起病毒性肝炎的病原体,目前公认的有 5 种,分别是甲型肝炎病毒(hepatitis A virus,HAV)、乙型肝炎病毒(hepatitis B virus,HBV)、丙型肝炎病毒(hepatitis C virus,HCV)、丁型肝炎病毒(hepatitis D virus,HDV)和戊型肝炎病毒(hepatitis E virus,HEV),其主要特性见表12-1。

表 12-1　5 种肝炎病毒的特性

特性	病毒				
	HAV	HBV	HCV	HDV	HEV
科	小 RNA 病毒科	肝 DNA 病毒科	黄病毒科	沙粒病毒科	肝炎病毒科
属	肝病毒属	正嗜肝病毒属	丙型肝炎病毒属	δ 病毒属	肝炎病毒属
病毒体大小	27nm	42nm	60nm	35nm	30-32nm
包膜	无	有(HBsAg)	有	有(HBsAg)	无
基因组类型	ssRNA	dsDNA	ssRNA	ssRNA	ssRNA
基因组大小	7.5kb	3.2kb	9.4kb	1.7kb	7.6kb
稳定性	耐热、耐酸	酸敏感	乙醚和酸敏感	酸敏感	热稳定
传播途径	粪 - 口途径	肠道外途径	肠道外途径	肠道外途径	粪 - 口途径
潜伏期	15~45 天(平均 30 天)	28~160 天(平均 75 天)	15~140 天(平均 50 天)	同时感染与乙肝相似,重叠感染为 7~50 天	15~75 天(平均 40 天)
暴发性疾病	少见	少见	少见	常见	妊妇常见
慢性化	从不	常见	常见	常见	从不
癌变危险	无	有	有	不明	无
实验室诊断	检测抗体、抗原和核酸	检测抗体、抗原和核酸	检测抗体、抗原和核酸	检测抗体、抗原和核酸	检测抗体和核酸
发生情况	流行或散发性	主要是散发性	主要是散发性	主要是散发性	常为流行性

第一节 甲肝病毒感染与疾病

甲型肝炎病毒,简称甲肝病毒,属于小RNA病毒科(*Picornaviridae*)肝RNA病毒属(*Hepatovirus*)。每年估计全球有140万甲型肝炎新发病例。甲肝病毒主要通过粪-口途径传播,引起急性病毒性肝炎,传染源为患者或隐性感染者。通常由患者粪便排出体外,经污染食物、水源、海产品及食具等传播而引起暴发或散发流行,潜伏期平均30天(15~45天),发病较急,多出现发热、肝大、疼痛等症状,一般不转为慢性肝炎和慢性携带者,除重症肝炎外,患者大多预后良好。好发年龄为5~30岁。

甲型肝炎临床分为急性黄疸型、急性无黄疸型、亚临床型、急性淤胆型。临床表现从急性无黄疸型肝炎到急性重型肝炎。临床表现与患者年龄、感染病毒量有关。年龄越小症状越轻,3岁以下多为隐性感染或无黄疸型肝炎,随着年龄增长,临床症状加重,成年人多表现为急性黄疸型肝炎。甲型肝炎感染后,机体在急性期和恢复早期出现HAV IgM型抗体,在恢复后期出现HAV IgG型抗体,具有终身免疫力,对甲肝病毒的再感染有免疫防御能力。

根据甲肝病毒核苷酸序列差异,可将HAV分为Ⅰ~Ⅶ基因型,其中Ⅰ、Ⅱ、Ⅲ和Ⅶ型为感染人的HAV(hHAV),我国hHAV株多为Ⅰ型。Ⅳ、Ⅴ和Ⅵ型为感染猿猴的HAV。

一、实验室分析路径

实验室分析路径见图12-1。

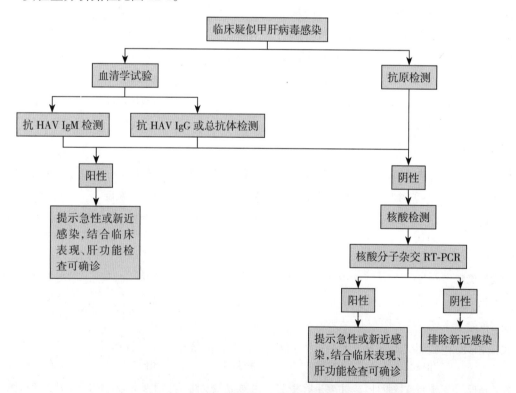

图 12-1 甲肝病毒实验室分析路径图

二、相关实验

HAV 虽可在培养细胞中增殖,但不引起明显的细胞病变,难以判定病毒是否增殖,故实验室诊断一般不依靠分离病毒,临床以血清学试验、抗原检测和核酸检测为主。

1. 血清学试验　主要包括抗 HAV IgM、抗 HAV IgG 或 HAV 总抗体。①抗 HAV IgM:目前常用 IgM 抗体捕捉(IgM antibody capture)ELISA 检测法,敏感性与特异性均较高。其原理是用抗人 IgM 重链(抗人 μ 链)包被 ELISA 微孔,样本中的人 IgM 抗体被捕捉,其中的抗 HAV IgM 与随后加入的 HAV 抗原及其酶标记的抗 HAV IgG 抗体(抗 HAV IgG-HRP)的结合物顺序结合,在反应孔表面形成抗人 μ 链 - 抗 HAV IgM-HAV Ag- 抗 HAV IgG-HRP 的免疫复合物,使底物显色。②抗 HAV IgG 或抗 HAV 总抗体:主要采用间接 ELISA 法检测。

2. 抗原检测　甲肝病毒抗原非常稳定,能在许多患者急性期的粪便标本中检测到。最早的检测方法是 RIA,但由于设备及放射性污染等问题,已基本被 EIA 所取代。用单克隆抗体 ELISA 技术检测 HAV 抗原时,多采用双抗体夹心法检测。病毒抗原可在某些患者存在很高的滴度,但是在临床表现期患者几乎总是存在抗 HAV IgM,所以抗原检测相比血清学没有诊断优势。因此,HAV 抗原检测缺乏商品化试剂,难以常规开展。

3. 核酸检测　检测核酸的标本中,血清是最适标本,粪便最不适合,因为病毒水平可变并且抑制剂水平高。检测核酸的方法包括两大类,即核酸分子杂交与反转录 PCR(reverse transcription polymerase chain reaction,RT-PCR)。①核酸分子杂交法:提取临床标本中的 HAV RNA,用非放射性核素(如地高辛或生物素)或放射性核素(如 ^{32}P)标记的 HAV 基因片段作为探针进行杂交反应,通过检测杂交信号判断标本中是否存在 HAV RNA。核酸分子杂交法比 ELISA 或者 RIA 检测 HAV 抗原的方法更为敏感。② RT-PCT:提取标本中 HAV RNA,将其反转录成 cDNA,用 PCR 方法对 HAV 特异性 cDNA 进行扩增,PCR 扩增产物经琼脂糖凝胶电泳后进行溴化乙锭染色或经 Southern 杂交或者斑点杂交鉴定。利用包被在 PCR 反应管壁(微孔)上的 HAV 单克隆抗体吸附样本中的 HAV,然后加热变性释放出病毒 RNA,再进行 RT-PCT,进一步提高检测的敏感性,可检出样本中极微量的 HAV。PCR 引物多依据 5′ NCR 中的保守序列设计合成。但是核酸检测目前并没有推荐用于急性甲型肝炎的常规诊断方法。

三、结果判断与分析

1. 常规检查　外周血白细胞总数正常或偏低,淋巴细胞相对增多,黄疸前期末尿胆原及尿胆红素开始呈阳性反应,是早期诊断的重要依据。急性黄疸型肝功能异常,以血清 ALT 和血清总胆红素升高为主,血清球蛋白常见轻度升高;急性无黄疸型和亚临床型病例肝功能改变以单项 ALT 轻、中度升高为特点;急性淤胆型病例血清总胆红素显著升高而 ALT 仅轻度升高,同时伴有血清 ALP 及 GGT 明显升高。

2. 血清学试验　血清学试验是临床最主要的检测方法,用于患者有急性肝炎的临床症状(如疲乏、腹痛、食欲下降、恶心和呕吐等)和黄疸或血清氨基酸转移酶水平升高,或者患者可能曾暴露于甲肝病毒。注意恰当使用和正确解释。抗 HAV IgM 是诊断甲型病毒性肝炎的重要指标,也是目前最常用的特异性诊断指标。抗 HAV IgG 或 HAV 总抗体在患者发病早期和恢复期,血清有 4 倍以上变化,提示急性甲肝;单次测定用于流行病学调查、个体的既往感染或疫苗接种后的效果评价;抗 HAV IgG 出现于病程恢复期,较持久,甚至终生阳性,是获得免疫力的标志,一般用于流行病学调查。

在作出急性、新近或者既往 HAV 感染的判断时,应考虑:①标本中检出病毒抗原和核酸,提示急性感染,但阴性结果不能完全排除感染。②存在 IgM 型抗体可确定急性或新近感染,但是阴性结果也不能完全排除感染。③总抗体或 IgG 型抗体是在所有急性感染者或既往感染者中均可检出,但难以确定初始感染时间。

甲型肝炎的临床经过与病毒标志物的消长情况见图 12-2。

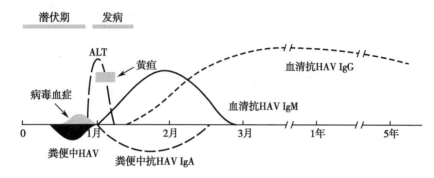

图 12-2 甲型肝炎的临床经过与病毒标志物的消长情况

第二节　乙肝病毒感染与疾病

人类乙肝病毒于 1998 年被国际病毒命名委员会正式划归新的病毒科——肝 DNA 病毒科(*Hepadnaviridae*),属于正嗜肝病毒属(*Orthohepadnavirus*)。

乙肝病毒是乙型病毒性肝炎的病原体,主要经血液和血制品等传播、母婴传播及接触传播。乙肝病毒感染呈世界性流行,但不同地区感染的流行强度差异很大。据世界卫生组织报道,全球约 20 亿人曾感染过 HBV,其中 3.5 亿人为慢性感染者,每年约有 100 万人死于 HBV 感染所致的肝衰竭、肝硬化和原发性肝细胞癌。我国属高流行区,2006 年全国乙型肝炎流行病学调查表明,我国 1~59 岁一般人群 HBsAg 携带率为 7.18%,5 岁以下儿童的 HBsAg 仅为 0.96%。据此推算,我国现有的慢性 HBV 感染者约 9300 万人,其中慢性乙型肝炎患者约 2000 万例。血清型主要是 adw、adr、ayw 和 ayr4 种,我国长江以北以 adr 占优势,长江以南 adr 和 adw 混存,新疆、西藏、内蒙古当地民族几乎均为 ayw。根据 HBV 全基因序列差异≥8% 或 S 区基因序列差异≥4%,目前 HBV 分为 A~H 共 8 种基因型,我国 HBV 感染者以 B 型和 C 型为主,其中北方以 C 型为主,而南方以 B 型为主,部分地区两者大致相当。

人感染后,病毒持续 6 个月仍未被清除者称为慢性 HBV 感染。感染时年龄是影响慢性化最主要因素。在围生(产)期和婴幼儿时期感染 HBV 者中,分别有 90% 和 25%~30% 将发展成慢性感染,而在青少年和成人期感染 HBV 者仅 5%~10% 发展成慢性感染。

乙型肝炎临床可分为急性乙型肝炎、慢性乙型肝炎、乙型肝炎肝硬化、携带者和隐匿性慢性乙型肝炎。急性乙型肝炎临床表现与甲型肝炎相似,多呈自限性,常在半年内痊愈。慢性乙型肝炎病程超过半年,仍有肝炎症状、体征及肝功能异常者。乙型肝炎肝硬化是由慢性乙型肝炎发展的结果,其病理学特征是弥漫性纤维化伴有假小叶形成。携带者又分为慢性 HBV 携带者和非活动性 HBsAg 携带者。隐匿性慢性乙型肝炎是指血清 HBsAg 阴性,但血清和(或)肝组织中 HBV DNA 阳性,并有慢性乙型肝炎的临床表现。

一、实验室分析路径

实验室分析路径见图 12-3。

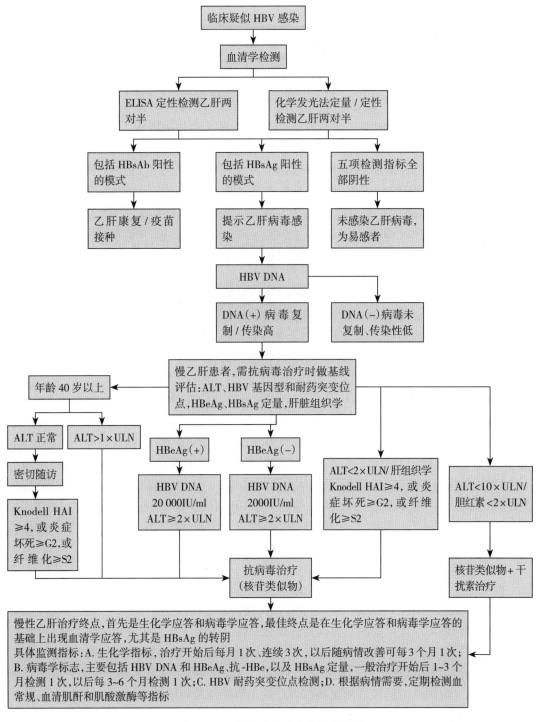

图 12-3　乙肝病毒实验室分析路径图

二、相关实验

（一）血清学检测

检测 HBV 标志物是临床最常用 HBV 感染的病原学诊断方法。目前常用 ELISA 定性测定 HBV 标志物，用于判断是否感染 HBV；化学发光免疫法定量／半定量测定，用于 HBV 治疗效果的评估，HBV 疫苗接种效果的评价。HBV 标志物，包括三个抗原抗体系统，HBsAg 与抗 -HBs、HBeAg 与抗 -HBe，由于 HBcAg 在血液中难以测出，故临床免疫学检测不包括 HBcAg，但抗 HBc 分为抗 -HBc IgM 和抗 -HBc IgG，因此 HBV 标志物检测俗称乙肝两对半检测。

1. HBsAg 和抗 -HBs　HBsAg 是 HBV 感染后第一个出现的血清学标志物，也是诊断的重要指标之一。HBsAg 阳性见于急性肝炎、慢性肝炎或无症状携带者。急性肝炎恢复后，一般在 1~4 个月内 HBsAg 消失，持续 6 个月以上则认为转为慢性肝炎。无症状 HBsAg 携带者是指肝功能正常的乙肝患者，虽然肝组织已有病变，但无临床症状。在急性感染恢复期可检出抗 -HBs，一般是在 HBsAg 从血清消失后发生抗 -HBs 血清阳转。从 HBsAg 消失到抗 -HBs 出现的这段间隔期，称为核心窗口期（core window），此期可以短至数天或长达数月。此时，抗 -HBc IgM 是感染唯一血清学标志物。抗 -HBs 是一种中和抗体，是乙肝康复的重要标志。抗 -HBs 对同型病毒再感染具有保护作用，可持续数年。抗 -HBs 出现是 HBsAg 疫苗免疫成功的标志。

2. HBeAg 和抗 -HBe　HBeAg 是一种可溶性抗原，是 HBV 复制及传染性强的指标，在潜伏期与 HBsAg 同时或在 HBsAg 出现稍后数天就可在血清中检出。HBeAg 持续存在时间一般不超过 10 周，如超过则提示感染转为慢性化。抗 -HBe 出现于 HBeAg 阴转后，其出现比抗 -HBs 晚，但消失早，其阳性表示 HBV 复制水平低，传染性下降，病变趋于静止（但有前 C 区突变者例外）。

3. HBcAg 和抗 -HBc　HBcAg 存在于病毒核心部分以及受染的肝细胞核内，是 HBV 存在和复制活跃的直接指标。血液中量微，不易检测。HBcAg 抗原性强，在 HBV 感染早期即可刺激机体产生抗 -HBc，较抗 -HBs 出现早得多，早期以 IgM 为主，随后产生 IgG 型抗体。抗 -HBc IgM 阳性提示 HBV 复制，多见于乙型肝炎急性期，但慢性乙肝患者也可持续低效价阳性，尤其是病变活动时；抗 -HBc 总抗体主要是抗 -HBc IgG，只要感染过 HBV，无论病毒是否被清除，此抗体均为阳性，可持续存在数年。抗 -HBc 不是保护性抗体，不能中和乙肝病毒。

HBV 免疫学标志与临床关系较为复杂，必须对几项指标综合分析，可估计感染的阶段及临床疾病的预后（见图 12-4，表 12-2 和表 12-3）。

（二）核酸检测

血清中存在 HBV DNA 是诊断感染最直接依据，可用定性 PCR 法、荧光定量 PCR 法和核酸杂交法检测。HBV DNA 定性和定量检测反映病毒复制情况或水平，主要用于慢性感染的诊断、血清 DNA 及其水平的监测以及抗病毒疗效。核酸杂交技术直接检测血清中 DNA。目前最常用的方法是实时荧光定量 PCR 法。实时荧光定量 PCR 法是指在 PCR 反应体系中加入荧光基团，利用荧光信号积累实时监测整个 PCR 进程，通过测定每个反应管内的荧光信号值达到设定阈值时所经历的循环数来反映未知模板的核酸量，最后通过标准曲线对未知模板核酸量进行定量分析的方法。HBV DNA 能反映病毒复制情况或水平，可用于评价疾

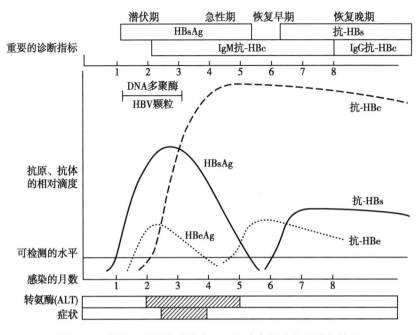

图 12-4　急性乙型肝炎的临床经过与病毒标志物的消长情况

表 12-2　急性和慢性乙型肝炎主要 HBV 标志物存在模式

标志物	急性肝炎	慢性肝炎
HBsAg	先阳性,后消失	阳性、持续
抗 -HBc IgM	阳性,高效价	低效价或者阴性
抗 -HBc 总抗体	阳性	阳性
HBeAg / 抗 -HBe	先 HBeAg 阳性,随后抗 -HBe 阳转	HBeAg 或者抗 -HBe 阳性
HBV DNA	先阳性,后消失	持续存在,效价高或低
抗 -HBs	恢复期出现	通常阴性

表 12-3　HBV 抗原、抗体和 DNA 检测结果的临床分析

HBsAg	抗-HBs	HBeAg	抗-HBe	抗-HBc	DNA	临床意义
+	−	+	−	−	+	急性乙肝早期,HBV 复制活跃
+	−	+	−	+	+	急性或慢性乙肝,HBV 复制活跃
+	−	−	+	+	+	慢性乙肝,HBV 复制活跃
+	−	+	+	+	+/−	急性或慢性乙肝,HBeAg 和抗 -HBe 血清学转换
+	−	−	+	+		急性或慢性乙肝,HBV 复制极低或停止
−	−	−	−	+	−	既往感染,未产生抗 -HBs,或 HBV 复制极低
−	+	−	+	+		乙肝康复,有免疫力
−	+	−	−	+		乙肝康复,有免疫力
−	+	−	−	−		乙肝康复或接种过疫苗,有免疫力
+	+	+	−	+	+	不同亚型 HBV 感染
+	+	−	−	+	+/−	不同亚型 HBV 感染
−	−	−	−	−		未感染过 HBV,为易感者

病活动度(活动与非活动),筛查抗病毒治疗的对象,判断治疗效果,优化抗病毒治疗,启动抗病毒治疗时的监测等。但 DNA 阳性及其拷贝数目与肝脏病理损害程度不相关。

(三) HBV 基因型检测

根据 HBV 全基因序列差异≥8% 或 S 区基因序列差异≥4%,将 HBV 分为 A~H 8 个基因型。HBV 的基因型可能与感染的慢性化及感染后病情的转归有一定的关系。目前 HBV 基因型主要使用 S 区基因测序或反转录酶(RT)区基因测序的方法。其中 A 型常见于欧洲、北美和非洲;B 型和 C 型流行于亚洲;D 型见于全世界;E 型分布在非洲;F 型见于南美和阿拉斯加;G 型见于北美;H 型存在于中美。我国主要流行的是 B 和 C 基因型,另有少量 A 型、D 型和混合型。D 型多见于少数民族地区,如新疆、西藏、宁夏等。基因型与预后的关系:C 型比 B 型更容易诱导与肝硬化和 HCC 等相关疾病的发生,HBeAg 阳性率高,病毒复制较活跃,易形成持续病毒血症,免疫清除 HBV 更晚。基因型与干扰素治疗的关系:不同基因型对抗病毒治疗药物的反应也存在着相当大的差异,其应答率依次:B 型(44%)>A 型(33%)>C 型(15%)>D 型(11%)> 其他型(9%)。基因型与聚乙二醇干扰素(PEG IFN)治疗的关系:不同基因型的适宜条件不同,对于 A、B 或 C 型 HBeAg 阳性 CHB 患者,PEG IFN 治疗适宜人群为 ALT>2 倍高限或 HBV DNA<10^9 拷贝 /ml,而 D 基因型患者不宜选用 PEG IFN 治疗。基因型与核苷(酸)类似物治疗的关系:A 型感染者中拉米夫定耐药发生率较高,C 型或 D 型次之,B 型最低。

(四) HBV 耐药突变位点检测和 YMDD 突变的检测

1. HBV 耐药突变位点检测　目前 HBV 耐药突变位点检测主要使用 P 基因区的反转录酶(RT)区基因测序的方法,用来预测核苷类药物耐药情况,如拉米夫定,阿德福韦,恩曲他滨,恩替卡韦,替诺福韦酯和替比夫定。这是目前最常用的方法。治疗前检测有助于临床判断用药是否有效;治疗中每 3~6 个月检测,有助于观察疗效,及时调整用药。注意核苷类药物耐药率随着服药时间延长而增加。各耐药突变位点检测与核苷类药物耐药的关系见表 12-4。

表 12-4　耐药突变位点检测与核苷类药物耐药的关系

药物名称	检测位点
拉米夫定(LAM)	L80I、L80V、V173L、L180M、M204V、M204I
阿德福韦酯(ADV)	A181T、A181V、N236T
恩曲他滨(FTC)	V173L、L180M、M204V、M204I
恩替卡韦(ETV)	I169T、L180M、M204V、S202I、S202G、T184G、T184S、T184A、T184I、T184L、T184F、M250V、M250I、M250L
替诺福韦酯(TDF)	A194T
替比夫定(LdT)	M204I

注:中间的数字表示检测氨基酸位点,数字前的字母表示正常的氨基酸,数字后的字母表示突变后的氨基酸

2. YMDD 突变的检测　HBV 的 P 基因区存在基因变异(如 YMDD、YIDD 及 YVDD 变异等),采用熔解曲线方法进行检测,可预测拉米夫定耐药,其原理是耐药基因位点 YMDD 位于聚合酶 P 区(rtM204I 或 rtM204V),形成 YIDD 或 YVDD 变异(分别是 YMDD 中蛋氨酸(M)被异亮氨酸(I)或缬氨酸(V)所替代)。由于仅能检测 1 个突变位点,现逐渐被 HBV 耐药突

变位点检测所取代。

（五）显微镜检查

由于电子显微镜检查难以临床常规开展，故 HBV 感染一般不用该类方法。

三、结果判断与分析

乙型肝炎的实验检测分为常规实验室检查、乙肝诊断指标和乙肝治疗监测指标。

（一）常规实验室检查　详见相关章节。

1. 血清 ALT 和 AST　一般可反映肝细胞损伤程度，是最常用的指标。

2. 血清胆红素　通常血清胆红素水平与肝细胞坏死程度有关，但需与肝内和肝外胆汁淤积所引起的胆红素升高鉴别。肝衰竭患者血清胆红素可呈进行性升高，每天上升≥1 倍正常值上限（ULN），可≥10×ULN；也可出现胆红素与 ALT 和 AST 分离现象。

3. 血清白蛋白　反映肝脏合成功能，慢性乙型肝炎、肝硬化和肝衰竭患者可有血清白蛋白下降。

4. 凝血酶原时间（PT）及凝血酶原活动度（PTA）　PT 是反映肝脏凝血因子合成功能的重要指标，PTA 是 PT 测定值的常用表示方法，对判断疾病进展及预后有较大价值，短期内 PTA 进行性降至 40% 以下为肝衰竭的重要诊断标准之一，<20% 者提示预后不良。亦有采用国际标准化比值（INR）来表示此项指标者，INR 值升高与 PTA 值下降意义相同。

5. 胆碱酯酶　可反映肝脏合成功能，对了解病情轻重和监测肝病发展有参考价值。

6. 甲胎蛋白（AFP）　AFP 明显升高主要见于 HCC，但也可提示大量肝细胞坏死后的肝细胞再生，故应注意 AFP 升高的幅度、动态变化及其与 ALT、AST 的消长关系，并结合患者临床表现和肝脏超声显像等影像学检查结果进行综合分析。

（二）HBV 诊断指标

血清 HBsAg 阳性是 HBV 感染的重要依据，HBsAg 的转阴及抗 -HBs 的出现一直被认为是 HBV 清除和临床痊愈的标志。HBV 感染的诊断主要依据乙肝标志物血清学检测、HBV DNA 检测，结合肝功能、影像学或肝组织学检查进行。临床常见的乙型肝炎及其诊断指标如下：

1. 急性乙型肝炎　临床诊断与甲型肝炎相同，乙肝标志物血清学检测符合乙型肝炎的诊断。

2. 慢性乙型肝炎　既往有乙型肝炎病史或 HBsAg 阳性超过 6 个月，现 HBsAg 和（或）HBV DNA 仍为阳性者，可诊断为慢性 HBV 感染。根据 HBeAg 的情况分为 HBeAg 阳性慢性乙型肝炎和 HBeAg 阴性慢性乙型肝炎。①HBeAg 阳性慢性乙型肝炎：血清 HBsAg、HBeAg 阳性、抗 -HBe 阴性、HBVDNA 阳性，ALT 持续或反复升高，或肝组织学检查有肝炎病变。②HBeAg 阴性慢性乙型肝炎：血清 HBsAg 阳性，HBeAg 持续阴性，抗 -HBe 阳性或阴性，HBV DNA 阳性，ALT 持续或反复异常，或肝组织学检查有肝炎病变。

3. 乙型肝炎肝硬化　乙型肝炎肝硬化是慢性乙型肝炎发展的结果，可分为代偿期肝硬化和失代偿期肝硬化。①代偿期肝硬化：生化学或血液学检查、影像学检查有肝细胞合成功能障碍或门静脉高压症（如脾功能亢进及食管胃底静脉曲张）证据，或组织学符合肝硬化诊断，但无食管胃底静脉曲张破裂出血、腹水或肝性脑病等严重并发症。②失代偿期肝硬化：患者已发生食管胃底静脉曲张破裂出血、肝性脑病、腹水等严重并发症。

4. 携带者 携带者分为慢性 HBV 携带者和非活动性 HBsAg 携带者。①慢性 HBV 携带者:血清 HBsAg 阳性、HBeAg 阳性和 HBV DNA 阳性且 1 年内连续随访 3 次以上均显示血清 ALT 和 AST 在正常范围者,肝组织学检查无明显异常。②非活动性 HBsAg 携带者:血清 HBsAg 阳性、HBeAg 阴性、抗 -HBe 阳性或阴性,HBV DNA 低于最低检测限,1 年内连续随访 3 次以上,ALT 均在正常范围。

5. 隐匿性慢性乙型肝炎 血清 HBsAg 阴性,但血清和(或)肝组织中 HBV DNA 阳性,并有慢性乙型肝炎的临床表现。除 HBV DNA 阳性外,患者可有血清抗-HBs、抗-HBe 和(或)抗 -HBc 阳性,但约 20% 隐匿性慢性乙型肝炎患者的血清学标志均为阴性。诊断需排除其他病毒及非病毒因素引起的肝损伤。

(三) HBV 治疗监测指标

急性乙型肝炎的治疗与其他急性病毒性肝炎相同。HBV 治疗监测主要指慢性乙型肝炎的治疗监测。慢性乙型肝炎治疗的总体目标是最大限度地长期抑制 HBV,减轻肝细胞炎症坏死及肝纤维化,延缓和减少肝脏失代偿、肝硬化、HCC 及其并发症的发生,从而改善生活质量和延长存活时间。慢性乙型肝炎治疗主要包括抗病毒、免疫调节、抗炎和抗氧化、抗纤维化和对症治疗,其中抗病毒治疗是关键,只要有适应证,且条件允许,就应进行规范的抗病毒治疗。CHB 抗病毒治疗应答主要分为生化学应答、病毒学应答和血清学应答三类;生化学应答(biochemical response)指血清 ALT 和 AST 恢复正常;病毒学应答(virological response):指血清 HBV DNA 检测不到(PCR 法)或低于检测下限(完全病毒学应答,complete virologic response),或较基线下降 <2lgIU/ml(部分病毒学应答,partial virologic response);血清学应答(serological response)指血清 HBeAg 转阴或 HBeAg 血清学转换,或 HBsAg 转阴或 HBsAg 血清学转换。

1. 抗病毒治疗的适应证 一般适应证包括:① HBeAg 阳性者,HBV DNA $\geq 10^5$ 拷贝 /ml(相当于 20 000IU/ml);HBeAg 阴性者,HBV DNA $\geq 10^4$ 拷贝 /ml(相当于 2000IU/ml);②ALT $\geq$ 2×ULN;如用干扰素治疗,ALT 应 ≤10×ULN,血清总胆红素应 <2×ULN;③ALT<2×ULN,但肝组织学显示 Knodell HAI≥4,或炎症坏死≥G2,或纤维化≤S2。

对持续 HBV DNA 阳性、达不到上述治疗标准、但有以下情形之一者,亦应考虑给予抗病毒治疗:①对 ALT 大于正常上限且年龄 >40 岁者,也应考虑抗病毒治疗。②对 ALT 持续正常但年龄较大者(>40 岁),应密切随访,最好进行肝组织活检;如果肝组织学显示 Knodell HAI≥4,或炎症坏死≥G2,或纤维化≥S2,应积极给予抗病毒治疗。③动态观察发现有疾病进展的证据(如脾脏增大)者,建议行肝组织学检查,必要时给予抗病毒治疗。

在开始治疗前应排除由药物、酒精或其他因素所致的 ALT 升高,也应排除应用降酶药物后 ALT 暂时性正常。在一些特殊病例如肝硬化或服用联苯结构衍生物类药物者,其 AST 水平可高于 ALT,此时可将 AST 水平作为主要指标。

2. 治疗前相关指标基线检测 ①生化学指标:主要有 ALT、AST、胆红素、白蛋白等;②病毒学标志物:主要有 HBV DNA 和 HBeAg、抗 -HBe 以及 HBsAg 定量;③HBV 基因分型:HBV 耐药突变位点检测;④根据病情需要,检测血常规、血清肌酐和肌酸激酶等。如条件允许,治疗前后最好行肝组织活检检查。

3. 治疗过程中相关指标定期监测 ①生化学指标:治疗开始后每月 1 次、连续 3 次,以后随病情改善可每 3 个月 1 次;②病毒学标志:主要包括 HBV DNA 和 HBeAg、抗-HBe,以及 HBsAg 定量,一般治疗开始后 1~3 个月检测 1 次,以后每 3~6 个月检测 1 次;③HBV 耐药突变位点检测;④根据病情需要,定期检测血常规、血清肌酐和肌酸激酶等指标。

第三节　丙肝病毒感染与疾病

　　丙肝病毒属于黄病毒科(*Flaviviridae*)的肝病毒属(*Hepacivirus*)。根据丙肝病毒基因序列差异,将 HCV 分为 6 个基因型及不同亚型,按照国际通行的方法,以阿拉伯数字表示 HCV 基因型,以小写的英文字母表示基因亚型(如 1a、2b、3c 等)。

　　丙肝病毒是丙型病毒性肝炎的病原体,也是肠道外传播非甲非乙型肝炎的主要病原体,常引起肝炎慢性化。所致感染呈全球性流行,但各地人群感染率差异明显,例如在英国仅为 0.04%~0.09%,而在开罗却高达 26%。我国一般人群抗 -HCV 阳性率为 3.2%;各地抗 -HCV 阳性率有一定差异,以长江为界,北方高于南方;随年龄增长而逐渐上升;男女间无明显差异。HCV 传染源包括患者和隐性感染者,传播途径多种多样,包括:①血液传播:如注射毒品、输血或血制品、血液透析、器官移植等;②经破损的皮肤和黏膜传播:这是目前最主要的传播方式;③母婴传播;④性接触传播。部分 HCV 感染者的传播途径不明。接吻、拥抱、喷嚏、咳嗽、食物、饮水、共用餐具和水杯、无皮肤破损及其他无血液暴露的接触一般不传播 HCV。丙型肝炎能引起急性和慢性肝炎,且慢性丙型肝炎与原发性肝癌关系十分密切。基因 1 型呈全球性分布,占所有 HCV 感染的 70% 以上。我国较常见的是 HCV 1b 和 2a 基因型,其中以 1b 型为主。

一、实验室分析路径

实验室分析路径见图 12-5。

二、相关实验

(一)血清学检测
目前主要开展的是检测抗 -HCV。

1. 筛选试验　主要采用 ELISA 法,用重组或合成丙肝病毒多肽(如 C22、NS3~NS5 等非结构蛋白)作为包被抗原。ELISA 试剂盒已开发至第三代,是以 C22、C33 以及 NS5 区的 3 种蛋白为抗原,敏感性和特异性得以提高,但仍未解决在 ALT 正常者、健康献血者存在假阳性问题。因此,抗 -HCV ELISA 阳性反应者,特别是一些不具明显危险因素者,需用确认试验来排除假阳性反应。按照美国疾病控制中心 2003 年抗 -HCV 报告和实验室检测指南,抗 -HCV 仅在重复检测 S/CO≥3.8 时才是真阳性,而对于 S/CO<3.8 者需做确认试验或核酸检测。

2. 确认试验　目前常用的是条带免疫法(strip immunoassay,SIA),尤其是重组免疫印迹法(recombinant immunoblot assay,RIBA),该实验主要用于 ELISA 初筛检测可疑者,能帮助区别特异性 HCV 抗体和非特异性反应。该法将 HCV 重组抗原以条带的形式包被在硝基纤维素膜上,分别与待检血清和酶标抗体温育,显色判断。第三代 RIBA 试剂增加了 HCV 抗原表位,如果两条带或以上阳性反应,则确认试验为阳性。

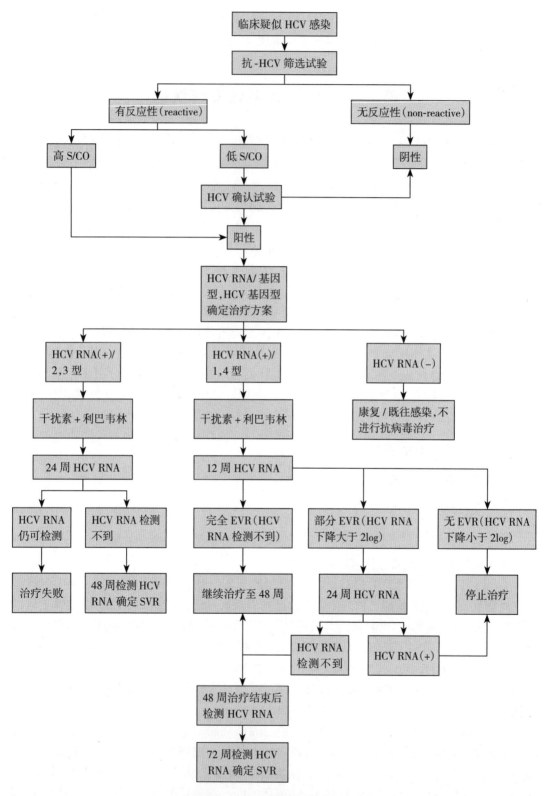

图 12-5 丙肝病毒实验室分析路径图

注:SVR 持续性病毒学应答;EVR 早期病毒学应答

（二）核酸检测（nucleic acid test,NAT）

RNA 是感染的直接证据,尤其是感染早期体内抗体产生之前的诊断以及评价抗-HCV 治疗疗效方面具有特殊价值。检测方法主要有 RT-PCR 和 bDNA。HCV RNA 检测有助于诊断急性 HCV 感染、抗-HCV 阴性 HCV 感染、ALT 正常 HCV 感染以及评价抗-HCV 药物的病毒学疗效。

（三）HCV 基因型

基因分型结果有助于判定治疗的难易程度,制定抗病毒治疗的个体化方案,对治疗应答情况的预测和疗程的优化,同时对于丙型肝炎流行病学的研究具有重要作用。根据病毒基因序列的差异,丙型肝炎病毒至少被分为 6 个主要基因型（基因 1~6 型）。目前 HCV 的基因分型是通过对 5'-非编码区序列检测的方法实现的,错误分型率很低（<3%）,混合基因型的出现少见。偶可出现样本无法分型情况（<5%）。HCV RNA 基因分型方法较多,直接测序、反向杂交或基因型特异性引物扩增法（genotype-specific PCR）。HCV 基因型必须在抗病毒治疗前进行检测,有助于决定利巴韦林片（RBV）剂量和治疗决策。在丙型肝炎的标准防治中,仅要求检测基因型,没有必要检测亚型。

（四）HCV 耐药突变位点检测

蛋白酶抑制剂治疗期间发生病毒性耐药突变。由于慢性丙型肝炎的治疗的方案和疗效与 HCV 的基因型有密切关系,故 HCV 耐药突变位点检测在临床中很少进行常规检测。

（五）核心抗原检测

应用 ELISA 和化学发光法检测血清中的 HCV 核心抗原是一种新近发展起来检测 HCV 感染的新方法。该法灵敏、准确、特异,可用于检测 HCV 感染和监测 HCV 的复制水平。

（六）IL-28 等位基因检测

IL28B（interferon lamba 3）基因型是一个很好的治疗预测因子,可预测基因 1 型慢性丙肝感染者聚乙二醇干扰素和利巴韦林以及蛋白酶抑制剂三联疗法（DAA）的持续病毒学应答（SVR）。当患者希望获取有关治疗应答的可能性或可能需要治疗的时间时,可进行该指标的检测。在自发性清除 HCV 者检测 IL28B rs12979860 CC 基因型的频率比进展到慢性肝炎的患者多两倍。IL28B 基因型对 SVR 的预测价值优于治疗前 HCV RNA、肝纤维化程度、年龄及性别对预后的预测。

三、结果判断与分析

常规实验室检查参考第九章和甲型肝炎有关部分。现重点阐述丙肝诊断和治疗监测的指标。

（一）HCV 诊断指标

诊断急性和慢性 HCV 感染通常需要检测特异性血清抗-HCV 和 HCV RNA。急性与慢性 HCV 感染的鉴别主要依靠临床表现:即症状或黄疸的出现时间,既往是否有 ALT 升高史及其持续时间。急性丙型肝炎感染后,血清 HCV RNA 通常较抗-HCV 更早检出,感染后 2 周即可检出 HCV RNA,而抗-HCV 通常在 8~12 周后检出。

目前尚无证据说明抗-HCV 是保护性抗体,抗-HCV 存在仅表明 HCV 的感染。HCV RNA 为丙型肝炎早期诊断最有效指标。在急性丙型肝炎过程中,HCV RNA 可以由阳性转阴性。抗-HCV 筛选、确认实验和 HCV RNA 检测结果的报告和临床意义见表 12-5。抗-HCV

筛选、确认实验和 HCV RNA 检测结果与疾病的严重程度或预后无关。

表 12-5　抗 -HCV 筛选、确认实验和 HCV RNA 检测结果的临床意义

抗 HCV 筛选试验结果	补充实验结果	报告	临床意义
筛选实验阴性	不适合	抗 HCV 阴性	未感染过 HCV（排除怀疑近期感染或其他指示 HCV 感染的证据）；在免疫低下患者可以存在假阴性
筛选实验阳性（高 S/CO 值）	未做	抗 HCV 阳性	既往或现症 HCV 感染；没有做补充的血清学实验。高 S/CO 值的样本通常（≥95%）确认阳性；但是，如果患者无症状或缺乏危险连带关系，也可能存在假阳性或推荐做补充实验
筛选实验阳性（低 S/CO 值）	未做	抗 HCV 阳性或阴性	很有可能是假阳性；推荐做 RIBA 或 NAT 确认实验
筛选实验阳性	RIBA 阳性	抗 HCV 阳性	既往或现症 HCV 感染
	RIBA 阴性	抗 HCV 阴性	未感染过 HCV（排除怀疑近期感染或其他指示 HCV 感染的证据）
	RIBA 不确定	抗 HCV 不确定	抗 HCV 和感染状态不能确定；再查抗 HCV（>1 个月）或做 HCV RNA 实验
	NAT 阳性	抗 HCV 阳性，HCV RNA 阳性	活动性 HCV 感染
	RIBA 阳性 NAT 阴性	抗 HCV 阳性 HCV RNA 阴性	抗 HCV 指示既往或现症 HCV 感染；一次 HCV RNA 阴性不能排除活动性 HCV 感染
	RIBA 阴性 NAT 阴性	抗 HCV 阴性 HCV RNA 阴性	未感染过 HCV
	RIBA 不确定 NAT 阴性	抗 HCV 不确定 HCV RNA 阴性	未感染过 HCV，抗 HCV 筛选实验结果可能是假阳性

注：RIBA，重组免疫印迹法；NAT，核酸检测

（二）HCV 治疗监测指标

慢性 HCV 感染的治疗选择应个体化，主要依据 HCV RNA 阳性、HCV 基因型、患者 IL28B 等位基因型综合评价，需考虑患者肝脏疾病的严重性、药物潜在的不良反应、预测治疗应答情况及患者的治疗意愿。目前多主张聚乙二醇干扰素（Peg-IFN）联合利巴韦林进行治疗。对治疗反应的评估依据生化指标和病毒学指标，即生化指标复查（血清 ALT 水平正常化），病毒学指标变化（PCR 法测定 HCV RNA 转阴）。慢性 HCV 感染治疗目标是预防并发症并减少死亡。

1. 对接受抗病毒治疗患者的随访监测　①治疗前检测项目：治疗前应检测肝肾功能、血常规、甲状腺功能、血糖及尿常规。开始治疗后的第一个月应每周检查 1 次血常规，以后每个月检查 1 次直至 6 个月，然后每 3 个月检查 1 次。②生化学检测：治疗期间每个月检查 ALT，治疗结束后 6 个月内每两个月检测 1 次。即使患者 HCV RNA 未能清除，也定期复查 ALT。③病毒学检查：治疗 3 个月时测定 HCV RNA；在治疗结束时及结束后 6 个月检测 HCV RNA。④不良反应的监测：所有患者要在治疗过程中每 6 个月、治疗结束后每 3~6 个月检测甲状腺功能，如治疗前就已存在甲状腺功能异常，则应每月检查甲状腺功能。对于老

年患者,治疗前应作心电图检查和心功能判断。应定期评估精神状态,尤其是对表现有明显抑郁症和有自杀倾向的患者,应给予停药并密切防护。

2. 对于无治疗指征或存在禁忌证及不愿接受抗病毒治疗的患者的随访　①肝脏活检:显示无或仅为轻微损害者,肝病进展的可能性小,但仍应每 24 周进行一次体检并检测 ALT。②生化学检查:对 ALT 持续正常且未进行肝活检者,每 24 周进行 1 次体检并检测 ALT。③肝硬化患者的随访:如已发展为肝硬化,应每 3~6 个月检测甲胎蛋白(AFP)和腹部 B 超(必要时 CT 或 MRI),以早期发现 HCC。对于 HCC 高危患者(>50 岁、男性、嗜酒、肝功能不全或已有 AFP 增高),更应加强随访。另外,对肝硬化患者还应每 1~2 年行上消化道内镜或食管 X 线造影检查,以观察有无食管胃底静脉曲张。

第四节　丁肝病毒感染与疾病

丁型肝炎病毒属于沙粒病毒科(*Arenaviridae*)的 δ 病毒属(*Deltavirus*),它是一种缺陷病毒,必须在 HBV 或其他嗜肝 DNA 病毒辅助下才能复制。

HDV 是与 HBV 密切相关的引起急性和慢性肝病的亚病毒病原体。其感染途径和疾病模式各地有所差异,如美国流行率低,主要通过静脉吸毒传播;希腊和意大利部分地区流行率较高,主要通过家庭密切接触传播。其传染源为患者,经输血或血制品、密切接触和母婴传播。HDV 属于缺陷病毒,其组装依赖 HBsAg,故 HDV 的流行病学特点类似 HBV,因而 HDV 与 HBV 的感染关系决定了 HDV 感染的类型与病程。根据与 HBV 感染的关系,可将 HDV 感染分为两种类型:同时感染(coinfection)和重叠感染(superinfection),前者是指与 HBV 同时或先后感染,可引起典型的急性病毒性肝炎,个别病例易发展为危及生命的重症肝炎,后者是指在慢性 HBV 感染的基础上发生 HDV 感染,这种感染中 HDV 复制水平较高,极易导致慢性乙型肝炎患者症状加重和慢性化,与肝硬化的发生也密切相关。

一、实验室分析路径

实验室分析路径见图 12-6。

二、相关实验

(一)血清学检测

1. 抗 HDV IgM　常采用捕捉法检测。在 HDV 急性感染时,抗 HDV IgM 是首先可以检出的抗体,尤其是联合感染时,抗 HDV IgM 往往是唯一可检出的 HDV 感染的标志物。

2. 抗 HDV 总抗体　常采用竞争法检测。在慢性 HDV 感染中,其抗 HDV 总抗体持续保持高滴度,即使 HDV 感染终止后仍可存在数年。

(二)抗原检测

直接检查血清中或肝活检组织中 HDV 抗原,需用去垢剂处理去除 HDV 表面的 HBsAg,然后再用荧光免疫或 ELISA 法检测。HDV 抗原主要存在于受感染者的肝细胞核和胞质内,在 HDV 血症时血清中也可查到。血清中 HDV 抗原阳性主要见于急性丁型肝炎的早期。在慢性 HDV 感染中,HDV 抗原可呈波动性地反复阳性。

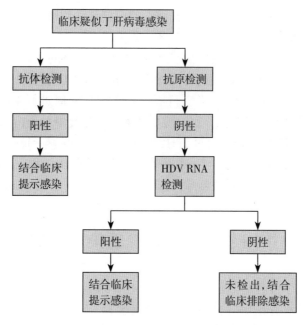

图 12-6 丁肝病毒实验室分析路径图

(三)核酸检测

HDV RNA 是病毒存在的直接证据。常用 RT-PCR 和核酸杂交法进行检测,敏感性和特异性均较高。HDV RNA 阳性提示存在 HDV 感染及病毒复制。

三、结果判断与分析

我国是 HBV 感染高发区,应警惕 HDV 感染。HDV 与 HBV 同时感染所致急性肝炎,必须依靠实验室检查,尤其是病原学特异性检测;凡无症状慢性 HBV 或 HBsAg 携带者突然出现急性肝炎样症状、重型肝炎样表现或 CHB 病情突然恶化而陷入肝衰竭者,均应想到 HDV 重叠感染,及时进行病原学检查明确病因。

血清中 HDV 抗原阳性主要见于急性丁型肝炎的早期。在慢性 HDV 感染中,HDV 抗原可呈波动性的反复阳性。在 HDV 急性感染时,抗 HDV IgM 是首先可以检出的抗体,尤其是联合感染时,抗 HDV IgM 往往是唯一可检出的 HDV 感染的标志物。在慢性 HDV 感染中,其抗 HDV 总抗体持续保持高滴度,即使 HDV 感染终止后仍可存在数年。HDV RNA 是 HDV 存在及复制的一个有用指标。

第五节 戊肝病毒感染与疾病

戊肝病毒属于肝炎病毒科(*Hepeviridae*)的肝炎病毒属(*Hepevirus*)。戊肝病毒是一种严重危害人类健康的肝炎病毒,主要通过粪-口途径传播,易通过污染水源而导致大规模暴发流行,其传染源包括潜伏末期、急性早期患者或隐性感染者,迄今未见慢性化患者。戊肝病毒传播具明显季节性,多发生于雨季或洪水后。戊肝病毒主要侵犯青壮年,表现为重型肝炎的比例较高。戊型肝炎潜伏期平均35天(20~65天),感染后主要为临床显性感染及隐性感染两类。该病为自限性疾病,发病后6周可自然康复。一旦病愈,获终生免疫。

一、实验室分析路径

实验室分析路径见图12-7。

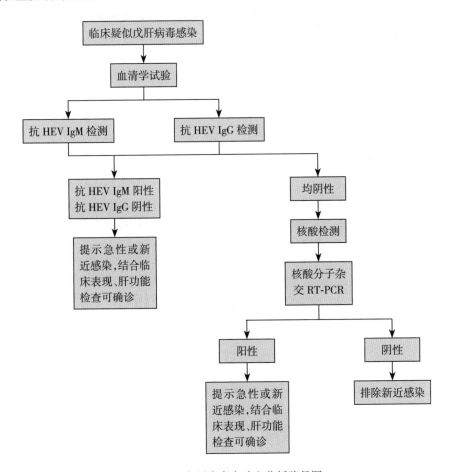

图 12-7　戊肝病毒实验室分析路径图

二、相关实验

HEV 分离培养困难,因此病毒分离不适于 HEV 检查。目前常用的 HEV 感染病原学诊断主要依据检测患者血清抗 HEV 抗体和 HEV RNA。

1. 血清学试验　目前商品化的 HEV 抗体 ELISA 检测试剂采用的抗原是 HEV 重组蛋白或合成肽。急性期血清抗 HEV IgM 阳性或恢复期血清抗 HEV IgG 滴度比急性期血清高4倍以上,提示 HEV 感染。在血清学诊断方法的选择及其结果的解释时,应当考虑到各种试剂在特异性和敏感性方面差异、对不同抗原的血清学反应模式以及不同地区 HEV 临床感染率方面的差异。

2. 核酸　RT-PCR 仍然是急性戊肝感染诊断的特异性"金标准"。但是,戊肝病毒 RNA

水平通常低,RT-PCR 的敏感性非常依赖于疾病时期、标本正确处理及运送和质量控制。血清学试验用于常规诊断,在低流行国家 RT-PCR 仍是有用的确认实验。

3. 电镜检测　在核酸检测和免疫学检测技术出现之前,电镜尤其是免疫电镜在鉴定戊肝病毒方面有重要的作用。但是其灵敏度低、技术复杂,没有诊断价值。

4. 抗原检测　戊肝病毒抗原比甲肝病毒抗原更不稳定,且没有可靠的实验用于标本的检测。因为与血清学和血清的 RT-PCR 相比,抗原检测不具有任何临床价值。

三、结果判断与分析

戊型肝炎的诊断依据临床表现、流行病学资料和实验室检查,特异性血清学检查是确诊的重要依据,同时排除 HAV、HBV、HCV 感染。血清抗 -HEV IgM 是目前应用范围最广、敏感性和特异性好的实验,其持续时间较短,可作为急性感染的诊断指标。在 HEV 急性期抗-HEV IgM 阳性率近 100%,在黄疸后 26 天阳性率为 73%,黄疸后 1~4 个月为 50%,6~7 个月为 6%,8 个月后全部阴性。

在作出急性、新近或者既往 HEV 感染的判断时,应考虑:①标本中检出病毒抗原和核酸,提示急性感染,但阴性结果不能完全排除感染。②存在抗 -HEV IgM 可确定急性或新近感染,但是阴性结果也不能完全排除感染。③ HEV 总抗体或抗 -HEV IgG 在所有急性感染者或既往感染者中均可检出,但难以确定初始感染时间。

第六节　典型病例分析

病例一

一般资料:

患者,男性,33 岁,因反复乏力,食欲减退,肝区不适 3 年入院。

患者 3 年前感乏力、食欲减退,在当地医院就诊,进行肝功能检查发现转氨酶升高,HBsAg 阳性,经当地医院用保肝治疗,效果不明显,仍间有肝区不适等症状。近 1 个月来因症状加重而就诊。

既往体健无特殊传染病史。

体格检查:

慢性病容,神志清楚,巩膜轻度黄染,颜面及颈部有数枚蜘蛛痣,未见明显肝掌,心肺无异常发现,腹平软,无压痛未扪及包块,肝右肋下 2cm,质中等,无明显触痛,肝侧位可及,无移动性浊音。

实验室检查:

肝功能:ALT 1945U/L,AST 1562U/L,血清白蛋白 30g/L,球蛋白 42g/L,TBIL 30μmol/L;血清乙肝标志物检测:HBsAg(+),抗 -HBs(-),HBeAg(+),抗 -HBe(-),抗 -HBc(+)。

分析:

①消化道症状,肝功能异常,病程达 3 年;②有慢性肝病体征,蜘蛛痣,脾大,球蛋白明显升高,白蛋白下降;③肝功能异常,ALT 和 AST 均大于正常值高限 3 倍以上;④血清乙肝标志物检测结果为 HBsAg、HBeAg、抗 -HBc 均阳性。进一步检查:①测定 HBV-DNA 进一步了

解病毒复制情况,测定 HCV 和 HDV 血清学指标排除其他病毒的重叠感染;②如果条件允许时行肝组织病理学检查,这是最佳确诊方法。

诊断:慢性乙型病毒性肝炎。

病例二

一般资料:

患者,男性,55 岁,因反复乏力,肝区隐痛 2 个月入院。

患者于 2 个月前开始全身乏力,食欲下降,肝区隐痛不适,无发热,在当地医院化验肝功能异常,HBsAg 阴性,治疗后不适稍缓解,因肝功能受损的原因不明而转来我院。患者起病以来精神尚可,大小便正常。

既往 8 年前曾因上消化道大出血,经积极的输血等救治措施治疗,症状消失出院。出院后未作有关肝病的检测。

体格检查:

体温 36.8℃,血压 110/80mmHg,脉搏 80 次 / 分,呼吸 20 次 / 分,发育正常,营养中等,全身皮肤巩膜无明显黄染,未见肝掌及蜘蛛痣,心肺无异常,腹平软,无压痛及反跳痛,肝右肋下未扪及,脾肋下 1cm,质中等,移动性浊音阴性。

实验室检查:

ALT 380U/L,AST 192U/L,血清白蛋白 32g/L,球蛋白 35g/L,TBIL 24μmol/L,DBIL 9μmol/L。

分析:

①消化道症状,肝功能异常;②有慢性肝病体征,脾大,球蛋白明显升高,白蛋白下降;③肝功能异常,ALT 和 AST 均大于正常值高限 3 倍以上;④血清乙肝标志物检测结果为 HBsAg、HBeAg、抗 -HBc 均阳性;⑤8 年前有输血史。进一步检查:①测定丙肝血清学指标;②如果条件允许时行肝组织病理学检查,这是最佳确诊方法。

诊断:慢性病毒性肝炎,需待病原学确认(丙型肝炎可能性大,HBsAg 阴性并且有输血史)。

病例三

一般资料:

患者,女性,20 岁,某高校学生,恶心、呕吐、腹痛 3 天入院。

患者 3 天前突起畏寒、发热,全身乏力,体温 39℃,自服"板蓝根"等药,第 2 天热退,出现恶心、呕吐,每天 10 余次,为胃内容物,量不多,无咖啡色样物。同时伴有腹泻、腹痛,大便黄色,为稀水样便,无脓血,每天 4 次。病后几乎未进食,小便浓茶样。既往体健,否认结核、肝炎、伤寒等传染病史。"国庆"期间曾与同学外出旅游 2 天。

体格检查:

体温 37℃,血压 120/70mmHg,脉搏 70 次 / 分,呼吸 24 次 / 分;急性病容,巩膜轻度黄染,未见皮疹和出血点。浅表淋巴结无肿大。心、肺(-)。腹平软,无明显压痛和反跳痛,肝肋下 2cm,质软,轻触痛,脾未及,肠鸣音正常。

实验室检查:

血常规:Hb 135g/L,WBC 8.5×10⁹/L,N 0.55,L 0.45,PLT 185×10⁹/L。

分析:①急性起病,发热,明显消化道症状;②尿如浓茶;③巩膜黄疸;④肝大,有触痛;⑤外出旅游史。进一步检查:①肝功能和尿常规检查;② ALP、γ-GT 检测;③病原学检查,甲、乙、丙、丁、戊型肝炎抗原或抗体检查;④肝胆、脾的影像学检查(超声诊断为主);⑤必要时进行肝组织病理学检查。

诊断:急性病毒性肝炎,特别是甲型肝炎和戊型肝炎可能性较大,需待病原学检查确认。

病例四

一般资料:

患者,女性,30 岁,间断乏力、食欲减退 4 个月。

患者 4 个月前无明显诱因出现乏力、食欲减退,伴恶心、呕吐。既往体健,否认结核、肝炎、伤寒等传染病史。既往在 3 年前因"剖宫产",术中输血。

体格检查:

生命体征平稳,营养尚可,精神欠佳,全身皮肤无黄染,未见蜘蛛痣和肝掌,心肺未见异常。腹平软,无明显压痛和反跳痛。肝右肋下未扪及,脾肋下 1cm,质中等,移动性浊音阴性。

实验室检查:

ALT 179U/L,AST 105U/L,血清白蛋白 30g/L,球蛋白 36g/L,TBIL 26μmol/L;血清乙肝标志物检测:HBsAg(−),抗-HBs(−),HBeAg(−),抗-HBe(−),抗-HBc(−),血清丙肝抗体检测阳性。

分析:

①消化道症状,肝功能异常 4 个月;②有慢性肝病体征,脾大,球蛋白明显升高,白蛋白下降;③肝功能异常,ALT 和 AST 均大于正常值高限 2 倍以上;④血清乙肝标志物检测阴性,丙肝标志物检测阳性。进一步检查:①测定 HCV-RNA 进一步了解病毒复制情况;②如果条件允许时行肝组织病理学检查,这是最佳确诊方法。

诊断:慢性丙型病毒性肝炎。

病例五

一般资料:

患者,男性,19 岁,某高校学生,恶心、呕吐、腹痛 4 天入院。

患者 4 天前突起畏寒、发热,全身乏力,体温 39.3℃,自服"抗病毒冲剂"等药,第 2 天热退,出现恶心、呕吐,同时伴有腹泻、腹痛,大便黄色,为稀水样便,无脓血。病后几乎未进食,小便浓茶样。既往体健,否认结核、肝炎、伤寒等传染病史。"五一"期间曾与同学外出旅游 3 天。

体格检查:

急性病容,巩膜轻度黄染,未见皮疹和出血点。浅表淋巴结无肿大。心、肺未见异常。腹平软,无明显压痛和反跳痛,肝肋下 1cm,质软,轻触痛,脾未及,肠鸣音正常。

实验室检查:

ALT 235U/L,AST 166U/L,TBIL 73μmol/L;尿液 Bil(+++);Uro++;血清甲肝 IgM 抗体阳性,血清乙肝标志物检测:HBsAg(−),抗-HBs(+),HBeAg(−),抗-HBe(−),抗-HBc(−),血清丙肝抗体检测阴性。

分析:

①急性起病,发热,明显消化道症状;②尿如浓茶;③巩膜黄疸;④肝大,有触痛;⑤外出旅游史。

诊断:急性甲型病毒性肝炎。

(李冬冬　陶传敏)

主要参考文献

1. Murray PR, Baron EJ, Jorgensen JH, et al. Manual of Clinical Microbiology. 10th ed. Washington：American Society for Microbiology，2011.

2. Mahon CR, Lehman DC and Manuselis G. Textbook of diagnostic microbiology（4th ed）. Washington：W.B. Saunders Company，2011.

3. 倪语星，尚红. 临床微生物学检验. 第 5 版. 北京：人民卫生出版社，2012.

4. 洪秀华，刘运德. 临床微生物学. 第 2 版. 北京：中国医药科技出版社，2010.

5. 贾文祥. 医学微生物学. 第 2 版. 北京：人民卫生出版社，2010.

6. 王宇明. 感染病学. 第 2 版. 北京：人民卫生出版社，2011.

7. 张卓然，倪语星，尚红. 病毒性疾病诊断与治疗. 北京：科学出版社，2009.

8. Lothar T. 临床实验诊断学——实验结果的应用和评估. 吕元，朱汉民，沈霞，等译. 上海：上海科学技术出版社，2004.

9. 童明庆. 临床检验病原生物学. 北京：高等教育出版社，2006.

10. 中国疾病预防控制中心. 丙型肝炎病毒实验室检测技术规范. 北京：中国疾病预防控制中心，2011.

11. 中华医学会肝病学分会，中华医学会感染病学分会联合制订. 慢性乙型肝炎防治指南. 北京：中国疾病预防控制中心，2010.

12. 刘锡光，祁自柏，熊诗松. 肝炎实验诊断指南. 北京：人民卫生出版社，2004.

13. Centers for Disease Control and Prevention. Guidelines for laboratory testing and result reporting of antibody to hepatitis C virus. MMWR，2003，52（No. RR-3）：1-16.

第十三章

细菌感染性疾病与实验室诊断

细菌感染性疾病是由细菌为感染源,通过感染途径引起机体(宿主)发生的各种疾病。细菌感染性疾病可波及全身多个系统,也可局限在机体的局部范围,根据不同病原体的特点和宿主的免疫状况,细菌感染性疾病过程可分为急性和慢性病程。随着新现和再现的病原体不断增多,感染性疾病的诊断和治疗情况也愈发复杂。新的实验室诊断技术不断涌现,如微生物检验中 MALDI-TOF-MS 技术的应用,为及时诊断和控制感染流行,准确而快速地检测病原体提供了新手段。本章主要就建立快速的诊断思路、方法和流程方案,对常见病原性细菌引起疾病进行有效诊断作详细阐述。

第一节　链球菌感染与疾病

链球菌是一类革兰阳性、触酶阴性的球形兼性厌氧菌,菌体成双或长短不一的链状排列。引起人类疾病与感染最常见的链球菌包括化脓链球菌(*Streptococcus. pyogenes*,A 群链球菌)、无乳链球菌(*Streptococcus. agalactiae*,B 群链球菌)、肺炎球菌(*Streptococcus. pneumoniae*)和近年来引起高度重视的猪链球菌(*Streptococcus. suis*)(见本章第二节)。

化脓链球菌(A 群链球菌)常通过直接接触、气溶胶吸入或经皮肤、黏膜、伤口等途径入侵,也可由食物 - 口途径传入而感染机体,它引起的疾病约占人类链球菌感染的 90%。化脓链球菌能产生多种胞外酶和外毒素,毒力和侵袭力较强,主要引起化脓性感染,包括淋巴系统炎症、蜂窝织炎、组织局部感染、扁桃体炎、咽炎、鼻窦炎、产褥热、中耳炎、乳突炎等。

无乳链球菌(B 群链球菌)正常寄居于妇女阴道和人体肠道,是人体正常菌群之一,健康机体带菌率可达 30% 左右。无乳链球菌可引起新生儿发生早期暴发性败血症和晚期发病的化脓性脑膜炎,两种疾病的死亡率均较高。该菌引起新生儿感染多为院内感染所致,发病初期的临床表现常伴有肺炎症状。成人中无乳链球菌主要引起菌血症、心内膜炎、皮肤和软组织感染和骨髓炎等。

肺炎球菌是社区获得性肺炎的重要致病菌,约 30% 的肺炎由肺炎球菌引起,主要导致大叶性肺炎或支气管炎。另外,肺炎球菌还可引起中耳炎、乳突炎、鼻窦炎、脑膜炎、外周血感染、败血症、角膜溃疡和原发性腹膜炎。在健康人群中,肺炎球菌常存在于成人的口腔和上呼吸道部位,属正常菌群成员。肺炎球菌的致病因子主要是荚膜,该菌若失去荚膜则毒力降低明显,甚至丧失。荚膜多糖具有群 / 型特异性,是肺炎球菌分群 / 型的基础。

一、实验室分析路径

实验室分析路径见图 13-1。

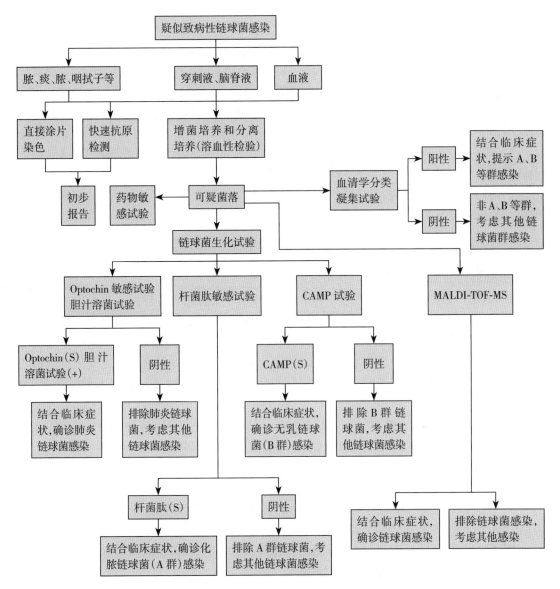

图 13-1　链球菌感染实验室分析路径图

二、相关实验及结果判断与分析

1. 溶血性检查　溶血性检查是鉴定球菌最常用、最重要的实验。溶血性的识别可通过肉眼直接观察菌落在血平板表面形成的溶血情况。

链球菌属细菌在血琼脂平板上孵育后形成半透明、灰暗色的小菌落,菌落周围可出现草绿色(α-)、溶血性(β-)和非溶血性(γ-)溶血环,三种溶血类型的各自特点如下:

草绿色溶血:又称 α- 溶血,链球菌代谢产物导致菌落周围红细胞不完全溶解,产生的灰绿色至墨绿色溶血环。肺炎球菌和草绿色链球菌形成的溶血环为典型的草绿色溶血。

溶血性溶血:又称 β- 溶血,血琼脂平板中红细胞被链球菌毒素完全溶解,菌落周围形成宽广、透明的溶血环。化脓链球菌和部分无乳链球菌可形成 β- 溶血环。

非溶血性溶血:又称 γ- 溶血,即细菌不产生任何溶血环,菌落周围无溶血改变,主要包括变异链球菌、鼠链球菌等。

2. Optochin 敏感试验　挑取可疑菌落,涂布血平板后,将 $5\mu g/$ 片的 Optochin(乙基氢化羟基奎宁,Ethylhydrocupreine HCL)6mm 纸片贴于平板上,35℃,5%CO$_2$ 孵育 18 小时。读取 Optochin 抑菌环直径,直径≥14mm 为敏感,肺炎球菌表现为敏感;直径≤14mm 时,需参考胆汁溶菌实验结果,怀疑为其他链球菌。

3. 胆汁溶菌试验　试管法:将 0.5ml 0.5~1 麦氏浓度的细菌悬液和等量的 2% 去氧胆盐于试管内混合,35℃,孵育 2 小时,菌液变澄清为阳性。平板法:将 10% 去氧胆盐滴于待测菌落上,35℃,孵育 15 分钟,菌落消失即为阳性。肺炎球菌表现为阳性。Optochin 敏感试验和胆汁溶菌试验为鉴定肺炎球菌的重要试验。

4. 杆菌肽敏感试验　挑取可疑菌落,密涂于血平板上,将 0.04U/ 片的杆菌肽纸片直接贴于平板表面,35℃,过夜培养。次日形成抑菌环者为杆菌肽敏感,A 群链球菌(化脓链球菌)表现为敏感;无抑菌环者可能为其他链球菌。

5. CAMP 试验　链球菌能产生 CAMP 因子,该因子可促进葡萄球菌 β 溶血素的溶血活性,使血平板上链球菌与葡萄球菌生长线交界处形成箭头状透明溶血区。将金黄色葡萄球菌 ATCC25923 在血平板上划一条直线,再将被检菌于距金黄色葡萄球菌 3mm 处垂直接种一短线。35℃,过夜培养。次日在被检菌接种线与金黄色葡萄球菌接种线之间出现箭头形 β 溶血区,此即 CAMP 试验阳性。B 群链球菌 CAMP 试验呈阳性;阴性(如 A 群链球菌)则无加强溶血区。

6. 微量生化试验　API 20 Strep(BioMérieux)是专门用于鉴定链球菌和相关细菌的鉴定系统。其试剂盒共包括 20 个生化反应,可用于鉴定大部分链球菌。

7. β 溶血型链球菌血清学分型　β 溶血型链球菌的鉴定均通过检测链球菌群多糖抗原进行分群。现有商业性试剂盒可供实验室使用,可用于鉴定 A、B、C、D、F、G 等群。

8. 快速抗原检测　虽然针对化脓性链球菌的快速抗原检测方法得到了美国 FDA 的认可,但对于已用药的患者,其敏感性和特异性变化很大,因此影响了此类方法的应用。

用于泌尿道标本的无乳链球菌检测已有几种商业试剂盒可选择,检测方法包括乳胶凝集和酶联免疫,但有报道认为其敏感性较低。

c-多聚糖是构成肺炎球菌细胞壁多聚糖层的重要成分,可利用免疫层析的方法检测 c-多聚糖抗原,但由于肺炎球菌是人类正常定植菌之一,因此检验结果尚需要其他试验的支持。

9. 核酸检测技术　化脓性链球菌的核酸检测技术将化学发光基团标记到核酸探针上,探针可以结合化脓性链球菌的 rRNA 序列,其敏感性和特异性为 89% 和 93.5%。荧光定量 PCR 方法也被运用到化脓性链球菌的检验中,可直接从咽拭子中检出化脓性链球菌。

快速的实时荧光定量 PCR 方法可以在取自怀孕妇女的标本中检测到无乳链球菌的 cfb 基因,该方法的敏感性和特异性达到 94% 以上,并且几小时之内检测就可完成。

肺炎球菌核酸 PCR 检测技术主要针对肺炎球菌的自溶酶 lytA 基因、表面抗原 psaA 基因和溶血素 ply 基因进行扩增,其中 lytA 基因 PCR 分析的特异性最高,可以区分传统方法难以检出的肺炎球菌。另外,一些商用试剂也利用核酸探针杂交技术检测化脓性链球菌、无乳链球菌和肺炎球菌,但这些核酸方法应用到常规检验尚有一定距离。

10. 基于质谱技术的微生物鉴定方法　MALDI-TOF-MS(Matrix-Assisted Laser Desorption/Ionization Time of Flight Mass Spectrometry,基质辅助激光解吸电离飞行时间质谱)是近年来发展起来的一种新型的软电离生物质谱。从一个单克隆或其他生物材料开始,经过质谱识别微生物中的高丰度蛋白,所获取的蛋白分子指纹图谱传送到相关软件,并于大容量的数据库进行分析对比,便可以在几分钟内获得微生物鉴定结果,并且还可根据获得的蛋白质指纹图谱进行细菌聚群分析。因此这项技术的发展可能替代传统的微生物鉴定技术。

MALDI-TOF-MS 具有灵敏度高、准确度高及分辨率高等特点,已成为微生物分类和鉴定的快速可靠的方法。目前已应用于临床诊断,鉴定包括链球菌、球菌、杆菌以及真菌在内的各种微生物,将微生物鉴定时间从 24h 缩短到几分钟,并且将影响到临床对病原体感染的治疗模式。

(谢　轶)

第二节　猪链球菌感染与疾病

猪链球菌病是一种人畜共患的急性传染病,不仅可致猪败血症、肺炎、脑膜炎、关节炎及心内膜炎,而且可感染特定人群发病,引起人的脑膜炎和菌血症,并可致死亡。猪链球菌是其病原体,通常存在于健康猪的鼻腔和扁桃体内,也存在于其他动物体内。猪链球菌病对食品安全、畜牧业生产安全以及相关从业人员威胁巨大。目前,猪链球菌感染人的致病机制还不清楚,病原体夹膜多糖是重要的一个致病因素。从患者体液(如血液、脑脊液等)或病灶部位分离到猪链球菌可以确诊,另外通过分子生物学手段(如 PCR 技术)可提高诊断的敏感性和特异性,同时还能够进行血清型的分型。

一、实验室分析路径

实验室分析路径见图 13-2。

二、相关实验及结果判断与分析

猪链球菌血平琼脂板上形成 α 溶血环,在马血平板上猪链球菌的个别种能形成 β 溶血环。显微镜下观察猪链球菌菌体外具有荚膜,其 Lancefield 抗原群中 R、S、T 抗原为阳性。猪链球菌七叶苷水解试验为阳性,VP 试验、6.5% 氯化钠生长试验,45℃和 10℃生长试验均为阴性,根据生化结果可初步认为猪链球菌。进一步检验可送参考实验室做 16SrRNA 的 PCR 和测序鉴定。目前针对猪链球菌的核酸检测方法主要是通用荧光 PCR 快速检测技术、猪链球菌 2 型荧光 PCR 检测技术以及 MALDI-TOF-MS 技术。此类技术的主要特点在于快速,将传统分离培养方法所需的 72 小时缩短为 1.5 小时,其敏感性和特异性均较高。

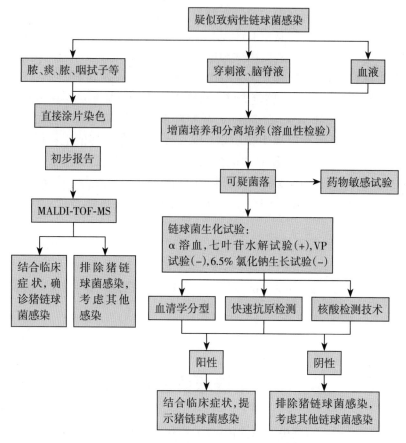

图 13-2 猪链球菌感染实验室分析路径图

（谢 轶）

第三节 肠道菌感染与疾病

人类肠道内存在大量种类繁多的正常菌群,其中绝大部分为厌氧菌和大肠埃希菌、肠球菌等。这些正常菌群的存在对调节人体微生态平衡有极其重要的作用。当有病原菌感染时正常菌群会有所减少。肠道感染最常见的症状是腹泻,腹泻是威胁人类健康的重要疾病,在我国是发病率最高的感染性疾病之一。可导致感染性腹泻的病原微生物种类繁多,包括细菌、真菌、病毒、寄生虫等。本节主要讨论导致感染性腹泻的常见细菌及其实验室诊断方法,除传统鉴定方法外,PCR 检测技术以及 MALDI-TOF-MS 技术在这些细菌鉴定中也有应用。常见致腹泻病原菌包括:沙门菌、志贺菌、致腹泻大肠埃希菌、小肠结肠炎耶尔森菌、霍乱弧菌及其他弧菌、弯曲菌、艰难梭菌、金黄色葡萄球菌、蜡样芽孢杆菌等。此外,也有一些少见致病菌如嗜水气单胞菌、类志贺邻单胞菌等也能导致人类肠道感染。

一、实验室分析路径

实验室分析路径见图 13-3。

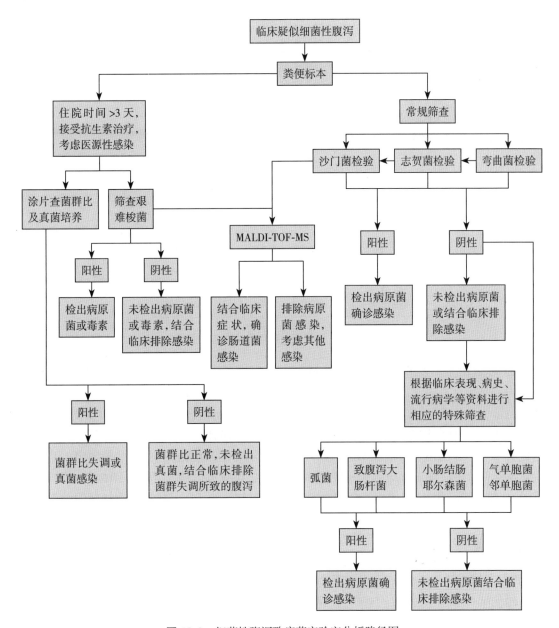

图 13-3　细菌性腹泻致病菌实验室分析路径图

二、相关实验及结果判断与分析

(一)沙门菌检验

沙门菌属(*Salmonella spp*)为兼性厌氧、无芽孢、除鸡瘟沙门菌外均有动力的革兰阴性杆菌,是肠杆菌科中最复杂的菌属,有 2500 多种血清型,其致病性具有种属特异性。沙门菌是由食物引起胃肠炎最常见的原因,它可致多种感染,有些种类如伤寒沙门菌等还可引起菌血症。

1. 沙门菌的分离培养及鉴定　沙门菌的分离培养及鉴定流程见图 13-4。沙门菌兼性厌氧,最适生长温度 35~37℃,最适生长 PH 为 6.8~7.8。本菌对营养的要求不高,在肠道选择性培养基如伊红亚甲蓝(Eosin-methylene-blue,EMB)琼脂平板或 SS(Salmonella-Shigella)琼脂菌

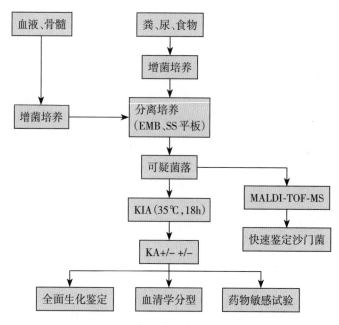

图 13-4　沙门菌分离培养及鉴定流程

落小到中等,由于不发酵乳糖使菌落透明或半透明,有些能产生硫化氢的菌株,在 SS 琼脂上菌落中心呈黑色。对于以上可疑菌落应通过生化反应进一步鉴定到属和种。沙门菌的基本生化特征为葡萄糖发酵阳性、乳糖发酵阴性、脲酶阴性、吲哚阴性、动力阳性、VP 阴性、鸟氨酸阳性或阴性、硫化氢阳性(副伤寒阴性)、枸橼酸盐阳性或阴性。凡乳糖阳性、吲哚阳性或脲酶阳性者不考虑沙门菌。目前 MALDI-TOF-MS 技术可以对肠道致病菌进行快速鉴定。对传统生化反应符合者必须进行血清学分型,即用相应的抗血清对拟鉴定菌种的菌体,按 O 抗原、Vi抗原、H 抗原第一相、H 抗原第二相的顺序进行凝集试验,用于确认沙门菌属细菌的血清型。

　　除了血清学分型还可使用 Vi 噬菌体分型,疾病控制中心(CDC)常用该法进行流行病学调查和追踪传染源,一般不作为常规项目。

　　2. 沙门菌感染的血清抗体检测　　相对于沙门菌感染的免疫应答,机体可产生两种抗体。即抗外膜耐热性菌体抗原(O 抗原)的 O 凝集素和抗不耐热鞭毛抗原(H 抗原)的 H 凝集素。用已知伤寒 O、H 抗原,甲、乙型副伤寒沙门菌的 H 抗原(PA,PB),检测受检血清中有无相应的 O 凝集素和 H 凝集素的半定量凝集试验,被称为肥达反应(Widal test)。该血清抗体检测试验可辅助诊断伤寒,甲、乙型副伤寒引起的肠热症。其指标所代表的临床意义见表 13-1。

表 13-1　肥达试验结果的临床分析

O 抗原	H 抗原	PA 抗原	PB 抗原	结果分析
>1：80	>1：160	<1：80	<1：80	伤寒感染可能性大
<1：80	<1：80	<1：80	<1：80	伤寒感染可能性极小或发病不到一周
>1：80	<1：80	<1：80	<1：80	伤寒感染早期或其他沙门菌感染
<1：80	>1：160	<1：80	<1：80	曾患过伤寒或接种伤寒菌苗
>1：80	<1：160	>1：80	>1：80	副伤寒感染可能性大

注:单次效价增高的定论可靠性差,应在疾病的早期和中后期分别采集血清样本,若第二份血清比第一份的效价增高 4 倍以上具有诊断意义

　　由于许多沙门菌存在共同的 O、H 抗原以及既往感染或预防接种等均可引起交叉反应，所以仅以血清抗体检测无法准确鉴定和区分伤寒与非伤寒沙门菌。因此，虽然肥达反应可作为诊断沙门菌感染的辅助指标，但却不能取代沙门菌的分离培养及鉴定。

(二) 志贺菌检验

　　志贺菌(*Shigella spp*) 为无动力，无荚膜的革兰阴性杆菌，属肠杆菌科。志贺菌分 A-D 4 个血清亚群，A 群为痢疾志贺菌，B 群为福氏志贺菌，C 群为鲍特志贺菌，D 群为宋内志贺菌。志贺菌是引起肠道感染的常见致病菌，罕见肠外感染。

　　1. 粪便标本直接检查　主要有抗原检测和核酸检测。抗原检测主要有胶乳凝集试验和免疫荧光试验，但其敏感性和特异性受很多因素影响。

　　近年来，已有文献报道已从与志贺菌致病性相关的质粒相关区段中设计出 ipaH 引物，可用于在标本中直接检测志贺菌，但目前这一技术仅限于研究，并未大规模临床推广。MALDI-TOF-MS 技术已经可以对肠道致病菌进行初步鉴定，但目前急性志贺菌病的诊断尚依赖于粪便培养的病原菌分离和鉴定。

　　2. 志贺菌的分离培养及鉴定　志贺菌的分离培养及鉴定流程见图 13-5。

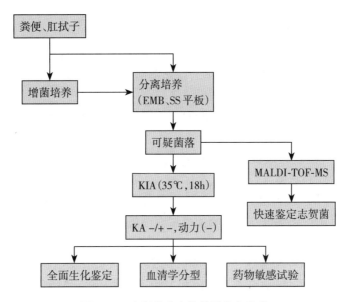

图 13-5　志贺菌分离培养及鉴定流程

　　志贺菌兼性厌氧，最适生长温度 35~37℃，最适生长 pH 为 6.8~7.8。本菌在肠道选择性培养基上菌落小到中等，由于不发酵乳糖使菌落无色半透明，宋内志贺菌常为粗糙型菌落。取可疑菌落(EMB、SS 上无色菌落)通过生化反应和血清学试验进一步鉴定到属和种。

　　志贺菌的基本生化反应特征为：葡萄糖发酵阳性、乳糖发酵阴性，枸橼酸盐阴性，脲酶阴性，动力阴性，VP 试验阴性。对生化反应符合者必须进行血清学分型鉴定，可先用志贺菌属 4 种多价血清(A 群 1,2 型、B 群 1~6 型、C 群 1~6 群及 D 群)作玻片凝集试验，凝集者进一步作定型鉴定。我国目前现有的定群及定型诊断血清包括痢疾志贺菌 1 型和 2 型血清、福氏志贺菌(1~6 型)血清、鲍特志贺菌(1~6 型)、宋内志贺菌血清。

（三）弯曲菌检验（图 13-6）

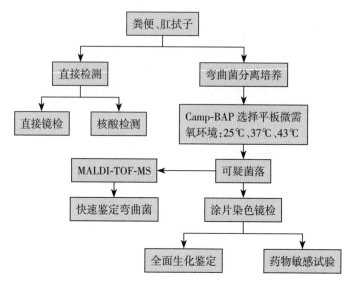

图 13-6 弯曲菌检验流程

弯曲菌属（*Campylobacter spp*）是一类弯曲或螺旋形的无芽孢有单端鞭毛的革兰阴性菌，常定居在家禽的肠道，可导致人类致病的有空肠弯曲菌、大肠弯曲菌、胎儿弯曲菌等，其中空肠弯曲菌是引起人类肠道感染的常见病原菌之一。

1. 粪便标本直接检查　主要有粪便与肛拭子的直接显微镜检查和酶联免疫法以及核酸探针检测。

粪便直接镜检（相差或暗视野显微镜效果更好）查找弯曲，呈 S 形或螺旋形并呈快速投镖式或螺旋式运动的细菌，以此做初步诊断。商品化的结合碱性磷酸酶的人工合成核酸探针可直接从粪便中检测空肠弯曲菌合大肠弯曲菌，其敏感性和特异性分别为 82.6% 和 100%。酶免疫法可用特异性抗体检测粪便中弯曲菌抗原，但目前酶免疫法仅限于研究领域，尚未被临床实验室广泛采用。

2. 弯曲菌的分离培养与鉴定　粪便或肛拭子可直接接种于改良的 Campy-BAP 选择平板；多数肠道致病弯曲菌（包括空肠弯曲菌和大肠弯曲菌）在气体条件为 7% 的氧，1%~10% 二氧化碳的微需氧环境中生长最佳。弯曲菌的菌落在同一平板上可出现灰白、湿润边缘不齐蔓延生长的菌落和半透明、圆形、凸起、有光泽的小菌落等两种菌落形态。可用常规生化试验和生长温度特征及体外药敏鉴定特征将弯曲菌鉴定到种。乳胶凝集试验将弯曲菌鉴定到属水平，此法尤其对空肠弯曲菌和大肠弯曲菌有较高的敏感性和特异性。另外，也可用 MALDI-TOF-MS 技术对弯曲菌进行初步鉴定。

（四）霍乱弧菌和副溶血弧菌检验

弧菌属是兼性厌氧的革兰阴性弯曲杆菌。弧菌属共有 36 个种，有 12 种与人类感染相关，在我国引起胃肠道感染最常见的弧菌为霍乱弧菌和副溶血弧菌，约占弧菌引起的胃肠道感染的 70%。除了传统生化鉴定技术外，PCR 技术和 MALDI-TOF-MS 技术也可以对霍乱弧菌和副溶血弧菌进行初步鉴定。

霍乱弧菌的实验室检验流程见图 13-7。

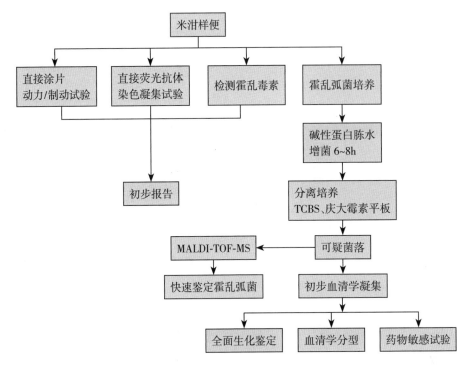

图 13-7 霍乱弧菌实验室检验流程

1. 霍乱弧菌粪便标本直接检查

(1) 涂片染色镜检：取米泔样粪便直接涂片革兰染色,油镜观察鱼群样排列的革兰阴性弯曲杆菌。但这种方法受人为因素影响较大,特异性差,只能用作霍乱弧菌辅助诊断。

(2) 动力和制动试验：取米泔样粪便制成悬滴(或压滴)片,在暗视野或相差显微镜下直接观察呈鱼群样来回穿梭运动的细菌。如果在悬滴标本中加入 1 滴霍乱多价诊断血清(效价≥1：64),则穿梭运动的细菌停止运动并发生凝集,此为制动试验阳性。此试验可对霍乱弧菌做初步鉴定。

(3) 霍乱弧菌快速诊断：使用抗 O1 群和抗 O139 群抗原的单克隆抗体凝集或直接荧光抗体染色,可直接检测粪便标本中的霍乱弧菌抗原,从而快速辅助诊断霍乱弧菌感染。

(4) 检测霍乱毒素(Cholera Toxin, CT)：采用反相间接乳胶凝集试验或用 ELISA 法直接检测粪便标本中的霍乱毒素,文献报道有较高的灵敏度和特异性。

2. 霍乱弧菌的分离培养与鉴定　霍乱弧菌在硫 TCBS 平板上形成黄色、较大的菌落,在 4 号琼脂或庆大霉素琼脂平板上形成中心灰褐色的菌落。对于以上可疑菌落,应结合临床症状和粪便性状,使用 O1 群和 O139 群霍乱多价抗血清和单价抗血清进行凝集试验。对于凝集试验阳性者结合菌落特征和菌体形态,做出初步报告。并进一步做相应的生化反应确诊。

霍乱弧菌的典型生化特征为：氧化酶阳性,发酵葡萄糖、蔗糖、甘露醇,不发酵乳糖和阿拉伯糖,动力、赖氨酸脱羧酶、鸟氨酸脱羧酶、霍乱红、黏丝试验均阳性,能在不含氯化钠和含 6% 的氯化钠培养基中生长,氯化钠浓度高于 6% 则不能生长；精氨酸双水解酶阴性。生化反应符合霍乱弧菌的菌株尚需区分古典生物型和 El-Tor 生物型。

3. 副溶血弧菌检验　由于粪便标本中副溶血弧菌没有形态特殊性,因此一般不做标本的直接镜检。对该菌引起感染的实验室诊断主要依赖于粪便、肛门拭子等标本的分离培养与鉴定。副溶血弧菌分离培养及鉴定流程见图 13-8。

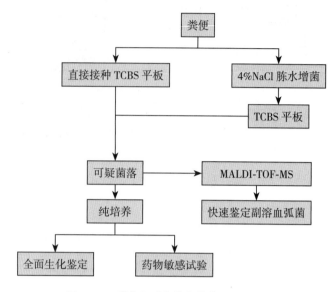

图 13-8　副溶血弧菌分离培养及鉴定流程

副溶血弧菌由于不发酵蔗糖在 TCBS 平板上呈蓝绿色的菌落。副溶血弧菌的典型生化特征为:氧化酶阳性,发酵葡萄糖、麦芽糖,不发酵乳糖、蔗糖;吲哚阳性,大部分菌株脲酶阴性,V-P 阴性,赖氨酸脱羧酶、鸟氨酸脱羧酶阳性;在不含 NaCL 和含 10%NaCL 的蛋白胨水中不生长,在 3% 和 7%NaCL 蛋白胨水中生长。

(五) 致腹泻大肠埃希菌检验

能引起腹泻的大肠埃希菌主要有五类,分别为:肠毒素型大肠埃希菌(Enterotoxigenic *E.coli*,ETEC),肠致病性大肠埃希菌(Enteropathogenic *E.coli*,EPEC),肠侵袭性大肠埃希菌(Enteroinvasive *E.coli*,EIEC),肠出血性型大肠埃希菌(Enterohemorrhagic *E.coli*,EHEC) 又称为志贺样毒素大肠埃希菌(Shiglla like toxigenic *E.coli*,SLTEC)和肠凝聚型大肠埃希菌(Enteroaggregative *E.coli*,EaggEC),这些致腹泻的大肠埃希菌具有与肠道外感染的大肠埃希菌基本相似的生物学性状,但分别具有特殊的血清型、肠毒素或毒力因子,可通过相应不同的生物学和免疫学方法检测,也可通过 PCR 扩增致腹泻大肠埃希菌相关基因的引物和探针来进行鉴定。

EHEC 多为水源性或食源性感染,常由食用未熟的牛肉或消毒不彻底的牛奶导致感染,包括无症状感染,轻度腹泻,出血性结肠炎和溶血型尿素综合征等。人与人之间通过粪 - 口途径传播。1993 年美国 CDC 建议所有血便患者应常规筛查 EHEC,尤其是 O157:H7。由于 O157:H7 不发酵或迟缓发酵山梨醇,可用山梨醇麦康凯平板筛选 O157:H7。35℃孵育18~24 小时后,选平板上无色菌落做 O157 和 H7 的血清学凝集试验或经次代培养后用乳胶凝集试验检测 O157 抗原。并同时做标准的生化反应证实为大肠埃希菌。由于没有合适的针对非 O157 EHEC 的选择性培养基,目前最好的非 O157 EHEC 的筛查方法是检测大便标本中的志贺样毒素。目前已有多种基于 ELISA 原理的志贺样毒素检测试剂盒应用于临床，但其检测灵敏性和特异性有待进一步评价。

对于 ETEC，EPEC，EIEC，EaggEC 的检验由于其检验方法复杂无法在临床常规实验室开展。因此，常常是公共卫生的参考实验室遇到有流行暴发，而其他常规肠道致病菌筛查阴性的情况下再进行这些致病菌的检查。

（六）小肠结肠炎耶尔森菌检验

属于肠杆菌科的小肠结肠炎耶尔森菌是能引起胃肠炎和腹泻的肠道致病菌之一。其引起的临床症状以小肠结肠炎为主，类似阑尾炎，该菌还可引起肠道外感染，包括菌血症、心内膜炎、关节炎。因为此菌耐低温，冰箱内存放过久的食品可能带菌，食用这类食品或消毒不严的牛奶可导致胃肠炎。

对小肠结肠炎耶尔森菌引起的肠道感染的实验室诊断主要依赖于粪便培养，其分离培养流程见图 13-9。

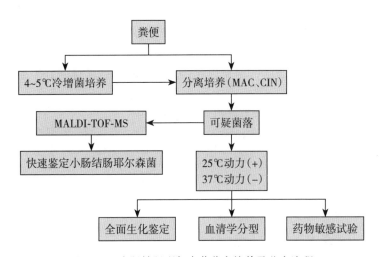

图 13-9　小肠结肠耶尔森菌分离培养及鉴定流程

小肠结肠炎耶尔森菌为革兰阴性球杆菌，偶有两极浓染，无芽孢，无荚膜，最适生长温度 28℃。该菌通常不发酵乳糖在 MAC 上为无色菌落，在 CIN 平板上菌落呈粉红色，偶尔有一圈胆盐沉淀。

小肠结肠炎耶尔森菌主要生化鉴定依据为：发酵葡萄糖、蔗糖产酸不产气；不发酵鼠李糖和蜜二糖；动力和 VP 试验 22~25℃阳性，35~37℃阴性；脲酶阳性；鸟氨酸脱羧酶阳性；不产硫化氢。用血清学的方法检测菌体抗原及表型，可鉴定致病菌和非致病菌。

目前，16s RNA 的 DNA 测序鉴定技术和 MALDI-TOF-MS 鉴定技术也可以对小肠结肠炎耶尔森菌进行快速的初步鉴定。

（七）气单胞菌和邻单胞菌检验

气单胞菌属（*Aeromonas spp*）和邻单胞菌属（*Plesiomonas spp*）是氧化酶阳性，具有端鞭毛的兼性厌氧革兰阴性杆菌。气单胞菌为水中常居菌，该属的多数菌种对人体有致病性，可引起的肠道内感染主要表现为腹泻，可为轻度腹泻，严重者也可出现痢疾样脓血便。邻单胞菌属只有一个菌种，即类志贺邻单胞菌，它导致的胃肠道感染常与进食生水和海产品有关并好发于温暖环境。

1. 气单胞菌检验 气单胞菌感染的实验室诊断主要依赖于细菌培养与分离。在血平板上气单胞菌落为灰白色,光滑、湿润、凸起有些菌种如嗜水气单胞菌有 β 溶血现象,绝大多数气单胞菌由于不发酵乳糖在麦康凯平板上呈无色菌落;气单胞菌在 SS 培养基和 TCBS 上不生长。气单胞菌属的生物学特征:革兰阴性直杆菌,有时呈球杆状,绝大多数动力阳性,氧化酶阳性,发酵葡萄糖产酸或产酸产气,还原硝酸盐。

2. 类志贺邻单胞菌检验 类志贺邻单胞菌感染的实验室诊断主要依赖于细菌培养与分离。类志贺邻单胞菌在血琼脂平板中生长良好,形成中等大小,不溶血,灰色平滑,不透明的菌落,在麦康凯平板形成无色菌落。类志贺邻单胞菌的典型特征:氧化酶阳性,发酵葡萄糖、麦芽糖、肌醇、不发酵甘露醇,蔗糖,动力、赖氨酸脱羧酶、鸟氨酸脱羧酶、精氨酸双水解酶试阳性,对 O/129 敏感,其中肌醇阳性是该菌的主要特征。

(八) 艰难梭菌的检验

艰难梭菌是引起医院内成人腹泻的主要原因,其引起感染主要与化疗药物如抗菌药物的使用有关,临床表现可从无症状到抗生素相关性腹泻、非特异性结肠炎、假膜性结肠炎和中毒性巨结肠。艰难梭菌致病因素主要为两种:蛋白质性外毒素即肠毒素(毒素 A)和细胞毒素(毒素 B),其中肠毒素能使肠壁出血坏死,液体积蓄;细胞毒素能直接损伤肠壁细胞,造成假膜性结肠炎。

艰难梭菌感染的实验室诊断主检验流程见图 13-10。

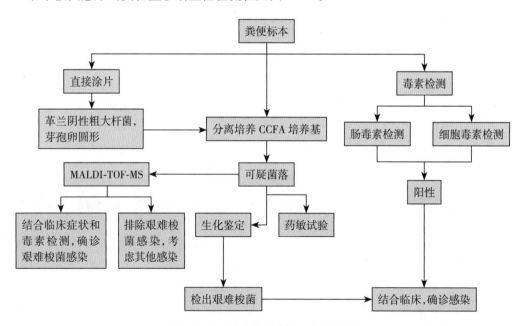

图 13-10 艰难梭菌实验室检验流程

1. 艰难梭菌粪便直接涂片 做革兰染色镜检,艰难梭菌为革兰阳性粗长杆菌,芽孢为卵圆形或长方形,位于菌体的次级端。同时常伴发粪便菌群比例严重失调,正常菌群极少,而这种形似艰难梭菌的芽孢杆菌成为优势菌。可根据涂片结果和临床病史与症状做进一步培养与毒素检查才能确诊。

2. 艰难梭菌的分离培养 采集新鲜粪便标本接种艰难梭菌的选择性培养基:环丝氨酸-头孢甲氧霉素-果糖-卵黄琼脂(cycloserine-cefoxitin-fructose-agar,CCFA),并进行厌氧培养。

艰难梭菌的鉴定要点:革兰阳性粗长杆菌,芽孢为卵圆形或长方形,位于菌体的次级端;严格专性厌氧菌;在CCFA琼脂上形成粗糙的黄色菌落,在紫外线灯下可见黄绿色荧光;酯酶及卵磷脂酶阴性;发酵果糖;不发酵乳糖;不凝固和不消化牛乳;吲哚阴性。基于16s RNA的DNA测序鉴定技术和MALDI-TOF-MS鉴定技术也可应用于艰难梭菌的快速鉴定。

大量文献资料表明95%以上患抗生素相关的假膜性结肠炎的患者粪便艰难梭菌毒素阳性,而2%~3%的正常人粪便能检出艰难梭菌,但艰难梭菌毒素阴性;并且用抗生素治疗但无腹泻的患者中有21%的人粪便艰难梭菌培养阳性,却仅有2%的人艰难梭菌毒素阳性。因此,目前认为粪便培养有假阳性,明确诊断艰难梭菌感染的金标准应为采用细胞培养法检出粪便中的艰难梭菌毒素。

3. 艰难梭菌毒素检测 用于毒素检测的水样便或肠道内容物,应先离心后沉淀,取上清液过滤除菌后,进行艰难梭菌毒素检测。常用二倍体人成纤维细胞(W1-38细胞)进行细胞毒素(毒素A)检测,一旦粪便上清液中存在细胞毒素,可使此培养细胞发生固缩脱落等毒性反应。该试验需要组织培养设备与经验,24~48小时温育并动态观察,使其在常规临床微生物实验室的应用受限。

动物实验表明,对艰难梭菌感染而言,肠毒素是比细胞毒素更重要的致病因素。有多家公司研发出快速、简便的基于酶免疫反应(EIA)和膜酶免疫(Membrane EIA)原理检测肠毒素(毒素A)的试剂盒,但敏感度和特异度差异较大且不能检测毒素A阴性而毒素B阳性的分离株。

(九) 肠道菌群失调及真菌感染的检验

肠道菌群的数量与细菌的种类是随着食物的消化、吸收、排泄发生着动态的生理变化,这种肠道菌群的生理改变在一般情况下与机体保持动态平衡。但如果由于疾病、抗菌药物的长期使用或不合理应用、手术、放化疗以及环境等因素影响,造成肠道菌群数量和各菌种的比例发生大幅度变化,超出正常范围并由此产生以腹泻为主的临床症状,就为肠道菌群失调症(dysbacteriosis)。根据严重程度分为三度。

1. Ⅰ度菌群比例失调 表现为粪便涂片查菌群比例时,革兰阳性菌、阴性菌比例的轻度变化。是一类较轻的失调,一般来说诱因去除后即自行恢复。

2. Ⅱ度菌群比例失调 表现为粪便涂片革兰染色查菌群比例时,革兰阳性菌、阴性菌,球菌和杆菌比例的明显变化,如球杆比倒置。是一类中度的失调,诱因去除后失调也会维持一段时间。临床常表现为慢性腹泻与慢性胃肠功能紊乱。

3. Ⅲ度菌群失调 表现在粪便涂片革兰染色查菌群比例时发现原有的正常肠道菌群很少,而少见的细菌如葡萄球菌、梭状芽孢杆菌、酵母样真菌成为优势菌,菌群中各种细菌比例发生很明显的变化。临床表现多为严重的腹泻与肠功能紊乱,患者全身情况较差。其中真菌引起的念珠菌性肠炎和艰难梭菌引起的假膜性肠炎临床常见。其中对于念珠菌性肠炎的实验室诊断,除了粪便涂片革兰染色查酵母样真菌外,也可做粪便的真菌培养。

但由于酵母菌本身就属于人体肠道菌群中成员,因此对酵母菌阳性培养结果的解释一定要在考虑检出的念珠菌的数量同时,紧密联系临床病史和症状。

(康 梅)

第四节　军团菌感染与疾病

军团菌广泛存在于自然环境,常存在于空调系统,淋浴水源系统甚至含氯化物的饮水源中,可通过汽溶胶吸入肺内引起感染,是医院感染的主要致病菌之一。军团菌属(*Legionella*)是一类独特的需氧革兰染色阴性纤细小杆菌,无荚膜,有多形性,至今该菌属已分离出 45 个种,60 多个血清型,目前已知约有 20 种对人体有致病性,但可以引起人类军团菌感染最多见的为嗜肺军团菌(*L. pneumophila*)1、6、4 血清型和米克戴德军团菌(*L.micdadei*)、长滩军团菌(*L.longbeachae*)、杜莫夫军团菌(*L.dumoffii*)、波兹曼军团菌(*L.bozemanii*)等。军团菌感染是以肺部感染为主的全身性疾病,临床症状分为两种类型:庞堤亚克热(Pontiac fever),患者表现为发热、头痛、肌肉痛等流感样感染症状,有较强传染性,2~5 天即可好转;嗜肺军团菌病,患者表现为肺部感染为主的全身脏器损害,发病初期有胸痛、咳嗽、发热、等症状,可伴发中枢神经系统和消化道并发症,如延误治疗,其病死率较高。军团菌肺炎散发病例占社区获得性肺炎的 1%~15%、医院内感染肺炎的 3.8%、诊断困难的不典型肺炎的 4%~11%。夏末秋初是好发季节,男性发病多于女性,孕妇、老年、免疫功能低下者为多发人群,暴发流行多见于医院、旅馆、建筑工地等公共场所。军团菌病的临床表现多样,确诊有赖于临床微生物实验室检查。

一、实验室分析路径

实验室分析路径见图 13-11。

二、相关试验及结果判断与分析

1. 直接标本显微镜镜检(非荧光染色)　将肺组织和痰涂片进行镀银染色、姬美尼兹(Gimenez)染色或革兰染色后,镜检观察嗜肺军团菌。需要注意的是肺组织和痰涂片中的嗜肺军团菌和体外培养的嗜肺军团菌的镜下形态差异很大;前者呈短球杆状($3~5\mu m$),而后者呈细长丝状($10~25\mu m$)。

文献报道直接镜检(非荧光染色)的敏感性差,如肺活检组织和痰涂片革兰染色查嗜肺军团菌的检出率不足 0.1%,姬美尼兹(Gimenez)染色的检出率也只有 1%~10%,因此,直接显微镜镜检(非荧光染色)未检出嗜肺军团菌并不能排除感染。

2. 直接标本显微镜镜检(免疫荧光染色)　目前为组织和痰中检测嗜肺军团菌敏感性和特异性最高的方法。取呼吸道分泌物标本,用荧光素标记的抗军团菌抗体直接与标本作用后观察细菌形态,优点是简便、快速,2 小时内可出结果,特异性好。

3. 核酸检查　军团菌的 DNA 探针是用嗜肺军团菌反转录 rRNA 为模板,通过引物合成并以吸收法去除与其他细菌的共同序列而合成。PCR 和探针杂交技术相结合,能提高检测的特异性和敏感性。PCR 与 ELISA 方法相结合检测军团菌,技术操作简单快速,也能确定军团菌属的各种细菌,为理想的诊断试验。

有文献报道下呼吸道分泌物、血清、尿液的直接核酸检测的敏感度分别为 80%~100%,30%~50%,50%~90%,特异性大于 90%。

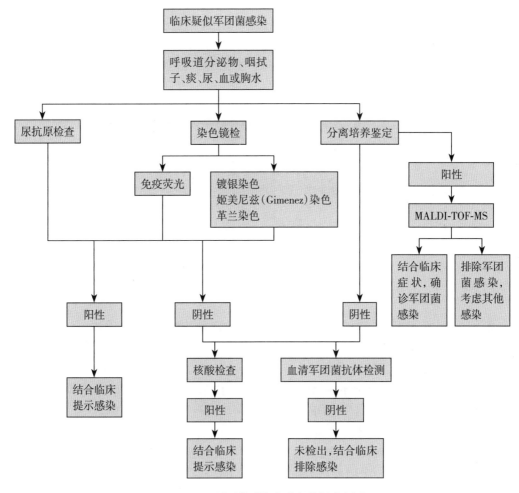

图 13-11 军团菌感染实验室分析路径图

4. 尿抗原检测 由嗜肺军团菌血清型 I 型引起的军团病感染患者的尿液中有一种具有热稳定性及抗胰蛋白酶活性的细菌细胞壁脂多糖成分,血清中此抗原浓度比尿中低 30~100 倍,目前可采用单克隆或多克隆抗体的 ELISA 法对尿军团菌抗原进行检测,特异性、敏感性均很高,3 小时内可获得结果。

研究发现 80%~90% 的流行性和散发性社区获得性军团菌感染是由嗜肺军团菌血清型 1 型特别是 Pontiac/MAB2/MAB3-1 单克隆亚型引起,尿抗原的阳性检出率与军团菌感染的症状呈高度正相关,即由嗜肺军团菌血清型 1 型引起的军团病感染症状越重,尿抗原的检出率越高。因此,对尿抗原检测阴性而临床怀疑社区获得性军团病感染患者应多次检测。尿抗原检测的特异性为 99%~99.5%,但如果尿液中存在类风湿因子、测试前尿液被冰冻存放或尿沉渣过多都会导致假阳性的产生。

5. 细菌培养与鉴定 标本中分离培养出军团菌可确诊,目前培养敏感性约为 70%。军团菌培养与鉴定流程见图 13-12。军团菌在活性炭 - 酵母浸液琼脂培养基(buffered charcoal-yeast extract agar,BCYE)上培养 3~4 天可形成灰色菌落。大部分菌株不分解糖,动力阳性。临床常见军团菌菌种鉴别的关键性生化试验包括:马尿酸钠水解试验,荧光色素产生试验,

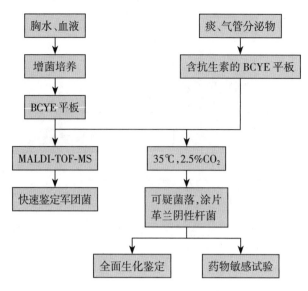

图 13-12　军团菌培养与鉴定流程

明胶液化和氧化酶试验。其中嗜肺军团菌的生化特征：氧化酶(+\-)、马尿酸钠(+)、明胶(+)、鞭毛(+)、荧光(-)。

军团菌培养是诊断军团菌感染的金标准，但其培养的缺陷性在于培养结果受标本采集质量、操作技术的影响，阳性率不一；费时较长，需 7~10 天，难以给临床治疗提供快速和及时的帮助，但对于阳性结果，MALDI-TOF-MS 技术也可以进行快速的初步鉴定。

6. 血清军团菌抗体检测　感染军团菌后机体主要产生特异性 IgM 抗体和 IgG 抗体。IgM 抗体的检测对早期诊断有一定意义，在疾病后期无诊断价值；但也有研究发现 IgM 抗体可以在感染后持续存在一年，因此认为血清军团菌 IgM 抗体对急性感染诊断价值不大；血清IgG 抗体出现晚，持续存在时间长，确诊患者时，采急性期和恢复期双份血清，恢复期抗体滴度升高达急性期 4 倍或以上，且滴度达 1 : 128 时具有诊断意义（单管滴度≥1 : 256，提示军团菌病）。血清军团菌抗体检测主要用于临床流行病学调查。目前常用的血清学检测方法有：间接免疫荧光法（indirect immunofluorescent assay, IFA）、微量凝集试验（microagglutination）和酶免疫试验（enzyme immunoassay）等。

（康　梅）

第五节　淋病奈瑟菌感染与疾病

淋病奈瑟菌是奈瑟菌属重要致病菌种之一，为革兰阴性双球菌，成双、肾形排列。淋病是由淋病奈瑟菌（简称淋球菌）引起的泌尿生殖系统的化脓性感染，也可侵犯眼睛、咽部、直肠和盆腔等处以及血行播散性感染，是我国当前流行的主要性传播疾病。在中国 2000 年报告的发病人数为 28.57 万人，占性病总人数的 33.25%，发病率为 22.92/10 万。人类为淋病奈瑟菌的宿主，淋病奈瑟菌感染的危险因素与暴露的次数和暴露的部位有关。对男性而言，与女性感染者的单次性接触，被感染的几率约为 20%；而对女性而言，与男性感染者的单次性接触感染几率高达 50%~70%。

淋病潜伏期一般为 2~5 天,临床表现为:①单纯性淋病:在男性常表现为尿频、尿急、尿痛,尿道口出现脓性分泌物,女性则多见于子宫颈红肿、阴道分泌物增多和排尿困难;②淋菌性盆腔炎;③口咽部和肛门直肠淋病;④常发生于新生儿产道感染引起的淋菌性结膜炎;⑤播散性淋病,常见于免疫缺陷患者,表现为菌血症、皮肤损害或化脓性关节炎等。

一、实验室分析路径

实验室分析路径见图 13-13。

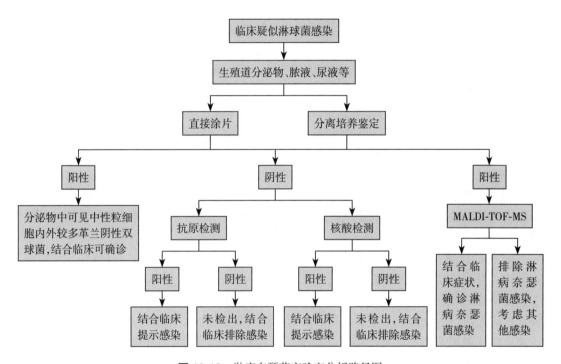

图 13-13　淋病奈瑟菌实验室分析路径图

二、相关试验及结果判断与分析

1. 分泌物直接涂片革兰染色镜检　采集标本涂片后革兰染色镜检,男性尿道分泌物中可见中性粒细胞内外较多革兰阴性双球菌,有助于男性淋病早期诊断。新生儿结膜分泌物直接涂片染色查见细胞内外大量革兰阴性双球菌可初步判断为淋病奈瑟菌性结膜炎。

应注意革兰染色不能用于淋病奈瑟菌性子宫颈炎的诊断,因为女性阴道和直肠的正常菌群中可存在与淋病奈瑟菌形态极为相似的细菌,因此,对于女性生殖道分泌物涂片所见结果必须由培养结果证实才能报告临床。

2. 分离培养与鉴定　以人造纤维活涤纶拭子采集标本,立即接种于淋病奈瑟菌专用的选择性培养基,并置于 5%CO_2 35~37℃条件下孵育,18~24 小时后观察平板。如不能立即接种,则应置于运送培养基中,防止淋病奈瑟菌死亡和其他微生物的过度生长。淋病奈瑟菌菌落特点为直径 0.5~1mm,灰白色,光滑、透明呈露滴状凸起的菌落。如培养 72 小时后无可疑菌落生长方可出阴性报告。

(1) 形态和生化鉴定:选可疑菌落涂片,淋病奈瑟菌为革兰阴性双球菌,氧化酶及触酶阳性。葡萄糖发酵试验阳性,产酸不产气,不分解麦芽糖和蔗糖等其他糖类。

(2) 免疫学鉴定:制备淋病奈瑟菌的外膜蛋白 PorI 的荧光单克隆抗体,将分离出的可疑菌落涂片并与上述荧光单克隆抗体进行直接荧光抗体染色,在荧光显微镜下观察呈苹果绿的淋病奈瑟菌。也可利用外膜蛋白单克隆抗体进行凝集试验或免疫层析试验鉴定淋病奈瑟菌。

(3) 分子生物学鉴定:常见作为淋病奈瑟菌检测靶片段的基因有淋病奈瑟菌隐蔽性质粒、染色体基因探针、菌毛 DNA 探针、透明蛋白(opa)基因、菌毛 DNA 探针、rRNA 基因探针和 porA 基因。目前临床应用较广的淋病奈瑟菌菌种分子生物学鉴定试剂盒如 Gen-Probe 就是通过化学发光检测种特异性 rRNA 序列来对菌落做菌种鉴定。MALDI-TOF-MS 技术利用蛋白质谱分布可对淋病奈瑟菌进行快速的初步鉴定。这种分子生物学的鉴定方法比生化鉴定和免疫学鉴定敏感性和特异性更高,特别适用于生化模式不典型的疑难菌的鉴定。

3. 抗原检测 将抗淋病奈瑟菌抗原的单克隆抗体结合在固相上,与标本中的淋病奈瑟菌抗原结合形成免疫复合物,通过免疫显色反应来做定性检测。适用标本为男性尿液和女性尿道、阴道和宫颈标本。评估试验显示与传统培养法相比,其敏感性 94.1%、特异性 95%,相应的阳性预测值为 96.9%,阴性预测值为 92%,目前的检测下限为 10 000CFU/ml。

如果标本中有较高浓度的其他奈瑟菌及莫拉菌、不动杆菌、嗜血杆菌等,会由于交叉反应而出现假阳性。该方法在推断男性淋菌性生殖道感染的敏感性和特异性与革兰染色类似,但对宫颈拭子的敏感性较低。

4. 核酸检测 可直接检测尿道及子宫颈样本中的淋病奈瑟菌,并可常常同时检测沙眼衣原体。目前主要有三种检测类型。

(1) 核酸扩增试验(nucleic acid amplication tests,NAATs):直接扩增标本中的目的基因片段。不同商品化的检测试验主要表现为扩增方法及靶序列的不同。目前应用较广的淋病奈瑟菌核酸扩增试剂盒主要有应用聚合酶链反应的 ROCH 公司的 AMPLICOR;应用链取代扩增隐蔽性质粒 DNA 序列的 BD 公司的 PROBE-TEC 以及应用转录介导的扩增(transcription-mediated amplication,TMA)检测特异性 23sRNA 序列的 GenProbe 公司的 APTIMA。这三种商品化检测试验对不同标本的检测性能比较见表 13-2。

(2) 直接探针杂交:以靶核酸的互补片段作为探针,直接检测标本中的杂交体;目前已有两种直接探针杂交测试盒获得美国 FDA 认可,用于直接检测标本中的淋病奈瑟菌;文献显示与培养相比对女性标本和男性标本,该测试方法的敏感性分别为 94% 和 99% 左右,特异性分别为 97.5% 和 100%。

(3) 扩增信号探针:先以靶核酸的互补片段作为探针与标本中的目的片段杂交,然后扩增杂交信号后进行检测。文献评价显示,核酸共扩增比直接探针杂交更能明显提高检测灵敏度。

与金标准淋病奈瑟菌培养相比,核酸检测的优势在于标本保存时间长,不需要特殊运输条件,而且核酸扩增还适用于无创标本如尿液、阴道拭子等。但这种非培养的检测手段的局限性在于:首先无法得到活菌进行药敏试验;其次即使细菌死亡后核酸的浓度仍会在一段时间内持续高于检测限,不适于立即用于评价淋病奈瑟菌感染的治疗效果。因此,这种方法主

表 13-2　淋病奈瑟菌的核酸扩增试验性能比较

试验方法和标本	敏感性(%)	特异性(%)
聚合酶链反应		
子宫颈	92.4	99.5
女性尿液	64.8	99.8
男性尿液	94.1	99.9
链取代扩增反应		
子宫颈	96.6	98.9~99.8
女性尿液	84.9	98.8~99.8
男性尿液	98.1	96.8~98.7
男性尿道标本	98.1	96.8~98.7
转录介导扩增		
子宫颈	99.2	98.7
女性尿液	91.3	99.3
男性尿液	97.1	99.2
男性尿道标本	98.8	98.2

要适用于淋病奈瑟菌感染的辅助诊断。

（康　梅）

第六节　结核分枝杆菌感染与疾病

结核分枝杆菌(*M. tuberculosis*)可通过呼吸道、消化道或皮肤损伤侵入易感机体,引起多种组织器官的结核病,其中以呼吸道传播引起的肺结核最多。人体感染结核分枝杆菌后不一定发病,入侵菌量和机体的免疫状态等与发病有关。结核病以渗出、干酪样坏死及其他增殖性组织反应为基本病理特征。除少数起病急骤外,临床多呈慢性过程,表现为低热、消瘦、乏力等全身症状与咳嗽、咯血等呼吸系统症状为主。

据世界卫生组织统计,结核病已经成为单一病原菌疾病死因的第一位。目前我国结核病年发病人数约为 130 万,占全球发病人数的 14%,位居全球第二位。近年来,我国每年报告肺结核发病人数始终位居全国甲乙类传染病的前列;耐多药结核(multi-drug-resistant tuberculosis,MDR-TB),甚至泛耐药结核(extensively drug-resistant tuberculosis,XDR-TB)危害日益凸显,未来数年内可能出现以耐药菌为主的结核病流行态势;结核分枝杆菌与 HIV 双重感染的患者人数持续增加,防治工作亟待加强;中西部地区、农村地区结核病防治形势严峻。在结核病控制工作中,实验室诊断仍是主要检测手段。目前,实验室主要的检测方法包括直接涂片镜检和细菌培养、组织病理学检查、影像学检查、血清学方法、酶联免疫法和分子生物学方法。

一、实验室分析路径

实验室分析路径见图 13-14。

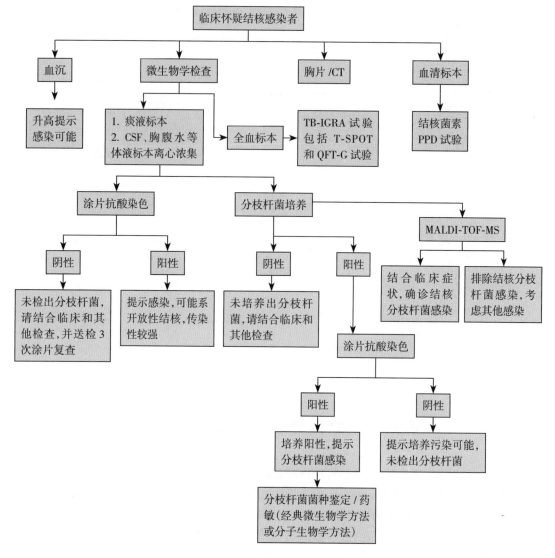

图 13-14 结核病的实验室诊断途径

二、相关实验及结果判断与分析

1. 直接涂片检测 涂片的方法简单易行,无论是痰标本,还是无菌体液标本均可经涂片染色获得快速的临床信息。但由于其检测的敏感性较差及存在主观判断差异,建议连续送检 3 次标本。建议采集呼吸道深部清洁晨痰做涂片镜检,以提高痰标本的质量和阳性检出率。实验室常规使用姜 - 尼染色法(Z-N 法)。

涂片阳性表明有抗酸杆菌,但不一定是结核分枝杆菌,应进一步鉴定确证。痰菌阳性表明病灶是开放性的,具有较强的传染性。如直接涂片镜检不易检出,应浓集涂片,浓集菌后离心涂片,可提高一定的阳性率及敏感性,但成本较高,有待优化普及。

2. 分枝杆菌分离培养 培养的方法可以证实分枝杆菌的存在以及有无繁殖能力,同时还可以应用包括 MALDI-TOF-MS 在内的鉴定方法对结核分枝杆菌做进一步的鉴定与药敏

表 13-3 **萋 - 尼染色镜检分级报告标准**

（-）	全视野（或 300 视野）未发现抗酸菌
（-/+）需报告菌数	1~8 条抗酸杆菌 /300 视野
（+）	3~9 条抗酸杆菌 /100 视野
（++）	1~9 条抗酸杆菌 /10 视野
（+++）	1~9 条抗酸杆菌 / 每视野
（++++）	10 条抗酸杆菌以上 / 每视野

试验,敏感性和特异性较高。药物敏感性试验还可为治疗药物的选择,特别是在复发治疗时起到重要指导作用。对涂片阴性及诊断有疑问时,培养和药敏的方法显得尤其重要,是目前公认的实验诊断结核病的金标准。但由于分枝杆菌生长缓慢,体外分离培养时间较长,4~6 周才可出阴性报告,不能满足临床快速诊断的需要。

3. 分子生物学诊断 与传统方法相比,分子生物学技术对结核病的诊断和分枝杆菌的分型具有敏感特异、快速准确等特点。在肺外结核标本的检验中,特别是针刺活检的微量组织,分子生物学诊断具有更高的临床价值。目前已有 PCR 技术、核酸探针杂交技术、RNA 扩增技术及基因芯片等方法用于结核分枝杆菌的菌株鉴定和耐药机制的研究、检测,但某些分子技术设备的价格昂贵,成本高,以至于推广受限。

4. 结核菌素皮肤试验（PPD 试验） 虽然存在许多不足,但目前仍然是临床上依赖的检测手段之一。用 ELISA 法检测患者血清中抗 PPD IgG,可作为快速诊断法,但不适用于早期诊断和免疫抑制者的现症感染指标。

5. 噬菌体扩增法检测结核菌感染 其原理是如果标本中含有活的分枝杆菌,噬菌体可侵入菌体内进行大量繁殖,最终裂解菌体,在琼脂板上出现噬菌斑。反之,噬菌体被随后加入的杀毒剂杀死,无法出现噬菌斑。此法具特异性高、可检测耐药菌、安全、无需特殊设备的特点,但操作步骤烦琐,影响因素多,容易出现假阳性和假阴性结果。

6. 结核感染 T 细胞检测（tuberculosis interferon gamma release assay,TB-IGRA） 这类试验采用酶联免疫吸附 / 酶联免疫斑点（Elisa/Elispot）方法,定量检测全血 / 外周血单个核细胞（PBMCs）在结核分枝杆菌特异性抗原刺激下释放 γ- 干扰素的水平,用于诊断潜伏性结核分枝杆菌感染以及结核病,尤其适用于肺外结核的诊断。目前这类试验中,有两种较为成熟的方法,即 Quanti FERON-TB GOLD 试验（QFT-G）和 T-SPOT TB 试验。其特点是样品为全血,而非痰液,从而减少生物危险;具有高特异性和敏感性,结果几乎不受卡介苗接种的影响,能区分既往感染结核及活动性结核,是目前值得推广的常规实验室检测方法。

（郭　靓）

第七节　梅毒螺旋体感染与疾病

螺旋体（*Spirochaetes*）是介于细菌与原虫之间的一类特殊的微生物,属于广义细菌的范畴。对人类有致病性的螺旋体主要是密螺旋体属、钩端螺旋体属和疏螺旋体属中的菌种。

梅毒螺旋体为苍白密螺旋体（*Treponema pallidum*,TP）苍白亚种,是性传播疾病 - 梅毒的病原体。人类是梅毒螺旋体唯一的传染源,传播途径主要通过性接触直接传染,接吻、手术、哺乳、输血、接触污染物也可被传染,患梅毒的孕妇可通过胎盘感染胎儿,怀孕早期导致胎儿流产、早产,晚期感染的成活胎儿患有先天梅毒。梅毒免疫力属获得性免疫,即螺旋体消失后,免疫力消退;再次感染后,缓慢产生一定免疫力。人体感染梅毒螺旋体后,可产生多种抗体,主要有 IgM、IgG 类两种。IgM 抗体持续时间短,IgG 抗体虽可终生存在,但抗体滴度一般较低,不能预防再次感染。梅毒螺旋体尚不能进行人工培养。

一、实验室分析路径

实验室分析路径见图 13-15。

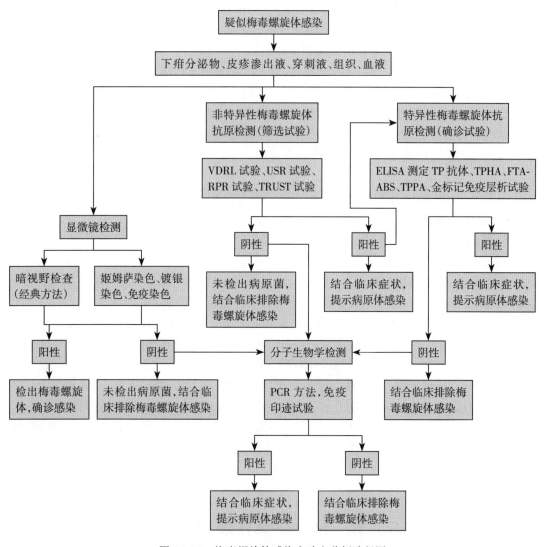

图 13-15　梅毒螺旋体感染实验室分析路径图

二、相关实验及结果判断与分析

由于梅毒螺旋体的体外培养至今没有成功,所以其实验室检查方法主要依赖直接镜检和血清学实验。目前,梅毒的血清学实验主要包括非特异性梅毒螺旋体抗原检测和特异性密螺旋体抗原血清检测两大类。非特异性梅毒螺旋体抗原检测用于对梅毒的初步筛查,如性病研究实验室试验(venereal disease research laboratory test,VDRL)、不加热血清反应素试验(unheated serum reagin test,USR)、快速血浆反应素环状卡片试验(rapid plasma reagin circle card test,RPR)和甲苯胺红不加热血清实验(toluidine red unheated serum test,TRUST)实验。特异性密螺旋体抗原实验使用的抗原是梅毒螺旋体的特异成分,主要包括梅毒螺旋体血细胞凝集试验(trepomema palidum haemagglutination assay,TPHA)、荧光密螺旋体抗体吸收(fluorescent treponemal antibody-absorption,FTA-ABS)、密螺旋体颗粒凝集试验(treponemal pallidum particle assay,TPPA)和金标记免疫层析法,这些实验多用于梅毒感染的确证。

1. 暗视野显微镜检查 该方法对检验操作人员的经验要求较高,应对病变严重部位取样,梅毒螺旋体对氧、热、pH 值改变等因素都比较敏感,因此暗视野观察标本应在采集后 20 分钟内进行,以期观察到“能运动”的活梅毒螺旋体(与其他杂质区别)。镜下螺旋体菌体两端较尖,螺旋排列较规则,在暗视野下可见螺旋体旋转运动、滚动或屈伸。

2. 涂片染色 用 Fontana 镀银染色和吉姆萨染色方法可以进行观察,但用一些特异性染色方法具有更高阳性率。直接荧光抗体(direct fluorescent antibody,DFA)法和免疫组织化学技术(immunohistochemistry,IHC)均利用标记的特异性抗体进行筛查,使用的抗体一般是单克隆或多克隆抗体,多克隆抗体需预先经过吸收步骤以除去非特异性物质。DFA 方法中标记物为荧光物质,通常用于晚期梅毒,患者皮损标本经干燥后可直接用于 DFA 染色。

3. 非特异性梅毒螺旋体抗原检测 梅毒螺旋体一旦感染人体,宿主迅速对螺旋体表面的脂质作出免疫应答,在 3~4 周产生抗类脂抗原的抗体(反应素)。反应素对机体无保护作用,未经治疗的患者,其血清内的反应素可长期存在,经治疗后,抗体可以逐渐减少至转为阴性,因此可用于疗效观察。此类试验包括 VDRL、USR、RPR、TRUST,其优点包括:方法简易、快速、敏感性和特异性好,适用于大量人群的血清筛查。早期梅毒硬下疳出现一、二周后可呈阳性,经治疗后血清滴度可下降,并转阴性,故可作为疗效观察、判愈、复发或再感染的指征。

4. 性病研究实验室试验(VDRL) 当血清中含有抗类脂质抗体时,体外试验可与心磷脂、卵磷脂和固醇组成的 VDRL 抗原发生反应。当 VDRL 抗原与梅毒血清抗体混合时,后者即黏附在胶体微粒的周围,形成肉眼可见的凝集颗粒,即为阳性反应。常用的 VDBL、USR、RPR 和 TRUST 等试验原理均为此类试验。

5. 不加热血清反应素试验(USR) USR 试验是一种改良的 VDRL 试验方法。由于 EDTA 可使抗原在 12 个月内不变性,氯化胆碱可起“化学灭活”的作用,因此,血清标本不需要加热灭活,抗原可长期保存。

6. 快速血浆反应素环状卡片试验(RPR) RPR 试验是 VDRL 试验的一种改良方法。该试验是在 USR 抗原中加入碳颗粒作为指示物,特制的白色纸卡替代了玻璃反应板。血清不需灭活,肉眼可观察结果,试验结果可保存。

7. 甲苯胺红不加热血清试验(TRUST) 该实验中以胆固醇为载体,包被心磷脂,形成的胶体微粒混悬于甲苯胶红溶液中,加入待测血清后,血清中的抗体与之反应,出现肉眼可见的粉红色凝集块,判断为阳性。呈粉红色均匀分散沉淀物而不发生凝集者,为阴性反应。该方法作为非特异性血清学筛选试验,即阴性结果不能排除梅毒感染,而阳性结果需进一步做抗梅毒螺旋体抗体试验确认。

8. 特异性梅毒螺旋体抗原实验　采用梅毒螺旋体作抗原,用以检测梅毒 IgG、IgM 抗体。ELISA 法测定抗梅毒螺旋体(TP)抗体、梅毒螺旋体血细胞凝集试验(TPHA)、荧光密螺旋体抗体吸收(FTA-ABS)、密螺旋体颗粒凝集试验(TPPA)和金标记免疫层析法均属此类检验。

9. ELISA 法测定抗梅毒螺旋体(TP)抗体　该方法利用双抗原夹心 ELISA 法,检测待测血清中是否存在抗 TP 抗体。加入酶底物 / 色原(过氧化脲 /TMB)液时即产生颜色反应,呈色强度与抗 TP 抗体水平成正比。初筛阳性的样本应重新取样品作双孔复查,复查中只要有一孔呈阳性即为抗 TP 抗体阳性。

10. 梅毒螺旋体血细胞凝集试验(TPHA)　TPHA 试验是用超声裂解的梅毒螺旋体为抗原,致敏羊或禽类红细胞,这种致敏的红细胞与抗梅毒抗体在适宜的条件下产生肉眼可见的凝集。

11. 梅毒螺旋体颗粒凝集试验(TPPA)　该试验是 TPHA 试验的改良方法,用以检测抗梅毒螺旋体抗体,将梅毒螺旋体的精制菌体成分包被于明胶颗粒上,该颗粒与检样中的抗 TP 抗体结合时可产生凝集反应。形成较大的环状凝集和形成均一颗粒凝集均可判断为阳性。当孔底形成小环状凝集,但外周边缘光滑、圆整时判断为可疑。颗粒在孔底聚集成纽扣状,且边缘光滑,则判断为阴性结果。结果可疑时需用其他方法进行复查。

12. 荧光密螺旋体抗体吸附实验(FTA-ABS)　用梅毒螺旋体抗原悬液在玻片上涂成菌膜,吸附待检血清中的 IgG 抗体,再用荧光素标记的羊抗人 IgG 抗体进行标记。观察荧光,显示待检血清中含有的抗螺旋体抗体。因待检血清预先经非致病性梅毒螺旋体裂解物吸附而去除了非特异性抗体,故该方法的特异性较高,一般用于筛选实验阳性标本的确诊实验,阳性结果可参照阳性标准血清进行荧光强度判定。

13. 金标记免疫层析试验　预先用重组梅毒螺旋体(TP)抗原包被的固体膜(如硝酸纤维素膜)作为测试区,质控区预先用正常人 IgG 包被。测试时将待测血清滴在试剂盒预内,抗 TP 抗体与 TP 抗原结合,在测试区处出现紫红色条带。如果检样中无抗 TP 抗体存在,则仅在质控区处出现一条紫红色带。

14. 核酸检测　核酸检测(主要指 PCR 方法)是近年来在梅毒感染检测中出现的新方法,该方法可用于梅毒的检测和确诊,具有很高的敏感率。标本来源包括全血和皮损组织,在梅毒的中枢神经感染中也可在脑脊液中检出梅毒螺旋体。由于 PCR 方法具有很高的敏感性,因此样本中的轻微污染可能导致假阳性结果。

非梅毒螺旋体抗原血清试验具有较高的敏感性和特异性,对未经治疗的一期、二期、潜伏、晚期梅毒,VDRL、USR、BPR、TRUST 试验都可用于梅毒的筛查和治疗效果的检测,但不同试验方法(如 USR 与 RPR),滴度不宜进行比较。此类试验是非特异性抗原试验,故试验阳性时,应注意排除技术性(试剂或操作)、生理性(孕妇可有 0.4% 假阳性)和急、慢性生物学性假阳性的可能,特别是结缔组织疾病和自身免疫病,如麻风、红斑狼疮、类风湿、慢性风湿性心脏病、海洛因成瘾等。某些急性发热病后(如风疹、疟疾、水痘、肺炎、传染性单核细胞增多症)和免疫接种等,可出现暂时性假阳性,多可在疾病消退后数周至 6 个月内转阴。一般来说患者血清滴度在 1∶8 以上时梅毒的可能性大,低于 1∶8 时,应考虑到上述疾病的可能,并应用特异性试验来证实。梅毒螺旋体抗原试验(ELISA、TPHA、TPPA、金标记免疫层析等)在待测血清除去了交叉抗体,提高了特异性,因此可作为确认试验,对潜伏期和晚期梅毒敏感性更高。但据统计,也可有 1% 生物学假阳性存在,如红斑狼疮(SLE)可使 FTA-ABS 呈假阳性,而传染性单核细胞增多症,可能由于嗜异性抗体所致,可使 TPHA 呈假阳性。梅毒的血清学试验阳性,只提示所测标本中有抗类脂抗体或抗 TP 抗体存在,不能作为患者感染梅毒螺旋体的绝对依据,而且阴性结果也不能排除梅毒螺旋体感染,检测结果应结合临床综合分析。

(谢　轶)

第八节　钩端螺旋体感染与疾病

致病性钩端螺旋体,简称钩体,主要指问号钩端螺旋体(*L. interrogans*),引起钩体病。钩体病在我国部分地区为农村急性传染病之一,其主要传染源和储存宿主是鼠类,其次为猪、犬和牛。感染发生与否与机体抵抗力、钩体毒力、侵害部位和数量等因素密切相关。钩体感染机体后,引起的主要症状包括高热、头痛、全身酸痛、显著的腓肠肌痛、眼结膜充血、淋巴结肿大等。少部分感染者可呈隐性感染,无明显临床症状。

一、实验室分析路径

实验室分析路径见图 13-16。

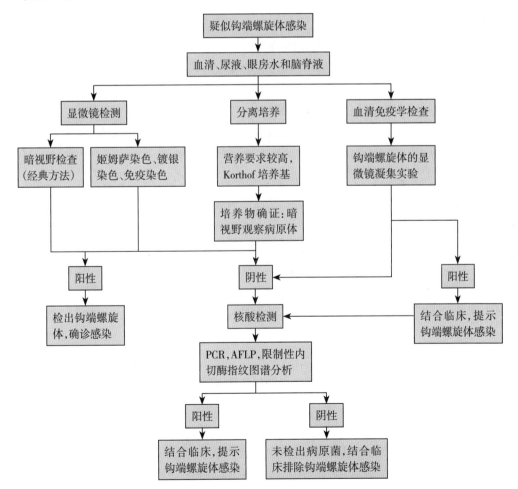

图 13-16　钩端螺旋体感染实验室分析路径图

二、相关实验及结果判断与分析

1. **分离培养** 钩端螺旋体可以进行人工培养,但其生长对营养要求较高,需含 8%~10% 的兔血清和牛血清的 Korthof 培养基,生长缓慢,每 5~7 天观察 1 次,阳性结果需进一步作菌株鉴定,60 天未生长,则报告阴性。

2. **暗视野检查** 取急性期患者血液低速短时离心后,吸取血浆上清液高速离心,暗视野观察沉淀中有无螺旋体。暗视野镜检用高倍镜或油镜观察时,在黑的背景上,可见钩体形态如串状细小珠粒,一端或两端弯曲成钩状,有时菌体呈问号、C 形或 S 形等,以长轴为中心,作回旋运动,或以波浪式朝直端方向前进。

3. **镀银染色和免疫染色** 镀银染色一般采用 Fontana 方法,被染螺旋体镜下呈棕褐色。免疫染色样本离心后,加入荧光抗体或酶标记抗体,染色后镜检观察荧光或酶标记显色。

4. **钩端螺旋体的显微镜凝集(显凝)实验** 钩体显凝实验是一种血清学反应,应用较广。钩体在血清中遇到相应抗体时可发生凝集,凝集团呈蜘蛛状,则为显凝实验阳性。如血清中的补体未丧失活性,时间过久会出现凝集的钩体发生溶解,则为钩体的凝集溶解实验(凝溶实验)。根据凝集程度以"+"记录结果,结果判定参照如下标准进行:

试验判断	结果解释
–	完全无凝集,与对照管相同
+	25% 以上钩端螺旋体凝集呈小蜘蛛状,大多数游离且运动活泼
++	50% 以上钩端螺旋体凝集呈蜘蛛状,约有半数未凝集
+++	75% 以上钩端螺旋体凝集呈蜘蛛状,其间有少数游离
++++	几乎全部钩端螺旋体凝集呈巨大蜘蛛状,偶见极少数游离钩端螺旋体存在

注:出现"++"的血清最高稀释度为该血清的凝集效价。测定患者血清时,单份血清效价 1∶300 以上有诊断意义,双份血清呈 4 倍以上升高时,更有诊断价值

5. **核酸检测** 钩体的核酸检测方法敏感性明显高于分离培养的方法。目前,可用于 PCR 检测的标本包括:血清、尿液、眼房水和脑脊液。近年来发展起来的实时荧光定量 PCR 方法以钩体的特异性序列或 16s rRNA 为靶位进行扩增,该方法灵敏、快速,但尚需更多的临床评价工作。另有一些分子生物学方法也应用到钩体的种间鉴定中,如限制性内切酶指纹图谱分析、脉冲场凝胶电泳(pulsed-field gel electrophoresis,PFGE)、PCR 测序分析和扩增片段多态性分析(amplified fragment length polymorphism,AFLP)。

(谢 轶)

第九节 回归热螺旋体和伯氏疏螺旋体感染与疾病

致病性疏螺旋体主要有回归热螺旋体和伯氏疏螺旋体。回归热螺旋体(*Borrelia recurrentis*)引起回归热,该病是以引起周期性反复发作为特征的急性传染病,感染 1 周左右,进入发病期,患者有高热、肝脾增大等症状;症状持续 1 周后,病情好转,血液中螺旋体消失;过 1~2 周又出现以前症状,但症状较前一次轻,并反复出现 10 多次。伯氏疏螺旋体(*Borrelia burgdorferi*)感染人体后,可引起莱姆病(Lyme disease),此病储存宿主主要为鼠、小型野生脊柱动物、鸟、家畜等,并由蜱叮咬后而传播给人。

一、实验室分析路径

实验室分析路径见图 13-17。

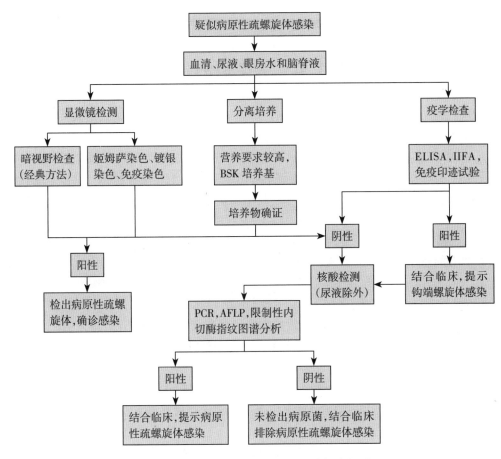

图 13-17　病原性疏螺旋体实验室分析路径图

二、相关实验及结果判断与分析

1. 直接镜检　暗视野检查可直接辨别标本中疏螺旋体形态和运动形式。吉姆萨染色检查,疏螺旋体呈紫红色,卷发样形态。

2. 分离培养　将标本接种于含有牛血清和兔血清的 BSK(Barbour Stoenner Kelly)复合培养基中进行增菌培养,35℃孵育两周以上方可进行鉴定。

3. 免疫学检查　回归热螺旋体的抗原易发生变异,血清学诊断较难,但可利用人工培养的回归热螺旋体为抗原,进行间接免疫荧光抗体染色、制动试验来测定血清样本中的特异性抗体。伯氏疏螺旋体的免疫学检测包括酶联免疫吸附实验(ELISA)、间接免疫荧光实验(IFA)、免疫印迹试验等。

4. 核酸检测　目前,PCR 方法选择位于疏螺旋体染色体或质粒上的特异性靶位进行扩增,可利用的标本包括组织样本、体液或培养物。对于过往感染并已治愈的患者,PCR 检测也可为阳性。尿标本不推荐使用 PCR 方法,该方法在尿标本中敏感率极低,皮肤活体组织检查和脑脊液检测的敏感率也不高于 60%。对于疏螺旋体种间核酸鉴定方法除 PCR 外,还包括:脉冲场电泳(PFGE)、限制性内切酶片段分析、测序分析、16s rRNA 分析等,以及一些蛋白分子的分析鉴定方法(如 ospA 和 ospC 基因表达蛋白鉴定分析)

(谢 轶)

第十节 典型病例分析

病例一

一般资料:

男性,40 岁农民,从事生猪屠宰工作。于就诊当日凌晨突然发病,初感头昏、心慌,很快出现畏寒、高热、头痛、皮肤有出血点、瘀斑和呕吐等症状。消化道症状包括食欲下降,恶心,呕吐。入院后检查体温 39.8℃,血压下降,收缩压低于 90mmHg,白细胞计数和中性粒细胞比例升高。

医生根据临床表现和经验,判断为中毒性休克,马上进行抗感染和抗休克治疗,到中午 1 点时,患者的血压有所回升。临床检查发现患者有凝血功能障碍;肝功能不全以及全身瘀点瘀斑。

实验室检查:

血细胞分析:白细胞计数升高,中性粒细胞比例升高。血小板下降,继发 DIC 的患者血小板严重降低。尿常规:蛋白(+)。肝功能:ALT 升高,AST 升高,白蛋白降低。肾功能:无异常。

该患者的病程和临床表现符合猪链球菌病,患者为猪链球菌感染的可能性大。进一步的检查包括:血培养,骨髓培养,体液培养。采集患者的腹水,进行腹水涂片,革兰染色检测有成对或短链状革兰阳性球菌。血液和腹水分别进行血培养和腹水培养报告检出猪链球菌。

实验室诊断及进一步检查:血清学检测,分子鉴定,PCR 检测和测序。

疾病确诊:猪链球菌病。

病例二

一般资料:

女性,45 岁农民。因发热 8 天入院。无特殊既往病史和服药史。患者于 10 天前无明显诱因出现发热,开始为低热,38℃左右,随后体温逐渐升高,4 天后持续高热达 39.5~40℃,伴腹部隐痛,腹胀,大便稀水样,2~3 次 / 天。当地诊所给予青霉素 80 万 U,肌注 3 天,2 次 / 天,无效。最近 2 天来大便带黑色,因病情加重转来我院。起病以来无咳嗽、胸痛,无尿频、尿急、尿痛,食欲明显下降,小便量尚可。

体格检查:

体温 39.7℃,脉搏 85 次 / 分,呼吸 25 次 / 分,血压 100/80mmHg 急性病容,表情淡漠,听力下降,双肺(−),心率 80/ 分,律齐,腹平软,无压痛,肝肋下 1cm,质软,脾肋下约 1.8cm,质软,腹部叩诊鼓音,腹水征(−)。

实验室检查:

血细胞分析:白细胞 $4.0×10/L$,中性粒细胞 0.56,淋巴细胞 0.44,血小板 $100×10/L$ 大便常规:黑褐色稀便,隐血(++),见少许白细胞及脓细胞。

小便常规:无异常。

血清肥达反应:O,1:160,H,1:160,A,1:40,B,1:40。

实验室诊断及进一步的检查:

患者最可能的诊断为沙门菌感染,伤寒的可能性大。因为该患者的病程和临床表现符合伤寒病。特别是血清肥达反应 O,H 效价均升高大于 $1:80$,对伤寒的诊断有一定价值。进一步的检查包括:血培养、骨髓培养、尿、大便培养。为提高伤寒沙门菌的检出率,应注意在病程的不同阶段取不同标本。第 1 周采集血液,第 2、3 周取粪便,第 3 周取尿液,全病程都可做骨髓培养。

疾病确诊:血培养或骨髓培养出伤寒沙门菌。

病例三

一般资料:

男性,35 岁,公司职员,长期处于中央空调环境中。于 1 周前出现乏力、头痛、肌痛,2 日前加重,伴高热寒战、呼吸急促、咳嗽咳痰,体温最高达 39.2℃,痰少,白色泡沫痰。

体格检查:

T 38.6℃,R 33 次 / 分。左下肺可闻及湿啰音、胸膜摩擦音。余无特殊。

实验室检查:

血细胞分析:WBC $17.84×10^9/L$,中性粒细胞百分比 86.0%。

生化:肝肾功能未见异常,血糖正常。

胸腔积液常规:WBC 增高,单个核细胞百分比 96.0%。

胸部 X 线检查:左下肺斑片影,胸腔积液 4cm。

进一步的实验室检查:痰涂片见革兰阴性杆菌。痰培养 2 天后未见生长,在含有 L- 半胱氨酸的 BCYE 培养基上培养 5 天,可见直径 1~2mm 有浅绿色的菌落,经鉴定为嗜肺军团菌。进一步的检查可做间接荧光免疫试验、酶联免疫吸附试验及放射免疫测定等来检测血清中的军团菌抗体。也可用 DNA 探针和 PCR 方法检测军团菌 rRNA。

分析:

军团菌肺炎是由嗜肺军团菌引起,以肺炎表现为主,可能合并肺外其他系统损害的感染性疾病。军团菌是一种需氧革兰染色阴性杆菌,无荚膜,营养要求苛刻,在普通培养基上不生长,在含 L- 半胱氨酸的 BCYE 培养基上生长缓慢。除分离培养外,还可用免疫法检测血清中的军团菌抗体,核酸检测法快速,灵敏,可用于军团菌的快速诊断。

诊断:军团菌间质性肺炎。

病例四

一般资料:

患者,男性,29 岁,已婚。自觉腰痛,尿道分泌物增多,尿痛,并有血尿,有瘙痒感入院。不洁性生活史两年。

体格检查:

尿道外口红肿,挤压尿道有脓性分泌物流出。

实验室检查：

用无菌棉拭子取尿道分泌物涂片镜检，可见较多革兰阴性双球菌（肾形明显）。培养结果为淋病奈瑟菌。

分析：

实验室病原菌培养与临床症状结合可以诊断。

诊断：淋病。

病例五

一般资料：

患者，女性，27 岁，因干咳、发热 2 个月入院。2 个月前出现发热，体温高达 38.5℃，以午后为著，伴乏力、盗汗、食欲减退，偶有咳嗽、咳痰，无咯血。院外曾用多种抗生素治疗无效。既往体健，近期从农村到城市务工 3 个月。

体格检查：

体温 37.8℃，脉搏 80 次/分，呼吸 22 次/分，血压 10/6kPa。双肺呼吸音清，未闻及干湿性啰音，心率 80/min，律齐，肝脾肋下未触及。

实验室检查：

胸片示双上肺可见斑片影。血沉 40mm/h，痰涂片抗酸染色（−），痰分枝杆菌培养（+）。

分析：

农村青年女性，急性发病，病程两个月。临床特点为：中度发热、干咳为主、盗汗。院外曾用多种抗生素治疗无效。血沉 40mm/h，胸片示双上肺可见斑片影，痰涂片抗酸染色（−），痰分枝杆菌培养（+）。

诊断：双上肺继发性肺结核。

病例六

一般资料：

患者，女性，24 岁，工人，已婚。一年前两手掌有呈对称性暗红色斑疹，外阴部及大小阴唇有十余个皮疹，无自觉症状。未经治疗而数月后皮疹自行消退。近一个月发现手掌及外阴部又出现同样皮疹，症状同前入院。既往健康，无药物过敏史及其他传染病史。无流产史。结婚前后均有多次不洁性交史。

体格检查：

舌左侧黏膜可见数个绿豆大灰白色黏膜斑；两侧腹股沟能触及十余个豆大或小指头大淋巴结，活动，无红肿，压痛。皮肤科检查：头发稀少，头顶部呈虫蚀状脱发，眉毛脱落，阴毛稀少，两手掌对称性指头大黄褐色斑疹；外阴部大小阴唇可见豆大粉红色斑疹，表面光滑湿润。

实验室检查：

病理检查：取舌黏膜皮疹活检，真皮层可见大量淋巴细胞及浆细胞浸润，血管内皮细胞肿胀，表皮脚伸长。血清学检查：USR1∶64（+）；KT（−）；螺旋体血凝试验（TPHA）阳性。大阴唇部皮疹糜烂面渗出液印片暗视野检查找到密螺旋体。

分析：

典型临床症状和梅毒螺旋体确诊试验阳性可以诊断。

诊断：Ⅱ期梅毒。

病例七

一般资料:

患者,男性,24 岁,农民,患者因畏寒、发热、全身乏力、肌肉酸痛、皮巩膜黄染 1 周入院。入院前 1 周下田劳动后,出现畏寒、发热、头痛、全身乏力、肌肉酸痛,体温 39℃。病后第二天出现尿黄,如浓茶样。皮肤巩膜发黄,伴轻度咳嗽,偶咳出少量血丝痰。入院前 1 天在当地医疗所治疗,给予输液、肌注青霉素钠 80 万 U。当晚畏寒、发热加重,严重乏力,全身酸痛,尤以腰肌及腓肠肌疼痛最为突出,不能行走,伴明显头晕、眼花、出冷汗、尿少而急诊入院。

体格检查:

体温 36.7℃,脉搏 94 次 / 分,呼吸 22 次 / 分,血压 10/6kPa,精神不振,表现恐慌、痛苦,查体合作。全身皮肤黏膜重度黄染,结膜充血,眼眶压痛,左腋下及双侧腹股沟触及数颗玉米粒大淋巴结,活动好,压痛。颈软,呼吸运动增快,语颤稍增强,叩诊轻度实音。两肺底可闻及少量散在细湿啰音。心界不大,心率 94 次 / 分。心音低钝。腹平坦,全腹压痛,以上腹部为甚,上腹反跳痛(+),肝右肋下 2cm,质软,压痛。脾肋下未触及。移动性浊音(−)。双侧腰肌、腓肠肌明显压痛。

实验室检查:

Hb92g/L,RBC3.31×10^{12}/L,WBC15.7×10^9/L,尿常规尿蛋白(+++),RBC(++),WBC(+++),颗粒管型(+),透明管型(+),尿三胆(+);肝功黄疸指数 195u,谷丙转氨酶 220U,碱性磷酸酶 18 金氏单位;血尿素氮 33.5mmol/L,血肌酐 615umol/L,凝血酶原时间 29 秒,血清淀粉酶 608 苏氏单位。B超提示肝大。胸正位片提示双肺纹理稍增粗。心电图为完全性右束支传导阻滞。

分析:

患者有明显的疫水接触史及季节性。有发热、全身乏力,肌肉酸痛、结膜充血、腓肠肌压痛,腹股沟及腋下淋巴结肿大等典型的临床表现,尿常规、肾功能、肝功能均异常。入院前 1 天使用青霉素后出现赫氏反应,青霉素治疗有效,因此钩体病的临床诊断成立。

诊断:钩端螺旋体病黄疸出血型,急性肝、肾衰竭。

病例八

一般资料:

患者,女性,25 岁,农民。因间歇性发热 2 个月余而入院。患者近 2 个月来无明显诱因出现发热,最高体温达 39.2℃,伴头痛、头昏、乏力、食欲减退、稍伴咳嗽、咽痛,无明显畏寒、鼻塞、流涕、胸痛、盗汗及咯血,也不伴明显胸闷、心悸及气促,无尿频、尿急、尿痛及腰痛,也无腹痛、腹泻及恶心、呕吐,也无皮疹、关节肿痛、牙龈出血等,病后曾到外院多次抗感染治疗,体温曾降至正常,数天后又上升到 39℃左右,病程 2 个月而到我院诊疗。患者平素体健,否认有"肺结核"等病史。4 个月前曾外出广东打工,近来无下田劳动史。

体格检查:

体温 37.5℃,脉搏 95 次 / 分,呼吸 20 次 / 分,血压 80/55mmHg,神志清楚,全身皮肤黏膜未见黄染、出血点、瘀斑、焦痂、溃疡,浅表淋巴结不大,巩膜无黄染,球结膜无水肿,心肺未见异常,腹平软,肝右肋下 1.5cm,质软,无压痛,脾肋下未及,肝肾无叩击痛,四肢无畸形,肌力肌张力正常。

实验室检查:

WBC 4.9×10^9/L,PLT 180×10^9/L,Hb 116g/L,RBC 4.4×10^{12}/L,N60%,L 40%,两次尿常

规、大便常规加潜血、肝功能、钾钠氯钙、血糖皆正常,血尿素氮 1.46mmol/L,肺炎支原体抗体阴性,血沉 51mm/h,血培养阴性,抗 O、类风湿因子、尿本周蛋白 3 次阴性,结核抗体阴性。心电图、胸片及肺部 CT 平扫正常。

分析:

入院后经过头孢哌酮钠,左氧氟沙星抗感染,同时给予对症支持治疗,患者仍有低热 37.5℃。经分析①患者曾在某地打工,且在当地发病;②热型为回归热型;③发病前 3 周无下田劳动及疫水接触史,亦无淋巴结肿大,腓肠肌无压痛,基本排除钩端螺旋体病;患者无淋巴结肿大、焦痂、溃疡、皮疹,也不支持恙虫病;④主要体征:肝轻度增大,质软;⑤辅助检查:外斐氏试验 OXk>1∶200;⑥经一般抗感染治疗无效,考虑"回归热"。而仅给予四环素片口服 0.25,4 次 / 天,连用 4 天,体温完全降至正常。且头昏、乏力、咽痛、食欲减退等症状消失,继续用药 1 周,体温正常,患者自觉无不适出院,出院后半月随访体温一直正常。

诊断:回归热。

病例九

一般资料:

女性,73 岁,因虫咬后出现四肢乏力伴关节疼痛 1 年,4 个月前加重后入院。患者于 1 年前被不明虫子咬伤肋部,1 周后被咬处出现鸡蛋大小深紫色包块,并于 1 个月后出现左侧口眼歪斜,经当地医院治疗后皮疹消失。4 个月前,出现双下肢乏力伴关节疼痛,起步困难,行走时小步态,无明显平衡障碍。睡眠尚可,食欲减退,二便正常。

体格检查:

T37.1℃,BP120/75mmHg,R18 次 / 分,P92 次 / 分,全身皮肤未见异常皮疹。四肢肌张力正常,双侧腱反射减退,双手平举可见明显震颤,四肢呈手套袜套样感觉减退,双下肢震动觉及位置觉减退。脑神经检查(-),脑膜刺激征(-)。

实验室检查:

血细胞分析:未见异常。

生化:糖 6.40mmol/L,胆固醇 6.22mmol/L,肝肾功能未见异常。

免疫:C- 反应蛋白、抗核抗体、类风湿因子、补体及肿瘤指标等均正常。

脑脊液检查:糖 4.45mmol/L,其余常规、生化均正常。

关节液检查:RF、ASO 均正常。

进一步实验室检查:取患者关节滑膜液做涂片染色,无阳性发现。BSK 复合培养基培养 12 周,未培养出螺旋体。将关节液用间接免疫荧光法做伯氏疏螺旋体 IgG、IgM 抗体检查,发现 IgG(+)、IgM(+)。进而用 PCR 进行伯氏疏螺旋体核酸检测,发现阳性结果。

分析:

莱姆病是一种由蜱传播引起的全身性、慢性炎性疾病,疾病初期常以慢性游走性红斑为特征,病变常呈播散性,可引起心脏、神经、关节等多系统及器官病变。实验室检查可以从感染组织或关节腔积液中分离到病原体,或检测到特异性抗体(间接免疫荧光法、酶联免疫吸附试验、免疫印迹试验等),或检测到病原体 DNA(核酸检测),从而确诊莱姆病。

诊断:神经莱姆病。

(谢轶 康梅 郭靓)

主要参考文献

1. Murray PR, Baron EJ, Jorgensen JH, et al. Manual of Clinical Microbiology (10th ed). Washington: American Society for Microbiology, 2011.
2. 倪语星,尚红. 临床微生物学检验. 第 5 版. 北京:人民卫生出版社,2012.
3. 陈东科,孙长贵. 实用临床微生物学检验与图谱. 北京:人民卫生出版社,2011.
4. 倪语星,王金良,徐英春. 细菌性腹泻实验诊断规范. 上海:上海科学技术出版社,2002.
5. 性传播感染资讯:实验室诊断专辑. 北京:中国疾病预防控制中心性病麻风病防治技术指导中心,2003.
6. 陈再英,钟南山. 内科学. 第 7 版. 北京:人民卫生出版社,2008.
7. 陈灏珠,林果为. 实用内科学. 第 14 版. 北京:人民卫生出版社,2009.
8. 钟南山,刘又宁. 呼吸病学. 第 2 版. 北京:人民卫生出版社,2012.

第十四章

真菌及其他病毒感染性疾病与实验室诊断

感染性疾病中真菌和除肝炎病毒感染之外的其他病毒感染非常常见。临床上,根据致病真菌侵犯部位不同,将其分为浅部真菌和深部真菌。浅部真菌主要侵犯机体皮肤、毛发、指(趾)甲等表皮角质组织,多引起癣病。深部真菌一般是指侵犯皮下组织和内脏,引起全身性感染的致病真菌或条件致病真菌。深部感染真菌引起的相关疾病与实验室诊断是本章讨论的重要内容。

病毒抗原抗体检测是诊断病毒感染的重要依据之一。检测方法主要有酶联免疫法和放射免疫法,通常酶联免疫法简便快捷,放射免疫法敏感性高。本章讨论的其他病毒感染疾病与实验室诊断主要是对除肝炎病毒以外的其他常见病毒感染的诊断思路、方法和流程方案进行阐述。

第一节　新型隐球菌感染与疾病

临床上将可引起深部真菌感染的病原性真菌分为酵母型和丝状菌型,主要包括新型隐球菌(*Cryptococcus neoformans*)、假丝酵母菌(念珠菌)(*Candida*)、曲霉菌(*Aspergillus*)等。病原性真菌常感染免疫功能低下、菌群失调等患者,近年来,由于抗菌药物滥用、激素和免疫抑制药物使用,此类真菌感染逐年增多,应引起临床重视。

隐球菌和假丝酵母菌均属于酵母型真菌,但隐球菌不形成假菌丝,利用这个特点可与假丝酵母菌相互区别。新型隐球菌是隐球菌属中唯一的致病性真菌,从临床标本直接涂片中可以检出带有宽厚荚膜的隐球菌,但经培养后得到的菌体细胞荚膜几乎消失。新型隐球菌常寄生于鸟类特别是鸽子的粪便中,多引起外源性感染,其发病多呈散发性分布,主要侵袭中枢神经系统。当机体免疫功能减退并长期使用大量抗生素时,可造成继发感染。主要传播途径为呼吸道吸入孢子,其次由皮肤、消化道也可侵入,经血行播散累及肺、肌肉、骨、皮肤,引起全身性脏器感染,最多见的是侵犯脑及脑膜,引起脑膜炎。大量文献表明,隐球菌感染已成为艾滋病患者最常见的并发症,以脑膜炎最为多见,是艾滋病患者死亡的首要原因。

一、实验室分析路径

实验室分析路径见图 14-1。

二、相关实验及结果判断与分析

1. 印度墨汁涂片法　该方法为新型隐球菌检验的经典方法。患者脑脊液是最为常用

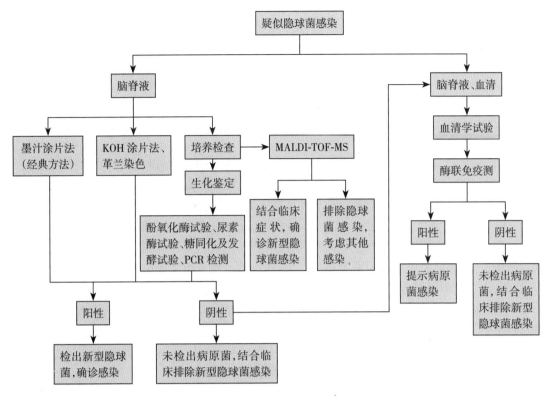

图 14-1　新型隐球菌感染实验室分析路径图

检测标本,脑脊液应先进行离心,取沉淀物进行印度墨汁染色,制成湿片镜检,检查有无圆形或卵圆形的芽生孢子,孢子外有一宽厚的荚膜包裹,菌体透亮,荚膜可比菌体大 1~3 倍,在暗色的背景下菌体和荚膜显得十分透亮。菌体上可见单个或多个出芽,菌体内有一个至几个反光颗粒(脂质颗粒)。当墨汁染色发现阳性时,可直接诊断为新型隐球菌感染,但阴性结果并不能排除感染的可能,可考虑进一步检测隐球菌抗原。

2. 直接镜检(KOH 涂片法和革兰染色)　KOH 湿片中可见圆形菌体孢子,但荚膜不可见。革兰染色时本菌为革兰阳性,菌体较大。

3. 培养检查　将标本接种在沙氏固体培养基上,置 25~37℃培养均可生长,24~48 小时形成酵母样菌落,少数菌株生长缓慢,菌落呈不规则圆形。菌落大多为白色至奶油色,表面光滑凸起,为酵母型菌落,镜检可见芽生细胞,有时也可见到芽管。

4. 生化鉴定　新型隐球菌主要生化鉴定包括:酚氧化酶试验、尿素酶试验、糖同化及发酵试验等。该菌的生化结果为:同化肌醇,尿素酶阳性,不发酵糖、醇,酚氧化酶实验为阳性。除了传统生化鉴定技术外,PCR 技术和 MALDI-TOF-MS 技术也可以对新型隐球菌进行初步鉴定。

5. 乳胶凝集试验　脑脊液和血清可用于检测抗原,乳胶颗粒吸附有隐球菌抗体,当检测样本中存在隐球菌荚膜抗原时可发生凝集。该方法具有较高的敏感性和特异性,但在治疗收效后,抗原效价可下降。由于新型隐球菌抗体在健康人中也可出现,因此其抗体检测意义不大。

6. 酶联免疫吸附测定　利用 ELISA 工作原理,检测标本内的隐球菌抗原,其敏感性和特异性均较高,该方法可覆盖新型隐球菌 A、B、C、D 和 AD 五个群所有的抗原,但应注意假阴性结果的分析。假阴性结果往往出现在抗原滴度较低、感染早期、无荚膜株感染等因素。

(谢 轶)

第二节 假丝酵母菌感染与疾病

白色假丝酵母菌是假丝酵母菌中最常见的条件致病菌之一。白色假丝酵母菌广泛存在于自然界,在人体口腔、上呼吸道、肠道、阴道黏膜上均可存在,当机体菌群失调或免疫功能下降时可致病。判断白色假丝酵母菌病原学意义时,需反复检查出现或由无菌部位检出,结合临床症状可确定其病原感染。白色假丝菌感染所致疾病,临床常见有皮肤黏膜假丝酵母菌病,包括假丝酵母菌性阴道炎、龟头炎和包皮炎等;内脏假丝酵母菌病,包括假丝酵母菌性肠炎、肺炎、肾炎以及中枢神经系统感染,如脑膜炎等。由真菌引起内脏真菌病,近年来有上升趋势,由白色假丝酵母菌导致感染约占内脏真菌病中 50%。

热带假丝酵母菌在临床上主要引起皮肤、黏膜和内脏假丝酵母菌病,可在人类肠道、口腔、呼吸道、泌尿生殖道等上皮细胞中生长繁殖,引起感染,产生的毒素可引起过敏反应,并能产生免疫抑制作用,该菌还可产生水解酶,从而引起组织损伤,其致病性仅次于白色假丝酵母菌。热带假丝酵母菌对人类感染也与机体免疫功能有关。

一、实验室分析路径

实验室分析路径见图 14-2。

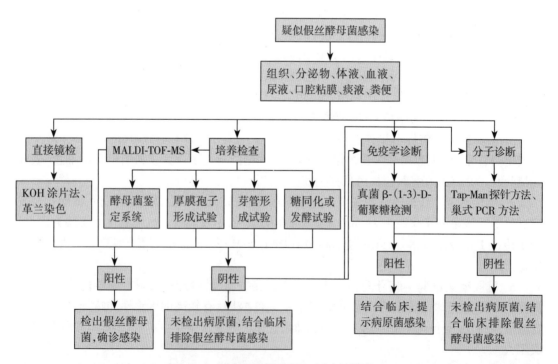

图 14-2 假丝酵母菌感染实验室分析路径图

二、相关实验及结果判断与分析

1. 直接镜检(革兰染色)　采取患者的痰、尿、粪便、血、口腔黏膜、阴道分泌物、穿刺液(脑脊液、胸腔积液等)、脓汁等。镜检可见孢子,呈卵圆形,成群或链状排列。有时可发现卵圆形孢子的芽管延伸所形成的假菌丝,此假菌丝形成与致病性关系密切,应加以报告。革兰染色呈阳性,镜检可见革兰阳性、卵圆形酵母菌及芽生孢子和假菌丝。

2. 培养检查　白色假丝酵母菌落生长较快,菌落为奶油状、光滑。鉴定主要依赖生化反应(不凝固牛奶,不液化明胶,对不同糖类的发酵情况),厚膜孢子是否形成等特性。热带念珠菌菌落生长较快,菌落颜色较白色假丝酵母菌暗,表面干燥。鉴定主要依赖糖类发酵情况,厚膜孢子形成试验等。

3. 厚膜孢子形成试验　将培养物接种在含 1% Tween80 玉米淀粉培养基中,经 25℃ 24~48 小时可查见有厚膜孢子形成。如果培养温度超过 37℃,则不能形成厚膜孢子,厚膜孢子的形成有助于鉴定白假丝酵母菌。

4. 芽管形成试验　将大量培养物接种于事先预热温度为 37℃ 0.5~1.0ml 的血清中,37℃ 1.5~4 小时内即可查见有芽管形成。

5. 酵母菌鉴定系统　在目前开发的鉴定试剂盒多以糖同化发酵试验为鉴定基础,其中 API-20CAUX 酵母菌鉴定系统应用较为广泛,可鉴定 24 种假丝酵母菌,6 种隐球菌和 3 种丝孢酵母菌和其他酵母菌共 8 个属 47 个种。临床上使用的商品化的产色培养基可对白色假丝酵母菌等常见酵母菌进行快速鉴别,白色假丝酵母菌生长颜色为翠绿色,热带假丝酵母菌菌落为蓝灰色。MALDI-TOF-MS 技术也可对各种酵母菌进行初步鉴定。

6. 真菌 β-(1-3)-D- 葡聚糖检测　又称真菌 G 试验,可用于对系统性真菌病的诊断筛查。β-(1-3)-D- 葡聚糖是真菌细胞壁的组成成分之一,除隐球菌、接合菌以外的真菌都具有这一成分,而原核生物、病毒和人类细胞壁缺乏此多糖。因此,如果在血液或其他无菌体液中检测到 1,3-β-D 葡聚糖,就将可能提示真菌感染的存在。β-(1-3)-D- 葡聚糖已经成为真菌感染的有效标志物,其敏感性可达 1pg/ml,特异性高。研究显示 β-(1-3)-D- 葡聚糖对真菌感染诊断的敏感性和特异性分别为 63%~100% 和 74%~100%,但其缺陷在于容易引起假阳性,而且无法区分真菌种类。

7. 核酸检测　分子生物学方法在真菌检验中的应用越来越深入,应用 Taq-Man 探针方法分析念珠菌 5.8s 和 28s rRNA 的敏感性和特异性可达 100% 和 97%,而巢式 PCR 方法分析脑脊液中新型隐球菌 ITS 序列的敏感性和特异性均可达 100%。分子生物学方法在分析微量标本中显示出一定优势,但其分析要求在纯培养的基础上进一步纯化出真菌的核酸物质,纯化方法现已商品化,该方法快速但成本较高。核酸 PCR 扩增分析靶位往往选择真菌的 26s/28s rRNA、18s rRNA、5.8s rRNA、保守区 IST 序列或一些看家基因(如 β-actin)。PCR 反应中设计的通用引物一般用于测序序列的扩增,而特异引物用于扩增种间不同序列,扩增后的检测方法包括杂交、测序等。分子生物学方法因其具有很高敏感性,因此也影响该方法的标准化制定。

(谢　轶)

第三节　曲霉菌感染与疾病

　　曲霉菌属于条件致病性真菌,在自然界中分布广泛,包括自然环境和室内环境。曲霉菌也是实验室中常驻真菌之一,有时会引起实验室污染。曲霉菌等丝状真菌的鉴定依赖于形态学方法,主要依据是其分生孢子的着生方式,如分生孢子头、分生孢子梗和分生孢子的特征性结构。曲霉菌分生孢子常存在于户外空气中,通过空气传播和食品污染,导致曲霉病。在医院中机会性曲霉感染最多见,其主要易感因素为免疫抑制剂的使用。

　　侵袭性曲霉病主要发生在长期中性粒细胞减少或中性粒细胞功能障碍的患者中,如免疫抑制人群、白血病患者、骨髓移植患者、艾滋病患者等。肺部是其原发器官,形成支气管肺炎、肺炎、肺梗死,播散至其他部位可引起器官脓肿。曲霉菌除直接感染和产生变态反应引起曲霉病之外,可产生毒素引起食物中毒,黄曲霉毒素、杂色曲霉素有致癌作用,黄曲霉毒素还可能与人类原发性肝癌的发生有关。主要的检测方法包括真菌显微镜检查和培养、组织病理学检查、影像学检查、血清学方法和分子生物学方法。组织病理学检查是曲霉病中重要的诊断依据,而镜检培养和血清学方法中标本易于获取,操作简单,可获得有一定价值的结果。分子生物学方法,近年来研究较多,具有较好的发展前景。

一、实验室分析路径

　　实验室分析路径见图 14-3。

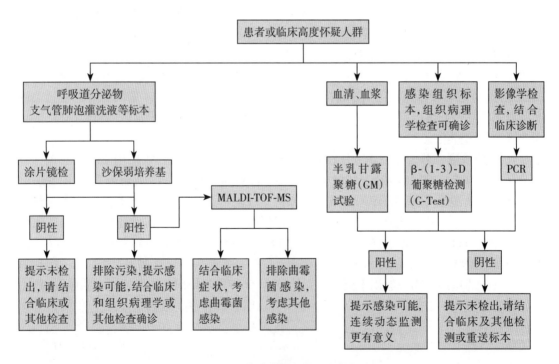

图 14-3　曲霉菌的实验室诊断途径

二、相关实验及结果判断与分析

1. **曲霉菌的显微镜**　曲霉菌具有菌丝和特征性分生孢子,常用 KOH 或乳酸溴酚蓝直接涂片于镜下,镜检可见菌丝分隔,且成 45° 分枝、分生孢子头顶端膨大形成顶囊,顶囊上有小梗,小梗上有小分生孢子的特征性结构。根据镜下菌丝特征,小分生孢子着生方式以及小梗层数等特点结合曲霉菌培养特征可鉴定曲霉菌。

2. **曲霉菌的培养检测**　用于培养检查的样本可为呼吸道分泌物、支气管镜灌洗液涂片和感染部位的组织。从鼻腔或耳部取得的感染组织中有可能直接镜检见到分生孢子梗和分生孢子头,在沙氏培养基或其他培养基上 25~37℃ 培养 2~7 天即可生长。基于 ITS 的 PCR 技术和 MALDI-TOF-MS 技术也可以对曲霉菌进行初步鉴定。血和脑脊液的培养通常阴性,即使播散性曲霉菌病也难在血和脑脊液中培养出病原体。

3. **曲霉病的血清学检测**　血清学检查主要分为抗原检查和抗体检查两类,其中抗原检查有利于早期诊断,更为可靠也应用较多。目前主要有以下两种:β-(1-3)-D- 葡聚糖检测实验(G- 试验)和半乳甘露聚糖(galactomannan,GM)检测实验。上述两项抗原检测方法,近年均已获得美国食品和药物管理局(FDA)批准用于临床真菌感染或侵袭性曲霉菌病的诊断。

(1) β-(1-3)-D- 葡聚糖检测:见本章第二节假丝酵母菌的感染与疾病。

(2) 半乳甘露聚糖检测(GM 试验):GM 试验是指真菌胞壁成分中包括半乳甘露聚糖抗原,采用双夹心酶联免疫吸附法检测血清半乳甘露聚糖(GM)抗原是目前公认的较为敏感的检测方法,已在欧洲和美国普遍应用。其可以检测到的最低抗原浓度为 1ng/ml,灵敏度在 60% 左右,特异度可以达到 90%。其假阳性率为 1%~18%,假阴性率为 8%~10%。该方法用于血液恶性肿瘤的侵袭性曲霉病检测具有更高的敏感性,不过,对于非中性粒细胞减少症患者,敏感性较低。GM 试验只针对曲霉感染,对其他真菌检测无效。

假阳性可能的原因有:①交叉反应(包括青霉菌、组织胞浆菌和芽生菌);②已接受某些种类的抗生素治疗(如哌拉西林/他唑巴坦、阿莫西林/克拉维酸);③双歧杆菌定植的新生儿。假阴性的原因可能与血管侵犯较轻、低真菌负荷、一过性抗原血症的发生有关。

尽管存在着一些不足,该方法仍然是一种较好的血清学检测方法,操作简便,快速,结果重复性好。该指标可早于培养和组织学阳性结果 1 周以上而出现阳性,尤其是动态监测,对于早期诊断和治疗侵袭性曲霉菌感染有重要意义。

GM 试验和 G 试验都能对临床常见的侵袭性真菌感染作出早期判断,G 试验尤其能很好地将假丝酵母菌的定植与感染区分开,而 GM 试验只针对曲霉菌感染检测。G 试验虽能测得包括曲霉和假丝酵母菌在内的更多致病性真菌,初步的临床研究显示有较好的敏感性和特异性,但不能检出接合菌和隐球菌,也不能鉴定具体菌属和菌种。GM 试验多应用于曲霉病的早期诊断、侵袭性曲霉菌感染的治疗监测等方面。

4. **分子生物学检查**　PCR 方法应用于真菌感染诊断的优势逐渐得到肯定,由于其灵敏性高,可以同时进行种属鉴定。目前国际上普遍应用的方法是先采用通用引物扩增,对阳性结果再用种特异引物进行确定,如巢氏 PCR、PCR-ELISA、实时 PCR 方法等。在不同的研究中 PCR 方法诊断侵袭性曲霉菌的灵敏度(45%~100%)和特异度(79%~100%),差异较大。

5. **组织病理学检查和影像学检查**　组织病理学检查一般为有创性检查,但对确诊侵袭性真菌感染有重要意义。影像学检查尤其是胸部 CT 可以用来辅助诊断侵袭性肺烟曲霉菌病,但在疾病的早期很难见到特征性的征象,不利于早期诊断,也不能用于确诊。

(谢 轶)

第四节 巨细胞病毒感染与疾病

人巨细胞病毒(human cytomegalovirus,HCMV)属于疱疹病毒科巨细胞病毒属,人类是 HCMV 的唯一宿主。HCMV 通常经口腔、生殖道、胎盘、输血或器官移植等途径传播。感染 呈全球性分布,无季节性,可感染任何年龄的人群。通常呈隐性感染,多数感染者无临床症 状,但在一定条件下侵袭多个器官和系统可产生严重疾病。临床 HCMV 感染包括先天性感 染、围生期感染、青少年时期感染和免疫功能缺陷者感染。

一、实验室分析路径

实验室分析路径见图 14-4。

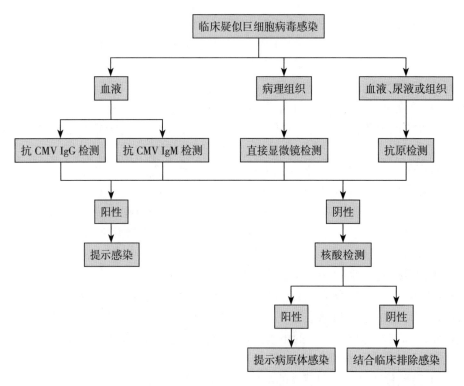

图 14-4 巨细胞病毒实验室分析路径图

二、相关实验

1. 血清学试验 血清学试验包括抗 CMV IgM 和抗 CMV IgG 检测,目前常用免疫学方 法进行检测。

抗 CMV IgM 检测用于判断近期感染和活动性感染期,但对于新生儿检测结果的分析应慎重。单份血清标本抗 CMV IgG 检测用于判断 HCMV 既往感染。如果用于近期感染的诊断需要急性期和恢复期双份血清,间隔时间至少 2 周。急性期的血清标本应当在发病的尽可能早的时间采集。如果考虑新生儿先天性 HCMV 感染,应当同时抽取母亲及新生儿血清标本。

2. 直接显微镜检测　经姬姆沙和苏木精 - 伊红等常规染色肺及其他活检组织有助于局部器官 HCMV 感染的诊断。典型的病理特征是细胞肿大变圆,核变大,核内出现周围绕有一轮"空晕"的大型嗜碱性包涵体(巨细胞),又称为"猫头鹰眼"样病理改变(见书末彩图 14-5)。

3. 抗原检测　应用免疫荧光或者酶免疫方法,直接检测组织、支气管肺泡灌洗液标本和外周血白细胞等。外周血白细胞中 HCMV 抗原的检测,可帮助判断是否存在 HCMV 抗原血症,该法敏感、特异、快速,用于 HCMV 感染的早期诊断。

4. 核酸检测　核酸检测可用 PCR 法和核酸杂交法。PCR 法是常用于检测临床标本中的 HCMV DNA 以及 mRNA,定性检测无法区分活动性与无症状的潜伏感染,定量检测可在分子水平监测 HCMV 感染和区分活动性与潜伏感染。核酸杂交法常用原位杂交法,原位杂交法能检测甲醛固定和石蜡包埋组织切片中的 HCMV 核酸,可直接在感染组织中发现包涵体,并可作为 HCMV 感染活动性诊断。

5. 病毒分离　病毒分离是诊断 HCMV 感染的有效方法,人成纤维细胞可用于 CMV 培养,需 1~2 周出现"巨细胞病毒细胞病变"(CPE),一般需观察 28 天。该方法适合大量临床标本的检测,并具有省时的特点。其缺点是:技术要求高,分离时间长,易污染,只能在有条件的医院和实验室开展,对于潜伏期及经药物治疗后的标本,病毒分离常为阴性结果。

三、结果判断与分析

实验室检测结果需结合患者临床表现进行诊断。对于原发性 HCMV 感染者,最可靠指标是急性期和恢复期双份血清标本抗体阳转,双份血清抗体滴度 4 倍或以上升高也可诊断 CMV 急性感染。对于器官移植患者或免疫力低下的患者,如果呼吸道及尿标本检测到 CMV 病毒,也不能肯定本次感染症状系 CMV 所致,因为其无症状的排毒率很高,诊断该类患者感染更可靠的方法是外周血白细胞 CMV 抗原检测。

(陶传敏)

第五节　EB 病毒感染与疾病

1964 年 Epstein 和 Barr 首次在 Burkitt 非洲儿童淋巴瘤细胞中用电镜观察到类似疱疹病毒的病毒颗粒,命名为 EB 病毒(epstein-barr virus,EBV)。EB 病毒的形态与其他疱疹病毒相似,为 DNA 病毒,呈球形,基本结构包括核、衣壳和囊膜三部分。囊膜上有病毒编码的糖蛋白,能识别淋巴细胞上的 EB 病毒受体,介导病毒与细胞融合。

EB 病毒主要通过唾液传播,在口咽部上皮细胞内增殖,然后感染 B 淋巴细胞,这些细胞大量进入血液循环而造成全身性感染。感染初期体液免疫系统能阻止外源性病毒感染,但不能消灭病毒,机体细胞免疫(如 T 淋巴细胞的细胞毒反应)可对病毒活化进行监视作用,并清除转化的 B 淋巴细胞。EB 病毒在人群中分布广泛,特别是 3~12 岁儿童 EB 病毒抗体阳性率很高,青年期发生的原发感染中约有 50% 感染者可能出现传染性单核细胞增多症。与 EB 病毒密切相关的鼻咽癌多发生于 40 岁以上中老年人,在所有病例的癌组织中有 EB 病毒基因组存在和表达。

一、实验室分析路径

实验室分析路径见图 14-6。

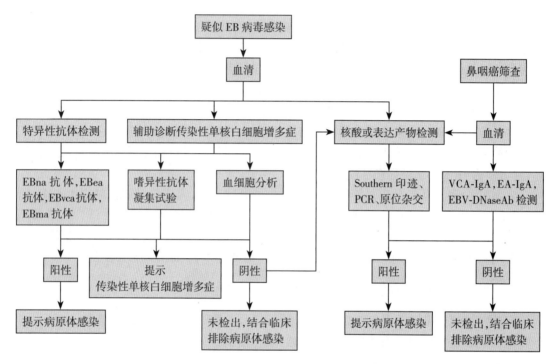

图 14-6 EB 病毒感染实验室分析路径图

二、相关实验

1. **EB 病毒的血清学检测** EB 病毒仅能转化 B 淋巴细胞并在 B 淋巴细胞中增殖、传代,被病毒感染的细胞由于具有 EB 病毒的基因组,因此可产生各种抗原,包括:EBV 核抗原(na),早期抗原(ea),膜抗原(ma),衣壳抗原(vca)和淋巴细胞识别膜抗原(lydma)。除 lydma 外,鼻咽癌患者 EBVna、ma、vca、ea 等抗原均可产生相应的 IgG 和 IgA 抗体,其中 ma 抗体能中和 EB 病毒的滴度。EB 病毒分离培养困难,因此一般用血清学方法进行辅助诊断。检测 EB 病毒的方法包括 ELISA 法、直接荧光法和间接免疫荧光法,荧光方法检测 EB 病毒的敏感性高于 ELISA 方法,因此目前实验室使用间接荧光法更为普遍。

2. **嗜异性抗体凝集试验** 主要用于传染性单核细胞增多症的辅助诊断,发病早期患者血清中可出现 IgM 型抗体,该抗体能凝集绵羊红细胞,当抗体效价超过 1∶100 具有诊断意义。

3. **鼻咽癌筛查和辅助诊断的 EB 病毒血清学检查** 目前,常规用于鼻咽癌筛查和辅助诊断的 EB 病毒血清学检查项目有 VCA-IgA（EB 病毒壳抗原）、EA-IgA（EB 病毒早期抗原）和 EBV-DNaseAb（EB 病毒 DNA 酶抗体中和率）检测。其检查主要用于临床正常人群筛查早期鼻咽癌、鉴别原发灶不明的颈淋巴结转移癌诊断、鼻咽癌诊断的辅助手段、作为鼻咽癌患者放疗前、后疗效评价的观察指标。

4. EB 病毒的分子生物学检测 核酸杂交和 PCR 等方法也被应用到检测细胞内 EBV 基因组及其表达产物，直接检测 EBV 基因组或其表达产物常用的方法又包括 Southern 印迹（Southern blot）、聚合酶链反应（PCR）、免疫组织化学（IHC）和原位杂交（ISH）技术，Southern 印迹和 PCR 方法主要用于 BE 病毒感染的普查、筛选和分型，免疫组织化学和原位杂交能够确定病毒与组织和细胞的关系，是公认的病毒直接定位的方法。另外，探针检测特异的 EBV 基因可直接检测标本中的 EB 病毒的 DNA。

三、结果判断与分析

1. EBV 特异性抗体的检测 用标记的酶 / 荧光免疫染色技术检出血清中 EB 病毒 IgG 抗体，可诊断为 EB 病毒近期感染。在鼻咽癌血清中测出的 vca-IgG 抗体阳性率可达 90%，患者病情好转时，抗体效价也不下降，因此该方法对鼻咽癌诊断及预后判断有一定价值。

2. 嗜异性抗体凝集试验 嗜异性凝集试验 ≤ 1∶8，EB 病毒抗体测定阴性。该试验的特异性较高，若逐周测定，滴度不断升高，达 4 倍以上者对传染性单核白细胞增多症的诊断意义更大。

3. 核酸检测 EB 病毒是较大的病毒之一，至少携有 80 多个 ORF（open reading frame，开放读码框），60 种病毒编码蛋白，目前通常用的扩增基因是即刻早期基因区序列，该方法证实了某些疾病与 EB 病毒感染的相关性，并为临床感染的诊断提供了简便、快速、灵敏、特异的检测手段，因此采用分子生物学方法来寻找 EB 病毒基因组及其表达产物的存在，对于 EB 病毒所引起临床感染的快速诊断具有重要的现实意义。

4. 鼻咽癌筛查和辅助诊断的 EB 病毒血清学检查 鼻咽癌患者常伴有 VCA-IgA，EA-IgA 和 EBV-DNaseAb 效价增高。EB 病毒血清学的改变可以在鼻咽癌确诊前 4~6 个月即呈阳性反应，但应注意出现假阳性。鼻咽癌的检出率与 EB 病毒血清学效价及其变化有关。临床凡属于下述情况之一者，可以认为是鼻咽癌的高危患者：① VCA-IgA 滴度 ≥1∶80；②在 VCA-IgA，EA-IgA 和 EBV-DNaseAb 三项指标中任何两项为阳性者；③上述三项指标中，任何一项指标持续高滴度或滴度持续升高者。对上述标准的高危患者都应进行间接鼻咽镜或鼻咽光导（电子）纤维镜的仔细检查，必要时做病理活检。

（谢 轶）

第六节 人类免疫缺陷病毒感染与疾病

人类免疫缺陷病毒（human immunodeficiency virus，HIV）属于反转录病毒科的慢病毒属，是获得性免疫缺陷综合征（acquired immunodeficiency syndrome，AIDS，艾滋病）的病原体。人类免疫缺陷病毒有 HIV-1 和 HVI-2 两型，两型病毒的氨基酸序列的同源性为 40%~60%。HIV-1 是引起全球艾滋病流行的病原体，包括 3 个不同的亚型组（M、N 和 O），其中 M 亚组含

11个亚型(A~K),N和O组各含1个亚型。HIV-2主要局限于西部非洲,有7个亚型(A~G)。各地流行的亚型不同,非洲主要流行的是A、C、D和CRF-01AE亚型,泰国经性传播的主要是CRF-01AE亚型,静脉吸毒者传播的主要是B亚型,我国主要流行的是B'和B'/C亚型。

HIV感染的主要靶细胞为CD4$^+$T淋巴细胞,可引起CD4$^+$T淋巴细胞的不断下降,导致感染者细胞免疫功能缺损,并继发体液免疫功能缺损,最终进入AIDS期,因各种机会性感染及肿瘤而死亡。其传染源是HIV无症状携带者和艾滋病患者,其传播途径主要有三条:①性接触传播,是最常见的传播途径,同性恋尤其是男-男同性恋是高危人群;②血液传播,包括输入HIV污染的血液或血液制品、吸毒等;③母婴传播,包括胎盘、产道或哺乳等方式传播。2011年中华医学会颁布《艾滋病诊疗指南(2011版)》将艾滋病的全过程分为急性期、无症状期和艾滋病期。

急性期:通常发生在初次感染后2~4周。大多数患者临床症状轻微,持续1~3周后缓解。部分感染者出现HIV病毒血症和免疫系统急性损伤所产生的临床症状。临床表现以发热最为常见,可伴有咽痛、盗汗、恶心、呕吐、腹泻、皮疹、关节痛、淋巴结肿大以及神经系统症状。此期血液中可检测到HIV RNA和HIV抗原。

无症状期:此期可从急性期进入或无明显的急性期症状而直接进入。一般持续时间8~10年,其时间长短与感染病毒的数量、型别、感染途径、机体免疫状况的个体差异、营养条件及生活习惯等因素有关。在此期,由于HIV在感染者体内不断复制,免疫系统受损,CD4$^+$T淋巴细胞计数逐渐下降。此期血液中可检测HIV抗体。

艾滋病期:为感染HIV后的最终阶段。患者CD4$^+$T淋巴细胞计数明显下降,HIV血浆病毒载量明显升高。此期主要表现为HIV相关症状、各种机会性感染及肿瘤。HIV相关症状主要表现为持续一个月以上的发热、盗汗、腹泻;体重减轻10%以上。机会性感染及肿瘤可累及全身各系统器官。部分可出现持续性全身淋巴结肿大。

一、实验室分析路径

实验室分析路径见图14-7。

二、相关实验

1. HIV抗体检测　HIV抗体检测分为筛查实验和确证实验,可用于诊断(确定个体HIV感染状况)、监测(了解不同人群HIV感染率及其变化趋势)及血液筛查(防止输血传播HIV)。

(1)筛查实验:根据检测原理不同分为化学发光法、酶联免疫吸附法、凝集法和层析法,可对血液、唾液和尿液标本进行常规或快速检测。临床常用化学发光法和酶联免疫吸附法。现用试剂多为第三代HIV抗体检测试剂和第四代HIV抗原抗体复合检测试剂;第三代HIV抗体检测试剂以基因重组和多肽抗原包被和标记、有良好敏感性和特异性,检测亚型包括HIV-1、HIV-2和HIV-1型的O亚型,检测窗口期为3~4周;第四代HIV抗原抗体复合检测试剂可同时检测P24抗原和抗HIV-1/2抗体,检测窗口期较第三代HIV抗体检测试剂提前了4~9天。在尚未建立艾滋病筛查实验室的偏远地区可由经过培训的技术人员在规定的场所用快速试剂如明胶颗粒凝集试验、斑点免疫胶体金快速试验等进行筛选。

(2)确证实验:其方法包括免疫印迹试验、条带免疫试验和免疫荧光试验,目前以免疫印

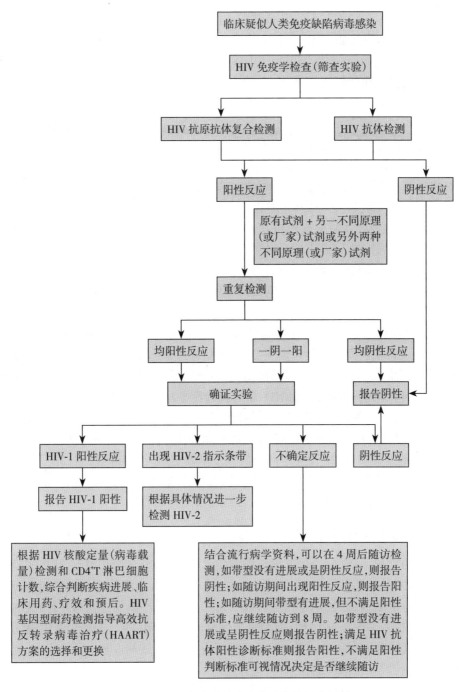

图 14-7　人类免疫缺陷病毒实验室分析路径图

迹试验最为常用。其原理是将提纯的 HIV 处理后,经聚丙烯酰胺凝胶电泳使病毒蛋白按分子量大小分开,然后在电场力作用下转移到硝酸纤维膜上。进行测定时,膜条需先用动物血清蛋白的封闭液封闭膜上无蛋白部位,然后将待检血清与带有 HIV 蛋白的膜条反应。若血清中含有 HIV 抗体即可结合到相应的蛋白质部位,洗涤后加入酶标记的抗人 IgG。反应后加入酶作用底物进行显色,若在相应的蛋白质部位出现色带,表明为阳性,提示待检血清中含有该种蛋白的抗体。膜条与无 HIV 抗体的血清反应后,不出现色带,表明为阴性。

2. HIV-1 P24 抗原检测　HIV-1 P24 检测可用于"窗口期"及 HIV-1 抗体阳性母亲所生婴儿早期的辅助鉴别诊断;此外还可用于 HIV-1 抗体检测结果不确定或第四代 HIV 抗原抗体复合试剂检测呈阳性,但 HIV-1 抗体确证阴性者的辅助诊断。

3. HIV 核酸检测　HIV 核酸检测包括定性检测及定量检测,可用于 HIV 感染的辅助诊断、病程监测、指导治疗方案及疗效判定、预测疾病进展等。临床常用病毒载量检测来测定感染者体内游离病毒的 RNA 含量,其方法包括反转录 PCR 实验(RT-PCR)、核酸序列扩增实验(nucleic acid sequence based amplification, NASBA)、分支 DNA 杂交实验(bDNA),这几种技术均由核酸提取、扩增或信号放大、定量检测三部分组成。

4. CD4$^+$T 淋巴细胞检测　CD4$^+$T 淋巴细胞是 HIV 感染人体后的主要靶细胞,其数量和功能下降是 HIV 感染人体后引起免疫功能缺陷的主要表现。CD4$^+$T 淋巴细胞绝对值的检测在了解机体的免疫状态以确定疾病分期、监测疾病进程、评估疾病预后、制订抗病毒治疗和机会性感染预防性治疗方案以及评估抗病毒治疗疗效等方面具有重要作用。目前检测 CD4$^+$T 淋巴细胞数的标准方法为应用流式细胞仪技术检测,可得出 CD4$^+$T 淋巴细胞的绝对值及占淋巴细胞的百分率。

5. 耐药性检测　高效抗反转录病毒治疗(HAART)为目前针对 HIV 最有效的治疗,但由于 HIV 可产生自发性高频率的基因突变,在抗病毒药物选择性压力下 HIV 的突变可促使耐药 HIV 株的产生,并进一步引起多种药物交叉耐药。目前常用的方法包括基因型 HIV 耐药检测和表型 HIV 耐药检测。表型 HIV 耐药性检测方法能直接测出感染毒株对药物的敏感度,并能揭示已经存在的或交叉的耐药情况,有利于指导 HIV-1 感染者有效地用药,缺点是检测时间长且昂贵、技术要求高。基因型 HIV 耐药性检测方法是通过从患者血液标本中分离到的 HIV 基因物质,应用核酸序列分析等技术确定病毒变异的位点,并可参考已有数据库按不同亚型进行比较。在确认变异后,与既往耐药或交叉耐药研究比较,间接地估计药物耐药情况,简单快速,费用低,缺点是无法反应药物耐药的程度。

三、结果判断与分析

1. HIV 筛查实验　依据《全国艾滋病检测技术规范(2009 年版)》规定,筛查实验呈阴性反应,即报告 HIV 抗体阴性;对呈阳性反应的样本,筛查实验室应使用原有试剂和另一种不同原理(或厂家)的试剂或两种不同原理(或厂家)的试剂进行重复检测,如两种试剂复测均呈阴性反应,则报告 HIV 抗体阴性;如均呈阳性反应,或一阴一阳,需送艾滋病确证实验室进行确证。如果抗原抗体联合试剂检测呈阳性反应,而抗体试剂检测为阴性反应,则应考虑进行 HIV-1 p24 抗原或核酸检测,必要时进行随访。

2. 确证实验　依据确证实验结果,与《全国艾滋病检测技术规范(2009 年版)》的要求或试剂说明书进行比对,可得出 HIV 抗体"阳性"、"阴性"或"不确定"结果,对 HIV 抗体不确定者应按《全国艾滋病检测技术规范(2009 年版)》要求进行随访。

3. HIV 核酸检测　对于 HIV 核酸检测阴性,只可报告本次实验结果阴性,但不能排除 HIV 感染;HIV 核酸检测阳性,可作为诊断 HIV 感染的辅助指标,不能单独用于 HIV 感染的诊断。根据《全国艾滋病检测技术规范》(2009 版)要求,核酸检测只能作为辅助诊断,但在下列两种情况例外:①婴幼儿的早期诊断:HIV 感染母亲所生小于 18 个月的婴儿,不同时间多的两次 HIV 核酸检测均为阳性即可作出诊断;②有急性 HIV 感染综合征或流行病学史,且不同时间的两次 HIV 核酸检测结果均为阳性,即可诊断。

HIV1/2 抗体检测是 HIV 感染诊断的金标准,HIV 病毒载量测定和 CD4$^+$ T 淋巴细胞计数是判断疾病进展、临床用药、疗效和预后的两项重要指标。小于 18 月龄的婴儿 HIV 感染诊断可以采用核酸检测方法,以核酸检测阳性结果作为诊断的参考依据,18 月龄以后再经抗体检测确认。HIV 基因型耐药检测指导高效抗反转录病毒治疗(HAART)方案的选择和更换。

(陶传敏)

第七节　典型病例分析

病例一

一般资料:

男性,23 岁,患者于 1 天前出现阵发性头痛,渐加重,伴有恶心、呕吐、视物模糊,自测体温 38.0℃,遂入院。

体格检查:

T 37.6℃,P 76 次 / 分,R 20 次 / 分,颈项强直,Kemig 征(+),Brudzinski 征(+),脑膜刺激征(+),余无特殊。

实验室检查:

血细胞分析:WBC 8.64×10^9/L,淋巴细胞百分比 67.2%。

生化:肝肾功能正常。

免疫:抗核抗体、RF、C- 反应蛋白阴性,HIV 抗体初筛(+)。

脑脊液常规检查:WBC、ALB 增高,GLU 减低,单核细胞百分比 98%。

进一步的实验室检查:取脑脊液行涂片查细菌、真菌,发现较多似酵母样菌;墨汁染色镜下可见透亮圆形菌体,有出芽,荚膜宽厚。脑脊液血平板培养 2 日后,发现白色菌落,经鉴定为新型隐球菌。

分析:

隐球菌广泛分布于自然界,经呼吸道侵入人体,主要侵犯肺、脑及脑膜,也可侵犯皮肤、骨和关节。新型隐球菌病好发于细胞免疫功能低下者,如 AIDS、恶性肿瘤、糖尿病、器官移植和大剂量使用糖皮质激素者。脑脊液墨汁染色阳性发现具有较高的特异性,但敏感性较低,常需多次检查。脑脊液培养特异性高,但耗时较长。另外可用胶乳凝集试验、ELISA 和单克隆抗体法等免疫学方法检测隐球菌荚膜多糖特异性抗原。亦可用 PCR 等行核酸检测。

诊断:新型隐球菌脑膜炎。

病例二

一般资料:

女性,68 岁,4 周前出现发热、畏寒、乏力、咳嗽、咳痰,始为黄脓痰,院外使用多种抗生素治疗 3 周,近 1 周转为白色黏痰。既往糖尿病病史 5 年。

体格检查：T 38.5℃，R 30次/分。双肺呼吸音稍低，右下肺可闻及中粗湿啰音。余无特殊。

实验室检查：

血细胞分析：WBC 14.26×10^9/L，中性粒细胞百分比 70.0%。

生化：GLU 13.42mmol/L，肝肾功正常。

胸部 X 线检查：右下肺薄壁空洞伴半月形透亮区。

病原微生物学检查：深部咳痰涂片检查镜下可见分枝的菌丝、分生孢子头、顶囊等结构。1,3-β-D 葡聚糖检测结果 135.4pg/ml。细菌培养阴性，真菌培养阳性，鉴定为烟曲霉菌。

分析：

老年女性，有糖尿病病史，有呼吸道感染及抗生素过度使用史。

诊断：侵袭性肺部真菌感染（烟曲霉）。

病例三

一般资料：

患儿，男性，3岁。因"面肌抽搐3天，发热失语2天"急诊入院。患儿于入院前1周有上呼吸道感染症状，3天前突然出现面肌抽动，口角歪斜，不能伸舌，并于发作3小时后出现明显发热、失语、吞咽困难。不能行走并伴嗜睡，反应差等症状。

体格检查：

体温 37.7~39℃，嗜睡，反应差，呼吸平顺，双瞳孔等大等圆，D=2,5cm，对光反射存在，颈抵抗（+），心音有力，律齐，双肺呼吸音稍粗，未闻及干湿啰音，腹平软，肝脾不大，肠鸣音存在。四肢肌力 IV 级，腹壁反射、提睾反射、双膝反射均减弱，左巴氏征阳性、右巴氏征阴性。

实验室检查：血细胞分析 WBC10.8×10^9/L；脑脊液常规，生化，培养及图片均无异常；EB-Ab 阳性。

影像检查：MRI 显示脑膜炎。

分析：患儿以脑神经和神经定位症状为主，MBI 显示脑膜炎，结合 EB-Ab 阳性结果，得出诊断。

诊断：EB 病毒脑膜炎。

病例四

一般资料：

男性，30岁，司机，因发热、乏力、消瘦半年来诊。患者于半年前无明显诱因发热，多呈低热，一般不超过38℃，伴乏力、全身不适和食欲差，大便每天2~3次，正常稀便，无脓血，无腹痛和恶心、呕吐，逐渐消瘦，不咳嗽。病初曾到医院看过，摄胸片及化验血、尿、粪便常规未见异常，遂服中药治疗，不见好转。半年来体重下降约8kg，睡眠尚可。既往5年前因阑尾炎化脓穿孔手术并输过血，无肝肾疾病和结核病史，无药物过敏史。吸烟10年，每天1盒，不饮酒。有冶游史。

体格检查：

体温 37.5℃，略消瘦，皮肤未见皮疹和出血点，右颈部和左腋窝各触及1个2cm×2cm大小淋巴结，活动无压痛。巩膜无黄染。双肺叩清音，未闻及啰音，心界叩诊不大，心率84次/分，律齐，无杂音。腹软无压痛，肝肋下2cm，软无压痛，下肢不肿。

实验室检查：

血红蛋白 120g/L，白细胞 3.5×10^9/L，血小板 78×10^9/L；血清抗 HIV 初筛（+）

分析：

患者因有冶游史，具有高危因素。发热、乏力、消瘦和 HIV 初筛（+）提示可能有 HIV 感染，应做进一步 HIV 确证实验，依据确证结果进行下一步诊断。确证阳性，诊断为 HIV 感染；确证阴性，应进行随访。

（谢　轶　陶传敏）

主要参考文献

1. Murray PR, Baron EJ, Jorgensen JH, et al. Manual of Clinical Microbiology. 10th ed. Washington: American Society for Microbiology, 2011.
2. 倪语星, 尚红. 临床微生物学检验. 第 5 版. 北京: 人民卫生出版社, 2012.
3. 陈东科, 孙长贵. 实用临床微生物学检验与图谱. 北京: 人民卫生出版社, 2011.
4. 王端礼. 医学真菌学——实验室检验指南. 北京: 人民卫生出版社, 2005.
5. Lothar T. 临床实验诊断学——实验结果的应用和评估. 吕元, 朱汉民, 沈霞等译. 上海: 上海科学技术出版社, 2004.
6. 贾文祥. 医学微生物学. 第 2 版. 北京: 人民卫生出版社, 2010.
7. Mahon CR, Lehman DC and Manuselis G. Textbook of diagnostic microbiology. 4th ed. Washington: W.B. Saunders Company, 2011.
8. 中国疾病预防控制中心. 全国艾滋病检测技术规范 (2009 年版). 北京: 中国疾病预防控制中心, 2009.
9. 中华医学会感染病学分会艾滋病学组. 艾滋病诊疗指南 (2011 年版). 中华临床感染病杂志, 2011, 12 (4): 321-330.
10. 钟南山, 刘又宁. 呼吸病学. 第 2 版. 北京: 人民卫生出版社, 2012.

第十五章

寄生虫感染性疾病与实验室诊断

人体寄生虫学是病原生物学的重要组成部分。寄生虫病在全球广泛分布,特别是发展中国家。疟疾流行于 140 个国家和地区,年发病人数 3 亿~5 亿,死亡人数 150 万~270 万;血吸虫病在 76 个国家流行,2 亿人受感染,每年死亡人数 50 万~100 万;近年来由于艾滋病的蔓延以及器官移植手术的开展,对于免疫缺陷和免疫功能低下的患者,一些机会致病寄生虫病如卡氏肺孢子虫病、弓形虫病等的发病率增加,甚至成为这些患者死亡的主要原因之一。在我国,卫生部于 2001 年 6 月~2004 年底在全国组织开展了人体重要寄生虫病现状调查,总的流行趋势特点为:钩虫、蛔虫、鞭虫等土源性线虫感染率明显降低;食源性寄生虫的感染率在部分省市明显上升;棘球蚴病和黑热病在西部地区流行仍较严重。寄生虫感染性疾病对人体的危害仍然严重。准确快速的实验室诊断能为临床提供重要的诊断依据,对疾病的防治具有重大意义。

第一节　疟原虫感染与疾病(疟疾)

疟原虫是人体疟疾的病原体。寄生于人体的疟原虫有 4 种:间日疟原虫(*Plasmodium vivax*)、恶性疟原虫(*Plasmodium falciparum*)、三日疟原虫(*Plasmodium malariae*)和卵形疟原虫(*Plasmodium ovale*),分别引起间日疟、恶性疟、三日疟和卵形疟。雌性按蚊是疟疾的传播媒介,通过叮咬吸血而致人体感染。在我国主要是间日疟原虫和恶性疟原虫,三日疟原虫少见,卵形疟原虫罕见。海南和云南两省是全国疟疾流行最严重的疟区和传播恶性疟的病灶区。典型的疟疾发作表现为周期性的寒战、发热和出汗退热,还可出现贫血及脾大等临床表现。从患者外周血中检出疟原虫的环状体、滋养体、裂殖体或配子体可作为疟疾确诊的依据。抗体检测对于流行病学调查具有价值,抗原检测的快速诊断适用于现场使用。PCR 检测敏感性高,可区分所有 4 种人体寄生疟原虫,用于疟疾诊断及疗效观察。

一、实验室分析路径

实验室分析路径见图 15-1。

二、相关实验及结果判断与分析

1. 血膜染色镜检　从患者外周血中检出疟原虫是目前疟疾诊断的金标准。取患者指血或耳垂血制作厚血膜和薄血膜,姬氏或瑞氏染色后镜检查找疟原虫。指血或耳垂血中滋养体和裂殖体的密度较高,是理想的样本。静脉穿刺标本宜采用肝素或 EDTA 抗凝,尽快进

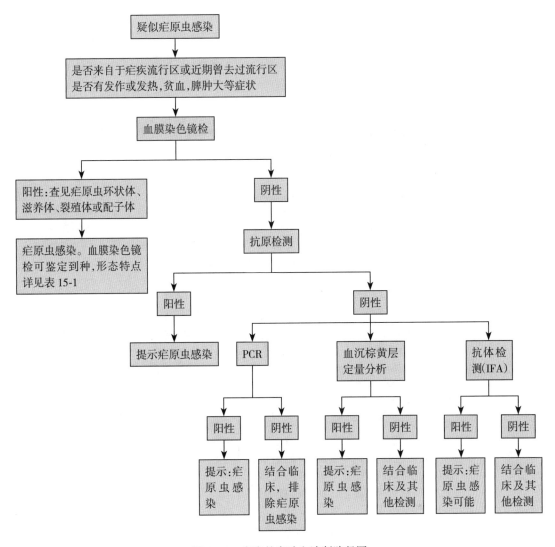

图 15-1　疟疾的实验室诊断路径图

行检测以避免疟原虫的形态发生改变。

　　对于低原虫血症以及复发和再燃的患者,厚血片的敏感性明显高于薄血片。但是厚血片法在标本处理过程中原虫变形,红细胞被溶解,需要检验人员有相当的经验。厚血膜法可以达到的敏感性约为 50 个原虫 /μl 血,假设红细胞计数为 5×10^{12}/L,则相当于红细胞的感染率为 0.001%。但大多数常规诊断实验室的敏感性平均只能达到 500 个原虫 /μl 血,红细胞的感染率约为 0.01%。薄血膜染色后原虫的形态结构完整,清晰,可辨认原虫的种类和各发育阶段的形态特征,特异性高于厚血膜法。薄血膜经瑞氏或姬氏染色后,四种疟原虫的形态特点见表 15-1。

　　原虫计数:厚血膜中疟原虫的计数采用白细胞和疟原虫比率计算法,此方法费时较多。薄血膜原虫计数采用的指标是红细胞感染率。计数 10 000 个红细胞中被疟原虫感染的红细胞数,用百分比的形式表示红细胞的感染率。薄血膜中原虫更易被识别和计数,人们更愿意用此方法进行原虫血症的常规估算。在原虫计数上,薄血膜的敏感性大约只有厚血膜法的 1/10。红细胞感染率常用于非流行区原虫血症低的区域,流行区大量原虫感染常用厚血

表 15-1 4 种疟原虫形态的鉴别

		间日疟	恶性疟	三日疟	卵形疟
环状体 (早期滋养体)		环较大,约等于红细胞直径的 1/3;核 1 个,偶有 2 个;胞质淡蓝色;红细胞内多只含 1 个原虫,偶有 2 个(见书末彩图 15-2)	环纤细,约等于红细胞直径的 1/5;核 1 个,但 2 个也很常见;红细胞可含 2 个以上原虫,虫体常位于红细胞的边缘图(见书末彩图 15-6)	环较粗壮,约等于红细胞直径的 1/3;核 1 个,胞质深蓝色;红细胞很少含有 2 个原虫	似三日疟
滋养体		虫体由小渐大,活动显著,有伪足伸出,空泡明显,虫体形状不规则;疟色素黄棕色,小杆状(见书末彩图 15-3)	体小结实,不活动;疟色素集中一团,黑褐色,原虫集中在内脏和皮下脂肪的毛细血管	体小圆形或呈带状,空泡小或无;亦可呈大环状,中有一个大空泡,不活动;疟色素棕黑色,颗粒状,常分布于虫体的边缘	虫体圆形,似三日疟,但较大;疟色素似间日疟但较细小
未成熟裂殖体		核分裂成 2~4 个时虫体仍活动,核越多则虫体渐呈圆形,空泡消失;疟色素开始集中	虫体仍似大滋养体,但核分裂成多个	虫体圆形或宽带状,核分裂成多个;疟色素集中较迟	虫体圆或卵圆形,不活动,核分裂成多个;疟色素数量较少
成熟裂殖体		裂殖子 12~24 个,通常 16 个,排列不规则;疟色素集中成堆,虫体占满胀大了的红细胞(见书末彩图 15-4)	裂殖子 8~36 个,通常 18~24 个,排列不规则;疟色素集中成一团,虫体占满红细胞何种的 2/3 至 3/4	裂殖子 6~12 个,通常 8 个,排成一环;疟色素多集中在中央,虫体占满整个不胀大的红细胞	裂殖子 6~12 个,通常 8 个,排成一环;疟色素集中在中央或一侧
配子体	雄	圆形,略大于正常红细胞,胞质色蓝而略带红,核疏松,淡红色,常位于中央;疟色素分散	腊肠形,两端钝圆,胞质色蓝而略带红,核疏松,淡红色,位于中央;疟色素黄棕色,小杆状,在核周围较多	圆形,略小于正常红细胞,胞质淡蓝色,核疏松,淡红色,位于中央;疟色素分散	似三日疟,但稍大;疟色素似间日疟
	雌	圆形,占满胀大的红细胞,胞质蓝色,核结实,较小,深红色,偏于一侧;疟色素分散(见书末彩图 15-5)	新月形,两端较尖,胞质蓝色,核结实,较小,深红色,位于中央;疟色素深褐色,在核周围较多(见书末彩图 15-7)	圆形,如正常红细胞大,胞质深蓝色,核结实,偏于一侧;疟色素多而分散	似三日疟,但稍大;疟色素似间日疟
被寄生红细胞的变化		胀大,色淡,常呈长圆形或多边形;滋养体期开始出现鲜红色的薛氏点(Schuffner's dots)	大小正常或略缩小,紫蓝色,边缘常皱缩;常见有粗大紫褐色的茂氏点(Maurer's dots)	大小正常,有时缩小,颜色无改变;偶可见西门氏点(Zieman's dots)	略胀大,色淡,部分红细胞变长形,边缘呈锯齿状;薛氏点较间日疟的粗大,环状体期即出现

膜的直接原虫计数。

2. 血沉棕黄层定量分析法（quantitative buffy coat, QBC） 特定的荧光染料如吖啶橙对原虫胞核的核酸具亲和力，能黏附于胞核，在特定波长的紫外光照射下胞核显示强荧光。QBC法的敏感性较普通镜检法高 7 倍，但技术要求高，需要特殊设备如离心机和荧光显微镜，并且吖啶橙的荧光染色不具有特异性，所有细胞的核酸均可着色，因而镜检人员必须能够区分荧光染色的疟原虫和其他含有核酸的细胞以及细胞碎片。用吖啶橙荧光染色检测 <100 个原虫 /μl 血（0.002% 原虫血症）的标本，其敏感性从 41%~93% 不等，对于恶性疟原虫感染的特异性高达 93%。用 QBC 法可以快速准确地检出虫体，但其主要的局限在于无法轻易区分疟原虫的不同种。

3. 抗原检测 抗原检测能说明受检对象是否有活动性感染。目前常用的方法都是在酶联免疫吸附试验（enzyme-linked immunosorbent assay, ELISA）的基本原理基础上发展的，主要区别在于操作步骤、选择显色系统或所用固相载体不同。

由于操作简便，检测快速，不需要特殊仪器，人员不须特别培训，适用于现场，抗原检测快速诊断的应用越来越广泛。以镜检为标准，抗原检测快速诊断的敏感性大于 95%，能够检出约 100 个原虫 /μl 血（0.002% 原虫血症）。目前有基于检测富组氨酸蛋白（histidine-rich protein Ⅱ, HRP-Ⅱ）抗原的诊断方法和基于检测乳酸脱氢酶（lactate dehydrogenase, LDH）的诊断方法。

基于检测 HPR-Ⅱ 抗原的诊断方法较为成熟的有免疫色谱技术。其原理类似于双抗体夹心法，包被的单抗是 HPR-Ⅱ 抗原的 IgM 类抗体，第二抗体以胶体金标记，操作简便，单份样品只需数分钟。由于 HPR-Ⅱ 为恶性疟原虫所特有，故此方法仅适用于恶性疟的诊断。根据已有的报告，其敏感性和特异性多在 95%~100% 之间。由于外周血中疟原虫廓清后 HPR-Ⅱ 仍存留一段时间，故使用时应对此加以考虑。若患者的类风湿因子阳性，由于此因子可与包被于测试卡上的抗体结合而产生较高的假阳性率。

疟原虫 LDH 为普遍存在于疟疾患者血样中的一种代谢产物，OptiMAL 诊断试剂盒是基于检测 LDH 的诊断方法之一。血样裂解释放的疟原虫 LDH 与附着于试条上胶体金标记的抗恶性疟乳酸脱氢酶单克隆抗体和抗泛种疟原虫乳酸脱氢酶单克隆抗体相结合而产生显色反应。在每一试条上均有一条质控带。仅质控带显色为阴性，质控、恶性疟特异 LDH 条带及泛疟原虫 LDH 条带均显色为恶性疟感染，质控及泛疟原虫 LDH 条带均显色为间日疟、三日疟和卵形疟中的一种或两种以上混合感染。此方法在高原虫密度时（>100 个原虫 /μl 血）敏感度很高，随着原虫密度降低而敏感度下降。在原虫密度 ≥0.01% 时，敏感度为 100%，原虫密度为 0.001%~0.009% 时，敏感度为 87.5%。

4. 抗体检测 感染疟原虫后，一般宿主疟疾抗体的出现比原虫血症晚一周左右，并持续至虫体清除后的 3~6 个月。IFA 是目前最为可靠的抗体检测方法，它同时检测 IgG 和 IgM 抗体。滴度大于 1:20 为阳性，小于 1:20 视为不确定。滴度大于 1:200 提示近期感染。疟原虫抗体的检测在临床上对初发患者无早期诊断价值，但对多次发作又未查明原因者检测疟疾抗体有助于诊断。抗体检测对于流行病学调查具有十分重要的价值。

5. 分子生物学诊断 聚合酶链反应（polymerase chain reaction, PCR）敏感性高，能够检测出每 μl 血 5 个或更少的原虫，敏感性和特异性均可达到 100%。巢式 PCR 和多重 PCR 将鉴定准确到种。PCR 检测可用于疟疾诊断及疗效观察，有报告如果在治疗后 5~8 天 PCR 结果阳性，提示可能是由于药物耐药而致的治疗失败。巢式 PCR 以及反转录 PCR 可以区分所有 4 种人体寄生疟原虫。PCR 结果的变异可能是以下因素导致：标本的收集及贮存，DNA

提取的方法,引物的选择,扩增的条件以及扩增产物的分析等。此外,以 PCR 为基础的检测方法如序列测定对于种株变异、突变以及耐药基因的研究有特别的帮助。

第二节　弓形虫感染与疾病

弓形虫病是一种呈世界性分布且严重危害人类健康的人兽共患寄生虫病,其病原体刚地弓形虫(*Toxoplasma gondii*)可寄生在除红细胞外的几乎所有有核细胞内。猫科动物是重要的传染源。弓形虫通过先天性和获得性两种途径感染人体。先天性感染主要经过胎盘垂直传播,造成胎儿畸形,神经系统发育障碍,死亡等。获得性感染后,免疫功能正常的人群多呈无症状带虫状态,但在免疫功能低下时,引起中枢神经系统损害和全身播散性感染,特别在艾滋病患者中弓形虫感染已成为其主要并发症之一。病原学检查包括涂片染色、动物接种分离及细胞培养,具有确诊意义。血清学检测即抗体及抗原检测是目前弓形虫感染诊断的主要方法。PCR 的应用价值还有待评估。

一、实验室分析路径

实验室分析路径见图 15-8,图 15-9。

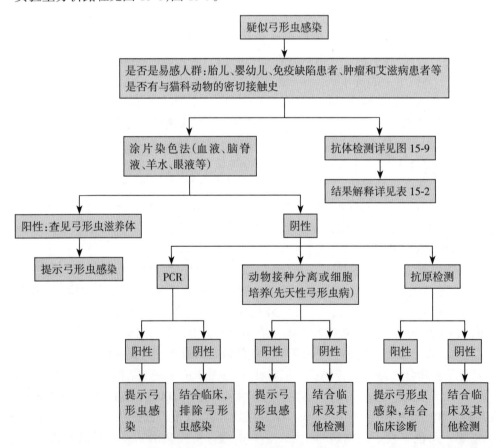

图 15-8　弓形虫病的实验室分析路径图

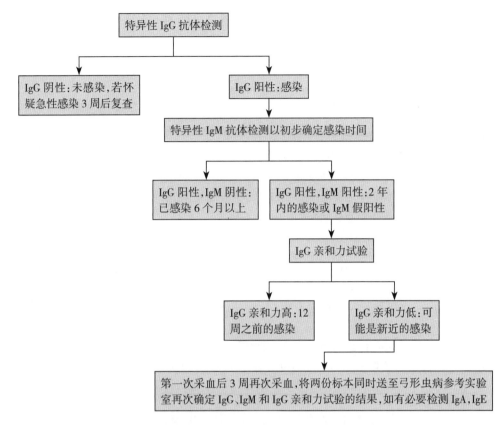

图 15-9　弓形虫病血清学诊断路径图

二、相关实验及结果判断与分析

1. 涂片染色与镜检　患者的各种体液如血液、脑脊液、羊水、眼液等以及分泌物、排泄物、组织均可涂片或印片后姬氏染色镜检,液体样本离心后取沉淀涂片。查见滋养体为阳性。滋养体呈弓形或月牙形,一端较尖,一端钝圆;一边扁平,另一边较膨隆。虫体长 4~7μm,最宽处 2~4μm,胞质呈蓝色,胞核紫红色,位于虫体中央(见书末彩图 15-10)。组织印片有时可查见弓形虫包囊。包囊呈圆形或椭圆形,直径 5~100μm,有一层富有弹性的坚韧囊壁,内含数个至数百个滋养体。此法检出率低,易漏检。

2. 动物接种分离或细胞培养　将患者的体液或组织接种小鼠腹腔或组织培养细胞。实验动物需观察 4~6 周。若接种的弓形虫对鼠有较强的毒力,常可在接种后 5~10 天于小鼠腹腔液中检获虫体。若接种物未表现出对小鼠的明显毒性,6 周后取小鼠血清检测抗体,若抗体阳性,检测小鼠脑组织中是否有弓形虫包囊。如果未观察到包囊则将其脑组织接种其他小鼠,继续观察 6 周。弓形虫可在多种组织培养细胞中生长,在培养后 24~96 小时直接观察。姬氏染色可观察到虫体。应用免疫荧光可提高检测的敏感性。细胞培养和动物接种对于先天性弓形虫病的诊断有帮助,前者较后者费时少。

3. 抗体检测　弓形虫感染后,体内会先后出现多种抗体如 IgG、IgM、IgA、IgE 等,其中最先出现的是 IgM,在感染 7~8 天就可出现,持续数周或数月,偶有 1 年以上的;故 IgM 的检测有助于弓形虫病的早期诊断;IgG 抗体在感染后 2~4 个月达到高峰,持续时间较长,IgG 抗体阳性说明曾经感染过弓形虫;IgA 抗体也是弓形虫感染早期的一个重要标志物,在 IgM 消失 IgG 尚未出现之前,测定 IgA 抗体可以提高弓形虫急性感染的检出率。IgG 和 IgM 检测结果 9 种可能组合的参考解释见表 15-2。

表 15-2 IgG 和 IgM 检测结果参考解释

IgG	IgM	结果解释
阴性	阴性	无血清学证据显示曾感染过弓形虫
阴性	可疑	可能是急性感染早期或 IgM 假阳性
阴性	阳性	可能是急性感染或 IgM 假阳性
可疑	阴性	不明确:重新抽血检测或用不同的测试复查此样本的 IgG
可疑	可疑	不明确:重新抽血检测 IgG 和 IgM
可疑	阳性	可能是急性感染 重新抽血检测 IgG 和 IgM,如果结果相同,或 IgG 为阳性,则需将两个标本均送到对弓形虫病诊断有经验的参考实验室做进一步的检测
阳性	阴性	弓形虫感染 1 年以上
阳性	可疑	可能是弓形虫感染 1 年以上或是 IgM 假阳性 重新抽血检测 IgM,如果结果相同,则需将两个标本均送到对弓形虫病诊断有经验的参考实验室做进一步的检测
阳性	阳性	可能是过去 12 个月内的新近感染,或者是 IgM 假阳性 将标本送到对弓形虫病诊断有经验的参考实验室做进一步的检测

用于血清学诊断的方法有 10 余种,常用的有 ELISA,间接血凝试验(indirect haemagglutination test,IHA)和间接免疫荧光抗体试验(indirect fluorescent antibody method,IFA)等。ELISA 法的敏感性和特异性较好,IHA 简便快速,IFA 敏感性和特异性均好,但需要荧光显微镜。

4. 抗原检测 在应用免疫抑制剂或其他原因致抗体应答被抑制的患者,以及疾病早期抗体水平很低时,检测血清抗体诊断弓形虫病可靠性稍差,而从血清或体液内直接检测弓形虫抗原成分有助于对急性弓形虫的诊断。ELISA 是应用最多的检测方法。虽然弓形虫循环抗原阳性是确诊弓形虫病的可靠指标之一,但由于血清中循环抗原含量甚微以及现有检测手段敏感性的限制,弓形虫抗原检测的阳性率较低。

包括抗原抗体检测在内的血清学检测是目前弓形虫感染诊断的主要方法。

5. 分子生物学诊断(PCR 方法) 弓形虫 *B1* 基因是目前 PCR 检测弓形虫感染应用最广泛的靶基因。用 *B1* 基因竞争 PCR 技术检测羊水标本的结果显示,敏感性为 97.4%,高于常规检测方法的敏感性。靶基因除 *B1* 外,还有 P30 及 rDNA 等。PCR 的类型有多重 PCR,定量竞争 PCR,套式 PCR 和原位 PCR 等。PCR 由于具有敏感性高、特异性强、高效、简便等特点,已成为实验室用于艾滋病患者弓形虫病的可靠诊断方法;但对于免疫健康者弓形虫病的诊断,其价值还有待进一步评估,尤其是样本的选择和处理更需进一步探讨。

第三节 棘球蚴感染与疾病

棘球蚴病也称包虫病,是由细粒棘球绦虫(*Echinococcus granulosus*)的后绦幼虫棘球蚴

（*hydatid cyst*）寄生所致。棘球蚴病是全球性的人兽共患寄生虫病，畜牧业发达的地方往往是流行区。在我国，棘球蚴病流行于西北、华北、东北以及西南广大农牧区，学龄前儿童是最易感染的人群。

细粒棘球绦虫的终宿主是犬、狼等食肉动物；羊、牛等偶蹄类为中间宿主。人因误食终宿主排出的虫卵而致感染，在人体内发育成棘球蚴。棘球蚴可寄生于人体的几乎所有部位，最多见的部位是肝和肺，此外腹腔、脑、脾、盆腔、肾、胸腔和骨等处均可寄生。疾病的严重程度取决于棘球蚴的体积、数量、寄生时间和部位。棘球蚴病的临床症状极其复杂，主要表现为：①局部压迫和刺激症状，受累部位有轻微疼痛和坠胀感；②局部包块；③全身中毒症状：如食欲减退、体重减轻、消瘦、发育障碍等；④过敏症状：常见的有荨麻疹、血管神经性水肿，棘球蚴囊破裂时常引起过敏性休克。病原学结果是确诊的依据，但大多数患者无法检测到病原体。抗体检测结合影像学检查是目前棘球蚴病诊断的主要手段。

一、实验室分析路径

实验室分析路径见图 15-11。

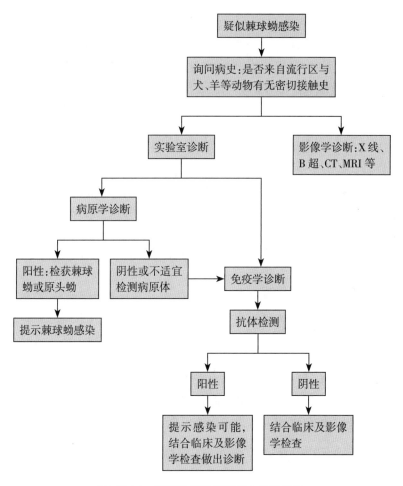

图 15-11　棘球蚴病的实验室分析路径图

二、相关实验及结果判断与分析

1. 标本直接检测　手术取出棘球蚴,从体液中检获棘球蚴碎片或原头蚴可确诊。肝棘球蚴病破入腹腔、胆总管或胃肠道,可取腹水或粪便为检测标本,肺棘球蚴病破入胸腔,可取胸腔积液或胸腔积液检测,肾棘球蚴病破入肾盂,可取尿液检测。病原学结果是确诊的依据,但大多数患者无法检测到病原体。

2. 抗体检测　抗体检测目前常用的方法有 ELISA,IFA,免疫印迹试验(Western blot)等,这些试验在临床实验室一般均常规开展。抗体检测的敏感性和特异性与选用的抗原有直接关系。由于方法和抗原选择的不同,各种免疫学检测方法的敏感性和特异性存在较大的差异。总的来看,敏感性大多在 60%~90% 之间,特异性在 80%~100% 之间。假阳性结果可能出现于其他蠕虫感染、癌症患者和慢性免疫性疾病患者。阴性结果也不能排除棘球蚴病,这是因为某些棘球蚴携带者无法检测到抗体。能否检测到抗体取决于棘球蚴寄生的部位、完整性和活力。寄生于肝脏较寄生于肺、脑、脾更能激发抗体反应。带有老化、钙化或死亡棘球蚴的患者,抗体检测往往呈阴性。与其他寄生虫存在交叉反应是主要需要解决的问题。为了提高免疫诊断的准确性,建议联合使用几种抗体检测方法,对试验结果进行综合分析后再作诊断。

抗体检测还可用于术后或药物治疗后患者的监测。成功去除了棘球蚴的患者,其体内的特异性 IgG4 会很快阴转,复发患者的 IgG4 则保持在一个较高的水平,因此 IgG4 可用于治疗效果的考核。特异性 IgE 和 IgM 的 ELISA 检测在疗效考核方面也有其价值。

第四节　血吸虫感染与疾病

血吸虫也称裂体吸虫,寄生人体的血吸虫主要有 6 种,即日本血吸虫(*Schistosoma japonicum*)、埃及血吸虫(*Schistosoma haematobium*)、曼氏血吸虫(*Schistosoma mansoni*)、间插血吸虫(*Schistosoma intercalatum*)、湄公血吸虫(*Schistosoma mekongi*)和马来血吸虫(*Schistosoma malayensis*)。在我国流行的是日本血吸虫,当人与含有尾蚴的疫水接触后,尾蚴经皮肤感染,成虫寄生于人的门脉—肠系膜静脉中。

在血吸虫感染过程中,尾蚴、童虫、成虫和虫卵均可对人体造成损害,但虫卵是血吸虫病的主要致病因子。虫卵沉着在人体的肝及结肠肠壁等组织,形成虫卵肉芽肿和纤维化是血吸虫病的主要病变。日本血吸虫病可分为急性、慢性和晚期三期。急性期除发热外伴有腹痛、腹泻、肝脾增大及嗜酸性粒细胞增多;慢性血吸虫病患者常无明显症状,有症状者主要表现为慢性腹泻或慢性痢疾,肝脾大等;晚期血吸虫病出现肝脾大,门脉高压和其他综合征,分为巨脾型、腹水型、结肠增殖型和侏儒型。此外,日本血吸虫的还可引起异位损害,常见于脑和肺。在粪便及组织中检获虫卵可作为确诊的依据。免疫学检测对血吸虫病的诊断特别是异位损害具重要意义。

一、实验室分析路径

实验室分析路径见图 15-12。

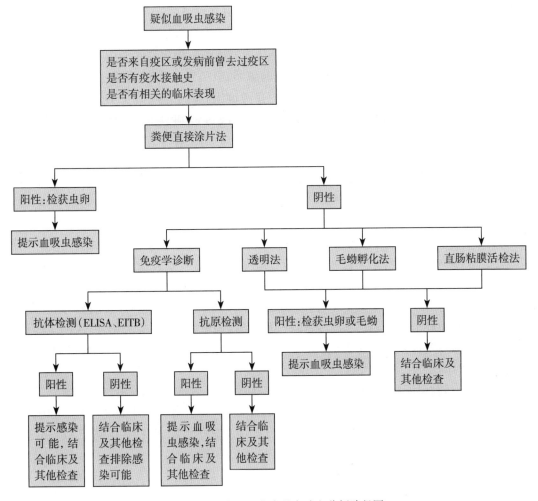

图 15-12　日本血吸虫病的实验室分析路径图

二、相关实验及结果判断与分析

1. 粪便直接涂片法检查病原体　重度感染患者或急性血吸虫患者的粪便中常可检查到日本血吸虫卵。此方法操作简便,快捷,但因取材少,加之虫卵呈间歇性排出,虫卵检出率低,增加涂片张数及反复多次送检可提高检出率。查见日本血吸虫卵为阳性。日本血吸虫卵呈椭圆形,淡黄色,大小平均为 $89\mu m \times 67\mu m$。卵壳薄而均匀,无卵盖,卵壳一侧有一小棘,但因虫卵位置或被卵壳外黏附物遮盖而非每个虫卵都能观察到小棘日本血吸虫成熟虫卵的卵内含一毛蚴,若未成熟或死亡过久,毛蚴模糊或变为灰黑色。毛蚴和卵壳间常可见到大小不等的圆形或椭圆形油滴状头腺分泌物(见书末彩图 15-13)。

2. 透明法检查病原体　利用甘油的透明作用使粪便涂片透明,以发现虫卵并计数。此法兼具定性和定量的双重作用,可用于测定人群的感染情况及考核防治效果。

3. 毛蚴孵化法检查病原体　根据血吸虫卵内的毛蚴在适宜温度的清水中,短时间内可孵出的特性而设计的方法。适用于早期血吸虫病患者的粪便检查。该方法的阳性检出率高于直接涂片法,但操作烦琐,对样本的要求也高,必须新鲜,无农药、化肥或化学品污染。孵化前可先取粪渣沉淀涂片镜检,如发现血吸虫卵即可直接报告而不必再作孵化。孵化后如见水面下有白色点状物作直线来往游动即是毛蚴,可将毛蚴吸出镜检。

4. 直肠黏膜活检检查病原体　慢性特别是晚期血吸虫病患者粪便中不易检获虫卵,可考虑采用直肠黏膜活检。对于肠黏膜内检获的虫卵,应区分是活卵,近期变性卵和远期变性卵。对于未经治疗的患者,只要检出虫卵即有参考价值。对于有治疗史的患者,活卵或近期变性卵表明有成虫寄生,远期变性卵或死卵则提示曾感染过血吸虫。因此,检出虫卵的临床意义需结合病史,临床表现和免疫诊断结果综合考虑。由于此方法有一定的危险性,故检查前应考虑患者的凝血功能是否正常。

5. 抗体检测　不同的抗体检测方法,其敏感性和特异性有差异,这是因所采用的抗原种类以及试验操作不同所致。抗体检测阳性仅能反映受检者曾经感染过血吸虫,与临床症状,虫荷量,产卵量及预后并无关联。

ELISA:特异性和敏感性均高,被广泛应用,是血吸虫免疫诊断的主要方法,与粪检阳性符合率达 95%~99%,假阳性为 1.3%~3.3%,与其他寄生虫的交叉反应除肺吸虫外均较低。

环卵沉淀试验(circumoval precipitin test,COPT):虫卵内成熟毛蚴的分泌物,排泄物透过卵壳上的微孔渗出,与待检血清共同孵育后虫卵周围出现泡状或指状沉淀物为阳性反应。在光镜下检查 100 个虫卵,阳性反应虫卵数(环沉率)等于或大于 5% 为阳性。COPT 的敏感性为 94.1%~100%,假阳性率为 2.5%~5.6%。此法操作简便,经济,但不易达到操作的标准化,且判断结果时间较长,多用于流行病学调查及监测疫情。

酶联免疫转移印迹试验(enzyme-linked immunoelectrotransfer blot,EITB):在蛋白质凝胶电泳和固相免疫酶测定基础上建立的一种免疫学技术,具有凝胶电泳的高分辨力和固相免疫酶测定的高度特异性和敏感性的优点。用于血吸虫病的诊断,其特异性高于 ELISA,但操作较复杂。

胶体染料试纸条法:染料或胶体金与抗原结合,再与血清反应后,沿着试条扩散。阳性反应呈红色反应带,阴性者只有质控反应带。该方法无需专业人员操作及相关仪器设备,快速,全程仅 5~10 分钟,适合基层和现场使用。

各方法各具优缺点,目前使用最为广泛的是 ELISA 和 EITB。

6. 循环抗原检测　循环抗原可以反映活动性感染,其量与宿主的虫荷数相关,治疗后虫体死亡,抗原排出,故可反映药物疗效。测定方法常用 ELISA,可用多克隆抗体和单克隆抗体。循环抗原的检测成本较高,在慢性血吸虫病、晚期血吸虫病和轻症感染的检出率不够理想。

第五节　囊尾蚴感染与疾病

囊尾蚴病也称为囊虫病,是由猪带绦虫(*Taenia solium*)的幼虫猪囊尾蚴(*Cysticercus cellclosae*)寄生于人体的各组织器官而引起的疾病。人是猪带绦虫的终末宿主,其成虫寄生于人的小肠,致猪带绦虫病;人也可作为其中间宿主,因误食猪带绦虫虫卵或孕节而导致感染,虫卵在人体内发育成囊尾蚴,致囊尾蚴病。

囊尾蚴病的危害程度大于绦虫病,其对人体的危害程度因虫体寄生的部位及数量的不同而有差异。囊尾蚴在人体的寄生部位广,最常见于皮下肌肉,脑和眼,也可寄生于心、舌、肝、肺等处。寄生的数量由 1 个至数百上千个不等。皮下肌肉囊尾蚴病常表现为皮下结节;脑囊尾蚴病的临床症状复杂,癫痫发作是最多见的症状,还可出现颅内压增高,精神症状等;眼囊尾蚴病轻者表现为视力障碍,重者可失明。检获囊尾蚴即可确诊,对于内部脏器及特殊部位的囊尾蚴病因不易检获虫体,免疫学诊断是重要的参考依据。

一、实验室分析路径

实验室分析路径见图 15-14。

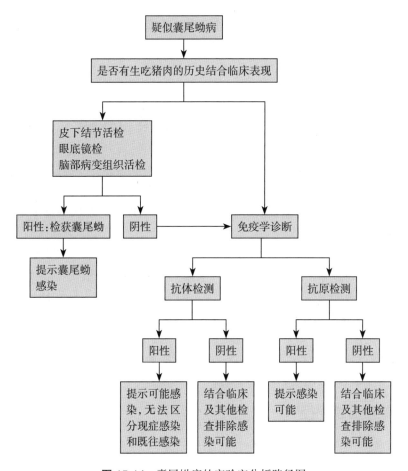

图 15-14 囊尾蚴病的实验室分析路径图

二、相关实验及结果判断与分析

1. 标本直接检测 皮下囊尾蚴病可通过手术摘除皮下结节查见囊尾蚴而确诊。眼囊尾蚴病可通过检眼镜检查进行诊断。虫体可位于眼的任何部位,但多在眼球深部,玻璃体及视网膜下寄生。检眼镜检有时可见头节蠕动。脑部囊尾蚴病可由手术获得的脑部病变组织活检而得到确诊,但大多数情况下,脑囊尾蚴病通过免疫学、影像学检查结合临床表现进行诊断。

2. 抗体检测 人体感染囊尾蚴后,产生的抗体可持续较长时间,甚至达10年以上。故抗体检测能反映受检者是否感染或感染过囊尾蚴,但无法区分现症感染和既往感染,也无法进行疗效评价。检测囊尾蚴病抗体的常用技术有IHA,IFA,ELISA等。IHA简便,经济,敏感性较高,但假阳性高;IFA敏感性和特异性均高;ELISA敏感性高,特异性强,已广泛用于人、猪囊虫病的辅助诊断和流行病学调查。但以上3种方法均存在与包虫及肝吸虫病有交叉反应的问题。Western印迹试验已用于囊尾蚴病的诊断和监测。此方法的特异性为100%,与棘球蚴病无交叉反应,其敏感性也高于目前常用的检测方法。已有的实验结果显示,血清标本的敏感性稍高于脑脊液标本。

3. 抗原检测 循环抗原是虫体的分泌物或代谢产物,因其半衰期短,故检出抗原往往提示有活囊尾蚴存在,可作为诊断依据及进行疗效考核。抗原检测的常用方法有ELISA和Western印迹法。用ELISA检测囊虫抗原敏感性和特异性均有待进一步提高。Western印迹实验的特异性较ELISA更高。

第六节 肺孢子虫感染与疾病

肺孢子虫病是由耶氏肺孢子虫(*Pneumocystis jiroveci*)引起的一种呼吸系统机会性感染,也称肺孢子虫肺炎(Pneumocystis pneumonia,PCP),多见于免疫系统功能不全患者。随着器官移植、肿瘤化疗患者及自身免疫病等高危人群的扩大,PCP的发病率逐渐上升,并且是艾滋病患者首要的并发症和死因。

肺孢子虫为机会性致病原虫,一般认为本虫的包囊经空气传播而进入肺内,健康人感染后多为无症状的隐性感染,当宿主免疫力低下时肺孢子虫大量繁殖,引起疾病。肺孢子虫肺炎临床表现可分为两种类型,婴儿型和成人型。前者多见于早产儿和营养不良的虚弱婴儿,通常表现为突然高热、拒食、干咳、呼吸和脉搏增快。散发型多见于艾滋病、恶性肿瘤化疗、器官移植术后、免疫缺陷等患者,可出现腹泻或上呼吸道感染等症状,临床表现不典型。肺孢子虫肺炎的确诊依靠病原学诊断,即查见包囊或滋养体。血清抗体只能用于肺孢子虫肺炎的辅助诊断。PCR可望用于PCP的诊断。

一、实验室分析路径

实验室分析路径见图15-15。

二、相关实验及结果判断与分析

1. 直接病原体诊断 传统的肺孢子虫肺炎确诊依靠病原学诊断,即查见包囊或滋养体。滋养体与包囊的比例为10:1,目前常用的病原学染色方法多使包囊着色,故传统染色法的漏检率较高。检测标本包括痰液、支气管肺泡灌洗液、经皮穿刺肺活检、开胸肺组织活检,其中痰液获取简便,安全无损伤,但咳痰检出率很低,仅6%~30%,导痰的检出率稍高,达60%~70%。支气管肺泡灌洗液合格标本检出率可达98%~100%。经皮穿刺肺活检适用于儿童患者,因获得的肺组织标本量少,检出率较低,约60%。开胸肺组织活检检出率约95%,但对患者的创伤大,一般只在临床高度怀疑为PCP,而其他病原检查多次阴性的情况下考虑采用。

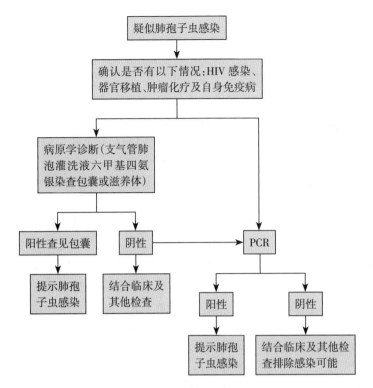

图 15-15　肺孢子虫病的实验室分析路径图

常用的染色方法包括姬氏染色、甲苯胺蓝染色和六甲基四胺银染色。其中姬氏染色是 PCP 检查中最基本的染色法。油镜下,包囊圆形或椭圆形,直径 5μm~10μm,囊壁不着色,囊内小体 4~8 个,呈紫红色。查获含 8 个囊内小体的包囊为确诊依据。滋养体染色同包囊,但因体积太小而不易检获。姬氏染色的缺点是虫体周围背景也会着色,对比差,易漏检。甲苯胺蓝染色中油镜观察囊壁呈紫红色,圆形或椭圆形,囊内小体不着色。包囊周围背景为淡蓝色,易区分。此法操作简便、快速。六甲基四胺银染色法将囊壁染成棕色或褐色,圆形、椭圆形或月牙形,囊内小体逸出后空囊常呈折叠状。部分包囊内可见囊壁增厚形成的一对括弧样结构,是肺孢子虫包囊特征性标志,有诊断价值。囊内小体不着色,背景淡绿色,对比度强,易观察,特异性高(见书末彩图 15-16)。

2. 分子生物学诊断　PCR 和核酸分子杂交等分子生物学技术的应用提高了 PCP 诊断的敏感性和特异性。PCR 是目前研究最多的肺孢子虫检测方法,它不仅可望用于 PCP 的诊断,还可检出亚临床型感染和播散性的肺外感染,并可用于肺孢子虫的流行病学调查,甚至可监测 PCP 的临床治疗效果。

PCR 检测的标本主要为痰液,支气管肺泡灌洗液,肺组织,血清外周血单核细胞等。常用的引物主要来自内转录间隙 rRNA 基因,18S rRNA 基因,线粒体大亚基 rRNA 基因,二氢叶酸合成酶基因,主要表面糖蛋白基因,胸苷酸合成酶基因等。PCR 方法有一步 PCR,套式 PCR,半套式 PCR,实时 PCR 等。

PCR 对 PCP 的早期诊断、药物治疗和预后评估有一定的帮助,但其临床价值尚存在争议;与传统的病原学诊断方法比较,PCR 存在操作相对复杂,昂贵和费时等弱点,所以在临床试验室一般未将其列入 PCP 常规检测项目。

采用 PCR 扩增肺孢子虫靶基因,再用 Southern 印迹法检测 PCR 产物可进一步提高检测的敏感性。

3. 抗体检测 肺孢子虫肺炎多见于免疫缺陷者,抗体产生能力低,另一方面大多数正常人都曾有过隐性感染,血清中存在特异抗体,故检测血清抗体只能用于肺孢子虫肺炎的辅助诊断,但在血清流行病学调查方面具有重要意义。

可用肺孢子虫全虫或粗提物作抗原,方法包括 ELISA,IFA 及免疫印迹试验等。ELISA 最为常用,多以抗体滴度大于 1∶40 作为阳性。

第七节　溶组织内阿米巴感染与疾病

溶组织内阿米巴(*Entamoeba histolytica*)又称痢疾阿米巴,是侵袭型阿米巴病的病原体,主要流行于热带和亚热带,特别是发展中国家。溶组织内阿米巴的生活史包括滋养体和包囊两个时期。人因食入四核包囊而致感染。包囊在肠道脱囊成为滋养体,于结肠寄生增殖,在一定条件下可侵入肠壁形成溃疡,致阿米巴性结肠炎;滋养体还可侵入血管,随血流到达肝、肺、脑等器官,其中以阿米巴肝脓肿最常见。阿米巴病是死亡率仅次于疟疾和血吸虫病的寄生虫病。

阿米巴病分成肠阿米巴病和肠外阿米巴病,其症状和体征均无特异性。90% 的溶组织内阿米巴感染没有症状或仅有轻微症状。阿米巴性结肠炎或痢疾的常见症状包括腹痛或腹部触痛,腹泻,可为水样便、血便或黏液便,一天可多达 10 次以上。部分患者可有发热、体重减轻。夏科 - 雷登结晶,极少或无白细胞及血便是急性期患者大便标本的最常见表现。肠外阿米巴病中最常见的是阿米巴肝脓肿,其常见症状为发热和腹痛,急性期可有右上腹疼痛或触痛,亚急性期可有体重减轻、发热及弥漫性腹痛。病原检查包括粪便涂片镜检及培养,是阿米巴病的确诊依据,免疫学诊断虽然是间接的辅助诊断手段,却有很大的实用价值。

一、实验室分析路径

实验室分析路径见图 15-17。

二、相关实验及其结果判断与分析

1. 涂片镜检 涂片镜检是肠阿米巴病诊断的常用手段。急性痢疾患者的黏液血便比阿米巴肠炎的稀。用生理盐水涂片法查滋养体。用于滋养体检查的标本必须新鲜,盛于干燥清洁的容器,不被消毒剂、尿液污染。粪便标本宜在 20~30 分钟内送达实验室。典型的阿米巴痢疾粪便多酱红色黏液样,有腥臭。镜检可见黏液中含很多聚集成团的红细胞和较少的白细胞,有时可见夏科 - 雷登结晶和滋养体。溶组织内阿米巴滋养体外形不规则,大小在 10~50μm 之间,借助单一定向的伪足而运动,具有一个泡状核,核仁居中,胞质内可有摄入的红细胞(见书末彩图 15-18)。慢性患者的成形粪便查包囊,采用生理盐水涂片或碘液涂片法,碘染后胞核更易观察。溶组织内阿米巴包囊直径 5~20μm,囊壁薄,胞质呈细颗粒状,胞核

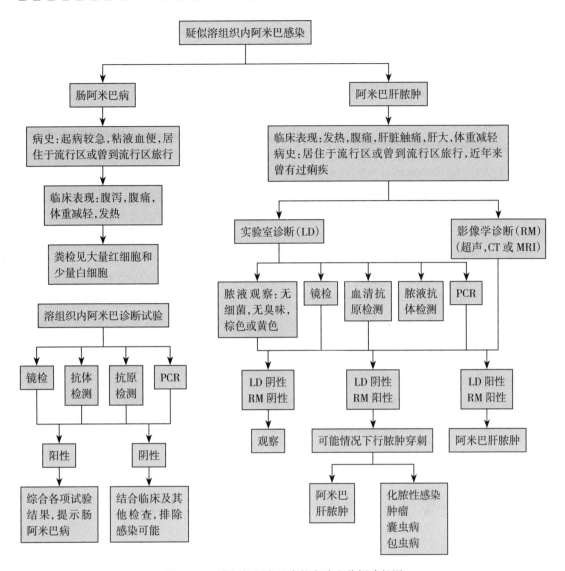

图 15-17　溶组织阿米巴病的实验室分析路径图

1~4 个,核的中央有一小点即为核仁(见书末彩图 15-19、彩图 15-20)。

　　因大便中可存在多种非致病的共栖型阿米巴,它们的形态相似,特别是迪斯帕内阿米巴,只能通过是否吞噬红细胞来与溶组织内阿米巴区分,因而要求实验技术人员具有相当的经验和专业技术水平。涂片镜检的敏感性和特异性均不理想。粪便标本镜检诊断肠阿米巴病的敏感性小于 60%,特异性 10%~50%。

　　2. 抗原检测　抗原检测可用的标本有大便,血清和脓液等。采用的方法有 ELISA,酶免疫分析(enzyme immunoassay,EIA),对流免疫电泳(counter immunoelectrophoresis,CIEP)等。ELISA 抗原检测试剂盒采用单克隆抗体检测溶组织内阿米巴 Gal/GalNAc 特异性片段或富丝氨酸抗原。抗原检测的优点在于:①某些抗原检测试剂可以区分溶组织内阿米巴和迪斯帕内阿米巴;②敏感性和特异性均高;③对实验人员的经验无特别要求;④采用 96 孔板可考虑将此法用于流行病学研究的大规模筛查。

大便抗原检测的可操作性强,敏感性和特异性都高,是临床试验室检测肠内阿米巴病较好的方法。因此方法检测的抗原在大便标本固定时会发生变性,所以只适用于新鲜或冻存标本。

血清中循环抗原的检测有希望用于对阿米巴肝脓肿的诊断,但此方法目前还处于试验阶段。

抗原检测阳性可视为现症感染,有利于疗效评价和预后判断。

3. 抗体检测　75%~85%的有症状感染者可以在其血清中检测到抗体。ELISA 是运用最广泛的方法,敏感性和特异性均在 95% 以上。IHA 的敏感性稍差,为 93%,但特异性更高,可达 100%。抗体滴度水平与疾病的严重程度和治疗效果并无相关性。

流行区居民有肠道阿米巴感染者往往有过多次感染史,他们中的大多数并无症状。这种情况下由于无法区分现症感染或过往感染,要通过抗体检测来进行诊断较困难;血清抗体检测对于非流行区人群的诊断更有帮助。

4. 分子生物学诊断　大便标本中 DNA 提取方法以及特异性引物是 PCR 诊断的两个关键。PCR 法可检出每 mg 标本中 1 个虫体。脓液标本的 PCR 可用于阿米巴肝脓肿的诊断。对扩增产物酶切后进行电泳分析,可区分阿米巴的不同种。此方法对于流行病学研究很有价值,但操作较复杂且费时。

PCR 检测的敏感性和特异性都高,但检测成本高,需要特定的仪器和经过培训的试验人员,影响了此方法在发展中国家流行区的广泛应用。但与其他的诊断方法(镜检,抗体检测等)相比,PCR 具有成为金标准的可能。但 PCR 存在交叉污染以及由于大便标本中可能存在的 DNA 聚合酶抑制因子而导致的假阴性结果。

目前阿米巴病实验诊断的最佳途径是检测抗体加上抗原或 PCR 结果。

第八节　杜氏利什曼原虫感染与疾病

内脏利什曼病是由杜氏利什曼原虫(*Leishmania donovani*)引起的一种人兽共患病,也称为黑热病。黑热病在世界上分布广泛,90%的病例集中在巴哥达、巴西、印度、尼泊尔和苏丹。我国近年来的病例主要分布在新疆、内蒙古、甘肃、四川等省自治区。

利什曼原虫的生活史有前鞭毛体和无鞭毛体两个时期,前者寄生于白蛉的消化道内,后者寄生于脊椎动物的单核巨噬细胞内,通过白蛉传播。内脏利什曼病对人体危害严重,若未及时治疗病死率高。杜氏利什曼原虫的无鞭毛体主要寄生在肝、脾、骨髓、淋巴结等器官的巨噬细胞内,引起的症状和体征有:长期不规则发热,消瘦,肝脾淋巴结肿大,贫血,白细胞和血小板减少,球蛋白增高,白球比例倒置。患者出现免疫缺陷,易并发各种感染性疾病,是患者死亡的主要原因。病原学诊断包括涂片、培养、动物接种及活组织检查。检获无鞭毛体或前鞭毛体可作为确诊依据。免疫学检查是重要的辅助诊断工具。PCR 法对于内脏利什曼病的诊断尚处于观察评价阶段。

一、实验室分析路径

实验室分析路径见图 15-21。

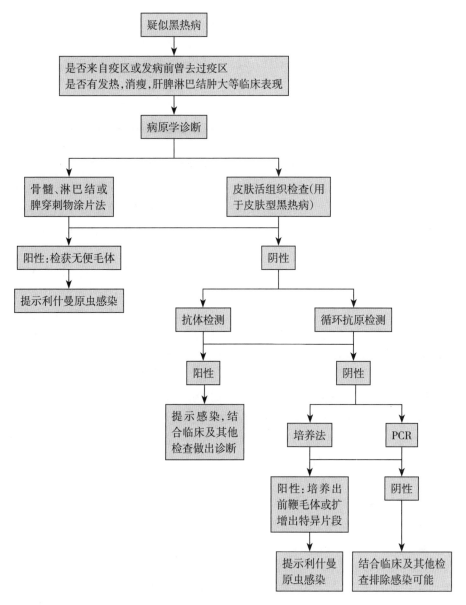

图 15-21 内脏利什曼的实验室分析路径图

二、相关实验及结果判断与分析

1. 涂片法 可用的标本有骨髓穿刺物,淋巴结穿刺物及脾穿刺物。骨髓穿刺涂片最常用,检出率为 60%~85%。淋巴结穿刺检出率虽较低,为 46%~87%,但在各种穿刺中相对最安全。脾脏穿刺检出率高,可达 95% 以上,但若操作人员不熟练有引发出血而致死的危险,血小板计数小于 40 000/μl,及凝血时间比对照大于 5 秒的患者不宜作脾穿刺。穿刺物涂片后进行瑞氏或姬氏染色,在巨噬细胞内外查找无鞭毛体:虫体小,卵圆形,(2.9~5.7)μm×(1.8~4.0)μm。瑞氏染色后胞质呈淡蓝或淡红色,内有一个较大的核,圆形,呈红色或紫色;核旁有一个着色较深,细小杆状的结构,为原虫的动基体(见书末彩图 15-22)。查见无鞭毛体为阳性。组织标本如脾、淋巴结和肝脏可采用印片的方法。

2. 皮肤活组织检查　皮肤型黑热病可在皮肤结节处取少许组织液或刮取少许组织作印片,染色镜检。查见无鞭毛体即为阳性。此方法仅适用于有皮肤损害的患者,其敏感性同样不理想。

3. 培养法　用无菌方法将 1~2 滴骨髓或脾穿刺物接种 NNN 培养基,25℃孵育。每周检查 1 次培养物,观察 4 周。在培养物中如查见活动的前鞭毛体即为阳性。成熟的前鞭毛体呈梭形,大小为 $(14.3~20)\mu m \times (1.5~1.8)\mu m$;前端有一根伸出体外的鞭毛,核位于虫体中部,动基体在前端(见书末彩图 15-23)。培养基内的前鞭毛体常以虫体前端聚集成团,排列成菊花状。培养法可提高病原检测的敏感度,但耗时较长。在以下情况下有必要进行原虫的培养:①获得足够数量的原虫以制备抗原进行免疫诊断;②获得原虫用于敏感实验动物的接种;③体外药敏筛选;④原虫感染的准确诊断(作为对其他检测方法的补充或是当常规检查方法均失败时采用)。

4. 抗体检测　抗体检测的诊断方法有 IFA、ELISA 及免疫印迹试验。ELISA 方法本身具有高敏感性,但特异性取决于所用的抗原。常用的抗原为粗制可溶性抗原,用这种抗原的敏感性从 80%~100% 不等,与结核、弓形虫等可出现交叉反应。选用一些特定抗原,特异性可以达到 100%,而敏感性会降低。以利什曼原虫类驱动蛋白基因中 39 个氨基酸重组片段的表达产物—rK39 重组多肽为基础的 ELISA,显示出对内脏利什曼病诊断的高敏感性和特异性。rK39 dipstick 法因只需微量外周血,使用方便,不需要仪器设备,简便易行,2~5 分钟即可判断结果,目前已被广泛采用,特别适合各地现场应用。此方法的敏感性各地报告不一,从 70%~100% 不等。免疫印迹试验可以发现很微小的抗原差别进而检测出交叉反应抗原。此方法费时,操作复杂且价格高。对于有 HIV 合并感染的患者,其抗体滴度低或无法产生特异性抗体,故抗体检测往往呈阴性。

5. 抗原检测　抗原检测比抗体检测更具特异性,并且对于无法产生抗体的患者如艾滋病患者,抗原检测可以为诊断提供帮助。循环抗原检测的优点在于:①在抗体出现前可测出抗原,具有早期诊断价值;②可用于疗效考核;③循环抗原含量与宿主体内寄生虫数量相关,有助于预后判断。多采用单克隆抗体抗原斑点试验。阳性反应者斑点呈深棕色,斑点直径较正常人更大。此法的敏感性和特异性均高,但操作较为复杂。

6. 分子生物学诊断　国内外均有报告采用 PCR 用于黑热病的诊断,其敏感性和特异性均高。设计的引物大多扩增利什曼原虫动基体 DNA 微环上的保守序列。除了引物本身,敏感性与所用的标本有关系,骨髓、淋巴结穿刺物的敏感性往往高于全血标本。PCR 除了可用于诊断和种株鉴定外,还可望用于区分已治疗患者的复发和再感染,以及评价治疗的效果。但此方法还处于观察评价阶段,常规实验室一般未开展。

第九节　典型病例分析

病例一

一般资料:

男性,42 岁,加纳居住 3 个月,回国后自感不适、乏力、食欲减退,出现寒战、发热、出汗退热,体温最高达 38℃左右,症状反复发作。

体格检查:

患者贫血、皮肤黄染、体温 39℃;有头晕、腹泻、心悸、呼吸困难、大汗淋漓。

实验室检查:Hb 78g/L,首次查耳血涂片疟原虫阴性。

病例分析:

非洲是疟疾特别是恶性疟的高发地区,从非洲回国的人员若出现发热的症状应首先考虑疟疾。4 天后复诊采耳血涂片染色检查,发现多量恶性疟原虫环状体,确诊为恶性疟。

临床诊断:恶性疟。

病例二

一般资料:

男性,3 岁,因发热、皮疹 7 天入院。7 天前患儿不明原因发热,伴全身红色斑丘疹,瘙痒明显。发热以午后为重,每日最高体温达 39.5℃。无畏寒、寒战;无头痛、抽风;无咳嗽、喘憋;无腹痛、腹泻。在当地医院静脉输注先锋霉素 V 5 天无效。患儿有与猫长期密切接触史。

体格检查:

体温 38.7℃,呼吸 28 次 /min,脉搏 120 次 /min,体重 14kg。营养中等,神志清,呼吸平稳。全身散在暗红色斑丘疹,直径 0.3cm~0.6cm。颌下、颈部及腹股沟淋巴结肿大,直径 0.5cm~1.0cm,质稍韧、光滑、活动、无粘连及触痛。咽部充血,扁桃体 1°肿大。颈软,心肺无异常。腹软,肝脏剑突下 3.5cm,右肋缘下 3cm,质稍韧、边缘钝、表面光滑、有触痛;脾脏左肋缘下 1.5cm,质稍韧、边缘锐利、无触痛。

实验室检查:

WBC 11.1×10^9/L,RBC 3.74×10^{12}/L,Hb 115g/L,PLT 124×10^9/L,N 20%,L 80%,血涂片中无异型淋巴细胞;嗜异凝集试验 1∶16,EB 病毒抗体 IgG、IgA、IgM 均阴性;肥达反应 H、O、A、B 均 1∶40;外斐反应 Oxl9 变形杆菌株凝集效价 1∶40;弓形虫 IgM 阳性,IgG 阴性,肝功能正常。

病例分析:

因弓形虫 IgM 阳性,高度怀疑弓形虫病。行颈淋巴结穿刺液涂片,吉姆萨染色后,找到弓形虫滋养体,诊断弓形虫病。给予红霉素、磺胺甲噁唑治疗,24 小时内体温降至正常,持续治疗 7 天,体温稳定,皮疹消失,淋巴结及肝脾明显缩小,带药出院。随访观察 4 周,患儿病情无反复。

临床诊断:弓形虫病。

病例三

一般资料:

男性,48 岁,农民,因"左侧肢体活动受限"收入院。

查体:

头颅 CT 检查,诊断为多发性脑梗死。常规胸部后前位 X 线片检查发现:右肺中上野中内带可见 3.5cm×4cm 大小类圆形致密影,密度均匀,边缘光滑。患者无咳嗽、咳痰、胸痛、胸闷等症,肺部体检无异常。肺部 CT 检查显示:右肺上叶后段 4.1cm×3.8cm×3cm 大小类圆形囊性稍高密度影,内为均匀水样,CT 密度值 2HV,边缘光滑;行纤支镜检查,支气管冲洗液未查出抗酸杆菌;

实验室检查:血细胞分析各项指标正常,结核抗体阴性。

病例分析:

结合患者长期与狗有密切接触史,且当地有棘球蚴病的流行,根据 CT 的结果,考虑棘球蚴病的可能。包虫补体结合试验阳性,结合影像学检查的结果诊断为肺棘球蚴病。

临床诊断:棘球蚴病。

病例四

一般资料:

男性,39 岁,农民,因发热 10 天入院。患者 4 个月前曾至血吸虫病流行区,10 天前出现畏寒、发热,最高体温达 39℃,夜间伴出汗热退。给予先锋霉素抗感染治疗无效入院,原籍无血吸虫病、无肝炎病史。

体格检查:

体温 38.6、脉搏 86 次 /min、呼吸 20 次 /min、血压 17/12kPa,热病容、皮肤巩膜无黄染、心肺听诊无异常、肝脾肋下未触及。

实验室检查:

WBC $15×10^9$/L、N 0.78、L 0.1、E 0.1、Hb 151g/L、PLT $87×10^9$/L。骨髓检查,嗜酸性粒细胞比例增高,占 34%,巨核细胞数量少。B 超示脾稍大,肋间厚 5.1cm,肋下零。胸片正常。

病例分析:

有疫水接触史,且出现发热、嗜酸性粒细胞增多者,应考虑感染血吸虫,予以抗体检测基础上作粪便查虫卵或毛蚴孵化确诊。血吸虫循环抗原(ELLSA)阳性,血吸虫血清抗体(ELLSA)阳性。毛蚴孵化法阳性。

临床诊断:急性血吸虫病。

病例五

一般资料:

男性,9 岁,反复头痛、呕吐伴颈项强直 4 个月,曾按结核性脑膜炎(简称"结脑")给抗结核及激素、脱水综合治疗,症状无明显缓解。

体格检查:

神志模糊,反应迟钝,左中腹皮下有一黄豆大小结节,质硬、活动、无压痛。心、肺、腹无异常。颈部抵抗,双眼底视乳头水肿。

实验室检查:

血细胞分析:白细胞 $9.4×10^9$/L,N 0.67,L 0.26,E 0.07。血沉 62mm/h。血生化无异常。脑脊液:细胞数 $49×10^6$/L,N 0.58,L 0.42,糖 3.0mmol/L,蛋白 685mg/L,氯化物 112mmol/L。

脑电图示慢波增多,未见癫痫波,头颅 CT 平扫及增强检查示脑实质内多发性散在小点状、结节状低密度灶,部分低密灶中心可见稍高密度影,增强扫描见轻度环形强化影,双侧皮质下可见小点状钙化灶,脑室未见扩大。X 线胸片未见异常影像。双眼 B 超示双侧视乳头水肿。

病例分析:

患者除在脑部有病灶外,在腹部皮下也有结节,这提示寄生虫感染的可能性。进行血清 EELISA 法检测囊虫抗体 IgG 阳性,ELISA 法检测脑脊液囊虫抗体 IgG 阳性,诊断为多发性脑囊虫病。

临床诊断:多发性脑囊虫病。

病例六

一般资料:

男性,43 岁,接受同种异体肾移植术后一直服用强的松、环孢素和丝裂霉素以抗排斥反应。2 年后患者在无明显诱因情况下,突然出现畏寒、发热(体温 39℃)、咽痛。经抗感染治疗 1 周无效,入院。

体格检查:

听诊双肺未闻及干湿啰音。移植的肾脏质地偏硬,边缘清楚,大小正常,无压痛。

实验室检查:

白细胞、血小板数量正常,红细胞 $3.28×10^{12}/L$。血乳酸脱氢酶 635IU/L。X 线胸片示双肺感染,CT 示两肺纹理增多,呈斑片状模糊影,气管和支气管开口未见明显狭窄或阻塞,纵隔腔未见明显肿大淋巴结,右侧胸膜局部增厚。痰涂片检菌及细菌培养均阴性。

病例分析:

临床诊断为肾移植术后继发感染,给予吸氧、抗感染治疗,效果欠佳。考虑到患者为肾移植患者,长期使用免疫抑制剂,存在致病性病原体如肺孢子虫感染的可能。采集支气管肺泡灌洗液,细菌培养阴性,姬氏染色查见肺孢子虫包囊,PCR 检测示肺孢子虫特异片段阳性。结合患者临床症状、相关检查结果及治疗反应诊断为肾移植术后继发 PCP。

临床诊断:肺孢子虫肺炎。

病例七

一般资料:

女性,2.5 岁,13 天前出现黏液血便,每天十余次,于当地卫生院用抗生素治疗不见好转而就诊。

体格检查:

T 37.8C,P 110次/分,R 26次/min,神志清,精神稍差,面色稍苍白,发育一般,营养欠佳,皮肤黏膜无皮疹及其他异常,双肺呼吸音粗,未闻及干湿啰音,心律规整,心音有力,未闻及杂音,腹稍胀、软,下腹部压痛(±),无反跳痛,未触及包块,肝剑突下约 1.5cm,质软,肋下未触及,脾未触及。

实验室检查:

血细胞分析:WBC $8.6×10^9/L$,N 0.62、L 0.54、M 0.04、Hb 91g/L。大便常规:黏液血便,WBC(+),RBC(+++)。

病例分析:

临床先诊断为细菌性痢疾。静脉输注头孢曲松及阿米卡星。3 天后大便次数约为每日 7~10 次,性状不见改善。因抗生素治疗效果不佳,应考虑阿米巴感染的可能性。第 2 次大便检查发现阿米巴滋养体,确诊为阿米巴痢疾。

临床诊断:阿米巴痢疾。

病例八

一般资料:

男性,27 岁,新疆工作半年,于 1 个多月前从新疆返回后开始发热。发热以每日午后及夜间为主,每日体温波动在 37.5~40℃,最高体温达 40.3℃,发热前有畏寒,发热后伴出汗。

发病后曾在外院予抗生素及抗结核治疗,病情无改善。

体格检查:

贫血貌,皮肤巩膜无黄染。全身浅表淋巴结未扪及肿大,咽轻度充血,双侧扁桃体Ⅲ度肿大,腹部平坦,可见腹壁静脉显露,中上腹轻度压痛,无肌紧张及反跳痛,肝于右锁骨中线肋下7cm、剑突下10cm可触及,质中,边缘光滑,无明显触痛,脾脐下5cm,质硬,边缘光滑,无明显触痛,肝区,脾区轻叩痛。体重50公斤。

实验室检查:

血细胞分析:RBC 2.51×10^{12}/L,Hb 67g/L,PLT 66×10^{9}/L,WBC 2.0×10^{9}/L,N 0.60,L 0.40;血涂片未见异常淋巴细胞,血沉62mm/1h;肝功能:丙氨酸转氨酶(ALT)78IU/L,天冬氨酸转氨酶(AST)136IU/L,白蛋白(Alb)24g/L,球蛋白(G)52.7g/L,总胆红素(TBIL)13.1μmol/L,结合胆红素(DBIL)8.4μmol/L;凝血酶原时间(PT)18.7s,凝血酶原活动度(PTA)50.9%;免疫球蛋白:IgG 38.5g/L,IgA 4.84g/L,IgM 3.83g/L。

病例分析:

新疆为黑热病的流行区,患者从新疆返回,并有发热、肝脾增大的临床表现,应高度怀疑黑热病。骨髓涂片查见无鞭毛体,肝脏穿刺组织活检亦检获无鞭毛体,黑热病诊断明确。

临床诊断:黑热病。

（马　莹）

主要参考文献

1. Murray PR,Baron EJ,Jorgensen JH,et al. Manual of Clinical Microbiology. 10th ed. Washington:American Society for Microbiology,2011.
2. 陈佩惠.人体寄生虫学.第4版.北京:人民卫生出版社,1999.
3. 詹希美.人体寄生虫学.第2版.北京:人民卫生出版社,2010.
4. 李雍龙.人体寄生虫学.第7版.北京:人民卫生出版社,2008.
5. 沈继龙,张进顺.临床寄生虫学检验.第4版.北京:人民卫生出版社,2012.
6. 汪世平.医学寄生虫学.北京:高等教育出版社,2009.
7. 何深一.人体寄生虫学.山东大学出版社,2011.

第十六章

性激素水平与疾病

性激素是指由性腺、胎盘、肾上腺皮质网状带等组织合成的甾体激素,具有促进性器官成熟、副性征发育及维持性功能等作用。性激素水平受下丘脑 - 垂体 - 性腺轴的调节,在这个系统中任何一个环节发生功能或器质性病变均会导致相关疾病。本章结合临床常用的性激素实验室检查及相关疾病从卵巢功能紊乱、雄激素增多症、闭经、睾丸功能紊乱四个方面进行介绍。

第一节　卵巢功能紊乱与实验室检测

卵巢是产生卵子和女性激素的内分泌器官。卵巢的功能受下丘脑和垂体的调节,因此卵巢疾病常伴下丘脑 - 垂体 - 卵巢轴功能失调和激素分泌异常。性激素测定、动态功能试验是卵巢疾病诊断、鉴别诊断和治疗、监护的重要项目。

一、实验室分析路径

实验室分析路径见图 16-1。

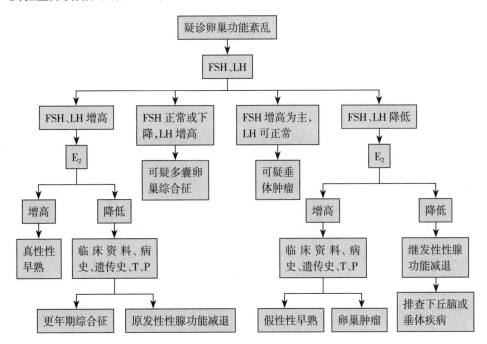

图 16-1　卵巢功能紊乱实验室分析路径图

二、相关实验

卵巢功能紊乱主要表现为性激素和相关的垂体激素异常。引起卵巢功能紊乱的病因较多，因此实验室相关实验主要为临床进行病因诊断提供依据。

1. 促卵泡素和黄体生成素　促卵泡素（follicle-stimulating hormone，FSH）和黄体生成素（luteinizing hormone，LH）均是由腺垂体分泌的激素。FSH 和 LH 的分泌呈双向型，稳定的基础分泌伴阵发性脉冲分泌。LH 的脉冲分泌频率为 90~120 分钟，FSH 脉冲波较 LH 小，故主张多次采血测定。

2. 雌激素　雌激素包括雌二醇（estradiol，E_2）、雌酮和雌三醇，其中以 E_2 生物活性最大。成年女性月经周期中，E_2 呈周期性变化，95% 来自卵巢。在血浆中绝大部分雌激素与性激素结合球蛋白（sex hormone-binding globulin，SHBG）及白蛋白结合转运。雌二醇约有 2% 是游离的，60% 结合于白蛋白，38% 结合于激素结合球蛋白。SHBG 浓度的变化影响性激素的代谢及对组织的作用。雌三醇为其代谢产物，在肝脏内与葡萄糖醛酸及硫酸根结合，易溶于水，大部分经肾脏排出。

3. 孕激素　孕激素主要来源于卵巢和胎盘，肾上腺皮质和睾丸内含有少量孕激素，生物活性较强者主要是孕酮（progesterone，P），孕酮在血中与皮质醇结合球蛋白及白蛋白结合。主要在肝脏降解。孕二醇是孕酮的代谢产物，与葡萄糖醛酸或硫酸根结合，经肾从尿排出。循环中的孕激素主要为孕酮和 17- 羟孕酮。排卵前血中孕酮很低，几乎不能测出，排卵后逐渐上升，至一周左右达高峰，若未受孕伴随黄体萎缩而下降。月经周期中，17- 羟孕酮与孕酮有类似的周期性变化。

4. 雄激素　女性循环中的雄激素主要有：睾酮（testosterone，T）、雄烯二酮、硫酸脱氢表雄酮（DHEA-S），其中睾酮的活性最高。在生理情况下，血中大部分雄激素与性激素结合球蛋白结合，只有游离雄激素（未结合部分）才能与靶细胞内相关受体结合，表达其生物活性，故血中游离睾酮水平对一些雄激素过高的卵巢内分泌疾病有重要的诊断价值。睾酮 80%在肝内降解，另一部分在效应器官经 5α 还原酶的作用转化为生物活性更强的二氢睾酮。

5. 泌乳素　泌乳素（prolactin，PRL）由脑垂体分泌。血清标本抽取时间并无严格限制，一般只要不在睡醒前高峰分泌时间采血即可，也不需要禁食。但 PRL 分泌波动较大，应多次采血测定。

6. 促性腺激素释放激素兴奋试验　方法：将促性腺激素释放激素（gonadetropin releasing hormone，GnRH）100μg 溶于生理盐水 5ml，30 秒钟内静脉注射完毕。注射前及注射后 15 分钟、30 分钟、60 分钟、120 分钟分别采取静脉血 2ml，测定 LH 和 FSH 水平。

7. 性激素参考范围　性激素目前常用的检测方法有放免法、电化学发光法。参考范围如表 16-1、表 16-2 及表 16-3。不同实验室应根据不同的条件建立自己实验室的参考范围。

三、结果判断与分析

（一）首选实验

1. 血清 FSH 和 LH　LH 和 FSH 增高多见于原发性性腺功能减退、真性性早熟、多囊卵巢综合征（polycystic ovarian syndrome，PCOS）、垂体肿瘤、更年期综合征等。LH 和 FSH 降低见于继发性性腺功能减退、假性性早熟等。FSH 正常或下降，LH 增高，LH/FSH 比值≥2~3 则

表 16-1　性激素参考范围(放免法)

时期	LH (IU/L)	FSH (IU/L)	E₂ (pmol/L)	P (nmol/L)	PRL (mIU/L)	T (nmol/L)	DHEA-S (μmol/L)
卵泡期	3~25	2~7	180~1500	<3	170~750	0.9~2.9	0.79~6.32
排卵期	34~78	6~17		3~6	260~1000		
黄体期	2.4~28	1.5~6	550~700	32~64	150~810		
绝经后	23~78	>40	20~80	0.54		0.9	

表 16-2　性激素参考范围(电化学发光法)

时期	LH (IU/L)	FSH (IU/L)	E₂ (pg/ml)	P (nmol/L)	PRL (mIU/L)	T (nmol/L)
卵泡期	2.4~12.6	3.5~512.5	12.5~165.5	0.6~4.7	72~511	0.22~2.9
排卵期	14.0~95.6	4.7~721.5	85.8~498	2.4~9.4		
黄体期	1.0~11.4	1.7~7.7	43.8~211	5.3~86		
绝经后	7.7~58.5	25.8~134.8	<5~54.72	0.3~2.5		

表 16-3　硫酸脱氢表雄酮参考范围(电化学发光法)

年龄(岁)	DHEA-S(女性) (μmol/L)	DHEA-S(男性) (μmol/L)	年龄(岁)	DHEA-S(女性) (μmol/L)	DHEA-S(男性) (μmol/L)
10~14	0.9~7.6	0.7~6.7	45~54	1.0~7.0	1.2~9.0
15~19	1.8~10.0	1.9~13.4	55~64	0.5~5.6	1.4~8.0
20~24	4.0~11.0	5.7~13.4	65~74	0.3~6.7	0.9~6.8
25~34	2.7~9.2	4.3~12.2	≥75	0.3~4.2	0.4~3.3
35~44	1.7~9.2	2.4~11.6			

提示 PCOS 的诊断。垂体肿瘤则以 FSH 增高为主,LH 可正常。

2. 血清 E_2　E_2 降低多提示卵巢功能减退,常见于:原发性性腺功能减退、继发性性腺功能减退、口服避孕药或雄激素后等。E_2 增高常见于:卵巢肿瘤、肝癌或肝硬化等。

(二)次选实验

1. 血清 P　P 升高常见于:多胎、葡萄胎、糖尿病孕妇、轻度妊娠高血压综合征、原发性高血压、卵巢粒层细胞 - 胞膜细胞瘤、卵巢脂肪瘤等。P 降低常见于:黄体功能不全、胎儿发育迟缓、死胎、严重妊娠高血压综合征、异性妊娠以及甲状腺、肾上腺功能障碍致卵巢排卵障碍时,另外,口服避孕药可致孕酮水平降低,且无高峰。由于排卵期孕酮含量成倍增加,可观察排卵时间和黄体生成情况。在黄体中期检测血清孕酮水平,可评价黄体功能。连续 2 个周期 P<16nmol/L 可考虑黄体功能不全。

2. 血清 T 和 DHEAS　性早熟患者睾酮水平可明显升高,PCOS 患者血浆睾酮轻度或中度升高,但一般低于 5.2nmol/L(1.5ng/ml)。

3. GnRH 兴奋试验　①正常反应。静脉注射 GnRH 后,LH 上升比基值升高 2~3 倍,高峰值出现在 15~30 分钟,或 60~120 分钟(9 肽)。②过度反应。即高峰值比基值升高 5 倍以上。当 LH 激发峰值,女孩 >12IU/L,LH 峰值 /FSH 峰值 >0.6~1.0,可作为中枢性性早熟的诊断依据。③延迟反应。高峰出现时间迟于正常反应出现的时间。下丘脑性闭经,由于垂体长期缺乏下丘脑 GnRH 刺激,可能出现延迟反应。④无反应或低弱反应。即注入 GnRH 后,LH 值无明确变化,一直处于低水平或稍有上升(不足 2 倍),FSH 的变化更小。常见于假性性早熟、下丘脑 - 垂体性腺轴功能尚未完全成熟的真性性早熟、垂体功能减退、垂体 PRL 细胞瘤等。

(三)常见疾病的实验室诊断标准

1. 女性性早熟　8 岁前女孩 T、DHEA-S、17-OHP 升高提示异性性早熟;E_2 升高提示同性性早熟,若 LH、FSH 均升高提示真性性早熟。中华医学会儿科学分会内分泌遗传代谢学组对中枢性(真性)性早熟诊断和治疗的建议如下:①第二性征提前出现(女孩 8 岁前,男孩 9 岁前);② GnRH 激发试验:LH 激发峰值女孩 >12IU/L,男孩 >25IU/L,LH 峰值 /FSH 峰值 >0.6~1.0;③性腺增大:在 B 超下见卵巢容积 >1ml,并可见多个直径 >4mm 的卵泡;男孩则睾丸容积 >4ml,并随病程延长进行性增大。④线性生长加速;⑤骨龄超越年龄 1 年或 1 年以上;⑥血清性激素水平升高至青春期水平。以上诊断依据中①、②、③是最重要而且必须具有的。但是,如就诊时病程很短,则 GnRH 激发值有时可不达到以上诊断值,卵巢大小亦然。对此类病例应进行随访,必要时在数月后复查以上检测。青春期线性生长加速一般在乳房发育半年左右发生,但也有迟者,甚至有 5% 左右在初潮前 1 年或初潮当年开始呈现。男孩生长加速在变声前 1 年。骨龄超前不是诊断的特异性指征,病程短和发育进展慢的患儿可能骨龄超前不明显,而外周性性早熟同样亦有可能呈现骨龄超前;性激素的升高亦然,它不能分辨中枢和外周性性早熟。因此,诊断 CCP 时应综合各项资料考虑。

2. 闭经　见本章第三节。

3. PCOS　欧洲人类生殖胚胎学会与美国生殖医学会提出,在排除引起月经不规律和雄激素过量的其他内科疾病,并肯定存在下列中的至少 2 项后,就可以确诊 PCOS:①排卵过少或不排卵;②血液循环中的雄激素升高或雄激素过多的临床表现;③超声检查确定患者有多囊卵巢。

第二节　雄激素增多症与实验室检查

雄激素增多症是由于雄性激素分泌增多而造成一系列症状。儿童及青少年雄激素增多症常表现为性早熟,成人雄激素增多症则常有性欲增强、毛发增多或脱发、痤疮等表现。本节主要叙述性早熟的实验室诊断。

性早熟(precocious puberty,PP)是指在性发育年龄以前出现了第二性征,即阴毛、腋毛出现,身高、体重迅速增长,外生殖器发育等。性早熟可分为中枢性性早熟(center precocious puberty,CPP)(即真性或 GnRH 依赖性性早熟)和周围性性早熟(peripheral precocious puberty,PPP)即假性或非 GnRH 依赖性性早熟两类。CPP 是指主要由于下丘脑 - 垂体 - 性腺轴功能提前激活,导致青春期发育提前出现,与正常的发育期相同,第二性征与遗传性别一致,能产生精子或卵子,有生育能力。PPP 是指下丘脑 - 垂体 - 性腺轴并未成熟,而主要是由于周围组织产生性激素或外源性摄入性激素导致出现性早熟症状,只有第二性征发育,无生育能力。

一、实验室分析路径

实验室分析路径见图 16-2。

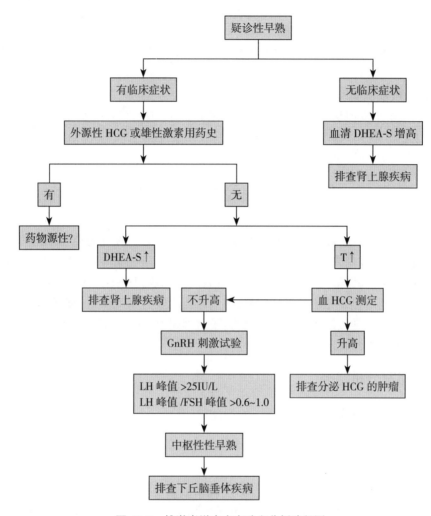

图 16-2 雄激素增多症实验室分析路径图

二、相关实验

1. 激素的检测及 GnRH 试验 见本章第一节。
2. 儿童性激素参考范围 见表 16-4。

表 16-4 儿童性激素参考范围放免法(*电化学发光法)

性别	LH (IU/L)	FSH (IU/L)	E₂ (μg/L)	T (μg/L)	DHEA-S (μg/L)	T (nmol/L)*	DHEA-S (μmol/L)*
男童	2~6	2~7	<1.0	7.2±5.7	88±42	0.03~0.68	1.34~6.65
女童	1.8~9.2	0.9~5.1	<1.0	7.3±2.7	45±27	0.07~0.35	1.48~6.92

三、结果判断与分析

(一) 首选实验

性激素:当 9 岁以前男性患儿出现性早熟的临床表现时,单次血睾酮测定几乎 100% 增高。单次血 FSH 和 LH 增高几率分别为 80%~100% 和 20%~70%,可能与 LH 呈脉冲式分泌有关,应多次测定才能做出正确判断。

(二) 次选实验

GnRH 试验:当 LH 激发峰值,男孩 >25IU/L,LH 峰值 /FSH 峰值 >0.6~1.0,可诊断为 CPP。

(三) 常见疾病的实验室诊断标准

男性性早熟:9 岁前男孩血 T、FSH 和 LH 增高提示中枢性性早熟;血 DHEA-S 升高,提示肾上腺疾病。

第三节　闭经与实验室检查

闭经(amenorrhoea)通常分为原发性和继发性闭经两种。原发性闭经(primary amenorrhea)指年龄满 18 岁后月经尚未来潮;而继发性闭经(secondary amenorrhea)是指月经周期已建立,而停经 3 个周期或时间 ≥6 个月无月经来潮。导致闭经的病因很多,有病理性和生理性两类。病理性原因导致的闭经多见于原发性闭经,解剖原因所致的闭经少见。妊娠、哺乳期闭经和绝经属生理性闭经。导致闭经的主要原因有:子宫性闭经、卵巢性闭经、垂体性闭经、下丘脑性闭经和其他内分泌器官疾患导致的闭经。

一、实验室分析路径

实验室分析路径见图 16-3。

二、相关实验

1. 性激素　见本章第一节。
2. 动态 / 功能试验　孕激素撤退试验(又称孕酮撤退性试验、促孕激素试验)、雌激素撤退试验、卵巢兴奋试验(又称促性腺激素试验)、垂体兴奋试验(又称 GnRH 试验或 LHRH 试验),见本节结果判断与分析。

三、结果判断与分析

(一) 首选实验

性激素:应至少 1 个月内未服用过性激素类药物,根据检查的目的选择取血的时机,结果的解释需结合临床。垂体 PRL 分泌与卵巢功能关系密切,9% 的闭经患者和 79%~97% 的闭经 - 溢乳患者伴高催乳素血症(hyperprolactinemia,HP),故血 PRL 的测定应作为闭经的常规检查。对 PRL>100μg/L 的患者 PRL 瘤发生率达 50%,PRL>300μg/L 的患者,排除妊娠,几乎全部为垂体肿瘤。血 $P \geq 15.9nmol/L$ 或尿孕二醇 $\geq 6.24\mu mol/24$ 小时为排卵的标志。如果 FSH、LH 高,特别是 FSH>40U/L 为明显增高,结合 E_2、P 水平低下,提示卵巢功能衰竭;如果

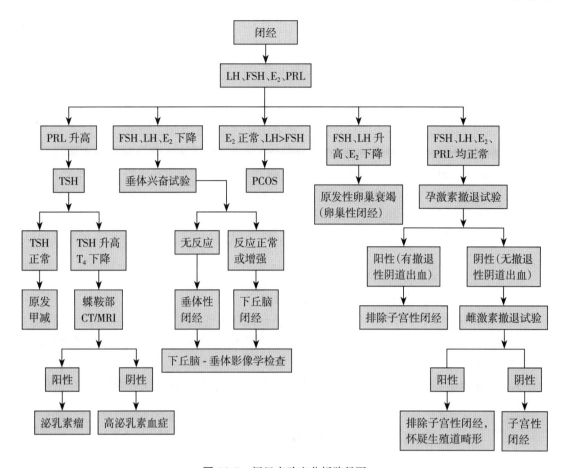

图 16-3　闭经实验室分析路径图

T升高,LH增高,而FSH水平正常或偏低,LH/FSH>2∶1~3∶1,E₂水平在正常范围,则可能为多囊卵巢综合征(PCOS)。如果FSH、LH水平正常或低下(<5U/L),结合E₂水平低下,多提示病变在下丘脑或垂体。

(二)次选实验

1. 孕激素撤退试验(又称孕酮撤退性试验、促孕激素试验)　目的是评估内源性雌激素水平和子宫内膜的反应性,以鉴别闭经的程度及子宫或卵巢性闭经。方法:肌内注射黄体酮20mg/d,或口服甲羟孕酮6~10mg/d,连续5天。停药后3~7天出现阴道流血者为阳性,说明有一定的内源性雌激素分泌且子宫内膜反应良好,但无排卵,排除妊娠和子宫性闭经。若无阴道出血为阴性,说明子宫内膜反应不良或内源性雌激素水平低下,以致对孕激素无反应。

2. 雌激素撤退试验　目的是检测子宫内膜的反应性,以鉴别卵巢性闭经和子宫性闭经。方法:口服己烯雌酚1mg/d,连续20天,最后5天加服甲羟孕酮10mg/d或肌内注射黄体酮20mg/d,停药后3~7天出现阴道流血者为阳性,说明缺乏内源性雌激素而子宫内膜反应良好,可排除妊娠和子宫性闭经,闭经原因在卵巢水平或以上。若无阴道流血为阴性,则应重复一次,若仍无出血,提示子宫内膜有缺陷或被破坏,可诊断为子宫性闭经。

3. 卵巢兴奋试验(又称促性腺激素试验)　目的在于检测卵巢对促性腺激素的反应性,

以鉴别卵巢性闭经和垂体性闭经。方法:肌内注射 HMG 150IU/d 或 FSH 75IU/d,连续 10~14 天。自开始注射第 6 天起,测定 E_2 水平和观察卵泡发育情况。若卵巢对垂体激素有反应,可监测到有卵泡发育或排卵,说明卵巢功能正常,病变在垂体或垂体以上;反之为卵巢性闭经。

4. 垂体兴奋试验(又称 GnRH 试验或 LHRH 试验) 目的在于了解垂体 LH、FSH 的贮备,鉴别闭经的原因在垂体抑或下丘脑。方法:将 GnRH 或 LHRH 100μg 溶于生理盐水 5ml,30 秒内静脉注射完毕。注射前及注射后 15 分钟、30 分钟、60 分钟、120 分钟分别采取静脉血 2ml,测定 LH 和 FSH 水平。若注射后 15~60 分钟 LH 值较注射前升高 3~5 倍,FSH 上升 2~5 倍,为正常反应,说明垂体功能正常,对 GnRH 或 LHRH 反应良好,病变在下丘脑;若经多次重复试验,LH 值上升倍数 <3,FSH 上升倍数 <2 或无反应,提示病变在垂体;若 LH 值较基础值明显升高,FSH 值升高不明显,LH/FSH>3 时,为 GnRH 或 LHRH 反应亢进,提示多囊卵巢综合征。

(三) 常见疾病的实验室诊断标准

1. 血清 PRL 增高,排除妊娠,提示为垂体肿瘤。

2. FSH、LH 增高,特别是 FSH 明显增高,结合 E_2、P 水平低下,提示卵巢功能衰竭。

3. 单纯 LH 增高,而 FSH 水平正常或偏低,LH/FSH>2:1~3:1,E_2 水平在正常范围,则提示为 PCOS。

4. FSH、LH 水平正常或低下,结合 E_2 水平低下,多提示病变在下丘脑或垂体。

第四节 睾丸功能紊乱与实验室检查

睾丸内分泌疾病包括原发性睾丸功能减退和下丘脑 - 垂体病变所致的继发性睾丸功能减退。原发性睾丸功能减退症通常是由于性染色体异常而致的遗传性疾病,如克氏综合征(Klinefelter syndrome)、Turner 综合征、间质细胞发育不全等,其中以克氏综合征最为常见。由于年龄老化而导致睾丸功能减退的迟发型睾丸功能减退症(late onset hypogonadism,LOH),也是原发性睾丸功能减退的重要原因。继发性睾丸功能减退多由于下丘脑及垂体病变引起,此外糖尿病、甲状腺功能亢进或减退也均可引起睾丸功能减退。

一、实验室分析路径

实验室分析路径见图 16-4。

二、相关实验

睾丸功能减退的诊断除了临床表现外,还需要结合性激素及相关垂体激素的检查。实验室检查对于疾病的诊断、病因的判别都具有重要的作用。

1. 血清总睾酮及游离睾酮水平检测 睾丸功能减退症一般都存在总睾酮(total testosterone)及游离睾酮(free testosterone)水平低下,对本病的诊断也具有重要意义。推荐在早晨 8:00~9:00 采血检测,以避免活动或生理节律带来的影响。睾酮水平与年龄相关,实验室应建立自己的参考范围或对参考范围进行验证。

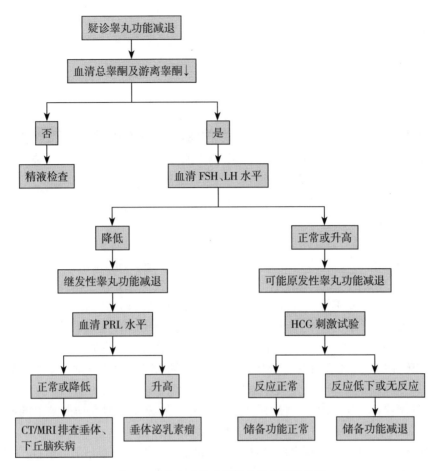

图 16-4　睾丸功能减退的实验分析路径图

2. LH 及 FSH 水平检测　见本章第一节。男性 LH 及 FSH 参考范围：LH：1.7~8.6IU/L，FSH：1.5~12.4IU/L。

3. 人绒毛膜促性腺激素刺激试验　人绒毛膜促性腺激素（human chorionic gonadotropin，HCG）是由孕妇胎盘分泌的，具有促间质细胞激素的活性，可刺激睾丸间质细胞合成并分泌睾酮。HCG 刺激睾酮分泌的反应程度可以反映睾丸间质 Leydig 细胞的储备功能。试验方法：试验首日早晨 8：00~9：00 采血测定睾酮水平作为对照，肌内注射 HCG 2000IU；于第四日采血测定睾酮并肌内注射 HCG 2000IU；于第 7 日再次采血测定 T。

4. 染色体检查　染色体检查可以对原发性睾丸功能减退症进行诊断及鉴别诊断。如克氏综合征患者染色体核型为 47 XXY（约占克氏综合征的 80%）、46 XY/47 XXY 嵌合型、48 XXXY 或 49 XXXXY，结合临床症状可以进行克氏综合征的诊断。

5. 病理活检　病理活检如发现异常，可确定睾丸病变。但由于正常人睾丸生精状态不够均衡，存在"局部生精"的情况，因此取材受到限制，即使未发现异常，亦不可排除睾丸病变。

6. PRL　血清高泌乳素水平可能抑制 LH 及 FSH 的分泌，因此必须排除高泌乳素血症或泌乳素瘤对 LH 及 FSH 水平的影响。

7. 下丘脑、垂体疾病排查　常用的实验室检查包括生长激素、ACTH 检测等,同时 CT 等影像学检查结果对下丘脑及垂体疾病的诊断也是相当重要的。

三、结果判断与分析

(一)首选实验

血清总 T 及游离 T 检测　睾丸功能减退一般都会出现血清总 T 或游离 T 水平降低。因此当患者存在性腺(睾丸)功能减退的临床症状时需首先检测血清总 T 及游离 T 水平,对于临床诊断睾丸功能减退具有重要意义。游离 T 水平虽较总 T 水平更为可靠,但直接测定游离 T 常受其类似物的干扰,且操作复杂,不易在临床开展,故一般测定总 T 及性激素结合球蛋白水平来计算游离睾酮水平。

(二)次选实验

1. LH 及 FSH 检测　LH 及 FSH 均具有促进睾丸 Leydig 细胞分泌 T 的作用,并受血清总 T 水平的负反馈调节。若 T 水平低下而 LH、FSH 水平增高,提示睾丸反应功能低下,病变原发于睾丸;若 T 水平与 LH、FSH 水平均低下,提示病变可能存在于垂体或下丘脑。GnRH 刺激试验提供了一个简单评判促性腺细胞储备功能的方法,但需注意单凭一次结果并不能完全确切地判断是否存在垂体下丘脑疾病,可择日再进行 GnRH 刺激试验。

2. HCG 刺激试验　正常成年男性睾酮对 HCG 刺激的反应峰值一般在注射 HCG 后 72 小时出现,睾酮水平升高 2 倍或 20nmol/L 以上提示睾丸储备功能正常。睾酮基础值低,注射 HCG 后睾酮反应低下或无反应提示睾丸储备功能低下。

3. 染色体检测　染色体检测是存在染色体异常的原发性睾丸功能减退的确诊方法。如检测到 46 XY/47 XXY 或 47 XXY,即可诊断为克氏综合征。

4. 病理活检　对睾丸生精上皮、生精小管、间质等组织进行形态学评价,可为睾丸疾病提供诊断依据,也利于发现隐睾或睾丸肿瘤。但受取材区域限制,且可能发生睾丸血肿、炎症等并发症,因此进行病理活检时需严格按照规程进行操作。

5. 抑制素 B 及抗苗氏管激素　抑制素 B(inhibin B,Inh B)是由性腺分泌的一种肽类激素,男性主要分泌 Inh B。Inh B 与生精功能呈现良好的正相关,其鉴别正常人与生精障碍的患者敏感性优于 FSH。抗苗氏管激素(anti-müllerian hormone,AMH)是睾丸支持细胞直接分泌的一种糖蛋白激素,它与睾酮一起共同保证男性胚胎内生殖器官的正常分化和发育。成年人精浆中 AMH 水平可为睾丸功能减退提供诊断依据。但目前这两种指标尚未直接应用于临床睾丸功能减退的诊断。

(三)常见的实验室诊断标准

目前一般认为对于睾丸功能减退症的实验室诊断需至少两次测定总睾酮或游离睾酮水平低下,其中游离睾酮水平较总睾酮水平更为可靠。然后测定 LH 及 FSH 以鉴别诊断原发性和继发性睾丸功能减退症。若睾酮水平低下且 LH、FSH 水平升高,通常提示原发性睾丸功能减退,可进一步行 HCG 刺激试验及染色体检查等实验室检查。若 LH、FSH 水平降低则常提示继发性睾丸功能减退,可进行 GnRH 等功能试验来排查下丘脑、垂体疾病,同时由于糖尿病、甲状腺功能异常等均可能引起睾丸功能减退,因此在诊断继发性睾丸功能减退时也需要进行这些疾病的筛查。需要注意的是,在诊断睾丸功能减退时必须结合临床症状,如针对 LOH 欧洲和美国分别制订了老年男子症状(aging males' symptoms,AMS)量表和老年男子雄激素缺乏（androgen deficiency in the aging males, ADAM）问卷,患者在符合这些临床症状量表的基础上选择实验室检查,并结合 B 超、CT 等影像学检查,做出睾丸功能减退的诊断。

第五节　典型病例分析

病例一
一般资料:

患者,女性,17 岁,因"停经伴溢乳 1$^+$ 年"入院。1$^+$ 年患者无明显诱因出现停经,伴有溢乳,为白色,量少,无头痛、视野缺损、多饮、多尿、饮食、性格改变等。

体格检查:

体温、脉搏、呼吸、血压无异常。身高:148cm,体重:46kg,BMI:21kg/m^2,额部发际散在痤疮,乳房发育正常,两侧乳头轻微挤压均有少量白色乳汁溢出。女性外生殖器,无阴毛,腋毛较少。心、肺、腹查体均未见异常。月经史:12 岁月经初潮,周期 28~31 天,经期持续 3~4 天,末次月经为 2004 年 12 月（13 岁）。

实验室检查:

TSH 1.71mU/L,FT$_3$ 5.71pmol/L,FT$_4$ 16.47pmol/L,LH 0.1mIU/ml,FSH 0.3mIU/ml,PRL 265.4pg/ml,E$_2$ 17pg/ml,P 0.20pg/ml,T 0.13pg/ml,ACTH 55.2ng/L。B 超:子宫及双侧附件未见明显异常。头颅 MRI:垂体内见 2.1cm×2.6cm 类圆形 T$_1$ 加权低密度影,垂体柄、脑实质、脑室中线结构无异常发现,动态增强扫描示垂体不均匀强化,垂体瘤可能性大。术后病理:(垂体)嫌色细胞瘤,免疫组化 PRL(+),GH(−),ACTH(−)。

分析:

本例患者 17 岁,以继发性闭经和溢乳为主要临床表现,B 超示子宫、附件无异常,查血 PRL 明显高于正常水平,且血浆 LH、FSH、E$_2$ 和 P 均显著降低,故定位于垂体 - 下丘脑。头颅 MRI:垂体内见 2.1cm×2.6cm 类圆形 T$_1$ 加权低密度影。动态增强扫描示垂体不均匀强化,垂体瘤可能性大。术后病理:(垂体)嫌色细胞瘤,免疫组化 PRL(+),GH(−),ACTH(−)。

诊断意见:垂体嫌色细胞瘤,溢乳 - 闭经综合征。

病例二
一般资料:

患者,男性,7 岁,因"发现皮肤粗糙,阴茎变粗、变长、声音低沉 8$^+$ 个月"入院。8$^+$ 个月前患者家属开始发现其皮肤粗糙,多毛,长而密,颜色深,以双小腿为甚,并且出现阴毛,阴茎变粗、变长,偶有勃起,无射精,双侧睾丸增大,阴囊皮肤皱褶增加,颜色变深,伴有声音低沉,出现额纹。较前少动、安静。食量增加。身高由 105cm 增加至 125cm,体重由 17.5kg 增至 28kg。无外伤史。

体格检查:

体温 36.7℃,脉搏 80 次 / 分,呼吸 20 次 / 分,血压 100/80mmHg,身高 125cm,体重 28kg,BMI 17.92kg/m^2。全身皮肤偏黑,较粗糙,多毛,双小腿为甚,出现阴毛,阴茎直径约 2cm,长约 7cm,双侧睾丸约 1.5cm×2cm,心、肺、腹未见阳性体征。

实验室检查：

LH<0.1mIU/ml，FSH<0.1mIU/ml，T 9.84ng/ml，PRL 15.44ng/ml，E_2 125pg/ml，P 0.36ng/ml，DHEA-S 4.21μmol/L，HCG 221mIU/ml，血浆皮质醇、ACTH 均正常。骨龄测定：腕骨出齐，可见关节面，桡尺骨及各掌指骨的骨骺较相应骨段等宽或稍宽，尚未覆盖。骨龄相当于12.2岁，成年身高预测均值为148.6cm，骨龄提前，大于97的百分位，左膝关节骨骺尚未愈合。B超：肝、胆、胰、脾、双肾、腹股沟部未见异常。X线片：腹部未见异常，阴茎长大，约2cm×7cm，睾丸约2cm×1.5cm。肾上腺CT：左肾上腺内外支粗大，多系增生。头颅MRI：左侧2cm×2cm大小类圆形肿块占位，增强扫描见不均匀斑状强化，肿块侵及右侧内囊及前联合。术后病理：生殖细胞瘤，免疫组化 HCG(+)。

分析：

本例患儿为男性，7岁即出现睾丸、阴茎长大，阴毛生长，声音改变等第二性征，且身高增长迅速增快，是典型的性早熟临床表现，查激素水平示 LH、FSH 低于正常，而 T 高于正常水平，硫酸酯脱氢表雄酮正常，提示为促性腺激素非依赖型，属周围性性早熟，即假性性早熟。血 HCG 远高于正常，故推测分泌 HCG 的肿瘤引起的周围性性早熟。检查肾上腺、睾丸、腹股沟处等未发现明显占位。搜索病灶，胸部 CT：心肺未见异常，纵隔内未见确切占位。头颅 MRI 发现占位。

诊断意见：性早熟（假性），左侧生殖细胞瘤。

（安振梅）

主要参考文献

1. 廖二元. 内分泌学. 第2版. 北京：人民卫生出版社，2007.
2. 中华医学会儿科学分会内分泌遗传代谢学组. 对中枢性（真性）性早熟诊断和治疗的建议. 中华儿科杂志. 2003,41(4):272-273.
3. 史轶蘩. 协和内分泌和代谢学. 北京：科学出版社，1999.
4. 托马斯. 临床实验诊断学（实验结果的应用和评估）. 吕元，朱汉民，译. 上海：上海科学技术出版社，2004.
5. Lanfranco F, Kamischke A, Zitzmann M, et al. Klinefelter's syndrome. Lancet, 2004, 367(7):273-283.
6. 朱云华. 浅谈睾丸活检的病理诊断. 中华男科学，1999,5(1):12-13.
7. 张桂元. 睾丸功能临床评估的新方法. 中国男科学杂志，2002,16(3):168-171.
8. Petak SM, Nankin HR, Spark RF, et al. American association of clinical endocrinologists Medical Guidelines for clinical practice for the evaluation and treatment of hypogonadism in adult male patients—2002 update. Endocr Pract, 2002, 8(6):440-456.
9. Heinemann LAJ, Zimerman T, Vermulen A, et al. A new Aging Males' Symptoms (AMS) rating scale. Aging Male, 1999, 2(2):105-114.

第十七章

血管外体液检查

人体内含有大量液体,包括水分和其中溶解的物质,体液各部分之间是彼此隔开的,但它们之间又相互联系。细胞膜将细胞内液与细胞外液分开。细胞外液仅 1/5 在血管内成为血浆的组成成分,其余 4/5 在血管外构成组织液、淋巴液、脑脊液等血管外体液。

人体胸腔、腹腔和心包腔、关节腔统称为浆膜腔(serous cavity)。正常情况下,浆膜腔内仅含有少量液体起润滑作用,病理情况下,浆膜腔内有大量液体潴留而形成浆膜腔积液(serous effusion)。积液因部位不同可分为胸腔积液、腹腔积液、心包腔积液、关节腔积液。根据产生的原因及性质不同,浆膜腔积液分为漏出液和渗出液。浆膜腔积液标本采集是通过浆膜腔穿刺方法获得,抽取标本后应立即送检,以免细胞变性、破坏或出现凝块而影响结果。

第一节 腹 水 检 查

腹腔内出现过多的液体积聚称为腹水(ascites)。正常人腹腔内可有少量液体约<100ml,这些液体处于正常代谢的动态平衡中,对腹腔内脏器官,特别是胃肠道等起润滑作用。因种种原因动态平衡失调,腹腔内则积聚过量的游离(多见)或限局(相对少见)液体量超过 100ml,数百甚至上万 ml,便形成腹水。少量腹水不一定会有明显的症状和体征,当腹水超过 1500ml 才会出现较明显的症状和体征。疾病一旦并发腹水,常提示疾病的严重性。导致腹水的病因甚为复杂,腹水的病因诊断和鉴别诊断对于治疗和预后判断很重要。要对一个腹水患者尽早作出正确的病因诊断,必须熟练掌握腹水诊断程序和正确的诊断基本思路。

一、实验室分析路径

腹水检测的实验室分析路径见图 17-1。

二、相关实验

腹水的实验室检查包括一般理学检查、白细胞计数与分类、化学检查、微生物检查、细胞学检查以及其他检查。临床上腹水性质的鉴别是一个难点。传统方法是根据腹水比重、蛋白质定性及定量、细胞计数将腹水分为渗出性、漏出性、血性、乳糜性(脂肪性)、胆汁性、胆固醇性或黏液性。但有许多交叉情况,因此对病因诊断有限。近年来倾向于根据腹水的常见原因,分为门脉高压与非门脉高压性腹水。

1. 一般理学检查 包括量、颜色、透明度、比重、pH 值、凝固性等。主要是通过肉眼或物

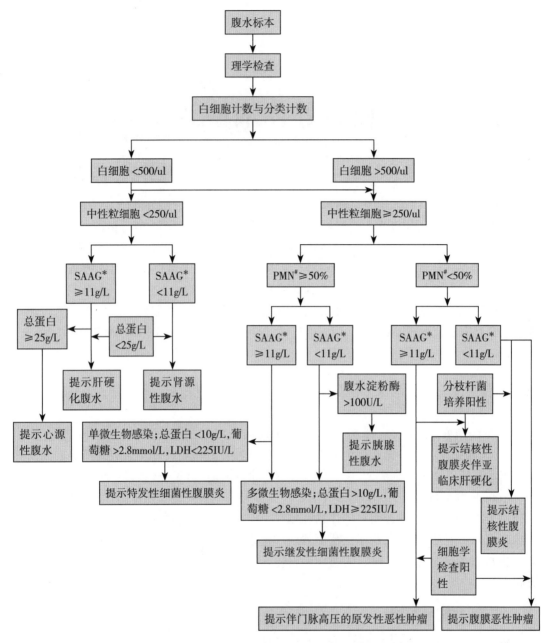

图 17-1 腹水标本实验室分析路径图

注：PMN#：多形核中性粒细胞；SAAG*：血清/腹水白蛋白梯度

理学的方法来判断。参考范围为：清亮、淡黄色、清晰透明、不易凝固；比重：漏出液 <1.015，渗出液 >1.018；pH 值：7.40~7.50。

2. 白细胞计数与分类 采用传统光学显微镜计数方法直接计数细胞总数和白细胞数，并区别计数单个核白细胞与多形核中性粒细胞（polymorphonuclear neutrophils，PMN）。有研究报道，不管是使用全自动尿沉渣分析仪还是血细胞分析仪进行腹水细胞计数，均不能代替人工方法。

3. 化学检查 腹水的化学检查主要检测一些生化指标的含量。

(1) 血清 - 腹水白蛋白梯度（serum-ascites albumin gradient，SAAG）：是血清白蛋白与同日内测得的腹水白蛋白之间的差值（SAAG= 血清白蛋白 – 腹水白蛋白）。反映了胶体渗透压 - 腹水流体静水压在腹水状态下达到的新平衡点。介入与影像学方法均证实 SAAG 与门脉压力有良好的直线关系。当 SAAG≥11g/L 提示腹水为门脉高压所致，<11g/L 提示非门脉高压性腹水。

(2) 总蛋白测定：其检测原理是蛋白质与生物碱等蛋白沉淀剂作用产生浑浊，其浊度与蛋白质含量成正比，用光电比色计或分光光度计进行比浊，即可测得蛋白质含量。参考范围：漏出液 <25g/L；渗出液 >30g/L。

(3) 黏蛋白定性试验（Rivalta 试验）：其检测原理为黏蛋白是一种酸性糖蛋白，等电点为 pH 3.0~5.0，在稀醋酸溶液中可产生白色雾状沉淀。参考范围：漏出液阴性；渗出液阳性。

(4) 葡萄糖：检测原理为葡萄糖氧化酶法或己糖激酶法。参考范围：3.6~5.5mmol/L。

(5) 胆固醇、甘油三酯：其检测原理为酶法。参考范围：胆固醇 1.6mmol/L；甘油三酯 0.65mmol/L。

(6) 乳酸脱氢酶（lactate dehydrogenase，LDH）：其检测原理为酶速率法。参考范围：漏出液 LDH 接近血清活性，积液 / 血清 LDH>0.6。

(7) 腺苷脱氨酶（adenosine deaminase，ADA）：是催化腺苷水解的核酸代谢酶，广泛分布于体内组织和细胞中。其检测原理为比色法或紫外分光光度法。参考范围：0~45U/L。

4. 微生物检查 可通过直接涂片染色镜检，细菌（真菌）培养（鉴定），结核分枝杆菌涂片抗酸染色及培养等方法进行相关微生物检测。

5. 细胞学检查 在抽取积液后立即离心沉淀，用沉淀物涂片作瑞氏染色，如需查找肿瘤细胞应同时做 H-E 染色。

6. 其他检查 包括肿瘤标志物检测，急性时相反应蛋白测定，腹水细胞因子及受体水平测定等，均对鉴别引起腹水的疾病性质有一定意义。

三、结果判断与分析

（一）首选实验

1. 一般理学检查 渗出液颜色随病情而改变，漏出液颜色较浅，不管是深浅或其他颜色，都对疾病诊断有帮助，其相关临床意义见表 17-1。

2. 白细胞计数与分类 WBC>500/μl，特别是当粒细胞 >250/μl，高度怀疑自发性细菌性

表 17-1 腹水标本颜色及其临床意义

颜色	临床意义
红色	恶性肿瘤、结核病急性期、风湿性疾病等
黄色	各种原因引起的黄疸
绿色	铜绿假单胞菌感染
乳白色	慢性肾炎肾变期、肝硬化、腹膜癌等
咖啡色	内脏损伤、恶性肿瘤、出血性疾病及穿刺损伤时积液
黑色	曲霉菌感染

腹膜炎。嗜酸性粒细胞大于 10% 提示存在过敏性或寄生虫疾病、自身免疫性疾病、结核病或恶性肿瘤。腹水中的淋巴细胞是长期固定充血性渗出、慢性炎症、结核病或恶性肿瘤的特征。

3. 血清 / 腹水白蛋白梯度（SAAG） 通过 SAAG 可以区分非恶性疾病和恶性疾病。其作用是测定特殊的腹水病例是否因门脉高压引起。与总蛋白浓度不同,白蛋白梯度不会受到利尿剂治疗或穿刺术的影响。事实上,部分肝硬化患者腹水和心源性腹水也可含高蛋白。有研究发现,SAAG 对门脉高压性腹水病因诊断的准确率远远高于既往的渗漏出液,两者的诊断准确率分别为 92%~100% 及 55.6%~76%。SAAG≥11g/L,提示患者有门脉高压,如肝硬化、慢性心功能不全、巨大的肝脏占位及门静脉血栓等。SAAG<11g/L,提示为非门脉高压性腹水,如腹腔肿瘤、腹腔结核、胰源性腹水。

（二）次选实验

1. 总蛋白 腹水中的总蛋白浓度主要受两种因素影响:①血清总蛋白浓度与其成正比;②门静脉压与其成反比。伴有和不伴感染的患者腹水中总蛋白值 <25g/L,心源性和腹膜转移性腹水中总蛋白值 >25g/L。但是不适用于同时伴有肝硬化或大量的肝转移腹膜性腹水。浓度大于 30g/L 提示存在渗出液,若腹水 / 血清总蛋白比率 >0.5 时,可提高检出渗出液的临床敏感性和特异性。若肝硬化后总蛋白浓度 <15g/L,常提示预后较差。

2. 葡萄糖 葡萄糖 <2.8mmol/L,提示继发性细菌性腹膜炎。

3. 血清 ADA 活性增高见于肝脏病、伤寒、白血病等恶性肿瘤,而腹水中高活性 ADA 则主要见于结核性渗液。结核性腹水中 ADA 活性明显升高而恶性腹水中 ADA 常为低值。虽然仅有少数（10% 左右）结核性腹水 ADA 活性升高不明显,但仍需引起临床注意,ADA 低活性并不能完全排除结核性腹水。

4. 微生物检查 30%~50% 伴细菌感染的患者可能通过革兰染色检出病原体。细菌培养阳性率亦不太高,自发性细菌性腹膜炎时阳性率不到 50%,使用抗生素会降低细菌培养阳性率。因此宜在抗生素应用前进行腹水细菌培养,最好同时作厌氧菌培养。

5. 腹水细胞学检查 腹水中找到癌细胞对恶性腹水有重要诊断价值。

6. 肿瘤标志物检测 CA19-9>30U/ml,对恶性病因引起的腹水有较高的特异性。CEA 以 2.2μg/L 为标准,可基本区分良性和恶性疾病引起的腹水。与 CA19-9 联合使用,可提高其特异性,但会降低敏感性。

第二节 胸腔积液检查

胸膜腔位于壁层和脏层胸膜的间皮层之间,胸膜腔液体积聚增多称为胸腔积液（pleural effusions）。积液可能为局限性或系统性疾病的结果。少量胸腔积液时常无明显症状,大量胸腔积液时患者可有气促、胸闷、心悸。随着积液量的增加,体检可见患侧胸廓饱满,呼吸动度减弱,气管朝健侧移位,叩诊胸部呈浊音或实音,听诊呼吸音减弱或消失。积液量 >300ml 时 X 线检查可见肋膈角变钝,包裹性积液可呈圆形或梭形。

一、实验室分析路径

胸腔积液的实验室诊断路径见图 17-2。

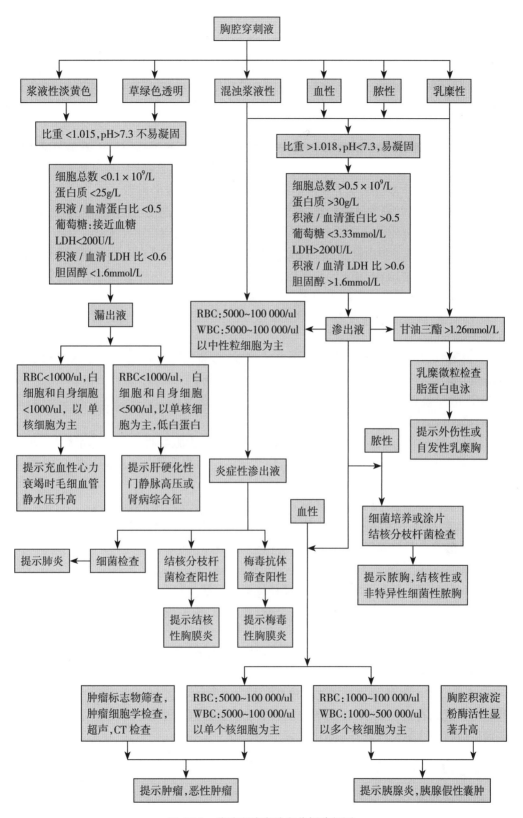

图 17-2 胸腔积液实验室分析路径图

二、相关实验

腹水的诊断检查主要针对良恶性病因的鉴别,而胸腔积液特征的鉴别诊断则是以漏出液-渗出液鉴别为基础的。漏出性胸腔积液的最常见病因是失代偿性心力衰竭,而大多数渗出性胸腔积液是由肺炎、恶性肿瘤或肺部栓塞等原因诱发。漏出液多为双侧性炎症性积液,渗出液多为单侧性炎性积液。

1. 一般理学检查　包括量、颜色、透明度、比重、pH 值、凝固性等。主要是通过肉眼或物理学的方法来判断。

2. 化学检查　主要分析胸腔积液的理化特性,以明确积液的性质。

(1) 总蛋白测定:其检测原理是蛋白质与生物碱等蛋白沉淀剂作用产生浑浊,其浊度与蛋白质含量成正比,用光电比色计或分光光度计进行比浊,即可测得蛋白质含量。参考范围:漏出液 <25g/L;渗出液 >30g/L。蛋白量在 25~30g/L 之间难以判明性质,作蛋白电泳有助于两者的鉴别。

(2) 黏蛋白定性试验(Rivalta):其检测原理为黏蛋白是一种酸性糖蛋白,等电点为 pH3.0~5.0,在稀醋酸溶液中可产生白色雾状沉淀。参考范围:漏出液阴性;渗出液阳性。

(3) 葡萄糖:其检测原理为葡萄糖氧化酶法或己糖激酶法。参考范围:漏出液,接近血糖;渗出液,<3.33mmol/L。

(4) 胆固醇:其检测原理为酶法。参考范围:漏出液胆固醇 <1.6mmol/L;渗出液胆固醇 >1.6mmol/L。

(5) 乳酸脱氢酶(lactate dehydrogenase,LDH):其检测原理为酶速率法。参考范围:漏出液 LDH,<200U/L;渗出液 LDH,>200U/L。

(6) 腺苷脱氨酶(adenosine deaminase,ADA):其全称为腺嘌呤核苷氨基水解酶,能催化腺嘌呤核苷水解,产生次黄嘌呤核苷和氨,所生成的氨用波氏显色反应测其含量,从而计算出 ADA 活性单位。参考范围:0~45U/L。

(7) 淀粉酶(amylase,AMY):用碘淀粉比色法或染色淀粉法测定酶活性。

3. 微生物检查　主要进行直接涂片革兰染色镜检;细菌(真菌)培养(鉴定);结核分枝杆菌涂片抗酸染色及培养;梅毒抗体筛查等微生物检查。

4. 显微镜检查　通过显微镜对积液内细胞进行检测。

(1) 白细胞计数:采用光学显微镜直接计数细胞总数和白细胞数。

(2) 细胞分类计数:分类计数红细胞、中性粒细胞、单个核细胞、嗜酸性粒细胞、组织细胞、间皮细胞等。

(3) 细胞学检查:在抽取积液后立即离心沉淀,用沉淀物涂片作瑞氏染色,如需查找肿瘤细胞应同时做 H-E 染色。

5. 其他检查　包括肿瘤标志物如癌胚抗原、CA19-9,铁蛋白(ferritin),急性时相反应蛋白等检测。近来有研究显示,检测胸腔积液中 T 淋巴细胞亚群(CD3+、CD4+、CD8+)的变化对鉴别良性和恶性胸腔积液有较好的临床应用价值。

三、结果判断与分析

(一) 首选实验

鉴别积液漏出液、渗出液是临床最基本的要求,因此有助于其鉴别的实验均需列于首选,如一般理学检查,蛋白定性、定量试验,葡萄糖,LDH,细胞计数与分类,细菌检查等。综合分析各项实验结果,进行积液漏出液、渗出液鉴别。胸腔积液漏出液和渗出液的产生机制及常见原因分析见表 17-2,漏出液与渗出液的实验室鉴别见表 17-3,细胞分类计数的临床意义见表 17-4,结核性与恶性胸腔积液的鉴别见表 17-5。

表 17-2　胸腔积液漏出液和渗出液的产生机制及常见原因

类型	发生机制	常见原因
漏出液	毛细血管流体静压增高	静脉回流受阻、充血性心衰和晚期肝硬化
	血浆胶体渗透压减低	血浆清蛋白浓度明显减低的各种疾病
	淋巴回流受阻	丝虫病、肿瘤压迫等所致的淋巴回流障碍
	钠水潴留	充血性心力衰竭、肝硬化和肾病综合征
渗出液	微生物毒素、缺氧以及炎性介质	结核性和细菌性感染
	血管活性物质增高、癌细胞浸润	转移性肺癌、乳腺癌、淋巴瘤、卵巢癌
	外伤、化学物质刺激	血液、胆汁、胰液和胃液等刺激,外伤

表 17-3　胸腔积液漏出液与渗出液的实验室鉴别

鉴别点	漏出液	渗出液
病因	非炎症性	炎症性、外伤、肿瘤或理化刺激
外观	淡黄色、草绿色,浆液性	不定,可为黄色、脓性、血性、乳糜性
透明度	清晰透明	浑浊
比重	<1.015	>1.018
pH	>7.3	<7.3
凝固性	不易凝固	易凝固
Rivalta 试验	阴性	阳性
蛋白质定量(g/L)	<25	>30
积液蛋白 / 血清蛋白比值	<0.5	>0.5
葡萄糖(mmol/L)	接近血糖	<3.33
LDH(U/L)	<200	>200
积液 LDH/ 血清 LDH	<0.6	>0.6
细胞总数(×10^6/L)	<100	>500
有核细胞分类	淋巴细胞为主,可见间皮细胞	炎症以中性粒细胞为主,慢性炎症或恶性肿瘤以淋巴细胞为主
细菌	无	有

表 17-4　胸腔积液细胞分类计数增高的临床意义

细胞	临床意义
中性粒细胞	化脓性积液、早期结核性积液、肺梗死
淋巴细胞	结核性积液,肿瘤、病毒、结缔组织疾病等
嗜酸性粒细胞	血胸和气胸、肺梗死、真菌或寄生虫感染、间皮瘤,过敏综合征
间皮细胞	主要见于漏出液,提示浆膜受刺激或损伤,
恶性肿瘤细胞	见于恶性肿瘤

表 17-5　结核性与恶性胸腔积液的鉴别

鉴别点	结核性	恶性
外观	黄色、血性	多为血性
ADA（U/L）	>40	<25
积液 ADA/ 血清 ADA	>1.0	<1.0
CEA（μg/L）	<5	>15
积液 CEA/ 血清 CEA	<1.0	>1.0
铁蛋白（μg/L）	<500	>1000
LDH（U/L）	>200	>500
细菌	结核分枝杆菌	无
细胞	多为淋巴细胞	可见肿瘤细胞

（二）次选实验

1. 淀粉酶的测定　约90%急性胰腺炎患者、胰腺创伤等所致的胸腔积液中,淀粉酶含量可高达正常血清含量的3倍。胸腔积液淀粉酶高于300IU/L者,多见于原发或继发腺癌,此淀粉酶可直接由肿瘤细胞合成。

2. ADA活性测定　胸腔积液中的ADA活性,按其高低顺序可能的病因依次为:结核性、癌性、非炎症积液。此酶在结核性积液中活性显著高于其他原因所致积液的特点,对结核性胸腔积液的诊断具有极高的特异性。

3. 细胞学检查　当肿瘤侵犯胸壁或直接暴露于胸腔积液中时有脱落的癌细胞,在胸腔积液中可以找到。在胸腔积液中找到癌细胞是确诊恶性胸腔积液的一种快速、可靠、经济的方法。但国内外资料显示,胸腔积液中找到癌细胞对诊断的特异性虽然高达100%,但敏感性较低。提高其敏感性的方法有:①反复多次抽取胸腔积液送检,每次送检量不少于200ml。②提高分辨水平。胸腔积液中有脱落的间皮细胞,随脱落的时间长短会发生退行性改变,以及炎性细胞和巨噬细胞都会干扰对肿瘤细胞的辨认。流式细胞分析DNA定量分析为恶性积液的诊断提供了一个新途径。有文献报道,采用流式细胞分析进行细胞DNA定量分析,可提高诊断恶性胸腔积液的敏感性。

4. 其他检查　①透明质酸酶,有助于间皮瘤的诊断,联合使用肿瘤标志物能提高检出的敏感性与特异性。透明质酸酶升高而CEA水平正常是扩散性间皮瘤的指征;高CYFRA,低CEA浓度亦提示间皮瘤。②T淋巴细胞亚群,由于恶性胸腔积液患者细胞免疫功能处于抑制状态,故其胸腔积液中CD8+ 细胞增高导致CD4+/CD8+ 比值降低。因此,T淋巴细胞亚群测定,对恶性胸腔积液的诊断及疗效评估有一定价值。

第三节　心包积液检查

正常情况下,心包囊内含20ml左右的清澈、浆液性、淡黄色液体。若液体超过50ml,则视为心包积液(pericardial effusion)。心包积液是一种较常见的临床表现,尤其是在超声心动图成为心血管疾病的常规检查方式之后,心包积液在患者中的检出率明显上升。大部分心包积液由于量少而不出现临床征象,患者常能参加日常工作而无自觉不适,出现症状时多表现为气短、胸痛。少数患者则由于大量积液而以心包积液成为突出的临床表现。当心包积液持续数月以上时便构成慢性心包积液。导致慢性心包积液的病因有多种,大多与可累及心包的疾病有关。心包积液检查对心包疾病的诊断与治疗有重要的指导意义。

一、实验室分析路径

心包积液的实验室检测路径见图 17-3。

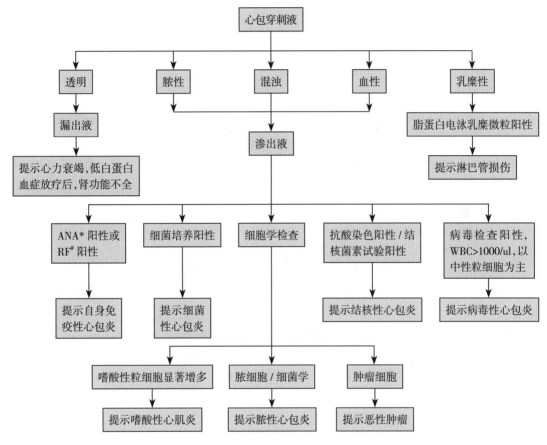

图 17-3 心包积液实验室分析路径图
注:*ANA:抗核抗体;#RF: 类风湿因子

二、相关实验

心包积液是临床上常见病症,良性(包括放射性、化疗药物等)和恶性疾病导致心包积液的鉴别对其治疗与预后的判断有十分重要的意义。近年来随着恶性肿瘤的发病率上升,提高恶性心包积液的检测敏感性是临床工作的关键。

1. 一般理学检查 包括量、颜色、透明度、比重、pH 值、凝固性等。主要是通过肉眼或物理学的方法来判断。

2. 渗出液与漏出液的鉴别试验 包括一般性状检查、细胞计数与有核细胞分类、pH 值、凝固性检查、蛋白质定量、葡萄糖、胆固醇测定等,见表 17-6。

表 17-6　心包积液渗出液与漏出液的鉴别

鉴别点	漏出液	渗出液
白细胞	<1000/μl	>1000/μl
中性粒细胞	<300/μl	>300/μl
红细胞	<1000/μl	>10 000/μl
凝固性	不易凝固	易凝固
蛋白质定量(g/L)	<25	>30
积液蛋白/血清蛋白比值	<0.5	>0.5
葡萄糖(mmol/L)	接近血糖	<3.33
LDH(U/L)	<200	>200
积液 LDH/血清 LDH	<0.6	>0.6
有核细胞分类	淋巴细胞为主,可见间皮细胞	炎症以中性粒细胞为主,慢性炎症或恶性肿瘤患者以淋巴细胞为主

3. 微生物检查　常见的心包积液微生物检测的细菌检查主要包括:直接涂片革兰染色镜检;细菌(真菌)培养;结核分枝杆菌涂片抗酸染色及培养;结核菌素试验。病毒检查包括:柯萨奇病毒、巨细胞病毒(CMV)、单纯疱疹病毒(HSV)、流感病毒、风疹病毒、EB 病毒等常见病毒的检查。

4. 细胞学检查　在抽取积液后立即离心沉淀,用沉淀物涂片作瑞氏染色,如需查找肿瘤细胞应同时做 H-E 染色。

5. 其他检查　在心包积液的病因诊断时有时还需进行以下检测。

(1) 抗核抗体(antinuclear antibody,ANA):抗核抗体是一类能与多种细胞核抗原反应的自身抗体,许多自身免疫性疾病都可以出现阳性。检测方法包括以 Hep-2 细胞为底物的间接免疫荧光法(IFA)和包被多种纯化核抗原的酶联免疫吸附试验(ELISA)。

(2) 类风湿因子(rheumatoid factor,RF):是患者血清中针对自身变性 IgG 的抗体。检测方法包括免疫散射比浊法和乳胶凝集法,前者敏感性更高。

(3) 肿瘤标志物:如癌胚抗原(CEA)、CA125、CA19-9 等。

三、结果判断与分析

心包积液的检测主要用于病因诊断,其结果的判断和分析主要有以下方面:

1. 心包积液的性质　首先应正确区分心包积液属于良性/漏出液或恶性/渗出液。大约半数伴有症状的心包炎的肿瘤患者其病因是非恶性的,最常见的是原先有放射性或特发性的病因存在,恶性疾病本身和(或)接受的治疗使免疫功能受到抑制,并因此具有患结核性、真菌性心包炎的危险。

2. 细菌性心包炎感染细菌的类型　引发心包积液的细菌种类很多,常见葡萄球菌、肺炎球菌、大肠埃希菌、流感嗜血杆菌等,应根据细菌培养/鉴定结果来确定。脓性心包炎主要见于胸部手术后患者并伴慢性肾功能不全、肿瘤、糖尿病等,也可并发于肺炎或膈下脓肿。常见致病菌为金黄色葡萄球菌,可也为革兰阴性菌、链球菌或真菌。积液可由于凝块存在而呈黏性。同时,应注意是否存在厌氧菌混合感染。

3. 恶性心包积液的实验室诊断　对于血性心包积液应进行离心,排除由于穿刺损伤引起的假阳性。血性心包积液病因可为结核性的,但以癌性的较多见。文献报道引起恶性心包积液的疾病主要是肺癌、乳腺癌、白血病、淋巴瘤等。病理检查结果是诊断恶性心包积液的金标准。病理资料的获得常用的手段有心包积液涂片找癌细胞,但敏感性不高,积液中癌胚抗原水平(CEA)可作为恶性心包积液的诊断指标,有较高的敏感性和特异性。

第四节　关节液检查

正常关节腔分泌极少量滑膜液(synovial fluid,SF),当关节有炎症、损伤等病变时,滑膜液增多,称为关节腔积液(joint effusion)。关节性炎症按不同致病因素可分为:化脓性关节炎、非化脓性关节炎、关节结核等。关节腔积液是指肩关节、肘关节、手关节、髋关节、膝关节、足关节等处的积液。准确地进行关节腔积液检查对临床诊断、治疗该疾病有重要价值。

一、实验室分析路径

关节液的实验室检测路径见图 17-4。

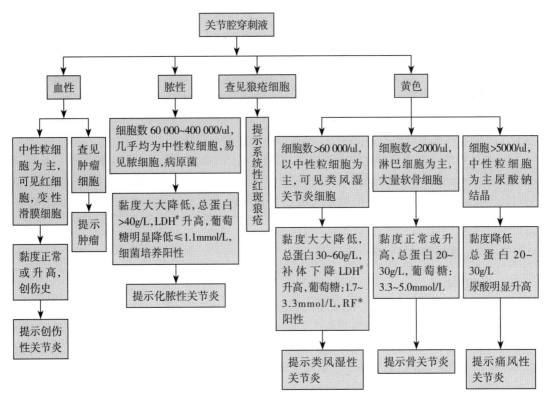

图 17-4　关节液实验室分析路径图
注:#LDH:乳酸脱氢酶;*RF:类风湿因子

二、相关实验

关节积液各种检查中,除细菌学证据和结晶、特征性细胞外,其他检查项目对各型关节炎的诊断并无高度的特异性,因此诊断时需根据病史、查体、实验室检查和 X 线检查等进行综合分析。

1. 一般理学检查　包括量、颜色、透明度、黏稠度、有无凝块形成等。参考范围为: 0.1~2.0ml(经常不易抽出)、淡黄色或无色、透明清亮、高度黏稠、无凝块。

2. 显微镜检查　通过显微镜检查分析关节积液内有形成分。

(1) 白细胞计数及分类计数、红细胞计数:正常情况下无红细胞;白细胞极少,为 $(0.2~0.7)×10^9/L$,其中约 65% 为单核-吞噬细胞,10% 为淋巴细胞,20% 为中性粒细胞,偶见软骨细胞、滑膜细胞、组织细胞。

(2) 细胞学检查:进行相关异常细胞如肿瘤细胞、狼疮细胞、类风湿关节炎细胞(类风湿关节炎时,中性粒细胞胞质内有颗粒状嗜碱性包涵物,可能由免疫复合物组成,当其与类风湿因子并存时,称为类风湿关节炎细胞)的检查以及结晶检查等。

(3) 细菌学检查:常进行细菌涂片检查、结核分枝杆菌抗酸染色。

3. 化学检查　主要分析关节积液的理化特性,以明确积液产生的原因。

(1) 总蛋白:参考范围:11~30g/L;白蛋白与球蛋白之比为 4 : 1。关节腔液蛋白质含量是关节腔滑膜渗透性变化的一个表现。

(2) 葡萄糖:参考范围:3.3~5.3mmol/L,应与空腹血糖同时测定,用含氟化钠试管留取,采集后应立即送检,避免葡萄糖转化为乳糖。

4. 血清学检查　血清免疫学指标的检测可用于病因诊断。

(1) 总补体:关节腔液中补体随蛋白浓度增减而改变,因此关节腔液中补体应结合总蛋白量进行报告。正常情况下关节滑膜液中补体含量约为血清的 10%。

(2) 类风湿因子(rheumatoid factor,RF):关节腔液类风湿因子检出率高于血清,且血液出现阳性反应之前关节腔液可出现阳性,因而对临床诊断很有意义。

5. 其他检查　关节液细胞因子的检查,如调节活化正常 T 细胞表达和分泌因子(regulated on activation normal T cell expressed and secreted,RANTES) 及基质细胞衍生因子 -1(stromal cell-derived factor-1,SDF-1),在类风湿关节炎患者中血清及关节液均显著升高,且关节液升高比血清更显著。

三、结果判断与分析

(一) 首选实验

1. 一般理学检查　关节腔液正常时量很少,0.1~2.0ml,经常不易抽出。病变时液体量明显增多。关节腔内液体含有大量黏蛋白,呈黏稠状,炎症时关节腔液的黏稠度下降。估计黏蛋白含量最简便直接的方法是用注射针头挑起关节腔液,观察线状物的长度,正常人可达 5cm 或更长,少于 3cm 或难以挑起为黏度下降。有新鲜出血时关节液为红色,陈旧性出血为褐色至黄褐色,血性关节液可见于血友病、穿透关节的骨折等。乳白色或假乳糜性液可见于结核性关节炎,慢性类风湿关节炎、急性痛风性关节炎或全身红斑狼疮。

2. 显微镜检查　对于关节腔液的检查显微镜检十分重要,可以发现特征性的细胞(类风湿关节炎细胞,肿瘤细胞,狼疮细胞等)、结晶(如尿酸钠结晶)或病原体,其对诊断具有十分重要的价值。另外,骨关节炎时涂片发现有大量正常软骨细胞、并可见具有特征性的多核软骨细胞,还常有多量的滑膜细胞和多量的破骨细胞。化脓性关节炎肉眼可见脓性液体,显微镜下可见大量脓细胞,并可发现病原菌。

3. 细菌学检查　涂片镜检可能发现病原菌,常见的病原菌多为链球菌、葡萄球菌、肺炎球菌、大肠埃希菌等,厌氧菌少见。关节液可进行细菌(真菌)培养及鉴定。

(二)次选实验

1. 化学检查　炎性关节炎总蛋白为 20~30g/L,类风湿关节炎或结晶性滑膜炎总蛋白为 40~70g/L。关节腔葡萄糖含量与血清比较明显减少时,多为葡萄糖为致病菌消耗,高度提示化脓性关节炎。

2. 血清学检查　关节液补体水平降低常提示类风湿关节炎、系统性红斑狼疮。

第五节　胃液检查

胃液(gastric juice)是由胃壁黏膜的主细胞、壁细胞和黏液细胞的分泌物组成,正常人每日分泌 1.5~2.5L,分泌量因食物成分及各种刺激因素影响可有差异。胃液为无色透明的稀薄液体,呈强酸性反应。胃液成分除水分、盐酸、胃蛋白酶原、内因子及胃脂肪酶外,还有黏液、电解质如钠、钾、钙、磷酸氢根等。

一、实验室分析路径

胃液的实验检测路径如图 17-5。

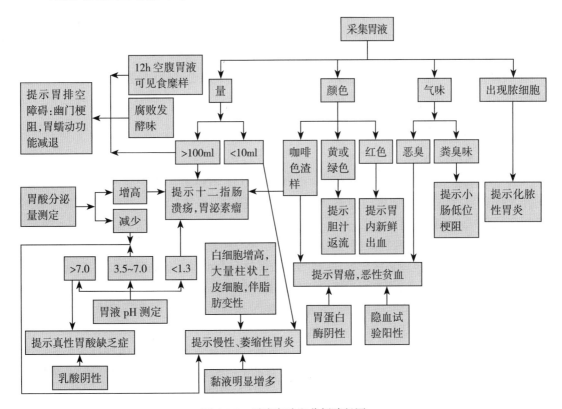

图 17-5　胃液实验室分析路径图

二、相关实验

胃液检查对于了解胃的分泌功能,胃、十二指肠相关疾病诊断和鉴别诊断有较好的实用价值。胃液检查的结果与胃液标本的采集密切相关,患者应在 24~72 小时内停止服用影响测定结果的药物,检查前晚只能进食流质食物,检查前 12 小时内不能进食或饮水。

1. 一般理学检查　包括量、颜色、pH 测定、气味,黏液量、食物残渣等。

2. 胃酸分泌量测定　评估胃酸分泌主要有如下指标:

(1) 基础胃液量:经 12 小时空腹后的正常胃液量约为 50ml 左右,在吞管成功后应用电动负压吸引器,以 4.0~6.67kPa 负压持续抽取 1 小时所得胃液总量,称为基础胃液量,它更能代表标准状态下(清晨空腹,未接受任何食物或药物等的刺激)胃的分泌功能,且具有定量的意义。

(2) 基础胃酸排泌量(basal acid output,BAO):测定基础胃液量,取其中 10ml 加 2.0g/L 酚磺酞指示剂 3 滴,黄色表示有胃液存在,用 0.10mol/L 氢氧化钠溶液滴定至初现红色为止(即以 pH 7.0~7.4 为滴定终点)。计算出总酸的 mmol/L 量,结合 1 小时胃液量算出基础胃酸排泌量,以 mmol/h 标示。

(3) 最大胃酸排泌量(maximal acid output,MAO):取注射五肽促胃液素后 1 小时的 4 个胃液标本(BAO 测定后,五肽促胃液素按 6ug/kg 体重计算剂量,肌内注射,而后每 15 分钟收集一次胃液,共 4 次,分装于 4 个瓶中),以酚磺酞为指示剂,用 0.10mol/L 氢氧化钠溶液分别测定每个胃液标本的可滴定盐酸,并计算每瓶胃液的胃酸分泌量,以 mmol/15 分钟表示,4 次胃酸分泌量之和即为最大胃酸排泌量,以 mmol/h 表示。

(4) 高峰胃酸排泌量(pick acid output,PAO):取上述 4 个胃液标本中最高二次胃酸分泌量之和乘以 2,即为高峰胃酸排泌量,以 mmol/h 表示。

3. 其他检查　包括乳酸定性试验(参考范围为阴性)、隐血试验(参考范围为阴性)、胃蛋白酶测定(参考范围为 40~60U/ml)和显微镜细胞分类。

三、结果判断与分析

(一) 一般理学检查

1. 基础胃液量　正常基础胃液量为 10~100ml,大于 100ml 为增多,见于十二指肠溃疡、胃泌素瘤或胃排空障碍,如幽门梗阻、胃蠕动功能减退等;小于 10ml 为减少,主要见于萎缩性胃炎或胃蠕动功能亢进等。

2. 颜色及气味　正常胃液颜色无色透明,如含有相当量的黏液可呈稍浑浊的灰白色,若有胆汁反流则呈黄色或黄绿色浑浊,咖啡残渣样外观表示胃内有陈旧性出血,常见于溃疡病、胃癌及糜烂性胃炎等,如有少量鲜红血丝常为操作时损伤胃黏膜所致。正常胃液略带酸味,消化不良或胃排空障碍,胃内有机酸潴留增多时,则有发酵味。晚期胃癌由于组织坏死,有恶臭味,小肠低位梗阻时可有粪臭。

3. 性状　正常胃液内有少量分布均匀的黏液,当胃有炎症,尤其是慢性胃炎时黏液明显增多,使胃液黏稠度增大。12 小时空腹后的胃液中应无食物残渣,若胃排空障碍,如胃扩张、胃下垂、幽门溃疡、幽门梗阻及胃蠕动功能减退等,胃液中常混有食物残渣,甚至呈食糜样。胃液抽出后静置片刻,正常空腹胃液形成不很明显两层,上层为少量黏液,下层为无色透明的胃液层。病理情况下胃液层浑浊不清,当有胃排空障碍时,底层出现食物残渣,犹如三层。

4. pH　胃液 pH 小于 1.3 时为酸度过高,见于十二指肠溃疡、胃泌素瘤、幽门梗阻、慢性胆囊炎等。pH 在 3.5~7.0 之间为胃酸减低,多见于胃癌、萎缩性胃炎、胃扩张、甲状腺功能亢进症等疾病时。在 MAO 测定时,pH 大于 7 可视为真性胃酸缺乏,常见于胃癌、恶性贫血及慢性萎缩性胃炎等。当测定 BAO、PAO 结果明显低于正常时,测定胃液 pH 值对判断真性胃酸缺乏更有意义。受试者精神状态、烟酒嗜好、便秘以及胃液采集方式等影响胃液酸度,解释结果时必须综合分析。

(二)胃酸分泌量测定

1. BAO　反应无外来刺激情况下胃的分泌状态。参考范围:25mmol/L,男性略高于女性,年龄 50 岁以上者略低。胃溃疡患者 BAO 常无明显异常,十二指肠溃疡患者 BAO 可明显升高。若 BAO>15mmol/L,常可能提示存在胃泌素瘤。

2. MAO　参考范围:3~23mmol/h。MAO 增高(>23mmol/h),应考虑十二指肠溃疡。BAO>15mmol/L,MAO>30mmol/h,BAO/MAO>0.6,高度提示胃泌素瘤。

3. PAO　参考范围:(20.6±8.37)mmol/h。PAO<15mmol/h 而患十二指肠溃疡者罕见。PAO>40mmol/h,高度提示十二指肠溃疡有出血、穿孔等并发症发生。十二指肠溃疡手术后 BAO 及 PAO 均明显下降,如出现吻合口溃疡,则逐渐升高。

(三)其他检查

1. 乳酸定性试验　正常参考范围:阴性。幽门梗阻、胃扩张时因食物潴留经细菌分解产生较多乳酸,可使乳酸定性试验出现阳性。胃癌患者胃液中除食物潴留酵解外,肿瘤细胞分解葡萄糖亦可致乳酸增多,乳酸定性试验阳性。当空腹胃液中 BAO 降低或 pH>3.5 时,应检查乳酸定性试验。

2. 隐血试验　正常胃液中不含血液。急性胃炎、消化性溃疡、胃癌时会有不同程度的出血,导致隐血试验阳性。对于胃液呈咖啡色者应进行隐血检查,了解是否为陈旧性出血。因本试验灵敏度高,食管擦伤、牙龈出血吞咽后亦可导致本试验阳性,故必须结合临床综合判断。

3. 胃蛋白酶检测　正常人面包试餐后胃液中胃蛋白酶的参考范围为:40~60u/ml。胃蛋白酶分泌减少见于:胃炎、慢性胃扩张、慢性十二指肠炎等。胃蛋白酶分泌缺如见于:胃癌、恶性贫血等胃液中无游离酸者。

4. 显微镜检　正常胃液镜检仅可见白细胞及扁平上皮细胞。若白细胞增多见于慢性胃炎,若出现脓细胞提示化脓性炎症。

第六节　淋巴液检查

淋巴液(lymph fluid)来源于组织液,通过毛细淋巴管稍膨大的盲端吸收,其吸收的动力来源于组织液与毛细淋巴管内淋巴液之间的压力差。压力差升高则淋巴液产生的速度加快。组织液一旦进入淋巴管就成为淋巴液,因而其成分与该处的组织液非常相近。其生理功能是淋巴液可以将组织液的蛋白质分子、不能被毛细血管重吸收的大分子物质以及组织中的红细胞和细菌等带回到血液中。淋巴系统也是从胃肠道吸收营养物质的主要途径之一,对脂肪的吸收起着重要的作用,由肠道吸收的脂肪的 80%~90% 都经由这一途径被输送入血。同时淋巴回流可调节体液平衡,具有防御和免疫功能。

正常成年人在安静状态下每小时大约有 120ml 的淋巴液进入血液循环。来自右侧头颈部、右臂和右胸部的约 20ml 的淋巴液经由右淋巴导管导入静脉,其余 100ml 的淋巴液都通过胸导管导入静脉。人体每天大约生成 2~4L 的淋巴液,大致相当于全身的血浆总量。

一、实验室分析路径

淋巴液的实验室检测路径见图 17-6。

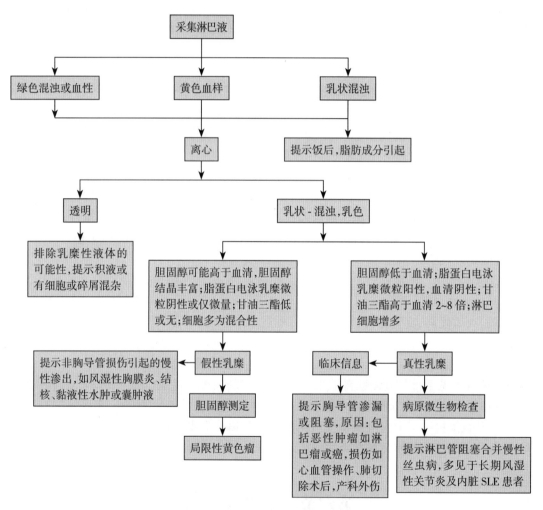

图 17-6 淋巴液实验室分析路径图

二、相关实验

淋巴液为淡黄色液体,由血浆和小淋巴细胞构成。胃肠道淋巴管成分是乳糜的来源。餐后其呈乳状混浊外观,因其含脂肪成分;禁食时淋巴液变为清澈透明。乳糜性淋巴被重吸收,如被肺和壁胸膜吸收。

1. 一般理学检查　包括量,颜色,气味等,外观检查需同时观察未离心标本及离心后上清液。

2. 化学检查　主要进行胆固醇、甘油三酯检测,但需同时测定血清胆固醇、甘油三酯浓度。另外,可做脂蛋白电泳,常用琼脂糖凝胶电泳观察有无乳糜微粒。

3. 显微镜检查　一般用沉淀物或细胞浓集后进行细胞形态学检查。

三、结果判断与分析

乳糜性淋巴液的诊断和鉴别是淋巴液实验室检查的重要作用,乳糜性和假乳糜性液体鉴别,见表 17-7。

表 17-7　乳糜性和假乳糜性淋巴液鉴别

检查项目	乳糜性液体	假乳糜性液体
外观	乳状,黄色,血性	乳状,绿色
胆固醇	低于血清值	可能高于血清值,胆固醇、胆固醇结晶丰富
脂蛋白电泳	确认实验:查到乳糜微粒 血清中无乳糜微粒	无或仅微量乳糜微粒
甘油三酯	比血清中水平高 2~8 倍	低于血清中水平,或无
细胞(沉淀物或细胞浓集)	淋巴细胞增多,大小一致	混合的细胞组成(胆固醇结晶)

甘油三酯测定和脂蛋白电泳特别适用于诊断乳糜性渗出液。若甘油三酯浓度为 0.57~1.14mmol/L,需特别进行乳糜微粒的检查。乳糜性液体的甘油三酯浓度高于胆固醇浓度,同时血清中甘油三酯阴性,这是渗出液特别是肠外营养患者的渗出液的重要特征。非乳糜性渗出液的甘油三酯浓度为 0.15~1.22mmol/L。假乳糜性渗出液发展慢,而乳糜性一般突然发生。局限性黄色瘤,因其未酯化胆固醇的高含量和胸膜壁细胞的脂质降解,会导致假乳糜性渗出液呈乳状外观。

第七节　支气管肺泡灌洗液检查

支气管肺泡灌洗术(bronchoalveolar lavage,BAL)是在纤维支气管镜检查的基础上进一步发展起来的新技术,是以纤支镜嵌入到肺段或亚段支气管水平,反复以无菌生理盐水灌洗、回收的一项技术,其回收液即为支气管肺泡灌洗液(bronchoalveolar lavage fluid,BALF)。

一、实验室分析路径

支气管肺泡灌洗液的实验室分析路径见图 17-7。

二、相关实验

对 BALF 进行细胞学、生化、酶学和免疫学等一系列检测和分析,是作为研究肺部疾病的病因、发病机制、诊断、评价疗效和判断预后的一项手段。

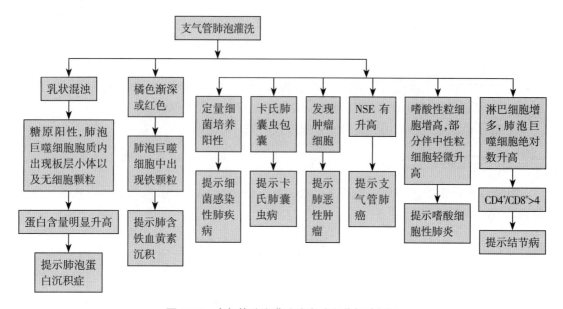

图 17-7　支气管肺泡灌洗液实验室分析路径图

1. 一般形状检查　包括量、颜色、透明度检查等。
2. 显微镜检查　包括细胞计数与分类,观察计数中性粒细胞、淋巴细胞、嗜酸性粒细胞、肺泡巨噬细胞,查找肿瘤细胞、寄生虫等。
3. 细胞免疫分型　采用流式细胞免疫分型测定 $CD4^+$、$CD8^+$ 淋巴细胞比例。
4. 微生物检查　主要检测包括细菌(真菌)涂片(培养)、结核分枝杆菌抗酸染色、细菌定量培养。
5. 肿瘤标志物定量　包括神经元特异性烯醇化酶(NSE)、癌胚抗原(CEA)、细胞角蛋白片段 21-1(CYFRA21-1)、组织多肽特异性抗原(TPS)等检测。

三、结果判断与分析

支气管肺泡灌洗液检测细胞形态学检查(细胞分类)参考范围见表 17-8,细胞免疫分型淋巴细胞亚群参考范围见表 17-9。

表 17-8　非吸烟者与吸烟者支气管肺泡灌洗液细胞分类参考范围

细胞	非吸烟者(%)	吸烟者(%)	细胞	非吸烟者(%)	吸烟者(%)
肺泡巨噬细胞	85.2	92.5	嗜中性粒细胞	1.6	1.6
淋巴细胞	11.8	5.2	嗜酸性粒细胞	0.1	0.6

表 17-9　非吸烟者与吸烟者支气管肺泡灌洗液淋巴细胞亚群参考范围

细胞	非吸烟者(%)	吸烟者(%)	细胞	非吸烟者(%)	吸烟者(%)
T 细胞($CD3^+$)	70.3	69.2	$CD4^+$/$CD8^+$	2.6	1.6
$CD4^+$	44.7	32.2	B 细胞	3.2	6.4
$CD4^+$	20.7	29.2			

　　在肺癌早期,肿瘤标志物量少时,在血清中难以检出,因此与炎症难以区别,而 BALF 是取自病变部位的支气管肺泡内,所以其内肿瘤标志物含量比血清出现早、浓度高,相对来说其检测结果对肺癌的早期诊断更有意义。随着肿瘤分期的升高,BALF 中肿瘤标志物也明显升高,提示肿瘤标志物含量与肿瘤负荷大小、肿瘤的浸润发展以及肿瘤的远处转移均有一定的关系,这对肿瘤的分期、治疗与预后也有一定的临床意义。

第八节　典型病例分析

病例一

一般资料:

　　患者男性,43 岁,因肩背部疼痛 2 个月余,加重 20 天,发热半个月入院。病初为右肩部酸胀痛,不红肿,伴轻度畏寒,针灸后疼痛缓解。但以后疼痛逐渐加重,且有时感到剑突下及右下腹疼痛,入院前 1 个月开始食欲下降,体重逐渐减轻。17 年前患肝炎。体检:双腋下扪及黄豆和蚕豆大小淋巴结数个。肝区有压痛,血清碱性磷酸酶 5.5U/L,甲胎蛋白(-),胸部 X 线透视右膈肌升高,运动稍受限,超声波检查肝大,肝内有多个小液平段,疑为胆囊疾患及多发性肝脓肿。肝穿未见癌细胞,腹腔穿刺获血性腹水。

实验室检查:

　　腹水外观呈血性,显微镜细胞计数为:白细胞总数:$750×10^6/L$,总蛋白:32g/L,血清/腹水白蛋白梯度:14g/L。

分析:

　　血清/腹水白蛋白梯度大于 11g/L,提示为门脉高压性腹水,总蛋白大于 30g/L 且白细胞总数较高,提示渗出液可能性大,腹水外观呈血性,综上恶性腹水可能性大。进一步建议临床进行病理细胞学检查及腹水肿瘤标志物检查。结果显示,腹水 CEA 显著升高,涂片发现癌细胞,X 线摄片两肺多数不等结节状阴影。

诊断意见:考虑肺癌肝转移。

病例二

一般资料:

　　患者女性,54 岁,自述有上呼吸道感染症状,后出现咳嗽、咳痰,呈阵发性加重,咳黄色脓痰,胸闷憋喘于活动后加重,伴恶心,痰中带血丝。查体:双侧颈部可触及肿大淋巴结,双肺呼吸音粗,心率 100 次/分,心音低钝、遥远,腹平软,无压痛。行胸部 CT 示:心包积液,B超检查示心包积液量约 250ml。行心包积液抽液术,抽出约 170ml 积液,为酱油色血性液体。

实验室检查:

　　白细胞:$6000×10^6/L$,中性粒细胞 $1500×10^6/L$,总蛋白:45g/L,积液蛋白/血清蛋白比值:0.7,葡萄糖:2.16mmol/L,LDH:4200U/L,有核细胞分类 75% 为淋巴细胞。

分析:

　　根据以上资料,提示心包积液为渗出液。进一步检查:患者行胸部 CT 检查及肺部活检病理示:右肺癌,双侧颈部可触及大小约 1.5cm 的肿大淋巴结,无压痛。显微镜细胞学检查发现癌细胞。

诊断意见:考虑积液由肺癌引起。

(郑 沁　粟 军)

主要参考文献

1. Lothar Thomas. 临床实验诊断学——实验结果的应用和评估. 吕元,译. 上海:上海科学技术出版社, 2004.

2. Runyon BA. Montano AA. Akriviadis EA,et al. The serum-ascites albiumin gradient is superior to the exudate-transudate concept in the differential diagnosis of ascites. Ann Inter Med,1992,117(3):215-220.

3. Burgess LJ,Swanepoel CG,Taljaard JJ.The use of adenosine deaminase as a diagnostic tool for peritoneal tuberculosis. Tuberculosis(Edinb),2001,81(3):243-248.

4. Sigstad E,Dong HP,Nielsen S,et al. Quantitative analysis of integrin expression in effusions using flow cytometric immunophenotyping. Diagn Cytopathol,2005,33(5):325-331.

5. Dalbeth N,Lee YC. Lymphocytes in pleural disease. Curr Opin Pulm Med,2005,11(4):334-339.

6. Ahmed S,Shahid RK,Rimawi R,et al. Malignant pleural effusions in lympho-proliferative disorders. Leuk Lymphoma,2005,46(7):1039-1044.

7. Eugene Braunwald. 心脏病学. 陈景珠,译. 北京:人民卫生出版社,2000.

8. 吴在德,吴肇汉. 外科学. 第6版. 北京:人民卫生出版社,2003.

9. Szekanecz Z,Szücs G,Szántó S. Chemokines in rheumatic diseases. Curr Drug Targets. 2006,7(1):91-102.

10. 李景林. 中华医学检验全书. 北京:人民卫生出版社,1996.

11. Pujol JL,Boher JM,Grenier J,*et al*. Cyfra21-1,neuron specific enolase and prognosis of non-small cell lung cancer:prospective study in 621 patients. Lung Cancer,2001,31(2-3):221-231.

第十八章

血液免疫与输血相关分析

对于因严重贫血而发生组织缺氧的患者,输血是重要的抢救和治疗措施。到目前为止,还没有能够完全替代输血的其他方法。血液成分复杂,血液中的红细胞、白细胞、血小板表面具有复杂的抗原结构,血浆中也含有复杂的抗原成分。除同卵双生者外,几乎不存在抗原成分完全相同的两个个体。因此,输入异体供者的血液,可能刺激受血者(患者)产生同种抗体,发生输血不良反应,其中最严重的是 ABO 血型不相合所导致的急性溶血反应,可能造成患者死亡。其他如 RhD 血型不相合也可能导致迟发性甚至急性溶血反应。

输血前,必须鉴定患者(即受血者)及供者的 ABO 及 RhD 血型,确保其血型相同或相合,以避免发生溶血反应。还应对患者和供者血浆进行意外抗体筛查,确保其中不含 ABO 系统以外的抗体。此外,还应进行患者、供者血液的交叉配合实验,以保证患者血浆中不含针对供者红细胞抗原的抗体,供者血浆中也不含针对患者红细胞抗原的抗体。

除同种抗体外,患者血液中还可能存在针对自身抗原的抗体,自身抗体会破坏患者自身及输入的异体红细胞,还可能干扰血型鉴定、意外抗体筛查及交叉合血,导致合血困难,延误输血。患者血液中存在红细胞自身抗体时,需要耗费大量时间进行复杂的吸收、放散实验以确定是否合并同种抗体,这些实验往往需要专业红细胞参考实验室才能完成。

第一节　ABO 血型鉴定

ABO 血型系统是最早发现的红细胞血型系统,主要有四种基本血型,A 型、B 型、O 型和 AB 型。红细胞上有 A 抗原,血清中有抗 B 抗体者称为 A 型,红细胞上有 B 抗原,血清中有抗 A 抗体者称为 B 型,红细胞上既没有 A 抗原,也没有 B 抗原,血清中有抗 A 和抗 B 抗体者称为 O 型,红细胞上有 A 抗原和 B 抗原,血清中没有抗 A 或抗 B 抗体者称为 AB 型。由于 ABO 血型系统存在"天然"抗体,如 A 型人血清中持续存在抗 B 抗体,输入 ABO 血型不相合的血液会引起严重的血管内溶血,因此输血前检查供受者 ABO 血型是十分重要的。

一、实验室分析路径(图 18-1)

二、相关实验

常规 ABO 血型鉴定采用凝集试验,常用检测方法包括试管法、玻片法、微柱凝胶法、微量板法等,但经典的试管离心方法仍被认为是最可靠的 ABO 血型鉴定方法。

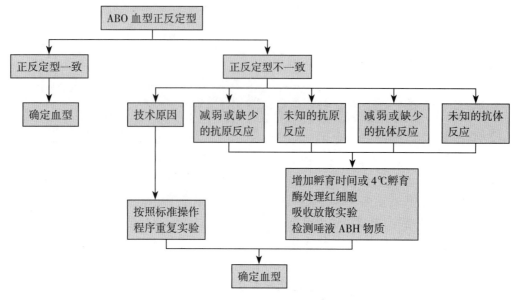

图 18-1 ABO 血型分析路径

1. ABO 血型鉴定 正定型(forward grouping):用抗 A、抗 B 标准血清检测红细胞上有无 A 或 B 抗原。反定型(reverse grouping):用 A 型和 B 型试剂红细胞作血清定型。除 4 个月以内的新生儿以外,ABO 血型鉴定必须进行正反定型。

2. ABO 血型定型试剂 抗 A、抗 B、抗 AB 存在于所有缺乏相应抗原的人血清中,汇集含有抗体的人血清就可以制备成 ABO 血型诊断试剂。人源抗血清必须具备以下条件:①高效价 IgM 抗 A 或抗 B;②具有良好的亲和力而不含冷凝集素;③有检测 A_2、A_2B 的能力;④血清必须通过 HIV、HBV、HCV 等抗体的检测或病毒灭活。

临床应用较多的为人 ABO 血型单克隆抗体。要求应用细胞培养型单抗制备血型试剂,而不得应用腹水或用腹水掺入上清单抗。特异性要求抗 A 只凝集含 A 抗原红细胞,包括 A_1、A_1B、A_2、A_2B,可不凝集 A_x、A_xB 型红细胞;抗 B 只凝集含 B 抗原红细胞,包括 B 和 AB 型红细胞,不要求凝集 B_x、AB_x 型红细胞。我国对亲和性的标准是抗 A 对 A_1 细胞开始出现凝集反应的时间为 15 秒,抗 B 对 B 细胞出现凝集反应时间为 15 秒。抗 A、抗 B 的效价均要求大于 128。

三、结果判断与分析

(一) ABO 血型正反定型结果,见表 18-1。

表 18-1 ABO 血型鉴定结果判断

正定型			反定型			结果
抗 A	抗 B	抗 AB	A 细胞	B 细胞	O 细胞	
0	0	0	+	+	0	O
+	0	+	0	+	0	A
0	+	+	+	0	0	B
+	+	+	0	0	0	AB

（二）ABO 血型的分布频率

不同人种 ABO 血型分布表现出差异。在亚洲人及美国黑人中 B 型是白种人的两倍。A 亚型较 B 亚型更常见。在白种人中 A_2 亚型占 A 型个体的20%。但 A_2 亚型在亚洲人中少见。

表 18-2　ABO 血型分布频率

表现型	白种人	美国黑人	亚洲人	表现型	白种人	美国黑人	亚洲人
A_1	34	19	27	A_1B	3	3	5
A_2	10	8	少见	A_2B	1	1	少见
B	9	19	25	O	44	49	43

（三）孟买血型

孟买表现型非常稀少,最初发现于印度孟买。孟买型人由于缺乏 H 基因（hh）,从而不能产生 L- 岩藻糖基转移酶,因此红细胞上不表达或仅表达极少量 H 抗原。孟买型红细胞常被误判为 O 型,因其红细胞不与抗 A 和抗 B 血清反应而血清中含有抗 A 和抗 B。但是,由于孟买型人血清中同样含有抗 H,抗 H 能与 O 型红细胞反应并能在体内导致溶血,因此孟买型人只能输注孟买表型供者的血液。

（四）ABO 血型正反定型不一致原因

除 4 个月以内的儿童只需作正定型以外,ABO 血型检测必须进行正反定型。如患者 ABO 正反定型不符,不能贸然根据正定型或反定型结果确定血型。应进一步研究,分析 ABO 正反定型不一致的原因。

1. 实验者操作技术错误　因实验者操作错误导致的假阴性结果包括:①试管中没有加入抗体试剂或血清,只加入了红细胞;②溶血结果应视为阳性而误视为阴性;③血清或试剂与红细胞比例不合适;④离心速度,时间不够;⑤使用了失效的或错误的抗血清或试剂红细胞;⑥试验结果记录或解释错误。

因实验者操作错误导致的假阳性结果包括:①使用被细菌污染的抗体试剂、红细胞试剂或生理盐水;②使用了不洁的玻璃试管等试验器皿;③离心速度过高或离心时间过长;④试验结果记录或解释错误。

2. 抗原减弱或缺乏　ABO 亚型、疾病等情况可使 A 或 B 抗原表达减弱,红细胞与抗 A 或抗 B 试剂凝集减弱甚至不出现凝集。

（1）A 或 B 亚型:绝大部分 A、B 及 AB 型红细胞用合格的抗 A、抗 B 试剂检测时都呈 3+~4+ 的凝集强度。血清用合格的试剂红细胞检测时呈 2+~4+ 的凝集强度。A 或 B 亚型红细胞与抗 A、抗 B 试剂凝集反应较弱。如在健康献血员中发现凝集反应减弱,亚型是最可能的解释。A 亚型中最常见的为 A_1 和 A_2 亚型。一般认为 A 型红细胞上有两种抗原:A 和 A_1。A_1 型红细胞上具有 A 和 A_1 两种抗原,与抗 A 试剂及抗 A_1 试剂均发生凝集;A_2 型红细胞上只有 A 抗原,与抗 A 试剂反应而与抗 A_1 无反应。A_1 表型红细胞与 A_2 表型红细胞的差别不仅表现在红细胞膜抗原决定簇的数量上,而且表现在抗原的特性上。1%~8% 的 A_2 亚型、22%~35% A_2B 亚型个体会产生抗 A_1 抗体。其他较 A_2 弱的 A 亚型较少见,包括 A_3, Ax, Am, Ael 等弱 A 亚型,其特征为红细胞上的 A 抗原渐次减少,而 H 抗原活性则相对增加。弱亚型分类的依据为:红细胞与抗 A 或抗 A_1 凝集强度,红细胞与抗 AB 凝集的强度,红细胞与抗 H 的凝集强度,血清内有无抗 A_1 抗体,分泌型人唾液中有无 A 及 H 物质。B 亚型较 A 亚型少见。

(2) 疾病状态:某些疾病状态可使红细胞血型抗原表达减弱。如 A 型急性白血病患者在疾病活动期改变为 A₃ 亚型,甚至红细胞与抗 A 无反应,正定型类似 O 型。在疾病缓解期又恢复到原来的 A 型反应。

(3) 过量的血型特异性可溶性物质:卵巢囊肿、胃癌、胰腺癌或肠道梗阻等疾病患者,血清中的可溶性 ABH 物质浓度很高,以致中和抗 A 或抗 B 试剂,导致正定型出现假阴性或减弱的反应。若以盐水洗涤患者红细胞,除去残存的患者血清后,即可正确检测 ABO 血型。

3. 未知的抗原反应   红细胞表面血型抗原结构改变、出现新的抗原、包被冷凝集素可能造成 ABO 正反定型不一致。

(1) 获得性 B:其特征是红细胞反应类似 AB 型,而血清中有抗 B 抗体,A 抗原的反应强度大于 B 抗原,患者红细胞与自身血清无反应性。分泌型个体的唾液内有 A 物质,但缺乏 B 物质。肠梗阻或其他下消化道疾病患者肠壁通透性增加,进入血液的细菌的脱乙酰基酶使 A 抗原表位 N- 乙酰半乳糖胺脱乙酰基,成为半乳糖胺,类似于 B 抗原表位 D 半乳糖,与抗 B 试剂出现凝集。

(2) 多凝集红细胞:多凝集红细胞是指红细胞膜发生异常后,几乎与所有其他血型人血清、有时也包括自身血清发生凝集,称之为多凝集红细胞。单克隆抗 A、抗 B 不会检出多凝集。

(3) 抗体包被红细胞:含 IgM 自身凝集素的红细胞标本,在盐水中也可发生凝集,这种冷抗体可以通过 37℃孵育或 37℃盐水洗涤来清除,或应用二硫苏糖醇等含巯基化合物来清除。

(4) 近期输注过其他血型的血液或进行过不同血型的骨髓移植。

4. 抗体减弱或缺乏   生理或疾病状态可使血型抗体水平下降,如 4 月龄内的婴儿血清中 ABO 抗体很弱,一般不需要对 4 个月以内婴儿做反定型,新生儿的抗体被动来自母体;而老年人随着年龄的增高,ABO 抗体会逐渐减弱。低丙种球蛋白血症或无丙种球蛋白血症 ABO 抗体也会减弱。

5. 未知的抗体反应   血浆蛋白异常或血浆中出现不应出现的抗体可导致 ABO 正反定型不一致。

(1) 血浆蛋白异常导致红细胞缗钱状凝集或假凝集:多发性骨髓瘤、巨球蛋白血症或其他浆细胞疾病、中晚期霍奇金病、纤维蛋白原增高等情况可导致红细胞假凝集或缗钱状凝集。

(2) ABO 亚型:由 ABO 血型亚型产生的意外抗体可引起 ABO 正反定型不符,如某些 A₂、A₂B 个体产生的抗 A₁,或个别 A₁ 及 A₁B 个体天然产生的抗 H,处理方法是用几种(A₁、A₂、B、O 细胞,自身红细胞)细胞进行反定型,根据反应结果可判断抗体的特异性。

(3) 意外抗体:如患者血清中含有其他同种抗体(如抗 D),而反定型红细胞上恰有该抗原,可能会出现正反定型不符,此时应对患者血清或血浆做抗体鉴定,确定抗体性质后再用相应抗原阴性的红细胞做反定型。为避免意外抗体干扰反定型,反定型红细胞一般应为 RhD 阴性。

(4) 冷凝集素:血清中可能有未知的自身抗体,与反定型所用的 A₁ 或 B 型红细胞反应。抗 I 是最常见的冷自身抗体,抗 I 通常凝集所有的试剂红细胞,包括自身红细胞。强的冷凝集素可以通过在 37℃反应及结果判读、自身吸收或用二硫苏糖醇等巯基试剂处理血清的方法来消除对反定型试验的影响。

第二节 Rh 血型鉴定

Rh 血型系统极为复杂,其重要性仅次于 ABO 血型系统。Rh 血型系统有 50 多种不同的抗原,其中 D 抗原最为重要,根据红细胞上 D 抗原的有无,可以将红细胞分为 Rh 阳性和 Rh 阴性。Rh 阴性个体在白种人中占 15%~17%,黑人中约为 8%,而在亚洲人中为 0.3%~0.5%。对受血者常规只检查 D 抗原,对献血者需要检查和确定弱反应的 D 抗原。Rh 系统的其他重要抗原有 C、c、E、e,由于这些抗原的免疫原性远较 D 抗原弱,一般不进行检测。

一、实验室分析路径(图 18-2,图 18-3)

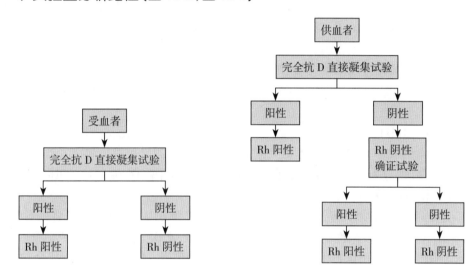

图 18-2 受血者 Rh 血型分析路径　　　　图 18-3 供血者 Rh 血型分析路径

二、相关实验

Rh 血型检测通常是指对红细胞上 D 抗原的检测,当有特殊需要时,也可使用相应抗体检查红细胞上的 C、c、E、e 抗原。检测方法常用的有玻片法、试管法以及凝胶技术。

1. 试管法或玻片法鉴定红细胞 Rh 血型　试管法或玻片法鉴定红细胞 Rh 血型常用的抗 D 试剂包括多克隆的高蛋白试剂、单克隆试剂等。高蛋白抗 D 试剂含 20%~24% 的蛋白质或其他大分子添加剂。大分子介质容易使细胞自凝而引起假阳性反应,因此,如使用高蛋白抗 D 试剂,必须同时进行试剂空白对照。比较理想的是由同一试剂厂商提供的、配方中缺少抗 D 但其他成分与抗 D 试剂相同的惰性试剂,以避免患者红细胞由于免疫球蛋白包被,或检测时间过长,试管中液体蒸发而导致的假阳性。

目前临床使用的单克隆抗体主要为低蛋白盐水试剂,不会出现发生在高蛋白试剂中的假阳性。

2. 弱 D 检测　如果红细胞上 D 抗原表达较弱而无法用直接凝集的方法进行检测时,需要采用间接抗球蛋白法进行检测,抗 D 血清应使用多克隆试剂或多种单克隆试剂的混合试剂。一般来说,患者不需要进行弱 D 检测,而献血员需要进行弱 D 检测。

三、结果判断与分析

1. 弱 D *RhD* 基因的变异使 D 抗原结构发生改变,产生了弱 D、部分 D。正常 D 阳性红细胞与抗 D 试剂呈强阳性反应,但一些 D 阳性红细胞只能通过增加孵育时间或采用抗球蛋白方法进行检测才能呈现阳性反应。过去将这种红细胞称为 D" 表型,现在已不再使用 D" 术语,而称为弱 D 型。弱 D 型红细胞上 D 抗原表位与正常 D 阳性红细胞相同,但 D 抗原的数量减少。

2. 部分 D(partial D) 少数 RhD 阳性者输入 Rh 阳性红细胞后产生抗 D,称为部分 D。部分 D 个体红细胞上缺少正常 D 抗原中一个或多个表位,输入 RhD 阳性红细胞后可产生针对所缺失的抗原表位的抗体,该抗体能与正常 RhD 阳性红细胞发生反应。部分 D 检测可采用多种针对不同 D 表位的单克隆抗 D 试剂,目前多采用分子生物学方法进行检测,一般只能在专业红细胞参考实验室进行部分 D 检测分析。

3. Del Del 又称为放散 D,其红细胞表达非常低水平的 D 抗原,不能用常规方法检测出来,但用吸收放散方法可以检测出洗脱液中含有抗 D。10%~30% 的 Rh 阴性亚洲人其实为 Del 型。

4. 供血者 RhD 结果判断 由于弱 D 红细胞可能刺激 RhD 阴性受血者产生抗 D,一般将弱 D 供者作为 RhD 阳性,该红细胞只能输给 RhD 阳性的受血者。如供者红细胞与盐水抗 D 反应阴性,则应采用抗球蛋白法进行弱 D 检测,如结果阳性,则判定为 RhD 阳性,如结果阴性,则判定为 RhD 阴性。

5. 受血者 RhD 结果判断 如果受血者为弱 D 或部分 D 血型时,其输血是有争议的,大部分弱 D 个体接受 D 阳性的血液而不会被免疫,但部分 D 个体缺乏一个或多个 D 抗原表位,输入 D 阳性的血液可能产生同种抗 D,特别是 D^{VI}表型者。因此,美国血库协会(American Association of Blood Banks,AABB)标准要求对受血者只做盐水直接凝集的抗 D 检测,盐水抗 D 检测阳性时判断为 RhD 阳性,阴性时不再做弱 D 检测,而判为 RhD 阴性。由于 D^{VI}表型是最常见的部分 D 表型,因此,用于检测受血者的抗 D 试剂必须不能与 D^{VI}表型红细胞发生凝集。

第三节 抗体筛查与鉴定

对受血者的血清或血浆,应常规进行抗体筛查试验,以发现有临床意义的意外抗体(或不规则抗体)。有临床意义的抗体一般指能引起新生儿溶血病、溶血性输血反应、或使输入的红细胞存活期缩短的同种异体抗体。

一、实验室分析路径(图 18-4)

二、相关实验

对于有妊娠史或输血史的患者,在交叉合血前应常规进行抗体筛查试验,如患者抗体筛查试验阳性,还应进一步鉴定抗体的性质。由于许多患者不能准确提供输血史或妊娠史,为避免漏检,所有患者输血前均应进行意外抗体筛查试验。

1. 抗体筛查　抗体筛查试验是将受检血清与抗体筛查试剂细胞混合孵育,以发现 37℃有反应活性的抗体。可采用盐水介质法、凝聚胺法、白蛋白介质法、低离子强度介质法、酶技术、抗球蛋白试验等,可按抗体的特性和实验室的具体条件选择,但必须做抗球蛋白试验。

用于筛查不规则抗体的 O 型试剂红细胞是已知 Rh 等主要血型系统抗原的 2 或 3 人份红细胞。筛查细胞上至少应有以下常见抗原:D、C、E、c、e、M、N、S、s、P、Le^a、Le^b、K、k、Fy^a、Fy^b、JK^a、JK^b。还应

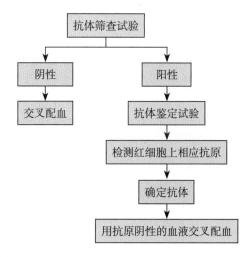

图 18-4　抗体筛查分析路径

根据不同人群增加相应抗原,如用于亚洲人群的筛查细胞应具有 M^{ia} 抗原。

2. 抗体鉴定　抗体筛查阳性时,应作抗体鉴定试验,以确定其特异性。进行抗体鉴定前,应了解患者的病情、输血史、妊娠史,近期使用的治疗药物等。抗体鉴定试验包括以下主要内容:

(1) 自身细胞检查:观察患者的血清与患者自身红细胞的反应情况,确定血清中是否存在自身抗体或自身抗体与同种抗体两者同时存在。

(2) 用抗体鉴定谱红细胞鉴定抗体特异性:用于抗体鉴定的谱红细胞一般是由 8~16 人份主要血型系统抗原已知的 O 型红细胞组成,谱细胞具有各种不同的抗原组成,根据待检血清与谱细胞的反应格局一般可以鉴定常见抗体。还可利用木瓜酶破坏某些红细胞抗原,有利于一些抗体的排除或检出。如对酶处理和未处理的红细胞,被检血清都出现同样的阳性反应,则血清中可能存在针对阳性频率高而又不被木瓜酶消化的抗原的特异性抗体,如 Rh、Kell、Kidd、Colton、Sciana、Diego 等系统抗体。如待检血清与酶处理红细胞呈阴性反应,与未经酶处理的红细胞呈较强的阳性反应,提示存在针对高频率抗原的抗体,并且这些抗原能够被酶处理破坏,可能是 JMH、In^b、Ge2、Yt^a、S、s、Fy^a、Fy^b 等抗原,可以排除 Rh、Kell、Kidd 系统的抗体。

(3) 吸收放散试验的应用:当患者血清中可能存在两种或两种以上同种抗体时,可采用吸收放散试验进行鉴定。即用已知抗原表型的红细胞吸收待检血清,如吸收后的血清与谱红细胞无反应性,则可根据吸收细胞上的已知抗原推测抗体的特异性。对吸收细胞再进行放散试验,用谱红细胞检测放散液中有无抗体及抗体特异性,可进一步判断待检血清中意外抗体的特异性。

(4) 自身红细胞表型:检测患者自身红细胞抗原表型可帮助判断其血清中抗体的特异性。同种抗体的特异性只针对该个体红细胞上缺乏的抗原。例如,如果患者 RhE 抗原阳性,其血清中不应存在抗 E 抗体。

三、结果判断与分析

1. 抗体筛查试验阳性　抗体筛查试验阳性提示患者血清中存在 ABO 系统以外的抗体

（意外抗体或不规则抗体）。必须进行抗体鉴定试验以确定抗体的特异性，同时通知主管医生输血可能延误。

2. 抗体鉴定试验　抗体鉴定试验的反应格局中阳性和阴性结果均很重要。利用阴性反应，以排除方式推测抗体特异性。首先观察未与待检血清反应的红细胞，可基本排除针对该红细胞抗原的抗体。例如谱红细胞具有 E、c、D 抗原，而待检血清与该细胞无反应，则排除抗 E、抗 c、抗 D 抗体。患者自身红细胞抗原表型对抗体鉴定非常重要，同种抗体的特异性不应针对自身红细胞抗原，例如自身红细胞 E 抗原阳性，则排除抗 E。与待检血清发生反应的谱红细胞上应具有抗体所针对的抗原，如推测抗体特异性为抗 e，则所有与待检血清发生反应的红细胞上均应具有 e 抗原。待检血清中如只存在一种抗体，其鉴定比较容易；如存在多种抗体或自身抗体，则鉴定较困难，必须借助其他试验，如血型物质抑制试验、吸收放散试验等进行鉴定。

第四节　交 叉 配 血

输血前患者标本必须与献血者标本进行交叉配血（或称交叉合血），确保患者与献血者血液间没有相对应的抗原、抗体存在，以避免溶血性输血反应。除非情况非常紧急，输血前应进行交叉配血，为患者提供交叉配血相合的血液。交叉配血实验通常包括：

1. 主侧交叉配血（major cross match）　受血者血清 + 供者红细胞，检测受血者血清中是否含针对供者红细胞的抗体。

2. 次侧交叉配血（minor cross match）　受血者红细胞 + 供者血清，检测供者血清中是否含针对受血者红细胞的抗体。

一、实验室分析路径（图 18-5）

二、相关实验

交叉合血试验包括盐水介质交叉配血试验及非盐水介质交叉配血试验。非盐水介质交配合血包括抗球蛋白法、酶法、白蛋白介质法、低离子强度（LISS）介质法、聚凝胺法、凝胶技术，在实际工作中，应根据抗体筛查的结果灵活应用上述方法。

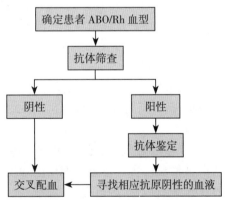

图 18-5　交叉配血分析路径

1. 盐水介质交叉合血试验　盐水介质交叉合血只能检出 IgM 类抗体所致的受血者与献血者血型不相容。人体内 IgM 类血型抗体主要是 ABO 血型系统的抗体。盐水介质交叉合血方法不能检出 IgG 类抗体所致的受血者与献血者血型不相容，而临床常见的迟发性溶血性输血反应是由于受血者体内针对献血者红细胞的 IgG 类抗体所致，因此，交叉合血不能只采用盐水介质交叉合血。

2. 检测不完全抗体的交叉配血试验　检测不完全抗体的交叉配血方法包括抗球蛋白法、酶法、白蛋白介质法、低离子强度（LISS）介质法、聚凝胺法、凝胶技术等。

三、结果判断与分析

1. **抗体筛选阴性,交叉配血相合**　提示患者血清中无 ABO 系统以外的抗体,患者与供者血液相合,可以输血。见于大多数输血前检查结果。

2. **抗体筛选阴性,立即离心盐水介质交叉配血不相合**　提示:①供受者 ABO 血型不合,见于供受者 ABO 血型检测错误,标签错误等;②在 A_2 或 A_2B 个体血清中存在抗 A_1;③其他能在室温反应的同种抗体,如抗 -M;④缗钱状凝集;⑤冷自身抗体,如抗 -I。

3. **抗体筛查阴性,抗球蛋白法交叉配血不相合**　提示:①供者红细胞直接抗球蛋白试验阳性;②由于剂量效应,抗体只与抗原表达强的红细胞发生反应,如 Rh、Duffy、Kidd、MN 抗原;③患者血清中可能有针对低频抗原的抗体,抗体筛查细胞未能检出,而供者红细胞上恰有该抗原;④受者体内有被动输入的抗体,如患者输入 ABO 不相合的血浆或血小板后,其血液中具有抗 A 或抗 B。

4. **抗体筛选阳性,交叉配血相合**　提示:①自身抗 -H(抗 -IH);②抗 -Le^bH;③抗体筛查阳性,但供者红细胞可能正好不含与其相应的抗原,因此交叉配血相合;④抗体具有试剂红细胞稀释液依赖性;⑤抗体具有剂量效应,而供者红细胞上抗原为杂合子即单倍剂量抗原。

5. **抗体筛查阳性,交叉配血不相合,自身对照阴性**　提示存在同种异体抗体。

6. **抗体筛查阳性,交叉配血不相合,自身对照阳性**　提示:①同种异体抗体存在,患者发生迟发性血清学反应或溶血性输血反应;②冷反应自身抗体。强反应性的冷自身抗体会干扰 ABO 和 Rh 血型鉴定、抗体筛查及交叉配血试验结果;③温反应自身抗体。温反应自身抗体一般不影响 ABO 血型鉴定,但可能影响高蛋白 Rh 试剂以及抗球蛋白方法对 Rh 血型的检测。由于高效价温反应自身抗体会掩盖同种异体抗体,应结合患者情况、既往输血史及有无输血反应、妊娠史、近期有无输血史等推测同种抗体存在的可能性,有条件时可进行自体红细胞吸收试验、同种红细胞吸收试验等鉴定有无同种抗体,最好将标本送专业参考实验室进行检测。④缗钱状凝集。能产生缗钱状凝集的情况包括球蛋白浓度异常升高(如多发性骨髓瘤)、巨球蛋白血症、纤维蛋白原浓度增高、使用了血浆扩容剂等。

(黄春妍)

第五节　紧急输血步骤

紧急输血,顾名思义即在紧急的情况下给患者输注血液。根据紧急需要血液的时间长短而将紧急输血分为以下几种:异常紧急:需要在 10~15 分钟之内输注血液的;非常紧急:需要在 30 分钟以内输注血液的;紧急:需要在 1 小时以内输注血液的。

一、紧急输血的申请程序

首先应制定"紧急输血的申请程序",并为所有工作人员所熟悉和遵循。紧急情况下申请血液,往往容易在患者身份的确认和血标本标签的粘贴方面出错,因此应按照"紧急输血的申请程序"进行,在紧急输血的申请单上应清楚地告知血库,血液需求的紧急程度。紧急情况下要使用未经配型的血液时,需有临床医师的特殊申请。

紧急输血的申请程序：

1. 采集配血标本,尽可能快地将血标本送到血库。

2. 患者的血标本和输血申请单上应贴上有患者姓名和唯一识别码的标签。如果无法识别患者,应该使用某种形式的紧急入院号。

3. 如果在短时间内送出了同一名患者的另一份输血申请单,使用的标志(患者姓名和唯一识别码)应与第一份申请单和血标本上的相同,以便血库工作人员知道他们处理的是同一名患者的标本。

4. 如果临床有多名工作人员处理紧急情况,应该有一名工作人员专门负责血液申请并和血库联络,告诉血库需要在多短的时间内得到血液。如果同时有几名需紧急输血的患者,这一点尤为重要。

5. 当患者身份确认困难时,血库可能会发 O 型红细胞悬液(可能同时为 RhD 阴性),这可能是在特别紧急的情况下不配合输血的最安全的方法。

二、紧急输血的血库处理程序

(一)常规输血的处理程序

在临床输血中,ABO 血型最为重要。如果输注未进行交叉配血的红细胞,发生急性溶血性输血反应的风险极高,严重的急性溶血反应几乎总是由于输注了与患者 ABO 血型不配合的红细胞引起的,严重的会导致死亡,因此患者输血前,血库必须做输血前相容性检测:

1. 患者 ABO 血型、RhD 血型鉴定和不规则抗体筛查。

2. 供者 ABO 血型、RhD 血型鉴定。

3. 交叉配血试验,确保为患者提供 ABO 和 RhD 血型均配合的安全血液。

4. 如果患者血浆中检出有临床意义的不规则抗体时,必须寻找相应抗原阴性的红细胞,为患者作交叉配血试验。

然而并不是在任何情况下都必须输注 ABO 血型一致的血液,以下是 ABO 血型系统红细胞和血浆的基本输血原则。

ABO 血型系统红细胞输注的原则:

1. O 型个体只能接受 O 型供者的红细胞

2. A 型个体可以接受 A 型或 O 型供者的红细胞

3. B 型个体可以接受 B 型或 O 型供者的红细胞

4. AB 型个体可以接受 AB 型供者的红细胞,也可以接受 A、B 或 O 型供者的红细胞。当进行非同型血液输注时,最好使用红细胞浓缩液。

ABO 血型系统血浆和含有血浆的成分血输注的原则:

1. AB 型血浆(不含抗体)可以输给任何 ABO 血型的患者。

2. A 型血浆可以输给 O 型或 A 型患者。

3. B 型血浆可以输给 O 型或 B 型患者。

4. O 型血浆只可以输给 O 型患者。

(二)紧急输血的血库处理程序

输血前相容性检测试验包括受血者 ABO 血型鉴定、RhD 血型鉴定、不规则抗体筛查,供者的 ABO 血型鉴定、RhD 血型鉴定,交叉配血试验,完成全套试验一般至少需要 1 小时,对于紧急输血患者,既不能等所有常规的配合性试验完成后再输血而延误抢救,又不能轻易冒输注未配合血液的风险,因此使用与紧急程度相应的试验程序是非常必要的,可以根据紧急的不同程度而采取相应的措施,见图18-6。

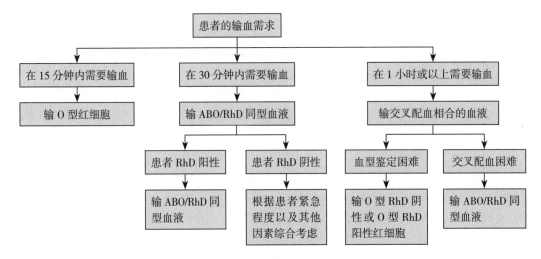

图 18-6　紧急输血的处理流程

1. 在15分钟内需要输血的患者,可以输注 O 型浓缩红细胞。如果患者需要输注未经交叉配血的 O 型浓缩红细胞,患者的经治医师应同意并签字。发血时血库应在输血报告单上注明"未完成输血前相容性检测",发血后应尽快完成输血前相容性检测全套试验,如发现有不规则抗体或 RhD 阴性,应立即通知患者的负责医师。

2. 在30分钟内需要输血的患者,可以只做 ABO、RhD 血型鉴定后输注 ABO、RhD 同型的红细胞。因为严重大出血患者病情危重,如果不立即输血,造成患者严重的不良后果的可能性比可能有不规则抗体造成的不良后果大得多。

3. 可以等待 1 小时或以上的患者,则在输血前相容性检测全套试验完成后再输血。

为了有足够的输血前相容性检测试验时间,临床可先输注晶体液、代血浆、血浆蛋白液或 5% 白蛋白;也可先输注 1~2 单位 O 型红细胞,等常规输血前相容性检测试验全套完成后再改输已配好的血液。

应注意:若已输入大量 O 型红细胞,受血者体内将存在一定量的抗 A 和抗 B 抗体,若继续输血仍选用 O 型红细胞,在患者停止输血 2~3 周后方能输注与患者同型的血液,否则,将有可能发生溶血性输血反应。

(三) RhD 阴性患者的紧急输血

如果将 RhD 阳性的红细胞输注给 RhD 阴性的患者,即使只有一次,通常也足以刺激机体产生抗 -D 抗体,抗 -D 抗体可导致溶血性输血反应,或影响具有生育能力或未生育的女性(包括女童)的生育。

原则上 RhD 阴性患者应输注 ABO 同型的 RhD 阴性血,但当临床需要紧急输血而又没有 RhD 阴性同型血液时,可参考以下处理方法:

1. 选用 RhD 阴性、ABO 血型相容的其他血型洗涤红细胞,如 AB 型血型患者可选用 A、B 或 O 型的 RhD 阴性洗涤红细胞输注。

2. 从出现几率高的近亲家属中寻找合适的 RhD 阴性红细胞的供者,但输注前最好进行辐照处理,预防 TA-GVHD 的发生。

3. 对第一次输血或没有被 RhD 抗原免疫的男性患者和不再生育的女性患者,经检测患者体内没有抗 -D 抗体,确实需要输注红细胞抢救生命者,经慎重权衡利弊得失,可考虑暂时紧急使用配血相合的 ABO 同型 RhD 阳性的供者红细胞,但存在发生迟发性溶血反应的可能,输注后多数患者会被 RhD 抗原免疫。RhD 阴性患者输注 RhD 阳性红细胞后,因病情需要再次输血时,必须输注 RhD 阴性红细胞。

4. 对儿童、将来需要生育的女性患者或需要长期输血的患者,输注 RhD 阳性的红细胞后可产生免疫,将影响到日后的怀孕和输血治疗,输血时应尽量避免含有 RhD 阳性红细胞血型抗原的各种血液成分输注(包括机采血小板)。

5. 体内已产生抗 -D 抗体的患者,不能输注 RhD 阳性红细胞,否则可能发生严重的溶血反应。但当患者已经出现失血性休克,应本着以抢救生命为第一原则,在紧急情况下可以输注 RhD 阳性红细胞,在输注前应用大剂量肾上腺皮质激素和(或)静脉丙种球蛋白,输注过程中密切监测患者血压、实验室溶血指标、尿色、尿量,一旦出现溶血迹象应立即停止输血,马上给予相应的治疗。

6. 需要输注血小板时,首选 ABO 同型的 RhD 阴性供者的机采血小板,其次可选择 ABO 同型的 RhD 阳性供者的机采血小板,因为血小板上并没有发现有 RhD 抗原的存在,且机采血小板中的红细胞微量,因此不会影响血小板输注疗效,微量的红细胞溶血并不会对患者产生严重影响。但输注 RhD 阳性的血小板后应注射 Rh 免疫球蛋白,以防患者产生抗 D。

7. 患者有明确指征需要输注血浆、冷沉淀时,可选用 ABO 同型 RhD 阳性供者的血浆、冷沉淀制剂输注,但不能排除 RhD 阴性患者被残留在血浆中微量红细胞碎片的 RhD 抗原免疫的可能。相反,RhD 阳性的患者如果选用 RhD 阴性供者的血浆或冷沉淀,应先检测 RhD 阴性血浆或冷沉淀是否有抗 D,因为 RhD 阴性的供者血浆中可能存在抗 D 抗体,会破坏 RhD 阳性患者体内的红细胞导致溶血。

(四)血型鉴定困难的紧急输血

当患者的血型鉴定有困难而又需要紧急输血时,可输注 O 型 RhD 阴性红细胞,如果没有 O 型 RhD 阴性血液,输注 O 型 RhD 阳性红细胞。

(五)交叉配血困难的紧急输血

当患者需要紧急输血时,因患者血浆中存在不规则抗体而找到配合的红细胞有困难时;或因患者有自身抗体而配血困难时,可输注盐水介质交叉配血相合的 ABO、RhD 同型的红细胞。

总之,紧急情况下输血,临床医生应遵循紧急输血的申请程序,如果需要发未经交叉配血的血液时,血库医生应该就输注未配合的血液可能出现的致死性输血反应的风险告知临床医生,并将上述风险同因推迟输血可能导致的危及患者生命的风险进行权衡比较,得到医生的同意后再发血,发血时必须在血液标签和输血报告单上明确注明"未完成交叉配血"。

各医疗机构有必要制定相应的紧急输血程序,以便临床医生及血库工作人员有相关程序可以遵循。

(谭　斌)

第六节　溶血性输血反应

溶血反应指患者输血过程中或输血后发生溶血。溶血反应多数由输入的供者红细胞溶解所致,偶尔也会发生患者自身红细胞被输入的不相合血浆破坏而致溶血。许多情况可以导致红细胞溶血,包括受者血浆中有针对供者的红细胞抗体;供者血浆中含有针对受者红细胞的抗体;输入大量的衰老的红细胞;输血时加入了药物或非生理盐水溶液;供者红细胞被细菌污染;供者红细胞酶缺陷(如葡萄糖6磷酸脱氢酶缺乏);供者红细胞经过不适当的加温或冰冻;外力加压等使红细胞破坏。按溶血发生的缓急、有无免疫因素参与,溶血反应可分为急性和迟发性,免疫性和非免疫性。免疫性溶血反应是指患者接受不相合的红细胞或有同种抗体的供者血浆,使供者红细胞或自身红细胞在体内发生免疫性破坏而引起的反应。溶血反应的严重程度取决于输入的不相容红细胞数量、患者血浆中抗体效价、激活补体的能力、补体浓度、抗原的特性、抗体的特性、单核巨噬细胞系统的功能及输血的速度等。此外,药物性溶血虽然不是输血反应,但容易和溶血反应混淆,需要鉴别。

一、急性溶血反应

急性溶血性输血反应(acute hemolytic transfusion reaction,AHTR)发生于输血后24小时内,多于输血后立即发生。急性溶血反应大多为血管内溶血。严重的急性溶血反应一般是由于ABO血型不合导致供者红细胞破坏,其次还可见于Jk^a、K、Fy^a及某些Rh血型不合。偶尔,溶血也可由供者血浆中抗体引起受者红细胞破坏所致,如O型血浆或血小板输给非O型患者时,血浆中抗A或抗B抗体可能引起受血者红细胞溶解。

(一) 急性溶血性输血反应检查路径图(图18-7)

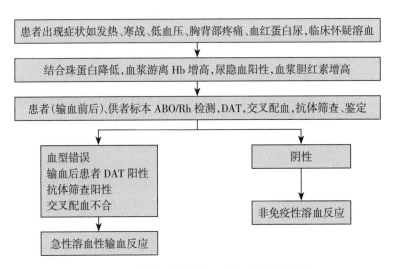

图18-7　急性溶血性输血反应实验室检查路径

(二) 相关实验

患者出现溶血性输血反应症状或医生怀疑急性溶血性输血反应发生时,应立即停止输血,保持静脉通道,采集患者输血后标本连同血袋中剩余的血液送输血科,实验室检查包括肉眼观察输血后标本有无溶血、输血后标本直接抗球蛋白试验、输血前后患者标本 ABO 血型、Rh 血型、抗体筛查以及交叉配血结果是否一致。

1. 肉眼检查溶血　将输血前后的患者抗凝标本离心后观察血浆颜色,如血浆呈红色或粉红色,提示血浆中存在游离血红蛋白。如输血前标本无溶血,而输血后标本出现溶血,则提示输血后红细胞有破坏,此时应排除机械或物理原因导致的红细胞破坏,如不适当的加压输血或在血液中误加入高渗或低渗的溶液。如怀疑输血后标本出现溶血是由于标本采集不当所致,则应重新采集标本复查。如输血前后血浆标本均有溶血,则应排除自身免疫溶血性贫血的可能性。

2. 尿液检查　全麻状态患者发生溶血反应时,血红蛋白尿常常是麻醉医师最先观察到的表现。检查溶血性输血反应发生后的患者尿标本,注意鉴别血尿、血红蛋白尿和肌红蛋白尿。血尿:尿中有完整红细胞。血红蛋白尿:尿中有游离血红蛋白。肌红蛋白尿发生于横纹肌溶解,如挤压伤、病毒感染等,血清肌酸激酶明显增高而游离血红蛋白并不增高。在急性溶血反应时,红细胞破坏后释放的血红蛋白能够通过肾小球进入尿中。

3. 直接抗球蛋白试验(direct antiglobulin test,DAT)　对溶血反应发生后的标本应立即进行直接抗球蛋白试验,而且必须使用 EDTA 抗凝的试管采集标本以防止补体的体外活化。如果反应后的标本 DAT 阳性,则应对反应前的标本做 DAT 试验,并进行比较。

4. 血袋内剩余的供者血液以及输血前后患者标本重复检查 ABO、Rh、抗体筛查、交叉配血。

5. 其他试验:LDH、结合珠蛋白、血清及尿游离血红蛋白、血清胆红素等。

（三）结果判断与分析

根据患者的临床表现、实验室检查,诊断急性溶血性输血反应并不困难。任何原因引起的急性溶血都可能和 AHTR 混淆。细菌污染的血液、储存血液受到物理、化学、药物损伤都可能导致溶血;有些自身免疫性溶血性贫血患者的临床表现和实验室检查与 AHTR 相似,如果这些患者输血以后产生同种免疫抗体,将会使交叉配血更加困难,增加了以后输血发生 AHTR 的危险性;先天性溶血性疾病如遗传性球形红细胞增多症、葡萄糖-6-磷酸脱氢酶缺乏症、镰形细胞贫血可能表现为急性溶血,如果这些患者在输血时恰逢慢性溶血加重,则难以和 AHTR 区别;微血管病性溶血性贫血如溶血尿毒综合征、血栓性血小板减少性紫癜、红细胞机械性破坏(如心脏机械瓣膜损伤)等也可能和 AHTR 混淆;阵发性睡眠性血红蛋白尿症患者及某些感染患者也可能发生急性溶血,要注意和 AHTR 鉴别。

发生急性溶血反应时,实验室检查可能发现血细胞比容下降、血浆结合珠蛋白降低、乳酸脱氢酶增高、血浆中出现游离血红蛋白,6~8 小时后血清胆红素可能增高。

怀疑急性溶血反应时,实验室应核对血袋上的标签及所有交叉配血记录,并与既往血型及抗体筛查记录进行比较。肉眼观察输血后标本的血浆或血清颜色,并与输血前标本进行对比,血管内只要有 2.5ml 以上红细胞溶解,血浆或血清的颜色即可发生变化(淡红色或红色)。如患者输血后标本 DAT 阳性,提示可能发生了溶血。检测患者输血前和输血后标本的 ABO 及 Rh 血型、抗体筛查,并将输血前、后标本分别与该患者在过去 24 小时内输过的供者血液标本进行交叉配合试验。如果有异常发现,则支持 AHTR。如所有检测结果均阴性,则溶血反应的可能性不大。如果临床上仍高度怀疑溶血,则应进行更多检测,如用抗体鉴定谱红细胞分别和输血前及输血后患者标本进行反应、采用增强红细胞抗原抗体反应的技术(如酶法、聚乙二醇法)、红细胞放散试验等。此外还应检查输血操作及血液储存条件是否正确，血袋、辫子有无溶血，必要时还可以做红细胞多凝集试验。

二、迟发性溶血性输血反应

迟发性溶血性输血反应(delayed hemolytic transfusion reaction,DHTR)一般发生于有输血史或妊娠史的患者。患者由于既往输血或妊娠产生红细胞同种抗体,抗体随时间而逐渐减少,以后再输时抗体筛查可能阴性,交叉配血结果往往相合。患者再次输入具有相应抗原的红细胞后,由于回忆性抗体反应体内抗体水平快速增加,使输入的供者红细胞致敏或被破坏,患者发生血管外和(或)血管内溶血。DHTR一般较轻,以血管外溶血为主,但也有致死报道。DHTR发生率为急性溶血反应的5倍~10倍,按照输血单位数计算,发生率为1/5000~1/11 650。DHTR一般发生于输血后3~10天,可表现为发热、贫血复发、黄疸,偶见血红蛋白血症及血红蛋白尿、肾衰竭、DIC。患者血液中可能出现输血前没有的抗体,DAT阳性,随着不相容红细胞从循环中的清除,DAT可能转为阴性。

(一)实验室分析路径图(图18-8)

(二)相关实验

迟发性溶血性输血反应是患者在几个月或几年前因输血或妊娠接触相应抗原而发生免疫反应,最初免疫产生的抗体随着时间的推移而减少或消失。经过再次输血刺激机体的回忆性免疫反应,产生大量的IgG同种抗体破坏输入的不相合红细胞。

1. 直接抗球蛋白试验、抗体筛查试验、抗体鉴定试验。

2. 抗体效价测定。发生溶血反应后,患者血清抗体效价将迅速增高。

3. 血红蛋白、胆红素、结合珠蛋白、乳酸脱氢酶检测,证实溶血。

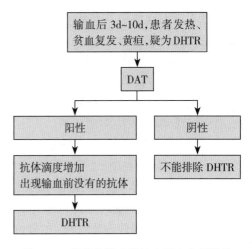

图18-8 迟发性溶血性输血反应分析路径

(三)结果判断与分析

迟发性溶血反应几乎都是回忆性抗体反应,机体第一次接触红细胞抗原时,初次抗体形成较迟,如抗D出现于输血后至少4~8周,也可能5个月,此时大多数输入的红细胞已不存在,一般不会发生溶血。随后,抗体水平逐渐下降,抗体筛查试验及交叉配血可能阴性,再次输血后,患者对先前致敏的抗原产生回忆反应,在几天内产生大量抗体,使供者红细胞溶解。DHTR多由Rh(如E、c、D)、Kidd、Duffy、Kell、Lutheran、Diego等系统抗体引起,有些抗体如抗-E及抗-Jk^{a}抗体水平下降很快,致使患者下次输血前抗体检查常为阴性。引起迟发性溶血性输血反应的抗体性质多为IgG性,一般不激活补体,或者只能激活C3,所产生的炎性介质水平很低,因此,迟发性溶血反应症状通常比急性溶血反应轻得多。

迟发性溶血性输血反应最常见的临床症状为发热、输血后血红蛋白不升高或反而降低。有患者出现轻度黄疸。如患者出现上述症状应考虑迟发性溶血性输血反应的可能性,此时如检查出患者体内出现输血前没有的抗体,直接抗球蛋白试验阳性,则患者可能发生了迟发性溶血性输血反应。由于 DHTR 临床表现不典型,发生时间也往往和输血时间相距较久,因此 DHTR 常被临床忽视。对于输血无效或间隔期较短的患者,输血科应考虑迟发性溶血的可能性并进行相应检测,如发现输血后标本抗体效价明显增加或出现以前没有的抗体,提示迟发性溶血性输血反应。同时,输血科应记录患者所产生的抗体以备患者再次输血时查对。此外,如患者历史记录显示存在抗体,而本次输血时抗体检测为阴性,仍应选用相应抗原阴性的血液,以避免迟发性溶血性输血反应。告知患者及主管医生也是避免再次发生迟发性溶血性输血反应的方法之一。

(黄春妍)

第七节　新生儿溶血病

临床上引起新生儿溶血病的原因有很多,如胎母血型不合、红细胞葡萄糖 -6- 磷酸脱氢酶缺陷、丙酮酸激酶缺乏、α- 地中海贫血、遗传性球形红细胞增多症等。而本节特指的是胎母血型不合引起的胎儿和新生儿免疫性溶血性疾病(hemolytic disease of newborn,HDN),简称新生儿溶血病。

由于母亲与胎儿的 ABO、Rh 或其他血型不合,母体的 IgG 抗 A、IgG 抗 B、IgG 抗 A,B、IgG 抗 D 或针对其他红细胞抗原的抗体经过胎盘进入胎儿血液循环,胎儿红细胞被来自母体的同种抗体致敏,这种抗体是针对胎儿红细胞上的父源性的抗原的,被致敏的红细胞在分娩前后加速破坏,发生溶血。

最常发生 HDN 的血型系统是 ABO 和 Rh 血型系统。在我国,发生 HDN 最多的是 ABO 血型系统,其次是 Rh 血型系统。妊娠妇女血液中任何 IgG 类的红细胞抗体,只要胎儿红细胞有相应抗原,都可能发生 HDN。虽然 ABO 血型不合的机会很多,但 ABO 血型不合的 HDN 的发病率较低,在中国人群中仅有 3%~5%,因为 HDN 的发生主要与以下几方面因素有关:新生儿红细胞抗原的强弱、母体内相应 IgG 的效价、IgG 亚类、胎盘的屏障作用、母体内血型物质的含量。

一、实验室检查路径

新生儿溶血病的检查包括产前检查和产后检查。

(一) HDN 的产前实验室检查路径

产前检查有血清学和非血清学方法。血清学检测包括孕妇 ABO 血型和 RhD 血型鉴定、孕妇血清抗体筛查、抗体特异性及抗体效价测定。非血清学检测包括羊水检测和超声检查。产前检查路径见图 18-9。

(二) HDN 的产后实验室检查路径

产后实验室检查包括采集母体和脐带血标本进行的常规检测,以及对高度怀疑已患 HDN 的新生儿的检测。产后检查路径见图 18-10。

二、相关实验

(一) HDN 的产前实验室检查相关实验

1. ABO、RhD 血型鉴定　　妊娠妇女在妊娠的第 12~16 周期间进行 ABO 血型、RhD 血型

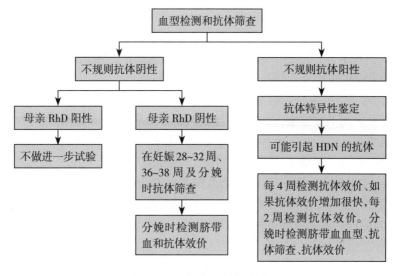

图 18-9　产前检查路径图

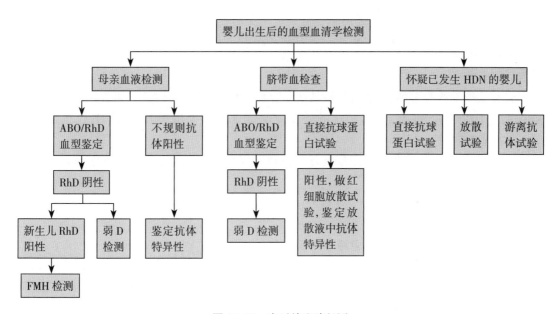

图 18-10　产后检查路径图
FMH:胎母出血

鉴定,并同时检测其丈夫的 ABO 和 RhD 血型。

2. 不规则抗体筛检　妊娠妇女在妊娠的第 12~16 周期间进行抗体筛检,筛检孕妇血清 (浆)中是否存在 IgG 类血型抗体,这时筛检的抗体结果可以作为抗体基础水平。如果孕妇血清中存在 IgG 类血型抗体,必须鉴定抗体特异性。

3. 抗体特异性鉴定　如果孕妇血清中存在 IgG 类血型抗体,必须鉴定抗体特异性。进行抗体鉴定时所用红细胞除谱细胞外,还应用其丈夫的红细胞。

4. 抗体效价测定　在孕期 4 个月内测定抗体效价,此效价可作为基线观察妊娠后期的抗体效价变化情况。一般在效价等于或大于 16 时,认为可能有临床意义,需加强对孕妇的监测,动态观察抗体效价变化。有条件可检测 IgG 亚类,有助于判断 HDN 的严重程度,因为 IgG1 和 IgG3 更易引起溶血。

注意:IgG 类抗 A、抗 B 抗体效价测定应先用巯基乙醇(2-ME)或二硫苏糖醇(DTT)处理待测血清,使 IgM 抗体灭活,再用抗人球蛋白法进行抗体效价测定。

5. 羊水检测 当出现临床指征时,可通过羊水检测估计子宫内溶血程度和胎儿全面情况。可以用羊膜穿刺术取羊水,用分光光度法测定羊水在 450nm 处光吸收值,羊水在 450nm 处光吸收值的变化可以反映羊水胆红素的变化。由于正常胎儿羊水中胆红素浓度随孕周增加而降低,羊水胆红素在 450nm 吸光值的增加与胎儿溶血的严重程度成比例。用分光光度法测定羊水在 450nm 吸光值,可以判断胎儿溶血的严重程度。同时检测羊水卵磷脂 / 鞘磷脂比例(L/S 值),可以确定胎儿肺的成熟性,判断早产胎儿的成活能力。

(二) HDN 的产后实验室检查相关实验

1. 红细胞直接抗球蛋白试验 直接抗球蛋白试验用于确定新生儿红细胞是否被 IgG 抗体致敏。当 IgG 抗体与新生儿相应红细胞抗原结合后,加入抗人球蛋白抗体,则出现凝集反应。

2. 抗体放散试验 抗体放散试验是利用特殊方法将红细胞上的抗体放散下来。放散试验可用于新生儿溶血病和自身免疫性溶血性贫血患者红细胞上抗体特异性的鉴定,还用于除去红细胞上的自身抗体,以得到用于作自身吸收、血型鉴定和交叉配血用的红细胞。

放散试验方法有多种,主要有热放散法、乙醚放散法和磷酸氯喹法。热放散法主要用于 ABO 系统 HDN 的红细胞上 IgG 抗体的放散,乙醚放散法主要用于 Rh 系统 HDN 的红细胞上 IgG 抗体的放散。

3. 血清游离抗体检测 用间接抗球蛋白试验或其他方法检测婴儿血清中是否有游离的 IgG 血型抗体。

三、结果判断与分析

(一) HDN 的产前实验室检查结果判断与分析

1. 如果孕妇与其丈夫的 ABO 血型不配合,则要检测母体血液中 IgG 类 ABO 抗体,如果不规则抗体筛检阳性,则应用谱细胞及其丈夫的红细胞做抗体鉴定。如果孕妇与其丈夫的 ABO 血型配合,则要检测母体血液中是否有 ABO 血型系统以外的抗体。

2. 如果孕妇 ABO 系统以外的不规则抗体筛检是阴性,而且孕妇是 RhD 阳性,则不需要做进一步试验。如果孕妇是 RhD 阴性,则在妊娠 28~32 周、36~38 周、分娩时再做抗体筛检,检测脐带血和抗体效价。

3. 如果不规则抗体阳性,做抗体特异性鉴定后,发现不规则抗体是可能引起 HDN 的抗体,那么每 4 周检测抗体效价,当抗体效价等于或大于 16 时,其他特异性抗体(如抗 -K)等于或大于 8 时,则认为有临床意义,需要加强对孕妇的监测,动态监测抗体效价变化,如果两次检测效价增加 2 倍或更多,被认为是可能发生 HDN 的指征,需要每 2 周检测抗体效价,并且在分娩时检测脐带血血型、抗体筛检和抗体效价。

4. 羊水检测结果 ①正常羊水胆红素浓度 <1.7μmol/L,当 1.7~4.6μmol/L 时,可能发生溶血;>4.6μmol/L 时,已发生溶血;>8.0μmol/L 时,病情严重;>16.2μmol/L 时,可能发生死胎。

②当 L/S 值 >2 时,预示胎儿肺已发育成熟;当 L/S 值为 1.5~2.0 时,预示胎儿肺发育不成熟,有 40% 可能发生呼吸窘迫综合征;当 L/S 值 <1.5 时,预示胎儿肺发育严重不成熟,有 70% 可能发生呼吸窘迫综合征。

检查羊水可以估计子宫内溶血程度和胎儿全面情况,但羊膜穿刺术有损伤性,可能引起感染、早产或死胎等并发症,而且羊膜穿刺也常引起胎儿血液进入母体循环,即"胎母出血",尤其是 Rh 阴性患者做羊水穿刺时应注射抗 -D 免疫球蛋白,避免因"胎母出血"导致母亲抗 -D 抗体升高。在没有明确指征时,不建议做羊水检测。

(二)HDN 的产后实验室检查实验结果判断与分析

1. 已发生 Rh-HDN 的新生儿在做 Rh 血型定型时比较困难,Rh-HDN 的新生儿直抗球蛋白试验呈强阳性,IgG 性质的血型定型试剂不适用,应用盐水介质抗体检查新生儿 RhD 血型,但有时新生儿红细胞抗原位点完全被母亲的抗 -D 抗体饱和,以致红细胞上没有 D 位点与试剂血清反应,这种"遮断现象"会使定型困难,用盐水介质抗体检查新生儿 RhD 血型可能出现假阴性结果,因此先用放散的方法将抗体放散下来后再定血型。

2. 用酸洗脱试验和血红蛋白电泳可检测母体体内胎儿红细胞数量和胎儿血红蛋白,分析"胎母出血"程度,预测新生儿溶血病的严重程度。目前最好的方法是流式细胞术。

3. 新生儿红细胞直接抗球蛋白试验阳性结果说明新生儿红细胞表面有 IgG 抗体,即母体的 IgG 抗体通过胎盘进入胎儿血液循环,结合到胎儿红细胞上。ABO 系统的新生儿溶血病时,直接抗球蛋白试验常常为弱阳性或阴性,原因是:①抗原和抗体之间的亲和力较弱。②红细胞上的抗体分子数目较少,不足以和抗球蛋白产生可见的反应。通过直接抗球蛋白试验可以初步区分 ABO-HDN 和 Rh-HDN 或其他血型系统的 HDN。

4. A 型或 AB 型患儿红细胞上放散出抗 A、B 型或 AB 型,患儿红细胞上放散出抗 B,RhD 阳性,患儿红细胞上放散出抗 D 都是阳性指征。放散试验是 3 项试验中敏感性最高的一项试验,如果放散试验阳性,即能确诊 HDN。见表 18-3。

表 18-3　患儿红细胞抗体释放试验

与指示红细胞反应			结果判断
AC	BC	OC	
+	–	–	释放出 IgG 抗 A 抗体
–	+	–	释放出 IgG 抗 B 抗体
+	+	–	释放出 IgG 抗 A、抗 B 或抗 A,B 抗体
–	–	–	未释放出抗体
+	+	+	释放出 ABO 血型系统以外的抗体

5. 如果 A 型婴儿血清中检出抗 A,B 型婴儿血清中检出抗 B,或检出 ABO 以外的其他抗体,都是新生儿溶血病的重要证据。见表 18-4。

6. 新生儿 ABO-HDN 血清学试验结果判断,见表 18-5。

7. 新生儿 Rh-HDN 血清学试验结果判断。

直接抗球蛋白试验阳性及抗体释放试验阳性即可判定 Rh-HDN,游离抗体试验有时可表现为阴性,3 项试验均阴性则可否定 HDN。

表 18-4　新生儿血清中游离抗体检查

与指示红细胞反应			结果判断
AC	BC	OC	
+	−	−	有游离的抗 A 抗体
−	+	−	有游离的抗 B 抗体
+	+	−	有游离的抗 A、抗 B 或抗 A,B 抗体
−	−	−	无游离的抗体
+/−	+/−	+	有游离的 ABO 血型系统以外的抗体

表 18-5　新生儿 ABO-HDN 血清学试验结果分析

直接抗球蛋白试验	游离抗体试验	抗体释放试验	临床意义
+	+	+	具备发生 ABO 系统 HDN 的条件
+	−	+	具备发生 ABO 系统 HDN 的条件
−	−	+	具备发生 ABO 系统 HDN 的条件
+	−	−	具备可能发生 ABO 系统 HDN 的条件
−	+	−	具备可能发生 ABO 系统 HDN 的条件
−	−	−	不具备发生 ABO 系统 HDN 的条件

（谭　斌）

第八节　自身免疫性溶血性贫血

自身免疫性溶血性贫血(autoimmune hemolytic anemia,AIHA)简称自免溶贫,指由抗红细胞膜组分的自身抗体引起的获得性溶血性贫血。按病因分为原发性及继发性两类,按抗体反应最适宜温度分为温抗体型和冷抗体型,后者又分为冷凝集素综合征(cold agglutinin syndrome,CAS)及阵发性冷性血红蛋白尿(paroxysmal cold hemoglobinuria,PCH)两类。

自免溶贫的诊断应结合病史、临床表现及实验室检查结果。首先应确定患者有无溶血性贫血,其次确定是否有免疫因素参与溶血,最后判断免疫性溶血的种类。在鉴定红细胞自身抗体的同时,还应特别注意有无同种抗体存在。据国外报道,自免溶贫患者 40% 合并同种抗体,同种抗体的存在可能导致溶血性输血反应。由于自身抗体和同种抗体的鉴别非常困难,必须结合患者病史、既往输血史、妊娠史(女性患者)、近期输血情况、有无输血反应等推测同种抗体存在的可能性。近期无输血史的患者,可用自身红细胞吸收自身抗体,以确定有无同种抗体;近期有输血史的患者,排除同种抗体非常困难,国外采用鉴别吸收方法,用不同表型红细胞对患者血浆进行吸收,以排除常见的同种抗体。由于自身抗体的存在,输血前交叉配血常常不相合,导致配血困难。但如果患者贫血严重,危及生命,则可能需要在严密观察下输入交叉配血不相合的血液。

一、实验室检查路径(图 18-11)

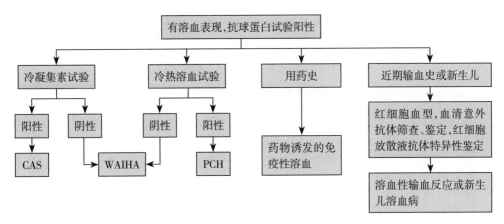

图 18-11 自身免疫性溶血实验室检查路径图

CAS:冷凝集素综合征;WAIHA:温抗体型自免溶贫;PCH:阵发性冷性血红蛋白尿

二、相关实验

自免溶贫的诊断首先应确定患者是否存在溶血性贫血,其次需要明确是否有免疫因素参与溶血,最后确定自身抗体的性质、最佳反应温度、是否存在原发病(如自身免疫性疾病、肿瘤等)、是否与药物有关。

1. 血细胞分析 全血细胞计数及红细胞形态检查。自免溶贫患者多表现为正细胞、正色素贫血,外周血涂片上可见球形红细胞。

2. 网织红细胞检查 包括网织红细胞绝对及相对计数。溶血性贫血患者网织红细胞数量明显增多、生成指数增加。

3. 抗球蛋白试验 抗球蛋白试验(antiglobulin test,AGT),又称为 Coombs 试验,用于检测患者红细胞膜上或血清中有无红细胞抗体。分为直接抗球蛋白试验(direct antiglobulin test,DAT)和间接抗球蛋白试验(indirect antiglobulin test,IAT),DAT 检测红细胞表面有无不完全抗体,IAT 检测血清中有无不完全抗体。DAT 采用抗球蛋白试剂〔抗 IgG 和(或)抗 C3d〕与红细胞表面的 IgG 或补体分子结合,如红细胞表面存在抗体或补体,则出现凝集反应。IAT 应用 O 型红细胞与受检血或清血浆混合孵育,如血清中存在不完全抗体,则使红细胞致敏,再加入抗球蛋白试剂,可出现红细胞凝集。

4. 冷凝集素试验 冷凝集素综合征患者血清中存在冷凝集素,为 IgM 类完全抗体,在低温时可使自身红细胞及异体红细胞发生凝集。凝集反应在 0~4℃最强,当温度回升到 37℃时凝集减弱或消失。正常人血清中可含低效价冷凝集素,效价低于 32(4℃)。

5. 冷热溶血试验 阵发性冷性血红蛋白尿患者血清中有一种特殊的冷反应抗体,即 Donath-Landsteiner 抗体,(D-L 抗体)或冷溶血素,该抗体在 20℃以下(常为 0~4℃)与红细胞结合,同时吸附补体,但不引起溶血。当温度升至 37℃时,补体激活、红细胞膜破坏而发生急性血管内溶血。正常人本试验为阴性。

三、结果判断与分析

溶血性贫血的诊断见第一章有关溶血性贫血的相关内容。一旦明确溶血存在,即应做直接抗球蛋白试验或直接 Coombs 试验以鉴别是免疫性还是非免疫性溶血性贫血。表 18-6 为免疫性溶血的分类,表 18-7 为免疫性溶血性贫血的血清学特点。

表 18-6　免疫性溶血的分类

免疫性溶血性贫血
1. 自身免疫性溶血性贫血
(1) 温抗体型自身免疫性溶血性贫血(warm autoimmune hemolytic anemia,WAIHA)
(2) 冷凝集素综合征(cold agglutinin syndrome,CAS)
(3) 混合型 AIHA(mixed AIHA)
(4) 阵发性冷性血红蛋白尿(paroxysmal cold hemoglobinuria,PCH)
(5) DAT 阴性自免溶贫
2. 药物诱导的溶血性贫血
3. 同种免疫性溶血性贫血
(1) 新生儿溶血病
(2) 溶血性输血反应

表 18-7　免疫性溶血性贫血的血清学表现

	温抗体型 AIHA	CAS	混合型 AIHA	PCH	药物诱导
占免疫性溶血的比例	48%~70%	16%~32%	7%~8%	成人罕见,儿童 3%	12%~18%
DAT	IgG: 67%				IgG: 94%
	IgG+C3: 20%		IgG+C3: 71%~100%		IgG+C3: 6%
	C3: 13%	C3: 91%~98%	C3: 13%	C3: 94%~100%	
Ig 种类	IgG(偶有 IgA、IgM)	IgM	IgG,IgM	IgG	IgG
放散液	IgG 抗体	无反应性	IgG 抗体	无反应性	IgG 抗体
血清	57%IAT 阳性;13% 在 37℃时溶解酶处理 RBC;90% 在 37℃时凝集酶处理 RBC;30% 在 20℃时凝集未经处理的 RBC;在 37℃时几乎不引起未处理 RBC 凝集	IgM 抗体,4℃效价一般大于 1000,30℃白蛋白介质中凝集 RBC,慢性病时常为单克隆性	IgG 抗体 + IgM 抗体,IgM 抗体反应温度在 30℃以上	IgG 双相溶血素(Donath-Landsteiner 抗体)	IgG 抗体,类似 WAIHA
特异性	Rh 特异性,也有其他抗原特异性报道	一般具有抗 I 活性,也可能为抗 i,抗 Pr 罕见	抗体特异性不明,可能有抗 I、抗 i 或其他冷凝集素特异性	抗 P(与 p 及 Pᵏ 红细胞不凝集)	特异性常和 Rh 抗原有关

注:AIHA:自身免疫性溶血性贫血,CAS:冷凝集素综合征,PCH:阵发性冷性血红蛋白尿症

1. 抗球蛋白试验（AGT）　DAT 是诊断自免溶贫的首选试验。Coombs 于 1945 年建立该试验,将人血清注射到兔子体内,得到兔抗人血清蛋白抗体,也称为抗人抗体。如果患者红细胞表面包被了免疫球蛋白或补体,加入抗人抗体可引起红细胞凝集,称为 Coombs 试验阳性或直接抗球蛋白试验阳性。如果患者贫血,DAT 阳性提示免疫性溶血性贫血。在有溶血性贫血的患者中,DAT 对诊断自免溶贫的阳性预测值为 84%,而在没有溶血性贫血的患者中,DAT 的阳性预测值只有 1.4%。

DAT 阳性并不等于自身免疫性溶血性贫血。有时患者 DAT 阳性但并不存在溶血,如一些老年人、系统性红斑狼疮(systemic lupus erythematosus,SLE)患者、人类免疫缺陷病毒(human immunodeficiency virus,HIV)感染者、多发性骨髓瘤、镰形细胞贫血、肾脏病、器官移植患者,使用药物(如肼屈嗪、普鲁卡因胺等)等。健康人中 0.1%DAT 阳性,住院患者 DAT 阳性率为 1%~15%,这些人大多无溶血表现。DAT 阳性的意义在于:如果患者存在溶血,则很可能是免疫机制介导的。

导致 DAT 阳性的原因包括:①红细胞自身抗体;②近期输血,受血者血浆中的同种抗体与输入红细胞上的相应抗原发生反应,DAT 阳性细胞为输入的异体红细胞;③输入的血浆或血浆制品中含同种抗体,使受者红细胞致敏;④母亲血液中同种抗体通过胎盘进入胎儿体内并使胎儿红细胞致敏;⑤针对红细胞膜上结合的药物(如青霉素)的抗体;⑥非特异性蛋白吸附,包括免疫球蛋白(如高丙种球蛋白血症或大剂量使用静脉丙种球蛋白)、某些药物如头孢菌素引起红细胞膜改变;⑦由同种抗体、自身抗体、药物或细菌感染等激活补体并结合于红细胞上;⑧器官移植患者过客淋巴细胞(passenger lymphocyte)产生的抗体。

2. 抗球蛋白试剂　一般首先用多特异性(polyspecific)抗球蛋白试剂进行试验,多特异性抗球蛋白试剂含抗 IgG 及抗补体(抗 C3d、C3d,g、C3b、C3c、C4),如 DAT 阳性,应用单特异性(monospecific)抗球蛋白试剂进一步实验,单特异性抗球蛋白试剂含抗 IgG 或含抗补体活性,对鉴别免疫性溶血的种类有帮助。温抗体型自免溶贫患者中,60% 以上患者红细胞膜上有 IgG 及 C3,20% 患者红细胞膜上只有 IgG,13% 的患者红细胞膜上只有 C3。

3. DAT 阳性结果分析　DAT 结果的分析必须结合临床,应了解患者病情、近期用药情况、妊娠史、输血史、是否存在不明原因溶血等。DAT 结果阳性时,应考虑多方面原因并进一步分析,见图 18-12。

DAT 阳性时,应考虑下列问题:

(1) 体内是否存在红细胞破坏:网织红细胞增多、外周血片出现球形红细胞、血红蛋白血症、血红蛋白尿症、血清结合珠蛋白降低、非结合胆红素增高、乳酸脱氢酶(LDH)特别是 LDH1 型同工酶增高等提示红细胞破坏增加。如果患者贫血,DAT 阳性提示免疫性溶血。如果患者并没有红细胞破坏增多的证据,则不必进一步调查。

(2) 患者近期内是否输过血:如患者近 3 个月内输过血,则可能存在迟发性溶血反应或迟发性血清反应,即患者产生的同种抗体使近期输入的红细胞致敏。患者输入不相合的红细胞后,原发免疫反应一般发生于输血后 2 周至数月,如果患者以前曾致敏,继发免疫反应发生于输血后 20 天(一般 2~7 天)内。红细胞同种抗体可使输入红细胞寿命缩短。

(3) 患者是否正在接受药物治疗:头孢菌素可致 DAT 阳性,二代及三代头孢菌素可引起免疫性红细胞破坏。研究发现接受普鲁卡因胺治疗的患者中 21%DAT 阳性;优立新治疗的患者中 39%DAT 阳性;静脉大剂量使用青霉素的患者,3%DAT 阳性;使用甲基多巴治疗的

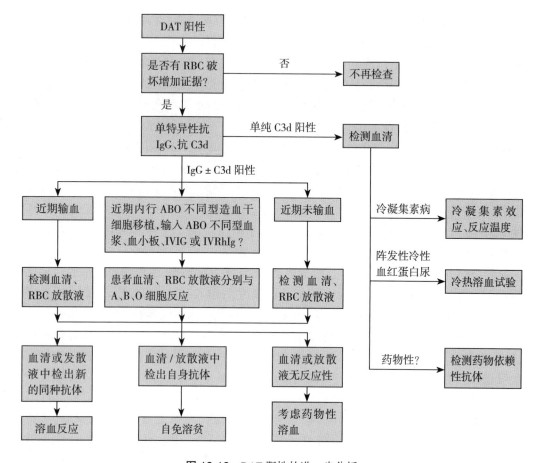

图 18-12 DAT 阳性的进一步分析

患者,15%~20%DAT 阳性。这些药物导致 DAT 阳性的患者中,发生溶血性贫血者不到 1%。如果接受上述药物治疗的患者出现 DAT 阳性,应注意监测有无红细胞破坏,如果红细胞寿命并未缩短,则不需要进一步检查。

(4) 患者是否接受过骨髓、外周血造血干细胞或实体器官移植:来自供者的过客淋巴细胞可能产生针对受者红细胞上 ABO 或其他抗原的抗体,导致 DAT 阳性甚至溶血。如 RhD 阳性患者接受 RhD 阴性供者的器官移植后,供者淋巴细胞产生的抗 D 可能导致患者溶血。

(5) 患者是否正在使用静脉丙种球蛋白或 Rh 免疫球蛋白:免疫球蛋白中可能含 ABO 抗体或抗 D,或其他抗体。静脉 Rh 免疫球蛋白可使 RhD 阳性患者 DAT 阳性。

(6) 患者是否感染:败血症患者可能发生补体激活,导致血管内溶血,常由产生神经氨酸酶的微生物引起红细胞多凝集所致。

4. 间接抗球蛋白试验(IAT) IAT 检测血浆中红细胞抗体,如果 IAT 阳性,应进一步鉴定抗体的特异性。如果 DAT 阴性而 IAT 阳性,应考虑同种免疫抗体而非自身抗体。

5. 温抗体型自身免疫性溶血性贫血(warm antibody autoimmune hemolytic anemia,WAIHA) WAIHA 是自免溶贫中最常见的一种,约占免疫性溶血性贫血患者的 70%。红细胞自身抗体最佳反应温度为 37℃,多数为 IgG 抗体或补体。WAIHA 又分为原发性和继发性,原发性 WAIHA 多见于女性,继发者占 20%~80%,主要继发于淋巴增生性疾病如淋巴瘤、自身免疫性疾病。

WAIHA 可发生于任何年龄。红细胞破坏的主要原因是 IgG 抗体包被的红细胞在单核 - 吞噬细胞系统中被吞噬细胞吞噬。由于 IgG 抗体一般不激活补体,WAIHA 很少发生血管内溶血。自身抗体的特异性广泛,与绝大多数人的红细胞发生反应。患者血浆中也可能存在自身抗体,血浆中自身抗体会掩盖同种抗体,干扰交叉配血。偶尔,自身抗体可能具有针对某种血型抗原的特异性(如 D、C、c、E、e),只与抗原阳性的红细胞反应或与这种红细胞反应较强,这种"相对特异性"可能和同种抗体混淆,但自身抗体能被抗原阴性的红细胞吸收,这一点可与同种抗体鉴别。除可能具有 Rh 系统特异性外,自身抗体的特异性也可能针对其他系统抗原,如 LW、Kell、Kidd、Duffy、Diego 等,但非常少。

诊断要点:根据临床表现、溶血性贫血证据、DAT 阳性,可诊断免疫性溶血性贫血。如怀疑温抗体型自免溶贫,应进一步检查有无原发病,如自身免疫性疾病、肿瘤、淋巴瘤或其他淋巴增生性疾病,药物相关性免疫性溶血性贫血也应考虑。所有 AIHA 患者应检测抗核抗体(antinuclear antibody,ANA),以明确有无自身免疫性疾病,WAIHA 可出现于结缔组织病诊断前数月甚至数年。WAIHA 的另一个主要原因是淋巴瘤,溶血可能发生于淋巴瘤诊断前数年。对于 WAIHA 患者,应仔细检查淋巴结、肝脏、脾脏,如发现肿大,应考虑活检。

6. 冷凝集素综合征(cold agglutinin syndrome,CAS) 冷凝集素综合征又称为冷凝集素病(cold agglutinin disease,CAD),占免疫性溶血性贫血的 16%~32%,临床表现为急性或慢性病程。急性者主要继发于淋巴增生性疾病如淋巴瘤或肺炎支原体感染;慢性者多见于老年患者,有时合并淋巴瘤、慢性淋巴细胞白血病、巨球蛋白血症等。天气较冷时,患者可能出现肢端发绀、血红蛋白尿,室温下可见 EDTA 抗凝的红细胞迅速凝集,甚至呈凝块状。冷凝集素常干扰血型检测,EDTA 抗凝标本须 37℃保温。按照有无基础疾病,CAS 分为原发性和继发性,继发性者占 20%~80%,主要继发于淋巴增殖性疾病,如淋巴瘤、白血病、浆细胞瘤等,其次继发于感染,如肺炎支原体、EB 病毒、巨细胞病毒、腺病毒、流感病毒、水痘 - 疱疹病毒、人类免疫缺陷病毒等感染,还可能继发于其他恶性肿瘤,如肺鳞状细胞癌、结肠癌、肾上腺癌、基底细胞癌等。

冷凝集素多为 IgM 抗体,表浅血管中血液温度较低,冷凝集素与 RBC 结合并吸附补体(特别是 C3、C4),当血液循环至温度较高的部位时,IgM 与 RBC 分离,RBC 上只留下补体。红细胞上结合的补体与单核 - 吞噬细胞系统巨噬细胞 CR1 或 CR3 受体反应,被巨噬细胞吞噬,溶血主要发生于肝脏。红细胞上结合的 C3 及 C4 被转化为 C3dg 及 C4d,与多特异性抗球蛋白试剂中的抗 C3d 发生反应,DAT 阳性。冷凝集素的抗体特异性针对红细胞膜上的 I/i 抗原,I/i 抗原可作为支原体受体,抗原表达发生改变,导致自身抗体产生,正常人可有 <32 的低效价冷凝集素,但在感染恢复期可产生大量冷凝集素,B 细胞淋巴瘤也可产生冷凝集素。冷凝集素在表浅血管中与红细胞结合,阻塞毛细血管,造成肢端发绀,溶血的严重程度取决于抗体固定补体的能力。

诊断要点:溶血性贫血,DAT 阳性,应考虑免疫性溶血性贫血。如怀疑冷抗体型免疫性溶血,须进一步检测冷凝集素效价、反应温度,还应检测 D-L 抗体以和 PCH 鉴别。检测病毒或支原体抗体、有无微小淋巴瘤病灶或其他淋巴增殖性疾病,有助于免疫性溶血的进一步分类。

7. 阵发性冷性血红蛋白尿(paroxysmal cold hemoglobinuria,PCH) PCH 是一种罕见的

冷抗体型 AIHA，原发性者罕见，继发性者继发于某些病毒感染、梅毒。临床表现以全身或局部受寒后数分钟至数小时突然发生大量血管内溶血及血红蛋白尿为特征。占自免溶贫 2%~5%，可占儿童自免溶贫的 30%。表现为阵发性溶血伴急性溶血的全身表现：寒战、发热、全身肌肉疼痛、头痛、血红蛋白尿，症状可持续数小时，可伴冷性荨麻疹。发病机制是 D-L 抗体及补体在低温下与红细胞结合，温度恢复到 37℃时，补体激活，发生补体介导的急性溶血。D-L 抗体为 IgG，多数具有 P 血型系统特异性。

诊断要点：发作时有血红蛋白尿，贫血严重，进展迅速，补体水平下降。血涂片见红细胞大小不一，可见球形红细胞、幼红细胞、红细胞碎片及嗜碱性点彩细胞；反复发作者有含铁血黄素尿；冷热溶血试验阳性；发病中或发病后 Coombs 试验呈阳性（抗补体）。

第九节 药物诱导的免疫性溶血性贫血

有些药物可能诱导针对药物本身或针对红细胞抗原的抗体，使患者红细胞 DAT 阳性或发生免疫性红细胞破坏。药物诱导的抗体，有些是药物依赖性的，必须在药物存在时才能检测到或导致红细胞破坏，有些是非药物依赖性的。

一、实验室检查路径（图 18-11）

药物诱导的免疫性溶血性贫血是免疫性溶血性贫血的原因之一，其分析见免疫性溶血性贫血，图 18-11。

二、相关实验

很多药物可引起 DAT 阳性，但多数患者并不发生溶血。如果患者出现溶血、DAT 阳性、近期有用药史，应考虑药物所致溶血。

1. 溶血相关实验 包括全血细胞计数、网织红细胞、血清胆红素、游离血红蛋白、乳酸脱氢酶等，证实患者存在溶血。

2. 抗球蛋白试验 检测患者红细胞上或血清中有无红细胞抗体。

3. 用药物处理红细胞检测青霉素或头孢菌素抗体 用一定浓度的青霉素或头孢菌素与 O 型正常红细胞进行孵育，使药物包被在红细胞上，用 IAT 法检测患者血清及红细胞放散液中有无针对药物包被红细胞的抗体，如果患者血清或红细胞放散液与药物包被红细胞 IAT 反应阳性而与未经药物包被的红细胞 IAT 反应阴性，说明患者血清或红细胞上有药物抗体。

4. 药物免疫复合物检测 在患者血清中加入药物并与正常 O 型红细胞进行孵育，如患者血清加药物能引起红细胞凝集或 IAT 试验阳性，说明患者血清中有药物抗体。

三、引起药物相关性免疫性溶血的发病机制及实验室检查结果分析

1. 半抗原或药物吸附机制 代表药物为青霉素，药物与红细胞膜蛋白紧密结合，药物抗体与药物结合，溶血主要发生在血管外。大剂量青霉素治疗者可能发生红细胞药物包被，其中少数人（3%）可产生抗青霉素抗体，抗体与红细胞上的青霉素结合，DAT 阳性，溶

血发生于用药 7~10 天,停药后 2 周溶血停止。患者不一定有青霉素过敏的其他表现。从红细胞上放散的抗体,或血清中的抗体,只与青霉素包被红细胞反应,与未包被药物的红细胞不发生反应。用药物处理红细胞与患者血清进行反应,可证实药物通过吸附机制导致溶血。其他药物包括头孢菌素、四环素、甲苯磺丁脲等。使用第一代或第二代头孢菌素治疗的患者,约 4%DAT 阳性,第二代、第三代头孢菌素发生药物相关溶血较多且有增加趋势。

2. 三元复合体机制　即药物 - 抗体 - 靶细胞复合物,以前称为"无辜旁立者型(innocent bystander or immune complex mechanism)"。许多药物如奎尼丁、头孢菌素、奎宁、氯磺丙脲、利福平、丙磺舒等通过这种机制引起溶血。药物或药物代谢产物、红细胞膜上药物结合部位、抗体形成三元复合物,可激活补体,引起血管内溶血。也可表现为血管外溶血,DAT 阳性(补体),C3b 包被的红细胞在肝脾中破坏。三元复合体机制和药物剂量无关,一旦抗体形成,少量药物也可能导致严重溶血。体外实验必须在患者血清中加入药物或药物代谢产物才能检出血清中的抗体。通过检测药物免疫复合物,能证实药物通过药物 - 抗体 - 靶细胞复合物机制破坏红细胞。

3. 自身抗体机制　代表药物为甲基多巴,药物诱导自身抗体产生的机制不明,服甲基多巴者 8%~36%DAT 阳性,发生于治疗 3~6 个月时,但发生溶血者 <1%。患者血清或红细胞放散液与自身及异体红细胞在 37℃时发生反应,不需要药物存在。血清学实验和一般 WAIHA 相似。除甲基多巴外,其他几种药物也有报道,包括普鲁卡因胺、非甾体抗炎药物(如加芬那酸)、二代、三代头孢菌素、氟达拉滨,这些药物也可能同时引起药物依赖性抗体的产生。药物通过诱导红细胞自身抗体导致溶血时,很难证明自身抗体由药物引起,如能证明自身抗体出现于用药后、停药后溶血缓解、再次用药后贫血复发,对诊断有很大帮助。

4. 非免疫性吸附　和抗体产生无关,几乎不发生溶血。使用头孢菌素治疗的患者有时会出现 DAT 阳性,原因是包被药物的红细胞非特异性吸附免疫球蛋白、补体、白蛋白、纤维蛋白原或其他血浆蛋白。其他可能引起非免疫性吸附的药物包括二甘醇醛、苏拉明、顺铂、克拉维酸、舒巴坦、他唑巴坦。

5. 药物诱导抗体的实验室检查结果判断与分析　在血库实验室最常见的药物相关问题是 DAT 阳性,应常规检测患者血清中有无意外抗体,如果患者血清和未经处理的红细胞不发生反应,则用可疑药物处理红细胞或将药物加入患者血浆中重复试验,见用药物处理红细胞检测青霉素或头孢菌素抗体,或药物免疫复合物检测。

如果药物已被报道引起溶血,可参照病例报告中的方法进行检测。如果没有相关报道,可用 1mg/ml 浓度的药物缓冲溶液加入患者血清中进行免疫复合物检测,溶液的 pH 值根据药物的溶解度确定。如果上述实验不能解决问题,可试用药物包被红细胞,检测患者血清或红细胞放散液是否与药物包被细胞反应。如患者红细胞放散液与青霉素包被红细胞有反应,而与未经药物包被的红细胞无反应,就证明患者红细胞 DAT 阳性是青霉素引起的。

免疫反应也可能由药物的代谢产物引起。如临床情况符合药物所致免疫介导的溶血,而上述实验阴性,可能需要用药物的代谢产物进行免疫复合物检测。

正常血清可能由于非特异性蛋白吸附而引起头孢菌素处理红细胞凝集或致敏,可将患者血清及正常人血清稀释 20 倍重复试验,稀释后血清试验阴性提示非特异性蛋白吸附。

(秦　莉)

第十节　典型病例分析

病例一

一般资料:

女性患者,23 岁,因高热 1 周入院。入院查体:T39.8℃,P114 次 / 分,R24 次 / 分,BP90/60mmHg。胸片发现双肺间质性肺炎。诊断肺部感染,给予青霉素抗感染。血培养无细菌生长,痰培养结果为正常混合菌丛生长。入院 3 天后因高热不退,将抗生素改为三代头孢菌素,病情无好转。入院后 1 周,血常规检查发现 Hb 60g/L,尿常规发现隐血 3+,尿沉渣镜检 RBC 3/HP,申请输血。血库鉴定血型 AB 型,给患者输入 AB 型红细胞悬液 2 单位。患者输血后发现尿呈酱油色,怀疑急性溶血反应。

实验室检查:

血型:正定型 AB 型,反定型发现患者血清与 A 型、B 型、O 型红细胞及自身细胞均凝集,自身对照阳性,患者红细胞在室温下凝集成块状。冷凝集素效价:室温 4096,37℃ 512。用 37℃生理盐水反复洗涤患者红细胞后正定型为 A 型。DAT:多特异性抗球蛋白试剂(抗 IgG+ 抗 C3d)阳性,单特异性抗 IgG 试剂阴性。尿隐血 4+。

分析:

患者血型应为 A 型,可能为支原体感染所致继发性冷凝集素病,溶血导致重度贫血。高效价冷凝集素干扰血型鉴定,致使玻片法血型检测误判为 AB 型。

诊断意见:冷凝集素导致 ABO 血型鉴定错误。

病例二

一般资料:

患者男性,50 岁,因胰腺癌入院行择期手术。患者既往血型检测结果为 B 型,Rh 阳性,本次手术前于输血科备红细胞悬液 4 单位。

实验室检查:

患者 ABO 血型检查发现患者红细胞与抗 A、抗 B、抗 AB 试剂均无反应,反定型患者血清与 A 细胞凝集,与 B 细胞、O 细胞无凝集。将患者红细胞用生理盐水洗涤三次后,再进行正定型,此时正定型结果为 B 型,正反定型一致。

分析:

有些肿瘤特别是腺癌能够产生大量的可溶性 A 或 B 血型物质,如胰腺、胃、卵巢和胆道的腺癌。这些血型物质能中和血型定型试剂,导致正定型结果为假阴性。此时应将患者红细胞彻底洗涤后再进行血型检测,才能得到正确的血型鉴定结果。

诊断意见:肿瘤所致 ABO 血型正反定型不吻合。

病例三

一般资料:

患者女性,73 岁,拟行髋关节置换术入院。术前血型检查为 A 型,术中输入 A 型红细胞悬液 4 单位,无输血不良反应。术后 1 周,患者因肠梗阻拟行肠切除术。术前血型检查发现 ABO 正反定型不一致,但患者自身细胞与血清无凝集。

实验室检查:

第一次、第二次血型检测结果见表 18-8、表 18-9。

表 18-8　第一次血型检查结果				
	抗 A	抗 B	A$_1$ 细胞	B 细胞
患者标本	4+	-	-	3+

表 18-9　第一次血型检查结果				
	抗 A	抗 B	A$_1$ 细胞	B 细胞
患者标本	4+	2+	-	3+

分析:

患者术后发生肠梗阻,肠道细菌进入血液,细菌产生的脱乙酰基酶使 A 抗原表位 N- 乙酰半乳糖胺脱去乙酰基,成为半乳糖胺,类似于 B 抗原表位 D 半乳糖,与抗 B 试剂出现凝集。获得性 B 细胞并不与自身血浆中抗 B 抗体凝集,不会发生溶血。该患者血型应为 A 型。

诊断意见:获得性 B 血型。

病例四

一般资料:

患者女性,23 岁。患者 3 年前在街头参加无偿献血,共献全血 200ml,血站告知血型为 O 型 Rh 阳性。2 年前,该患者因车祸急诊入院,输红细胞悬液,医院血库检测血型为 O 型 Rh 阴性,输血 3 单位。1 年多前患者曾流产一次。本次患者在孕期三个月时检查抗体筛查呈阳性。

实验室检查:

1. 三年前献血时血液中心检测结果正定型:O 型,反定型:O 型,Rh 盐水直接凝集试验阴性。Rh 确证试验结果为弱 D:2+。其血型鉴定为 O 型,Rh 阳性。

2. 二年前患者车祸入院时输血科检测其血型为正定型:O 型,反定型:O 型,Rh 血型直接凝集试验阴性。确定血型为 O 型,Rh 阴性。输用 3 单位 O 型 Rh 阴性红细胞悬液。

3. 患者怀孕后抗体筛查试验阳性,经鉴定为抗 D。

分析:

根据患者不同时间的检查结果,应考虑该患者 Rh 血型为部分 D。部分 D 红细胞上 D 抗原由于缺乏一个或多个抗原表位,与正常 D 抗原有质的差别,因此机体接触正常 D 抗原可能产生抗 D。部分 D 表现型者作为献血者,应视为 Rh 阳性,而作为受血者,应视为 Rh 阴性,以避免同种免疫的发生。推测患者由于妊娠产生抗 D。

诊断意见:弱 D 个体作为供者时血型报告为 RhD 阳性,而作为受者时血型报告为 RhD 阴性。

病例五

一般资料:

女性患者,42 岁,因产后大出血在当地乡卫生院输入 A 型,Rh 阳性红细胞 2 单位,后患者病情加重转入本院。

实验室检查:

患者 ABO 血型检查:正定型显示患者红细胞与抗 A 呈混合凝集,与抗 B4+ 凝集;反定型显示患者血清与 A_1 细胞、B 细胞均无凝集。Rh 血型：阳性。DAT：阳性。乳酸脱氢酶 320U/L，总胆红素：32.1μmol/L，结合胆红素：9.4μmol/L。放散试验：将患者红细胞洗涤后 56℃放散，放散液分别用试管法、Coombs 凝胶卡法与多株 A 细胞、B 细胞、O 细胞反应。结果：放散液与 A 细胞在试管法、Coombs 凝胶卡法中均出现凝集，与 B 细胞及 O 细胞未出现凝集反应。入院当天抗 A 效价 0，次日抗 A 效价 4，入院 1 周时抗 A 效价 256。

分析：

放散试验结果显示患者红细胞上有抗 A 抗体结合，同时患者实验室检查提示患者有溶血的可能，几日后重抽患者标本检查显示患者为 B 型、Rh 阳性。由此可见，患者在当地医院被误输入 A 型红细胞悬液，输入的 A 型红细胞中和了患者体内的抗 A，导致患者初次血型检查呈 AB 型。入院后抗 A 效价快速增高，也提示患者误输入 A 型血后刺激其免疫系统产生大量抗 A。

诊断意见：溶血性输血反应。

病例六

一般资料：

产妇，30 岁，孕 3 产 3，第 1 胎正常，第 2 胎产后第 5 天溶血死亡，第 3 胎足月顺产，产后数小时出现黄疸，胆红素为 306μmol/L，疑为新生儿溶血病。

实验室检查：

1. 血型检查　产妇血型 O 型，CCDee；其丈夫血型 A 型，ccDEE，患儿血型，A 型，CcDEe。

2. 产妇血清、婴儿放散液与谱细胞反应见表 18-10。

表 18-10　产妇血清、婴儿放散液与谱细胞反应

		产妇血清			患儿红细胞放散液		
		盐水	酶	聚凝胺	盐水	酶	IAT
1	Ccdee	0	0	0	0	0	0
2	CCDee	0	0	0	0	0	0
3	CCDee	0	0	0	0	0	0
4	ccDEE	0	+	+	0	+	+
5	ccDEe	0	+	+	0	+	+
6	ccdee	0	0	0	0	0	0
7	ccdee	0	0	0	0	0	0
8	ccdee	0	0	0	0	0	0
9	ccDee	0	0	0	0	0	0
10	ccDee	0	0	0	0	0	0
11	CcDEe	0	+	+	0	+	+
产妇红细胞		0	0	0			

3. 患儿红细胞直接抗球蛋白试验强阳性，患儿红细胞抗 IgG 阳性，抗 C3d 阴性。

分析：

抗 E 是 Rh 血型系统中抗体产生频率仅次于抗 D 的抗体，也是母亲血清中不规则抗体

引起新生儿溶血病的原因之一,抗 E 引起的新生儿溶血病与抗 D 引起的新生儿溶血病临床症状和程度相似,一经证实,应立即选择 ABO 血型同婴儿、Rh 血型同母亲的血液为婴儿换血。

诊断意见:新生儿溶血病。

病例七

一般资料:

女性患儿,孕 37 周剖宫产娩出,出生 1 小时后因皮肤黄染转入新生儿科,颜面、躯干、四肢皮肤均黄染,精神差。出生 18 小时皮肤黄染达高峰。其母生育史:孕 3 产 3,第 1 胎人工流产,第 2 胎出生几天后死亡。

实验室检查:

总胆红素 334.7μmol/L,结合胆红素 23.3μmol/L,Hb123g/L。血型鉴定:母亲 B Ccdee;父亲 O CcDEE;患儿 O Ccdee(初次鉴定)。患儿红细胞 DAT 强阳性血清不规则抗体筛查阳性。母亲血清抗体鉴定结果为抗 D。患儿 D 抗原鉴定:患儿红细胞置 37℃放散,再经 37℃生理盐水充分洗涤后加抗 D,结果弱阳性;将反应后的试管再次放入 37℃孵 30 分钟,再用温盐水洗涤 3 遍后加抗球蛋白试剂,结果阳性。抗 D 效价测定:母亲抗效价 256;患儿抗体效价 128。

分析:

RhD 抗原是引起新生儿溶血病的原因之一,一般情况下,随胎次增加母亲体内 IgG 抗体滴度升高,新生儿溶血病发病率增高,病情加重。患儿第一次 RhD 检测阴性,而其红细胞经热放散、洗涤后 RhD 检测呈阳性,提示患儿红细胞被来自母体的抗 D 遮蔽。

诊断意见:新生儿溶血病导致 D 抗原"遮蔽"。

病例八

一般资料:

男性患者,75 岁,因乏力、面色苍白 1 周到血液专科门诊就诊。体格检查发现患者重度贫血貌,皮肤轻度黄疸,巩膜明显黄疸,脾脏轻度增大。

实验室检查:

血细胞分析:Hb 60g/L,网织红细胞 15%,红细胞平均体积(MCV)119.5fl,红细胞分布宽度 19.9%。DAT:4+。生化检查:总胆 141.7μmol/L,直接胆红素 11.7μmol/L,LDH412IU/L。

分析:

患者贫血,有红细胞破坏增加证据(间胆增高)、红细胞代偿增生证据(网织红细胞增高),提示溶血,DAT 阳性提示免疫因素所致溶血,诊断为温抗体型自免溶贫。溶血、骨髓造血活跃时可能合并叶酸缺乏,使 MCV 增高。

诊断意见:自身免疫性溶血性贫血。

(黄春妍 谭 斌 秦 莉)

主要参考文献

1. 临床用血.高峰,译.北京:人民卫生出版社,2003.
2. 田兆嵩.临床输血学.第 2 版.北京:人民卫生出版社,2003.

3. 胡丽华. 临床输血学检验. 北京: 人民卫生出版社, 2012.

4. John D. Roback, Brenda J. Grossman, Teresa Harris, Christopher D. Hillyer edited. Technical Manual. 17th ed. Bethesda: American Association of blood banks (AABB), 2011.

5. Denise M. Harmening. Modern blood banking and transfusion medicine. 5th ed. Philadelphia: F A Davis Co., 2005.

6. Marion E. Reid, Christine Lomas-Francis. The blood group antigen factsbook. 2nd ed. London: Academic Press, 2003.

7. Daniels G., Bromilow I. Essential guide to blood groups. 2nd ed. Oxford: Wiley-Blackwell Publishing Ltd, 2010.

8. Garratty G, Dzik W, Issitt PD, et al. Terminology for blood group antigens and genes—historical origins and guidelines in the new millennium. Transfusion 2000, 40: 477-489.

9. Watkins WM. The ABO blood group system: Historical background. Transfus Med 2001, 11: 243-265.

10. Yamamoto F. Molecular genetics of ABO. Vox Sang 2000, 78 (Suppl 2): 91-103.

11. Frohn C, Dümbgen L, Brand J-M, et al. Probability of anti-D development in D-patients receiving D+ RBCs. Transfusion 2003, 43: 893-898.

12. Capon SM, Goldfinger D. Acute hemolytic transfusion reaction, a paradigm of the systemic inflammatory response: New insights into pathophysiology and treatment. Transfusion 1995, 35: 513-520.

第 十 九 章

治疗药物浓度监测与实验室诊断

治疗药物浓度监测(therapeutic drug monitoring,TDM),是将临床药理学和药物浓度测定技术紧密结合,通过各种现代化测试设备如常用 HPLC、免疫化学发光分析(EMIT)等,定量分析生物样品(包括血、尿、唾液等)中的药物及代谢物浓度,采用计算机软件,在临床药代动力学原理指导下,探索血药浓度范围,制订个体化给药方案,提供有价值的实验依据,从而达到安全有效、合理用药的目的。TDM 对临床药物治疗的指导,主要指设计或调整合理的给药方案,同时为药物过量中毒的诊断和处理提供有价值的实验依据。治疗药物浓度监测适用于:药物的有效血药浓度范围狭窄;药物剂量小,毒性大;药物体内过程差异大,具有非线性药代动力学特性;合并用药后有相互作用而影响疗效或有中毒危险时;药物的毒副作用表现与某些疾病本身的症状相似,怀疑患者药物中毒而临床又不能辨别;依从性差的长期用药患者;长期使用某些药物产生耐药性;诱导和抑制肝药酶的活性而引起药效降低或升高;诊断和处理药物过量中毒。目前临床常进行监测的药物有:免疫抑制剂类药物(环孢素,FK506,酶酚酸酯,西罗莫司);抗癫痫类药物(卡马西平,丙戊酸,苯妥因,苯巴比妥);强心苷类药物(地高辛);抗哮喘类药物(茶碱);抗肿瘤类药物(甲氨蝶呤);抗生素类药物(万古霉素)等。

第一节 环孢素药物浓度监测

环孢素 A(cyclosporin A,CsA)是一种内含 11 个氨基酸的环状多肽化合物,为钙调磷酸酶抑制剂,对细胞和体液免疫有较高选择性抑制作用,是一种淋巴细胞激活抑制剂,主要抑制 T 辅助性淋巴细胞,对 T 杀伤性细胞也有较强抑制作用;一般作用于淋巴细胞增殖的早期,它进入胞质后与免疫嗜素(immunophilin)家族成员嗜环蛋白 CyP 结合,CsA-CyP 复合物竞争性结合信号转导途径中的钙调磷酸酶,使其不能脱去底物 NF-ATp 分子上的磷酸根,造成 T 淋巴细胞内转录因子 NF-AT 的激活与转位失效,达到免疫抑制作用。CsA 主要用于器官移植和自身免疫性疾病的治疗,其免疫抑制作用是可逆的。采用 EMIT 或 HPLC 测定全血中 CsA 浓度。口服 CsA 主要在小肠吸收,用药后 1~4 小时达血药峰浓度,吸收半衰期为0.6~2.3 小时。CsA 在血液中有 1/3 分布于血浆中,主要与血浆蛋白结合,结合率为 90%,其余与红细胞结合,总血药浓度为血浆浓度的 3 倍。CsA 在肝脏依赖 P450 酶进行代谢,能产生多种代谢物,其剂量的 90% 从胆汁排泄,尿排出量 <6%。健康人口服 CsA 的生物利用度为 5%~70%,平均 30%;而骨髓移植患者为 20%~60%,平均 34%;肾移植患者为 5%~89% ,平均 27.6%,儿童肾移植患者为 31%;成人心脏移植患者为 35%;肝移植为 8%~60% ,平均27%,由此可见,不同个体口服 CsA 存在较大个体差异。CsA 主要应用于各种器官移植(如肝、

肾、骨髓等），在免疫抑制治疗中具有极其重要的地位；它还被用于治疗一些自身免疫性疾病（如系统性红斑狼疮、肾病综合征等）、血液系统疾病（如特发性血小板减少性紫癜、再生障碍性贫血）。由于 CsA 体内代谢过程的个体差异大，治疗窗窄，其血药浓度过高会引起毒副作用，尤其是对肝、肾的毒性；浓度过低，则治疗效果低或无效，甚至造成器官移植排斥反应的发生。因此，在治疗过程中进行血药浓度监测及药代动力学研究是非常重要的。

器官移植术后移植受者的长期免疫耐受治疗过程中，选择适合受者本人的治疗窗范围至关重要。在参照基本用药原则的同时坚持进行个体的 CsA 血药浓度动态监测对于鉴别排斥或中毒反应有重要意义。在强调系统测定血药谷值和峰值浓度时，还应结合患者对 CsA 的耐受性、药动学和药效学等特点，制订因人而异的个体化治疗方案。原则上当肝、肾功能良好时，术后不同时段内的 CsA 治疗血药浓度应尽量维持在较低的水平，既防止排斥反应又避免毒副作用。还应该注意 CsA 与其他药物同服时发生相互作用也可影响其血药浓度。由于 CsA 主要是由肝脏 P450 肝微粒体酶代谢，凡是能改变 P450 酶活性的药物与 CsA 合用均会影响 CsA 的代谢从而影响其血药浓度；当肝功能不正常时，患者对环孢素的代谢下降，清除延迟，此时提示临床医生需要调低药物的剂量；儿童对环孢素的清除能力大于成人，制订最佳药物剂量尤为重要，在治疗过程中更需要进行血药浓度监测及药代动力学研究以维持一个恰当的、有效的血药浓度，对预防和治疗排斥反应、减少毒副作用至关重要。

一、实验室分析路径

实验室分析路径见图 19-1。

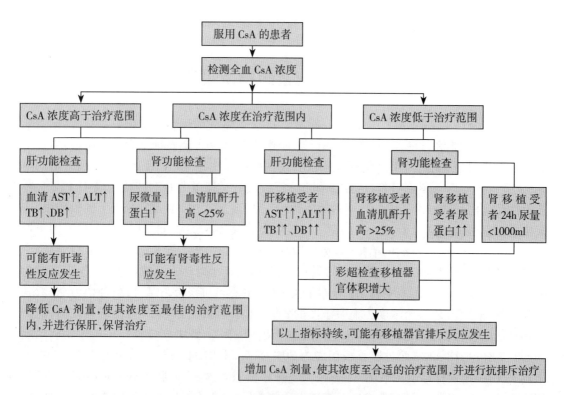

图 19-1 使用 CsA 患者的实验室分析路径图

二、相关实验

CsA 是一种钙调磷酸酶免疫抑制剂,主要应用于器官移植和自身免疫性疾病的治疗,其药代动力学特征个体差异大,治疗窗窄,其血药浓度与其肝、肾毒性以及器官移植排斥反应密切相关,因此在治疗过程中,对服用 CsA 的患者,不仅要进行血药浓度监测,而且还要对其肝肾功能和尿液进行检查,从而保证患者安全、有效地用药。

1. CsA 全血浓度监测　采用酶放大免疫法(EMIT)或高效液相色谱法(HPLC)测定全血中 CsA 浓度。建议采血时间:下次剂量前时刻(谷浓度,C_0)和服药后 2 小时(峰浓度,C_2),肝素是推荐的采血抗凝剂。治疗范围:通常采用环孢素的 C_0 和 C_2 作为器官移植后环孢素的治疗指标,由于无简易的参数可用于评估免疫抑制效果,本实验要定义治疗范围较困难。我院根据临床经验推荐的环孢素 C_0 初始治疗范围是 100~300μg/L;在移植后 3~6 个月 CsA 维持治疗时的治疗范围:肝和肾移植为 100~150μg/L;心脏移植为 150~250μg/L;环孢素 C_2 的治疗范围一般采用的是谷浓度的 4~6 倍。

2. 早期肾脏损伤检测　肾毒性是 CsA 的主要毒副作用,也是引起远期移植器官丢失和影响移植受者长期存活的重要原因。对使用 CsA 治疗的患者应监测其早期肾脏损害状况。尿微量蛋白检测(尿微量白蛋白,尿 α_1 微球蛋白,尿转铁蛋白,尿免疫球蛋白 G,尿 β_2 微球蛋白)和血清胱抑素 C(cystain C)均是提示早期肾损伤的敏感指标。尿微量蛋白可早于肌酐、尿素氮等指标提示肾脏损伤,并通过这些尿蛋白分子大小与体内代谢途径特征提示肾脏损伤的部位。

3. 肝脏功能检测　肝毒性损伤也是 CsA 常见毒副作用。当 CsA 造成肝毒性时,肝功能指标丙氨酸氨基转移酶(ALT)、天冬氨酸氨基转移酶(AST)、γ-谷氨酰转移酶(GGT)、总胆红素(TB)和结合胆红素(DB)显著升高。对于肝移植受者,如果有 AST、ALT、GGT、TB 和 DB 持续升高或显著增加,若如无其他原因,则应高度怀疑排斥反应。

4. 彩超检查　在器官移植患者发生环孢素浓度中毒后,进行彩超检查,观察移植器官形态、大小及其功能。当移植器官发生排斥反应时,体积增大,形态和功能发生异常。

三、结果判断与分析

CsA 的 C_0 和 C_2 与药时曲线下面积(AUC)有着很好的相关性,这就使 C_0 和 C_2 成为治疗药物监测中一项较为确实可靠的指标。临床实践表明,CsA 浓度对于排斥或中毒反应的鉴别有重要意义,选择适合患者本人的治疗窗范围至关重要。低于有效血浓度范围易致排斥或诱发自身免疫性疾病,浓度过高则易引起感染或肝、肾及中枢神经系统损害。剂量、术后时间,胃肠、肝、肾功能,胆汁排泄,食物及合并用药等因素可以影响 CsA 的吸收、代谢和排泄,造成 CsA 较大的个体差异,即使同一时间段内 CsA 血药浓度也可相差 1~5 倍。因此,在治疗过程中监测血药浓度,有利于减少肝肾毒性和排斥反应发生。实际上 CsA 有效血药浓度与中毒浓度存在部分重叠,术后不同时期所需的血药浓度范围也有部分重叠,加之各文献报道的范围不完全相同,参考推荐的血药浓度范围应根据临床表现及肝、肾功能等临床指征共同判断,不必强求血药浓度是否落在指定范围内。原则上当肝、肾功能良好时,术后不同时段内的 CsA 治疗血药浓度应尽量维持在较低的水平。因此,在实际工作中,除参照基本用药原则,强调系统测定谷值和峰值浓度外,还应结合患者对 CsA 的耐受性、药动学和药效学等特点,制订因人而异的个体化治疗方案,以提高疗效,避免排斥反应和毒副作用的发生。

CsA 在临床有单独用药或与其他的免疫抑制剂合用两种用药方法,不可避免地与同服的其他药物发生相互作用而影响其血药浓度。目前认为可能与一些药物干扰细胞色素 P450 的代谢有关,CsA 主要在肝脏由 P450 肝微粒体酶代谢,因而能改变 P450 酶活性的药物与 CsA 合用会影响其血药浓度。影响环孢素代谢的药物和食物,见表 19-1。

表 19-1　药物和食物对环孢素浓度的影响

合用后影响	合用的药物或食物	可能机制
增加 CsA 浓度	1. 钙通道阻滞剂(地尔硫䓬,维拉帕米) 2. 大环内酯类抗生素(红霉素) 3. 抗真菌药(酮康唑) 4. 喹诺酮类抗生素(诺氟沙星,环丙沙星) 5. 胃动力药(甲氧氯普胺) 6. 利尿药(乙酰唑胺)	• 抑制 P450 酶 → CsA 代谢 ↓ → CsA 浓度 ↑ → 免疫抑制效果 & 副作用 ↑
	7. H_2 受体阻断剂(西咪替丁) 8. 糖皮质激素(氢化可的松) 9. 其他肝药酶抑制剂(奎尼丁,尼卡地平等) 10. 植物药和果蔬成分(西柚汁,黄芩,小檗碱)	• 调控 CYP3A4 和 P-gp,影响 CsA 代谢
降低 CsA 浓度	1. 抗结核药(利福平) 2. 抗癫痫药(苯妥英,卡马西平,丙戊酸等) 3. 奥曲肽	• 诱导 P450 酶 → CsA 代谢 ↑ → CsA 浓度 ↓
	4. 其他肝药酶诱导剂(新霉素,磺胺,奥美拉唑) 5. 红酒,金丝草	• 调控 CYP3A4 和 P-gp,影响 CsA 代谢

当肝功能不正常时,患者对环孢素的吸收下降,清除延迟,因而需要较小的剂量;儿童对环孢素的清除能力大于成人;因此在治疗过程中需要进行血药浓度监测及药代动力学研究,维持一个恰当的、有效的血药浓度,从而制订最佳摄取剂量,对预防和治疗排斥反应、减少毒副作用至关重要。

CsA 最常见的毒副作用为肾毒性、肝毒性和高血压,其他如消化道反应、高尿酸血症、多毛、齿龈增生、震颤、头痛、血糖升高、高钾血症和神经毒性等均有报道,一般随 CsA 减量或停用均可消失,只要血药浓度控制在治疗范围内,则可明显减少毒副作用和不良反应的发生。

尿蛋白检测用于早期肾脏功能损伤分析的原理是因为尿 α_1 微球蛋白和尿 β_2 微球蛋白属于小分子蛋白,正常情况下在肾小管被重吸收,当尿液中其水平异常增高,均可提示肾小管损伤。须注意的是尿 α_1 微球蛋白不受尿液 pH 影响,在尿中性质稳定,不易降解,因此对监测肾小管损伤而言,尿 α_1 微球蛋白优于尿 β_2 微球蛋白。尿白蛋白和转铁蛋白属于中分子量蛋白,尿免疫球蛋白 G 属于大分子量蛋白,正常情况下在原尿中不能透过肾小球滤过膜,当肾小球滤过膜轻度受损时,白蛋白和转铁蛋白可通过受损的滤过膜出现在尿液中。尿微量白蛋白、尿转铁蛋白异常增高,提示肾小球滤过膜受损,当肾小球滤过膜严重受损时,尿免疫球蛋白 G 会出现升高。需要引起注意的是,对于早期肾移植受者而言,体内残余病灶肾也可以引起尿微量蛋白升高,应注意鉴别。

血清肌酐、尿素氮、尿蛋白和 24 小时尿量也是移植受者(尤其是肾移植受者)常规术后肾功能监测指标。严重的药物肾毒性损伤也可引起血清肌酐浓度增加,但一般升高 <25%。当肾移植受者肌酐持续升高并超过原来的 25%,同时出现 24 小时尿量减少(持续小于 1000ml),尿蛋白明显(一个"+"以上)提示可能出现了排斥反应发生。这时如果患者的 CsA 浓度低于参考治疗范围,应增加 CsA 剂量使患者 CsA 浓度升高至治疗范围内,并采取相应的抗排斥治疗控制排斥反应。如果患者 CsA 浓度已经位于治疗范围内甚至高于治疗范围,则应考虑调整治疗方案或换药治疗。

第二节 他克莫司药物浓度监测

他克莫司(Tacrolimus,FK506),是从链球菌属培养物中分离得到的大环内酯物类钙调磷酸酶抑制剂,其在细胞内能与免疫嗜素家族成员 FK 结合蛋白(FKBP)结合,FK506-FKBP 复合物起着与 CsA-CyP 相同的作用,即阻止钙调磷酸酶的功能而抑制信号转导,有效抑制 T 细胞激活,从而发挥药理作用。FK506 在胃肠道中比较稳定,但同样其吸收的个体差异性较大,体内半衰期为 3.4~40.5 小时,平均 8.7 小时。FK506 具有高度的脂溶性,相对于全血和血浆,在组织中分布广泛,在器官中浓度较高。在血液中 FK506 结合于红细胞,使全血浓度显著高于血浆 10~30 倍,与血液通过器官的转运相比,从红细胞扩散较慢,但易于从红细胞释放出来,故 FK506 与红细胞的结合,在一定程度上保护其免于被肝脏代谢。健康志愿者口服药物后全血或血浆浓度在 1 小时达峰,生物利用度为 20%。大部分患者口服药物后吸收较健康志愿者更快,全血或血浆浓度在 0.5~1 小时达到峰值,肝移植患者滞后时间为 0~2 小时,少部分患者出现零级吸收现象。FK506 的代谢特点提示临床医生,在总给药剂量不变并保持必要的治疗浓度前提下,临床采用少量多次的给药方案,可明显降低峰浓度,可使药物浓度有较长时间保持在治疗窗范围内,以期在减少排斥反应的同时,也降低毒副作用,维持移植器官功能。FK506 与 CsA 一样大部分在肝脏代谢,主要通过细胞色素酶 P450 系进行脱甲基或羟化,在肝移植患者血液或尿液中可查见其代谢物存在。大部分药物经过粪便消除,胆汁是主要的排泄途径,另外,它还可以经过肠肝循环再吸收。目前临床上,FK506 除了应用于预防和治疗肝,肾,心脏等器官移植后的排斥反应,还应用于环孢素治疗不佳,难治性慢性排斥反应或难以耐受毒副作用时的替代治疗,以及一些自身免疫性疾病的治疗。由于 FK506 在人体内全血浓度与器官移植术后出现的排斥反应和不良反应密切相关,FK506 谷浓度过高易导致肾毒性和高血糖发生,过低又易并发急性排斥反应,因此,监测全血 FK506 谷浓度,了解患者对 FK506 吸收、体内分布、代谢及排泄的个体差异,帮助临床医师参照代谢特点根据临床综合情况制订个体化治疗方案,减少肾毒性和排斥反应的发生,具有重要的临床意义。

一、实验室分析路径

实验室分析路径见图 19-2。

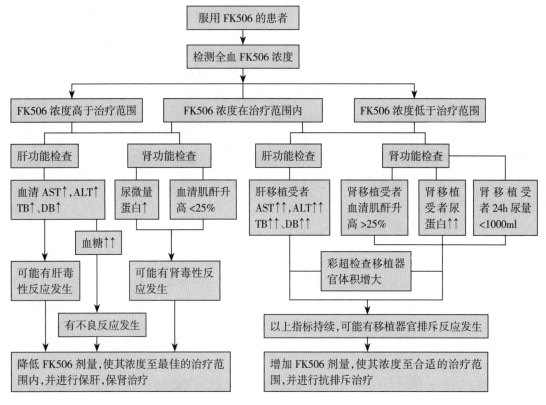

图 19-2　使用 FK506 患者的实验室分析路径图

二、相关实验

FK506 也是一种钙调磷酸酶免疫抑制剂,主要应用于器官移植患者,其药物作用、毒副作用以及器官移植排斥反应与血药浓度都是密切相关,因此在治疗过程中,在进行 FK506 血药浓度监测同时,还要对其肝肾功能和尿液进行检查,从而保证患者用药的安全性和有效性。

1. FK506 的全血浓度测定　采用 EMIT 或 HPLC 测定全血中 FK506 浓度;建议采血时间为下次剂量前时刻(谷浓度),EDTA 是推荐的采血抗凝剂;推荐的 FK506 全血浓度治疗范围:器官移植后 1 个月内为 15~20μg/L,2~3 个月为 10~15μg/L,4 个月后为 5~10μg/L。

2. 早期肾脏损伤检测　FK506 的肾毒性作用与 CsA 类似,其慢性肾毒性作用也是引起远期移植器官丢失和影响移植受者长期存活的重要原因之一。对使用 FK506 治疗的患者同样应用尿微量蛋白监测其早期肾脏损害情况(见第一节)。严重的药物肾毒性损伤也可引起血清肌酐浓度增加,但一般升高 <25%。当肾移植受者肌酐持续升高并超过原来的 25%,同时出现 24 小时尿量减少(持续小于 1000ml),尿蛋白明显(一个"+"以上)时,提示可能出现了排斥反应发生。如果患者的 FK506 浓度低于参考治疗范围,应增加 FK506 剂量使患者 FK506 浓度升高至治疗范围内,并采取相应的抗排斥治疗控制排斥反应。如果患者 FK506 浓度已经位于治疗范围内甚至高于治疗范围,则应考虑调整治疗方案或换药治疗。

3. 肝脏功能检测　肝毒性损伤也是 FK506 常见毒副作用之一。当 FK506 造成肝毒性时,肝功能指标丙氨酸氨基转移酶(ALT)、天冬氨酸氨基转移酶(AST)、γ- 谷氨酰转移酶(GGT)、总胆红素(TB)和结合胆红素(DB)显著升高。对于肝移植受者,如果有 AST、ALT、GGT、TB 和 DB 持续升高或显著增加,若无其他原因,则应高度怀疑排斥反应。

4. 彩超检查　在器官移植患者发生 FK506 浓度中毒后,进行彩超检查,观察移植器官形态及其功能。当移植器官发生排斥反应时,体积增大,功能发生异常。

三、结果判断与分析

FK506 谷浓度过高易导致肾毒性和高血糖发生,过低又易并发急性排斥反应。因此,检测全血 FK506 谷浓度,建立理想治疗窗浓度范围,可以了解患者对 FK506 吸收、体内分布、代谢及排泄的个体差异;可根据临床治疗窗浓度范围,帮助临床医师利用药物的相互作用来及时调整 FK506 用药,可以减少肾毒性和排斥反应的发生,或证实导致肾毒性和发生排斥反应的血药浓度;根据临床综合情况制订因人而异的个体化治疗方案。

由于 FK506 有效血药浓度范围比较窄,而患者的药动学个体差异大,其血药浓度要受到多种因素的影响,除了与性别,年龄,饮食,患者的肝功能等有关,还与联合用药有关,见表 19-2,因此在进行 FK506 血药浓度监测时,应全面考虑各种因素并结合患者的实际情况进行具体分析,做出正确判断,以确保科学地指导临床个体化用药,提高治疗水平。

表 19-2　FK506 与药物的相互作用

合用后影响	联合使用的药物或食物	可能机制
升高 FK506 浓度	1. 钙拮抗剂(二氢吡啶等)	• 抑制 P450 酶→FK506 代谢↓→FK506 浓度↑→免疫抑制效果 & 副作用 ↑
	2. 大环内酯类抗生素(红霉素)	
	3. 抗真菌药(酮康唑)	
	4. 氯霉素	
	5. 抗病毒药(利巴韦林等)	
	6. 生殖内分泌系统调节药(乙烯雌二醇等)	
	7. 其他肝药酶抑制剂(奎尼丁、利多卡因等)	• 抑制肠细胞中 FK506 的代谢
	8. 西柚汁	
降低 FK506 浓度	1. 抗结核药(利福平)	• 诱导 P450 酶→FK506 代谢↑→FK506 浓度↓
	2. 抗癫痫药(苯妥英,卡马西平,丙戊酸等)	
	3. 抗酸药(碳酸氢钠、氧化镁等)	

FK506 在临床应用中常见的毒副作用有肝肾毒性,神经毒性以及糖尿病等,但所有的不良反应在减量和停药后均可恢复,只要血药浓度控制在治疗范围内,则可明显减少毒副作用和不良反应的发生率。

第三节　西罗莫司药物浓度监测

西罗莫司(雷帕霉素,sirolimus,SRL)是新型的三烯大环内酯类化合物,其与 FK506 在结构上相似,但免疫作用机制截然不同,它不影响钙调磷酸酶的活性。SRL作用机制是与相应的免疫嗜素 PM 结合蛋白(PMBP)结合形成复合物后可结合 mTOR 激酶,阻止 mTOR 激酶对 PHAS-1 去磷酸根作用,阻断 IL-2、IL-4 和 IL-6 受体启动的 T 淋巴细胞和 B 淋巴细胞的钙依赖性和非钙依赖性的信号转导通路,从而抑制机体免疫功能使 T 细胞生长受阻,达到免疫抑制目的。SIR 作为新型的免疫抑制剂与 CsA、FK506、酶酚酸酯(MMF)等联合应用均有良好的协同作用,可以减少治疗方案中各种免疫抑制剂的用量,口服 SIR 在胃肠道吸收很少,生物利用度约为 15%,半衰期($t_{1/2}$)为 62 小时,药物在体内吸收迅速,达峰时间(Tmax)为 1.5~2.0 小时;西罗莫司广泛分布于各组织中,主要与红细胞结合,结合率 95%。细胞色素酶 P450 是其主要代谢酶,它在肝脏经 O-脱甲基和羟化作用被广泛代谢,其代谢物主要经胆汁由粪便排泄,仅 2.2% 药物或其代谢产物经肾消除。与环孢素和他克莫司相比,SRL 最大的优点是几乎没有肾毒性和神经毒性,单独或与其他免疫抑制剂(CsA 或 FK506)联合用于器官移植受者,能降低由 CsA 或 FK506 引起的肝肾毒性,适用于并发肾功能不良、震颤、高血压的器官移植受者。但是 SRL 的生物利用度低,具有明显的个体间药物动力学差异,血药浓度与其毒副作用和抗排斥反应密切相关,监测全血 SRL 浓度,建立理想治疗窗浓度范围,制订个体化用药方案,具有非常重要的意义。

一、实验室分析路径

实验室分析路径见图 19-3。

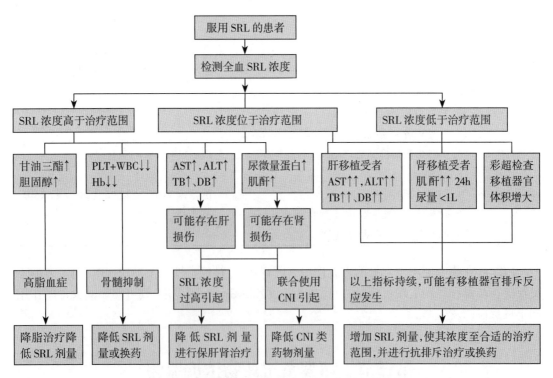

图 19-3 使用 SRL 患者的实验室分析路径图

二、相关实验

SRL 是新型大环内酯类免疫抑制剂,单独或与其他免疫抑制剂(CsA 或 FK506)联合用于器官移植患者,能降低由 CsA 或 FK506 引起的肝肾毒性,但由于生物利用度低,具有明显的个体差异和个体间药物动力学差异,血药浓度与其毒副作用和抗排斥反应密切相关,因此,在临床应用过程中应该注意监测 SRL 浓度、肝肾功能、进行血细胞分析,以避免肝毒性和血液系统病变,以及移植器官排斥反应的发生。

1. SRL 全血浓度测定　通常采用 EMIT 或 HPLC 测定全血中 SRL 浓度,建议采血时间为下次剂量前的谷浓度,EDTA 是推荐的采血抗凝剂。SRL 的治疗方案多种多样,且单独给药的剂量与联合 CsA 或 FK506 等药物使用的剂量区别较大,维持血药浓度亦各有区别,应通过血药浓度监测调整 SIR 的治疗剂量范围,器官移植受者在单独使用 SRL 时,第 1 个月血药浓度最好稳定在 $30\mu g/L$,第 2 个月调整用药剂量,血药浓度最好维持在 $15\mu g/L$;当 SRL 与 FK506 联合应用时,SRL 血药浓度保持在 $6\sim12\mu g/L$,FK506 浓度维持在 $3\sim7\mu g/L$,有降低急性排斥率的作用,且毒性小。在与 CsA 合用时,SRL 的用量较单独使用时要少,建议 SRL 的血药浓度维持在 $5\sim15\mu g/L$,因 CsA 合用其用量也相应减少,CsA 的血药浓度至少应维持在 $50\sim150\mu g/L$。如果 SRL 血药浓度 $>15\mu g/L$,即与甘油三酯的升高及血红蛋白、白细胞或血小板的减少有关。SRL 血药浓度与药物毒性成正比,但其不良反应是可逆的,当血药浓度降低后,不良反应均好转。

SRL 主要是由肝脏 CYP3A4 代谢,CYP3A4 代谢的抑制剂可降低 SIR 的代谢而升高其血药浓度。CYP3A4 代谢的诱导剂可促进 SRL 的代谢而降低其血药浓度,当与 CsA 联用时,基于 CsA 对西罗莫司的药代动力学影响,最好在 CsA 服后 4 小时再用。此外,当 CsA 的剂量明显减少或停药时,宜根据西罗莫司血药浓度调整剂量。

2. 血脂检测　高脂血症是 SRL 常见的副作用之一。使用 SRL 治疗的患者应进行血清甘油三酯、胆固醇等相关指标监测。患者血脂升高水平与 SRL 浓度有一定相关性,在药物浓度较高($>30\mu g/L$)时高脂血症(甘油三酯和胆固醇升高)较为明显,随着药物剂量和血药浓度的降低,高脂血症可明显改善。对于出现高脂血症的患者,应进行对症的降脂治疗。对于 SRL 浓度较高者,应适当降低 SRL 剂量。

3. 血细胞分析　骨髓抑制是使用 SRL 后常见的较为严重的不良反应。使用 SRL 的患者的血细胞分析出现血小板和白细胞计数减少、血红蛋白水平降低等提示可能存在骨髓抑制。由 SRL 引起的骨髓抑制具有剂量依赖性,减量或停药后常可恢复正常。

4. 肝、肾功能检测　较之于钙调磷酸酶抑制剂(如:FK506 和 CsA),SRL 的肝肾毒性均较低。目前已有报道指出,高浓度 SRL 仍然具有一定的肾毒性。另外,SRL 与其他药物联合使用(如:FK506、CsA 等),也会由于其他药物的毒副作用造成患者的肾脏或肝脏功能受损。因此,使用 SRL 的患者也应进行肾脏功能和肝脏功能监测。

三、结果判断与分析

SRL 的治疗方案多种多样,且单独给药的剂量与联合 CsA 或 FK506 等药物使用的剂量区别较大,维持血药浓度亦各有区别。当 SRL 与 FK506 联合应用时,SIR 血药浓度保持在 $6\sim12\mu g/L$,FK506 浓度维持在 $3\sim7\mu g/L$,有降低急性排斥率的作用,且毒性小。在与 CsA 合用时,SRL 的用量较单独使用时要少,建议 SRL 的血药浓度维持在 5~15μg/L,同时 CsA 用量亦可减少,但 CsA 浓度最少要维持在 50~150μg/L。如果 SIR 血药浓度 >15μg/L,即与甘油三酯的升高及血红蛋白、白细胞或血小板的减少有关。SRL 血药浓度与药物毒性成正比,但其不良反应是可逆的,当血药浓度降低后,不良反应均好转。

SRL 与 CsA、FK506、酶酚酸酯(MMF)等联合应用均有良好的协同作用,可以减少治疗方案中各种免疫抑制剂的用量,也可以减少免疫抑制剂的副作用,增强免疫抑制的效果。因此,在临床实践中应该引起注意,及时调整 CsA、FK506、MMF 和 SRL 剂量,维持一个合适的血药浓度治疗范围,以避免肝肾毒性和感染的发生。

由于 SRL 是由肝脏 CYP3A4 代谢,CYP3A4 代谢的抑制剂可降低 SRL 的代谢而升高其血药浓度,主要有钙离子通道拮抗剂维拉帕米;抗真菌药,如氟康唑、克霉唑;大环内酯类抗生素,如红霉素;胃肠动力药,如西沙必利、甲氧氯普胺;其他还有溴隐亭、西咪替丁、达那唑等;果蔬成分如葡萄柚汁。CYP3A4 代谢的诱导剂可促进 SRL 的代谢而降低其血药浓度,如抗癫痫药物卡马西平、苯巴比妥。当与 CsA 联用时,基于 CsA 对西罗莫司的药代动力学影响,最好在 CsA 服后 4 小时再用。此外,当 CsA 的剂量明显减少或停药时,宜根据西罗莫司血药浓度调整剂量。

第四节　霉酚酸药物浓度监测

霉酚酸酯(又称麦考酚酸酯,mycophenolate mofetil ,MMF)商品名为骁悉(cellcept),是霉酚酸(mycophenolic acid,MPA)的吗啉代乙酯。MPA 是选择性的肌苷 - 磷酸脱氢酶抑制剂,MMF 在体内脱酯化后形成具有免疫抑制活性的代谢物 MPA。MPA 高效性、选择性、非竞争性和可逆性抑制次黄嘌呤单核苷酸脱氢酶,阻断细胞内鸟嘌呤核苷酸的合成途径,进而阻断DNA 的合成,抑制 T、B 淋巴细胞增殖。尿苷二磷酸葡萄糖醛酸基转移酶(UGTs)作为霉酚酸酯代谢的重要限速酶,是一类能催化内源性和外源性物质葡萄糖苷酸化的膜结合酶,主要存在于肝脏、肾脏、胃、小肠和结肠等,参与对 MPA 的代谢。MMF 通常与 CsA 或 FK506 联合使用,治疗器官移植排斥反应和自身免疫性疾病,如狼疮性肾炎和一些肾小球疾病,在减少尿蛋白和改善肾功能方面有明显效果。MMF 口服吸收完全,在体内迅速被水解脱酯为其活性代谢产物 MPA,MMF 在体内几乎监测不到,约 1 小时后 MPA 药物浓度达到高峰,由于肝肠循环作用,服药后 6~12 小时将出现第 2 个血浆 MPA 高峰(峰值较第 1 次小);在临床有效浓度下,血浆中 MPA 大多以结合的形式存在,血浆蛋白结合率高达 97.5%,只有少量游离的MPA 发挥生物学活性。MPA 的生物半衰期为 17.9 小时,在肝内通过 UGTs 代谢成霉酚酸葡萄糖醛酸酯(MPAG),失去药理活性,87% 的 MMF 以 MPAG 的形式通过肾小管排泄,6% 从粪便排出,极少量(≤1%)以 MMF 原形从尿中排泄。MMF 的吸收与肝功能有关,肝功能越差,吸收越少,两者呈正相关。在临床上,MMF 一般与 CsA 或 FK506 联合使用来治疗器官移植排斥反应,降低肝移植后急性排斥反应的发生率,同时可减少 FK506 或 CsA 的用量,从而降低它们的肾毒性。另外也用于治疗一些自身免疫性疾病。由于 MMF 代谢个体差异性普遍存在,固定给药剂量带来疗效差异和不必要的不良反应。因此通过监测血 MPA 浓度来调整剂量,在制订药物最小化给药方案时既达到临床疗效又减轻不良反应。

一、实验室分析路径

实验室分析路径见图 19-4。

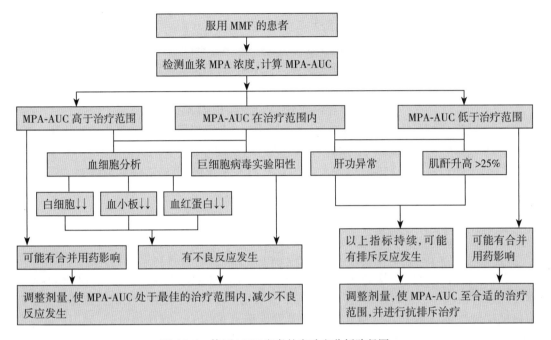

图 19-4　使用 MMF 患者的实验室分析路径图

二、相关实验

MPA 是选择性的非竞争的可逆的肌苷 - 磷酸脱氢酶抑制剂；MMF 一般与 CsA 或 FK506 合用治疗器官移植排斥反应和一些自身免疫性疾病；MPA 药效和不良反应与药代动力学密切相关，在临床上，需要对 MPA 进行血药浓度常规监测，同时进行血细胞分析和微生物检查，制订最小化给药方案，以取得最好疗效又降低感染等并发症的风险。

1. 血浆 MPA 浓度测定　EMIT 或 HPLC 法可测定血浆中 MPA 浓度，采血时间为下次剂量前的谷浓度（C_0），服药后 0.5 小时（$C_{0.5}$），服药后 2 小时（C_2），服药后 4 小时（C_4），肝素是推荐的采血抗凝剂。推荐 MPA 治疗范围（按 MPA_{AUC} 计算）：药物浓度时间曲线下面积（AUC）=30~60mg·h/L（HPLC）或 35~70 mg·h/L（EMIT），低水平的 MPA-AUC 易导致移植器官排异，高水平 MPA-AUC 及长期服用也易出现蓄积现象，增加感染等药物不良反应的风险。MPA 的常见不良反应包括胃肠道反应如恶心、呕吐、腹泻，血液系统障碍如贫血、白血病和感染几率增加，特别是巨细胞病毒感染等。研究证明体内药物浓度与不良反应发生率呈正相关。MMF 的免疫抑制效果以及药物不良反应时间均与药代动力学密切相关，个体间和个体内药动学差异大，服用相同剂量的 MMF，不同患者之间 C_0 可相差 10 倍，AUC 也可相差 5 倍；影响 MMF 药动学的因素主要包括移植器官的功能、并发症和联合用药等；肾功能损伤会降低 MMF 的代谢物 MPAG 的清除，引起 MPA 的 AUC 增加，血浆蛋白浓度的减少和内源性物质的蛋白竞争性结合，可降低 MPA 的蛋白结合率，使 MPA 游离部分以及游离 MPA-AUC 的增加;同时服用抗酸剂可降低 MMF 的吸收,降低 MPA 最大峰浓度(Cmax)和 AUC;食物摄入可降低 MPA 的 Cmax 约 25%,但不改变 AUC。常用的三联用药中糖皮质激素可诱导肝葡糖醛酸化酶,加速 MMF 的代谢,FK506 也会抑制 MMF 的代谢,而合用 CsA 会促进 MMF 的代谢,且可能与 CsA 剂量有关;因此在器官移植早期,特别是与 CsA 或 FK506 合用时,应及时控制 MPA-AUC 在推荐治疗范围内,防止发生不良反应。

推荐 MPA 治疗范围(按 MPA$_{AUC}$ 计算):

$$AUC=30 \sim 60mg \cdot h/L(HPLC 法), \quad AUC=35 \sim 70mg \cdot h/L(EMIT 法)$$

AUC 计算公式为:

$$AUC=14.81+0.8 \times C_{0.5}+1.56 \times C_2+4.8 \times C_4$$

2. 血细胞分析　主要观察白细胞、血红蛋白、血小板等指标;长期服用或高水平 MPA-AUC,容易造成血液系统障碍,如贫血、白细胞减少等,减量或停药后可消失。

3. 微生物检查　长期联合 MMF 和 CsA 或 FK506 使用,可能造成并发感染,特别是巨细胞病毒感染阳性。

三、结果判断与分析

低水平 MPA-AUC 导致移植器官排异,高水平 MPA-AUC 及长期服用也易出现蓄积现象,增加了感染等药物不良反应的风险。MPA 的常见不良反应包括胃肠道反应如恶心、呕吐、腹泻,血液系统障碍如贫血、白血病和感染几率增加,特别是巨细胞病毒感染等。近年来的研究证明体内药物浓度和不良反应发生率呈正相关。肾移植患者,采用三联用药(CSA+MPA+Pred),MPA 给药前血浆谷浓度(C_0)>1.55mg/L 或 AUC>30mg·h/L,排斥反应发生的几率大大减少,C_0 上限在 3.5mg/L 或 AUC<60mg·h/L;心脏移植后的第一年,MPA 的 C_0>3mg/L 或 AUC>42.8 mg·h/L 为 MPA 治疗窗的下限。

MMF 的免疫抑制效果以及药物不良反应时间均与药代动力学密切相关,个体间和个体内药学差异大,服用相同剂量的 MMF,不同患者之间 C_0 可相差 10 倍,AUC 也可相差 5 倍;影响 MMF 药动学的因素主要包括移植器官的功能、并发症和联合用药等;肾功能损伤会降低 MMF 的代谢物 MPAG 的清除,引起 MPA 的 AUC 增加,血浆蛋白浓度的减少和内源性物质的蛋白竞争性结合,可降低 MPA 的蛋白结合率,使 MPA 游离部分以及游离 MPA-AUC 的增加;合用抗酸剂可降低 MMF 的吸收,降低 MPA 最大峰浓度(Cmax)和 AUC;食物摄入可降低 MPA 的 Cmax 约 25%,但不改变 AUC。常用的三联用药中糖皮质激素可诱导肝葡糖醛酸化酶,加速 MMF 的代谢,FK506 会抑制 MMF 的代谢,而合用 CsA 会促进 MMF 的代谢,且可能与 CsA 剂量有关;因此在器官移植早期,特别是与 CsA 或 FK506 合用时,及时控制 MPA-AUC 在推荐治疗范围内,防止发生不良反应。

第五节　地高辛药物浓度监测

地高辛(digoxin,DX)是由毛花洋地黄提纯制得的中效强心苷,其口服吸收不完全,也不规则,生物利用度 60%~80%,血浆蛋白结合率 25%,半衰期 30~36 小时,原形主要经肾脏排泄,少部分在肝脏代谢,肝肠循环 7%。地高辛的主要作用机制是抑制细胞膜 Na$^+$-K$^+$-ATP 酶

(钠泵)的 α 亚单位,促进 Na^+-Ca^{2+} 交换,细胞内 Ca^{2+} 浓度升高,后者作用于收缩蛋白导致心肌收缩力增强。临床上常应用于治疗各种急、慢性心功能不全及室上性心动过速、心房颤动和扑动等。由于其治疗指数低,治疗窗狭窄,个体差异大,常规剂量亦可导致中毒或达不到疗效,治疗浓度与中毒浓度间又存在重叠现象,使其有效治疗剂量难以掌握,因此,目前临床对其进行血药浓度监测已作为调整给药方案、保持有效血药浓度及预防中毒的主要手段。

一、实验室分析路径

实验室分析路径见图 19-5。

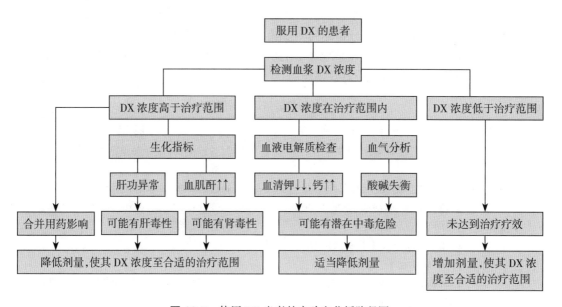

图 19-5 使用 DX 患者的实验室分析路径图

二、相关实验

地高辛为强心苷类药物,因其作用机制复杂,治疗安全范围小,药动学、药效学个体差异大,且血药浓度与药物的疗效和毒性密切相关,故在临床治疗过程中,及时监测地高辛的血药浓度,检测肝肾功能和电解质,从而制订合理的个体化给药方案,实现临床用药安全有效。

1. DX 浓度测定 采用 EMIT 或荧光偏振免疫法测定血浆中的 DX 浓度;建议采血时间在上次剂量后 8~24 小时;目前国内通常以 0.8~2.0μg/L 为地高辛有效血药浓度治疗范围,肝素是推荐的采血抗凝剂。

2. 生化指标 主要检测肾功能相关指标。如果肾功能受损,如血肌酐升高,会造成 DX 浓度升高而中毒,从而影响治疗效果。因此患者在肾功能减退时,要适时减量应用 DX。

3. 血清电解质 主要检测血清钾。低钾血症可加重由 DX 引起的房室阻滞,特别是充血性心力衰竭的患者应用 DX 的同时应予以补钾以增加体内钾离子含量。

三、结果判断与分析

因为 DX 效果是由许多因素决定的,DX 的治疗剂量和毒性剂量之间有重叠,在解释血

药浓度时只有与整体临床情形的评估相结合才可以。以治疗剂量服用时,影响 DX 浓度和药效的因素有:

1. 电解质失调和酸碱失衡　DX 浓度在通常认为的治疗范围时如出现下列情况则会有潜在的毒性:低钾血症(如在合并使用利尿剂时出现)、高钙血症、低镁血症。而在酸碱失调、组织缺氧、急性心肌梗死、心肌病变和心脏瓣膜病等情况时对 DX 的耐受性降低。

2. 引起 DX 药物动力学改变的发病情况　有肾功能不全而使肾小球滤过率下降的患者、老年人,因吸收不良综合征而使小肠吸收功能受损的患者,要注意 DX 的药物动力学改变。甲减患者 DX 浓度比依据剂量预测的高,而甲亢患者则低。

3. 药物相互作用的干扰　地高辛与其他药物联合使用时,可能会引起地高辛的药物浓度改变(表 19-3)。因此,我们在分析地高辛血药浓度结果的同时,还要考虑到药物相互作用的问题。在临床用药时,应适当调整地高辛剂量,或改用其他剂型、其他种类的药物,或间隔一定时间分开服用,以确保安全、有效用药。

表 19-3　DX 与其联用药物的相互作用

合用后影响	联合使用的药物	可能机制
加强或延长 DX 作用,升高 DX 浓度	1. 抗生素:红霉素、四环素	抑制肠道菌群,减少肠道菌群对地高辛的代谢降解
	2. 抗胆碱能药:溴丙胺太林	减弱胃肠的蠕动,生物利用度增加
	3. 维拉帕米、胺碘酮、奎尼丁、地西泮、溴甲阿托品、吲哚美辛	肾小管重吸收增加,药物清除率降低,明显改变药物分布容积
	4. 维拉帕米、卡托普利、螺内酯、依他尼酸、硝苯地平	
	5. 环孢素、地尔硫䓬、保泰松、西咪替丁	抑制肝药酶,使药物的浓度增加,半衰期延长
	6. 氯化钙、葡萄糖酸钙	
降低或缩短 DX 作用,降低 DX 浓度	1. 柳氮磺吡啶、新霉素、对氨基水杨酸	改变肠壁特性而减少地高辛的吸收
	2. 癌症化疗药物:环磷酰胺、长春新碱、氟尿嘧啶、甲氨蝶呤、阿糖胞苷和多柔比星	损伤肠道黏膜,减少地高辛的吸收
	3. 利福平、苯妥英钠	诱导肝药酶而促进地高辛在肝脏内的代谢
	4. 硝普钠、肼屈嗪、左旋多巴	促进了地高辛在肾小管的分泌,肾清除率增加
	5. 氢氧化铝、复方氢氧化铝、药用炭、氮芥、噻替哌	胃肠道吸收受阻,降低血清地高辛浓度

综上所述,有很多因素影响 DX 浓度,当对测定结果做出解释时,应考虑上述因素是否对结果产生影响及影响的程度,另外还要正确认识测定结果,结果不是衡量疗效的唯一标准,血药浓度测定只是配合临床治疗,关键看药物疗效,不可片面强调为达到某一范围的浓度而调整剂量。

第六节　卡马西平药物浓度监测

卡马西平(carbamazepine,CBZ),其化学结构与三环类抗抑郁药近似,为亚胺基二苯乙烯衍生物,但无抗抑郁活性。它是一种电压依赖性钠通道阻滞药,治疗浓度时能阻滞 Na$^+$ 通道,延长动作电位兴奋期,抑制丘脑腹前核至额叶的神经冲动的传导和癫痫灶及其周围神经元放电;口服吸收慢且不规则,服药后 4~8 小时达到峰值,初次服药 2~4 天后达稳态血浓度,进食同时服用可增加吸收,消除半衰期在连续治疗时为 10~30 小时,血浆蛋白结合率为 75%~80%,主要通过肝脏代谢成具药理活性的卡马西平 10、11- 环氧化物,只有 1% 原形药物通过尿液排泄,几乎完全以代谢物的形式从尿中排出,少量从粪便排出。卡马西平又是强药酶诱导剂,既可诱导一些药物使其血药浓度降低,影响疗效,又可诱发自身代谢,降低疗效。CBZ 是临床上治疗癫痫大发作和部分性发作的首选药之一。对癫痫并发的精神症状,以及锂盐无效的躁狂、抑郁症也有效;或合并其他抗癫痫药物来治疗癫痫、周围神经痛、精神性疾病等。由于卡马西平的有效药物浓度范围窄,仅依靠临床观察,短期内难以判断疗效或毒性,且 CBZ 血药浓度与其疗效和毒副作用的关系密切,而其药物代谢个体差异大,因此需要进行 CBZ 药物浓度监测,以实现个体化药物治疗。

一、实验室分析路径

实验室分析路径见图 19-6。

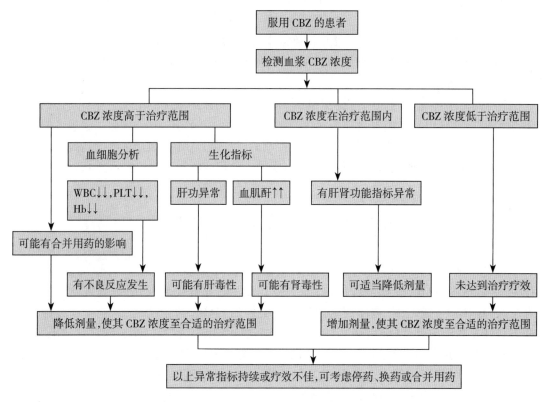

图 19-6　使用 CBZ 患者的实验室分析路径图

二、相关实验

CBZ 是强药酶诱导剂,该药的治疗血药浓度及半衰期个体差异大,容易出现不良反应,加之其自身诱导代谢和其他药物诱导的代谢,都能使卡马西平的血药浓度和药代动力学过程发生较大的改变。因此,临床上应加强血药浓度监测,同时进行血细胞分析,制订合理的给药方案,防止毒副作用的发生。

1. CBZ 血药浓度测定　采用 EMIT 或 HPLC 方法测定血浆中 CBZ 浓度;建议采血时间:测峰值在最后一次服药 6~8 小时,测谷值在下一次服药前即刻;国内推荐谷值治疗范围是 4~10mg/L,肝素是推荐的采血抗凝剂。

2. 血细胞分析　由于患者服用 CBZ 后主要不良反应是骨髓抑制、白细胞减少、粒细胞缺乏、血小板减少、紫癜、再生障碍性贫血,因此定期检查血细胞分析(包括白细胞、血小板等指标),及时发现血液系统异常,及时停药,停药后应注意给患者补充含适量蛋白质、铁剂、维生素等营养食品,必要时给予促进红细胞再生的药物。

三、结果判断与分析

卡马西平的抗癫痫作用主要是治疗简单部分发作,复杂部分发作及全身性强直 - 阵挛发作的首选药物,也是治疗儿童癫痫伴中央颞区棘波的首选药物,对复杂部分性发作疗效优于其他抗癫痫药,对精神运动性发作疗效较好。

CBZ 血药浓度的影响除了遗传、环境、生理、病理等因素外,与其他药物的相互作用也是一个重要原因,如丙戊酸、苯巴比妥、氯硝西泮等抗癫痫药物能降低 CBZ 浓度,而氟康唑、西咪替丁、异烟肼、大环内酯族抗生素醋竹桃霉素等药物能升高 CBZ 浓度。提示临床在合并应用这些药时,要注意检测 CBZ 的血药浓度,避免 CBZ 血药浓度过低或过高,导致治疗无效或 CBZ 中毒的危险。

卡马西平个体化给药原则:应从小剂量开始,在监测血药浓度的情况下逐步增加剂量至有效血浓度,这样可避免因盲目加药导致药物过量产生毒副作用,此外随时了解患者服药情况,避免因患者自行减药或停药导致已得到控制的癫痫复发,如果血药浓度已达到有效浓度范围的上限而癫痫发作仍未有明显控制应更换另一种药或联用其他抗癫痫药。

第七节　丙戊酸药物浓度监测

丙戊酸钠(sodium valproate,VPA),是目前最常用的抗癫痫药物之一,作用机制与 GABA 有关,它是脑内 GABA 转氨酶抑制剂,能减慢 GABA 的分解代谢;同时提高谷氨酸脱羧酶活性,使 GABA 生成增多,进而使脑内抑制性突触的 GABA 含量增高,并能提高突触后膜对于 GABA 的反应性,从而增强 GABA 能神经突触后抑制。它不抑制癫痫病灶放电,但能阻止病灶异常放电的扩散。VPA 口服体内吸收较好,一般空腹服药经 0.5~2 小时达最高血药浓度,饭后服药可延迟至 2~4 小时;VPA 吸收入血后,主要与血浆白蛋白结合,结合率为 84%~94%,半衰期为 7~8 小时,初次服用 VPA 经 2~3 天达稳定的血药浓度。它主要分布在细胞外液和肝、肾、脑等组织中,脑脊液内的浓度为血浆浓度的 10%,大部分由肝脏代谢,主要经肾排出,能通过胎盘,能分泌入乳汁(浓度为母体血药浓度的 3%)。VPA 可治疗各型癫痫,总有效率达 83%,其中对单纯失神性发作、全身强直阵挛性发作(GTC)、GTC 合并失神发作疗效最好,单纯部分性发作(SP)和复杂部分性发作(CP)疗效次之,对儿童良性中央回颞叶癫痫、获得性癫痫失语症、慢波睡眠相持续棘慢波癫痫及强直性发作也有效;对精神运动性发作、局限性发作和一些难治性癫痫,在原用药物的基础上加用 VPA,也常能奏效。血药浓度与剂量有较高相关,但不稳定;同时血药浓度与疗效之间的个体差异也较大,因此,在为癫痫患者设计给药剂量时,应进行 VPA 的血药浓度监测,做到个体化给药,最大限度发挥疗效,尽可能避免和减少不良反应的发生。

一、实验室分析路径

实验室分析路径见图 19-7。

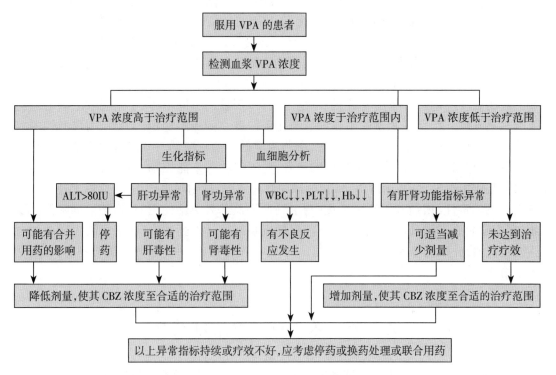

图 19-7 使用 VPA 患者的实验室分析路径图

二、相关实验

VPA 是一线广谱抗癫痫药物,其药代动力学及药效学个体差异较大,血药浓度高低与疗效和不良反应密切相关的。因此,在临床上需进行 VPA 血药浓度监测,定期对肝功能检查和血细胞分析,以利于抗癫痫的个体化治疗。

1. VPA 血药浓度测定 采用 EMIT 或 HPLC 方法测定血浆中 CBZ 浓度;建议采血时间:测峰值在服药后 1~4 小时,测谷值在下一次剂量之前;专家推荐的谷值治疗范围为 50~100mg/L,肝素是推荐的采血抗凝剂。

2. 生化指标 应定期检查肝功能指标,特别是在治疗头半年内如果有谷丙转氨酶进行性升高 4~6 周,应每 1~2 周复查一次肝功能,多数患者继续用药期间恢复正常,如果谷丙转氨酶升至 80IU 以上,应考虑停药。

3. 血细胞分析 主要是白细胞、纤维蛋白原、血小板等指标。长期服用 VPA,可引起凝血时间延长、白细胞减少、纤维蛋白原减少、淋巴细胞减少、凝血因子下降、血小板减少,用药时间越长,降低越明显,与药物的剂量和服用时间有关,停止后即可恢复,提示丙戊酸钠治疗期间检测血细胞分析是有必要的。

三、结果判断与分析

目前国内外常规推荐 VPA 的血药浓度治疗范围 50~100mg/L,但丙戊酸钠的药代动力学个体差异很大。为理想地控制癫痫发作,同时最大限度地避免或减少不良反应,建议丙戊酸钠治疗时,从小剂量开始,在血药浓度监测下逐渐加量,保证以最小的有效量达到最佳的治疗效果。即使在有效血药浓度范围内的患者,也有可能症状未控制。由此建议在加大药量的同时,给予血药浓度监测,并密切观察疗效有无明显改进,如出现不良反应和无疗效,应考虑换药。换药时切忌骤停原药,需在加用药量达到稳态血药浓度后,再递减原药,原药逐步减量至停药,不宜一增一减同时进行。

血药浓度与剂量有较高相关,但不稳定,同一剂量的不同个体,个别患者之间的血药浓度相差 6 倍。特别是儿童的用药剂量与血药浓度之间更不稳定。另外,丙戊酸钠的血药浓度与疗效之间的个体差异也较大,血药浓度低于治疗窗的一些患者的症状控制得很好,而在治疗窗范围内或高于治疗窗的患者,癫痫症状却未能控制。此外,VPA 与其他药物的相互作用也显示:与地西泮合用,可增加血药浓度,抑制呼吸作用;与红霉素及扑米酮使用可增加毒性,增加苯巴比妥浓度;与卡马西平及苯妥英钠使用时,血药浓度降低。因此,在为癫痫患者设计给药剂量时,不能仅凭剂量来估计血药浓度,应进行丙戊酸钠的血药浓度监测,并根据患者的实际情况如发病时间、发作症状、并用药物等综合判断,做到个体化给药。

第八节　苯妥英药物浓度监测

苯妥英(phenytoin,PHT),能抑制细胞外 Na^+ 的被动内流,导致细胞膜稳定化,升高其兴奋阈值;抑制神经末梢对 GABA 的摄取,诱导 GABA 受体增生,使 Cl^- 内流增加而出现超极化,抑制异常高频放电的发生和阻止脑部异常电位活动向周围正常组织扩散,从而制止癫痫发作。PHT 吸收缓慢且不规则,主要吸收部位在小肠近端。本品吸收后广泛分布于全身,并能透过血 - 脑脊液屏障和胎盘。本品血清蛋白结合率较高(90%~93%),且可随血浆 pH 的升高而增加,苯妥英主要在肝内代谢,大部分通过细胞色素 P450 代谢成无活性的羟基化合物,羟化后的代谢物约 75% 以上与葡萄糖醛酸结合的形式经尿排泄,极少部分约 2% 以原形排泄。苯妥英是最常用的抗癫痫药之一,对癫痫大发作、部分性发作和精神运动性发作有效,但对小发作无效。苯妥英具有零级动力学特征,多次给药时,稳态血药浓度和剂量不呈线性关系,剂量轻微的改变可导致血药浓度大幅度增加,其消除率的个体差异大,容易发生有临床意义的药物相互作用,易受肝药酶诱导药和抑制药影响,常需要监测血药浓度以调整维持量,以便达到更合理的个体化给药。

一、实验室分析路径

实验室分析路径见图 19-8。

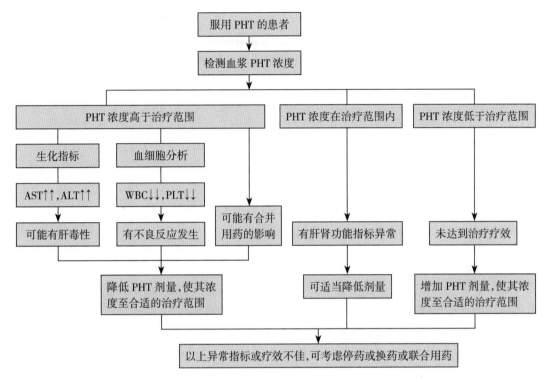

图 19-8　使用 PHT 患者的实验室分析路径图

二、相关实验

苯妥英钠是一种常用的抗癫痫药,其抗癫痫的血药浓度与药物中毒的浓度很近,安全范围窄,治疗指数低,个体差异很大,易产生较严重的不良反应,因此,在临床上需要定期检测 PHT 浓度,同时观察肝肾功能指标和血细胞分析参数,保证用药的有效性和安全性。

1. PHT 血药浓度测定　采用 EMIT 或 HPLC 方法测定血浆中 PHT 浓度;建议采血时间为在下一次剂量之前测谷值或在用药间隔期内;临床推荐治疗范围:成人和儿童 10~20mg/L、早产儿和足月新生儿 6~14mg/L、婴儿(2~12 周)游离 PHT 初始治疗血清浓度范围是 1~2mg/L,肝素是推荐的采血抗凝剂。

2. 血细胞分析　主要包括白细胞、血小板等指标。长期应用苯妥英钠可出现粒细胞降低、血小板减少,甚至再生障碍性贫血,由于个体差异较大,应用苯妥英钠的患者早期应注意血白细胞的变化,以早发现特别敏感的患者;对于粒细胞缺乏患者服用 PHT 应谨慎。

3. 生化指标　主要是肝功能指标。PHT 主要通过肝代谢,对于长期使用 PHT 的患者,容易导致肝损害(主要是肝酶 AST 和 ALT 升高的改变),用药期间应定期验血查肝功能,一旦发现异常,应立即停药或换药,以防止病情恶化。

三、结果判断与分析

PHT 具有与其他抗癫痫药物不同的非线性药代动力学(零级动力学)特性。当血药浓度在一定范围内时,血药浓度随剂量的增加而增高,为线性代谢(一级动力学过程);当血药浓度达一定水平后,小剂量 PHT 的增加可导致血药浓度的急剧增加而发生中毒,为非线性代谢(零级动力学过程),这是因为 PHT 的代谢需要酶的参与,而肝内代谢酶系统易达饱和状态,药物的解毒速率随剂量的增加而减慢,故剂量越大药物的蓄积作用越明显,发生毒副作用的情况和程度与血药物浓度一般呈平行关系,加之少数患者个体差异很明显。因此,临床用药后定时测定血 PHT 药物浓度,对指导临床用药及提高癫痫的治疗效果都具有重要意义。

PHT 为强药酶诱导剂,与其他药物合用时,可影响血药浓度。PHT 与环丙沙星合用时可降低其血药浓度;与青霉素类、头孢菌素类合用可减慢 PHT 在肾小管的排泄而使血药浓度增高;当与另外一种抗癫痫药物 VPA 合用时,PHT 的吸收,代谢和消除减慢,PHT 浓度增加,可能造成中毒危险,同时 VPA 的吸收减慢,代谢和消除加快,造成 VPA 常规剂量达不到预期的治疗效果。进食也可促进 PHT 的吸收。因此,PHT 应尽量避免与其他药物联用,提倡单一用药,从而减少药物的相互作用,并易于疗效评定。当单药治疗达到最大耐受量仍不能有效控制发作时,才考虑联合用药。如必须联合用药时,应尽量减少有肝药酶诱导作用的药物,且应进行血药浓度监测,否则极易导致严重的不良反应。

由于老年患者机体对抗癫痫药的肾清除率、肝消除作用减低,服药顺从性差,儿童患者药物代谢酶系统发育不完全,故应用本类药物时应从小剂量开始,谨慎用药,严密观察临床症状,仔细调整剂量,着眼于个体化给药。

综上所述,PHT 常用于癫痫治疗,但其不良反应较多,有的不良反应可因停药而痊愈,而有的却能造成不可逆损伤。临床医师在应用 PHT 时,不仅要关注其治疗效应,还应密切关注其不良反应所致严重危害,实施个体化给药方案,尽量降低各种不良反应的发生率,力求达到最佳疗效。

第九节　苯巴比妥药物浓度监测

苯巴比妥(phenobarbital,PB)为长效巴比妥类药物,有镇静、催眠、抗惊厥等作用,电生理研究证明,苯巴比妥既能降低病灶内细胞的兴奋性,从而抑制病灶的异常放电,又能提高病灶周围正常组织的兴奋阈值,抑制异常放电的扩散。抗癫痫作用机制可能与以下作用有关:①作用于突触后膜上的 GABA 受体,使 Cl^- 通道开放时间延长,导致神经细胞膜超极化,降低其兴奋性;②作用于突触前膜,降低突触前膜对 Ca^{2+} 的通透性,减少 Ca^{2+} 依赖性的神经递质(NA、Ach 和谷氨酸等)的释放。PB 呈弱酸性,难溶于水,口服吸收较完全,其与血浆蛋白结合率为 45% 左右,生物利用度为 85%;苯巴比妥的消除半衰期,成人为 50~120 小时,儿童为 40~70 小时;服药 4~8 小时血药浓度达到高峰,PB 在体内吸收后主要由肝脏代谢,经肾脏排出。至今 PB 仍是临床常用的抗癫痫药物之一,特别是在癫痫大发作和局限性发作的控制方面具有重要意义。临床上,PB 多与其他抗癫痫药物合并使用。由于该药物在人体内的吸收、代谢和消除个体差异较大,同时该药物的临床治疗安全范围较窄,容易出现药品不良反应,其疗效及毒性与血药浓度关系密切,加之其自身药酶诱导效应和其他药物间的相互作用,容易使其药动学发生较大变化,因此在临床治疗中进行血药浓度监测和个体化给药具有重要的临床意义。

一、实验室分析路径

实验室分析路径见图 19-9。

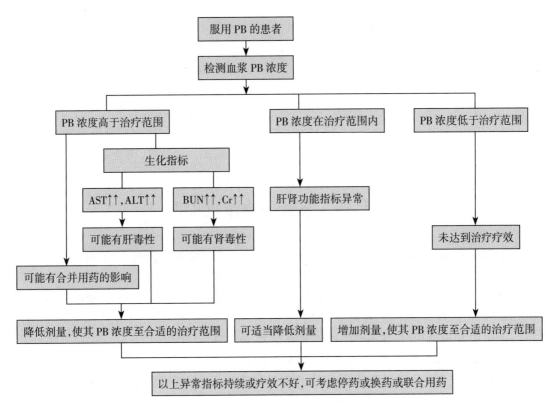

图 19-9 PB 使用患者的实验室分析路径图

二、相关实验

苯巴比妥为抗癫痫一线药物,多用于儿童患者,其临床疗效、毒副作用与血药浓度密切相关,因此,在临床上,要定期检测 PB 的血药浓度,同时检查肝肾功能,防止毒副作用的发生。

1. PB 血药浓度测定　采用 EMIT 或 HPLC 方法测定血浆中 PB 浓度;建议采血时间:在下一次剂量之前测谷值或在用药间隔期内;专家推荐治疗范围为 15~40mg/L,肝素是推荐的采血抗凝剂。

2. 生化指标　包括肝功能(酶系等)和肾功能指标。PB 多用于儿童癫痫患者,由于儿童的肝肾功能不健全,对于长期单独使用 PB 或与其他抗癫痫药物合用,可能会导致肝功能损害,主要是 AST 和 ALT 升高明显;另外也会有肾脏功能的损伤,以致出现肌酐和尿素氮的升高。

三、结果判断与分析

由于苯巴比妥在人体内的吸收、代谢和消除个体差异较大,同时该药物的临床治疗安全范围较窄,容易出现药品不良反应,其临床疗效、毒副作用与血药浓度密切相关,血药浓度在有效血药浓度范围内时其与剂量接近线性关系,说明 PB 在临床上应用较为简单可靠。但与其他抗癫痫药物一样,要注意儿童患者,由于其药物代谢较成人迅速,在常规剂量时,即使血药浓度在有效血药浓度范围内,也往往有患儿出现了中毒症状。所以在具体到每个癫痫患者的给药方案制订时,必须综合考虑患者的血药浓度监测结果和临床症状的控制情况,进行个体化给药,才能取得较好疗效。

PB 是较强的肝药酶诱导剂,在与其他抗癫痫药物合用时要注意其相互作用:其中 VPA、CBZ 和 PHT 均增加 PB 的清除率,使 PB 浓度降低;而氯硝西泮,托吡酯则会降低其清除率,使 PB 浓度升高,因此合并使用这些药物时,注意监测 PB 浓度,以保证安全有效的用药。

因胆红素与 PB 竞争结合蛋白,使 PB 药物的蛋白结合率降低,体内游离药物浓度较高,比如高胆红素血症患儿给药应慎重,应在用药期间及时监测血药浓度,防止蓄积中毒。

第十节 茶碱药物浓度监测

氨茶碱(aminophylline)系茶碱(theophylline,TP)与乙二胺的结合物,属于黄嘌呤类生物碱,它能抑制磷酸二酯酶(PDE)、减少细胞内 cAMP 的分解,从而提高 cAMP 浓度,使气道平滑肌松弛,改善通气功能。口服吸收迅速,在体内释放出茶碱,约 90% 经肝脏微粒体酶代谢转化成相对无活性的代谢物,在新生儿体内茶碱也同样转化为咖啡因,只有约 10% 原形由尿排出;茶碱的血浆半衰期,在不同个体间差异很大,成人 3~12 小时,儿童(1~17 岁)及吸烟者 2~6 小时,早产儿及肝硬化患者 30 小时;女性对本品的吸收与清除速率均较男性慢。它具有强心、利尿、舒张支气管平滑肌的作用,亦具有兴奋呼吸中枢和呼吸肌作用,是临床上应用最广泛的平喘药之一。由于氨茶碱有效血药浓度范围小,治疗指数低,加之个体差异大,临床用药均较谨慎,通过对 TP 血药浓度的监测,给氨茶碱治疗哮喘调整剂量提供了科学依据。

一、实验室分析路径

实验室分析路径见图 19-10。

二、相关实验

氨茶碱为治疗支气管哮喘常用而且有效的药物,其用量和给药方法与临床治疗效果关系密切,氨茶碱有效剂量的个体差异较大,因此临床上应根据监测的 TP 血药浓度,调整剂量和给药方法,保证临床疗效。

TP 血药浓度测定:采用 EMIT 或 HPLC 方法测定血浆中 TP 浓度。建议采样时间:连续输注,直到平台期到来的过程中,即从开始输注后 4~8 小时,12 小时,24 小时,48 小时这几个时间点及进一步治疗需要调整剂量时;测谷值在即将服用下一次维持剂量之前,测峰值则在上次剂量后 1 小时(缓释制剂大约 4 小时)。谷值治疗范围:成人和儿童为 5~20mg/L,早产

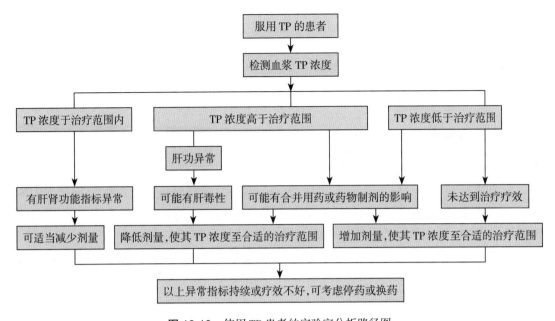

图 19-10　使用 TP 患者的实验室分析路径图

儿为 6~11mg/L,肝素是推荐的采血抗凝剂。

三、结果判断与分析

茶碱的不良反应与茶碱血药浓度密切相关,茶碱血药浓度的有效范围应是 5~20mg/L,当血药浓度高于 20mg/L 时易发生不良反应,主要表现为消化系统、心血管系统、神经系统症状,故茶碱血药浓度超过 20mg/L 是目前诊断茶碱中毒的重要标准。低于 5mg/L 时不起作用,因此对茶碱进行血药浓度监测是预防茶碱中毒和保证疗效的重要手段。

影响茶碱血药浓度的因素:

1. 患者本身疾病因素和嗜好　肝功能不正常、肺心病等疾病因素能提高茶碱血药浓度,嗜烟能降低茶碱血药浓度,易使茶碱血药浓度偏低。

2. 合并用药　见表 19-4。

表 19-4　TP 与其联用药物的相互作用

合用后影响	联合使用的药物	可能机制
升高 TP 浓度	1. 喹诺酮类抗菌药物:依诺沙星、环丙沙星、氧氟沙星	肝微粒体酶抑制剂→使茶碱的代谢受阻→使茶碱清除率减少→血药浓度升高
	2. 西咪替丁	
	3. 异烟肼	
	4. 别嘌醇	
	5. 普萘洛尔	
	6. 口服避孕药	
	7. 大环内酯类:红霉素	
	8. 其他:磺胺、氯霉素	

续表

合用后影响	联合使用的药物	可能机制
降低 TP 浓度	1. 利福平、苯妥英、苯巴比妥	肝药酶诱导剂→加速茶碱的
	2. 咖啡因	消除→茶碱血药浓度降低
	3. 间羟舒喘宁	
	4. 麻黄碱	
	5. 其他:硝苯地平、两性霉素	

3. 药物制剂本身 现在市场有茶碱缓释片、控释片、控释胶囊等较多种类,剂量用法各异,即使含量相同,溶解度、生物利用度差别也较大。总之,由于存在明显个体差异,因此仅依据体重来制订摄入剂量是不可靠的,对患者来说有时甚至是危险的。

测定茶碱浓度的指征如下:怀疑中毒,治疗失败,连续静脉注射给药;不明确先前茶碱的使用情况,患者有药物动力学的改变(如有间歇发作疾病、烟草类型改变、药物干扰等)。可采用药物动力学方法来调节个体的剂量。

第十一节 甲氨蝶呤药物浓度监测

甲氨蝶呤(methotrexate,MTX)是一种代谢类抗肿瘤药物,通过抑制细胞中的二氢叶酸还原酶,特异性抑制 DNA 的合成,从而发挥抗肿瘤细胞作用。MTX 静滴后,血药浓度迅速下降,首先是向细胞外液转运,然后随时间变化向体内各组织分布,MTX 消除半衰期分别为 2~4 小时和 10~20 小时,血清 MTX 浓度出现生物指数下降,绝大多数(80%)以原形经肾脏排泄,小部分通过胆囊到达小肠经历肠肝循环,代谢物为 4- 氨基 -4 脱氧 -N^{10}- 甲基蝶酸和 7- 羟甲氨蝶呤(被认为有潜在神经毒性)。临床上主要用于恶性肿瘤如成骨细胞肉瘤和儿童急性淋巴细胞白血病的化疗。MTX 化疗效果和不良反应与血药浓度密切相关,而同一个体在不同时间使用同一给药方案,甲氨蝶呤的血药浓度也存在较大差异。因此,通过动态检测 MTX 的血药浓度,为临床制订合理的给药方案提供科学依据,以减少毒副作用的发生。

一、实验室分析路径

实验室分析路径见图 19-11。

二、相关实验

MTX 是治疗白血病和抗肿瘤的化疗药物,临床上采用大剂量 MTX 化疗,大大增加了其毒副作用;因此,在化疗期间,通过监测 MTX 血药浓度,检查肝肾功能指标,血细胞和尿液分析参数,调整剂量,实现个体化给药,尽量减少毒副作用,使 MTX 的化疗达到预期效果。

1. MTX 血药浓度测定 采用 EMIT 或 HPLC 方法测定血浆中 MTX 浓度。建议采血时间:在开始服药后 24 小时和 48 小时,72 小时也经常采用。若出现清除延迟,需进一步采血直至 MTX 的浓度在 0.05~0.1μmol/L。为了避免严重毒副作用,专家推荐治疗浓度范围为在大剂量 MTX 治疗时(输注时间 4~6 小时),血浆 MTX 浓度应保持在以下阈值之下,在开始治

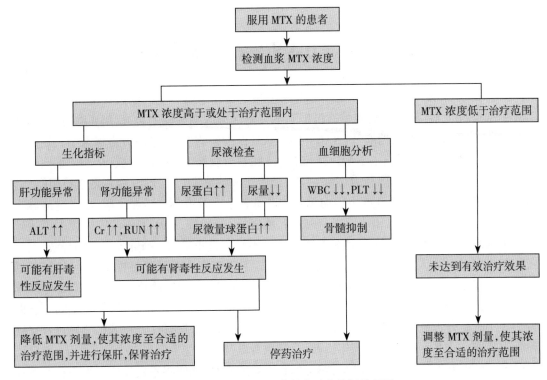

图 19-11　使用 MTX 患者的实验室分析路径图

疗 24 小时 <10μmol/L，48 小时 <1.0μmol/L，72 小时 <0.1μmol/L。

2. 生化指标　包括肝、肾功能指标，由于使用 MTX 化疗，可能造成肝脏和肾脏损害，使 ALT 升高明显，血 β_2 微球蛋白，肌酐和尿素氮显著升高，影响 MTX 的代谢和排泄，及时发现，及时处理。

3. 血细胞分析　主要是白细胞和血小板。由于 MTX 化疗造成骨髓抑制，使白细胞和血小板下降明显，必须及时采取措施进行治疗，停药后可恢复正常。

4. 尿液检查　包括尿量、尿液 pH、24 小时尿蛋白，β_2-MG（微球蛋白）等。在 MTX 化疗时，可导致尿量减少，pH 发生改变，24 小时尿蛋白和 β_2-MG 显著升高（损伤部位肾小管），因此可以及早发现肾脏损害并及时给予治疗，有重要意义。

三、结果判断与分析

MTX 是二氢叶酸还原酶的抑制剂，具有治疗指数低、毒性高的特征。有肝肾疾病及酸性尿时，可使 MTX 清除率下降；有腹水和胸膜积液时半衰期延长；MTX 浓度超过阈值时有毒副作用，其强度取决于超过阈值的整个长度，而不是超过阈值的强度；由于严重不良反应与血药浓度高低及持续时间长短有关，对 MTX 浓度的监测有助于早期发现对患者可能造成的危险。如有必要可给予解毒药甲酰四氢叶酸及时采取措施促进肾脏的排泄以避免产生威胁生命的副作用。甲酰四氢叶酸应当连续使用，直到 MTX 浓度已下降至低于 0.1μmol/L。

非甾体药物可致肾功能损害，减少 MTX 的清除，如阿司匹林可从血浆中置换 MTX 或与其竞争排泄通道，从而导致肾毒性增强，因此在化疗期间，应禁用非甾体药物。

第十二节　万古霉素药物浓度监测

万古霉素(vancomycin,Van)是东方链球菌和土壤丝菌属产生的糖肽类抗菌药物,属于三环糖肽类抗生素,其作用机制是通过抑制革兰阳性菌的细胞壁的合成,阻止 N-乙酰胞壁酰基(NAM-)和 n-乙酰葡糖酰基(NAG-)参与肽聚糖骨架的形成;同时万古霉素中大量的亲水基团可以形成氢键,阻止了 NAM-肽与 NAG-肽参与肽聚糖骨架的形成,从而使细菌无法生存。在临床上常用来预防和治疗革兰阳性菌所造成的感染。传统上,万古霉素被用作"最后一线药物",用来治疗所有抗生素均无效的严重感染。万古霉素口服不吸收,通过静脉注射可广泛分布至全身组织和体液内,在血清,胸腔液,心包液,腹膜透析液等体液内可达到有效杀菌浓度,但在胆汁中不易达到有效浓度。不易穿过正常血-脑屏障进入脑脊液,只有在脑膜炎症时可渗入脑脊液达到有效治疗浓度。万古霉素主要经肾脏排泄,少量经胆汁排泄。正常成年人的消除半衰期为 4~11 小时,平均为 6 小时,但在严重肾功能不全者体内半衰期可以延长到 7.5 天左右,明显高于正常水平。老年人的半衰期也会延长,儿童的半衰期为 2~3 小时。万古霉素的不良反应严重,主要是肾脏毒性和耳毒性,严重者可能导致肾衰竭和听力丧失。这些不良反应在老年患者、儿童患者以及肾功能不全患者中更易发生,而且更加严重。由于万古霉素治疗窗较窄,在发挥其疗效的同时,如何将不良反应发生率和严重程度降到最低,指导患者合理化给药就显得尤其重要。

一、实验室分析路径

实验室分析路径见图 19-12。

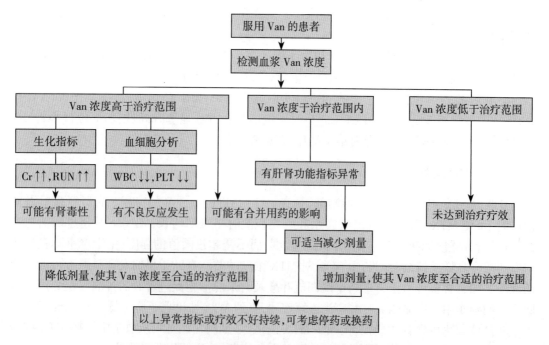

图 19-12　使用 Van 患者的实验室分析路径图

二、相关实验

1. 万古霉素血药浓度测定　采用 EMIT 或 HPLC 方法测定血浆中万古霉素浓度,建议采血时间:测峰值在服药后 0.5~1 小时,测谷值在下一次剂量之前;专家推荐的稳态峰浓度有效范围为 30~40mg/L,稳态谷浓度范围是 5~10mg/L,肝素是推荐的采血抗凝剂。

2. 肾功能检测　由于万古霉素具有肾毒性,长期应用可能使尿素氮和肌酐升高,对于肾功能不全患者使用该药时,应常规监测肾功能的变化。

3. 血细胞分析　万古霉素可使外周血白细胞减少、中性粒细胞减少以及血小板减少,当停药后可恢复正常。

三、结果判断与分析

万古霉素的疗效被认为是与时间相关联的(血药浓度高于其最低抑菌浓度的持续时间决定了它的抗菌效果)。同时,万古霉素的安全治疗范围窄,临床上容易发生耳毒性、肾衰竭等严重不良反应,且不良反应与药物浓度相关。万古霉素的药动学特征存在较大个体差异,在接受相同剂量药物治疗时血药浓度可以相差数倍,甚至数十倍,尤其老年人。所以在治疗过程中,根据患者病理生理状态、血药浓度、肾脏功能、血细胞分析结果等,调整给药剂量或给药间隔,使血药浓度维持在一个安全、有效的范围内。

影响血清万古霉素浓度的因素较多:第一,年龄因素,是引起药物作用个体差异的原因之一。目前临床推荐的给药方案主要是针对成年患者,而万古霉素主要经肾脏代谢,老年人随着年龄的增长,肾小管滤过功能减退,体内药物的清除减慢。经研究表明老年人万古霉素总清除率(CLt)的平均值仅为年轻人的 69.89%。因此会影响肾脏对万古霉素的清除,使其血浆浓度升高;若对老年患者按常规方案给药,则可引起药物在体内的蓄积,继而造成肾功能的损害。第二,肾功能下降。肾功能对万古霉素的体内代谢影响显著。由于万古霉素经肾脏清除,肾功能不全时,万古霉素清除率下降,半衰期延长,血药浓度升高。第三,药物相互作用的影响,有报道万古霉素的肾毒性与合用喹诺酮类、氟康唑、袢利尿药等药物相关;联用氨基苷类药物会加重药物对耳、肾功能的损害。

第十三节　典型病例分析

病例一

一般资料:

患者,男性,66 岁。因慢性肾功能不全、高血压入院,第 1 天(术前)肝、肾功能检查;第 2 天进行同种异体肾移植术。手术顺利,术后即行抗感染、抗排异、降血压治疗。所用主要药物为:静脉滴注拉氧头孢 8 天,再静脉滴注甲泼尼龙,口服吗替麦考酚酯(霉酚酸酯)、硝苯地平控释片。术后第 3 天检查肝、肾功能;从第 4 天起开始口服免疫抑制剂他克莫司(普乐可复,FK506)4mg,每天 2 次。连续口服他克莫司 5 天后,检查肝功能指标,如发现异常应立即停用他克莫司,改服环孢素 100mg,2 次 / 天进行免疫抑制治疗,并同时给予保肝药硫普罗宁(凯西莱)静脉滴注,口服水飞蓟宾(利加隆)连续 2 周后肝功能恢复正常。

实验室检查：

第 1 天(术前)肝、肾功能检查：ALT 32.5U/L，AST 25.2U/L，BUN 20.4mmol/L，Cr 1300μmol/L。

术后第 3 天检查：ALT 26.9U/L，AST 36.9U/L，BUN 9.2mmol/L，Cr 163μmol/L。

连续口服他克莫司 5 天后：ALT 269.3U/L，AST 238.2U/L；FK506 血药浓度为 7.78μg/L(正常血药浓度 5~15μg/L)。

改用环孢素和保肝治疗连续 5 天后：ALT 302.1U/L，AST 197.7U/L，BUN 13.9mmol/L，Cr 146μmol/L，继续保肝治疗。

2 周后：ALT 53.2U/L，AST 46.5U/L，BUN 10.6mmol/L，Cr 89μmol/L。

分析：

患者为肾移植，肾功能在恢复期，选用了对肝肾功能影响小的药物 FK506，剂量为 8mg/d，服用 FK506 后，患者 AST 和 ALT 明显升高，但血药浓度测定结果在正常范围内，经过改换环孢素和保肝治疗后恢复正常，以此说明，即使 FK 浓度在正常范围内，免疫抑制药物还是会对肝功能产生影响；因此在应用免疫抑制剂时要密切检测患者的肝、肾功能及血药浓度，及早发现问题，减少药物毒性对患者的影响。

诊断意见：肾移植受者，FK506 用药的毒副作用。

病例二

一般资料：

患者，男性，36 岁。患者因尿毒症行同种异体肾移植手术，术后服环孢素、吗替麦考酚酯、泼尼松等抗排异。术后 55 天检测 CsA 血药浓度；后因腹泻于术后 58 天加服小檗碱 0.3g，每日 3 次，其他用药方案未改变，加服小檗碱 12 天(术后 72 天)再次检测 CsA 血药浓度，因腹泻症状消失于术后 73 天停服小檗碱，其他用药方案未改变，1 周后(即术后 79 天)测定 CsA 血药浓度。

实验室检查：

术后 55 天测环孢素(CsA)血药浓度为 212.33ng/ml；

术后 72 天(加服小檗碱 12 天)CsA 浓度为 516.08ng/ml。

术后 79 天(停用小檗碱 1 周后)CsA 浓度为 363.75ng/ml。

分析：

从该病例实验室检查可以了解到，小檗碱可使 CsA 浓度升高，一旦停用，CsA 浓度就会逐渐下降；小檗碱抑制 P450 酶，使 CsA 代谢下降，从而升高 CsA 浓度。所以联合用药应注意能使 CsA 浓度升高或降低的相互作用以及毒副作用。

诊断意见：肾移植患者，CsA 合并用药中毒反应。

病例三

一般资料：

患者，男性，47 岁，由于乙型肝炎肝硬化、肝肾综合征和肝性脑病 I 期入院，于入院后第三天行同种异体原位肝移植术。患者入院时神志尚清，查体合作。术后患者肝性脑病得以纠正，由于呼吸衰竭转入重点护理病房。术后第一天下午 8 时给予 FK506，2mg，一日两次。第二天下午 8 时，第一次检查 FK506 血药谷浓度较低，怀疑患者由胃贲门括约肌处于松弛状态存在吸收障碍所致，故不适于胃内给药。第三天上午 8 时，改为 FK506 针剂 4mg 静脉注射，12 小时一次，下午 8 时第二次查 FK506 的血药谷浓度上升，此时患者神志淡漠、嗜睡，但呼之睁眼。第四天上午 8 时医嘱建议减少剂量,给予 FK506 3mg,6 小时内静脉点滴。12 小时后第三次 FK506 血药浓度剧升,超过参考范围,同时患者出现谵语、神志恍惚、抑郁、抽搐等神经症状,并频烦出现张嘴、吐舌动作。此时血药浓度已高出目标浓度近一倍,患者已出现明显的精神症状。医嘱建议暂停 K506 静脉点滴。停用近 1 小时后,患者神志趋向好转。第五天,患者神志基本恢复,但有时仍不能正确应答。第六天上午 8 时,改为片剂 2mg,鼻饲,12 小时一次,下午 8 时第四次查血药谷浓度下降。至第七天,患者神志清楚,可点头眨眼示意。当日上午 8 时第五次检测 FK506 血药浓度,恢复正常。

实验室检查:

术后口服 FK506 24 小时后(第一次)浓度为 2.7ng/ml。

改用 FK506 针剂 12 小时后(第二次)的浓度为 17.3ng/ml。

第三次 FK506 浓度超过 30ng/ml。

第四次 FK506 浓度为 16.6ng/ml。

第五次 FK506 浓度为 7.1ng/ml。

分析:

患者第三次 FK506 浓度超过正常参考范围。本例患者由于吸收障碍,口服 FK506 难以迅速达到治疗浓度范围,故采用静脉给药。血药浓度达到 17.3ng/ml 时患者即产生精神症状,超过 30ng/ml 时出现明显的神经毒性。停药后症状逐渐消失。可以肯定神经毒性是由于 FK506 的血药浓度升高所致。静脉给药剂量过大是造成 FK506 浓度过高的主要原因。因此,在使用 FK506 时应尽量根据患者的肝肾功能适量给药,合理计算,在调整剂量的前提下密切检测 FK506 的浓度等指标,制订合理的给药方案。

诊断意见:肝移植患者,FK506 中毒反应。

病例四

一般资料:

患者,女性,45 岁。1 个月前出现逐渐加重的头部胀痛,以双侧颞部为主,伴轻度头晕,收入院。早期因癫痫大发作开始使用苯妥英钠(PHT)治疗,近 3 年 PHT 渐减至 50mg,每日 2 次口服,至今癫痫未再发作。体征和生化指标正常。入院后患者头部胀痛、头晕逐渐加重,并开始出现恶心、食欲缺乏,继而出现急性加重的口齿不清、谵语、烦躁不安、睁眼乏力、不能坐起等症状。第一次检查 PHT 血药浓度过高,嘱立即停服 PHT,予丙戊酸 0.6g/d,分次口服,静脉补液支持治疗。3 天后复查 PHT 血药浓度(第二次),所有症状逐渐缓解、消失,13 天后再次复查 PHT 浓度,达到较低水平,康复出院。

实验室检查:

第一次 PHT 血药浓度为 54.97μg/ml。

停服 PHT 3 天后第二次 PHT 血药浓度为 40.02μg/ml。

停服 PHT 13 天后 PHT 血药浓度为 4.22μg/ml。

分析:

患者 PHT 浓度超过正常参考范围(10~20mg/L)。因为 PHT 具有非线性动力学体征,该患者长期服用 PHT,造成药物蓄积,表现出食欲缺乏、眼球震颤、小脑性共济失调等典型的 PHT 中毒症状。所以,对于有癫痫病史及服用过抗癫痫药者,不论其初步提供的病史是否继续服药、剂量大小,出现头痛、头晕、共济失调或其他可疑 PHT 毒副作用者,建议常规检测

PHT 血药浓度,明确鉴别。对于 PHT 中毒者,可减少剂量或撤换有效抗癫痫药,同时静脉补液、支持治疗,加快药物排泄,严重中毒者可行透析疗法以尽快降低血浆药物浓度。

诊断意见:癫痫,PHT 中毒反应。

病例五

一般资料:

患儿男性,9 岁。入院前 5 年因发作性头痛、呕吐确诊为"癫痫",先后给予卡马西平、苯巴比妥、托吡酯口服治疗,均因控制不理想及其他原因,改服丙戊酸钠(sodium valproate, VPA)11 个月。病情控制良好。入院前半个月患儿无明显诱因出现眼睑及双下肢水肿,入院后检查肝功能异常,VPA 血药浓度在有效范围内,肾功能、心肌酶谱均正常。入院后将 VPA 逐步减量至停药,静滴清蛋白以纠正低蛋白血症,同时给予保肝治疗,适当的液体促进药物排泄。10 天后,患儿水肿完全消退。复查肝功正常,康复出院。

实验室检查:

入院后治疗前:谷丙转氨酶 15U/L,天冬氨酸氨基转移酶 31U/L,总蛋白 54.9g/L,血白蛋白 31.5g/L,球蛋白 23.4g/L;VPA 血药浓度 57.77μg/ml;

入院经过治疗后:总蛋白 66g/L,白蛋白 46g/L,球蛋白 20g/L。

分析:

本例患儿在 VPA 正常剂量及血药浓度下出现肝功能指标异常,引起眼睑水肿及双下肢水肿,停用 VPA 后水肿渐消退,可能与患儿的高过敏体质有关。追问病史,患儿有对多种抗癫药物过敏病史。而 VPA 是目前临床上应用较广的抗癫药,随着应用剂量的加大,其对肝脏的毒性也日益引起人们重视。所以对某些特殊人群如小孩、哺乳期妇女、儿童肝病史者等,在临床用药过程中应定期检测血药浓度和肝功能,以达到安全治疗的目的。

诊断意见:癫痫,VPA 不良反应。

病例六

一般资料:

患者,女性,74 岁。既往有高血压病史、冠心病、慢性肾功能不全(尿毒症期)多年。长期服用地高辛(0.125mg 每日 1 次未间断)、利尿剂及 ACEI 等,心力衰竭症状基本控制。因患者出现食欲减退、恶心、呕吐、腹泻、发热等症状,无心脏不适症状,无神经系统及视觉症状,查血尿素氮、肌酐较前无变化,急查血清地高辛浓度超过正常范围,诊断地高辛中毒。停用地高辛 3 天,患者症状缓解。1 周后复查,地高辛浓度 1.06ng/ml。

实验室检查:

第一次检查 DX 血药浓度为 3.18ng/ml(正常范围 0.8~2.0ng/ml)。

停用 DX 1 周后 DX 血药浓度为 1.06ng/ml。

分析:

地高辛浓度超过正常范围。首先,地高辛主要经肾脏代谢,当肾功能不全时,药物的乙酰化作用和水解过程明显受抑制,使药物在体内失活延缓,药理作用及毒性增强。另外,老年人肾体积缩小,加上该患者为肾衰竭,因而延缓药物的排泄,使其半衰期延长,血药浓度升高,造成蓄积中毒。因此,临床上对老年心力衰竭患者,尤其合并有肾功能不全者,在长期应用地高辛时,要定期检测血清地高辛浓度,调整地高辛用量,以防洋地黄中毒。

诊断意见:患者 DX 中毒反应。

病例七

一般资料：

患儿，男性，3个月26天。因干咳1个月，加重伴气喘1天，口服氨茶碱0.3g，4小时后入院。患儿于1个月前出现轻度干咳，未引起家长重视，未做治疗。入院前1天患儿咳嗽加重，呈阵发性干咳，伴轻度气喘。当天上午在阿奇霉素静脉滴注时，家长又给予患儿氨茶碱0.3g，服药20分钟后患儿出现烦躁不安，面色苍白，频繁呕吐，非喷射状，呕吐物为胃内容物，无咖啡样液体，随即急诊入院。第一次检查肝功能指标有异常，服氨茶碱后10小时测定血清氨茶碱血药浓度超过有效血药浓度范围，予以吸氧、静脉输液、抗炎、保护肝等综合治疗。第二次在服氨茶碱后21小时测定血清氨茶碱浓度为6.88mg/L，复查肝功能正常。患儿痊愈出院。

实验室检查：

入院当天检查肝功能：丙氨酸氨基转移酶（ALT）114U/L，天冬氨酸氨基转移酶（AST）87U/L；服氨茶碱后10小时测定血清氨茶碱血药浓度为22.39mg/L。

经过治疗后第二次茶碱浓度为6.88mg/L，肝功能正常。

分析：

服氨茶碱后10小时测定血清氨茶碱血药浓度超过有效血药浓度范围（10~20mg/L）。氨茶碱是临床常用的平喘药，临床上常合并抗炎药治疗，比如大环内酯类药物等，药物相互作用也是影响其浓度的因素之一。该病例就是在治疗过程中，使用了大环内酯类药物阿奇霉素，加上患者为婴儿，肝肾功能不健全，影响氨茶碱的代谢，使得茶碱的血药浓度升高，超过了治疗范围的上限，出现中毒反应，造成患者肝功能损害。因此临床上对这类特殊患者在使用氨茶碱并合并使用其他药物时，应严密检测氨茶碱的血药浓度，在用药的过程中，仔细观察，一旦出现不良反应，及时采取措施，进行治疗，以免造成更严重的后果。

诊断意见：急性氨茶碱中毒。

病例八

一般资料：

患者，男性，36岁。因右股骨骨肉瘤行截肢术后5个月，出现肺转移入院，临床药师建议选择HD-MTX（大剂量的甲氨蝶呤）+VCR（长春碱）联合化疗，经中心静脉导管给药，同时行亚叶酸钙（CF）解救、水化、碱化尿液、对症等治疗，HD-MTX按体表面积选择$9g/m^2$给予。化疗第1日，护士按医嘱先以VCR 2mg冲入，半小时后给予MTX静脉滴注8小时。临床药师测定第1点MTX血药浓度为正常，建议医师24小时后肌内注射CF20mg，每6小时1次。期间患者尿量和尿pH也正常。第2日，患者告知临床药师感觉恶心，经查看无口腔黏膜反应。临床药师测定第2点MTX血药浓度在治疗范围内，建议医师调整肌内注射CF的剂量为15mg，每6小时1次。查看护理记录，患者尿量和尿pH正常。第3日，临床药师查房，患者诉恶心，呕吐3次，临时给予甲氧氯普胺缓解，其他无特殊不适。临床药师测定第3点MTX血药浓度也在治疗范围内，建议医师停止CF解救。查看护理记录，患者尿量和尿pH正常。化疗结束，复查肝肾功能无异常，患者要求出院。化疗后2周摄胸片，右上肺阴影较前缩小，左肺阴影不清晰。经过如上3周期的化疗，患者两肺病灶消失，无其他不良反应。

实验室检查：

第1天化疗：第1点MTX血药浓度为$40\mu mol/L$，尿量为3500ml，尿pH>6.5。

第2天化疗：第2点MTX血药浓度为$0.3\mu mol/L$，尿量为3200ml，尿pH>6.5。

第 3 天化疗:第 3 点 MTX 血药浓度 <0.05μmol/L,尿量为 3000ml,尿 pH>6.5。

化疗结束后肝肾功能无异常。

分析:

各个时间点 MTX 浓度均在其治疗范围内。MTX 的作用有其特异性,但选择性差,因而临床表现出不同程度的不良反应,其不良反应与 MTX 浓度密切相关,特别是高浓度的 MTX 容易造成肝脏和肾脏的损害。该病例就是在各个时间点 MTX 浓度指导下,实时调整 CF 剂量,患者取得了良好疗效,患者在用药中仅出现轻度恶心、呕吐,无其他严重不良反应发生。

诊断意见:肿瘤患者在 MTX 化疗期间无严重不良反应发生。

(邹远高　白杨娟)

主要参考文献

1. Lothar Thomas. 临床实验诊断学 . 朱汉民,沈霞,译 . 上海:上海科学技术出版社,2004.

2. 李好枝 . 体内药物分析 . 北京:中国医药科技出版社,2003.

3. 吴莱文 . 治疗药物监测 . 北京:人民卫生出版社,1989.

4. Staatz CE,Goodman LK,Tett SE. Effect of CYP3A and ABCB1 single nucleotide polymorphisms on the pharmacokinetics and pharmacodynamics of calcineurin inhibitors:Part I. Clin Pharmacokinet. 2010 Mar;49(3): 141-175.

5. Vicari-Christensen M,Repper S,Basile S,et al. Tacrolimus: review of pharmacokinetics,pharmacodynamics, and pharmacogenetics to facilitate practitioners' understanding and offer strategies for educating patients and promoting adherence. Prog Transplant. 2009 Sep;19(3):277-284.

6. de Jonge H,Kuypers DR. Pharmacogenetics in solid organ transplantation: current status and future directions. Transplant Rev(Orlando). 2008 Jan;22(1):6-20.

7. Tett SE,Saint-Marcoux F,Staatz CE,et al. Mycophenolate,clinical pharmacokinetics,formulations,and methods for assessing drug exposure. Transplant Rev(Orlando). 2011 Apr;25(2):47-57.

8. Halleck F,Duerr M,Waiser J,et al. An evaluation of sirolimus in renal transplantation. Expert Opin Drug Metab Toxicol. 2012 Oct;8(10):1337-1356.

9. Harrison JJ,Schiff JR,Coursol CJ,et al. Generic immunosuppression in solid organ transplantation: a Canadian perspective. Transplantation. 2012 Apr 15;93(7):657-665.

10. MacPhee IA. Pharmacogenetics biomarkers:cytochrome P450 3A5. Clin Chim Acta. 2012 Sep 8;413(17-18): 1312-1317.

11. Ware N,MacPhee IA. Current progress in pharmacogenetics and individualized immunosuppressive drug dosing in organ transplantation. Curr Opin Mol Ther. 2010 Jun;12(3):270-283.

12. MacDonald A,Scarola J,Burke JT,et al. Clinical pharmacokinetics and therapeutic drug monitoring of sirolimus. Clin Ther. 2000;22 Suppl B:B101-121.

13. Filler G,Bendrick-Peart J,Christians U. Pharmacokinetics of mycophenolate mofetil and sirolimus in children. Ther Drug Monit. 2008 Apr;30(2):138-142.

14. Oellerich M,Armstrong VW,Streit F,et al. Immunosuppressive drug monitoring of sirolimus and cyclosporine in pediatric patients. Clin Biochem. 2004 Jun;37(6):424-428.

15. Jelliffe RW. Some comments and suggestions concerning population pharmacokinetic modeling,especially of digoxin,and its relation to clinical therapy. Ther Drug Monit. 2012 Aug;34(4):368-377.

16. Campbell TJ,Williams KM. Therapeutic drug monitoring: antiarrhythmic drugs. Br J Clin Pharmacol. 2001;52

Suppl 1:21S-34S.

17. Neels HM, Sierens AC, Naelaerts K, et al. Therapeutic drug monitoring of old and newer anti-epileptic drugs. Clin Chem Lab Med. 2004;42(11):1228-1255.

18. Loh GW, Mabasa VH, Ensom MH. Therapeutic drug monitoring in the neurocritical care unit. Curr Opin Crit Care. 2010 Apr;16(2):128-135.

19. Haymond J, Ensom MH. Does valproic acid warrant therapeutic drug monitoring in bipolar affective disorder? Ther Drug Monit. 2010 Feb;32(1):19-29.

20. Johannessen SI, Tomson T. Pharmacokinetic variability of newer antiepileptic drugs: when is monitoring needed? Clin Pharmacokinet. 2006;45(11):1061-1075.

21. Saleem M, Dimeski G, Kirkpatrick CM, et al. Target concentration intervention in oncology: where are we at? Ther Drug Monit. 2012 Jun;34(3):257-265.

22. Rousseau A, Marquet P. Application of pharmacokinetic modelling to the routine therapeutic drug monitoring of anticancer drugs. Fundam Clin Pharmacol. 2002 Aug;16(4):253-262.

23. MacGowan AP. Pharmacodynamics, pharmacokinetics, and therapeutic drug monitoring of glycopeptides. Ther Drug Monit. 1998 Oct;20(5):473-477.

24. Gordon CL, Thompson C, Carapetis JR, et al. Trough concentrations of vancomycin: adult therapeutic targets are not appropriate for children. Pediatr Infect Dis J. 2012 Dec;31(12):1269-1271.

25. Sullins AK, Abdel-Rahman SM. Pharmacokinetics of antibacterial agents in the CSF of children and adolescents. Paediatr Drugs. 2013 Apr;15(2):93-117.

26. Grace E. Altered vancomycin pharmacokinetics in obese and morbidly obese patients: what we have learned over the past 30 years. J Antimicrob Chemother. 2012 Jun;67(6):1305-1310.

27. Marsot A, Boulamery A, Bruguerolle B, Simon N. Population pharmacokinetic analysis during the first 2 years of life: an overview. Clin Pharmacokinet. 2012 Dec;51(12):787-798.

第二十章

急性中毒毒（药）物检测与实验室诊断

药物在疾病的治疗上起着重要的作用,但使用不当或使用过量可引起各种药源性疾病,超量服用则可引起中毒。急性中毒原因主要为误服、自杀、他杀,以及服用过量药物等,造成精神神经系统损害(镇静安眠药等),肝脏和肾脏以及血液系统损害,甚至死亡。目前,引起中毒的毒药物种类有:有机磷农药(甲胺磷,乐果等),鼠药(毒鼠强),除草剂(百草枯),巴比妥类药物(巴比妥、异戊巴比妥等),安眠药类(苯二氮䓬类等),精神系统类药物(阿米替林等),精神活性物质(海洛因、冰毒等),乌头碱类(乌头碱等)。

第一节 急性有机磷农药中毒的检测

急性有机磷农药中毒是我国目前化学毒物中毒发生率最高的类型之一,病死率高达10%以上。作为农用杀虫剂的有机磷化合物,其品种繁多(包括甲胺磷、乙酰甲胺磷、敌敌畏、乐果、马拉硫磷、对硫磷、甲基对硫磷),杀虫效果好,在有机合成农药中占有极重要地位。根据其毒性强弱分为高毒、中毒、低毒三类,高毒类有机磷农药少量接触即可中毒,低毒类大量进入体内亦可发生危害。我国目前常用有机磷农药的大鼠口服半数致死量(mg/kg)在高毒类药物中:对硫磷为3.5~15mg,甲拌磷为2.1~3.7mg,乙拌磷为4mg;在中毒类中:甲胺磷为20~29.9mg,敌敌畏为50~110mg,甲基对硫磷为14~42mg;在低毒类中:乙酰甲胺磷为945mg,乐果为230~450mg,马拉硫磷为1800mg。人体对有机磷的中毒量、致死量差异很大,相同浓度药物由消化道进入较呼吸道吸入或皮肤吸收中毒症状更重、发病更急;如吸入量大或浓度过高的有机磷农药时,也可在5分钟内发病,迅速致死。急性中毒发病时间与毒物品种、剂量和侵入途径密切相关,一般急性中毒多在12小时内发病,若是吸入,口服高浓度或剧毒的有机磷农药,可在几分钟到十几分钟内出现症状以致死亡,皮肤接触中毒发病时间较为缓慢,但可表现吸收后的严重症状。主要临床表现为毒蕈碱样症状(恶心、呕吐、腹痛、多汗、腹泻、尿频、大小便失禁。以及支气管痉挛和分泌物增加、咳嗽、气急,严重者出现肺水肿等);烟碱样症状(常有全身紧束和压迫感,而后发生肌力减退和瘫痪。呼吸肌麻痹引起周围性呼吸衰竭);中枢神经系统症状(头晕、头痛、疲乏、共济失调、烦躁不安、谵妄、抽搐和昏迷等)。急性中毒病情多急骤、凶险,如不及时准确诊断和救治,常可危及生命。

一、实验室分析路径

实验室分析路径见图20-1。

486

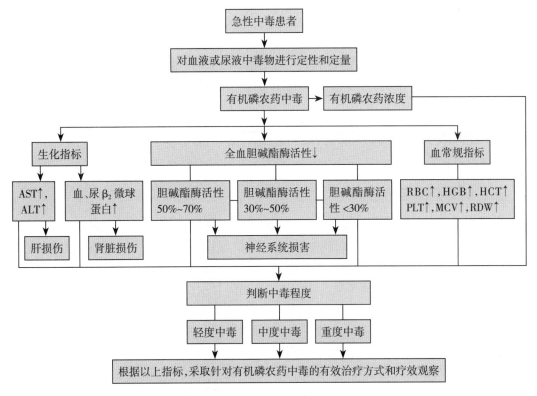

图 20-1 急性有机磷农药中毒患者的实验室分析路径图

二、相关实验

急性有机磷农药中毒的机制主要是抑制胆碱酯酶活性,使胆碱能神经的化学递质乙酰胆碱大量蓄积,作用于胆碱能受体,导致胆碱能神经系统功能紊乱,或直接作用于胆碱能受体,导致下一神经元或效应器过度兴奋或抑制。中毒导致人体神经系统的损害,主要临床综合征表现为:急性胆碱能危象,中间期肌无力综合征及迟发性多发性神经病。毒物主要在肝脏氧化分解,大部分由肾脏排出。对急性有机磷农药中毒的诊断,首先明确导致中毒的药物非常关键,结合临床症状以及实验室检查等指标加以综合分析,即可作出明确诊断。

1. 毒物定性与定量测定 采用气相色谱与质谱联用法(GC-MS)等试验对患者血液、尿液或呕吐物中有机磷农药进行检测与鉴别,以此确证患者中毒农药类型,并同时对中毒农药进行定量分析,判断中毒程度。有机磷农药在 GC-MS 中定性分子离子峰为甲胺磷(94、141、95m/z),乙酰甲胺磷(136、94、95m/z),敌敌畏(109、185、79m/z),乐果(87、93、125m/z),马拉硫磷(127、173、125、93m/z),对硫磷(109、97、291m/z),甲基对硫磷(109、125、263m/z)等。送检样本为患者肝素抗凝血浆、随机尿液或当时呕吐物等。

2. 全血胆碱酯酶活性测定 全血胆碱酯酶活性测定是诊断有机磷农药中毒的特异性实验室指标,对中毒程度轻重,疗效判断和预后估计均极为重要。以正常人血胆碱酯酶活性为 100%,急性有机磷农药中毒时,胆碱酯酶值在 50%~70% 为轻度中毒,30%~50% 为中度中毒,在 30% 以下为重度中毒。

3. 血常规检查 血细胞参数测定的结果表明,RBC、HGB 和 HCT 随中毒的严重程度而增高,MCV 和 RDW 的升高与中毒的严重程度有明显的一致性,PLT 计数和血小板比容明显升高,而且与中毒程度有关。

4. 肝肾功能检查 急性有机磷农药中毒患者应及时、动态检测尿微球蛋白含量、肝肾功能、血电解质及血气分析测定等判断中毒与脏器功能损害程度。有机磷农药中毒患者血浆 NO 水平显著升高,并与中毒的严重程度一致,且 NO 水平升高与胆碱酯酶活性的降低呈高度负相关;急性损伤患者,可见不同程度的碱性磷酸酶(ALP)、谷氨酸转移酶或丙氨酸氨基转移酶(ALT)、天门冬酸氨基转移酶(AST)、总胆红素(TBIL)、直接胆红素(DBIL)、间接胆红素(IBIL)升高。

三、结果判断与分析

对于典型的有机磷农药中毒的诊断并不困难,而对那些服药类型、服药剂量不清,已神志不清患者,或者缺乏对复合型农药中毒的认识,如氨基甲酸酯类,中毒后临床症状与有机磷农药相似,就会对诊断造成困难。临床医生特别是急诊医生掌握相关药物特点与临床表现对于患者的及时救治尤为重要。

有机磷农药通过胃肠道、皮肤吸收,大概在 6~12 小时血中浓度达高峰,24 小时后通过肾脏排泄。有研究发现有的患者血液中毒物浓度可持续时间在 48~96 小时,少数达 144 小时甚至更长。因此,通过对急性中毒患者血液或尿液中有机磷农药浓度的测定,对判断中毒程度、指导治疗及预后有重要意义。目前气 - 质联用技术在未知农药引起的中毒分析中,起着极其重要的作用,特别是质谱仪,它通过物质结构的碎片离子进行定性,比其他色谱单纯以保留时间定性更加准确可靠,最适合分析鉴别有机磷农药和鼠药等。

第二节 急性鼠药中毒的检测

灭鼠药是一种用于杀死齿类动物的化合物,当今国内外已有 10 多种灭鼠药。按灭鼠起效急缓分类:①急性灭鼠药:鼠食后 24 小时内致死,包括毒鼠强和氟乙酰胺;②慢性灭鼠药:鼠食后数天内致死,包括抗凝血类溴敌隆等。我国灭鼠药广泛用于农村和城市,因此,群体和散发灭鼠药中毒事件屡有发生。毒鼠强中毒占各种中毒的首位,其死亡率高达 20%。毒鼠强属有机氮化合物,是一种中枢神经系统刺激剂或运动神经兴奋剂。当体内 γ- 氨基丁酸(GABA)对中枢神经系统的抑制作用被毒鼠强拮抗后,可致强烈的脑干刺激作用,中枢神经系统出现过度兴奋而导致患者出现强烈的惊厥反应。毒鼠强中毒患者以反复发作强直性抽搐呈癫痫样发作、惊厥及昏迷为其特点。中毒患者临床死亡原因主要为呼吸肌的持续痉挛导致窒息死亡,严重缺氧致脑水肿或毒物抑制呼吸中枢致呼吸衰竭,严重的心力衰竭致急性肺水肿等。毒鼠强主要经口腔、消化道黏膜或呼吸道黏膜吸收进入体内,很快均匀地分布于身体各组织器官中,并以原形存在,然后以原形从尿液及粪便中缓慢排出,可致二次中毒。毒鼠强排泄缓慢,每天以小于 25%LD_{50} 浓度排泄。

一、实验室分析路径

实验室分析路径见图 20-2。

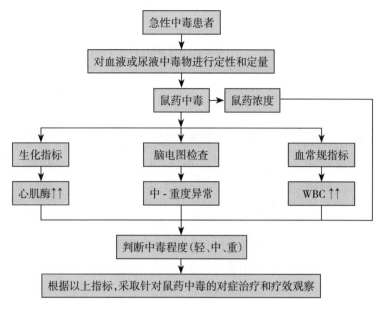

图 20-2　急性鼠药中毒患者的实验室分析路径图

二、相关实验

毒鼠强主要经口腔及胃肠道黏膜吸收入血,少数可经呼吸道吸收。临床上遇有进食后数分钟至 0.5 小时,即出现恶心、呕吐、抽搐及意识障碍者应高度警惕毒鼠强中毒。若怀疑有毒鼠强中毒,应通过抽血或取排泄物进行毒物分析,进行确诊。在治疗过程中,还可通过测定其浓度水平来评估其治疗效果。

1. 毒物定性和定量测定　采用 GC-MS 测定血液或尿液中毒鼠强浓度。质谱是毒鼠强定性检测最可靠的方法,它在质谱中分子离子峰为 212、240、92m/z(质核比),可作为毒鼠强定性的特征峰。样本推荐中毒患者肝素抗凝血浆或随机尿液。

2. 血常规和生化指标　主要检查血细胞计数以及心肌酶等指标。实验室检查发现,随着病情加重,WBC 明显升高,而且心肌酶升高也明显,其升高原因与脑组织严重缺氧,骨骼肌反复强直痉挛损伤、心肌直接受损有关。

3. 脑电图检查　毒鼠强中毒后患者的脑电图多为中 - 重度异常,可见癫痫样 θ 波和 δ 波。临床观察证实,脑电图异常越明显,出现精神症状、痴呆及记忆力降低等中毒性脑病后遗症的可能性越大,持续时间越长。

三、结果判断与分析

毒鼠强中毒的临床表现容易与其他毒物中毒或某些疾病相混淆,从而导致误诊。因此,对于怀疑毒鼠强中毒的患者,首先对其血液或尿液进行检测,如果检测确认含有毒鼠强,用血液净化等方式进行治疗,同时对症治疗控制抽搐,减少后遗症,提高抢救成功率,降低死亡率。

第三节　急性百草枯中毒的检测

百草枯(paraquat,PQ)属有机杂环类高毒性除草剂,对人和动物有极高的肺毒性,小鼠半数致死量(LD_{50})为104.72mg/kg,人口服致死量为3.0g(约10ml),属中等毒性药。PQ可经皮肤、呼吸道、消化道吸收进入人体,并通过血液循环分布于机体几乎所有的组织器官,但以肺中浓度最高,中毒机制与超氧离子的产生有关。PQ被肺泡Ⅰ、Ⅱ型细胞主动摄取和转运,经线粒体还原酶Ⅱ、细胞色素C还原酶催化,产生超氧化物阴离子、羟自由基(OH—)过氧化氢等,引起细胞膜酯质过氧化,造成细胞破坏,导致多系统损害。百草枯中毒可造成急性肺损伤或急性呼吸窘迫综合征(ARDS),晚期则出现不可逆转的肺泡内和肺间质的纤维化,肺纤维化常在第5~9天发生,2~3周达到高峰,患者多死于多脏器功能衰竭或呼吸衰竭。由于百草枯的血浆致死浓度很低,目前尚无特效解毒药,中毒后病死率极高,可达85%~95%,且存活者中绝大多数有肺纤维化,预后极差。

一、实验室分析路径

实验室分析路径见图20-3。

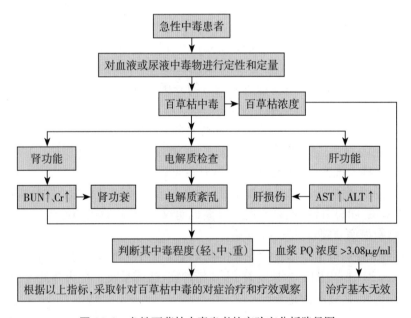

图 20-3　急性百草枯中毒患者的实验室分析路径图

二、相关实验

PQ经口吸入后,在血浆里几乎不与血浆蛋白结合,2小时后达峰值,15~20小时后血浆浓度缓慢下降,以原形从肾脏排出。因此,对于怀疑PQ中毒患者,可进行血液或尿液中PQ含量检测确认,预测中毒患者的预后。

1. 毒物定性和定量测定　采用 HPLC 或 GC-MS 测定血浆或尿液中 PQ 浓度。送检样本为中毒患者肝素抗凝血浆或随机尿液。

2. 生化指标　主要检查肝肾功能指标。PQ 中毒患者都会出现不同程度的肝肾功能损伤、电解质紊乱等症状,相关检查协助评估脏器损害程度及其疗效。

三、结果判断与分析

PQ 中毒导致机体组织损伤的详细机制尚不完全清楚,但 PQ 经消化道吸收后在体内分布广泛,以肺及骨骼肌中浓度最高,肺中的 PQ 浓度相对其他器官高 10~90 倍,在血浆 2 小时达到峰值,最早 1 小时后即可在尿中检测到。笔者等也通过检测 PQ 中毒患者血浆中 PQ 浓度,统计分析发现在我院急诊 PQ 中毒患者中,血浆浓度在 3.08μg/ml 的中毒者最后均死亡,提示服入 PQ 的浓度越高,中毒症状越重,死亡率也越高。

第四节　急性巴比妥类药物中毒的检测

巴比妥类药物是常见的镇静催眠剂,主要分为四类:长效(苯巴比妥),中效(异戊巴比妥),短效(司可巴比妥),超短效(硫喷妥钠)等。巴比妥类药物的作用因剂量而异,可依次产生镇静、催眠、抗惊厥和中枢麻痹作用。由于长期或一次性超剂量服用,误服或蓄意吞服过量均可致急性中毒,急性巴比妥类药物中毒时以中枢神经抑制为主,且明显影响呼吸,心血管及消化系统功能,主要死于呼吸衰竭,循环衰竭及严重并发症,死亡率高达 40% 以上。由于巴比妥类药物化学结构相似,毒理性质和理化特性亦属类同,当几种巴比妥类药物混合中毒时,常不易作出判别,这也是巴比妥类药物急性中毒时临床诊断中最常面临的问题之一。

一、实验室分析路径

实验室分析路径见图 20-4。

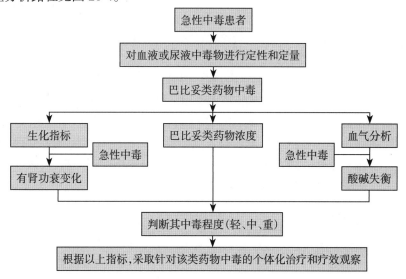

图 20-4　急性巴比妥类药物中毒患者的实验室分析路径图

二、相关实验

巴比妥类药物误用率和滥用率较高,因此,迅速准确测定生物样品中是否出现巴比妥类药物与类型(长效 / 中效 / 短效 / 超短效),并测定其浓度,结合生化等指标,判断患者中毒程度,实施相应药物治疗,对快速救治患者生命有重要意义。

1. 毒物定性和定量测定　采用 HPLC 或 GC-MS 测定血液或尿液中巴比妥类药物浓度。送检样本为中毒患者肝素抗凝血浆或随机尿液。

2. 血气分析　动脉血气分压的测定,包括 pH,PCO_2 和 PO_2 等指标。急性巴比妥类中毒的患者主要死于呼吸、循环衰竭及严重并发症。维持肺功能及循环血容量是抢救成功的关键。

3. 生化指标　主要监测肾功能指标,在急性中毒时可出现肾衰竭等严重并发症,根据肾脏损害程度,采用不同的治疗手段,对救治患者生命有重要意义。

三、结果判断与分析

急性巴比妥类药物对中枢神经系统和呼吸系统具有抑制作用,对心血管和消化系统也有一定影响,超剂量服用能引起中毒,致死剂量 1~3g。由于该类药物很易获得,是导致临床中毒病例中最常见的一类药物。有专家通过测定不同作用类型巴比妥类药物浓度进行中毒评价分析,通常短效巴比妥类治疗血清浓度低于 20mg/L,超过 30mg/L 即为中毒,长效巴比妥类治疗血清浓度可达 50mg/L,超过 80mg/L 即为中毒。

第五节　急性苯二氮䓬类安眠药物中毒的检测

苯二氮䓬类安眠药物主要包括地西泮、硝西泮、氯氮䓬,阿普唑仑,三唑仑等,该类药物能抑制丙酮酸氧化酶系统,从而抑制神经细胞的兴奋性,阻断脑干网状结构上行激活系统的传导功能,它使整个大脑皮质发生弥漫性抑制,从而出现催眠和较弱的镇静作用。苯二氮䓬类药物口服吸收良好,约 1 小时达血药峰浓度。其中三唑仑吸收最快;氯氮䓬口服吸收较慢,肌内注射吸收缓慢,且不规则,静脉注射显效快速。苯二氮䓬类安眠药物与血浆蛋白结合率较高,其中安定的血浆蛋白结合率高达 99%。因其脂溶性很高,故能迅速向组织中分布并在脂肪组织中蓄积。此类药物主要在肝药酶作用下进行生物转化。多数药物的代谢产物具有与母体药物相似的活性,而其 $t_{1/2}$ 则比母体药物更长,连续应用长效类药物时,易造成药物及其活性代谢物在体内蓄积。当大量摄入这一类药物造成急性中毒时,可弥漫性抑制大脑功能引起嗜睡甚至昏迷,当接近或达到致死量时,呼吸中枢受到抑制,可致呼吸衰竭死亡。在这一类药物的急性中毒中以安定中毒为多见。

一、实验室分析路径

实验室分析路径见图 20-5。

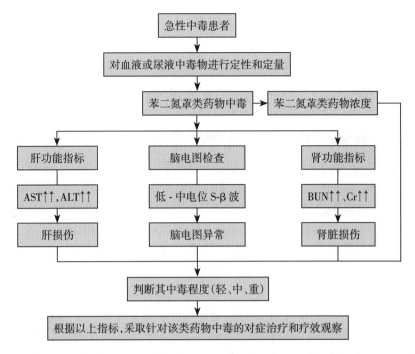

图 20-5　急性苯二氮䓬类药物中毒患者的实验室分析路径图

二、相关实验

苯二氮䓬类药物被一些患者误用或过量服用造成中毒的事例时有发生,临床上常见幼儿及儿童误服或过量服用。因自杀吞服大量苯二氮䓬类药物中毒的患者隐瞒病史,或因儿童误服、其语言表达能力差,均是造成诊断困难的主要原因。检查血液或尿液中是否含有该类药物可协助确诊,测定其血药浓度、结合生化及脑电图等指标改变信息,可判断中毒程度,协助临床治疗。

1. 毒物定性和定量测定　采用 HPLC 或 GC-MS 测定血液或尿液中苯二氮䓬类药物浓度。样本推荐为中毒患者肝素抗凝血浆或随机尿液。

2. 生化指标　主要为肝肾功能指标的检查,由于药物急性中毒易造成肝肾功能损伤,肝脏酶学、肾脏功能结果可出现异常,根据严重程度提示患者中毒状况,协助评估治疗效果与预后。

3. 脑电图检查(EEG)　苯二氮䓬类药物中毒患者均可出现脑电图异常,如出现低 - 中电位 S-β 波等。

三、结果判断与分析

苯二氮䓬类药物中毒的主要临床表现是中枢神经系统的抑制,如嗜睡、头晕、乏力、语音不清、共济失调、严重者出现昏迷和休克等症状。这一类药物进入人体后,常用量在 0.5~3 小时内血药浓度达到峰值,并迅速通过血 - 脑屏障,其药物浓度与临床效应有一定的关系,比如安定治疗时一般有效浓度为 150~500μg/L,中毒浓度可达到 500~2000μg/L。在临床工作中如遇健康者突然发病,表现头晕,嗜睡,共济失调等症状时,要警惕安眠药中毒的可能,尽快做 EEG,并及时对血或尿液中的中毒毒物进行定性和定量分析,实现早期诊断,避免延误对中毒患者的及时救治。

第六节　急性抗精神类药物中毒的检测

抗精神系统药物又称强安定药或神经阻滞剂,是一组用于治疗精神分裂症及其他精神病性精神障碍的药物,主要用于治疗精神分裂症和预防精神分裂症的复发,还用于治疗其他精神病性精神障碍,如适用于兴奋躁动、幻觉、妄想等阳性症状明显的患者。抗精神系统药物种类主要包括抗精神分裂症药(氯丙嗪,氯氮平等)、抗躁狂症药(碳酸锂,氟哌丁醇等)、抗抑郁药(阿米替林,丙米嗪等)和抗焦虑药(以苯二氮䓬类为主)等。其药理作用相当广泛,对神经系统的作用部位从大脑皮质直至神经肌肉接头,主要作用于脑干网状激活系统,边缘系统及下视丘,对循环、消化内分泌和皮肤等系统也有一定影响。在神经递质方面有抗多巴胺、抗去甲肾上腺素、抗血清素、抗胆碱及抗组胺等作用。近年来,抗精神病药物有用药普遍过量的趋势,由于一些临床医生用药不规范、合并用药增多,药物的使用剂量盲目增大,时有抗精神药物中毒发生;加之一些自杀或误服患者,也可致发生抗精神药物中毒。抗精神病药物的毒性作用几乎涉及神经系统的各个方面,影响心、肝、肾等多个重要脏器和内分泌系统功能,尤其是对心脏的毒性。在临床上以抗抑郁药物阿米替林在急性中毒和病死率中占同类药物的第一位。

一、实验室分析路径

实验室分析路径见图 20-6。

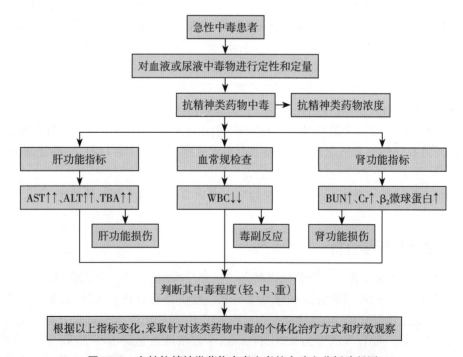

图 20-6　急性抗精神类药物中毒患者的实验室分析路径图

二、相关实验

对于怀疑有抗精神系统药物中毒的患者,首选对血液等样品进行药物类型定性检测,找出中毒药物类型,再同时进行定量分析,结合生化和血常规等指标,评估中毒程度与脏器损伤程度,从而采取针对性的治疗,保障患者生命。

1. 毒物定性和定量测定　采用 HPLC 或 GC-MS 测定血液或尿液中抗精神系统类药物浓度。送检样本为中毒患者肝素抗凝血浆或随机尿液。

2. 血常规检查　白细胞减少是抗精神病药物严重的副作用之一,氯氮平、氯丙嗪等药物均可造成白细胞降低。

3. 肝肾功能指标　抗精神病药物对肝肾功能有明显的影响,长期大量服用,可造成肝肾功能损害,如 AST、ALT、TBA 等指标的显著升高。

三、结果判断与分析

已有研究证实因精神疾病引起的自杀占总自杀原因第二位,自杀方式以服毒占首位,约占 62%,在急性中毒患者中,由精神药物所致又占前几位。各类抗精神药物作用机制具有多样性,其中毒的临床表现也不尽相同,但抗精神系统药物中毒的程度与药物种类、剂量密切相关,如大剂量服用氯氮平可引起严重心血管毒性反应和急性肺水肿等症状,而抗抑郁药(阿米替林)中毒主要为中枢与外周抗胆碱能作用,其外周的抗胆碱能作用所引起心肌毒性反应,比其他抗精神药物引起的心肌毒性反应重。因此,对于这一类药物急性中毒而言,首先确认其中毒药物种类以及中毒药物浓度,结合临床症状,评估中毒程度,采取积极的对症治疗。

第七节　急性精神活性毒物中毒的检测

精神活性物质也叫成瘾性物质,是指能够影响人类情绪行为,改变意识状态,当人们摄入这类药物后能引起精神兴奋、欣快感或产生一定抑制、幻觉作用,并能使人产生依赖性的物质。精神活性物质大致分为以下几类:中枢神经系统抑制药(乙醇)、中枢拟交感药(苯丙胺)、中枢神经系统兴奋药(可可碱、茶碱和咖啡因)、大麻类、尼古丁及烟草、致幻剂(赖瑟酸二乙胺)以及吸入性有机溶媒类(乙醚、氯仿)。短期内过量服用这类药物所致的临床病症称为急性中毒;而由于长期用药所致的不良后果称为慢性中毒,其中包括长期非医疗性用药,即精神药物的滥用等。目前在社会上滥用精神活性物质主要有海洛因、冰毒、摇头丸、大麻及 K 粉等,临床以思维障碍、情感障碍、行为紊乱、冲动自伤,睡眠障碍,以及明显的戒断症状为主要表现。精神活性物质中毒即精神药物的滥用,是长期吸毒过量引起严重抑制呼吸,导致全身严重低氧而引起的一系列病理变化,如肺充血和水肿、恶性高热、心律失常、心肌梗死、急性心力衰竭、多器官功能衰竭、脑缺氧和水肿以及脑出血等症状。

一、实验室分析路径

实验室分析路径见图 20-7。

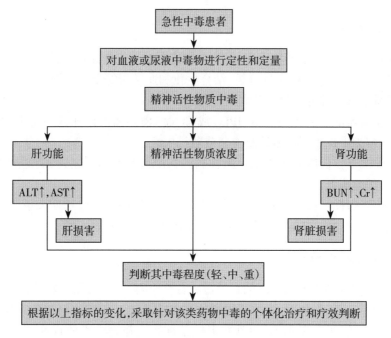

图 20-7 急性精神活性毒物中毒患者的实验室分析路径图

二、相关实验

精神活性物质可经口或静脉进入体内,它在体内的半衰期长短不一致,主要通过肝脏代谢,部分原药通过肾脏排泄,因此可以通过测定血液或尿液中毒物来定性和定量,评估吸食毒物的程度。

1. 毒物定性和定量测定 采用 HPLC 或 GC-MS 测定血液或尿液中精神活性物质浓度。送检样本为中毒患者肝素抗凝血浆或随机尿液。

2. 生化指标 主要监测肝肾功能,长期大量服用精神活性物质患者,基本都有肝肾功能损害,如 ALT、AST、肌酐、尿素氮升高等变化,因此通过检查肝肾功能指标,可以了解其中毒程度。

三、结果判断与分析

急性中毒常为吸毒过量和自杀所致,临床表现为中枢神经系统和交感神经系统的兴奋症状。对于出现急性的认知障碍、癫痫和意识障碍,应考虑到药物中毒的可能,毒物接触史对中毒的诊断尤为重要,血尿毒物分析达到中毒浓度即可诊断,如血清甲基苯丙胺中毒剂量 $\geqslant 0.1\mu g/ml$,致死剂量 $\geqslant 0.2\mu g/ml$;血清苯丙胺中毒剂量 $0.2\sim 1.0\mu g/ml$,致死剂量 $\geqslant 1\mu g/ml$。然后根据其中毒毒物类型和中毒浓度的高低采用不同的治疗方式。

第八节 急性乌头碱类毒物中毒的检测

乌头碱类药物主要存在于川乌、草乌、附子等中草药中,它的主要成分是乌头碱,新乌头碱,次乌头碱等,本品具有镇痛作用,临床上用于缓解癌痛,尤其适用于消化系统癌痛;外用时能麻痹周围神经末梢,产生局部麻醉和镇痛作用;有消炎作用,还有发汗作用。成人服用乌头碱结晶 0.2mg 中毒,3~5mg 致死,它主要使迷走神经兴奋,对周围神经损害临床主要表现为口舌及四肢麻木,全身紧束感等,通过兴奋迷走神经而降低窦房结的自律性,引起异位起搏点的自律性增高而引起各种心律失常,损害心肌或导致心肌麻痹而死亡,其中毒临床表现为唇、舌、颜面、四肢麻木及流涎、呕吐、心慌、心率减慢或心动过速、血压下降、早期瞳孔缩小/后放大、肌肉强直、呼吸痉挛、窒息而危及生命。临床常见中毒的主要原因为煎煮时间不当、饮用过量(药酒)、误服等。

一、实验室分析路径

实验室分析路径见图 20-8。

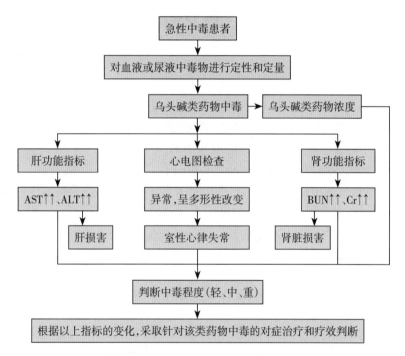

图 20-8　急性乌头碱类药物中毒患者的实验室分析路径图

二、相关实验

乌头碱类生物碱微溶于水,易溶于乙醇等有机溶剂,在药酒中常有高浓度乌头碱存在。主要在消化道吸收,从唾液和尿液中排出,其吸收及排出均迅速。药物动力学研究表明,等量的乌头类药品在不同时间服用,测其乌头碱在体内的血液浓度有显著差异,上午高于下午,中午最高,晚上则最低。

1. 毒物定性和定量分析　采用 HPLC 或 HPLC-MS-MS 检测血液或尿液中乌头碱类药物的浓度。送检样本为中毒患者肝素抗凝血浆或随机尿液。

2. 生化指标　对于急性乌头碱中毒,可并发肝肾功能衰竭,通过检查肝肾功能变化,判断中毒程度。

3. 心电图检查 乌头碱急性中毒及相关的心律失常在世界各地十分常见,心脏损害心电图异常率可达 80.1%~88.0%,呈多型性改变。以室性心律失常最常见,严重者可出现室性心动过速。

三、结果判断与分析

乌头碱急性中毒的诊断,患者有服用乌头类中草药史,结合临床出现神经系统、心血管系统、消化系统三大表现,特别是心电图表现呈多型性改变,有紊乱性心律失常特点。通过对血液或尿液乌头碱的定性分析,可作出乌头碱急性中毒的临床诊断;再结合中毒乌头碱的浓度和生化指标的变化,评估中毒程度,采取对症治疗。

第九节 典型病例分析

病例一

一般资料:

患儿,男性,足月,生后人工喂养,尿便正常,无呕吐,于生后第八天下午出现不明原因腹胀,口吐白沫现象,当晚 10 点患儿呻吟不止,伴阵发性双手握拳动作,头后仰,由 120 护送入院。病程无发热,无出血倾向。入院查体温 36.0℃,心跳 126 次 / 分,反应迟钝,呻吟不止,口吐白沫,皮肤微绀,双肺呼吸音粗,未闻及心脏杂音,腹胀明显,肠鸣音弱。经检查患者呕吐物中毒物,发现毒鼠强中毒,经过洗胃,维生素 K 和 B_6,以及其他药物治疗后,患儿腹胀缓解,经过进一步治疗,患儿可反应,四肢活动正常,心肌酶及脑电图正常予以出院。

实验室检查:

血常规:WBC18.6×10^9/L,N69.8%,L21.9%,HGB156g/L,PLT311×10^9/L;尿常规:蛋白 ++,胆红素 ++;肝肾功能未见异常;心肌酶 CK1120U/L,CK-MB107U/L,LDH553U/L,CRP19.5mg/L;血气分析:pH7.11,$PaO_2$59.6mmHg,$PaCO_2$42.1mmHg。毒物分析:检查患儿呕吐物提示,发现毒鼠强中毒。

分析:

毒鼠强属于急性中枢兴奋性杀虫剂,具有中毒量小,作用快,死亡率高的特点。一般毒鼠强中毒在儿童和成年人中常见,具有明确或可疑的毒物接触史,突发恶心呕吐,腹胀流口水,抽搐等症状,结合毒物检测提示有毒鼠强即可确诊。

诊断意见:急性毒鼠强中毒。

病例二

一般资料:

患者,20岁,饮酒后自服某种农药,伴恶心呕吐,当时无呼吸困难胸闷气短,无意识不清,入院前 6 小时于当地医院给予洗胃和药物治疗。为进一步治疗入院。查体:T36.8℃,P 89 次 / 分,R 20 次 / 分,BP 90/60mmHg,神清,精神差,口唇无发绀,咽充血,双肺呼吸音清,未闻及干湿啰音,心率 89 次 / 分,腹软,上腹部压痛,无反跳痛。胸部 CT 示:未见异常。毒物分析发现血液中有百草枯,诊断为百草枯中毒。入院后经过血液透析加血液灌流,免疫抑制剂,抗氧化剂等手段的对症治疗。患者入院 5 天后,症状加重。肺 CT:双肺多发渗出性病变伴小叶间隔增厚,纵隔脂肪间隙密度增高,两侧胸腔积液伴邻近组织膨胀不全,心包积液,心血管腔内密度减低,于当天给大剂量激素冲击,免疫抑制剂及对症治疗,上述症状明显缓解。入院后第 9 天复查肺 CT:与上次比较双肺多发渗出性病变大部分吸收,纵隔脂肪间隙密度较前略有减低,两侧胸腔积液较前减少,心包积液基本吸收,心血管腔内密度仍较低,较前未见明显变化。患者入院第 10 天自动出院,随访 10 个月,患者生命体征平稳。

实验室检查:

入院检查 WBC22×10⁹L⁻¹,NEUT% 85.5%,HGB143g/L,PLT 264×10⁹L⁻¹,血 Na⁺140mmol/L,血 K⁺3.1 mmol/L,血 Cl⁻98 mmol/L,心肌酶、肝肾功能、凝血常规正常;毒物分析:送检血液检出百草枯,浓度为 8.5mg/L。

分析:

百草枯是农村广泛使用的除草剂之一,该农药与土壤接触很快分解,无残留毒性,但进入人体则可致人中毒乃致死亡,人经口致死量为百草枯溶液 5~15ml,中毒病死率 50%~80%。它可经胃肠道、皮肤和呼吸道吸收,造成组织细胞膜脂质过氧化,特别是肺组织损害是其主要致病机制,临床表现为多系统损害。目前临床广泛应用血液透析,血液灌流,持续动静脉过滤等方法治疗百草枯中毒。因此对于该类患者,必须早诊断,特别是对患者血液或尿液中毒物的分析来确诊,及早对症治疗,才能挽救部分中毒患者的生命。

诊断意见:急性百草枯中毒。

病例三

一般资料:

患者男性,18 岁,因突发意识丧失 2 小时入院,当时查体昏睡状态,未发现明显阳性体征。行头颅 CT 及心电图检查未见异常,给予胞磷胆碱及补液等对症治疗,症状无明显改善,意识障碍进行性加重。查体:BP150/100 mmHg,P 100 次 / 分,深昏迷状态,双侧瞳孔直径 2mm 固定于中间位,对光反射消失,角膜反射消失,压眶反射消失,四肢肌张力减低,腱反射消失,双侧病理反射阴性,脑膜刺激征(−)。经实验室检查发现重度阿米替林中毒,追问病史发现大剂量服用阿米替林。经过碳酸氢钠碱化血液,血液灌流,以及给予人血白蛋白注射液静脉滴注治疗后,患者意识障碍恢复,神志清楚,定向力正常,神经系统未发现阳性体征,患者康复出院。

实验室检查:

入院检查血气分析:pH7.326,PO₂100mmHg,PCO₂55.3mmHg,BE3mmol/L,电解质 Na⁺128mmol/L,K⁺3.67mmol/L。

首次毒物分析:血浆中有阿米替林成分,其血浆浓度为 5200ng/L。

碱化血液,同时行床旁血液灌流治疗,查阿米替林血浆浓度为 3900ng/L,次日病情再次加重,查血浆阿米替林浓度 2900ng/L,继续补液及 5% 碳酸氢钠碱化血液和给予人血白蛋白注射液静脉滴注,经过 2 天治疗后,患者体征恢复正常。

分析:

阿米替林为常用的三环类抗抑郁药物,其服用过量引起急性中毒的发生率和病死率居三环类抗抑郁药物首位。阿米替林从消化道吸收完全,96% 与血浆蛋白结合,广泛分布于全身,8~12 小时达血药浓度峰值,经肝代谢,代谢产物通过肾脏排出,血浆半衰期 32~40 小时。

重度阿米替林中毒表现为昏迷、呼吸抑制、癫痫发作、心律失常等。本例患者 1 次大剂量服用阿米替林,初期仅表现为昏睡,而无其他阳性体征,加上病史不明确,未能早期明确诊断,但经过毒物分析,确定中毒程度,采取针对性治疗,减少组织中的阿米替林,从而促进脑功能复苏,为成功抢救创造条件。

诊断意见:急性阿米替林药物中毒。

病例四

一般资料:

男性,27 岁。因意识不清 18 小时后就诊于急诊,经给予纳洛酮促醒等治疗后入院治疗。患者入院后无尿,既往无急慢性肾脏疾病及急慢性肝病史。入院查体:T36.1℃,P 82 次 / 分,R 20 次 / 分,BP 120/70mmHg,在臀部、骶尾部及后背部可见皮肤破损,意识处于昏睡状态,不语。双侧瞳孔等大,约 2mm,对光反射灵敏。

入院后初步诊断:意识不清原因待查:药物中毒?脑炎?

经过毒物分析,发现尿液中吗啡呈阳性,反复追问患者家属及患者病史后,患者自诉有吸食海洛因病史。同期检查发现肝肾功能以及心肌酶等指标异常。给予持续低流量吸氧、改善循环、利尿、抗感染、保肝治疗及纳洛酮、脑活素、胞磷胆碱、能量合剂等治疗,并在此基础上,行血液透析治疗。治疗多天后,尿量逐渐增多,意识清楚,查肝功正常,肾功能及心肌酶等指标也在恢复中,本拟继续治疗,但患者及患者家属拒绝进一步治疗,自动出院。

实验室检查:

入院后查血常规示:WBC 17.79×10⁹/L、N 0.8714、L 0.0702。肝功能:ALT 714.0IU/L、AST 813.0IU/L。肾功能:BUN 14.35mmol/L、SCr 373.72umol/L。心肌酶:CK 42 346.0IU/L、CK-MB 24 847.0IU/L、LDH 2493.0IU/L、a-H BDH 2193.0IU/L。电解质、血糖正常。肝炎系列检查正常。毒物分析:尿液中吗啡阳性;经过治疗后检查,肝功能正常,肾功能:BUN 5.97mmol/L、SCr 276.0umol/L。心肌酶:CK150.0IU/L、CK-MB 42.0IU/L、LDH309.0IU/L、a-HBDH 497.0IU/L。

分析:

海洛因由天然吗啡经化学加工而成,其有效成分为吗啡。吗啡通过模拟内源性 - 内啡肽激活中枢神经受体而产生镇静、心动过缓、呼吸抑制、体温降低等作用。重度中毒者出现昏迷、呼吸慢、针尖样瞳孔的三合一症状,引起呼吸循环衰竭,呼吸停止,血压降低,甚至死亡。吗啡对中枢神经元先兴奋,后抑制,但以抑制为主。致死剂量为 150mg,呼吸衰竭是主要的死亡原因。纳洛酮是吗啡类中毒的特效解毒剂。所以,对于该类急性中毒患者,尽早通过毒物分析确定其毒物中毒类型,才能采取对症治疗手段,保障患者生命。

诊断意见:急性海洛因中毒。

病例五

一般资料:

患者男性,因服用药酒后出现上腹部不适,呕吐,突感头晕,随即晕厥,面色苍白,大汗淋漓,大小便失禁,急诊入院。入院时血压 60/40mmHg,超声心动图示心内结构正常,左心室功能正常,心电图出现三度房室阻滞及异位节律等严重的心律失常。毒物分析为乌头碱中毒,随即给氧吸入,补充血容量以及应用阿托品、利多卡因等辅助治疗,治疗中还应用升压药,细胞活性药物,保护胃黏膜及预防感染等,48 小时后恢复正常心律,血压恢复正常,康复出院。

实验室检查:

毒物分析:药酒中检测出乌头碱成分;患者血液中检出乌头碱。

心电图示 P 波与 QRS 波各自规则出现,PP 间期 0.66 秒,心房率 90 次 / 分;RR 间期 0.86 秒,心室率 70 次 / 分,P 波与 QRS 波之间无固定关系;并见提前成串宽大畸形 QRS 波,形态不一,配对间期不等,频率约 100 次 / 分。

分析:

乌头为毛茛科多年草本植物,乌头中的主要成分是双酯型二萜类生物碱,共有 10 余种,其中以乌头碱毒性最大,含量最高。纯乌头碱是极毒的生物碱,中毒量为 0.2mg,致死量为 3~5mg。乌头块根入药历史悠久,主治风寒湿痹关节酸痛、跌打损伤等。但均须经炮制水解,使其毒性降低,才可供药用。乌头碱在体内吸收及排泄较快,以饮用浸泡的药酒出现症状更快,可能与酒精增加有毒成分的溶解度,并促进其吸收有关。临床上乌头中毒多见于误服过量引起的意外中毒。乌头碱在体内无蓄积现象,一般经及时治疗,24 小时内心律失常症状好转,不及时治疗,可因呼吸麻痹或严重心律失常而死亡。对于这一类毒物中毒患者而言,通过毒物分析,结合临床症状,早期诊断,采取对症治疗,把抢救患者的生命安危放在第一位,降低死亡率。

诊断意见:急性乌头碱中毒。

病例六

一般资料:

患者女性,22 岁。因考试不及格服药自杀(药名不详),10 小时后被送入医院抢救,行洗胃、利尿、静滴纳洛酮、升压药等治疗,48 小时后病情危重,进 ICU 抢救。查体:深昏迷,T:36.2℃,P:108 次 / 分,R:0 次 / 分,BP:100/80mmHg,瞳孔:直径 4mm,对光反射迟钝。毒物分析确诊为苯巴比妥药物中毒,经过心电图监护,呼吸机给氧,兴奋中枢,多次行利尿、升压、兴奋呼吸处理,进行 2 次血液灌流(2 小时 / 次),多种抗生素抗感染等治疗,患者在血药浓度的指导下,进行临床抢救,患者在呼吸停止 3 天后恢复,4 天后清醒,5 天后脱离危险。

实验室检查:

首次毒物分析结果:苯巴比妥中毒,尿药浓度:74.13ug/ml,血药浓度:226.9ug/ml。

第一次血液灌流后,苯巴比妥血药浓度 156.0ug/ml。

第二次血液灌流后,苯巴比妥血药浓度 98.4ug/ml,血小板计数 4.2×10^9/L,停止血液灌流。

第三次治疗后,检查苯巴比妥血药浓度 60.2ug/ml。在血药浓度下降阶段,患者神志清醒,生命体征平稳,能正常饮食,自觉无不适感。

分析:

苯巴比妥为长效药物,半衰期长,25%~50% 原形经肾排出体外,肾小管有重吸收作用,使作用持续时间延长,难以消除,中毒易造成呼吸衰竭而死亡,苯巴比妥可致死浓度为 80ug/ml,所以抢救时必须给碳酸氢钠或乳酸钠碱化尿液,减少肾小管重吸收,加速药物排泄。因此,对于该类急性中毒患者,首先确诊中毒毒物,由于血药浓度与临床症状密切相关,所以在血药浓度的指导下,进行临床抢救,可以起到良好救治效果。

诊断意见:急性苯巴比妥药物中毒。

(邹远高 白杨娟)

主要参考文献

1. Lothar Thomas. 临床实验诊断学. 朱汉民, 沈霞, 译. 上海: 上海科学技术出版社, 2004.

2. Papoutsis, Ioannis, Mendonis, Marcela, Nikolaou, Panagiota et al. Development and Validation of a Simple GC-MS Method for the Simultaneous Determination of 11 Anticholinesterase Pesticides in Blood-Clinical and Forensic Toxicology Applications。JOURNAL OF FORENSIC SCIENCES, 2012, 57(3): 806-812.

3. Bishan N. Rajapakse. Horst Thiermann, Peter Eyer et al. Evaluation of the Test-mate ChE(Cholinesterase) Field Kit in Acute Organophosphorus Poisoning. Annals of Emergency Medicine. 2011, 5(6): 559-564.

4. Xue Tang, Rui lan Wang, Hui Xie, et al. Repeated pulse intramuscular injection of pralidoxime chloride in severe acuteorganophosphorus pesticide poisoning. American Journal of Emergency Medicine, 2013, 31, 946-949.

5. Deng, Xuejun, Li, Gang, Mei, Ruanwu et al. Long term effects of tetramine poisoning: An observational study. CLINICAL TOXICOLOGY, 50(3), 172-175.

6. MEADWAY C, GEORGE S, BRA ITHWAITER. A rapid GC-MS method for the determination of dihydrocodeine, codeine, norcodeine, morphine, normorphine and 6-MAM in urine. Forensic Science International, 2002, 127(1-2): 136-141.

7. Yuangao Zou, Yunying Shi, Yangjuan Bai et al. A simple determination of paraquat in human plasma by high-performance liquid chromatography. J of Chromatography B, 879(2011): 1809-1812.

8. Yunying Shi, Yangjuan Bai, Yuangao Zou, et al. The Value Of Plasma Paraquat Concentration in Predicting Therapeutic Effects of Haemoperfusion in Patients With Acute Paraquat Poisoning. PLOS one, 2012, 7(7): 1-6.

9. Song, Long, Zhang, Hong, Liu, Xin, et al. Rapid determination of yunaconitine and related alkaloids in aconites and aconite-containing drugs by ultra high-performance liquid chromatography-tandem mass spectrometry. BIOMEDICAL CHROMATOGRAPHY, 2012, 26(12): 1567-1574.

10. Chan, Thomas Y. K. Aconite poisoning presenting as hypotension and bradycardia. HUMAN & EXPERIMENTAL TOXICOLOGY, 2009, 28(12): 795-797.

11. Chen, Sammy Pak Lam; Ng, SauWah; Poon, Wing Tat et al. Aconite Poisoning over 5 Years A Case Series in Hong Kong and Lessons Towards Herbal Safety. DRUG SAFETY, 2012, 35(7): 575-587.

12. Mordal, Jon, Medhus, Sigrid, Holm, Bjorn et al. Influence of Drugs of Abuse and Alcohol Upon Patients Admitted to Acute Psychiatric Wards Physician's Assessment Compared to Blood Drug Concentrations. JOURNAL OF CLINICAL PSYCHOPHARMACOLOGY, 2013, 33(3): 415-419.

13. Vincenti, Marco, Cavanna, Daniele, Gerace, Enrico et al. Fast screening of 88 pharmaceutical drugs and metabolites in whole blood by ultrahigh-performance liquid chromatography-tandem mass spectrometry. ANALYTICAL AND BIOANALYTICAL CHEMISTRY, 2013, 405(2-3): 863-879.

第二十一章

临床常见肿瘤标志物应用

恶性肿瘤现已成为继心血管疾病之后的第二位威胁人类健康的常见致死疾病。肿瘤治疗的关键在于早期发现、早期治疗。肿瘤标志物对于肿瘤的辅助诊断、疗效评价监测和预后评价等均有重要意义。

肿瘤标志物(tumor marker,TM)指在肿瘤发生和增殖过程中由肿瘤细胞生物合成、释放或是由机体对肿瘤生长反应而产生的一类物质。当肿瘤发生发展过程中,这类物质明显异常,通过临床实验室检测技术可以对其进行定性或定量检测。肿瘤标志物水平一般与恶性肿瘤的发生、发展、消退、复发等具有良好的相关性,因此测定血清/体液肿瘤标志物水平可以获得有关恶性肿瘤的实验室诊断,肿瘤治疗效果观察、病情进展监测以及预后评价等重要信息。

肿瘤标志物既可以表达在组织细胞表面,也可以释放到血液、体液中。由于标本获取方便且检测准确、快速、价廉,血液、穿刺液等体液中肿瘤标志物的检测在临床更为常用。本章节将在简要介绍肿瘤标志物概况之后,主要介绍临床常用血清肿瘤标志物和不同类型肿瘤中血清肿瘤标志物的应用。

第一节 临床常见肿瘤标志物概述

目前已发现 200 多种人类肿瘤抗原,临床常用的肿瘤标志物有 20 多种。根据肿瘤抗原的特异性,通常将肿瘤抗原分为肿瘤特异性抗原和肿瘤相关抗原,又根据肿瘤抗原生物学特性将肿瘤标志物分为:肿瘤胚胎性抗原(如:AFP、CEA 等)、糖链抗原分子(如:CA199、CA125、CA153 等)、异位激素(如:ACTH、HCG、降钙素等)、酶和同工酶类(如:PAP、γ-GT 等)、蛋白质类(如:$\beta 2$-微球蛋白、铁蛋白、本周蛋白等)、癌基因和抑癌基因及其蛋白产物(如:ras 基因蛋白、myc 基因蛋白、p53 抑癌基因蛋白)等。

1. 甲胎蛋白(alpha1-fetoprotein,AFP) AFP 是由 590 个氨基酸组成的单一多聚体糖蛋白,含糖约 4%,分子量 70kD,半衰期约为 5 天,其编码基因定位于 4q11~4q22。正常时主要由胎肝合成,其次卵黄囊,胃肠道黏膜及肾脏也能合成少量 AFP。妊娠妇女从妊娠第 6 周开始,血和尿中的 AFP 含量会持续增高,至 12~15 周达高峰。胎儿血浆中的 AFP 值可达到 3mg/ml。出生后,AFP 合成很快受抑制,血浆浓度降至 50ng/ml,周岁末降至接近成人水平。血清 AFP 病理性升高主要见于肝细胞癌、卵黄囊肿瘤、胚胎性肿瘤(如:睾丸非精原细胞肿瘤)以及一部分肝外肿瘤,同时一些非肿瘤性疾病(如先天性胆道闭锁症、急慢性肝炎、肝硬化等)AFP 也可呈不同程度增高。

2. 癌胚抗原(carcinoembryonic antigen,CEA) CEA 是一种细胞表面相关糖蛋白,是结肠直肠黏膜的正常组分,分子量为约 180kD,含糖量 45%~60%,其编码基因位于 19 号染色体。早期胎儿的胃肠道、肝、胰腺等均可产生 CEA,出生后 CEA 合成被抑制。成年人肠道、胰腺及肝脏组织能合成少量 CEA。正常情况下 CEA 经胃肠道代谢,而肿瘤状态时 CEA 则进入血和淋巴循环,引起血清 CEA 异常增高。妊娠妇女血清 CEA 含量通常在妊娠前 6 个月内增高,分娩后降低。血清中 CEA 的半衰期为 1~7 天,半衰期长短取决于肝脏功能,胆汁淤积及肝细胞疾患会延长 CEA 的半衰期。CEA 的特异性不高,恶性肿瘤患者血清 CEA 均可增高,非肿瘤性疾病(如肠道炎症、肝硬化、结肠息肉、肾功能不全)、吸烟者和老年人也可见血清 CEA 水平升高。由于 CEA 的特异性较差,单一 CEA 水平升高不能诊断恶性肿瘤。联合多个肿瘤标志物共同检测,对肿瘤治疗效果观察、病情监测和预后判断有较好的临床价值。

3. CA199 CA199 又名胃肠道癌抗原(GICA),被单克隆抗体 1116NS-19-9 识别,分子量 36kD,是一种唾液酸化的 I 型乳糖系岩藻五糖。CA199 表达于胎儿的胃肠道和胰腺组织,在成人胰腺、肝脏和肺组织也有少量表达。血清 CA199 病理性升高可见于胰腺癌、胃癌、结直肠癌、肝癌、胆道癌、肺癌、乳腺癌、卵巢癌等肿瘤性疾病,同时也可见于急慢性胰腺炎、胆囊炎、胆石症、胆管结石、肝炎、肝硬化等。CA199 既无肿瘤特异性也无器官特异性,主要用于胰腺、肝胆和胃肠肿瘤患者的早期辅助诊断、疗效和肿瘤复发监测。由于 CA19-9 几乎仅通过肝脏排泄,轻微的胆汁淤积就会引起血清 CA19-9 水平的明显增加。因此,单一 CA19-9 水平升高不能诊断恶性肿瘤,结果解释时应结合其他指标。

4. CA72-4 CA72-4 又名 TAG-72,被单克隆抗体 B72.3 和 CC49 识别,分子量 48kD。在正常组织无表达而在许多癌组织中有表达。血清 CA72-4 的病理性升高可见于胃癌、结直肠癌、卵巢癌、胆管癌、食管癌、胰腺癌等肿瘤性疾病,也可见于多种良性疾病(如:良性胃肠道疾病、妇科疾病、胰腺炎、肝硬化、风湿性疾病等)。血清 CA74-2 检测的主要用途是作为胃癌患者病情和疗效监测的首选肿瘤标志物,同时也可应用于卵巢癌和结直肠癌患者监测。

5. CA125 CA125 是继 CA19-9 之后第二个由单克隆抗体证实的肿瘤相关抗原,由单克隆抗体 OA125 识别,含糖量 24%,分子量约 200Kd。CA125 是一种分化蛋白,羊水及胎儿的体腔上皮均有表达,在成人表达于输卵管上皮、子宫内膜及子宫颈内膜等,是女性生殖道上皮表面的正常成分。妊娠妇女 CA125 可见升高,且妊娠前期高于妊娠中、后期。CA125 病理性升高可见于卵巢癌、子宫内膜癌、胸腔和胃肠道肿瘤等恶性疾病及多种良性妇科疾病(如:卵巢囊肿、子宫内膜异位症、子宫肌瘤、子宫颈炎等)、急慢性胰腺炎、肝硬化、肝炎、良性胃肠道疾病、肾衰竭、自身免疫性疾病等非肿瘤疾病。非妊娠妇女在月经期 CA125 偶见轻度升高。CA125 存在于浆液性卵巢癌组织和浆液性腺癌组织中,不存在于黏液性卵巢癌中。血清 CA125 检测的主要用途是协助诊断卵巢癌、监测病程和估计预后,同时还可作为 CA19-9 之后的胰腺癌辅助诊断次选标志物。

6. CA153 CA153 是第三个使用单克隆抗体证实的肿瘤相关抗原,由单克隆抗体 115D8 与 DF3 识别,分子量约 400kD,属多形上皮黏蛋白(polymorphic epithelial mucin, PEM)。妊娠 3 个月的妇女可见血清 CA153 中等程度升高,血清 CA153 病理性升高可见于乳腺癌、胰腺癌、肺癌、卵巢癌、直肠癌及肝癌等肿瘤性疾病,同时也可见于良性乳腺疾病、多种良性疾病(肝脏、胰腺疾病、风湿病、结核等)及依赖透析的肾功能不全者等。血清 CA153

检测的主要用途是作为乳腺癌患者病情和疗效监测指标。

7. 前列腺特异性抗原(prostate-specific antigen,PSA)　PSA 是精囊浆液中的主要成分,分子量33kD,由 240 个氨基酸组成,是一种具有丝氨酸蛋白酶活性的单链糖蛋白。由于仅存在于前列腺腺泡及导管上皮细胞,PSA 是目前少数的器官特异性肿瘤标志物之一。血清中 PSA 以两种形式存在,游离型 PSA(fPSA)和复合型 PSA(cPSA),两者统称为总 PSA(tPSA)。前者含量较少,半衰期 0.75~1.2 小时,后者是血清中 PSA 的主要存在形式,复合型 PSA 包括 PSA 与 α_1-抗糜蛋白酶复合物(PSA-ACT)和 PSA 与 α_2-巨球蛋白复合物(PSA-α_2M),半衰期 2~3 天。在血清中 PSA 主要以 PSA-ACT 的形式存在,fPSA 和 PSA-α_2M 含量较少,且 PSA-α_2M 不具有免疫活性,不能被现有的 PSA 检测方法测出。不作特殊说明时,血清 PSA 指 tPSA,而目前所测的 tPSA 主要由 fPSA 和 PSA-ACT 组成。

正常情况下,前列腺腺泡内容物(富含 PSA)与淋巴系统之间存在由内皮层、基底细胞和基底膜构成的屏障相隔。当肿瘤或其他病变破坏该屏障时,腺管内容物即可漏入淋巴系统并随之进入血液循环,引起外周血 PSA 水平增高。血清 PSA 升高可见于前列腺癌、良性前列腺增生、前列腺炎和梗阻等。血清 PSA 检测主要用于前列腺癌的辅助诊断、疗效及复发监测、鉴别转移性腺癌的来源等。

8. 神经元特异性烯醇化酶(neuron-specificenolase,NSE)　烯醇化酶是由 α、β 和 γ 亚基组成的四聚体,其中 $\alpha\alpha$ 和 $\gamma\gamma$ 亚型为神经元特异性烯醇化酶(NSE)。NSE 在神经组织、神经内分泌组织及来源于它们的肿瘤组织中呈现高表达。血清 NSE 病理性升高见于肺癌(特别是小细胞肺癌)、神经内分泌肿瘤(如神经母细胞瘤、胺前体摄取脱羧细胞瘤)、精原细胞瘤和其他肿瘤性疾病,同时也可见于良性肺部疾病、良性脑部疾病等。在脑部疾病或肿瘤中,除可见血清中 NSE 浓度变化外,脑脊液中 NES 浓度也会出现变化。由于敏感性和特异性欠佳,血清 NES 检测不适用于临床筛选,而主要用于监测小细胞肺癌患者和神经内分泌性肿瘤(特别是神经母细胞瘤)患者的疗效和病程。红细胞和血小板可释放大量的 NES,因此应避免标本溶血、离心不足和未及时分离血清等分析前因素对血清 NSE 检测结果的影响。

9. CYFRA21-1　细胞角蛋白是一种支持蛋白,根据其分子量和等电点不同可分为 20 个不同亚类。细胞角蛋白片段可溶于血清且能在血清中被检测。CYFRA21-1,即细胞角蛋白 19 片段,被单克隆抗体 KS19-1 和 BM21-21 识别,分子量约 36kD。CYFRA21-1 并不是一个器官特异性或肿瘤特异性蛋白,其升高可见于几乎所有实体肿瘤,还可见于良性的肺部、妇科、胃肠道疾病及肾衰竭的患者。较之其他角蛋白,CYFRA21-1 的分布区域较局限,且特别易见于肺部组织与肺部恶性肿瘤的交界处,因此在临床上 CYFRA21-1 被用作肺癌的通用标志物,特别是在非小细胞肺癌的鉴别诊断、预后评估以及肺癌患者的治疗和病程监测中发挥重要作用。

10. 鳞状细胞特异性抗原(sequamous cell carcinoma antigen,SCC)　SCC 是从子宫颈鳞状上皮中分离出来的鳞状上皮相关抗原 TA-4 的亚单位,分子量约 45kD,属丝氨酸蛋白酶抑制物家族成员,其基因定位于 18q,与鳞状细胞癌的发生发展密切相关。通过等电聚焦电泳法可把 SCC 分为中性和酸性两个亚组分:恶性和正常鳞状上皮细胞中均含中性组分,而酸性组分仅见于恶性细胞。在宫颈癌、肺癌、皮肤癌、头颈部癌、食管癌和泌尿道肿瘤等多种肿瘤中都可见 SCC 升高,良性皮肤病(如银屑病、天疱疮、湿疹等),肺、肝、乳腺的良性疾病及肾功能不全患者,其血清 SCC 也可出现非特异性升高。由于缺乏足够的敏感性和特异性,血清 SCC 检测不适合用于疾病筛查,而主要用于宫颈、肺及头颈上皮细胞癌患者疗效和病程监测。

11. 人绒毛膜促性腺激素(human chorionic gonadotropin,HCG) HCG 是一种人胎盘滋养层细胞分泌的激素,最初用于妊娠诊断,同时也是绒毛膜上皮细胞癌及非精原细胞瘤的睾丸癌的肿瘤标志物。HCG 对于绒毛膜上皮癌是一个较好的肿瘤标志物,排除怀孕后,诊断绒毛膜癌及绒毛膜上皮癌 HCG 具有较高敏感性。当胎盘绒毛膜细胞恶变为恶性葡萄胎后,HCG 会显著升高。在睾丸癌中,70%~75% 的非精原细胞瘤及 10% 的单纯精原细胞瘤患者都会伴随血清 HCG 水平升高。血清 HCG 和 AFP 检测对监测睾丸癌疗效和复发很有价值。另外,部分胆囊癌、妇科肿瘤患者(如宫颈癌、子宫内膜癌、外阴肿瘤、卵巢癌等)也可见血清 HCG 升高。

12. 铁蛋白(ferritin) 铁蛋白是一种铁结合蛋白,分子量 450KD,存在于身体所有组织,其中肝脏、脾脏及骨髓中具有较高浓度。血清铁蛋白水平直接与体内总的铁储存量有关。除作为体内铁储存量的评价指标外,血清铁蛋白也可作为肿瘤标志物使用。在多种肿瘤患者体内均可见血清铁蛋白升高,如淋巴瘤、白血病、结直肠癌、乳腺癌、胰腺癌及肺癌等。研究发现,大部分血清 AFP 正常的肝癌患者都伴有血清铁蛋白水平升高,因此可以作为肝癌的血清肿瘤标志物。有学者提出,肝癌患者血清铁蛋白升高可能主要由一种酸性肿瘤分化铁蛋白引起。

13. β_2- 微球蛋白(β_2-microglobin,β_2-MG) β_2-MG 分子量约 11.8KD,由 100 个氨基酸组成,表达于体内所有细胞膜上并且可以与 HLA 抗原结合。从大多数体液中均可检测出低浓度的游离或与 HLA 抗原结合的 β_2-MG。β_2-MG 在控制 T 淋巴细胞激活等免疫应答中具有重要作用,在各种免疫性疾病中可见升高。β_2-MG 在白血病患者的脑脊液中浓度升高,是此类患者中枢神经系统受累的表现。临床血和尿 β_2-MG 检测主要应用肾脏损害的诊断和定位。与此同时,β_2-MG 检测也用于证实淋巴增殖性疾病,如白血病、淋巴瘤及多发性骨髓瘤等。其水平与肿瘤细胞的数量、生长速度、预后及疾病活动性有关。

14. Her-2/neu 蛋白 Her-2/neu 基因是乳腺癌中研究较深入的癌基因之一,定位于 17 号染色体,是继雌激素受体之后的第二个乳腺癌基因。美国 FDA 推荐检测乳腺癌细胞雌激素受体(ER)、孕激素受体(PR)和 Her-2,来指导乳腺癌患者治疗方案的选择与调整及病情观察。Her-2 表达量与肿瘤组织分级、淋巴结转移及分期呈正相关,且表达越高预后越差。组织细胞学检测对临床常规检测而言具有一定难度。Her-2/neu 蛋白表达产物的细胞外区即 P105 蛋白可脱落进入血液,通过免疫学等方法可以实现方便的检测。血清 Her-2/neu 水平与其组织表达水平具有一定相关性。血清 Her-2/neu 升高主要见于乳腺癌患者,在前列腺癌、肺腺癌、肿瘤肝转移患者以及肝硬化和严重肝病患者中可见轻微升高。血清 Her-2/neu 蛋白测定主要用于乳腺癌的辅助诊断、疗效和复发监测,同时也可作为对治疗反应的预测因子帮助乳腺癌治疗方案选择。

15. 胃泌素释放肽前体(pro-gastrin-releasing peptide,proGRP) proGRP 是胃泌素释放肽(gastrin-releasing peptide,GRP)的前体结构,是一个新的小细胞肺癌(SCLC)肿瘤标记物。研究发现 SCLC 患者的肿瘤细胞能合成和释放 GRP,GRP 通过自分泌或细胞间相互作用参与肿瘤的生长、转移等过程,因此 GRP 水平可反映 SCLC 的发生、发展情况。但是由于 GRP 不稳定,血清中 GRP(半衰期约为 2 分钟)难以检测,proGRP 在血清中稳定性较好且其含量与 GRP 水平密切相关。SCLC 肿瘤细胞中有 3 种 proGRP,在他们的 C 端有一共有片段(proGRP31-98)。通过制备针对该共有片段的抗体,进行血清 proGRP 检测。目前已经实现了血清 proGRP 的快速自动化免疫测定。血清 proGRP 升高可见于肺癌(特别是小细胞肺癌)、成神经细胞瘤、肾母细胞瘤(Wilms 瘤)及其他一些良性肿瘤;同时,肝脏疾病、一些慢性疾病和肾功能不全患者也可见 proGRP 水平升高。血清 proGRP 对 SCLC 的诊断敏感性和特异性都明显高于 NSCLC 及其他肿瘤。目前血清 proGRP 检测的主要临床应用是与 NSE 联合,用于 SCLC 的辅助诊断和监测。在对肾脏功能不全患者血清 proGRP 水平进行结果解释时,应注意评估肾脏功能带来的影响。

16. CA50　CA50 是由一种针对结直肠癌细胞系 COLD 的单克隆抗体 Colo-50 所证实的肿瘤抗原。CA50 是类黏蛋白的糖蛋白成分,为唾液酸化的乳 -N- 岩藻糖戊糖Ⅱ,与 Lewis 血型抗原成分有关。CA50 和 CA19-9 具有相同的抗原决定簇,但 CA50 具有一个独特的缺少岩藻糖残基的糖类部分,其表位存在于神经节苷脂和糖蛋白中。当细胞恶变时,糖基化酶被激活,造成细胞表面糖原结构改变而变成 CA50。除胰腺外正常组织中一般检测不到 CA50,但在近 5%Lewis 阴性人群中可检测到血清 CA50。在结直肠癌、胃癌、肝癌、胆囊癌、前列腺癌、肺癌及乳腺癌患者中,循环血液 CA50 水平均可能升高,其中阳性率最高的是胰腺癌和胆囊癌,少数良性肝脏疾病、肠炎及硬化性胆管炎患者也可见 CA50 升高。血清 CA50 检测在临床主要用于监测胰腺癌进程及治疗效果。而 CA50 并不优于 CA19-9,两者联合应用也不能显著提高诊断效能。

17. CA242　CA242 与 CA50 一样,都是从人结直肠癌细胞系 COLO205 经免疫过程由杂交瘤技术获得单克隆抗体所证实的肿瘤抗原,具有唾液酸化的糖类结构,是一种黏蛋白。CA242 在正常胰腺、肠黏膜中呈低表达。在良性胃肠道疾病,如胰腺炎、肝炎、肝硬化患者中,血清 CA242 有轻微升高。在消化道肿瘤、肺癌、乳腺癌等肿瘤性疾病中也可见血清 CA242 升高,其中以胰腺癌、结直肠癌有较高阳性率。血清 CA242 检测可用于胰腺癌与良性肝胆疾病的鉴别诊断及预后评估,也可用于结直肠癌患者预后评估和术后复发监测。在肿瘤患者中,CA242 的用途及效率与 CA19-9 及 CA50 相似,胰腺癌患者中,CA242 敏感性低于 CA19-9,但特异性高于后者。在直结肠癌患者中,CA242 诊断效能与 CEA 相似。

18. 组织多肽抗原(tissue polypeptide antigen,TPA)和组织多肽特异性抗原(tissue polypeptide-specific antigen,TPS)　TPA 属肿瘤相关角蛋白相关抗原,包含细胞角蛋白 8、18 和 19,其水平可反映细胞分裂增殖活性,是非特异性肿瘤标志物。在多种肿瘤患者(如乳腺癌、结直肠癌、宫颈癌、卵巢癌、膀胱癌、支气管癌等)中血清 TPA 水平均与肿瘤的进展密切相关。但是在一些良性疾病(如肝炎、肝坏死等)患者中也可见血清 TPA 升高。TPS 是 TPA 的主要成分,由单克隆抗体识别细胞角蛋白 18 螺旋区 M3 表位而鉴定。血清 TPS 也是非特异性肿瘤标志物,有研究认为其诊断效率优于 TPA。

19. 人附睾蛋白 4(HE4)　HE4 是由 Kirchhoff 等通过 cDNA 筛查在附睾组织中发现,其仅在正常人的附睾,呼吸道上皮细胞及生殖道表达。HE4 基因位于人基因组染色体 20q12-13.1,HE4 蛋白包含两个保守的乳酸蛋白基团,其作用主要与机体抵御微生物的侵袭作用相关。多项研究表明,HE4 在卵巢癌组织中表达丰富,在癌旁组织中不表达,因此其被认为是诊断卵巢癌的理想标志物。血清 HE4 在对卵巢良性疾病与卵巢癌的鉴别诊断方面的特异性优于传统 CA125 检测。研究表明 HE4 作为单独标志物诊断卵巢癌的特异性可达到 95%,敏感性达到 72.9%。HE4 在卵巢癌的早期诊断方面的价值同样优于 CA125。因此 HE4 作为一种新型卵巢癌的肿瘤标志物可弥补 CA125 在诊断卵巢癌时特异性与敏感性均有限的不足,并且 HE4 与肿瘤的进展、治疗效果密切相关,可用于治疗监测和预后的判断。

一、实验室分析路径

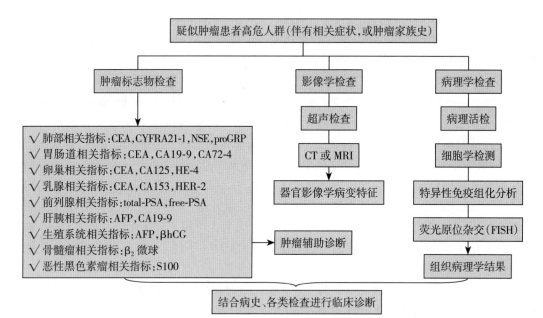

图 21-1　肿瘤诊断实验室分析路径图

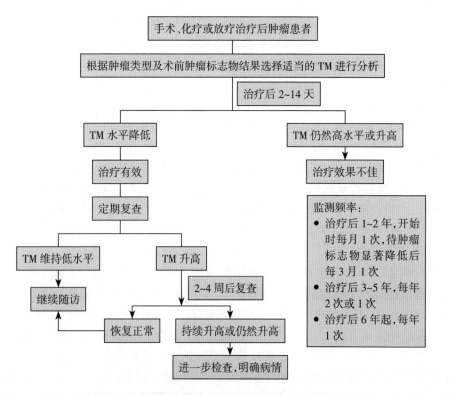

图 21-2　肿瘤标志物的治疗后监测实验室分析路径图

二、相关实验

由于一种肿瘤可产生多种肿瘤标志物,不同肿瘤可产生相同的肿瘤标志物,人们期望检测血清肿瘤标志物来早期发现肿瘤,保障健康。但已有的血清肿瘤标志物与人们所期望的理想肿瘤标志物还存在很大差距,大部分单一肿瘤标志物的敏感性、特异性都较低,大多缺乏器官特异性,单独检测往往无法早期、有效地区分良性及恶性疾病,其在肿瘤的诊断和鉴别诊断中的应用价值有限。目前,血清肿瘤标志物检测主要在恶性肿瘤治疗效果观察、复发转移监测及预后评估中发挥重要作用。科学地选择具有互补性的肿瘤标志物进行联合检测,可以提高检测的敏感性和特异性。随着研究的深入和检测技术的进步,一些新的指标也逐渐被认为可以作为肿瘤标志物应用于肿瘤的诊断与监测。例如,循环肿瘤细胞(circulating tumor cells)及其相关检测被认为可以用来揭示肿瘤的转移行为、反应肿瘤的侵袭性、指导临床个体化用药并对患者进行预后评估。

三、结果判断与分析

肿瘤的早期诊断、复发的早期发现是进行血清肿瘤标志物检测的主要目的之一。肿瘤标志物作为肿瘤早期诊断及健康体检筛查指标的价值有限,其主要用于对肿瘤治疗效果评价、预后判断及肿瘤复发与否的监控。

在临床应用中提倡多种肿瘤标志物联合检测。可根据肿瘤类型,选择具有互补性的相关肿瘤标志物进行联合检测,以提高检测的敏感性和特异性。表 21-1 和表 21-2 分别列出了临床常见肿瘤常用的肿瘤标志物组合及其临床应用评价。

表 21-1　临床常用肿瘤标志物组合

肿瘤标志物组合	肿瘤类型	肿瘤标志物组合	肿瘤类型
AFP、CEA、铁蛋白	肝癌	CEA、SCC	食管癌
CEA、CA242、CA19-9、CA72-4	结直肠癌	CEA、SCC、EBV	鼻咽癌
NSE、CYFRA21-1、proGPR	小细胞肺癌	CA125、CEA、HE4	卵巢癌
CYFRA21-1、CEA	非小细胞肺癌	SCC、CEA	宫颈癌
CA199、CEA、CA242	胰腺癌	CA15-3、CEA	乳腺癌
CA72-4、CEA、CA19-9	胃癌	PSA、fPSA	前列腺癌

表 21-2　常用临床肿瘤标志物的临床应用评价

常用肿瘤标志物	常见增高的非恶性疾病	肿瘤辅助诊断价值
AFP(参考范围:<10ng/ml(成年人))	轻度:自身免疫性疾病 中度:肝胆管性疾病 重度:怀孕,新生儿,各种肝病(<100ng/ml),遗传性高络氨酸血症,失调性毛细血管扩张症	肝细胞癌症,睾丸或卵巢生殖细胞肿瘤,胃癌
CEA(参考范围:<5ng/ml)	轻度:5% 吸烟者,多种良性疾病患者(<15ng/ml) 中度:肝病,肾衰竭,溃疡性结肠炎,克罗恩病(<25ng/ml)	上皮细胞肿瘤,特别是胃肠上皮细胞肿瘤,甲状腺髓样癌,乳腺癌,肺癌

常用肿瘤标志物	常见增高的非恶性疾病	肿瘤辅助诊断价值
CA125(参考范围:<35U/ml)	轻度:排卵峰值期,月经期间,肺部感染,慢性阻塞性肺病(<100U/ml),肾病综合征,妇科疾病:囊肿,肌瘤,子宫内膜异位(<200U/ml) 中度:肝病,肾衰竭(<300U/ml),怀孕(羊水浓度) 重度:体液滞留,浆膜腔积液(<1000U/ml),尤其是感染或肿瘤	卵巢肿瘤,肺部肿瘤,子宫内膜肿瘤
CA153(参考范围:<35U/ml)	轻度:G-CSF 治疗,肺部感染,自身免疫性疾病,卵巢囊肿(<100U/ml) 中度:肾衰竭,肝病 重度:巨细胞贫血(Vit B_{12} 缺乏)	乳腺癌,卵巢癌,非小细胞肺癌和淋巴瘤
CA19-9(参考范围:<37U/ml)	轻度:良性肺病 中度:胃肠疾病,子宫内膜异位,卵巢囊肿,肝病,肾衰竭(<400U/ml) 重度:胰腺炎,胆汁淤积(<1000U/ml),黏液囊肿或支气管扩张(<500U/ml)	消化道肿瘤(特别是胰腺癌),黏液癌和未分化卵巢癌
CYFRA21-1(参考范围:<3.3ng/ml)	轻度:多种急性或慢性疾病,渗出物浓度 <7ng/ml 中度:系统性皮肤病(如天疱疮,牛皮癣),肝病(<15ng/ml) 重度:肝硬化,肾衰竭(<20ng/ml)	上皮性肿瘤,间皮瘤,一些淋巴瘤和肉瘤
NSE(参考范围:<15ng/ml)	轻度:肝病,神经病变 中度:肾衰竭 重度:脑出血,脑缺血,溶血	小细胞肺癌,良性肿瘤,神经母细胞瘤,肾母细胞瘤
PSA(参考范围:<4ng/ml)	轻度:前列腺病,肾衰竭 中度:前列腺肥大(尤其是伴有尿潴留) 重度:前列腺炎	前列腺癌
HE4(参考范围:<130pmol/L)	轻度:肝病(<200pmol/L) 中度:渗出物(<450pmol/L) 重度:肾衰竭	卵巢腺癌,子宫内膜腺癌,肺腺癌
HER-2/neu(参考范围:<15U/ml)	轻度:肾衰竭,妇科疾病或乳腺疾病(<20ng/ml) 中度:肝病(<30ng/ml)	乳腺癌,在前列腺和肺组织轻度增加
CA72-4(参考范围:<6U/ml)	轻度:疾病的急性进展期轻度升高,慢性阻塞性肺病 重度:非甾体抗炎药,皮质类固醇或奥美拉唑治疗	胃肠道肿瘤,卵巢肿瘤,肺癌
β_2M(参考范围:<2.3mg/L)	轻度:慢性肝病,感染,脑部病变 中度:自身免疫性疾病 重度:肾衰竭	淋巴瘤,骨髓瘤
hCG(参考范围:<2U/ml)	轻度:自身免疫性疾病,吸食大麻 中度:肾衰竭 重度:怀孕	滋养层肿瘤,睾丸和卵巢生殖细胞肿瘤(非精原细胞瘤)
SCC(参考范围:<2.5ng/ml)	轻度:5%~10% 肺部疾病或肝病(<4ng/ml) 重度:肾衰竭,天疱疮,牛皮癣,湿疹	鳞状细胞癌
S-100(参考范围:<0.2ng/ml)	轻度:肝病,自身免疫性疾病 重度:肾衰竭,脑部坏死性病变	恶性黑色素瘤
proGRP(参考范围:<50pg/ml)	轻度:慢性疾病(<80pg/ml) 中度:肝病(<100pg/ml) 重度:肾衰竭(<350pg/ml)	小细胞肺癌,良性肿瘤,神经母细胞瘤,肾母细胞瘤

　　肿瘤标志物检测方法很多,检测血清及体液中肿瘤标志物的常用方法包括放射免疫测定法、酶联免疫测定法、化学发光免疫测定法及分子生物学方法等,已有许多自动化仪器可进行肿瘤标志物检测。一些新的技术也在逐步应用于肿瘤标志物检测(如:双相电泳、SELDI-TOF-MS、生物芯片技术等)。不同检测方法、不同试剂系统检测结果可能存在差异,在结果判断时应引起注意。

第二节　肿瘤标志物在肿瘤诊断及疗效监测的临床应用

　　肿瘤标志物在肿瘤疗效观察、复发转移监测中发挥着重要的作用。在恶性肿瘤治疗前进行肿瘤标志物测定,获得治疗前肿瘤标志物水平,治疗后动态检测相关肿瘤标志物水平是评估疗效、病情监测和判断预后的重要参考标准,在患者以后的随访中发挥着十分重要的作用。在肿瘤患者随访中需要合理安排肿瘤标志物检测时间,关于肿瘤标志物复查时间间隔目前尚无统一标准,国内关于肿瘤患者检测肿瘤标志物的时间间隔为:治疗前1~2次;治疗后第一次检测应在治疗后2~14天内,视肿瘤标志物半衰期、肿瘤类型等因素而定;治疗后1~2年,开始时每月1次,待肿瘤标志物显著降低后每3个月1次;治疗后3~5年,每年2次或1次;治疗后6年起,每年1次。治疗前升高的肿瘤标志物在治疗后降低或恢复正常,提示治疗有效。在治疗后随访过程中,若发现肿瘤标志物水平出现回升,提示可能存在复发或转移,升高幅度显著或2~4周后复查仍升高者,应进行相关检查以明确病情。

　　根据临床常见的肿瘤类型,我们分别对血清肿瘤标志物在诊断和疗效及预后评估的临床应用进行阐述。

一、实验分析路径

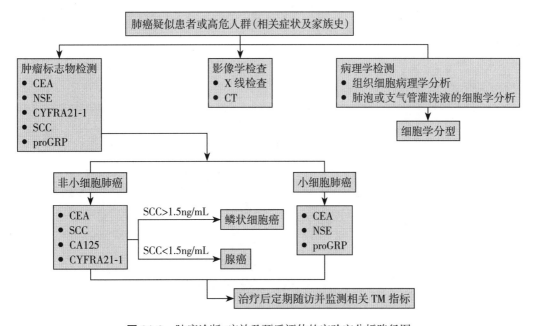

图 21-3　肺癌诊断、疗效及预后评估的实验室分析路径图

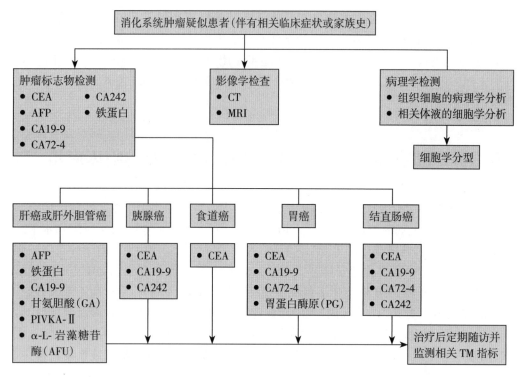

图 21-4　消化系统肿瘤诊断、疗效及预后评估的实验室分析路径图

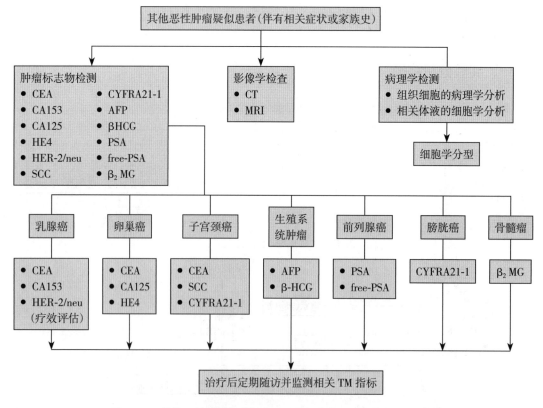

图 21-5　其他恶性肿瘤诊断、疗效及预后评估的实验室分析路径图

二、相关实验

相关实验项目见本章第一节相关实验内容。

三、结果判断与分析

(一)肺癌常用肿瘤标志物

肺癌是我国死亡率最高的恶性肿瘤。按照组织学分类将肺癌分为小细胞肺癌(SCLC)和非小细胞肺癌(NSCLC)。NSCLC 有三种主要细胞类型:鳞状细胞癌(SCC)、腺癌(AD)和大细胞癌(LC)。目前常用的肺癌肿瘤标志物包括:NSE、CYFRA21-1、SCC、CEA、TPS、CA125 及人胃泌素肽前体(proGRP)等。不同组织类型的肺癌表达不同的肿瘤标志物,临床应用中需针对不同组织类型肺癌合理选择肿瘤标志物检测辅助临床诊断。单一的肿瘤标志物缺乏足够的敏感性和特异性,因此合理地联合应用肿瘤标志物对于肺癌的疗效观察、复发或转移监测及预后评价均具有较好的应用价值。表 21-3 为欧洲肿瘤标志物专家组(EGTM)建议的肺癌肿瘤标志物选择建议。

表 21-3 肺癌肿瘤标志物选择建议

组织类型	治疗前	治疗后监测
不明确	CYFRA21-1、NSE、CEA	依组织类型而定或选择治疗前升高的 TM
腺癌	CYFRA21-1、CEA	CYFRA21-1 和(或)CEA
鳞状细胞癌	CYFRA21-1、SCC	CYFRA21-1、SCC
小细胞癌	CYFRA21-1、NSE、proGRP	CYFRA21-1、NSE、proGRP
大细胞未分化癌	CYFRA21-1、CEA	CYFRA21-1 和(或)CEA

1. SCLC 常用的肿瘤标志物 目前临床常用的 SCLC 相关肿瘤标志物包括:NSE、CYFRA21-1、CEA 及人胃泌素释放肽前体(pro-gastrin-releasing peptide, proGRP)。

NSE 是 SCLC 的首选肿瘤标志物。NSE 在 SCLC 和 NSCLC 的敏感性分别约为 64% 和 22.5%。在 SCLC 中,NSE 的敏感性优于 CYFRA21-1、CEA、SCC。多数 SCLC 患者都会出现血清 NSE 升高,NSE 水平与肿瘤分期间呈现良好的相关性,但是与肿瘤定位和是否转移无关。在化疗有效的情况下,首次疗程开始 24~72 小时后,由于肿瘤细胞溶解,患者血清 NSE 水平会出现暂时性升高,随后会在 1 周内或首次疗程末迅速下降,而治疗失败则多表现为 NSE 持续升高或间歇下降但不能恢复到正常水平。绝大多数 SCLC 患者经有效治疗后 NSE 水平恢复正常,而肿瘤复发时 NSE 浓度升高,且其浓度升高多早于临床表现。常规临床应用中,NSE 是 SCLC 患者最好的预后指标和活动性指标。脑脊液中 NSE 升高提示 SCLC 中枢神经系统转移。

人胃泌素释放肽肽前体(proGRP)是一种新的 SCLC 标志物,特点是特异性高,且在早期病例就有较高阳性率。proGRP 对 SCLC 诊断敏感性为 47%~86%,且显示出较好的鉴别 SCLC 和 NSCLC 的价值,诊断 SCLC 的特异度可达 90%,优于 NSE。两项指标联合检测可提高对 SCLC 的诊断效能,用于 SCLC 的辅助诊断、疗效和复发监测、预后评估。

CYFRA21-1 在 SCLC 患者中敏感性为 34%~46%,在广泛型患者中敏感性明显高于局限型患者。同时血清 CYFRA21-1 水平与肿瘤的淋巴结受累情况相关,治疗后患者血清

CYFRA21-1 的持续升高可早期提示肿瘤复发。

由于 SCLC 来源于神经内分泌细胞,癌细胞内含有神经内分泌颗粒,可以产生异位内分泌激素,因此 SCLC 患者血清中相关激素检测有助于患者病情分析。常用的指标包括:降钙素(CT)、促肾上腺皮质激素(ACTH)、胃泌素(gastrin)、蛙皮素(bombesin)等。脑脊液中 CT 升高提示中枢神经系统受累,蛙皮素升高提示脑膜转移。

2. NSCLC 常用的肿瘤标志物　目前临床常用 NSCLC 相关血清肿瘤标志物包括:CYFRA21-1、CEA、SCC、CA125、TPS 等。

CYFRA21-1 是肺癌的通用标志物,总体敏感性为 46%~61%。在未获得组织学信息时应联合检测 CYFRA21-1、NSE 和 CEA,并以此作为肺癌患者治疗后监测的基础。小细胞肺癌中,NSE 仍然是首选标志物,但与 CYFRA21-1 联合检测会有更好的效果。CYFRA21-1 是非小细胞肺癌(NSCLC)的首选肿瘤标志物,并与肿瘤的浸润程度及肿瘤分期相关。对于腺癌和大细胞肺癌,CYFRA21-1 是首选肿瘤标志物。在鳞状细胞肺癌中,CYFRA21-1 优于 CEA 和 SCC。CYFRA21-1 的真阳性率为 52%~79%,而 SCC 和 CEA 仅为 30% 和 20%,但联合使用不能显著提高敏感性。CYFRA21-1 和 NSE 的联合检测可以为肺部占位疾病的诊断提供更多信息,但不适用于影像学无明显异常患者的筛查。良性肺部疾病 CYFRA21-1 很少 >10ng/ml 且 NSE 多 <20ng/ml。其他原发性肿瘤肺转移时,CYFRA21-1 及 NSE 浓度都较低,一般 <30ng/ml。有肺周围器官损伤伴 CYFRA21-1>30ng/ml,提示极有可能存在原发性肺癌,但不能区分 NSCLC 和 SCLC,假如 NSE>70ng/ml 则很可能是 SCLC。由于缺乏特异性,CYFRA21-1 提供的诊断价值有限,然而定期监测 CYFRA21-1 对治疗和病情检测及预后评估非常重要。CYFRA21-1 是肺癌患者治疗及病情监测中一个敏感而特异的指标。所有治疗前 CYFRA21-1 阳性的 NSCLC 患者,在复发前或复发时都会出现 CYFRA21-1 的再次升高,治疗前 CYFRA21-1 阴性的患者中有 50% 在肿瘤复发时会出现 CYFRA21-1 阳性。CYFRA21-1 的半衰期较短(2~5 小时),进行疗效监测时重复测定应根据首次治疗前 CYFRA21-1 水平设定,通常术后检测应在 2~3 天后进行,并应避免如支气管插管后立即检测及长期正压换气给氧造成的医院性假性升高。对肺癌患者而言,CYFRA21-1 是一个具有较好临床价值的预后指标。在 NSCLC 中,CYFRA21-1<3.3ng/ml 患者的两年存活率 >60%,而 CYFRA21-1>3.3ng/ml 的患者两年存活率低于 10%。

血清 CEA 对 NSCLC 患者诊断无价值(敏感性仅 29%),但对于 NSCLC 的疗效观察、复发转移检测及预后评价有一定价值。CEA、CA125 联合检测可用于 NSCLC 疗效观察。

血清 SCC 单项检测对 NSCLC 患者价值不大,NSCLC 总体敏感性约为 17%,肺鳞状细胞癌患者敏感性约为 35%。但与 CYFRA21-1、组织多肽特异性抗原(TPS)、CEA 等联合检测时,可明显提高敏感性。

组织多肽特异性抗原(TPS)对 NSCLC 患者的疗效观察及预后判断也具有参考价值。TPS 与 CYFRA21-1 有一定相关性,这两个因子均可用于 NSCLC 的预后及疗效观察指标。

除上述肿瘤标志物外,酸性谷胱甘肽 S 转移酶(GST-π)、乳酸脱氢酶(LDH)等指标在肺癌患者中也有一定的应用,主要用于随访监测。

(二)肝癌常用肿瘤标志物

原发性肝癌在恶性肿瘤相关死亡中仅次于肺癌,组织学分类可分为肝细胞肝癌(hepatocellular carcinoma,HCC)和肝外胆管癌(cholangiocellular carcinoma,Ccc)。肝癌相关血清肿瘤标志物主要包括：AFP、CEA、CA19-9、甘氨胆酸(glycocholic acid,GA)、维生素 K 缺乏或拮抗诱导蛋白(protein induced by vitamin K absence or antagonist Ⅱ,PIVKA-Ⅱ)、血清铁蛋白(serum ferritin,SF)、α-L-岩藻糖苷酶(α-L-fucosidase,AFU)及碱性磷酸酶(alkaline phosphatase,ALP)。AFP 是目前唯一推荐用于原发性肝细胞癌(HCC)的临床常规检测肿瘤标志物。CA19-9 是 Ccc 最敏感的血清肿瘤标志物。

AFP 是目前原发性肝细胞癌(HCC)的首选肿瘤标志物。血清 AFP 检测主要用于高危人群(如:肝硬化、睾丸肿胀)中辅助诊断原发性肝细胞肝癌和胚胎细胞肿瘤,并用于肝细胞肝癌和胚胎细胞肿瘤患者的治疗和病程监测。70%~95% 的 HCC 患者可见 AFP 增高;当血清 AFP>200ng/ml 为 HCC 可疑,当 >500ng/ml 高度提示 HCC;持续低浓度升高(50~200ng/ml)或浓度持续不断升高应高度警惕、加强临床随访以免漏诊。HCC 患者的 AFP 常进行性升高且升高的幅度通常更显著,HCC 患者在早期多无转氨酶上升。AFP 对 HCC 的诊断敏感性不能达到 100%,有一部分 HCC 患者 AFP 不会出现升高。对于 AFP 阴性而临床可疑的患者,应结合其他检查资料或多项指标联合检测,如同时检测 γ-GTⅡ、AFU、ALP 等。近年的研究发现,AFP 异质体检测可能有助于 AFP 来源和疾病性质的判断。非肿瘤性肝脏疾病(如急慢性肝炎、肝硬化等)也可见 AFP 升高,但 AFP 在非肝脏恶性肿瘤和良性肝脏疾病中一般均不超过 400ng/ml。良性肝脏疾病患者,血清 AFP 上升多是暂时的,大多在 2 周 ~3 周后下降或处于波动状态,并常伴有转氨酶的同步或略早的上升。

CA19-9 是 Ccc 最敏感的血清肿瘤标志物,且其水平与 Ccc 的病情变化密切相关。当消化道肿瘤发生肝转移时,血清 CA19-9 水平也会升高。

甘氨胆酸(GA)与肝实质的损伤程度呈正相关,与 AFP 联合检测可提高对肝癌的诊断效能。

维生素 K 缺乏或拮抗诱导蛋白(PIVKA-Ⅱ)可作为 AFP 诊断 HCC 的互补指标。血清 PIVKA-Ⅱ 水平与 HCC 的分期平行,能反映 HCC 的进展程度。但是,PIVKA-Ⅱ 升高亦可见于阻塞性黄疸和肝内胆汁淤积引起的长期维生素 K 缺乏者、长期服用华法林或光谱抗生素的患者。

血清铁蛋白(SF)与 AFP 联合检测可提高对 HCC 的诊断效能。SF 也可作为 HCC 疗效观察的有效指标,特别是对于 AFP 阴性的 HCC 患者。

α-L-岩藻糖苷酶(AFU)是一种广泛存在于人体组织中的溶酶体酸性水解酶,以肝、肾组织含量最高。AFU 对 HCC 有一定的诊断价值,但特异性低于 AFP。对于 AFP 阴性的 HCC 和小肝癌,AFU 的阳性率分别为 76.1% 和 70.8%,对 AFP 有一定补充作用,有利于肝癌的早期发现。血清 AFU 活性动态监测对肝癌疗效和复发监测及预后判断有重要意义。

(三)胃癌常用肿瘤标志物

胃癌居全球恶性肿瘤致死例数第二位,是我国继肺癌和肝癌之后的第三大癌症。目前可供临床选择的胃癌相关血清肿瘤标志物包括:CEA、CA19-9、CA72-4、CA242、胃蛋白酶原(pepsinogen,PG)及表皮生长因子受体(epidermal growth factor receptor,EGFR)等。

CA72-4 是目前胃癌辅助诊断、病程和疗效监测的首选肿瘤标志物。CA19-9 和 CEA 可作为胃癌患者监测的次选肿瘤标志物。CA72-4、CA19-9 及 CEA 是目前胃癌较好的联合检测指标,联合应用可显著提高胃癌诊断的阳性率,更有助于疗效及复发监测。

CA72-4 对胃癌诊断敏感性为 28%~80%。有效手术治疗后,CA72-4 浓度在 1~2 周内下降到正常水平。CA72-4 升高程度与疾病进程相关并具有一定的预后提示意义,高水平 CA72-4 多提示预后不佳。在大多数胃癌复发病例中,CA72-4 表达增高早于临床发现。在判断胃癌患者临床分期方面 CA19-9 敏感性优于 CEA,且 CA19-9 与肿瘤大小、淋巴结转移及浸润深度相关,是胃癌患者独立的预后标志。高水平血清 CA19-9 提示胃癌患者生存期较短。CA242 对胃癌临床诊断的辅助作用与 CEA 相似,无突出优势。

胃蛋白酶原(PG):为膜消化腺分泌的天冬氨酸胃蛋白酶,根据其免疫原性不同分为两型:胃蛋白酶原Ⅰ型(PGⅠ)和胃蛋白酶原Ⅱ型(PGⅡ)。PGⅠ和 PGⅡ分别由主细胞和颈黏液细胞分泌。PGⅠ水平及 PGⅠ/Ⅱ的比值可作为胃黏膜病变的指标。PGⅠ/Ⅱ的比值随病变的进展呈梯度下降,该比值可以作为识别胃癌易感对象的标记。日本有报道指出,以血清 PGⅠ低于 70ng/ml 及 PGⅠ/Ⅱ比值低于 3 为临界值,胃癌诊断敏感度为 84.6%,特异度为 73.5%。

表皮生长因子受体(EGFR)分子量约 170KD,是一种膜结合糖蛋白,分为 3 个结构域:胞内段、跨膜段和胞外段。检测其胞外段可作为血清肿瘤标志物使用。研究表明,血清 EGFR 水平在胃癌患者与健康人群存在明显差异,且在Ⅰ期胃癌患者血清中便可检测出 EGFR,提示可将其作为高危人群的筛查指标。

基因诊断对胃癌诊断也有一定帮助。胃癌患者常表达 C-erB-2 基因,胃腺癌患者常表达 C-myc 基因。H-ras(P21)高表达与淋巴转移密切相关。CEAmRNA 对早期发现患者远处转移有帮助,腹腔冲洗液 CEAmRNA 升高,提示腹膜转移。

(四) 结直肠癌常用肿瘤标志物

结直肠癌是多发癌种且全球发病率按平均每年 2% 的速度递增。早期发现和治疗对结直肠癌患者的预后十分重要。目前用于结直肠癌的常用血清肿瘤标志物包括:CEA、CA242、CA19-9、CA72-4 等。这些血清肿瘤标志物均为广谱非特异性标志物,单项检测的敏感性和特异性均有限,进行联合检测以提高诊断效能。

CEA 自 20 世纪 60 年代起便被用作结直肠癌的标志物,也是目前公认的最佳的结直肠癌肿瘤标志物。血清 CEA>20ng/ml 高度提示结肠癌。CEA 血清水平与结肠直肠癌的 Duke 分期密切相关。术前 CEA 水平还可以作为结直肠癌的预后指标,高浓度者一般预后不良。术后 CEA 水平有助于判断术后有无癌组织残留。对于治疗前血清 CEA 浓度升高的结肠直肠癌患者,连续监测血清 CEA 是原发癌切除术后局部和远处复发的最敏感的非创性监测方法。稳定的低血清 CEA 水平基本可以排除复发,CEA 明显升高或持续升高超过 2 个月,提示极有可能存在肿瘤复发。连续 CEA 浓度检测可以比其他检查方法更早地监测到结肠直肠癌的复发,从而有利于尽早处理。

CEA 和 CA242 联合检测是目前最佳的结直肠癌肿瘤标志物组合。CEA 和 CA242 检测具有互补性,与单独使用 CEA 相比,CEA 和 CA242 联合检测可提高结直肠癌诊断敏感性和准确性,同时也可用于疗效观察和复发转移监测。

CA19-9 对结直肠癌的应用价值有限,与 CEA 联合检测也并不明显优于单项检测。但是对于极少数 CEA 阴性的结直肠癌患者,CA19-9 检测具有一定参考价值。

CA72-4 与其他肿瘤标志物联合检测时可提高结直肠癌的诊断效率,且其水平与结直肠癌临床分期相关,因此在疗效观察和复发转移监测中也有一定应用。TPS 也与结直肠癌的分期、转移及浸润程度相关,在结直肠癌的诊断、监测和预后判断中有一定价值。

（五）胰腺癌常用肿瘤标志物

胰腺癌是一种恶性程度高、临床表现隐匿、发展迅速和预后差的消化系统肿瘤,因此早期诊断对胰腺癌患者而言尤其重要。临床上应用放射学和超声学检查很难发现早期病例且难于鉴别其良恶性质。血清肿瘤标志物检测是胰腺癌患者常规检查手段,可用于胰腺癌患者筛查、疗效观察、复发监测和预后判断。目前可用于胰腺癌的血清肿瘤标志物包括:CA19-9、CA242、CA50、CA125、CEA、CA494、DU-PAN-2 抗原、TPA 和 TPS、肿瘤相关胰蛋白酶抑制物(tumor-associated trypsis inhibitor,TATI)、CAM17.1、胰岛淀粉样肽(islet amyloid polypeptide,IAPP)、胰腺癌胚胎抗原(pancreatic oncofetal antigen,POA)和胰腺癌相关抗原(pancreatic cancer associated antigen,PCAA)等。

CA199 是临床最常用于胰腺癌辅助诊断和监测的肿瘤标志物。在胰腺癌诊断中 CA199 的敏感性为 70%~95%,特异性为 72%~90%。CA19-9 水平的异常程度与肿瘤位置(一般胰头肿瘤高于体、尾肿瘤)和肿瘤范围(肿瘤浸润范围越大 CA199 浓度越高)密切相关,但与组织学分型和肿瘤大小无关。临床以 CA199 鉴别胰腺癌与其他良性疾病时,建议以 100U/ml 为临界值筛查有体重下降和腹部疼痛的患者,这样胰腺癌诊断的敏感度为 62%,特异性为 97%。在急性或慢性胰腺炎患者中,CA199 水平也可能出现升高,通常 <100U/ml,但有时也可高达 500U/ml。CA199 水平与胰腺癌治疗效果及肿瘤复发具有良好相关性。手术彻底切除后 2~4 周内 CA199 水平一般可以恢复正常,病情出现变化时,CA199 的变化在绝大多数患者中都早于影像学指标。

CA242、CA50、CA19-9 等的表型相关但不完全相同。血清 CA242 升高主要见于胰腺癌,其敏感性与 CA19-9 接近或略低,可以用作初次就诊的筛查手段。胃肠道肿瘤患者大多数 CA50 会升高,对胰腺癌其敏感性为 69%~95%。CA50 和 CA242 间无交叉反应,但两者血清水平明显相关。CA494 主要表达在分化较好和分化中等的胰腺癌细胞表面。CA494 与 CA19-9 基本无交叉反应,正常人血清小于 400U/ml,对胰腺癌敏感度为 90%,特异度 96%,高于 CA19-9,且 CA494 水平不受黄疸影响。CA19-9、CA242、CA50、CA494、CEA、CA125 等肿瘤标志物的联合检测可有效提高诊断胰腺癌的敏感性。

DU-PAN-2 抗原是一种糖类抗原,可与 CA19-9 共同表达于黏液性大分子上,其确切结构尚不明确。DU-PAN-2 抗原对小胰腺癌较敏感,与 CA19-9 联合检测可提高阳性率。

组织多肽抗原(TPA)和组织多肽特异性抗原(TPS):与 CA19-9 相比,TPA 和 TPS 对胰腺癌的特异性较差,且其血清水平同样受肝功和黄疸影响。TPA 水平与肿瘤分期有关,特别是在肝转移时明显升高。设定 cutoff 值为 140U/ml 时,TPA 对胰腺癌的敏感性可达 80%,特异度为 84%。TPS 则不受肿瘤分期影响,可能对小胰癌和复发监测更有用。

胰岛淀粉样肽(IAPP)又称 amlyin,是胰腺 β 细胞产生的一种含 37 个氨基酸的短肽。IAPP 降低胰岛素敏感度,与胰腺癌患者早期即存在的糖代谢紊乱相关。胰腺癌患者 IAPP 浓度显著升高,而糖尿病患者 IAPP 水平正常或稍低,胃癌、结肠癌、肝癌、肺癌等患者 IAPP 水平均正常。血清 IAPP 浓度升高是胰腺癌患者的一个早期特征,检测 IAPP 及 IAPP 释放因子对胰腺癌早期诊断具有一定价值。

胰腺癌胚胎抗原(POA)和胰腺癌相关抗原(PCAA):POA 是从胚胎期胰腺中提取的一种糖蛋白。胰腺癌患者血清有 POA 表达或水平升高,而良性胰腺疾病患者血清 POA 大都较低,因此有学者提出可以将 POA 作为胰腺癌的肿瘤标志物。但是,部分肝癌、胃癌、胆管癌和肺癌的患者血清 POA 亦可升高,与胰腺癌鉴别存在困难。PCAA 是从胰腺癌患者腹水中分离的一种糖蛋白,胰腺癌、肺癌、乳腺癌均有一定的阳性率。胰腺高分化腺癌内 PCAA 的阳性率高于低分化腺癌。目前这两类肿瘤标志物对胰腺癌的实际应用价值还有待进一步研究。

(六)乳腺癌常用肿瘤标志物

乳腺癌是妇女中最常见的恶性肿瘤,发病率占妇女恶性肿瘤的第一位,乳腺癌的早期诊断仍然主要依靠自检或医生体检及乳腺影像技术等手段,目前没有相关肿瘤标志物能用于乳腺癌的早期诊断。临床常用的乳腺癌相关肿瘤标志物包括:CA153、CEA、CA125、CYFR21-1、TPS、血管内皮生长因子(VEGF)、HER-2 蛋白等。

Ⅰ期和Ⅱ期乳腺癌患者仅有 10%~20%CA153 升高,而Ⅲ、Ⅳ期乳腺癌的敏感性较高。同时由于良性乳房疾病和其他器官肿瘤中也有相当数量患者的 CA153 水平升高,因此 CA153 不适合作为筛查和早期诊断指标,而主要应用于乳腺癌患者治疗效果和病情监测。肿瘤复发时,CA153 的变化一般早于其他指标,临床敏感度为 45%~77%、特异性为94%~98%。在转移性肿瘤中,CA153 的敏感性取决于转移的位置:局部或区域性转移的病例敏感性较低而多发性转移时敏感性最高;皮肤转移时临床敏感度较低,并发骨转移时 CA153 水平较高。治疗有效或病情进展 CA153 一般会相应地下降或增高大于 25%。在乳腺癌中,CA153 优于 CEA,两者联合应用,可显著提高检测肿瘤复发和转移的敏感性(从 30%~50% 提高到 80%),特别适用于局部 / 转移性乳腺癌。近来也报道了一些与乳腺癌相关的新肿瘤标志物。

CA125 对乳腺癌的敏感性较低,但当乳腺癌发生肺转移或出现恶性胸膜渗出液时,CA125 水平会显著升高。CYFR21-1 对乳腺癌诊断价值不大,但可用于乳腺癌转移复发监测。CA153、CEA、CYFRA21-1 联合检测可提高乳腺癌诊断和病情监测的效能。VEGF、CA549、BR27.29 等对乳腺癌也具有较高敏感性。TPS 在缓解患者中表达基本正常,部分缓解患者中有所增加,在复发患者中明显上升,测定 TPS 和 CA153 有助于预测和监测乳腺癌患者病情的变化,且 TPS 可能可以较 CA153 更早发现病情变化。

血清 HER-2/neu 蛋白测定　　Her-2/neu 基因是乳腺癌中研究较深入的癌基因之一,是继雌激素受体之后的第二个乳腺癌基因。美国 FDA 推荐检测乳腺癌细胞雌激素受体(ER)、孕激素受体(PR)和 Her-2,来指导乳腺癌患者治疗方案的选择与调整及病情观察。Her-2 高表达与肿瘤组织分级、淋巴结转移及分期呈正相关,且表达越高预后越差。组织细胞学检测对临床常规检测而言具有一定难度。Her-2/neu 蛋白通过免疫学等方法可检测。血清 HER-2 蛋白水平动态检测或联合 Her-2/neu 蛋白、CA153 和 CEA 等在评价乳腺癌患者个体化靶向药物治疗效果的应用中有重要的指导意义。

(七)卵巢癌常用肿瘤标志物

卵巢癌是女性生殖系统常见的肿瘤之一,其发病率在我国妇科恶性肿瘤中仅次于宫颈癌,居第二位。卵巢癌根据组织学分类最常见的是上皮来源的肿瘤类型,目前常用的血清卵巢癌肿瘤标志物大多数也是与卵巢上皮癌密切相关,包括:HE4、CA125、CA19-9、CEA、CA72-4、AFP 和 β-HCG 等。HE4 是新近用于临床的肿瘤标志物,可用于卵巢癌早期诊断,其单项检测的敏感性和特异性分别为 73% 和 95%,在鉴别诊断卵巢良恶性肿瘤的价值优于CA125。其他肿瘤标志物建议选择联合检测以提高检测的敏感性与特异性,其检测结果多用于治疗效果与肿瘤生长监测的评估。

HE4 作为一种新型卵巢癌的肿瘤标志物,在诊断的敏感性和特异性方面均优于 CA125,并且和肿瘤的进展、治疗效果密切相关,可用于治疗监测和预后的判断。对比标志物组合的诊断效能,CA125 与 HE4 的组合在设定的特异性上取得了最高的敏感性。为了将 HE4 和 CA125 更好地联合应用于卵巢癌的临床诊断,Moore 在 2008 年提出 ROMA 指数这一概念。ROMA(Risk of ovarian Malignancy)是将患者血清 HE4、CA125 水平及绝经与否联合构建的相关系数。研究表明 ROMA 指数在鉴别卵巢癌与良性疾病组时敏感性达到 94.3%,同时在鉴别卵巢癌 I 期和 II 期病例时敏感性也可达到 85.3%。因此 HE4 和 CA125 的联合应用可大大提高卵巢癌诊断效能。

CA125 是卵巢癌的常用肿瘤标志物,在卵巢浆液性癌(81%~98%)及未分化癌中阳性率较高,而在黏液性癌中阳性率较低。以 35U/ml 作为决定水平诊断原发性卵巢癌时敏感度最高可达到 82%~96%。常以 CA125 水平检测与骨盆检查和超声检查相配合进行骨盆良恶性肿瘤鉴别。血清 CA125 水平升高一般较临床检查到肿瘤要提前 3~6 个月。肿瘤实体质量与 CA125 增高程度之间存在明显相关性,瘤体越重 CA125 增高越明显。CA125 水平增高较小,提示瘤体较小,预示复发率低、预后较好。CA125 也可用于卵巢癌疗效观察和复发转移监测。外科手术或化疗后,87%~94% 的卵巢癌患者血清 CA125 水平与疾病进程有很好的相关性。肿瘤彻底切除后 7 天内,CA125 水平下降 75%~90%,1~3 个月内恢复到正常,但仍有部分患者维持低水平升高,而不能恢复到正常参考范围内。肿瘤复发或疾病发展时,CA125 会再次升高。临床常联合检测 HE4、CA125 和 CEA,提高卵巢癌诊断、疗效及术后复发转移监测的敏感性和特异性。

CA19-9 和 CA72-4 可作为次选肿瘤标志物应用于卵巢癌患者。CA125 分别与 CA19-9 或 CA72-4 联合检测,均可提高对卵巢癌患者诊断和监测敏感性。

AFP 是生殖腺内、外胚胎性肿瘤的首选血清肿瘤标志物。HCG 是诊断和监测卵巢生殖细胞肿瘤的最佳标志物。联合检测 AFP 和 HCG 可对卵巢内胚胎性肿瘤和生殖细胞肿瘤进行诊断和复发疗效监测。血清 AFP 在胚胎性肿瘤(如卵巢内胚窦瘤)中升高,而在绒癌不升高。在生殖细胞肿瘤(包括绒癌和胚胎肿瘤)中,HCG 均可升高。如果良性肿瘤摘除后、流产或正常妊娠终止后,血清 HCG 水平仍高,则提示存在恶性滋养细胞肿瘤。恶性滋养细胞瘤治疗有效后,患者 HCG 水平会明显下降(半衰期 36 小时),每轮治疗后 HCG 应下降 20%~25%。如果血清 HCG 水平不降低或甚至更高,提示治疗无效。同时 HCG 水平还与预后相关,高水平 HCG 提示预后较差。

(八) 宫颈癌和子宫内膜癌常用肿瘤标志物

宫颈癌的隐匿性很强,发现时往往已是晚期,鳞癌是宫颈癌的主要类型,目前鳞状细胞癌抗原(SCC)是最常用的检测宫颈鳞癌病程和疗效的血清肿瘤标志物,SCC 不仅可以早期发现鳞癌的复发,同时还能极早提示治疗是否有效。若治疗前升高的 SCC 在 3 个疗程内没有降至正常范围,多提示该患者对该治疗反应不佳。除 SCC 外,与 CEA、CYFRA21-1 和血清铁蛋白等联合应用可提高监测敏感性。

子宫内膜癌的诊断主要依赖于取材内膜标本做病理检测。肿瘤标志物中,CA125 和 CEA 对子宫内膜癌较敏感。

另外,CEAmRNA 检测可早期发现宫颈癌和子宫内膜癌的血行微转移,对正确分期及治疗方案选择有一定帮助。

(九) 前列腺癌常用肿瘤标志物

前列腺癌是男性生殖系统最常见的恶性肿瘤,但前列腺癌是有治愈可能的男性恶性肿瘤,故早期诊断、早期治疗对患者预后至关重要。临床最常用的肿瘤标志物是前列腺特异性抗原(PSA),一些前列腺血清酶如前列腺酸性磷酸酶(prostatic acid phosphatase,PACP)、血清肌酸激酶(CK-BB)、乳酸脱氢酶(LDH)等也可作辅助检测。目前已推荐45岁以上男性每年进行一次直肠指诊结合PSA水平检测的前列腺癌筛查。PSA检测结果在前列腺癌治疗效果监测中具有临床价值。

在原发性或转移性前列腺癌患者中,PSA还可用于疾病的分期及疗效和病程监测。血清PSA检测联合直肠指诊及经直肠超声联合应用于无明显症状的>50岁的男性,筛查前列腺癌。PSA联合直肠指诊的检出率高于单独指诊。一般以4ng/ml为临界值进行前列腺癌诊断,敏感性约90%、特异性仅为50%左右。当血清PSA决定水平为10ng/ml时,前列腺癌的诊断特异性达90%~97%。良性前列腺疾病也可出现血清PSA水平升高,且其血清PSA水平和与前列腺癌患者之间有相当一部分重叠。前列腺良性增生时,仅有少数患者血清PSA>10ng/ml,21%~86%的患者血清PSA为4~10ng/ml。当血清PSA水平处于4~10ng/ml("灰区")时,可以同时检测PSA(tPSA)和fPSA并计算fPSA/tPSA比值,以提高对前列腺癌的诊断效能。健康成人fPSA≤0.75ng/ml,fPSA/tPSA比值为25%~100%。前列腺良性增生患者,fPSA/tPSA比值多>25%,而前列腺癌患者该比值降低。结合fPSA/tPSA比值可将诊断特异性提高至90%。需要指出的是,只有当tPSA浓度处于"灰区"范围内时,才有必要计算该比值。计算比值时,tPSA和fPSA血清浓度测定应该使用同一标本同时测定。另外,监测PSA升高速度也有助于前列腺癌的鉴别诊断。血清PSA浓度一年内增加>0.75ng/ml,提示可能存在前列腺癌,其敏感性为90%,特异性为90%~100%。前列腺癌经有效治疗后,血清PSA可降至正常水平。PSA水平不降低或治疗后再次升高,提示治疗不彻底、存在转移或复发。PSA半衰期为2~3天,治疗后血清PSA水平下降速度及下降的最低点因手术类型不同而异,术前升高的PSA浓度降低至正常水平平均需要3~5个月。有效的前列腺根治术后3~6个月内多无法检出;术后8个月到8年,约90%患者PSA<0.1ng/ml。前列腺根治术后3~6个月PSA>0.4ng/ml,提示治疗无效或复发。

除了fPSA/tPSA比值外,许多学者还提出了不同的PSA指数来校正PSA检测,从而提高PAS的鉴别诊断能力。如PSA密度(PSAD)、移行带PSA密度(PSAT)及PSA产生速率(PSAV)等。目前临床应用最多的还是fPSA/tPSA比值。

前列腺酸性磷酸酶(prostatic acid phosphatase,PACP)、血清肌酸激酶(CK-BB)和乳酸脱氢酶(LDH)等。PACP产生于前列腺上皮细胞溶酶体,是器官特异性酸性磷酸酶,可作为前列腺特异性标志。早期前列腺癌患者中PACP阳性率低(6%~25%),前列腺癌浸润或转移时阳性率为50%~70%并随病情进展升高,因此PACP不适用于前列腺癌筛查而可用于治疗监测。前列腺增生或前列腺癌患者,前列腺上皮组织可产生CK-BB并释放进入血液循环,前列腺增生患者CK-BB阳性率约为8%,未治疗的前列腺癌患者CK-BB阳性率可达89%。LDH在正常前列腺中以LDH1为主,前列腺癌患者则以LDH5为主。前列腺癌患者LDH5/LDH1比值大于2的约占93%,而前列腺增生者中仅占11%,当该比值大于3时应予以高度重视。

（十）膀胱癌常用肿瘤标志物

膀胱癌是泌尿系统中最常见的肿瘤之一，且极易复发，治疗后需严密随访。膀胱镜检查及病变处活检仍是膀胱癌诊断和随访的重要手段，但该方法属侵入性检查，临床应用受到限制。尿液细胞学检查能直接识别尿中脱落的肿瘤细胞，虽然特异性高但敏感性低。尿液中NMP22、膀胱肿瘤抗原（BTA）检测有助于膀胱癌的诊断和检测，但较之脱落细胞学及其他检查并无太大优势。目前尚无膀胱癌特异的血清肿瘤标志物，临床常用的是CYFRA21-1。CYFRA21-1与其他肿瘤标志物一样，对膀胱癌整体敏感度都较低，但针对肌肉-浸润型膀胱癌，CYFRA21-1的敏感性可达52%~56%，优于其他肿瘤标志物。虽然诊断价值非常有限，但可以作为监测肌肉-浸润型膀胱癌复发的标志物。

（十一）鼻咽癌常用肿瘤标志物

鼻咽癌是一种地区分布极不均衡的恶性肿瘤，我国属高发区，而在我国南北差异也非常明显，高发区主要集中在南方，其中广东省发病率最高。鼻咽癌的发生与EB病毒（EBV）的感染及遗传因素相关，环境影响也是重要因素之一。常用的诊断手段是鼻咽镜检查、临床检查、影像学检查及血清学和病理学检查。血清学检查主要是EB病毒相关生物标记检查（该部分请见本书第十四章第五节）及血清肿瘤标志物SCC、CYFRA21-1和TPS等检测。

血清SCC水平与鼻咽癌瘤体大小、淋巴结转移及临床分期有关。SCC不适用于鼻咽癌及其他鳞癌的筛查，对鼻炎癌诊断的敏感性随TNM分级和临床分期而升高（34%~78%），治疗后SCC水平是观察疗效、病程监测和判断预后的有用指标。

血清CYFRA21-1与鼻咽癌原发病灶大小、转移与否有关，可用于鼻咽癌患者病程监测和预后评价，敏感性高于SCC。

进展期鼻咽癌患者TPS水平升高，可用于鼻咽癌患者疗效观察、复发监测及预后判断，其敏感性与CYFRA21-1相比无显著差异。

第三节　典型病例分析

病例一

一般资料：

患者，女性，47岁。上腹部不适、胀闷伴恶心逐渐加重3个月。

体格检查：

腹部平坦，肝大，肋下2cm、剑突下6cm，质硬有压痛。

影像学检查：B超显示肝内占位性病变，经肝CT及增强扫描显示在肝左叶10cm×11cm肿块。

实验室检查：WBC 6.2×10^9/L。血清酶学测定：AST 242.5IU/L（正常 <40IU/L），ALT 11.8IU/L（正常 <40IU/L），GGT 185IU/L（正常 <50IU/L），LDH 366.3IU/L（正常 135~266IU/L）。肿瘤血清标志物（放射免疫法）AFP 250μg/L（正常 <25μg/L），CEA 5.15μg/L（正常 <15μg/L）。

分析：

患者的先驱症状主要是上腹部不适，并无特殊症状。影像学检查提示肝脏占位性病变。实验室检查，患者AST、GGT、LDH和AFP均显著增高。均提示可能存在肝癌。

诊断意见:肝癌。

病例二

一般资料:

患者,男性。64 岁,以上腹痛伴反酸、嗳气 2 个月为主诉入院。

体格检查:

入院查体,腹软,上腹及脐周有压痛,无反跳痛,肝脾未及,心肺未见阳性体征。

影像学检查:B 超显示,胰体尾部及肝内多发性占位病变。

实验室检查:AFP 3.54μg/L(正常 <25μg/L),CEA 41.80μg/L(正常 <15μg/L),CA50 170μg/L(正常 <20μg/L)。

分析:

B 超显示胰腺和肝内均存在占位性病变。AFP 水平正常而 CEA 和 CA50 升高提示肝脏占位可能为转移性病变。如果进行手术治疗,可通过组织病理学检查明确原发肿瘤来源。

诊断意见:胰腺癌肝转移。

(白杨娟　王兰兰)

主要参考文献

1. Lothar Thomas. 临床实验诊断学. 吕元,朱汉民,沈霞,等译. 上海:上海科学技术出版社,2004.
2. 万文徽. 肿瘤标志物临床应用与研究. 第 2 版. 北京:北京大学医学出版社,2007.
3. 张秉琪. 肿瘤标志物临床手册. 北京:人民军医出版社,2008.
4. Sturgeon CM, Duffy MJ, Stenman UH, et al. National Academy of Clinical Biochemistry laboratory medicine practice guidelines for use of tumor markers in testicular, prostate, colorectal, breast, and ovarian cancers. Clin Chem. 2008 Dec;54(12):e11-79.
5. Duffy MJ, Van Dalen A, Haglund C, et al. Tumour markers in colorectal cancer:European Group on Tumour Markers(EGTM)guidelines for clinical use. Eur J Cancer, 2007, 43(9):1348-1360.
6. CEAEl-Awady S, Lithy R, Morshed M, et al. Utility of serum preoperative carcinoembryonic antigen in colorectal cancer patients. Hepatogastroenterology. 2009 Mar-Apr;56(90):361-366.
7. Clarke-Pearson DL. Clinical practice. Screening for ovarian cancer. N Engl J Med. 2009 Jul 9;361(2):170-177.
8. Sturgeon CM, Duffy MJ, Stenman UH, et al. National Academy of Clinical Biochemistry laboratory medicine practice guidelines for use of tumor markers in testicular, prostate, colorectal, breast, and ovarian cancers. Clin Chem. 2008 Dec;54(12):e11-79.
9. Ni X G, Bai X F, Mao Y L, et al. The clinical value of serum CEA, CA19-9, and CA242 in the diagnosis and prognosis of pancreatic cancer. European Journal of Surgical Oncology, 2005, 31(2):164-169.
10. Smith RA, Cokkinides V, Brooks D, et al. Cancer screening in the United States, 2010:a review of current American Cancer Society guidelines and issues in cancer screening. CA Cancer J Clin. 2010 Mar-Apr;60(2):99-119.
11. Clark OH, Benson AB 3rd, Berlin JD, et al. NCCN Clinical Practice Guidelines in Oncology:neuroendocrine tumors. J Natl Compr Canc Netw. 2009 Jul;7(7):712-747.
12. Wolf AM, Wender RC, Etzioni RB, et al. American Cancer Society guideline for the early detection of prostate cancer:update 2010. CA Cancer J Clin. 2010 Mar-Apr;60(2):70-98. Epub 2010 Mar 3.
13. Rafael Molina, Xavier Filella, J.M. Auge, et al. Clinical value of tumor markers. 2011.

第二十二章

恶性肿瘤个体化治疗的分子诊断

个体化医疗(治疗)是当今转化医学发展的重要实践,个体化治疗以每个患者的信息为基础决定治疗方针,从基因组成或表达变化的差异来把握治疗效果或毒副作用等应答的个性,对每个患者进行最适宜的针对性药物或其他方式的治疗。肿瘤的个体化治疗是根据不同个体遗传特征与药物遗传学和药物基因组学特点,采用不同个体最佳的治疗药物方案进行肿瘤治疗。随着药物遗传学 / 药物基因组学在肿瘤治疗药物作用机制等方面的研究获得了突破性进展,针对特定肿瘤的靶向药物对肿瘤细胞的杀伤效应与特定基因的表达或基因突变(或多态性)显著相关。通过对这些药物相关靶基因的检测,来预测肿瘤药物的治疗疗效,选择合适的药物进行个体化治疗,已经成为提高治疗疗效、减少无效治疗的合理选择。恶性肿瘤个体化治疗的分子诊断在临床应用还处于刚起步阶段,随着实验室检测技术和手段的不断进步,人们对疾病的认识更加深刻,基因组学、蛋白质组学和生物信息学的发展与融合更加成熟,肿瘤个体化治疗药物选择与个体化监测等个体化医疗策略将会更加快速走进我们的生活,改变传统的医疗行为。本章仅将目前临床应用较为成熟的几类药物相关靶基因的分子检测作一简单介绍。

第一节　肺癌个体化治疗的分子诊断

肺癌是人类发病率和死亡率最高的恶性肿瘤,全世界每年肺癌发生超过 150 万例,我国是肺癌的高发国家之一。化疗是非小细胞肺癌患者手术治疗、放射治疗以外的常规治疗手段之一,目前常用的抗肿瘤化疗药物对患者治疗的有效性低于 70%,20%~35% 的患者有可能对相关药物治疗无效,其主要原因在于不同肿瘤患者存在遗传背景的显著性差异。随着分子生物学技术发展,一系列肿瘤药物相关基因被发现,检测这些药物相关靶基因,在帮助临床医生制定肺癌患者的个体化诊疗方案、预测治疗效果等方面都发挥了重要作用。

一、实验室分析路径

实验室分析路径见图 22-1。

二、相关实验

(一) 表皮生长因子受体(epidermal growth factor receptor,EGFR)基因突变检测

1. 分子生物学检测方法　DNA 测序法、聚合酶链式反应 - 单链构象多态性分析(PCR-

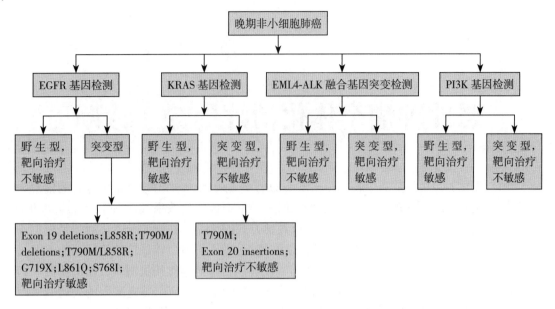

图 22-1 肺癌个体化治疗的分子诊断实验室路径图

single-strand conformation polymorphism，PCR-SSCP)、突变体富集 PCR（mutant-enriched PCR）、蝎形探针扩增阻滞突变系统（scorpions amplification refractory mutation system，scorpions ARMS）、高分辨率熔解曲线分析技术（high resolution melting analysis，HRM）。

2. 分子生物学检测方法评价 DNA 测序法需要对检测样品 PCR 扩增、纯化、序列分析，操作过程比较烦琐、耗时长，且对取材和技术要求比较高，更重要的是由于测序方法本身的灵敏度不高（检测灵敏度约 20%），此方法在临床应用中存在一定的限制，不适用于大规模临床样品检测分析。与测序法相比，PCR-SSCP 灵敏性更高，操作简单，不需要特殊仪器，但该方法电泳时间较长，操作步骤比较烦琐，只能进行定性分析，且需平行的标准对照，受实验条件影响较大，容易出现假阴性。与测序法相比，由于突变体富集 PCR 有两次 PCR 扩增，检测灵敏性更高，特异性强，但该方法需两次 PCR 反应，而且需要内切酶酶切过程，操作复杂、耗时长、且容易污染。HRM 方法不需要序列特异性探针，也不受突变碱基位点与类型的局限，但该方法只能分析纯度单一的小片段，且要求有足够的 PCR 模板量（模板含量不少于 1ng）。Scorpions ARMS 方法是一种新型的实时荧光定量 PCR 技术，闭盖操作，自动化程度更高，操作简单，特异性和灵敏度高，重复性好，能够对突变基因进行定量分析，已逐渐成为检测靶向药物相关基因突变的主流技术。

（二）KRAS 基因突变检测

检测方法 测序法、聚合酶链式反应 - 单链构象多态性分析（PCR-SSCP）、突变体富集 PCR、蝎形探针扩增阻滞突变系统（ARMS）、高分辨率熔解曲线分析技术（HRM）。

（三）切除修复交叉互补基因 1（excision repair cross complement-1，ERCC-1）mRNA 表达检测

检测方法 PCR、荧光定量 PCR、蝎形探针扩增阻滞突变系统（ARMS）。

（四）肺耐药相关蛋白（lung resistance-related protein，LRP）检测

检测方法 PCR、荧光定量 PCR、蝎形探针扩增阻滞突变系统（ARMS）。

（五）EML4-ALK 融合基因突变检测

检测方法　测序法、聚合酶链式反应 - 单链构象多态性分析（PCR-SSCP）、突变体富集PCR、蝎形探针扩增阻滞突变系统（ARMS）、高分辨率熔解曲线分析技术（HRM）。

（六）磷脂酰肌醇 3- 激酶（phosphatidylinositol 3-kinase，PI3K）基因突变检测

检测方法　测序法、聚合酶链式反应 - 单链构象多态性分析（PCR-SSCP）、突变体富集PCR、蝎形探针扩增阻滞突变系统（ARMS）、高分辨率熔解曲线分析技术（HRM）。

（七）胸苷酸合成酶（thymidylate synthetase，TS）基因检测

检测方法　测序法、聚合酶链式反应 - 单链构象多态性分析（PCR-SSCP）、突变体富集PCR、蝎形探针扩增阻滞突变系统（ARMS）、高分辨率熔解曲线分析技术（HRM）。

（八）核糖核苷酸还原酶 M1（ribonucleotide reductase M1，RRM-1）mRNA 表达检测

检测方法　PCR、荧光定量 PCR、蝎形探针扩增阻滞突变系统（ARMS）。

（九）p53 基因突变检测

检测方法　测序法、聚合酶链式反应 - 单链构象多态性分析（PCR-SSCP）、突变体富集PCR、蝎形探针扩增阻滞突变系统（ARMS）、高分辨率熔解曲线分析技术（HRM）。

（十）X 线修复交叉互补基因（X-ray repair cross-complementary gene，XRCC1）检测

检测方法　测序法、聚合酶链式反应 - 单链构象多态性分析（PCR-SSCP）、高分辨率熔解曲线分析技术（HRM）。

三、结果判断与分析

（一）首选实验

1. EGFR 基因突变　该基因是目前研究最充分、证据最充足、了解最透彻的生物标志物。表皮生长因子受体（EGFR）家族参与多种实体瘤的发生与发展，是抗肿瘤治疗的重要分子靶点。携带 EGFR 基因突变（除 T790M、20-ins 突变外）患者接受靶向药物（吉非替尼、厄洛替尼）治疗疗效好，而携带 T790M、20-ins 突变则产生耐药。

2. KRAS 基因突变　突变型 KRAS 基因编码异常的蛋白，刺激促进恶性肿瘤细胞的生长和扩散，并且不受上游 EGFR 的信号影响，所以对抗 EGFR 靶向治疗药物效果差。携带KRAS 基因突变的患者接受抗上游信号通路靶点药物治疗，则对靶向药物不敏感。

3. ERCC-1 mRNA 表达　ERCC-1 具有损伤 DNA 5' 识别的功能，而且具有 5'-3' 核酸内切酶的活性。若缺乏 ERCC1 表达，泡状链内铂 -DNA 加合物的修复大大受限，从而使患者对铂类化疗药物的敏感性明显增加；相反若 ERCC1 表达增加，则 DNA 修复能力增加，从而使铂类化疗敏感性下降，表现为铂类耐药。NSCLC 根治术后肿瘤组织中 ERCC1 检测阴性的患者可以从含顺铂的辅助化疗中明显获益。ERCC1 表达阴性的患者随机接受辅助化疗明显延长生存时间，降低死亡风险。接受含铂类药物化疗的非小细胞肺癌患者，ERCC1 表达水平与预后呈负相关。

（二）次选实验

1. LRP 蛋白　LRP 蛋白是穹隆蛋白的主要成分，其过度表达明显影响药物的胞内转运和分布，导致靶点药物有效浓度下降，从而介导对铂类、烷化剂等化疗药物耐药。肺癌患者中 LRP 高表达是预测化疗敏感性和预后的重要指标，阳性表达者对铂类等化疗药物敏感性差，化疗效果不好，预后差。

2. EML4-ALK 融合基因突变　重组 ALK 基因编码跨膜的酪氨酸激酶受体,EML4-ALK 导致 ALK 持续表达,从而激活 ALK 酪氨酸激酶区及下游 PI3K/AKT 及 MAPK 等信号通路,进而引起肺癌的发生。携带 EML4-ALK 融合基因突变的患者接受克唑替尼(Crizotinib)治疗疗效好。

3. PI3K 基因突变　PI3K 是 EGFR 下游信号分子,可被生长因子受体酪氨酸激酶(如 EGFR)激活,使丝 / 苏氨酸激酶(AKT)磷酸化而上调该通路的活性并产生多种生物学效应,包括调节细胞增殖、存活和细胞周期调控等。在多种癌症中(如乳腺癌、非小细胞肺癌)存在 PI3K 基因突变,PI3K 基因突变导致 PI3K/Akt 信号通路持续性活化,导致肿瘤细胞对靶向治疗药物的耐药。检测 PI3K 基因突变可以预测肿瘤患者对靶向治疗药物的耐药性。

4. TS 基因多态性　TS 基因多态性导致 TS 在肿瘤细胞中的表达效率差异。TS 基因型与蛋白表达、肿瘤发生、发展及化疗药物敏感性的关系对肿瘤的预防和治疗具有重要指导意义。TS 基因高表达可见于高分化肿瘤,TS 基因表达增高与培美曲塞的敏感性降低相关。在肿瘤组织中,TS 基因表达增高预示肺癌患者对培美曲塞耐药。

5. RRM-1 mRNA 表达　RRM-1 mRNA 水平是生存预后指标,肿瘤 RRM-1 mRNA 高表达的患者生存明显长于低表达者;同时,RRM-1 mRNA 表达与吉西他滨耐药密切相关。

6. p53 基因突变　野生型 p53 基因是一种抑癌基因,它的失活对肿瘤的形成起到重要作用。野生型 p53 基因能够抑制多种耐药蛋白基因转录,减少多种耐药蛋白的生成,而突变型 p53 基因可增强多种耐药基因表达。p53 基因突变与肿瘤细胞对铂类化疗药物的耐药性相关,是一种新的耐药相关基因。

7. XRCC1 基因　它是一种 DNA 修复基因,它主要参与 DNA 损伤修复反应中的 BER 和单链断裂修复过程。XRCC1 多态性可能影响 DNA 损伤修复能力,由于存在着单核苷酸多态性(single nucleotide polymorphism,SNP),不同个体的 XRCC1 活性不同,这可能是导致个体间修复能力差异的分子基础。而铂类的作用机制在于对肿瘤细胞 DNA 造成损伤,损伤后的 DNA 如果能够及时修复,则会导致铂类药物的耐药。XRCC1 Arg194Trp 和 Arg399Gln 两个位点的多态性可能会影响 XRCC1 蛋白的正常功能,降低 DNA 修复能力,从而影响铂类药物的化疗敏感性。

第二节　乳腺癌个体化治疗的分子诊断

乳腺癌的发病率在我国以每年 3%~4% 的增长率急剧增加,已成为我国上升幅度最快的恶性肿瘤之一。乳腺癌是一类在分子水平上具有高度异质性的疾病,即使是组织形态学、临床分期和激素受体状态都相同的乳腺癌患者,其分子遗传学特征也可不相同,从而导致肿瘤治疗疗效及预后仍存在很大差异,说明乳腺癌是一类高度异质性的恶性肿瘤,因此对乳腺癌患者进行个体化治疗显得尤为重要。随着分子生物学技术在乳腺癌领域的应用,针对分子分型特点制定治疗策略,更准确地预测乳腺癌治疗的有效靶点和判断预后已成为今后的发展趋势。

一、实验室分析路径

实验室分析路径见图 22-2。

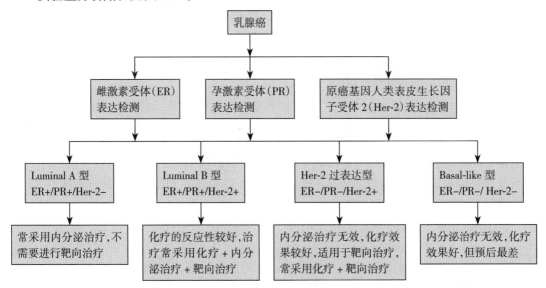

图 22-2　乳腺癌个体化治疗的分子诊断实验室路径图

二、相关实验

（一）雌激素受体（estrogen receptor, ER）表达检测

1. 免疫组织化学技术（immunohistochemistry, IHC）　应用免疫学基本原理——抗原抗体反应，即抗原与抗体特异性结合的原理，通过化学反应使标记抗体的显色剂（荧光素、酶、金属离子、核素）显色来确定组织细胞内抗原（多肽和蛋白质），对其进行定位、定性及定量。

2. 荧光原位杂交（fluorescent in situ hybridization, FISH）　FISH 技术是在细胞遗传学水平上检测染色体及基因数目及结构异常的一种分子生物学技术。其基本原理是利用标记了荧光素的核酸作为探针，按照碱基互补原则，与待检样本中与之互补的核酸经过变性 - 退火而形成杂交双链核酸，然后通过荧光显微镜来检测和分析。

3. 荧光定量 PCR　一种 PCR 检测技术，通过荧光染料或荧光标记的特异性的探针，对 PCR 产物进行标记跟踪，实时在线监控反应过程，结合相应的软件对 PCR 产物进行分析，计算待测样品模板的初始浓度。

4. 基因芯片技术　主要基于核酸杂交技术，即通过与一组已知序列的核酸探针杂交进行核酸序列测定的方法，在一块基片表面固定了序列已知的核苷酸探针。当检测样本中的基因序列与基因芯片上对应位置的核酸探针产生互补匹配时，通过确定荧光强度最强的探针位置，获得一组序列完全互补的探针序列。该技术将大量探针分子固定于支持物上后与标记的样品分子进行杂交，通过检测每个探针分子的杂交信号强度进而获取样品分子的数量和序列信息。

（二）孕激素受体（progesterone receptor, PR）表达检测

检测方法：免疫组化、荧光原位杂交（FISH）、荧光定量 PCR、基因芯片技术。

（三）原癌基因人类表皮生长因子受体 2（human epidermal growth factor receptor-2, Her-2）表达检测

Her-2，即 c-erbB-2 基因，定位于染色体 17q12-21.32 上。c-erbB-2/neu 基因编码具有酪氨酸激酶活性的跨膜生长因子受体 P185 蛋白（即 HER-2），参与调控细胞的生长、增殖及分化。20%~25% 的乳腺癌细胞表面过度表达 HER-2，它是乳腺癌重要的分子标志之一，成为乳腺癌患者预后评价及指导治疗的重要指标之一。检测方法：免疫组化、荧光原位杂交（FISH）、荧光定量 PCR、基因芯片技术。

三、结果判断与分析

1. Luminal A 型　该型是乳腺癌最常见的分子亚型，发病率为 44.5%~69.0%。分子分型表现为 ER 和（或）PR+，Her-2-，预后最好。内分泌治疗效果最佳。常采用内分泌治疗。绝经前常选择他莫昔芬，药物性去势药物诺雷德，绝经后常选择芳香化酶抑制剂如阿那曲唑、来曲唑等，一般不需要进行靶向治疗。

2. Luminal B 型　Luminal B 型发病率为 7.8%，分子分型表现为 ER 和（或）PR+，Her-2+，Luminal B 型乳腺癌对化疗的反应性较 Luminal A 型好，但对内分泌治疗的敏感度较差，其中 HER2 阳性的患者还应该考虑抗 HER2 的靶向治疗，治疗常采用化疗 + 内分泌治疗 + 靶向治疗。

3. Her-2 过表达型　发病率为 14.7%，分子分型表现为 ER 和（或）PR-，Her-2+，内分泌无效，化疗效果较好，并且是 HER2 靶向治疗药赫塞汀治疗的适应病例，HER2(+) 型乳腺癌对于环磷酰胺联合蒽环类（AC）化疗方案的疗效明显优于 Luminal 型，前者的临床缓解率可达 70%，而后者为 47%。该型虽然对化疗较为敏感，临床预后较差。常采用化疗 + 靶向治疗，使用 1 年赫赛汀治疗能使复发相对风险降低 52%，3 年无病生存增加 12%。

4. Basal-like 型　发病率为 17.1%，分子分型表现为 ER 和（或）PR-，Her-2-，此型患者内分泌治疗无效，化疗效果好，但预后最差。治疗手段主要选择化疗。在接受术前新辅助化疗的乳腺癌患者中，具有较高的总反应率及病理缓解率，85% 的患者出现临床缓解，其中 27% 达到病理完全缓解，明显高于 Luminal 型乳腺癌。虽然对术前新辅助化疗敏感，病理缓解率高，但在乳腺癌的分子分型中，其预后仍最差。

第三节　结直癌个体化治疗的分子诊断

大肠癌在全球的发病率呈逐年上升趋势，提高治疗效果、延长生存时间是目前亟待解决的问题。随着人类基因组学和抗肿瘤药物作用分子机制等方面的研究取得了突破性进展，结直肠癌的个体化治疗也开始走向临床实践。通过对肿瘤靶向药物相关基因的检测，可以判断患者的预后，预测抗肿瘤药物的疗效，为不同的结直肠癌患者选择最合适的抗肿瘤药物，已成为结直肠癌治疗中提高疗效、减少不良反应和经济负担的重要手段。

一、实验室分析路径

实验室分析路径见图 22-3。

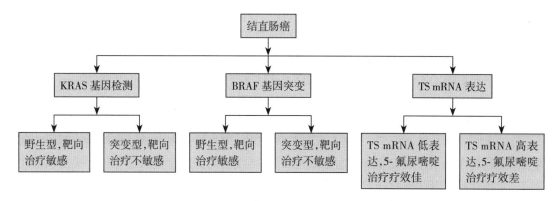

图 22-3　结直肠癌个体化治疗的分子诊断实验室路径图

二、相关实验

1. KRAS 基因突变检测　检测方法包括测序法、聚合酶链式反应 - 单链构象多态性分析（PCR-SSCP）、突变体富集 PCR（mutant-enriched PCR）、蝎形探针扩增阻滞突变系统（scorpions ARMS）、高分辨率熔解曲线分析技术（HRM）。

2. BRAF 基因突变检测　检测方法包括测序法、聚合酶链式反应 - 单链构象多态性分析（PCR-SSCP）、突变体富集 PCR（mutant-enriched PCR）、蝎形探针扩增阻滞突变系统（scorpions ARMS）、高分辨率熔解曲线分析技术（HRM）。

3. 胸苷酸合成酶（thymidylate synthetase，TS）mRNA 表达检测　检测方法包括 PCR、荧光定量 PCR、蝎形探针扩增阻滞突变系统（scorpions ARMS）。

4. 二氢嘧啶脱氢酶（dihydropyrimidine dehydrogenase，DPD）mRNA 表达检测　检测方法包括 PCR、荧光定量 PCR、蝎形探针扩增阻滞突变系统（scorpions ARMS）。

5. 尿苷二磷酸葡萄糖醛酸转移酶（UDP glucuronosyltransferase，UGT）基因多态性检测　检测方法包括测序法、聚合酶链式反应 - 单链构象多态性分析（PCR-SSCP）、突变体富集 PCR（mutant-enriched PCR）、蝎形探针扩增阻滞突变系统（scorpions ARMS）、高分辨率熔解曲线分析技术（HRM）。

6. 亚甲基四氢叶酸还原酶（methylene tetrahydrofolate reductase，MTHFR）基因多态性检测　检测方法包括测序法、聚合酶链式反应 - 单链构象多态性分析（PCR-SSCP）、突变体富集 PCR（mutant-enriched PCR）、蝎形探针扩增阻滞突变系统（scorpions ARMS）、高分辨率熔解曲线分析技术（HRM）。

三、结果判断与分析

（一）首选实验

1. KRAS 基因突变　KRAS 突变型编码异常的蛋白，刺激促进恶性肿瘤细胞的生长和扩散；并且不受上游 EGFR 的信号影响，所以对抗 EGFR 治疗药物效果差。携带 KRAS 基因突变的患者接受抗上游信号通路靶点药物治疗，则对靶向药物不敏感。

2. BRAF 基因突变　突变的 BRAF 一直保持活性状态，干扰了细胞信号传递链的正常功能，引起细胞的异常；结直肠癌患者中，BRAF 突变率为 15% 左右；携带 BRAF 基因突变的患者接受抗上游信号通路靶点药物治疗时,对靶向药物不敏感。

3. TS mRNA 表达　氟类药物是尿嘧啶的氟代衍生物,在细胞内转变为氟尿嘧啶脱氧核苷酸(5F-dUMP)从而抑制脱氧胸苷酸合成酶,阻止脱氧尿苷酸(dUMP)甲基化为脱氧胸苷酸(dTMP),从而影响 DNA 的合成。TS 的 mRNA 表达水平与氟尿嘧啶(5-FU)/ 奥沙利铂治疗的疗效相关。TS 低表达的患者生存期显著长于 TS 高表达的患者。

(二)次选实验

1. DPD mRNA 表达水平　DPD 基因编码的 DPD 酶是体内嘧啶碱分解代谢的起始酶和限速酶,同时也是氟尿嘧啶分解代谢的限速酶,其活性的高低决定氟尿嘧啶代谢快慢和毒性大小,是影响氟尿嘧啶化疗疗效的重要因素。DPD 基因 mRNA 表达水平低的患者接受氟类药物化疗的效果较好。因此,检测患者肿瘤组织中 DPD 基因 mRNA 表达水平可以预测氟类药物的治疗疗效。

2. UGT 基因多态性　UGT1A1*93(-3156G>A)和 UGT1A1*6(211G>A)这两种突变也可以预测伊立替康的毒性。结直肠癌患者接受伊立替康治疗后,有 50% 的携带 UGT1A1*93 突变的患者会出现严重毒副作用,而 UGT1A1 基因为野生型的患者仅有 12.5% 会产生毒副作用。此外,UGT1A1*6 突变能使 UGT1A1 的葡萄糖醛酸化的能力下降 70%,导致伊立替康的毒副作用明显增强。同时,UGT1A1*28 是启动子 TATA 盒区域,包含 7 个 TA 重复序列,可导致伊立替康活性代谢产物 SN-38 的显著增加,从而使患者发生腹泻 / 中性粒细胞减少的几率增加 12%~50%。

3. MTHFR 基因多态性　MTHFR 基因中 C677T 位点、A1298C 位点可使 MTHFR 酶活性显著改变,对于预测氟尿嘧啶的敏感性具有重要的临床预测价值。

第四节　典型病例分析

病例一

一般资料:

患者女性,59 岁,于 2008 年 9 月全麻下行直肠低位前切除术,术后病理:(直乙交界)溃疡型高 - 中分化腺癌,淋巴结见转移癌 20/23。术后行 FOLFOX6 方案化疗 6 个周期后,患者依从性差未再化疗。此后间断性口服希罗达。2010 年 10 月复查,发现左肺内结节灶,肝内转移灶增多,腹膜淋巴结肿大,左输尿管扩张、伴左肾盂积液。改行 FOLFIRI 方案化疗 4 个周期,末次化疗出现胃肠道反应合并严重电解质紊乱,再次中断化疗,对症治疗 1 个月,复查病情稳定。此后单药希罗达维持治疗。至 2011 年 8 月复查发现腰椎转移。给予口服希罗达联合局部放疗,NRS 由 9 分降至 5 分,但 CEA 及 CA19 持续性升高,CEA 为 109ng/ml。于 2012 年 2 月开始进行靶向治疗,利用尼妥珠单抗 200mg/(次 / 周),联合 CF 方案化疗 6 周,每周检测 1 次 CEA 级 CA19,CEA 级 CA19 呈明显下降趋势,接近正常范围,且患者生活质量 KPS 评分由治疗前 40 分升至 70 分;复查病灶缩小不足 25%,病情趋于稳定。

基因检测:

利用 RT-PCR 技术检测 K-ras 基因突变状态,发现 K-ras 基因为野生型。

分析:该病例为典型的结直癌患者,初期行常规化疗方案,治疗效果较为局限,后通过检测 K-ras 基因发现为野生型,属于靶向治疗的敏感人群,后进行靶向治疗,疗效较佳。

诊疗意见:结直肠癌个体化治疗。

病例二

一般资料:

患者,女性,40 岁,无吸烟史,干咳,劳力性呼吸困难,伴胸痛 2 个月。胸部 X 平片显示左下叶浸润性阴影,初诊为肺炎,克拉霉素治疗后无效。后进行 CT 和支气管活检,病理结果确诊该为非黏液性细支气管肺泡癌并伴有多处肺及纵隔转移。于 2011 年 2 月入院,查体结果显示患者胸痛,轻度劳力性呼吸困难,氧饱和度为 84%。进行肿瘤分期检验,胸部 CT 显示左肺下叶有一肿块,纵隔淋巴结增大,双肺结节和心包积液;超声心动图显示轻到中度心包积液,无血流动力学改变;骨扫描显示仅有一处胸骨转移;脑 MRI 显示额叶左侧部位有直径 5mm 的转移病灶,局部未见水肿。2011 年 3 月,开始接受酪氨酸激酶抑制剂的靶向治疗(埃罗替尼 150mg/d)。事先签署知情同意书,末次月经时间为(2011 年 2 月 25 日),患者使用激素药物避孕。一个月治疗后,患者呼吸困难状况改善,并且月经量减少,遂进行怀孕检查。患者于 2011 年 3 月 28 日复诊,孕检结果为 34 983mUI/ml HCG,于是进行产科超声检查,结果显示为 14 周的宫内妊娠,胎儿没有先天畸形。产科和肿瘤科会诊分析胎儿畸形、子宫内生长限制和胎儿死亡的可能性,最后达成共识:孕期使用埃罗替尼。向患者说明了妊娠终止的可能性,妊娠中可能出现的后果(子宫出血,早产)和如果治疗终止癌症进展的危险等。但患者决定在治疗的同时继续妊娠。患者被作为高危产妇护理。患者采用可耐受的程度治疗,并且每月定期到肿瘤科和产科复诊。2011 年 10 月,在妊娠 33 周时,因羊水过少和子宫内生长限制,实施剖宫产,接生一 1600g 女婴,在 1 分钟,APGAR 新生儿评分为 8,5 分钟时为 10。儿科评估未发现任何先天畸形,甲状腺、肝脏、肾脏、血液系统、听觉和视觉评估均正常,并且胎盘未发现肿瘤转移。婴儿情况一直稳定,15 天后出院时重 1900g。2011 年 11 月,治疗 8 个月后,进行补充评估。骨扫描和脑部 MRI 显示转移病灶完全消失,胸部 CT 显示原发病灶和纵隔转移病灶体积减小。患者现在处于埃罗替尼治疗的第 11 个月,症状消失。婴儿目前 4 个月,身体健康,体重 5200g,符合婴儿生长发育标准。

基因检测:

对患者病理标本进行 EGFR 基因突变检测:结果显示 EGFR 基因外显子 21 中 L858R 位点存在突变。

分析:

该患者诊断为非黏液性细支气管肺泡癌并伴有转移,同时又是一名孕妇。EGFR 基因检测发现为靶向治疗的敏感人群,后进行靶向治疗。治疗后患者病情稳定,胎儿发育良好。

诊疗意见:肺癌的靶向治疗。

病例三

一般资料:

2006 年 11 月,一个 58 岁的男性吸烟者(每天 10 支香烟),技工,到结核与呼吸病科就诊。主诉胸膜痛、劳力性呼吸困难,进行性疲劳 3 个月,体重减轻 10kg。过往体健,无长期用药史,家族无肿瘤史。多种复合检查结果发现右肺上叶低分化腺癌。肿瘤纵隔浸润严重,并且接触到支气管和脊柱,而且已经转移到右肺门淋巴结和纵隔膜。根据 CT 结果,肿瘤不能手术切除,分期为 T4N3M0,ⅢB,Karnofsky 评分(KS)为 70%~80%。患者于 2006 年 11 月至

2007 年 1 月用紫杉醇和顺铂进行一线化疗。同时,采取相应的放疗,患者共接受 23 次放疗,总剂量为 51.4Gy,每周 5 次。患者出现放疗后肺炎。总体情况短期内稳定,病情未进展且 KS 评分不变,然而,2007 年 2 月 PET/CT 结果显示全身性的播散(分期为Ⅳ型,双肺、右侧肾上腺和额外的纵隔淋巴结均发现转移)。2007 年 3 月 ~2007 年 4 月,用培美曲塞进行二线治疗,共两个周期。由于肿瘤进展,治疗终止。2007 年 7 月,开始用埃罗替尼治疗。患者出现特征性的埃罗替尼不良反应:两周内,二级的丘疹脓疱性疹出现在皮脂丰富区(面部、头皮、颈部、躯干上部和肩部)。1 个月内,患者也开始出现轻微腹泻。不良反应治疗后效果很好,由于腹泻和皮疹都减轻,所以继续使用埃罗替尼,用量不变。治疗效果明显,肿瘤迅速减退。2007 年 9 月,PET/CT 结果显示肿瘤减退,肿瘤失去活力并且肾上腺转移病灶代谢减慢。

基因检测:

组织取样进行 EGFR 基因和 KRAS 基因突变的分析,检测结果显示 EGFR 基因 19 号外显子缺失突变,KRAS 基因未检测到突变。

分析:

该患者诊断为右肺上叶低分化腺癌。EGFR 基因与 KRAS 基因检测发现为靶向治疗的敏感人群,后进行靶向治疗。治疗后患者肿瘤减退,治疗效果佳。

诊疗意见:肺癌的靶向治疗。

病例四

一般资料:

2003 年 3 月,一个 58 岁的女性,无吸烟史,背痛 4 个月。她在 T5、T11、T12 和髂骨都有骨转移,其原发病灶在右侧肺门且肺部有小转移病灶。在 T11/12 阶段,肿瘤即将要压迫脊髓。骨活检证实转移来自原发性肺腺癌,免疫病理染色 TTF-1,细胞角蛋白 7 和 8 为阳性(角蛋白 5 和 20,甲状腺球蛋白,ID5(雌激素受体)为阴性)。患者接受 T9 至 L1 缓和放射治疗,治疗后活动性回复正常。患者过去患有风湿性关节炎、肌痛性脑脊髓炎、焦虑、抑郁,因抑郁服用苯二氮䓬类药物和米氮平。患者被建议化疗,但因害怕副作用而拒绝。2003 年 7 月,患者开始每月使用帕米膦酸二钠(博宁),每天 250mg 易瑞沙(吉非替尼)。6 周后,CT 结果证实在原发病灶和肺粟粒样转移病灶治疗部分有效,所以继续使用易瑞沙。2003 年 11 月,因甲沟炎患者停止使用易瑞沙一周,然而胸部 CT 仍显示治疗效果显著,2004 年 2 月 PET 结果显示所有病灶信号消失。在这段期间,患者出现皮肤干燥,尽管从临床角度看症状较轻,但患者不能接受。因此,患者服用易瑞沙的剂量减半(即 125mg),每隔一天服用一次。2004 年 8 月 PET 结果显示,尽管易瑞沙剂量减少,肿瘤仍在减退。患者继续每周 3 次服用易瑞沙,每次 125mg。2004 年 8 月至 2005 年 2 月期间,由于药物副作用,患者仅服用 15 片易瑞沙。患者同意每周服用 2 次易瑞沙,每次 1/4 片(即 62.5mg),但 2005 年 2 月复查 PET/CT 结果显示肺粟粒样病灶,左腋窝淋巴结,T5 椎体和髂骨左后部转移病灶数量增加。因此,患者又开始每天服用 250mg 易瑞沙。尽管患者仅服用 27 片易瑞沙(仅描述剂量的一半),但六周后的 CT 复查仍显示治疗效果良好。在接下来的 3 年里,减少剂量,肿瘤复发;增大剂量,肿瘤减退的模式又重复了至少 3 次。2008 年 2 月,病情进一步进展:新发肺肿瘤结节和原有病灶的增大。患者不愿意再增加易瑞沙的量,因此,开始使用埃罗替尼。3 个月的埃罗替尼治疗后(共 10 片,每片 100mg),患者出现 2 级毒性反应,出现皮疹和腹泻,因此减少埃罗替尼量并且治疗终止一周。至 2008 年 4 月,在之前的 6 周内,患者共服用 4 片埃罗替尼。尽管剂量很小,患者出现药物相关性黏膜炎和关节痛。由于副作用,患者终止服用埃罗替尼,2008 年 5 月复查 CT 证实疾病进展(PD),出现新发肺肿瘤结节且原有病灶增大。接下来,使用培美曲塞治疗 16 个月,患者病情仍逐渐进展。患者情况恶化,死于 2009 年底。

基因检测:

该患者有 EGFR 基因突变且在 EGFR 基因的外显子 19 有 1 个缺失。

分析:

该患者诊断为原发性肺腺癌,初期接受放化疗治疗,疗效可;后由于个人原因放弃放化疗治疗。基因检测分析发现患者为靶向治疗的敏感人群,转为靶向药物治疗,治疗效果佳,由于个人原因治疗,未能够坚持理想剂量的靶向治疗剂量,治疗效果反反复复,最后导致靶向治疗失败。

诊断:原发性肺腺癌,靶向治疗失败。

(应斌武)

主要参考文献

1. 吴瑾. 非小细胞肺癌的靶向治疗. 分子诊断与治疗杂志. 2012,4(1):66-72.
2. 郭楠楠. 非小细胞肺癌个体化治疗相关分子标记物. 中国肺癌杂志. 2011,14(3):292-296.
3. Cobo M,Isla D,Massuti B,et al. Customizing cisplatin based on quantitative excision repair cross-complementing 1 mRNA expression:a phase III trial in non-small cell lung cancer. Clin Oncol. 2007,25(19):2747-2754.
4. Jae JL,Chi HM,Seon KB,et al. The immunohistochemical overexpression of ribonucleotide reductase regulatory subunit M1(RRM1)protein is a predictor of shorter survival to gemcitabine-based chemotherapy in advanced non-small cell lung cancer(NSCLC). Lung Cancer. 2010,70(2):205-210.
5. 白鸽. 基于乳腺癌分子分型的个体化治疗进展. 实用癌症杂志. 2011,26(6):667-669.
6. Sotiriou C,Pusztai L. Gene-Expression Signatures in Breast Cancer. N Engl J Med. 2009,360(8):790.
7. Weigelt B,Horlings HM,Kreike B,et al. Refinement of breast cancer classification by molecular characterization of histological special types. J Pathol. 2008,216(2):141.
8. Hayes DF,Thor AD,Dressler LG,et al. HER2 and response to paclitaxel in node-positive breast cancer. N Engl J Med,2007,357(15):1496.
9. Vollebergh MA,Lips EH,Nederlof PM,et al. An aCGH classifier derived from BRCA1-mutated breast cancer and benefit of high-dose platinum-based chemotherapy in HER2-negative breast cancer patients. Ann Oncol. 2011,22(7):1561.

第二十三章

法医 DNA 鉴定

自 20 世纪 80 年代中期,DNA 分型鉴定技术问世以来,在法医学领域引发了革命性的变革,极大提高了执法部门根据现场证据搜寻罪犯的能力。依据现场遗留的"无声生物证人"的力量,已经解决了数千起案件,还无辜者清白,让罪犯得到了应有的惩罚。法医 DNA 鉴定是指运用遗传学、免疫学、生物学、生物化学、分子生物学等的理论和方法,利用遗传学标记系统的多态性对生物学检材的种类、种属及个体来源进行鉴定。其鉴定内容主要包括亲子鉴定和个体识别。

第一节　亲子鉴定

亲子鉴定又称亲权鉴定,是指应用医学、生物学和遗传学方法,对人类遗传标记进行检测分析,根据遗传规律来判断父母与子女间是否存在亲缘关系的鉴定。亲子鉴定最常用于离婚案中孩子的抚养权和遗产继承权的确定、移民公证中血缘关系的认定、户口申报、寻亲认祖、非婚生子女身份的确认、失散儿童及失散亲属的确认、妊娠胎儿生父确认、人工授精及试管婴儿的生父母确认、超生子女的血缘鉴定、无名尸认领和灾难性事故遇难人员身份确认及亲体间器官移植捐献身份确认等。

一、实验室分析路径

实验室分析路径见图 23-1。

二、相关实验

(一) 生物性检材的预试验和确证试验

对检材类型或检验要求明确的情况下,可直接依据鉴定的目的和检材类型进行 DNA 抽提。如果检材类型可疑,在检材量足够用于分析的情况下,应先进行预试验和确证试验,确认检验检材是否含有人血、人精斑、人体分泌液、人体组织等人体生物检材。

1. 血斑检验　①肉眼检查:血液干燥后形成血斑,呈暗红色、褐色、暗褐色。②血痕预试验:原理:血红蛋白或正铁血红素的过氧化物酶活性使过氧化氢释放新生态氧,将无色联苯胺氧化成蓝色的联苯胺蓝。③血痕确证和种属试验:原理:以人血红蛋白(Hb)为抗原,制备针对人 Hb 的两种不同表位的单克隆抗体,取其中一表位的单抗进行胶体金标记。若样本内含有人 Hb,它将因毛细管虹吸作用随样本上升至金标抗体区,与之结合形成复合物,然后上升至另一表位单抗区,形成"表位 1 单抗 / 抗原 / 表位 2 单抗"三元

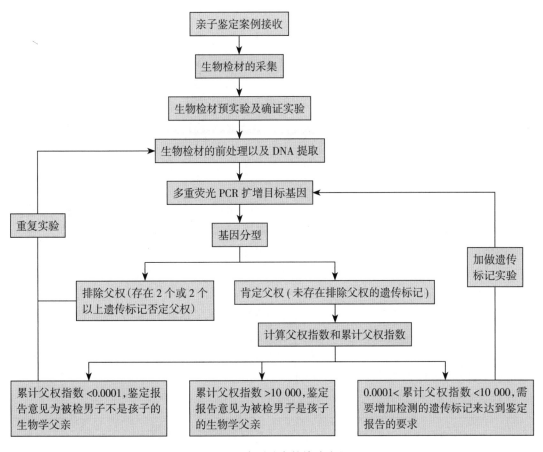

图 23-1　亲子鉴定的检验流程

复合物,使该区带显示红色。若标本中不含人 Hb,金标抗体区则不能显色。用抗人血红蛋白(Hb)胶体金检测试剂条进行确证试验不仅能证实血斑存在与否,还能直接证明是否为人血。

2. **精斑检验**　①肉眼检查:附着于暗色布料上的精斑一般呈灰白色浆糊斑状,有质硬感。附着于浅色布料或纸上的精斑一般呈黄白色地图状。精斑在紫外线照射下可发出银白色荧光,斑迹周边则呈紫蓝色。②精斑预试验:原理:精液的主要成分前列腺液中含有大量的酸性磷酸酶,它可将磷酸苯二钠分解产生萘酚,后者经铁氰化钾作用,与氨基安替比林结合产生红色醌类化合物。③精斑确证试验:原理:以人前列腺蛋白(PSA)为抗原,制备针对人前列腺蛋白的两种不同表位的单克隆抗体。若样本内含有人前列腺蛋白,它将因毛细管作用随样本上升至金标抗体区,与之结合形成复合物,然后上升至另一表位单抗区,形成"表位 1 单抗 / 抗原 / 表位 2 单抗"三元复合物,使该区带显示红色。若标本中不含人前列腺蛋白,金标抗体区则不能显色。

3. **唾液确证检验**　原理:唾液中富含唾液淀粉酶,它可以将淀粉分解为糖,淀粉遇碘显蓝色,糖遇碘不显蓝色。因此将已知淀粉溶液与检材斑作用,再加碘,如果立即变为蓝色,则为阴性反应。值得注意的是,这种唾液淀粉酶法存在假阳性和假阴性反应。如陈旧检材因酶的活性已减弱或消失,可出现假阴性反应。

（二）生物性检材的 DNA 提取

DNA 存在于细胞内,进行 DNA 鉴定之前需进行 DNA 提取,即将 DNA 从细胞中提取出来并与其他成分分开。DNA 提取基本方法主要是利用低渗或高渗法裂解细胞,通过离心收集细胞核,核内 DNA 通过 SDS 或加热煮沸法将核膜溶解、破碎,细胞核内 DNA 释放;通过蛋白酶 K 酶解与 DNA 结合的蛋白质,使 DNA 游离在溶液中,随后通过不同方法进行抽提提纯,收集 DNA 样本。法医生物性检材包括血痕、精斑或唾液斑等常存在于各种载体上,因此,生物性检材的 DNA 提取过程也包括与样本中存在的其他非生物物质分离的过程。目前生物性检材 DNA 提取方法主要包括煮沸裂解法、酚氯仿抽提法、磁珠法、柱子吸附法等。

（三）不同遗传标记的分型技术

孩子的遗传特征(标记)由其父母双方提供的基因组合而成的,检验父、母、小孩三者的遗传特征判断遗传标记是否符合遗传规律,从而进行亲子鉴定。目前在法医学应用中常见的遗传标记主要有:ABO 血型、DNA 指纹、STR 遗传标记。

1. ABO 血型遗传标记   人的 ABO 血型是受三个复等位基因控制的,i 为隐性基因,I^A、I^B 为显性基因。决定 ABO 血型的基因型有 6 种:$I^A I^A$、$I^A i$、$I^B I^B$、$I^B i$、$I^A I^B$、ii,表现型有 4 种:A 型、B 型、AB 型和 O 型;血型遗传符合孟德尔遗传规律,在一个家庭中,孩子的血型基因必定来自于父母。但是,子女的血型并不一定和父母的血型一样,因为父母传给子女的不是血型(表现型),而是控制血型的基因。那么,我们可以结合父母的血型基因和孟德尔遗传规律,即可计算出孩子的可能血型的几率。如表 23-1。

表 23-1　双亲血型与子女血型的几率

双亲血型	子女中可能有的血型几率			
	A	B	AB	O
A × A	0.9375	0.0000	0.0000	0.0625
A × O	0.7500	0.0000	0.0000	0.2500
A × B	0.1875	0.1875	0.5625	0.0625
A × AB	0.5000	0.1250	0.3750	0.0000
B × B	0.0000	0.9375	0.0000	0.0625
B × O	0.0000	0.7500	0.0000	0.2500
B × AB	0.1250	0.5000	0.3750	0.0000
AB × O	0.5000	0.5000	0.0000	0.0000
AB × AB	0.2500	0.2500	0.5000	0.0000
O × O	0.0000	0.0000	0.0000	1.0000

从表 23-1 中可知:孩子的血型不是唯一确定的,而是一个差异很大的几率事件。但是除了 A 型血与 B 型血的人婚配外,其他血型组合都有几率为 0 的不可能事件,即都有一些不可能出现的血型。因此,用 ABO 血型进行亲子鉴定是一种非常粗糙的技术手段,准确性很低,只能否定父权,不能作肯定结论。目前不推荐利用此种方法进行亲子鉴定。

2. DNA 指纹遗传标记   自 1985 年开始,DNA 指纹分析技术在亲子鉴定中被应用。高分辨率的 DNA 指纹图通常由 15~30 条 DNA 带组成,与商品的条形码相似。DNA 指纹区中的绝大多数条带是独立遗传的,且遵循孟德尔遗传规律,后代 DNA 指纹图中的每一条带都可以在双亲之一的 DNA 指纹图中找到。因此,利用 DNA 指纹分析可进行亲子关系鉴定。如果小孩和测试男子的 DNA 模式在一个或多个 DNA 探针上不吻合,被测试男子就可以100% 被排除,也就是说他不是孩子的生父;如果孩子和被测试男子的 DNA 模式完全吻合,提示计算出 99.9% 或更大的几率证实他是孩子的亲生父亲。由于 DNA 指纹技术操作过程复杂、耗时费力、检材用量大,有不太适合于多个实验室操作等缺陷,加之,DNA 指纹分析法不能确定每条带的染色体定位及各位点之间的独立性,且在分型标准化方面较困难。因此,近几年在法医学 DNA 亲子鉴定中逐渐被 STR 分型技术替代。

3. 短串联重复序列(STR)遗传标记　一般由 2~7bp 为单位组成的核心序列重复排列。如 基 因 D5S818:5'-GGGTGATTTTCCTTTTGGT(AGAT)$_{7-14}$TGTGGCTATGATTGGAATCA-3'。平均每 15~20bp 就出现 1 个,因个体间存在核心序列重复次数的差异而表现出长度多态性。STR 基因位点在人类基因组中分布广泛,序列片段短,一般为 100~500bp,在 PCR 反应分析时,可采用多个基因同时复合扩增,不仅灵敏度高,而且方便快捷,是目前最理想的 DNA 遗传标记。STR 基因位点,因其大多具有多态性,核心序列重复次数和个体间差异在基因传递过程中一般遵循孟德尔显性遗传规律。加之 DNA 片段短,造成错配和优先扩增的可能性小,提高了 PCR 扩增的成功率和灵敏度,而且标本用量少,扩增结果稳定,重复性好,并可进行自动化分型。与传统的红细胞血型及 HLA-A、B、DR 亲权鉴定相比,运用 STR 遗传标记肯定亲权关系几率高(≥99.99%),排除亲权关系的位点多(≥3 个)。目前已成为法医实验室亲子鉴定的主要技术手段。

4. 新一代的遗传标记　除了现在应用成熟的常染色体 STR 基因座以外,近年来出现了常染色体 miniSTR 基因座,其引物的退火结合位置非常接近 STR 位点的重复单位,扩增产物长度大大缩短,有助于对分型有困难的法医学样品进行基因分型。实践证明,与传统 STR 分型相比,miniSTR 在检测极微量及严重降解生物检材时具有较大的优势。但对于一些疑难类型的案件,比如要明确祖母与女孩是否具有亲祖孙关系,但缺乏孩子祖父和父母亲的参照样本;需要明确两个姐妹(不同母)是否有着同一个生物学父亲,但缺乏孩子父亲的参照样本。这类案件的鉴定需要借助 X 染色体遗传学标记。依据孟德尔遗传规律,父亲只能将 X 染色体遗传给女儿,母亲的 X 染色体则可以遗传给儿子或女儿。因此,X 染色体上 STR 基因组(X-STR)在祖母 - 孙女关系、同父异母姐妹关系,以及母 - 子关系、父 - 女关系等鉴定中具有重要作用。但是 X-STR 基因座在法医学鉴定中只能起到排除作用,要作出肯定的结论目前还须要与常染色体的多态性标记相结合。

在物证鉴定中,Y-STR 基因座的应用也是重要的补充。Y 染色体为男性所特有,在遗传过程中只能由父亲传递给儿子,同一父系的所有男性个体均具有相同的 Y-STR 单倍型,故在父系亲缘关系鉴定中有一定实用价值。但正因为如此,相同的单倍型可能导致错误的同一认定,在不能排除的案件中还要结合常染色 STR 作出综合判断。

线粒体 DNA(mtDNA)表现为母系遗传方式,在排除了突变的前提下,同一母系的所有后代都具有相同的 mtDNA 序列,如果被检个体的 mtDNA 单倍型不同,就可以排除他们之间有相同母系的亲缘关系。但是 mtDNA 存在异质性,即同一个体的不同组织中存在不同类别的 mtDNA;同一组织的不同细胞中存在不同类型的 mtDNA;同一细胞内不同线粒体中含有不同的 mtDNA。mtDNA 异质性的存在给个体识别和亲子鉴定带来了不确定性,当异质性在待检样本中出现而比对样本中未出现或待检样本中未出现而比对样本中出现时,都需要再寻找其他的证据去认定或排除,而不能简单的排除样本来源于同一母系。

三、结果判断与分析

(一) 排除亲子关系

亲子鉴定中最主要的任务是父权鉴定,即对被控男子与孩子进行血缘关系的鉴定。在亲子鉴定时,母亲是生母,孩子的遗传标记如果母亲不能够提供,必由父亲提供,若被控男子不能提供,证明他不是孩子的生父,排除亲子关系,也叫父权否定。若随机男子能提供孩子的必须基因,也就不能够排除是孩子生父的可能性。

在亲子鉴定中,主要在两种情况下可以排除亲子关系:①孩子带有母亲和被控男子双方都没有的一个基因;比如某鉴定中母亲基因 FAG 的基因型为 22-23 型,被控男子为 22-25,孩子为 22-24,此鉴定结果中;被控男子与母亲都不能够提供孩子所需要的等位基因 24,故可排除他们之间的父权关系(母亲为孩子生母);②孩子没有被控男子必须要传给其后代的一个等位基因;比如某案例中母亲基因 FAG 的基因型为 22-23,被控男子为 25-25 型,孩子为 22-24 型,此案中孩子没有被控男子必定要传给孩子的等位基因 25,故可排除他们之间的亲权关系;显而易见,从上面的案例中我们仅仅知道在基因 FGA 中可以排除了被控男子与孩子之间的亲权关系,但是在实际鉴定过程中我们不能仅仅依靠一个基因的否定而排除被控男子与孩子之间的亲权关系。鉴定标准规定 3 个以上的遗传标记不符合遗传规律时才能排除亲子关系的存在。原因如下:①只有一个遗传标记不符合遗传规律时不能做排除结论,因为一个遗传标记不符合很有可能是突变或不均等扩增造成的。②当有两个遗传标记不符合遗传规律时,也不可轻易排除,必须增加检测的遗传标记数目,但是如果有 3 个以上独立遗传的标记系统不符合遗传规律,可做排除亲权关系的结论。因为我们假设一个遗传标记突变率为 0.002,那么 3 个遗传标记同时发生突变的可能性为 8×10^{-9},错误排除的几率是非常低的。排除的遗传标记越多,出现错误排除结论的几率就越低。因此对于每一个遗传标记系统,在所有可能的各种母子组合中,只有带有某些遗传标记的男子才能被排除,另外一些则不能被排除,也即存在父权排除几率。

1. 非父排除几率(excluding probability of paternity,EP) 一个遗传标记用于亲权鉴定的系统检验能力通常用非父排除几率(EP)来定量评估。EP 指不是小孩生父的被控男子能被遗传标记排除的几率。如果被控男子不是小孩生父时,理论上可以根据遗传标记的检验能力给予排除。但在遗传标记的检验能力较差时,没有亲缘关系的男人与小孩的遗传标记也会符合遗传规律,因而不能肯定他与孩子无亲子关系。不同遗传标记检验能力高低不同,无关男子因偶然机会不能被排除的机会有高有低,因此有必要知道不是小孩生父而被误控为生父的男子,应用某一种遗传标记检测有多大的可能性能被排除父权。如基因 FGA 的检验系统的排除几率为 0.8171,则表示 100 名非父中,通过检测基因 FGA,理论上可以排除 81.71 名。这就是通常所说的非父排除几率,它是衡量某遗传标记系统在亲子鉴定中实用性的客观指标。

2. 非父排除几率的计算 非父排除几率的大小与遗传标记的遗传方式及多态性程度有关,主要取决于遗传标记的等位基因数目和基因频率分布。目前常用的 DNA 遗传标记系统均为共显性遗传,等位基因数较多。某一个遗传标记系统,设 pi 代表群体中第 i 个等位基因频率,pj 代表群体中第 j 个等位基因频率,并且等位基因 i 不等于等位基因 j,则该遗传标记的非父排除几率为：

$$EP=\sum pi\,(1-pi)^2-1/2\left[\sum\sum pi^2pj^2\,(4-3pi-3pj)\right]$$
$$i=1 \qquad\qquad i=1 \quad j=i+1$$

3. 累计非父排除几率　上述计算非父排除几率的公式是对于某一个基因座而言的。既然亲权鉴定不止使用一个基因座，有必要知道使用的全部遗传标记对于不是小孩生父的男人，否定父权有多大的可能性，即总的累积非父排除几率。累积非父排除几率计算公式为：

$$CEP=1-(1-EP_1)\,(1-EP_2)\,(1-EP_3)\,(1-EP_k)=1-\prod(1-EP_k)$$

式中 EP_k 为第 k 个遗传标记的 EP 值。检查多种遗传标记，按各种遗传标记的遗传方式求出 EP 值后，再按公式求出总的 CEP 值。所用遗传标记数目越多，累积非父排除几率愈高，鉴别能力愈强。

4. 错误排除亲子关系的风险　在我们实际的检案中，经常会碰到一些由于遗传变异等原因引起的错误的鉴定结果。若缺乏这方面的知识，容易错误否定父权。遗传变异主要有：基因突变、替代等位基因、弱抗原、沉默基因、基因缺失、血型变异、基因互换、生理与病理性变异等。针对如上所述的可能存在的错误，我们在实际鉴定过程中应该非常谨慎，时时注意防止错误否定父权。

（二）肯定亲子关系

遗传标记检测结果亲代和子代之间不违反遗传规律时，就可能存在亲生关系。此时可计算其亲子关系指数和亲子关系几率，以了解其间存在亲生关系的可能性的大小，确定是否存在亲生关系。

1. 父权指数（paternity index，PI）　是判断亲子关系所需的两个几率的似然比，即具有假设父亲遗传表型的男子是孩子的生父的几率（X）与随机男子是孩子的生父的几率（Y）的比值。简言之，就是假设父亲具备生父基因成为孩子生父的几率比随机男子具备生父基因成为生父的几率大多少倍。

2. 父权的相对机会　上述计算出的 PI 值是一个绝对值，为使鉴定结果能够以几率形式表达父子关系的相对机会（relative chance of paternity，RCP），PI 值须转换成一种相对值 RCP。计算出 PI 值后，RCP=［PI/（PI+1）］×100%。按照国内外亲子鉴定的惯例，当 RCP 值大于 99.99% 时，则可以认为假设父与孩子具有亲生关系。如果 RCP 值达不到 99.99% 时，则可以认为假设父与孩子不具有亲生关系。RCP 值达不到 99.99%，应该增加检测位点数直至 RCP 大于 99.99% 为止。

（三）法医亲子鉴定标准

1. 排除父权的标准　遗传标记分型结果显示：被控男子不能提供给孩子必需的等位基因，在不存在突变的前提下，可以排除被控男子的父权，即可以断定他不是小孩的生物学父亲。为了避免潜在突变影响，排除父权至少应根据两个以上遗传标记。任何情况下都不能仅根据一个遗传标记排除父权。

2. 认定父权的标准　遗传标记分型结果显示：被控男子不能被排除父权。计算几率后如同时满足下列两项指标，可以认定被控男子的父权，即可以判定他是小孩的生父。①实验检测遗传标记的累计非父排除率等于或大于 99.99%；②被控男子的累计父权指数等于或大于 10 000。

第二节　个体识别

通过遗传学标记的基因分型对人源性或动物来源的生物学检材进行检验,对其个体来源作出肯定或否定的判断,即个体识别。个体识别是生物检材的同一性认定,一般用于交通事故调查和刑事案件的侦破,以明确无名尸、碎尸和瘢痕的身源。个体识别的对象也可能是活体,对活体的个体识别一般用于对冒名顶替者、男扮女装者、因年幼失散或精神异常者等的确认。

一、实验室分析路径

实验室分析路径见图 23-2。

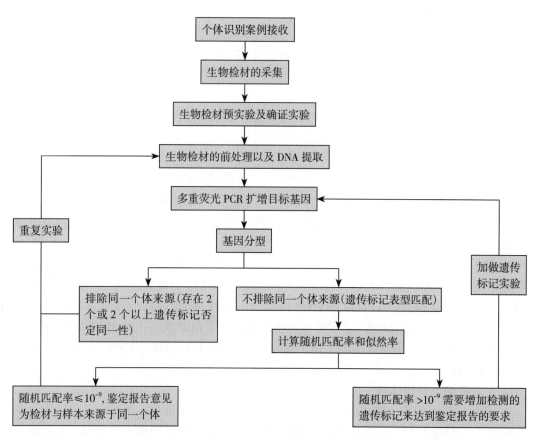

图 23-2　个体识别的检验流程

二、相关实验

(一)生物性检材的预试验和确证试验

个体识别的对象可能是现场勘验时提取的血痕、精斑、尿斑、唾液斑、牙齿、毛发、组织脏器碎片等。对检材类型明确或检验要求明确的情况下,可直接依据鉴定的目的和检材类型进行 DNA 抽提。如果检材类型可疑,在检材量足够用于分析的情况下,应先进行预试验和确证试验,确认检验检材是否含有人血、人精斑、人体分泌液、人体组织等人体生物检材。相关试验见亲子鉴定章节。

(二) 生物性检材的 DNA 提取

目前生物性检材 DNA 提取方法主要包括煮沸裂解法、Chelex 法、酚氯仿抽提法、磁珠法、柱子吸附法等。

(三) 遗传学分型

根据鉴定的目的可选用合适的方法对常染色体 STR、Y 染色体 STR、X 染色体 STR、线粒体 D 环高变区、SNP 等遗传学标记进行分型从而用于个体识别。比如通过常染色体 STR 分型确认血痕和唾液斑的个体来源;通过 Y-STR 单倍型检测、Y-SNP 检测进行精斑和混合斑的个体识别;通过对毛发作性别、毛干 mtDNA 测序和毛根核 DNA 基因型分析,进行个体识别;对于腐败组织,常规 STR 检测可能不成功,此时可尝试 miniSTR 分型或 SNP 分型。

三、结果判断与分析

(一) 排除同一性的依据

个体识别是以同一认定理论为指导原则,通过对遗传学标记进行检验,判断被件材料与用于对比的样本是否同属一个体。除了同卵双生子之外,每一个生物学个体具有独一无二的基因型,而同一个体的不同组织、器官、分泌物、排泄物的基因型一致,这是法医学进行个体识别的理论基础。经过累计个体识别能力大于 0.9995 的多个基因座的检测,发现被检查检材的遗传标记表型不匹配,则排除同一性。

比如某鉴定中,案发现场血痕的 D18S1364 基因型为 15-15 型,D12S391 为 19-23,D13S325 为 20-22;嫌疑男子的 D18S1364 基因型为 14-17 型,D12S391 为 17-17,D13S325 为 19-21,此鉴定结果中嫌疑男子的基因型与现场血痕基因型不符,故可排除现场血痕来源于嫌疑男子。当三个(含三个)以上的遗传指标不匹配,我们可以以此作为同一性检验排除结论的判定依据。但当只有一个遗传标记不符合遗传规律时不能作排除结论,因为一个遗传标记不符很有可能是突变或不均等扩增造成的。当有两个遗传标记不符合遗传规律时,也不可轻易排除,必须增加检测的遗传标记数目。

(二) 不排除同一性的依据

经过累计个体识别能力大于 0.9995 的多个基因座的检测,发现被检查检材的遗传标记表型匹配,不排除同一性,此时要计数随机匹配几率 P(X)和似然率 LR,然后作出鉴定结论。

1. STR 基因座的偶合率(PM)　同一种基因型或单倍型在随机 2 个个体中同时出现的几率。是衡量某个基因座或某一套 DNA 分型技术区分随机 2 个个体能力的一种表示方法。偶合率越小,说明假定这两份检材是来自同一个体,其结论可能是错误的机会就越小。

偶合率(PM)的计算:纯合子$(P_iP_i)=P_i^2$;

$$杂合子(P_iP_j)=2P_iP_j$$

(Pi 代表群体中第 i 个等位基因频率,Pj 代表群体中第 j 个等位基因频率。)

2. 累积偶合率 P(X)计算　累积偶合率 $P(X)=PM_1 \times PM_2 \times PM_3 \times \cdots \times PM_n$(1、2、3、n 代表第 1、2、3、n 个位点的偶合率),当 $P(X) \leqslant 10^{-9}$,即 P(X)比全世界人口总数的倒数还要低,

应该是可以认定同一的。因为,这样低的 P(X)数值意味着全球几乎找不到具有相同基因型的另外一个人(同卵双生子除外)。

3. 似然率 LR 的计算　似然率(LR)=1/P(X)　当 P(X)≤10^{-9} 时,则 LR=10^9,意味着现场检材为嫌疑人所留的可能性是现场检材为其他无关个体所留的可能性的 10^9 倍,因此极强力支持现场检材为嫌疑人所留的论点。

基因型偶合率(PM)计算举例(表 23-2):在等位基因名称之前加字母"P",表示其分布频率。

表 23-2　基因型偶合率(PM)计算

检材 1	检材 2	偶合率	检材 1	检材 2	偶合率
16,18	16,18	$2 \times P_{16} \times P_{18}$	10,11	10,11	$2 \times P_{10} \times P_{11}$
14,18	14,18	$2 \times P_{14} \times P_{18}$	12,12	12,12	$P_{12} \times P_{12}$
25,25	25,25	$P_{25} \times P_{25}$	9,10	9,10	$2 \times P_9 \times P_{10}$
13,14	13,14	$2 \times P_{13} \times P_{14}$	8,9	8,9	$2 \times P_8 \times P_9$
29,31	29,31	$2 \times P_{29} \times P_{31}$	11,12	11,12	$2 \times P_{11} \times P_{12}$
14,17	14,17	$2 \times P_{14} \times P_{17}$	10,11	10,11	$2 \times P_{10} \times P_{11}$
11,13	11,13	$2 \times P_{11} \times P_{13}$			

值得注意的是,如果被检组织已发生癌变,出具体鉴定意见必须格外谨慎,因为肿瘤组织的 DNA 可能发生变异,出现增加等位基因,基因型变更,完全杂合性丢失和部分杂合性丢失等情况。因此,若发现肿瘤组织的分型结果与正常组织不同,不能轻率地否定同一性。

(三)法医个体识别鉴定标准

1. 同一性检验排除结论的判定依据　对案件中的"检材"(可疑斑迹)与"样本"(用于比对的材料,如嫌疑人的血样)进行比较检验后,遗传标记分型结果显示,检材与样本有三个(含三个)以上的遗传指标不匹配,在不存在突变的前提下,可以排除两份样本来自同一个体。即可以断定两者不是来源于同一个体。

2. 不排除同一认定结论的判定依据　对案件中的"检材"(可疑斑迹)与"样本"(用于比对的材料,如嫌疑人的血样)进行比较检验后,遗传标记分型结果显示,检材与样本基因型相同,偶合率小于 10^{-9} 或 LR 大于 10^9,在不存在同卵双生子的前提下,即可以断定两者来源于同一个体。

第三节　典型案例分析

病例一

关于血液(斑)检验的案例。

案例:通过微量血痕的检验认定抢劫作案人。

鉴定事由:对水果刀上的血迹进行个体识别。

案情:某地发生一起入室杀人抢劫案件,屋主被杀死,现场发现有博斗痕迹,房间内遗留一把沾有血迹的水果刀。警方发现邻居李某与死者素有间隙,且手臂有刀伤,希望对水果刀上的血迹进行个体识别(表 23-3)。

表 23-3　15 个常染色体 STR 基因座检验结果

	D8S1179	D21S11	D7S820	CSF1PO	D3S1358	TH01	D13S317	D16S539
刀上血痕	12,15	30,30	8,12	11,12	15,18	9,9	9,11	9,12
死者血痕	15,16	30,30	10,11	11,12	16,16	6,7	8,10	9,9
李某血痕	12,15	30,30	8,12	11,12	15,18	9,9	9,11	9,12

	D2S1338	D19S433	vWA	TPOX	D18S51	D5S818	FGA	Amelogenin
刀上血痕	23,24	14,16	14,17	9,11	13,18	12,13	22,24	X,Y
死者血痕	22,23	14.2,15	14,19	8,11	16,17	9,12	20,21	X,Y
李某血痕	23,24	14,16	14,17	9,11	13,18	12,13	22,24	X,Y

水果刀血痕的 D8S1179,D7S820,D3S1358,TH01,D13S317,D16S539,D2S1338,D19S433,vWA,TPOX,D18S51,D5S818 和 FGA 基因型与死者血痕不同,可排除水果刀上血痕来自死者。水果刀血样与嫌疑人李某 STR 基因型完全相同,且经过计算这两份检材系“来自同一个体的假设”的似然率(LR)>10^9,极强有力支持这两份检材系“来自同一个体的假设”。

鉴定意见:李某是送检的刀上血痕的身源者。

病例二

关于组织块检验的案例。

案例:汶川大地震中尸体身源认定。

鉴定事由:对尸体组织进行个体识别。

案情:在汶川大地震中,法医发现一名无人认领死者,公安局发通知希望家人认领。陈某前来认领,怀疑是其子,但因死者面目全毁无法辨认,遂提供其子头发数根,希望进行个体识别(表 23-4)。

表 23-4　15 个常染色体 STR 基因座检验结果

	D8S1179	D21S11	D7S820	CSF1PO	D3S1358	TH01	D13S317	D16S539
尸块组织	13,13	30,33.2	12,13	12,12	15,16	7,9	9,11	9,12
陈某之子毛发	13,14	29,30	12,13	10,12	17,17	7,7	9,11	9,13

	D2S1338	D19S433	vWA	TPOX	D18S51	D5S818	FGA	Amelogenin
尸块组织	17,19	13,15.2	16,21	9,11	13,15	10,11	19,25	X,Y
陈某之子毛发	19,20	13,14.2	14,16	8,11	16,21	10,13	19,25	X,Y

尸块组织的 12 个 STR 基因位点(D8S1179,D21S11,CSF1PO,D3S1358,TH01,D16S539,D2S1338,D19S433,vWA,TPOX,D18S51,D5S818)与陈某之子毛发的基因型不同,两者不来源于同一个体。

鉴定意见:尸块不是陈某之子。

病例三

关于甲醛固定于石蜡包埋组织块检验的案例。

案例:石蜡包埋组织的 DNA 鉴定决定患者是否开刀。

鉴定事由:对病理切片进行个体识别。

案情:小张在某医院进行体检后,医生怀疑小张可能是肝癌,随后行肝穿刺取少量肝组织进行病理切片检查。病理检查结果发现确有癌变,但小张怀疑医院弄错样本,携带自己的血样和病理切片要求进行个体识别(表 23-5)。

表 23-5　15 个常染色体 STR 基因座检验结果

	D8S1179	D21S11	D7S820	CSF1PO	D3S1358	TH01	D13S317	D16S539
血痕	13,15	29,29	8,12	10,11	15,17	8,9	8,12	12,13
石蜡切片	13,15	29,29	8,12	10,11	15,17	8,9	8,12	12,13

	D2S1338	D19S433	vWA	TPOX	D18S51	D5S818	FGA	Amelogenin
血痕	17,19	15.2,16.2	14,14	8,11	14,16	13,14	21,23	X,X
石蜡切片	17,19	15.2,16.2	14,14	8,11	14,16	13,14	21,23	X,X

石蜡包埋组织的基因型与小张血样基因型相同,LR 值 $>10^9$,小张是送检的石蜡包埋组织的身源者。但研究表明,癌变组织有可能会产生部分基因突变,从而出现与正常组织不同的基因型,因此在对待癌变组织的个体识别时应予以考虑。

病例四

DNA 个体识别技术在其他领域的应用:DNA 检验证实骨髓移植成功。

鉴定事由:对潘月和潘军进行 STR 位点 DNA 检验。

案情:潘军是白血病患者,接受了干细胞移植,供者为其姐姐潘月。三个月后,潘军携带自己骨髓移植前后的血样及姐姐潘月的血样要求进行 DNA 检测(表 23-6)。

表 23-6　15 个常染色体 STR 基因座检验结果

	D8S1179	D21S11	D7S820	CSF1PO	D3S1358	TH01	D13S317	D16S539
潘军(移植前)	10,12	30,31.2	11,11	11,11	16,16	8,9	8,11	10,12
潘军(移植后)	10,13	29,32.2	11,11	10,11	16,17	8,9	8,11	10,12
潘月	10,13	29,32.2	11,11	10,11	16,17	8,9	8,11	10,12

	D2S1338	D19S433	vWA	TPOX	D18S51	D5S818	FGA	Amelogenin
潘军(移植前)	17,19	14,14.2	17,18	8,9	18,19	12,12	22,24	X,Y
潘军(移植后)	19,19	14,14.2	14,17	9,12	13,18	11,12	22,24	X,X
潘月	19,19	14,14.2	14,17	9,12	13,18	11,12	22,24	X,X

潘军接受异体干细胞骨髓移植术后,潘军血痕的基因型与其移植前的基因型不同,而与其姐潘月的基因型完全相同,说明骨髓移植成功。潘军血样中现存的白细胞来源于潘月的干细胞,因此如需对骨髓移植成功的个体进行亲权鉴定或个体识别,其检材不应再采用血样,而应用毛发等无血液污染材料代替。

病例五

DNA 检验反映骨髓移植失败(复发)。

鉴定事由:对潘月和潘军进行 STR 位点 DNA 检验。

案情:潘军是白血病患者,接受了干细胞移植,供者为其姐姐潘月。一年后,潘军携带自己骨髓移植前后的血样及姐姐潘月的血样要求进行 DNA 检测(表 23-7)。

表 23-7　15 个常染色体 STR 基因座检验结果

	D8S1179	D21S11	D7S820	CSF1PO	D3S1358	TH01	D13S317	D16S539
潘军(移植前)	10,12	30,31.2	11,11	11,11	16,16	8,9	8,11	10,12
潘军(移植后)	10,12,13	29,30,31.2,32.2	11,11	11,11	16,17	8,9	8,11	10,12
潘月	10,13	29,32.2	11,11	10,11	16,17	8,9	8,11	10,12
	D2S1338	D19S433	vWA	TPOX	D18S51	D5S818	FGA	Amel
潘军(移植前)	17,19	14,14.2	17,18	8,9	18,19	12,12	22,24	X,Y
潘军(移植后)	17,19	14,14.2	14,17,18	8,9	18,19	11,12	22,24	X,Y
潘月	19,19	14,14.2	14,17	9,12	13,18	11,12	22,24	X,X

潘军接受异体干细胞骨髓移植术后,潘军的基因型发生了改变,部分位点与移植前自身位点相同,另外的位点与其姐潘月的相同,血样中存在 2 种基因型,形成嵌合型。

检测意见:潘军血样中现存的白细胞来源于自身造血以及移植的干细胞造血,骨髓移植术后潘军白血病复发。

病例六

亲权鉴定的案例。

鉴定事由:李先生是否是孩子的生物学父亲。

案情:李先生长期在外地工作,孩子出生后对孩子是否亲生有怀疑,又无确切证据。其妻提出做亲子鉴定消除疑虑(表 23-8)。

表 23-8　15 个常染色体 STR 基因座检验结果

	D8S1179	D21S11	D7S820	CSF1PO	D3S1358	TH01	D13S317	D16S539
李 妻	10,12	30,31.2	11,11	11,11	16,16	8,9	8,11	10,12
李先生	13,13	30,33.2	12,13	12,12	15,16	7,9	9,11	9,12
孩 子	10,13	30,30	11,12	11,12	16,16	7,8	8,11	9,12
	D2S1338	D19S433	vWA	TPOX	D18S51	D5S818	FGA	Amelogenin
李 妻	17,19	14,14.2	17,18	8,9	18,19	12,12	22,24	X,X
李先生	17,19	13,15.2	16,21	9,11	13,15	10,11	19,25	X,Y
孩 子	17,19	14,15.2	18,21	9,9	13,19	10,12	24,25	X,Y

孩子不携带双亲均无的等位基因,孩子的等位基因均能从疑父获得,被检父亲和孩子的基因型符合孟德尔遗传定律,PI=18527,RCP>99.99%。

鉴定意见:李先生和孩子之间存在亲缘关系。

病例七

失散亲人的亲权关系认定。

鉴定事由:张先生是否是孩子的生物学父亲。

案情:张先生的小孩在 5 年前走失,多年来他一直没有放弃寻找,四处奔波。近期公安部打拐行动解救了 2 个被拐卖的小孩,年龄与张先生走失的孩子一样。张先生通过当地公安局做亲子鉴定求证(表 23-9)。

表 23-9　15 个常染色体 STR 基因座检验结果

	D8S1179	D21S11	D7S820	CSF1PO	D3S1358	TH01	D13S317	D16S539
张先生	14,15	30,30	10,11	10,11	14,16	6,7	8,10	9,12
孩子 1	12,14	32.2,32.2	11,11	12,13	16,16	6,9	9,12	9,9
孩子 2	14,16	29,30	11,11	11,12	16,17	7,9	9,11	9,10

	D2S1338	D19S433	vWA	TPOX	D18S51	D5S818	FGA	Amelogenin
张先生	22,23	14.2,15	18,19	8,8	14,16	9,12	21,22	X,Y
孩子 1	17,18	13,15.2	17,18	8,8	17,17	11,11	24,25	X,X
孩子 2	24,24	11,13	17,18	8,11	17,21	10,12	21,25	X,X

张先生的 D21S11,CSF1PO,D13S317,D2S1338,,D19S433,D18S51,D5S818 和 FGA 基因型都与孩子 1 不符;张先生的 D13S317,D2S1338,,D19S433,D18S51 基因型与孩子 2 不符。被检父亲和孩子的基因型不符合孟德尔遗传定律。

鉴定意见:张先生不是孩子 1 的生物学父亲;张先生不是孩子 2 的生物学父亲。

病例八

母子的亲权关系认定。

鉴定事由:赵女士是否是孩子的生物学母亲。

案情:赵女士于 2000 年在医院生下一女。现在女儿上初中了,赵女士觉得自己女儿学习成绩不好,相貌也不像自己。当年正巧同病房的产妇也是生了女儿,赵女士疑心护士抱婴儿洗澡时抱错了孩子。日复一日,这件事一直成为了赵女士的心病,遂要求做亲子鉴定(表 23-10)。

表 23-10　15 个常染色体 STR 基因座检验结果

	D8S1179	D21S11	D7S820	CSF1PO	D3S1358	TH01	D13S317	D16S539
赵女士	12,15	30,30	8,12	11,12	15,18	9,9	9,11	9,12
女　儿	12,14	30,30	8,11	11,12	14,23	7,9	9,11	9,11

	D2S1338	D19S433	vWA	TPOX	D18S51	D5S818	FGA	Amelogenin
赵女士	23,24	14,16	14,17	9,11	13,18	12,13	22,24	X,X
女　儿	19,23	14,16	14,17	8,9	13,18	12,13	22,24	X,X

15 个 STR 基因座中,仅有 D3S1358 出现了不符,母亲这个位点的 15 次重复和女儿这个位点的 14 次重复仅相差一个重复单位,有可能是突变造成,根据鉴定原则,必须加做位点以达到支持或排除的结论(表 23-11)。

表 23-11　加做常染色体 STR 基因座位点

	Amelogenin	D18S1364	D12S391	D13S325	D6S1043
赵女士	X,X	15,15	19,23	20,22	12,13
女　儿	X,X	14,17	17,19	19,20	12,18
	D2S1772	D11S2368	GATA198B05	D8S1132	D7S3048
赵女士	24,27	21,22	17,20	18,21	23,24
女　儿	24,27	19,21	20,20	18,22	24,25

　　加做的 9 个遗传标记检测结果显示亲代和子代之间不违反遗传规律,计算得 PI 值 = 24 320,RCP>99.99%。

　　鉴定意见:赵女士和她女儿之间存在亲缘关系。

(周　易　应斌武)

主要参考文献

1. 侯一平.法医物证学.第 3 版.北京:人民卫生出版社,2009.
2. 法医 DNA 分型.侯一平,刘雅诚主译.北京:科学出版社,2007.
3. 郑秀芬.法医 DNA 分析.北京:中国人民公安大学出版社,2002.

第二十四章

器官移植的组织配型与监测

通过器官移植,供者健康的组织器官替代受者病变的组织器官而重建其正常的生理功能并维持其生命,可以说器官移植是 20 世纪最伟大的医学成就之一。随着对移植免疫学的充分认识、移植配型技术的不断完善、器官保存技术的成熟、免疫抑制剂的合理应用和个体化血药浓度监测的普及,使得同种异体移植受者的近期和远期存活率均有显著提高。

器官移植的组织配型结果是影响异体移植器官存活率的关键因素之一。目前器官移植的组织配型主要包括:受者的 HLA 抗原分型及 HLA 抗体分析;供者与受者的 HLA 抗原及抗体相容性分析;供者与受者交叉配合实验。移植后相关药物浓度监测及相关感染病原体分析也是保证移植器官长期存活的重要因素。

一、实验室分析路径

实验室分析路径见图 24-1。

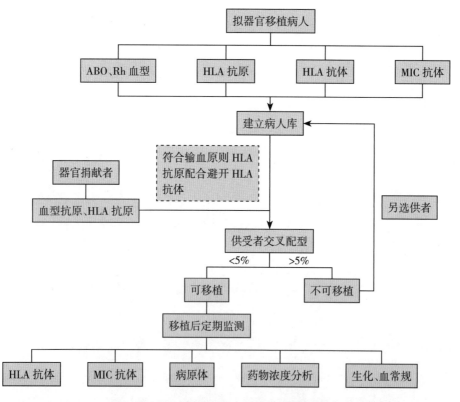

图 24-1 器官移植配型的实验室分析路径图

二、相关实验

(一) ABO 及 Rh 血型

供者与受者的 ABO 及 Rh 血型系统是否相合是器官移植中首要考虑的指标,具体内容见第十八章。

(二) HLA 抗原分型

人类白细胞抗原(human leukocyte antigen,HLA)是表达于白细胞膜上的抗原,受控于主要组织相容性基因。该抗原与同种异体组织器官移植后产生急慢性排斥反应密切相关。HLA 抗原分型技术是建立在淋巴细胞毒实验的血清学分型、淋巴细胞培养的细胞分型技术、单克隆抗体分型技术及 DNA 分型技术的基础上的。目前临床上最常用的是 DNA 分型技术和血清学分型技术。

(三) HLA 抗体分析

HLA 抗体通常能在怀孕、输血、移植中被诱导产生,移植受者体内含有循环 HLA 抗体称之为致敏。致敏与实体器官移植的超急性排斥反应、急性排斥反应、移植物功能延迟和移植物存活率降低有关,是影响移植物存活的最重要因素之一。移植前受者应定期检测其血清中是否存在 HLA 抗体、抗体的水平以及抗体的特异性,确定是否存在与供体 HLA 抗原相对应的 HLA 抗体,为选择适当的供体提供依据。

通常实验室采用三个层次的检测:以 HLA 混合抗原板(LATM)作为定性筛选,确定受者血清中是否存在 HLA 抗体;当 LATM 阳性时,再用 HLA 抗原板(LAT)分析,确定 HLA 抗体的水平(致敏程度);最后进行 HLA 单克隆抗原板(IHD)检测,确定阳性抗体的特异性。

(四) MICA 抗体分析

MICA 抗原是主要组织相容性复合物 Ⅰ 类链相关基因(即 MIC 基因)表达的抗原,与HLA-Ⅰ类抗原的分子重链有 30% 的同源性,表达在内皮细胞与成纤维细胞表面。与 HLA抗体一样,MICA 抗体也能在怀孕、输血、移植中被诱导产生,受者体内 MICA 抗体的存在,可以导致器官移植的急性或慢性排斥反应。目前实验室检测 MICA 抗体的方法有:ELISA 法、流式细胞仪、液态芯片技术(Luminex)等。由于 Luminex 方法在纯化以及重组同种异体抗原方面有着更好的敏感性和重复性,目前应用最为广泛。

(五) 供、受者交叉配型实验

排斥反应是器官移植失败的重要原因,由于受者体内存在针对供者特异性抗原的预存抗体(包括 HLA 抗体)而引起的超急性排斥反应和加速性排斥反应是移植时必须避免的关键因素。因此在移植前进行供受者间的交叉配型对于移植的成功与否显得非常重要。

目前临床较常用的交叉配型方法是补体依赖微量淋巴细胞毒试验(CDC),即将受者的血清与供者的淋巴细胞以及新鲜补体共同温育一段时间后染色,最后根据着色的死亡细胞的百分率,以评估该受者与供者是否相合。

(六) 移植后相关药物浓度监测

对移植后受者定时检测免疫抑制剂(环孢素 A 或他克莫司等)的血药浓度具有重要的临床意义,从而达到安全有效、合理用药的目的。具体内容见第十九章。

(七) 移植后相关感染病原体检测

由于移植后免疫抑制剂的使用,受者的免疫力受到抑制,从而导致受者感染风险的增加。

根据受者的具体情况,可开展相关的病原微生物的检测,包括各类病毒(巨细胞病毒、EB病毒、BK病毒等)、真菌、结核、肺孢子虫以及其他细菌等。具体内容见第十四章和第十五章。

(八)常规生化指标监测及血细胞分析

移植后受者定期进行常规的生化指标检测和血细胞分析,有助于医生了解受者的移植器官的功能恢复情况以及移植后使用的药物是否产生毒副作用等。具体内容见相关章节。

三、结果判断与分析

(一)首选实验

1. ABO 及 Rh 血型　原则上应尽量选择血型相同的供者进行移植,临床输血的 ABO 选配原则也适用于器官移植,一般情况下,血型不相容就不宜进行移植。

2. HLA 抗原分型　临床常规检测的 HLA 抗原为 HLA-A、B、DR 三个座位的抗原,每个位点有两个抗原,每个位点的两个抗原(纯合或杂合)是相互独立的,因此临床报告的 HLA 通常有六个抗原。目前国际上通用的最佳的 HLA 配型策略是六抗原无错配标准(0 Ag MM),即受者的 HLA-A、B 和 DR 三个位点的六个抗原与供者完全匹配,其长期或短期存活率均明显高于一定程度的 HLA 错配;其次为 0 个 HLA-B,0 个 HLA-DR 和 1 个 HLA-A 错配。研究显示,HLA 抗原无错配或 1 错配的 5 年肾移植存活率达 75%,而错配组只有 58%。

由于 HLA 系统的高度多态性,要寻找 HLA 完全匹配的供受者在临床应用上极为困难。受者识别的抗原决定簇是几个私有抗原所共享,由关键部位的氨基酸残基所决定,因此提出了新的配型策略"HLA- 氨基酸残基配型(Res M)",HLA-Ⅰ类、Ⅱ类氨基酸残基配型标准如表 24-1。

表 24-1　HLA-Ⅰ类、Ⅱ类氨基酸残基配型标准

Res M 分组	抗原特异性
A1(R114)	A1,A3,A11,A29,A36
A2(K127)	A2,A23,A24,A68,A69
A10/A19(Q114)	A25,A26,A34,A66,A19(A31,A32,A33,A74),A43
B5/B8(F67)	B5(B51),B35,B53,B78,B8,B57
B7(A71-D74)	B7,B22(B54,B55,B56),B27,B42,B46,B67
B8(T69-S77)	B8,B14(B64,B65),B16(B39),B78
B12(T41)	B12(B44,B45),B13,B21(B49,B50),B40(B60,B61),B41,B47
B17/B63(S70)	B17(B57,B58),B63,B59
Bw4(R83)	A9(A23,A24),A25,A32,B5(B51,B52),B12,B13,B17(B57,B58),B21(B49),B27,B37,B38,B47,B53,B59,B63,B77
Bw6(N80)	A11,B7,B8,B18,B14(B64,B65),B15(B62,B75,B76,B78),B16(B39),B22(B54,B55,B56),B35,B40(B60,B61,B48,B4005),B41,B42,B45,B46,B50,B67,B70,B71,B72
DQ1	DR1(DR10),DR2(DR15,DR16),DR6(DR13,DR14)
DQ2	DR3(DR17,DR18),DR7
DQ3	DR4,DR5(DR11,DR12),DR9,DR14
DQ4	DR8,DR18
DRB3	DR3(DR17,DR18),DR5(DR11,DR12),DR6(DR13,DR14)
DRB4	DR4,DR7,DR9
DRB5	DR1(DR10),DR2(DR15,DR16)

采用氨基酸残基配型标准,将原有的 500 多个 HLA 抗原特异性归纳为 17 个残基组,大幅度地提高了供受者的相配几率。

国内外大规模的临床研究证实,在影响移植肾存活率的众多因素中,HLA 相容性因素占 6 个,最显著的因素为氨基酸残基错配,尤其是 I 类氨基酸残基错配。对于 HLA 六抗原无错配或 HLA 氨基酸残基无错配的受者,即使移植物失功,也只有近 20% 的人群产生 HLA 抗体而致敏,如果 HLA 六抗原错配或 HLA 氨基酸残基错配,则致敏率达 67%。

移植前从待移植患者库中选择与供者 HLA 无错配或氨基酸残基无错配的受者,不论是从移植器官的长期或短期存活率,还是移植物失功后受体被致敏的程度来看,均有积极重要的意义。

3. HLA 抗体分析　移植前受者应定期检测其血清中是否存在 HLA 抗体、抗体的水平以及抗体的特异性,确定是否存在与供体 HLA 抗原相对应的 HLA 抗体,为选择适当的供体提供依据。

通常实验室采用三个层次的检测:以 HLA 混合抗原板(LATM)作为定性筛选,确定受者血清中是否存在 HLA 抗体;当 LATM 阳性时,再用 HLA 抗原板(LAT)分析,确定 HLA 抗体的水平(致敏程度);最后进行 HLA 单克隆抗原板(IHD)检测。

HLA 抗体阳性(大于 10%)的受者,移植物存活率明显低于抗体阴性受者,大于 80% 的阳性受者,一般认为是移植的禁忌证,除非是 HLA 抗原 0 错配的供者。对于 HLA 抗体阳性的受者,应用 HLA 单克隆抗原板检测其抗体的特异性,以避免移植具有相应 HLA 抗原的供体器官。HLA 抗体阳性的受者,移植前一定要做供受者的交叉配型。移植后 HLA 抗体水平的监测,有助于判断机体的免疫状态,帮助调整免疫治疗方案及指导免疫抑制剂的应用。

在骨髓移植中,由于移植物中含有大量的免疫细胞,尤其是成熟的 T 细胞,若供受者的 HLA 不相符,所发生的移植物抗宿主反应不易被免疫抑制剂控制,故对 HLA 配型的要求也特别高,通常要求 HLA 的基因型完全相同。在肾脏、心脏、肺脏等器官移植中,HLA 抗原相合及 HLA 抗体检测均对长期及短期存活率有积极的意义。在肝脏移植中,研究认为不易发生超急性排斥反应,对 HLA 相容的依赖性不高。若受者体内含有高水平针对供者的 HLA 抗体,是对心、肾和骨髓移植的禁忌,但对肝脏移植的危险性要小得多。

4. 供、受者交叉配型实验　尽管在移植前要检测受者的 HLA 抗体及 MICA 抗体分析,并避免选择含有相应抗原的供者,但由于引起免疫排斥反应的原因较多,受者 HLA 抗体的存在只是目前发现最为重要的因素,而供受者间的交叉配型实验能准确反应供受者间可能产生排斥反应的大部分因素。

目前临床较常用的供受者交叉配型方法是补体依赖微量淋巴细胞毒试验(CDC),即将受者的血清与供者的淋巴细胞以及新鲜补体共同温育一段时间后染色,最后根据着色的死亡细胞的百分率,以评估该受者与供者是否相合。通常淋巴细胞毒低于 5% 作为阴性,该供体可接受。淋巴细胞毒大于 5% 为阳性,则该供体不可接受。

(二) 次选实验

1. MICA 抗体分析　MICA 是表达在内皮细胞上的多态性抗原,在淋巴细胞上无表达。若受者因怀孕、输血、移植而诱导产生 MICA 抗体,则对新植入的肾脏可立即产生排斥反应,最终导致移植器官的失活。因为 MICA 在淋巴细胞上无表达,所以移植前的供受者交叉配型实验不能反映受者体内是否存在 MICA 抗体,因此移植前受者需作 MICA 抗体的检测,而阳性结果是移植的禁忌。移植术后 MICA 抗体检测是判断移植肾是否被排斥的较敏感的指标,通常先于任何临床症状的出现。

2. 移植后相关药物浓度监测 由于移植术后受者需接受大量的免疫抑制剂治疗,而该类药物均有明显的毒副作用,并且个体间的差异可导致受者体内的药物浓度有较大的不同,从而产生不同的疗效或毒副作用,因此移植后应定期检测相关的药物浓度以帮助临床医生调整药物剂量。具体内容见第十九章。

3. 移植后相关感染病原体检测 移植后免疫抑制剂的使用,直接引起移植受者的免疫力低下,而导致机会菌感染机会的增加。通常肺部检测结核、肺孢子虫、真菌等,血液检测巨细胞病毒、EB 病毒、HSV 病毒等,尿液检测 BK 病毒等。具体内容见第十四章和第十五章。

4. 常规生化指标监测及血细胞分析 移植后受者定期检测常规的生化指标(如肝功能、肾功能、血脂、血糖等)和血细胞分析,有助于医生了解受者的移植器官功能恢复情况,了解移植后使用药物的毒副作用等。具体内容见相关章节。

四、典型病例分析

病例一

一般资料:

女性患者,55 岁,肾衰竭尿毒症,血透 6 个月,无输血史,无移植史,二次妊娠史,生产一胎。行同种异体肾移植手术,术后 8 天发生急性排斥反应,术后 12 天摘除移植肾。

实验室检查:

HLA-Ab:Ⅰ类:可疑,Ⅱ类:阳性;

HLA-Ab 水平:Ⅰ类 -PRA:10.7%(弱反应),Ⅱ类 -PRA:66.7%;

HLA-Ab 特异性:B7、B13、B27、B47、B48、B60、B61;DR52,DQ4。

患者 HLA:A-0203、24,B-35、38,BW-04、06,DR-04、09,DQ-08、09;

供者 HLA:A-02、24,B-35、60,BW-06、—,DR-01、09,DQ-05、09;

供受 HLA 配合情况:A、B、DR 三位点,六基因,总错配数为 2(A、B、DR、DQ 四位点,八基因,总错配数为 3)。氨基酸残基总错配数为 2。

供受者交叉配型实验——补体依赖微量淋巴细胞毒试验(CDC):3.0%

分析:

受者体内预存有针对供者 HLA-B60 的抗体是肾移植术后引起急性排斥反应的主要原因。该受者无输血、移植史,妊娠是使其致敏的因素,妊娠史二十多年后由于 HLA-Ab 水平低(Ⅰ类 -PRA 仅为 10.7%,而且还都是弱反应),导致 CDC 结果 <5.0%,术中和术后前几天均未引起排斥反应;而是在机体再次接触 HLA-B60 抗原,由于免疫记忆作用,在术后第八天才发生急性排斥反应。

诊断意见:受者体内预存有针对供者 HLA 的抗体引起肾移植术后急性排斥反应。

病例二

一般资料:

女性患者,32 岁,肾衰竭尿毒症,血透 5 个月,有输血史,无移植史,二次妊娠史,生产一胎。PRA 大于 80% 高度致敏,配型等待两年后,行同种异体肾移植手术,术后未发生排斥反应,至今已术后八年,人 / 肾存活良好。

实验室检查:

HLA-Ab:Ⅰ类:阳性,Ⅱ类:阴性;

HLA-Ab 水平:Ⅰ类 -PRA:85.71%,Ⅱ类 -PRA:0.0%;

HLA-Ab 特异性:A36、B7、B18、B35、B42、B48、B55、B60、B61、B65、B67、B72、B78、B81、B13、B27、B51、B52。

患者 HLA:A-02、31,B-46、—,BW-06、—,DR-09、14,DQ-05、09;

供者 HLA:A-02、33,B-46、58,BW-04、06,DR-09、13,DQ-06、09;

供受 HLA 配合情况:A、B、DR 三位点,六基因,总错配数为 3(A、B、DR、DQ 四位点,八基因,总错配数为 4);氨基酸残基总错配数为 1。

供受者交叉配型实验——补体依赖微量淋巴细胞毒试验(CDC):2.5%

分析:

该受者有输血和妊娠两个致敏的因素,Ⅰ类 -PRA:85.71%,为高度致敏受者,一般认为 PRA 大于 80% 是移植的禁忌,但也不是绝对不能做,当供、受 HLA 配合较好,供者的 HLA 能避开受者的 HLA 抗体特异性,也就是受者体内没有预存针对供者 HLA 的抗体时,术后也不会发生排斥反应,至今已术后八年,人 / 肾存活良好。

诊断意见:PRA 大于 80% 的高致敏受者,通过严格的 HLA 抗原、抗体配型,也能选择到适合的供者,获得很好的人 / 肾长期存活。

病例三

一般资料:

男性患者,43 岁,肾衰竭尿毒症,血透 1 年,有输血史,无移植史;PRA 为 50% 中度致敏,两年后,行同种异体亲属肾移植手术,术后未发生排斥反应,至今已术后六年,人 / 肾存活良好。

实验室检查:

HLA-Ab:Ⅰ类:阳性,Ⅱ类:阳性;

HLA-Ab 水平:Ⅰ类 -PRA:50.0%,Ⅱ类 -PRA:25.0%;

HLA-Ab 特异性:A26、A31、A33、A36、A68、B7、B13、B27、B41、B44、B45、B47、B48、B49、B50、B53、B57、B59、B60、B61、B64、B65、B75、B81、DR4、DR10。

患者 HLA:A-11、24,B-51、55,BW-04、06,DR-09、14,DQ-05、09;

亲属供者 HLA:A-11、24,B-51、55,BW-04、06,DR-09、14,DQ-05、09;

供受者 HLA 配合情况:A、B、DR 三位点,六基因,总错配数为 0(A、B、DR、DQ 四位点,八基因,总错配数为 0);氨基酸残基总错配数为 0。

供受者交叉配型实验——补体依赖微量淋巴细胞毒试验(CDC):1.0%。

分析:

亲属供者要经过严格的体检和全面的评估合格后,才能作为器官提供者。输血史是该受者的致敏因素,Ⅰ类 -PRA 为 50.0%、Ⅱ类 -PRA 为 25.0% 中度致敏,在无关供者中选择适合的供者有一定难度,患者等待了两年,没有选择至适合的供者,而在亲属中选择到一个 HLA 完全相合而且身体评估合格的供者,术后供者恢复很好,受者无排斥反应发生,6 年后供者、受者均存活良好。

诊断意见:在 HLA 完全相合的条件下,无论受者是否致敏,都能获得很好的移植效果;

在亲属中选择适合的供者,是器官匮乏时期,缩短移植等待期最好的办法。

(代 波 陆小军 应斌武)

主要参考文献

1. 谭建明,周永晶,唐孝达. 组织配型技术与临床应用. 北京:人民卫生出版社,2002.
2. 何球藻,吴厚生. 医学免疫学. 上海:上海出版社,1997.
3. 陈实. 移植学. 北京:人民卫生出版社,2011.
4. 夏穗生,于立新,夏求明. 器官移植学. 第2版,上海:上海科学技术出版社,2009.

第二十五章

人类遗传病的实验室诊断

人类遗传病(human genetic disorders)是一种由于基因和(或)染色体异常导致的人类疾病,这种基因和染色体的异常通常在患者出生前就已存在。绝大多数遗传病发病率相当低,一般为千分之几至百万分之几。遗传病可以世代传递或非世代传递,某些遗传病患者是由父母传递而来,另一些遗传病患者则是由新发生的 DNA 突变或改变所致。

根据致病基因存在的形式,一般把人类遗传病分为三种类型:单基因遗传病、染色体病、多基因遗传病。多基因疾病又被称为多因素遗传病,因其所涉及的基因众多,且目前不能明确主效基因,所以尚不能有效地通过分子生物学方法进行诊断。

单基因疾病是由于某一个特定的基因发生功能障碍而发生的遗传性疾病,可在世代中传递,并符合孟德尔遗传规律。一种单基因遗传病可有多个相关致病基因,但只要单个基因突变就足以发病。根据人类基因组计划网站公布的数据,每年新发现 10~50 种单基因遗传病,目前已发现 6000 多种,并据统计每 200 名新生儿中就有 1 名患有单基因遗传病,常见的单基因疾病主要有进行性肌营养不良(DMD/BMD)、脊肌萎缩症(SMA)、地中海贫血(thalassemia)、共济失调(ataxia)等。单基因疾病的主要突变类型包括点突变、插入、缺失、倒位等。单基因遗传病的实验室诊断技术的选择依赖特定疾病的特征性突变类型。

染色体疾病(chromosomal disease)是由于先天性的染色体数目或形态、结构异常引起的具有一系列临床症状的综合征,即染色体综合征(chromosomal syndrome)。最常见的染色体疾病主要有 21-三体综合征(Down syndrome)、克氏综合征(Klinefelter syndrome)、特纳综合征(Turner syndrome)等。染色体病常常症状严重,给家庭和社会造成严重负担,而疾病携带者,特别是平衡异位携带者,本人虽无临床表现,却可以遗传,且生育染色体异常患者的几率高达 50%~100%。染色体疾病的诊断一般采用染色体形态学检测。

第一节　进行性肌营养不良

进行性肌营养不良是一类由于基因缺陷所导致的肌肉变性病,以进行性加重的肌肉无力和萎缩为主要临床表现。由于基因缺陷的不同,临床症状出现的时期也会有所差异,可以早至胎儿期,也可以在成年后。肌营养不良的病程一般是进行性加重的,但疾病进展的速度快慢不一。根据临床表现和基因缺陷的不同,临床分为先天性肌营养不良、Duchenne 肌营养不良(DMD)、Becker 肌营养不良(BMD)、肢带型肌营养不良等类型,其中,DMD 和 BMD 是最常见的临床类型,两者均是由 DMD 基因缺陷所导致的。相比较而言,BMD 的症状较轻,患者可能会有较长的生命期,典型的症状是从平卧位起来时,患者往往先翻身呈俯卧位,先抬头,以双手扶膝盖、大腿,缓慢直起躯干,站立,也就是 Gower 征阳性。新生男婴中 DMD/BMD 发病率为 1/3500。致病原因是抗肌萎缩蛋白基因(dystrophin)发生突变,该基因位于 X 染色体短臂,约 2.3M 碱基,含 79 个外显子——是目前已知最长的单个基因,疾病的主要突变类型为该基因外显子连续缺失和(或)重复,占突变总数的约 75%。

一、实验室分析路径

实验室分析路径见图 25-1。

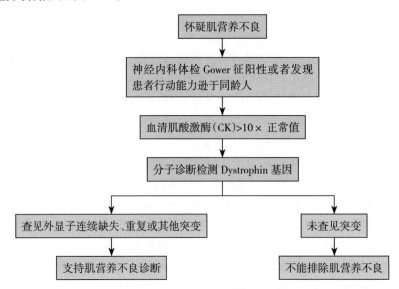

图 25-1　肌营养不良的实验室分析路径图

二、相关实验

(一)DMD 基因检测

1. 多重连接酶依赖的探针扩增技术(multiple ligase-depended probes amplification,MLPA) MLPA 典型的实验过程包括:探针杂交、连接相邻探针、通用引物 PCR 扩增、毛细管电泳。一次 MLPA 反应中可检出 40~50 个目标位点的剂量变化(重复或缺失等)。通过不同的探针设计,两次 MLPA 反应即可检出全部 79 个 dystrophin 基因外显子可能发生的缺失和重复。同时,MLPA 也可以检出部分位于探针结合区的点突变等(点突变的证实需辅以测序分析)。相对于传统基因检测技术,MLPA 最大的优势在于可以发现目标片段的重复和杂合性缺失。

2. 多重 PCR 技术和琼脂糖电泳技术　在 MLPA 技术发明以前,DMD/BMD 的诊断依赖于多重 PCR 技术和琼脂糖电泳,经典的方法可检出常见的 18 个外显子的缺失,然而该方法只能发现目标片段的纯合缺失,而无法检测出外显子重复或杂合性缺失。

(二)肌酸激酶(creatine kinase,CK)检测

CK 分子为二聚体,由 M 和 B 两个亚基构成,可组成 CK-MM,CK-MB,CK-BB 三种同工酶。骨骼肌中几乎都是 CK-MM,平滑肌中 CK-BB 含量较高,脑中 CK-BB 含量明显高于其他组织,心肌是唯一含 CK-MB 较多的器官。CK 的测定方法有比色法、紫外分光光度法和荧光法等。由于以磷酸肌酸为底物的逆向反应速度为正向反应速度的 6 倍,所以采用逆向反应进行测

定较为普及。如肌酸显色法和酶偶联法,其中后者最常用,为国内外测定 CK 的参考方法。

三、结果判断与分析

通过 MLPA 方法外显子的连续缺失和重复可确认为突变阳性结果,点突变经证实为无义突变的可确认为突变阳性结果,单个的外显子的缺失和重复应查阅最新研究报道以帮助判断。多重 PCR 检出外显子的缺失亦可作为阳性结果确诊疾病。另外,近期研究发现 16 号外显子的缺失并不会引发相关症状。通过 MLPA 发现的杂合性缺失和重复提示患者为 DMD/BMD 致病基因携带者。

CK 极度升高(>3000U/L)主要见于全身疾病,特别是肌肉疾病,此时 CK 测定有助于肌萎缩病因的鉴别,如进行性肌萎缩时可见 CK 显著升高。此外,病毒、细菌、寄生虫感染引起的肌肉感染性疾病(如心肌炎、皮肌炎等),都能引起 CK 升高。因此 CK 不能作为 DMD/BMD 诊断的特异性指标。

第二节　脊肌萎缩症

脊肌萎缩症(spinal muscular atrophy,SMA)是一组可起病于不同生命期的肌张力减弱的疾病,其特征是由脊髓前角细胞与脑干内运动核进行性变性引起的骨骼肌萎缩。根据发病的不同生命期和症状轻重可分为 5 型,其中 SMA 0 型于分娩前发现严重的关节挛缩,双侧面瘫以及呼吸衰竭;SMA Ⅰ型,于出生后至 6 个月内发病,变现为肌张力过低,运动能力发育延缓;SMA Ⅱ型,发病于出生后 6~12 个月间,同样表现为肌张力过低,运动能力发育延缓;SMA Ⅲ型,发病于 1 岁后的童年期,较为轻微的肌无力与运动功能障碍,且进展缓慢,一般不影响生存期;SMA Ⅳ型于 30 岁左右发病,症状极为轻微。该病的发病率约为 1/10 000。属常染色体隐性遗传,95%SMA 的患者中发现 5 号染色体上神经元生存(survival motor neuron,SMN)基因 7 号外显子的纯合缺失。

一、实验室分析路径

实验室分析路径见图 25-2。

二、相关实验

SMN 基因检测

1. MLPA 检测技术　同时检测 SMN1 和 SMN2 基因 7 号外显子拷贝数变化。
2. 普通 PCR 技术　只能检出纯合缺失,由于存在同源度极高的非特异片段(SMN2 基因 7 号外显子与 SMN1 基因 7 号外显子仅有 1 个碱基的差别),有可能产生假阴性结果。

三、结果判断与分析

SMA 致病基因为位于 5 号染色体上的 SMN1 基因,其中 95% 以上的 SMA 由于 SMN1 基因 7 号外显子的纯合缺失引起。通常被认为假基因的 SMN2 基因 7 外显子与 SMN1 基因 7 外显子只有 1 个碱基存在差异,因此该碱基的转换会表现出 SMN1 基因 7 号外显子缺失

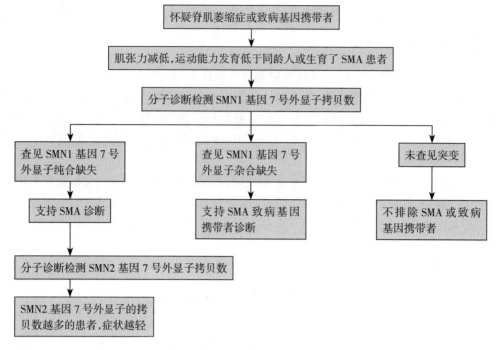

图 25-2　脊肌萎缩症的实验室分析路径图

和 SMN2 基因 7 号外显子的拷贝数增加。且由于这个原因,普通 PCR 检测方法在实际检验中极可能发生假阴性或假阳性。因此,目前均推荐使用 MLPA 方法检测该致病基因。SMN1基因 7 号外显子的纯合缺失是导致疾病发生的主要原因,约占已知突变基因的 95%。通过MLPA 方法可以发现患者双亲是否为 SMN1 致病基因携带者。另外,MLPA 方法可以同时检出 SMN2 基因 7 号外显子拷贝数变化,若该拷贝数增加,患者 SMA 症状可能较轻。

第三节　地中海贫血

　　地中海贫血(thalassemia)按照受累的氨基酸链分类,组成珠蛋白的肽链有 4 种,即 α、β、γ、δ 链,分别由其相应的基因编码,这些基因的缺失或点突变可造成各种肽链的合成障碍,致使血红蛋白的组分改变。通常将地中海贫血分为 α、β、δβ 和 δ 等 4 种类型,其中以 α 和β 地中海贫血较为常见。

　　其中 α- 地中海贫血(简称 α 地贫)根据临床症状轻重可分为:①静止型,患者无症状;②轻型,患者无症状;③中间型,又称血红蛋白 H 病;④重型,又称 Hb Bart's 胎儿水肿综合征。β 地贫可分为:①轻型,患者无症状或轻度贫血,脾不大或轻度大;②中间型,多于幼童期出现症状,其临床表现介于轻型和重型之间,中度贫血,脾脏轻或中度大,黄疸可有可无,骨骼改变较轻;③重型,又称 Cooley 贫血,患儿出生时无症状,至 3~12 个月开始发病,呈慢性进行性贫血,面色苍白,肝脾大,发育不良,常有轻度黄疸,症状随年龄增长而日益明显。本病如不治疗,多于 5 岁前死亡。

　　人类 α 珠蛋白基因簇位于 16 号染色体。每条染色体各有 2 个 α 珠蛋基因,一对染色体共有 4 个 α 珠蛋白基因。大多数 α 地贫是由于 α 珠蛋白基因的缺失所致,少数由基因点突变造成。若仅是一条染色体上的一个 α 基因缺失或缺陷,则 α 链的合成部分受抑制,称为 α^+ 地贫;若每一条染色体上的 2 个 α 基因均缺失或缺陷,称为 α^0 地贫。

β 地贫患者出生时无症状,多于婴儿期发病,生后 3~6 个月内发病者占 50%,偶有新生儿期发病者。患者发病年龄愈早,病情愈重。严重的慢性进行性贫血,需依靠输血维持生命,随年龄增长日益明显,同时伴骨骼改变,首先发生于掌骨,再至长骨、肋骨,最后为颅骨,形成特殊面容(Down 面容):头大、额部突起、两颧略高、鼻梁低陷,眼距增宽,眼睑水肿。皮肤斑状色素沉着。食欲减退,生长发育停滞,肝脾日渐增大,以脾大明显,可达盆腔。患儿常并发支气管炎或肺炎。并发含铁血黄素沉着症时因过多的铁沉着于心肌和其他脏器如肝、胰腺等而引起该脏器损害的相应症状。

β 地贫的基因突变主要为相应基因的点突变,迄今已发现的突变点达 100 多种,国内已发现 28 种。其中最常见的突变有 6 种:①β41-42(-TCTT),约占 45%;②IVS-Ⅱ654(C → T),约占 24%;③β17(A → T),约占 14%;④TATA 盒 -28(A → T),约占 9%;⑤β71-72(+A),约占 2%;⑥β26(G → A),即 HbE26,约占 2%。

一、实验室分析路径

实验室分析路径见图 25-3。

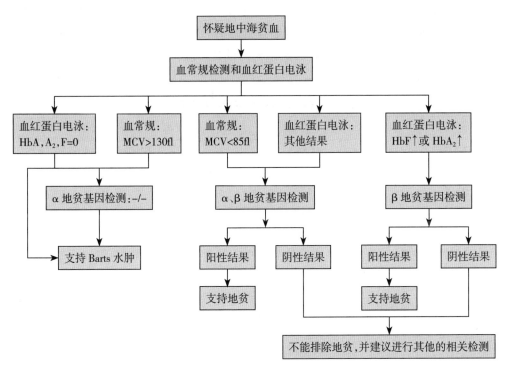

图 25-3　地中海贫血的实验室分析路径图

二、相关实验

1. 基因检测方案　α 地贫建议首选 MLPA 检测技术,目前的 MLPA 技术可同时检测 α

基因的缺失、重复和 constant spring 突变；β 地贫的检测建议首选斑点杂交方法,该方法可同时检测 14-17 个国内常见的点突变位点,另外以 MLPA 方法作为重要的补充,以检测 β 基因可能存在的缺失。

2. 平均红细胞体积和血红蛋白检测　Hb 和 MCV 是实验室常规检测,反映患者是否存在贫血。

3. 血红蛋白电泳　各种血红蛋白的等电点不同的特点,在一定 pH 缓冲液中所带的正、负电荷不同,经电泳后各血红蛋白的移动方向不同。

三、结果判断与分析

1. α 地贫结果判断　人类 α 珠蛋白基因簇位于 16 号染色体。每条染色体各有 2 个 α 珠蛋基因,一对染色体共有 4 个 α 珠蛋白基因。4 个 α 基因缺失时,提示患者罹患 Hb Bart syndrome；3 个 α 基因缺失时,提示患者罹患 HbH；2 个 α 基因缺失时,提示 α^0- 地中海贫血——轻型；1 个 α 基因缺失时,提示 α+- 地中海贫血——无症状携带者；2 个 α 基因缺失时,同时患者检出另一染色体 Constant Spring 突变时(即 α^0 地中海贫血伴随 Constant Spring 突变),提示患者罹患 HbH；1 个等位基因缺失时,同时患者检出另一染色体 Constant Spring 突变时,提示患者为轻型地中海贫血；纯合 Constant Spring 突变时,提示患者为轻型地中海贫血。

2. β 地贫结果判断　轻型地贫是 β^0 或 β^+ 地贫的杂合子状态,β 链的合成仅轻度减少,故其病理生理改变极轻微；中间型 β 地贫是一些 β^+ 地贫的双重杂合子和某些地贫的变异型的纯合子,或两种不同变异型珠蛋白生成障碍性贫血的双重杂合子状态,其病理生理改变介于重型和轻型之间；重型 β 地贫是 β^0 或 β^+ 地贫的纯合子或 β^0 与 β^+ 地贫双重杂合子。常见 β-地贫点突变与 β 链形成关系如下表 25-1。

表 25-1　常见 β- 地贫点突变与 β 链形成关系

名称	中国人群患者比例	临床意义
41/42M	41.84%	β^0；纯合子依赖输血
654M	21.37%	β^+(重症)；纯合子依赖输血
17M	14.1%	β^0
-28M	12.31%	β^+
-29M	2.37%	β^+
I-1M	1.63%	β^0
I-5M	0.15%	β^+(重症)
71/72M	2.08%	β^0
14/15M	少见	β^0
27/28M	0.59%	β^0
43M	少见	β^0
31M	少见	β^0
EM	极少见	β^+；纯合子轻度溶血性贫血
IntM	少见	β^0

β^0：血红蛋白 β 链完全缺失；

β^+：可合成不完整的血红蛋白 β 链

3. 平均红细胞体积(MCV)和血红蛋白(Hb)与地中海贫血的关系如下表 25-2。

表 25-2　平均红细胞体积(MCV)和血红蛋白(Hb)与地中海贫血的关系

血常规	正常		α 患者		α 携带者		β 患者	β 携带者
	男性	女性	-/-	-/-α	(-/αα 或 -α/-α)	-α/αα		
MCV (fl)	89.1±5.01	87.6±5.5	136±5.1	儿童:56±5 成人:61±4	71.6±4.1	81.2±6.9	50~70	<79
Hb (g/dL)	15.9±1.0	14.0±0.9	3~8	男性: 10.9±1.0 女性: 9.5±0.8	男性: 13.9±1.7 女性: 12.0±1.0	男性: 14.3±1.4 女性: 12.6±1.2	<7	男性: 11.5~15.3 女性: 9.1~14

MCV 不仅在地贫患者中显著下降,并且在致病基因携带者中也存在明显的下降;而 Hb 在携带者中变化不甚明显

4. 正常人 Hb 区带　从负极向正极泳速最快的 HbA 占大部分,约 95%;HbA 后有一较浅区带为 HbA2,正常人 2%~3%,比下述非 Hb 蛋白质成分(NHP)染色深,但不超过一倍 A2 后距加样线不远处尚有一或二条区带较为集中,着色更浅的带为红细胞内的 NHP,如碳酸酐酶等。HbF 与 HbA 等电点接近,通常与 HbA 分不开。但如果含量较大,与正常成人 Hb 比较,还是可以看出在 HbA 稍后的 HbF 带,但不能完全分开。异常人 Hb 区带:以 HbA 为标准,异常 Hb 可分为较 HbA 泳动快的快 Hb 和较 HbA 泳动慢的慢 Hb 两部分。快 Hb 有 HbH 和 HbJ;慢 Hb 则按与 HbA 的距离依次为 HbG、HbD 和 HbE。血红蛋白电泳结果与地中海贫血不同亚型关系如下表 25-3。

表 25-3　血红蛋白电泳结果与地中海贫血不同亚型关系

血红蛋白电泳	正常	α 患者		α 携带者		β 患者		β 携带者
		-/-	-/-α	(-/αα 或 -α/-α)	-α/αα	β⁰ 纯合子	β⁺- 纯合子 或 β⁺/β⁰ 复合杂合	
HbA	96%~98%	0	60%~90%	96%~98%	96%~98%	0	10%~30%	92%~95%
HbF	<1%	0	<1.0%	<1.0%	<1.0%	95%~98%	70%~90%	0.5%~4%
HbA₂	2%~3%	0	<2.0%	1.5%~3.0%	2%~3%	2%~5%	2%~5%	>3.5%

第四节　共 济 失 调

　　共济失调(ataxia)患者表现为协调运动障碍,还可伴有肌张力减低、眼球运动障碍及言语障碍等。主要的症状如下:姿势和步态改变;上肢和手共济失调最重,不能完成协调精细动作,表现协同不能,快复及轮替运动异常。字迹愈写愈大;说话缓慢,含糊不清,表现吟诗样或暴发性语言;共济失调性眼震;肌张力减低。大多数成年起病,病程进展的后期,影像学检查可见进行性小脑萎缩。

　　共济失调患者存在各种不同的亚型,遗传机制也千差万别。根据病变部位不同,共济失

调可分为四种类型：①深感觉障碍性共济失调；②小脑性共济失调；③前庭迷路性共济失调；④大脑型共济失调。而一般称呼的"共济失调"，多特指小脑性共济失调。小脑性共济失调（SCA）最主要的基因突变类型是特定基因外显子中 CAG 重复的异常扩展，这类突变引起的疾病常常表现出常染色体延迟显性遗传。

这一类患者往往在临床表现出典型的小脑性共济失调症状和神经退行性变化，同时存在较大的遗传异质性。因而针对这类疾病的分子诊断结果，更多的是进行支持性诊断和鉴别，但不能进行排除诊断。

一、实验室分析路径

实验室分析路径见图 25-4。

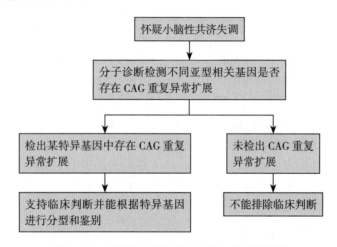

图 25-4 小脑性共济失调的实验室分析路径图

二、相关实验

致病基因（SCA 基因）的 CAG 重复次数检测

1. 荧光标记引物的普通 PCR 辅以毛细管电泳　毛细管电泳技术可以精确到 1bp，因此可准确检测片段长度，以判断相应 CAG 的重复次数。

2. 普通 PCR+ 长距离 PCR　该技术可以检测超过 100 次的异常扩展。目前的毛细管电泳设备尚不能进行大于 1000bp 的电泳，因此长距离 PCR 的产物往往不能准确获得其长度，因而一般不做首选。

三、结果判断与分析

不同小脑性共济失调亚型相关基因 CAG 重复次数与疾病发生的关系如下表 25-4。

其中所谓临界重复次数是指携带者本身不发病或症状很轻，由于 CAG 重复存在较大的不稳定性，其后代有较大可能（10% 的机会）发生进一步异常扩展，导致重复次数达到致病次数区域。

流行病学调查显示，CAG 的重复次数越多，可导致疾病发生的年龄变小；随着疾病家系中的世代传递，CAG 重复次数可以变化，一般地，父亲患者向下传递时，拷贝数常见增加；而母亲患者向下传递时,拷贝数常见无变化或减少。

表 25-4　不同小脑性共济失调亚型相关基因 CAG 重复次数与疾病发生的关系

疾病	重复次数		
	正常	临界	致病
SCA1	≤36	36~44	≥44
SCA2	≤31	—	≥32
SCA3	≤31	32~51	≥52
SCA6	≤18	19	≥20
SCA7	≤19	28~33	≥34
HD	≤26	27~35	≥36

第五节　21- 三体综合征

21- 三体综合征(Down syndrome),俗称"先天愚型",是小儿最为常见的由常染色体畸变所导致的出生缺陷类疾病,新生活产婴儿中有 1/750~1/1000 罹患该病,患者主要表现为智力障碍,外耳小,通贯掌纹,颈背皮肤褶皱,第一与第二趾间间隔明显。另外由于 21 号染色体增加,使得其上相关基因的剂量增加,从而导致发生各种先天性疾病,常见有先天性心脏病,先天性胃肠缺陷等。

一、实验室分析路径

实验室分析路径见图 25-5。

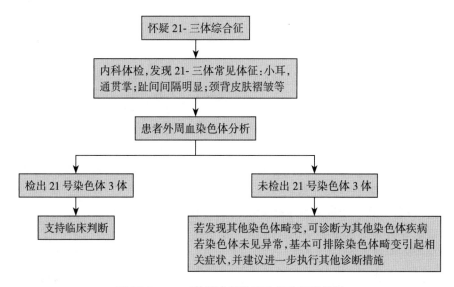

图 25-5　21- 三体综合征的实验室分析路径图

二、相关实验

1. 外周血染色体 G 显带　通过培养外周血淋巴细胞,使之不断分裂增殖,并在一定时间通过秋水仙碱使细胞分裂增殖循环停留在分裂中期,此时通过胰酶消化和吉姆萨染色,使染色体在高倍镜下显示出深浅宽度不一的条带,并据此辨别不同序号的染色体。该方法简便易行,是目前细胞遗传学实验室最常用的诊断技术。

2. 荧光原位杂交　针对特定染色体设计不同荧光染料的探针,不需要使细胞停止于某个时相,通过荧光显微镜观察发现特定染色体数量等的异常。该方法操作烦琐,成本昂贵,尚无法普及应用。

此外,一些分子诊断技术如 MLPA,qPCR 等也可应用于染色体数量变化的诊断。但这类应用尚不完全成熟。

三、结果判断与分析

染色体 G 显带检测是一种形态学检验技术,通过观察约 20 个完整的细胞染色体核型,判断个体染色体形态,结构和数量的变化;以及个体是否存在不同的染色体核型——即嵌合型。

自 1959 年 Lejeune 等首报 21-染色体综合征核型以来,至今已有数万例。其中约 92.5% 为 47,+21;4.8% 为罗伯逊易位 46,rob(21;21),另有约 2.7% 为嵌合型。

第六节　克氏综合征

克氏综合征(Klinefelter syndrome)是一种性染色体数量异常的疾病,患者社会性别一般为男性,青春期前常有正常的躯体比例和睾丸大小,亦可见睾丸未下降;青春期后,表现出睾丸发育小,精子缺乏,男性第二性征不明显,而乳房过度发育;部分患者罹患先天性心脏病,或表现出程度不同的智力障碍。同时,患者的激素水平亦有显著变化,常见患者血清促卵泡激素(FSH)、促黄体生成素(LH)于青春期时异常增高。

一、实验室分析路径

实验室分析路径见图 25-6。

二、相关实验

1. 外周血染色体 G 显带　外周血 G 显带技术是临床实验室常用检出染色体异常的方法,也是染色体病检测的首选方案。

2. 激素水平检测　研究表明 FSH 和 LH 同时显著升高,在克氏综合征的诊断中,敏感度接近 100%;特异度达到 97.5%。因此,在无法进行外周血染色体分析时,可以作为克氏综合征的临床诊断次选方案。

三、结果判断与分析

克氏综合征的典型染色体核型是 47,XXY,占到目前已报道病案的 80%。另外,如

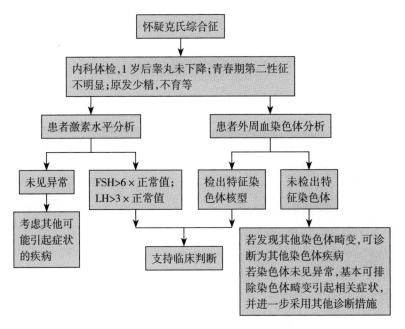

图 25-6　克氏综合征的实验室分析路径图

48,XXYY、47,XXY/46,XY 等是较少见的能导致克氏综合征发生的染色体核型,简言之,克氏综合征核型表现为多 X 加 Y。

FSH 水平高于 6 倍正常值,同时 LH 水平高于 3 倍正常值,也可作为确诊克氏综合征的指标。

第七节　特纳综合征

同克氏综合征一样,特纳综合征(Turner syndrome)也是由于性染色体数量异常引起的疾病,患者社会性别为女性,初生体重较轻,肘外翻,面部多痣;青春期后,表现出原发闭经(嵌合型中约 20% 有月经),不孕;身材矮小,成年期身高 135~140cm;少数表现出智力障碍。同时,患者血清 FSH、LH 在婴儿期即已增高,但雌二醇(E_2)水平甚低。

一、实验室分析路径

实验室分析路径见图 25-7。

二、相关实验

1. 外周血染色体 G 显带　外周血 G 显带技术是临床实验室常用检出染色体异常的方法,也是染色体病检测的首选方案。

2. 激素水平检测　性染色体异常往往引起 FSH 和 LH 显著升高。在特纳综合征中,E2 的水平会显著低于正常水平。

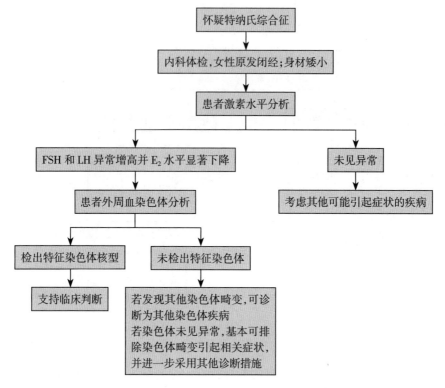

图 25-7　特纳氏综合征的实验室分析路径图

三、结果判断与分析

女性的疑似患者经激素水平检测发现 FSH 和 LH 水平显著升高,同时 E2 明显下降,应高度怀疑特纳氏综合征,并采用外周血染色体 G 显带检测患者染色体核型。

特纳综合征的典型染色体核型是 45,X0,约占已知病例的 55%;其次为等臂 X 染色体,约占 20%;嵌合型约占 15%;X 染色体部分缺失和其他形式的染色体突变约有 10%。

第八节　典型病例分析

病例一

一般资料:

患者,男性,9 岁。5 岁起逐渐出现站立和行走困难;体检发现,患儿蹲下起立困难,呈 Gower 征阳性,右腓肠肌假性肥大。

实验室检查:

血清中肌酸激酶(CK) 2780U/L(19~226U/L);MLPA 检测抗肌萎缩基因发现患者该基因 3→43 外显子连续缺失。

分析:

根据体检和肌酸激酶的结果高度怀疑患儿存在进行性肌肉损伤;DMD 基因突变的检出

提示患儿罹患进行性肌营养不良。

诊断意见:提示患儿罹患进行性肌营养不良。

病例二

一般资料:

患者,男性,5 个月。出生后,体检查见患儿肌张力减弱,腱反射消失,吞咽困难;抬头困难等;临床怀疑脑瘫或脊肌萎缩症(SMA)。

实验室检查:

MLPA 检测发现患儿 SMN1 基因 7 号外显子纯合缺失。

分析:

脑瘫和肌萎缩患儿临床上均可能表现出肌张力减低的症状,实验室检出 SMN1 基因 7 号外显子纯合缺失是 SMA 的主要原因。

诊断意见:提示患儿罹患脊肌萎缩症。

病例三

一般资料:

患者,男性,8 岁。身材瘦小,发育不良,唐氏面容,慢性进行性贫血,需依靠输血维持生命,临床怀疑地中海贫血。

实验室检查:

血红蛋白(Hb)55g/L(110~150g/L),平均红细胞体积(MCV)53fl(80-100);血红蛋白电泳提示:HbF 约 95%,HbA$_2$ 约 3%;MLPA 检测 α 基因未见异常;MLPA 检测 β 基因提示患儿 β 基因杂合缺失;β 基因斑点杂交提示纯合性 41/42M 突变。

分析:

患者临床表现提示患儿可能为重症地贫患者;血常规和血红蛋白电泳提示患儿可能为重症 β 地贫;基因检测结果支持患儿为重症 β 地贫,同时 β 基因 MLPA 检测结果提示患儿缺失一条 β 基因,斑点杂交结果为 41/42M 纯合,提示患儿仅存的 β 基因存在 β^0 突变,综合考虑患儿 β 基因存在缺失与点突变复合型杂合,其结果导致患儿发生 β^0/β^0 重症地贫。

诊断意见:提示患儿罹患重症 β 地贫。

病例四

一般资料:

患者,女性,22 岁。体检时发现轻微贫血,临床怀疑地中海贫血。

实验室检查:

血红蛋白(Hb)98g/L(110~150g/L),平均红细胞体积(MCV)57fl(80~100);血红蛋白电泳提示:HbF<2.2,HbA$_2$ 约 1.5%;MLPA 检测 α 基因提示,患者基因型为:-/-α;MLPA 和斑点杂交检测 β 基因提示未见异常。

分析:

患者的血常规信息提示为轻度贫血;血红蛋白电泳提示可能罹患 α 地贫;基因检测结果患者缺失 3 个 α 基因,提示为血红蛋白 H 病。

诊断意见:提示患者罹患血红蛋白 H 病。

病例五

一般资料:

患者,男性,35 岁。数年前发现步态不稳,步态蹒跚,动作不灵活,行走时两腿分得很宽;步行时不能直线。并且症状进行性加重。神经内科体检发现:指鼻试验不准、跟膝胫试验不准、辨距不良。

实验室检查:

检测 SCA1、2、3、6、7 和 HD 相关基因,提示患者 SCA3 基因外显子中 CAG 重复片段存在异常扩展,且扩展次数为 73 次。

分析:

根据流行病学调查显示,正常人群中 SCA3 基因外显子的 CAG 重复片段扩展次数最高不大于 52 次,本次检测中患者 SCA3 相关重复次数为 73 次远高于正常高限。

诊断意见:提示患者罹患小脑共济失调 3 型(SCA3)。

病例六

一般资料:

患者,女性,0 岁。患儿在出生时明显染色体面容:头颅小而圆,眼距宽,眼裂小,外眼角上斜。

实验室检查:

外周血染色体核型分析,患儿核型:47,XX,+21。

分析:

体检和染色体检测发现的阳性结果支持患儿罹患 21- 三体综合征。

诊断意见:提示患者罹患 21- 三体综合征。

病例七

一般资料:

患者,男性,29 岁。身材较高大,骨骼较细,四肢较长;男性第二性征发育差,有女性化表现,无胡须,体毛少,阴毛分布如女性,阴茎龟头小。

实验室检查:

患者激素水平异常,其中促卵泡刺激素(FSH)42.4IU/L(1.5~12.4IU/L),促黄体生成素(LH)28.0IU/L(1.7~8.6IU/L);外周血染色体核型分析,患者核型:47,XXY。

分析:

患者体征和激素水平提示患者性腺发育存在障碍,染色体结果提示患者性染色体数量异常。

诊断意见:提示患者罹患克氏综合征。

病例八

一般资料:

患者,女性,21 岁。身材矮小(约 135cm),颈短、肘外翻、通贯掌、相对身材而言手脚较大;未见女性第二性征发育。

实验室检查:

患者激素水平异常,其中促卵泡刺激素(FSH)25.5IU/L(1.5~12.4IU/L),促黄体生成素(LH)18.2IU/L(1.7~8.6IU/L),并且雌二醇(E_2)<5.00IU/L(7.63~42.59);外周血染色体核型分析,患者核型:45,X0。

分析:

　　患者体征和激素水平提示患者性腺发育存在障碍,染色体结果提示患者性染色体数量异常。

　　诊断意见:提示患者罹患特纳综合征。

(王　军　应斌武)

主要参考文献

1. Pagon RA, Bird TD, Dolan CR, et al. GeneReviews™ [Internet]. Seattle (WA): University of Washington, Seattle; 1993-. Available from: http://www.ncbi.nlm.nih.gov/books/NBK1116.

2. Farshid G, Cheetham G, Davies R, et al. Validation of the multiplex ligation-dependent probe amplification (MLPA) technique for the determination of HER2 gene amplification in breast cancer. Diagn Mol Pathol. 2011 Mar; 20 (1): 11-17.

3. Willis AS, van den Veyver I, Eng CM. Multiplex ligation-dependent probe amplification (MLPA) and prenatal diagnosis. Prenat Diagn. 2012 Apr; 32 (4): 315-320.

4. Kozlowski P, Jasinska AJ, Kwiatkowski DJ. New applications and developments in the use of multiplex ligation-dependent probe amplification. Electrophoresis. 2008 Dec; 29 (23): 4627-4636.

5. Flanigan KM, Dunn DM, von Niederhausern A, et al. United Dystrophinopathy Project Consortium, Weiss RB. Mutational spectrum of DMD mutations in dystrophinopathy patients: application of modern diagnostic techniques to a large cohort. Hum Mutat. 2009 Dec; 30 (12): 1657-1666.

6. D'Amico A, Mercuri E, Tiziano FD, et al. Spinal muscular atrophy. Orphanet J Rare Dis. 2011 Nov 2; 6: 71. doi: 10.1186/1750-1172.

7. Kelly N. Thalassemia. Pediatr Rev. 2012 Sep; 33 (9): 434-435.

8. 周焕庚,夏家辉,张思仲. 人类染色体. 北京:科学出版社,1987.

9. Roizen NJ, Patterson D. Down's syndrome. Lancet. 2003 Apr 12; 361 (9365): 1281-1289.

10. Borgaonkar DS. Chromosomal Variation in Man: A Catalog of Chromosomal Variants and Anomalies: Online NLM Version [Internet]. Bethesda (MD): National Center for Biotechnology Information (US); 1975-. Available from: http://www.ncbi.nlm.nih.gov/books/NBK105441/

中英文名词索引

H

I

J

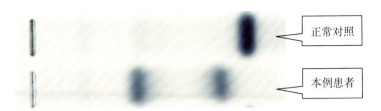

正常对照

本例患者

彩图 1-8 病例碱性（pH8.6）血红蛋白电泳结果

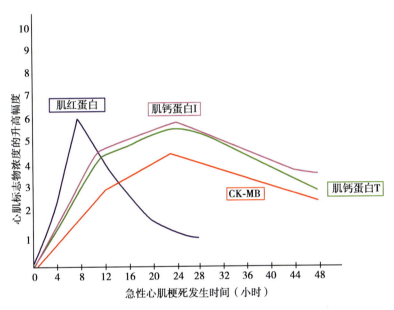

肌红蛋白

肌钙蛋白I

CK-MB

肌钙蛋白T

心肌标志物浓度的升高幅度

急性心肌梗死发生时间（小时）

彩图 6-2 急性心梗后急性心肌标志物的浓度时相变化图

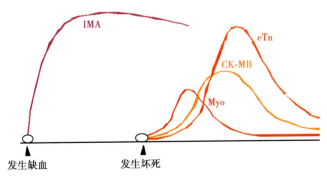

IMA

cTn

CK-MB

Myo

发生缺血

发生坏死

彩图 6-3 不同心肌标志物出现时相图

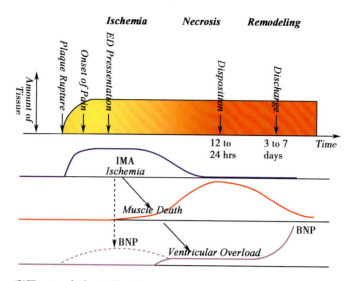

彩图 6-4 各类心肌标志物在心肌缺血,坏死和重建中的时相表达
（注:来自:Hellenic J Cardiol 2008;49:261）

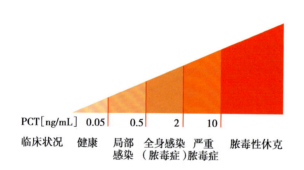

彩图 10-2 PCT 浓度与临床状况的相关性

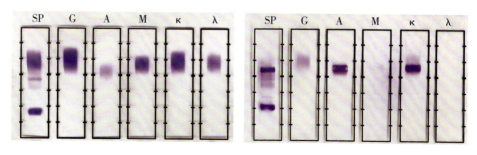

彩图 10-13 免疫固定电泳结果分析

左图:IgG、IgA、IgM 和 κ 链、λ 链均为多克隆型;右图:IgA 和 κ 链为单克隆型,即为 IgA-κ 型的多发性骨髓瘤

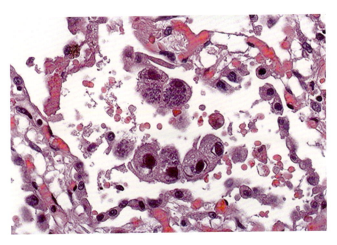

彩图 14-5 肺部巨 cell 病毒（CMV）感染的典型病理改变（来源于网址：http://www.poledu.cn/pictures/bltp/jsc/200705/1636.html）

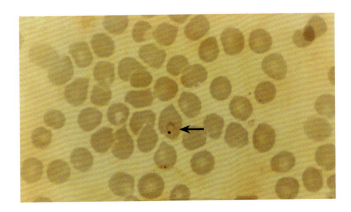

彩图 15-2 间日疟原虫环状体

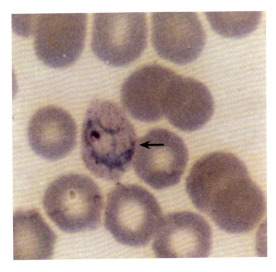

彩图 15-3 间日疟原虫滋养体

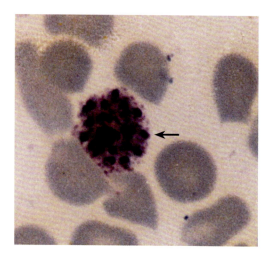

彩图 15-4　间日疟原虫裂殖体

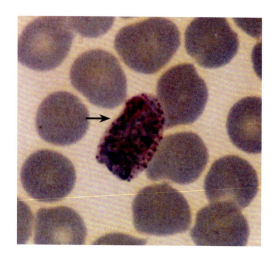

彩图 15-5　间日疟原虫配子体

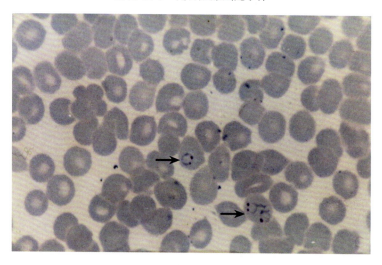

彩图 15-6　恶性疟原虫环状体

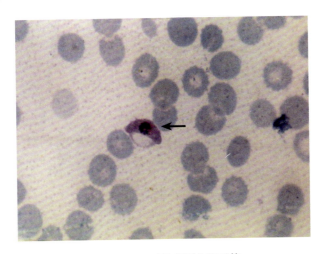

彩图 15-7　恶性疟原虫配子体

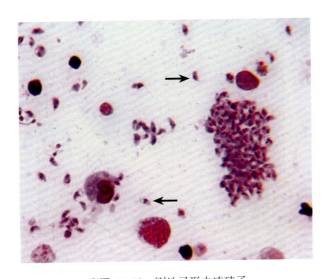

彩图 15-10　刚地弓形虫速殖子

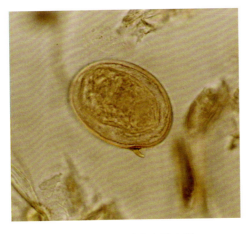

彩图 15-13　日本血吸虫卵

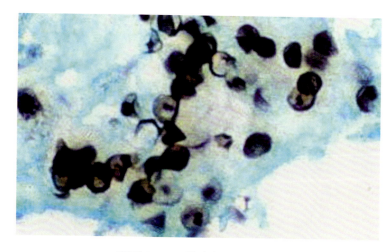

彩图 15-16 耶氏肺孢子虫包囊

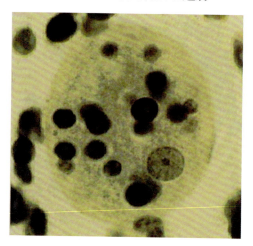

彩图 15-18 溶组织内阿米巴滋养体(铁苏木素染色)

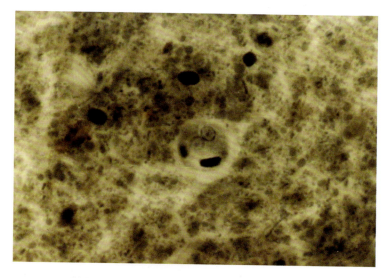

彩图 15-19 溶组织内阿米巴包囊(铁苏木素染色)

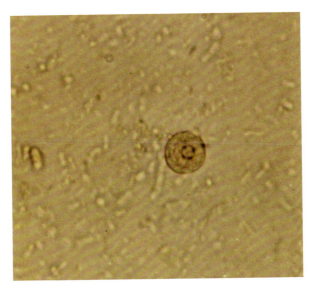

彩图 15-20　溶组织内阿米巴包囊（碘染）

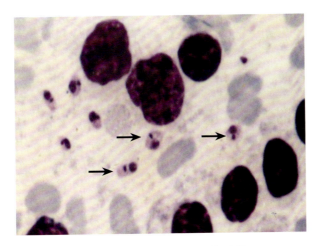

彩图 15-22　利什曼原虫无鞭毛体

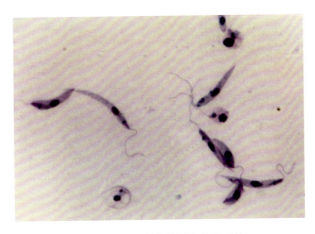

彩图 15-23　利什曼原虫前鞭毛体